8th EDITION

수정판

최신의학용어

Medical Terminology for Health Professions

남영희 외 공역

Ann **Ehrlich**
Carol L. **Schroeder**
Laura **Ehrlich**
Katrina A. **Schroeder**

CENGAGE

메디컬사이언스 MEDICAL SCIENCE

CENGAGE

Medical Terminology for Health Professions,
8th Edition

Ann Ehrlich
Carol L. Schroeder
Laura Ehrlich
Katrina A. Schroeder

Original edition © 2017 Delmar, a part of Cengage Learning.
Medical Terminology for Health Professions, 8th Edition
by Ann Ehrlich, Carol L. Schroeder, Laura Ehrlich, and Katrina A. Schroeder
ISBN: 9781305634350

This edition is translated by license from Delmar, a part of Cengage Learning, for sale in Korea only.

ISBN-13: 979-11-89487-50-8

Cengage Learning Korea Ltd.
14F YTN Newsquare 76 Sangamsan-ro
Mapo-gu Seoul 03926 Korea
Tel: (82) 2 330 7000
Fax: (82) 2 330 7001

Cengage Learning is a leading provider of customized learning solutions with office locations around the globe, including Singapore, the United Kingdom, Australia, Mexico, Brazil, and Japan. Locate your local office at: **www.cengage.com**

Cengage Learning products are represented in Canada by Nelson Education, Ltd.

To learn more about Cengage Learning Solutions, visit **www.cengageasia.com**

Printed in Korea
Print Number: 02 Print Year: 2022

8th EDITION

MEDICAL TERMINOLOGY for HEALTH PROFESSIONS

Ann Ehrlich
Carol L. Schroeder
Laura Ehrlich
Katrina A. Schroeder

CENGAGE

Andover • Melbourne • Mexico City • Stamford, CT • Toronto • Hong Kong • New Delhi • Seoul • Singapore • Tokyo

8th Edition 수정판

최신의학용어

Medical Terminology for Health Professions

2022년 1월 10일 인쇄
2022년 1월 17일 발행

저 자 Ann Ehrlich · Carol L. Schroeder · Laura Ehrlich · Katrina A. Schroeder
역 자 남영희 외 공역
발 행 처 메디컬사이언스
발 행 인 하재용
등 록 제 2016-000295 호
주 소 서울시 마포구 동교로 23길 21(동교동 205-8) 윤호빌딩 402호
이 메 일 mspub@mspub.kr
홈페이지 medicalscience.imweb.me
전 화 Tel. 02-6091-7584 Fax. 02-7664-5776

I S B N 979-11-89487-50-8
정 가 38,000원

역자진

TRANSLATORS

대표역자

남영희 남서울대학교 보건행정학과

공역자

(가나다순)

강동연 가야대학교 특수교육과
고수정 제주한라대학교 작업치료과
김선미 혜전대학교 보건의료행정과
김영화 경일대학교 응급구조학과
김은중 충북보건과학대학교 임상병리과
김중락 위덕대학교 보건관리학과
김지현 인천재능대학교 간호학과
김지훈 가야대학교 작업치료학과
민신홍 백석대학교 간호학과
배석환 건양대학교 방사선학과
손혜경 고신대학교 간호대학
안덕현 인제대학교 물리치료학과
원효진 백석문화대학교 간호학과
윤영주 문경대학교 보건의료재활과
이준호 대전대학교 응급구조학과
임세영 세경대학교 간호학과
장문영 인제대학교 작업치료학과
정봉재 한국국제대학교 방사선학과
정순철 대전보건대 의무부사관과
정현정 동의과학대학교 보건행정과
주미현 전주대학교 보건관리학과
최영순 강원대학교(도계) 간호학과
최재웅 구미대학교 국방의료과

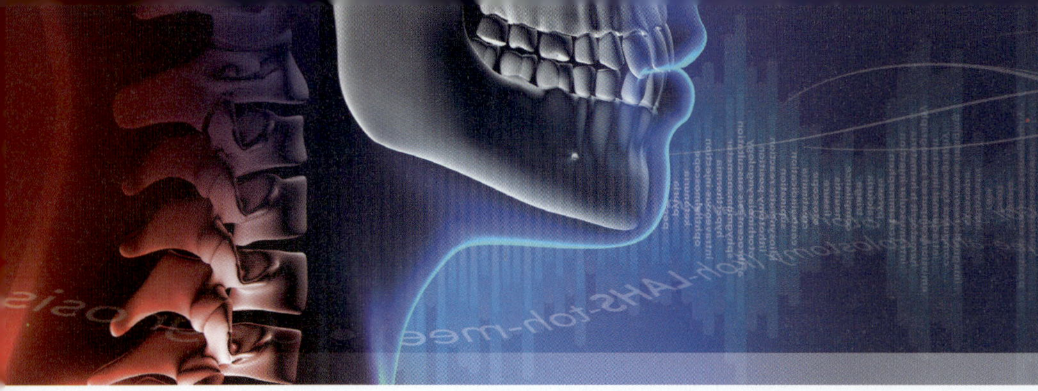

저자서문

ACKNOWLEDGEMENTS

보건의료인을 위한 의학용어의 새로운 공동저자로 RD, Katrina A. Schroeder 및 RN, Laura Ehrlich와 함께하게 되어 기쁘다. 30년으로 접어드는 이 교재는 새롭고 전문적인 관점을 제시하고 있다. 언제나 그렇듯이, 이 책의 발전에 있어 귀중한 자원인, 많은 검토자와 피드백을 주는 교수자들의 조언에 매우 감사드린다. 그들의 통찰력, 지적, 제안, 세심한 관심으로 본문의 많은 내용을 최신의 정확성으로 유지하는 데 매우 도움이 되었다. 또한 Cengage Learning의 편집 및 제작진, 특히, Deb Myette-Flis와 Laura Stewart는 이 개정을 가능하게 하는데 매우 전문적인 도움을 준 것에 대해 감사한다. Deb Myette-Flis는 5판부터 이 프로젝트에 대한 변함없는 지원으로 특별한 공로가 인정된다. 이 교재 수익금의 일부는 림프부종치료사들에게 장학금을 제공하여, 이 분야의 부족한 치료사 문제를 해결하는 데 도움을 주고 있다.

Ann Ehrlich and
Carol L. Schroeder

REVIEWERS

Diane R. Benson, CMA (AAMA), BSHCA, MSA, CDE, ASE, CFP, MRS, CPC, CBCS, AHA BCLS/ First Aid-Instructor
Professor

Carol J. Kirkner Ed.D., MT, ASCP,
Dean—Division of Health Sciences

David Pintado, MD, CCMA,
Health Care Program Practicum Coordinator

Karan A. Serowik, M.Ed, RMA, CCMA,
Nationally Certified Phlebotomist,
Program Director, Healthcare

David Stump-Foughty, M.Ed., CPC, MIBC
Program Director

역자서문

ACKNOWLEDGEMENTS

오늘날 생활양식 및 의료 환경의 변화는 보건의료분야의 전문용어에도 변화가 일고 있다. 또한 과학기술의 발전은 4차 산업혁명이란 용어를 등장시켰고, 의료기술의 발전으로 이어지고 있다. 이에 발맞춘 새로운 의료기술도 가속화되고 있다. 따라서 시대적 요구에 부합되는 보건의료분야의 기본적인 용어와 새롭게 적용되는 용어를 빠르게 적용하여 보건의료분야 학생 및 종사자에게 최신의 의학용어를 제공하고자 한다.

본 교재는 자연과학에 대한 특별한 지식이 없더라도, 의학용어를 쉽게 공부할 수 있게 구성되어 있다. 1장은 용어가 어떻게 구성되고 응용되는지를 설명하고 있으며, 2장은 질병과 관련된 인체시스템 전반에 대해서 알기 쉽게 설명하고 있다. 이 두 개의 장(chapter)을 충분히 숙지한다면 다음에 나오는 13개 장의 인체 계통과 관련된 단어요소를 학습하는데 훨씬 쉬워질 것이다. 3장부터 15장까지는 각 인체 계통별로 중요 해부학적 설명, 계통별 중요 용어, 연습문제, 휴먼터치: 비판적 사고력 순으로 기술되어 있다. 본문의 도입부에 계통별 중요 의미와 용어를 각각 75개씩 정리하여 두었고, 이 용어들은 중요도에 따라 색이나 글씨체를 달리하여 강조하고 있다. 또한 발음기호도 악센트의 위치에 따라 대, 소문자 및 굵은 글씨로 나타내어 쉽게 발음할 수 있게 하였다. 의학용어는 단편적으로 학습하면 어휘를 기억하기 어려운 단점이 있다. 따라서 이 단점을 최소화하기 위한 학습법으로 각 장별 학습이 끝나면 직접 단어를 써 보면서 철자를 익힐 수 있게 연습문제 100문항이 수록되어 충분한 복습을 돕고, 1회성 학습에 거치지 않도록 독려하고 있다. 각 계통별 마지막에 수록된 휴먼터치: 비판적 사고력은 사례를 읽고 자신의 생각을 동료와 공유하면서 임상적 이해를 돕도록 구성되었다. 이 부분은 수업에서 충분히 활용되면 매우 유용할 것으로 생각된다.

저자의 서문에서도 밝힌바 여러분들의 지속적인 관심과 격려는 더 좋은 교재로 거듭나는 데 매우 큰 힘이 된다. 교재 사용에 있어 오류나 수정이 있다면 귀하신 고견을 부탁드린다.

끝으로 이 교재를 출간하기까지 많은 수고와 지원을 아끼지 않으신 메디컬사이언스의 하재용 사장님 이하 편집부와 관계자분들께 깊은 감사의 마음을 전한다.

2019년 2월

역자 일동

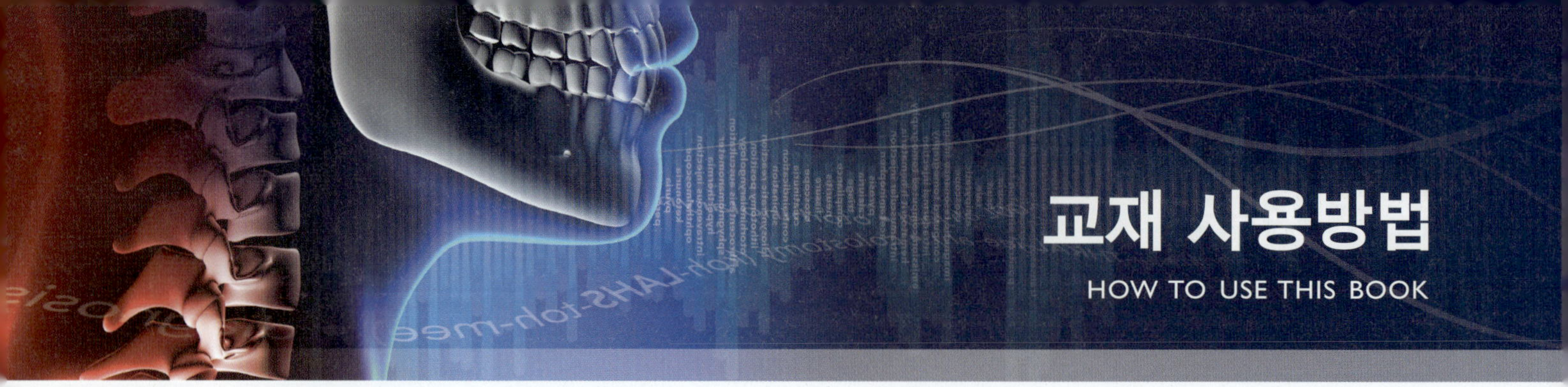

교재 사용방법

HOW TO USE THIS BOOK

보건의료인을 위한 최신의학용어 제8판은 여러분이 의학용어를 놀랍도록 쉽게 배우고 기억할 수 있도록 집필되었다. 다음과 같은 핵심적인 특징이 있다.

인체시스템 개요

각 인체시스템 장의 첫 페이지는 구조들의 개요로서, 관련된 결합형을 제공한다.

어휘 목록

각 장의 두 번째 페이지는 75개 항목의 어휘 목록이다. 이 목록에는 의미가 있는 15개의 주요 단어 부분과 그 장에 대한 60개의 중요한 의학용어가 포함되어 있다. 이것은 그 장의 주요 의학용어를 즉시 알려주며, 리뷰 가이드 역할을 한다. 각 용어 옆에 박스가 있어 익힌 용어에 대하여 체크할 수 있다.

학습목표

각 장의 시작 부분에는 본문을 읽고 연습을 완료할 때 예상되는 내용을 이해하는 데 도움이 되는 학습목표가 나열되어 있다. 이 목표들은 쉽게 식별할 수 있는 색상 막대로 표시하였다.

그림 자료

그림 자료는 본문을 명확히 하는 데 도움이 되는 수백 장의 사진과 풀 컬러 삽화가 포함되어 있으며 중요한 추가 정보가 포함되어 있다. 각 삽화를 검토하고 그 표제를 주의 깊게 읽어 쉽고 효과적인 학습을 할 수 있다.

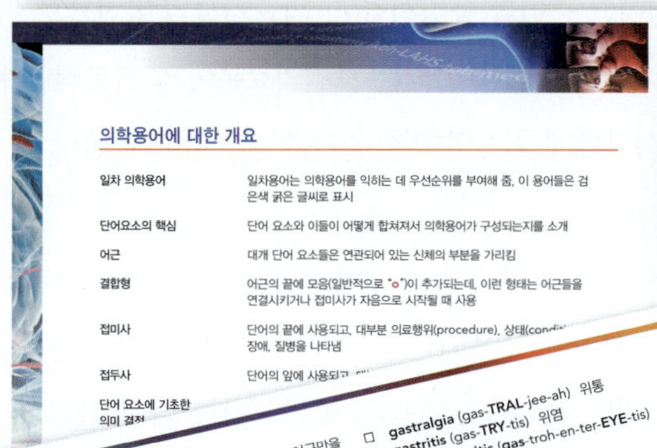

의학용어에 대한 개요

일차 의학용어	일차용어는 의학용어를 익히는 데 우선순위를 부여해 줌. 이 용어들은 검은색 굵은 글씨로 표시
단어요소의 핵심	단어 요소와 이들이 어떻게 합쳐져서 의학용어가 구성되는지를 소개
어근	대개 단어 요소들은 연관되어 있는 신체의 부분을 가리킴
결합형	어근의 끝에 모음(일반적으로 "o")이 추가되는데, 이런 형태는 어근들을 연결시키거나 접미사가 자음으로 시작될 때 사용
접미사	단어의 끝에 사용되고, 대부분 의료행위(procedure), 상태(con… 장애, 질병을 나타냄
접두사	단어의 앞에 사용되고 …
단어 요소에 기초한 의미 결정	

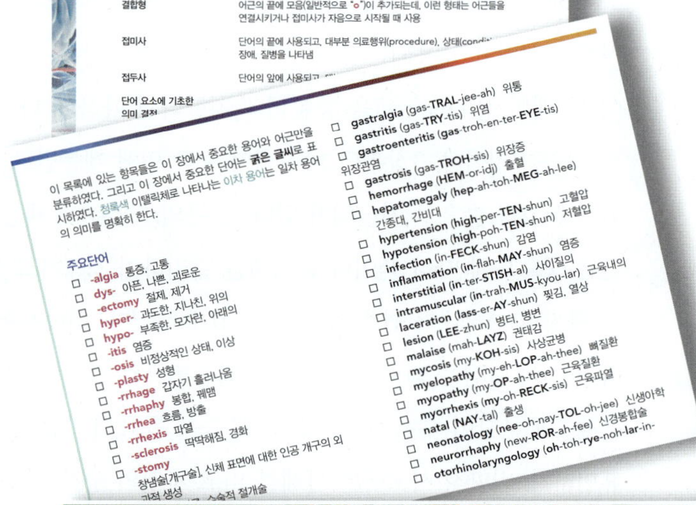

이 목록에 있는 항목들은 이 장에서 중요한 용어와 어근만을 분류하였다. 그리고 이 장에서 중요한 단어는 **굵은 글씨**로 표시하였다. 청록색 이탤릭체로 나타나는 이차 용어는 일차 용어의 의미를 명확히 한다.

주요단어

- ☐ -algia 통증, 고통
- ☐ dys- 아픈, 나쁜, 괴로운
- ☐ -ectomy 절제, 제거
- ☐ hyper- 과도한, 지나친, 위의
- ☐ hypo- 부족한, 모자란, 아래의
- ☐ -itis 염증
- ☐ -osis 비정상적인 상태, 이상
- ☐ -plasty 성형
- ☐ -rrhage 갑자기 흘러나옴
- ☐ -rrhaphy 봉합, 꿰맴
- ☐ -rrhea 흐름, 방출
- ☐ -rrhexis 파열
- ☐ -sclerosis 딱딱해짐, 경화
- ☐ -stomy 창냄술[개구술], 신체 표면에 대한 인공 개구의 외과적 생성

- ☐ **gastralgia** (gas-**TRAL**-jee-ah) 위통
- ☐ **gastritis** (gas-**TRY**-tis) 위염
- ☐ **gastroenteritis** (gas-troh-en-ter-**EYE**-tis) 위장관염
- ☐ **gastrosis** (gas-**TROH**-sis) 위장증
- ☐ **hemorrhage** (**HEM**-or-idj) 출혈
- ☐ **hepatomegaly** (hep-ah-toh-**MEG**-ah-lee) 간종대, 간비대
- ☐ **hypertension** (high-per-**TEN**-shun) 고혈압
- ☐ **hypotension** (high-poh-**TEN**-shun) 저혈압
- ☐ **infection** (in-**FECK**-shun) 감염
- ☐ **inflammation** (in-flah-**MAY**-shun) 염증
- ☐ **interstitial** (in-ter-**STISH**-al) 사이질의
- ☐ **intramuscular** (in-trah-**MUS**-kyou-lar) 근육내의
- ☐ **laceration** (lass-er-**AY**-shun) 찢김, 열상
- ☐ **lesion** (**LEE**-zhun) 병터, 병변
- ☐ **malaise** (mah-**LAYZ**) 권태감
- ☐ **mycosis** (my-**KOH**-sis) 사상균병
- ☐ **myelopathy** (my-eh-**LOP**-ah-thee) 뼈질환
- ☐ **myopathy** (my-**OP**-ah-thee) 근육질환
- ☐ **myorrhexis** (my-oh-**RECK**-sis) 근육파열
- ☐ **natal** (**NAY**-tal) 출생
- ☐ **neonatology** (nee-oh-nay-**TOL**-oh-jee) 신생아학
- ☐ **neurorrhaphy** (new-**ROR**-ah-fee) 신경봉합술
- ☐ **otorhinolaryngology** (oh-toh-rye-noh-lar-in-

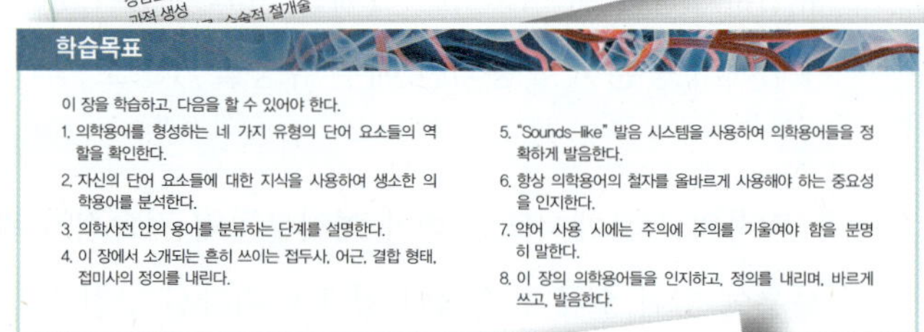

학습목표

이 장을 학습하고, 다음을 할 수 있어야 한다.

1. 의학용어를 형성하는 네 가지 유형의 단어 요소들의 역할을 확인한다.
2. 자신의 단어 요소들에 대한 지식을 사용하여 생소한 의학용어를 분석한다.
3. 의학사전 안의 용어를 분류하는 단계를 설명한다.
4. 이 장에서 소개되는 흔히 쓰이는 접두사, 어근, 결합 형태, 접미사의 정의를 내린다.
5. "Sounds-like" 발음 시스템을 사용하여 의학용어들을 정확하게 발음한다.
6. 항상 의학용어의 철자를 올바르게 사용해야 하는 중요성을 인지한다.
7. 약어 사용 시에는 주의에 주의를 기울여야 함을 분명히 말한다.
8. 이 장의 의학용어들을 인지하고, 정의를 내리며, 바르게 쓰고, 발음한다.

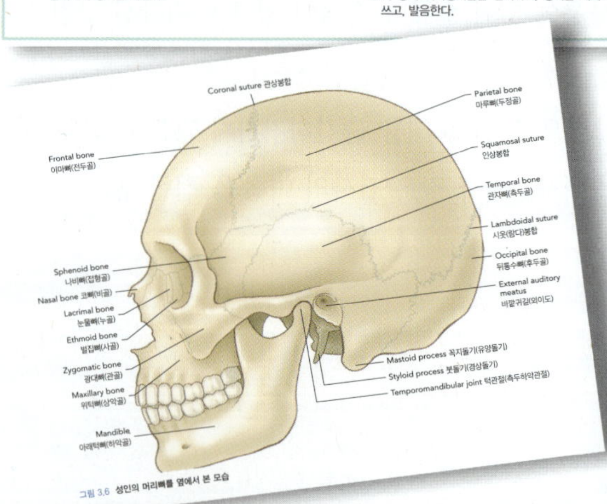

그림 3.6 성인의 머리뼈를 옆에서 본 모습

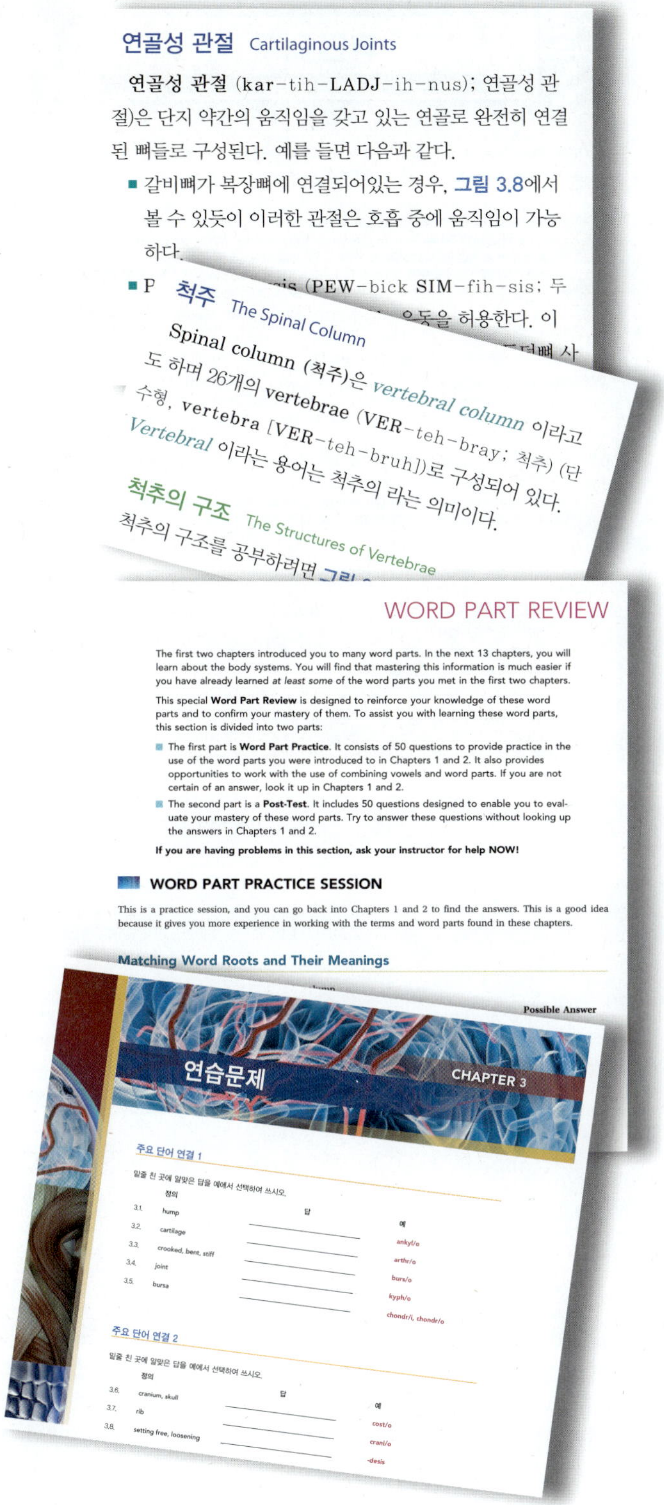

발음시스템

발음시스템은 단어를 한 눈에 이해하고 말할 수 있는 음절을 재입력함으로써 발음을 쉽게 한다. 다음과 같이 음절을 강조하면서 괄호 안에 나타나는 대로 용어를 발음하기만 하면 된다.

- 1차(강한) 악센트: 대문자 및 굵은 활자
- 2차 악센트: 소문자 및 굵은 활자

단어부분

단어부분은 의학용어를 배우는 데 매우 중요하기 때문에, 단어부분으로 구성된 용어를 도입할 때마다 자홍색으로 강조 표시되고 정의되는 단어부분(괄호 안에)으로 되어 있다.

1차 및 2차 용어

- 1차용어는 한 장의 가장 중요한 의학용어다. 처음 도입되었을 때, 그 용어는 볼드체로 나타나며, 적절하다면 발음과 같은 소리가 뒤따른다. 학생들이 학습에 집중해야 할 단어들이다. 1차용어는 연습과 시험에서 정답으로 사용된다.

- 2차 용어는 청록색 이탤릭체로 나타난다. 이 용어들은 1차용어의 의미를 명확하게 하기 위해 포함되어 있다. 연습에서 정답 이외의 보기로 사용되고, 2차용어는 연습이나 시험에서 정답이 되지 않는다.

연습문제

각 장에는 한, 두 단어의 답을 채우는 다양한 형식의 100개의 연습문제가 포함되어 있다. 용어를 쓰는 것은 단지 객관식보다는 학습을 강화하고, 용어를 쓰거나 철자를 연습할 수 있게 하고 있다.

휴먼터치: 비판적 사고력

환자와 병리학이 관련된 비판적 사고 질문과 함께 각 장의 끝에 있는 실제 사례는 여러분이 배우고 있는 것을 실제 임상에 적용하는 데 도움을 준다. 정답은 없으며, 다만, 배운 새로운 용어를 생각하고 사용하도록 하기 위한 질문이다.

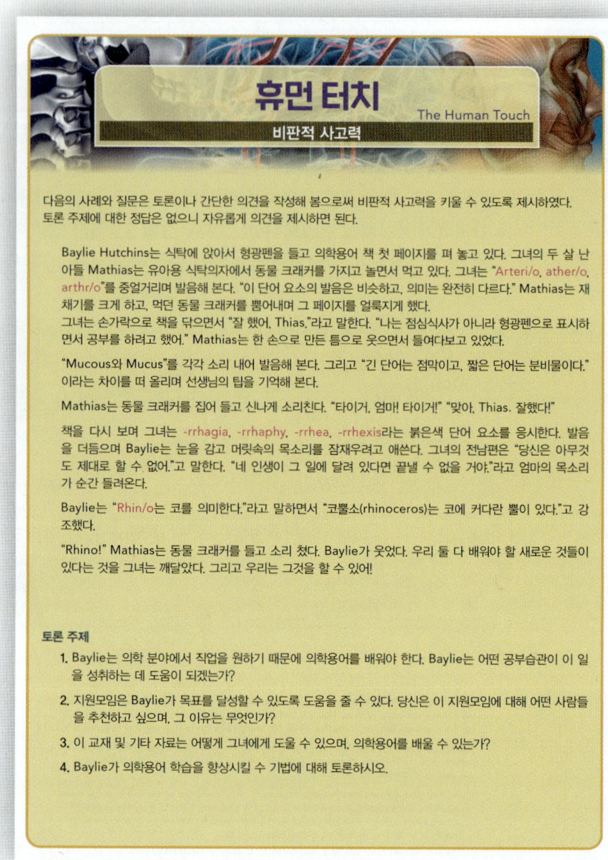

휴먼 터치
The Human Touch
비판적 사고력

다음의 사례와 질문은 토론이나 간단한 의견을 작성해 봄으로써 비판적 사고력을 키울 수 있도록 제시하였다. 토론 주제에 대한 정답은 없으니 자유롭게 의견을 제시하면 된다.

Baylie Hutchins는 식탁에 앉아서 형광펜을 들고 의학용어 책 첫 페이지를 펴 놓고 있다. 그녀의 두 살 난 아들 Mathias는 유아용 식탁의자에서 동물 크래커를 가지고 놀면서 먹고 있다. 그녀는 "Arteri/o, ather/o, arthr/o"를 중얼거리며 발음해 본다. "이 단어 요소의 발음은 비슷하고, 의미는 완전히 다르다." Mathias는 재채기를 크게 하고, 먹던 동물 크래커를 뿜어내며 그 페이지를 얼룩지게 했다.
그녀는 손가락으로 책을 닦으면서 "잘 했어, Thias."라고 말한다. "나는 점심식사가 아니라 형광펜으로 표시하면서 공부를 하려고 했어." Mathias는 한 손으로 만든 틈으로 웃으면서 들여다보고 있었다.

"Mucous와 Mucus"를 각각 소리 내어 발음해 본다. 그리고 "긴 단어는 점막이고, 짧은 단어는 분비물이다."이라는 차이를 떠 올리며 선생님의 팁을 기억해 본다.

Mathias는 동물 크래커를 집어 들고 신나게 소리친다. "타이거, 엄마! 타이거!" "맞아, Thias. 잘했다!"

책을 다시 보며 그녀는 -rrhagia, -rrhaphy, -rrhea, -rrhexis라는 붉은색 단어 요소를 응시한다. 발음을 더듬으며 Baylie는 눈을 감고 머릿속의 목소리를 잠재우려고 애쓴다. 그녀의 전남편은 "당신은 아무것도 제대로 할 수 없어."고 말한다. "네 인생이 그 일에 달려 있다면 끝낼 수 없을 거야."라고 엄마의 목소리가 순간 들려온다.

Baylie는 "Rhin/o는 코를 의미한다."라고 말하면서 "코뿔소(rhinoceros)는 코에 커다란 뿔이 있다."고 강조했다.

"Rhino!" Mathias는 동물 크래커를 들고 소리 쳤다. Baylie가 웃었다. 우리 둘 다 배워야 할 새로운 것들이 있다는 것을 그녀는 깨달았다. 그리고 우리는 그것을 할 수 있어!

토론 주제

1. Baylie는 의학 분야에서 직업을 원하기 때문에 의학용어를 배워야 한다. Baylie는 어떤 공부습관이 이 일을 성취하는 데 도움이 되겠는가?
2. 지원모임은 Baylie가 목표를 달성할 수 있도록 도움을 줄 수 있다. 당신은 이 지원모임에 대해 어떤 사람들을 추천하고 싶으며, 그 이유는 무엇인가?
3. 이 교재 및 기타 자료는 어떻게 그녀에게 도울 수 있으며, 의학용어를 배울 수 있는가?
4. Baylie가 의학용어 학습을 향상시킬 수 기법에 대해 토론하시오.

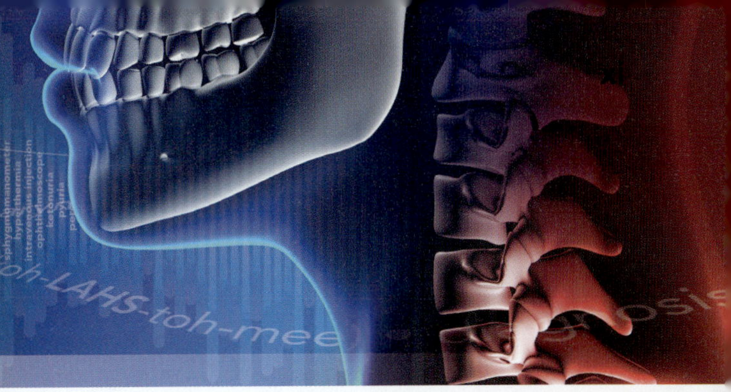

간편목차

CONTENTS

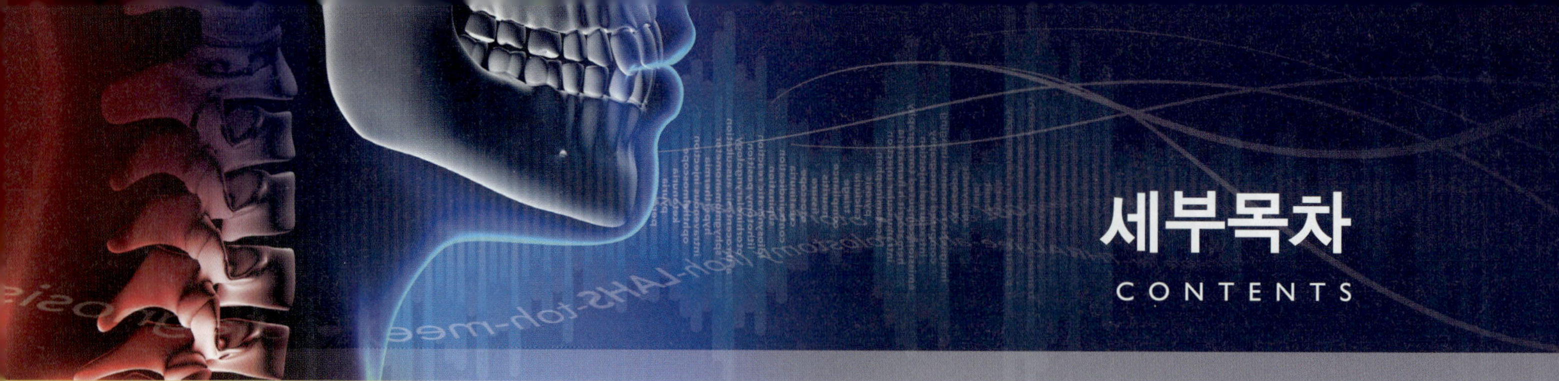

세부목차
CONTENTS

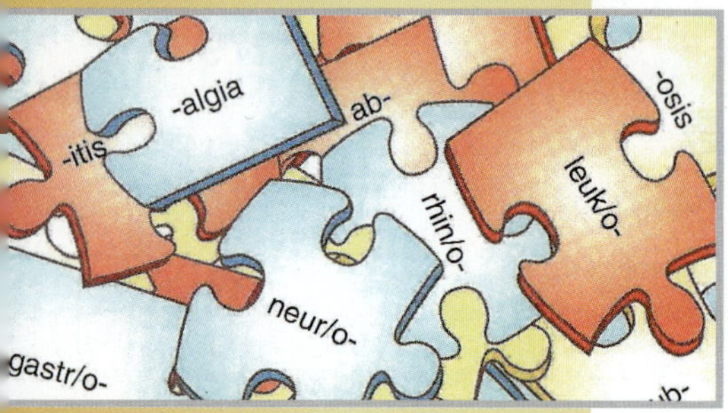

Chapter 1: 의학용어에 대한 개요 1

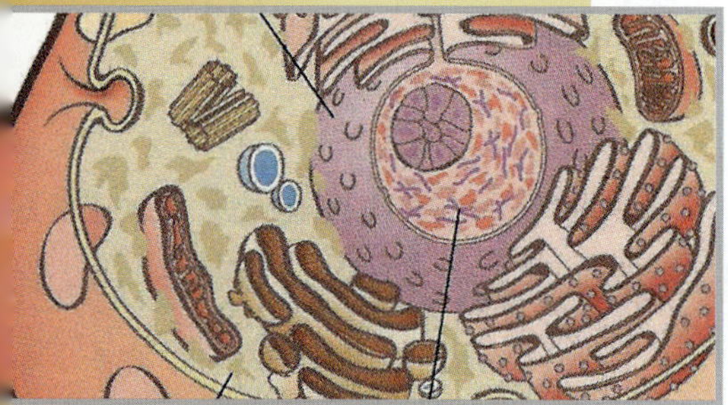

Chapter 2: 인체의 건강과 질병 27

Chapter 3: 골격계통 61

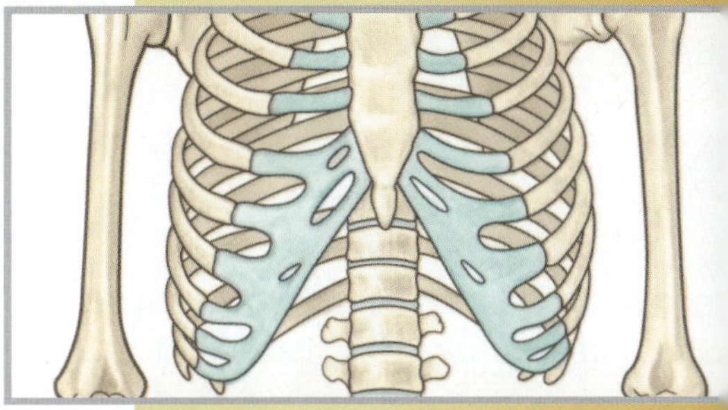

Chapter 4: 근육계통 99

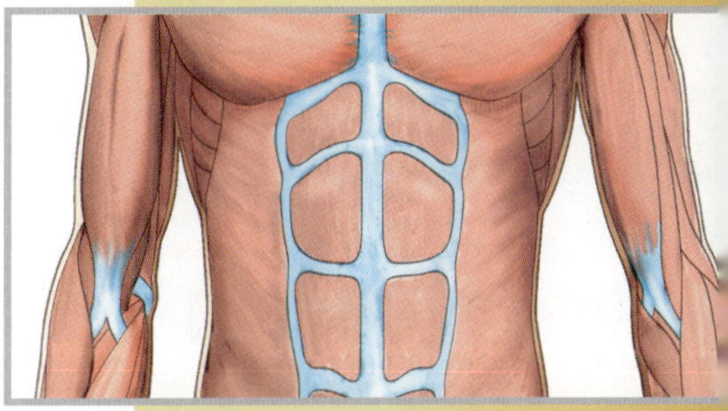

Chapter 5: 심혈관계통 129

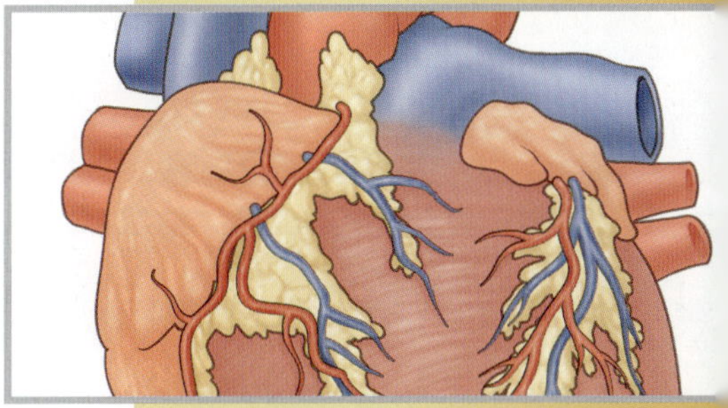

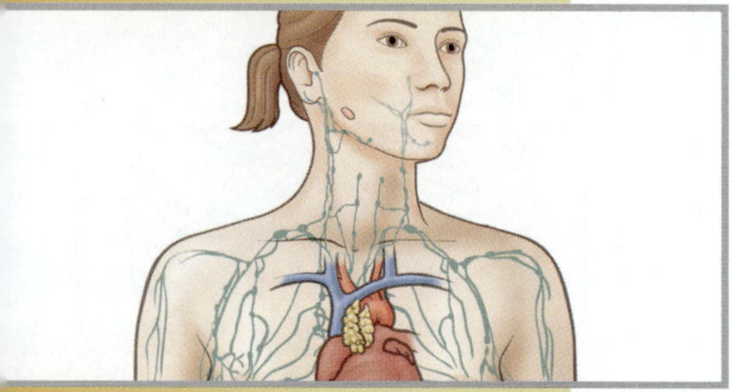

Chapter 6: 림프계통과 면역계통 171

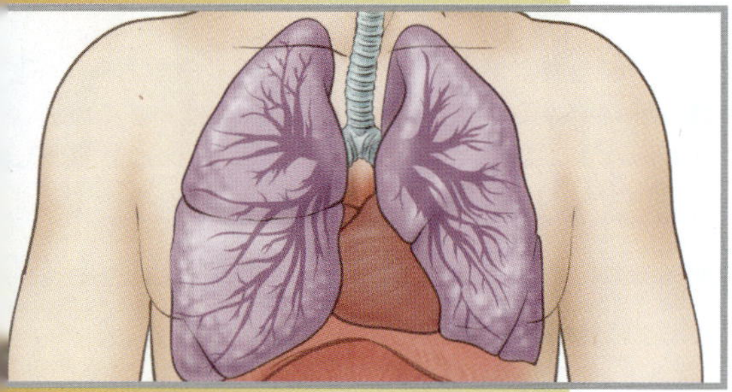

Chapter 7: 호흡기계통 207

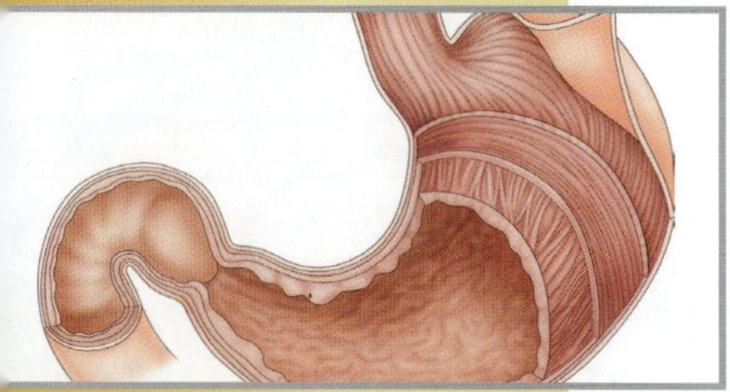

Chapter 8: 소화기계통 241

Chapter 9: 비뇨기계통 279

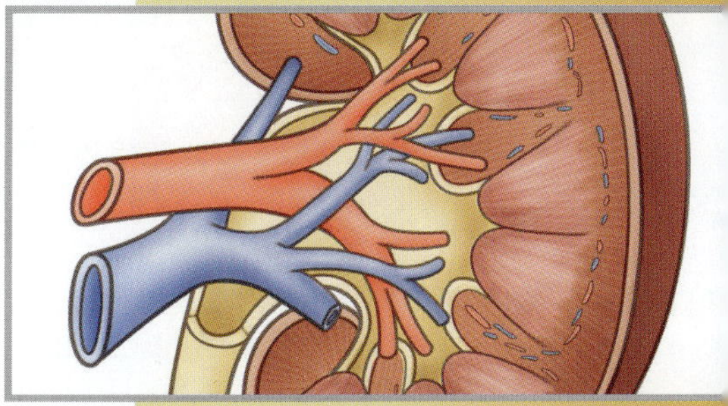

Chapter 10: 신경계통 311

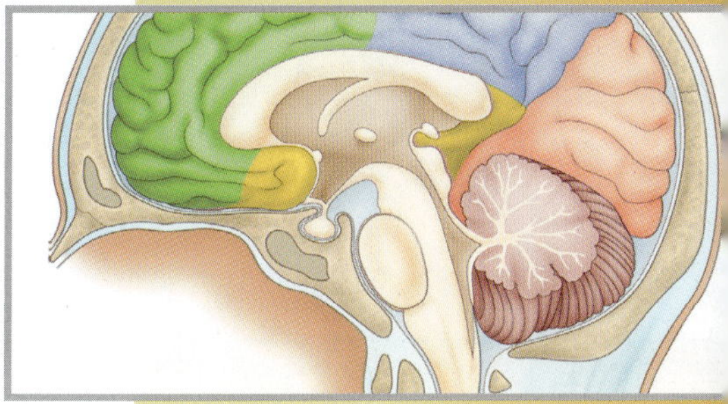

Chapter 11: 감각계통: 눈과 귀 349

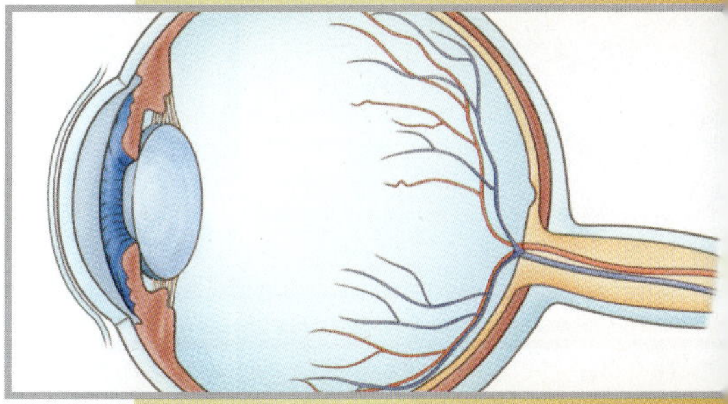

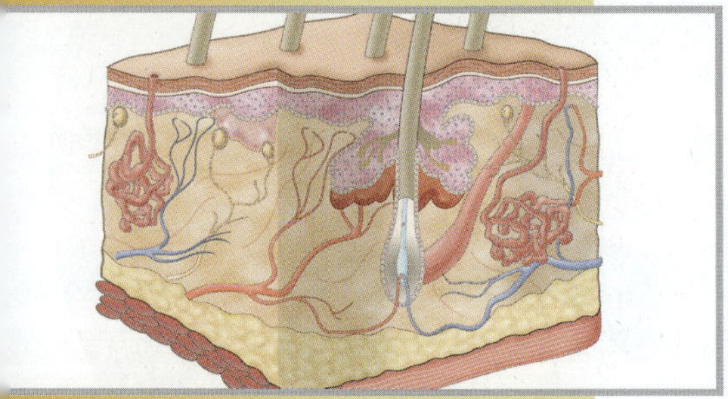

Chapter 12: 피부: 외피계통 381

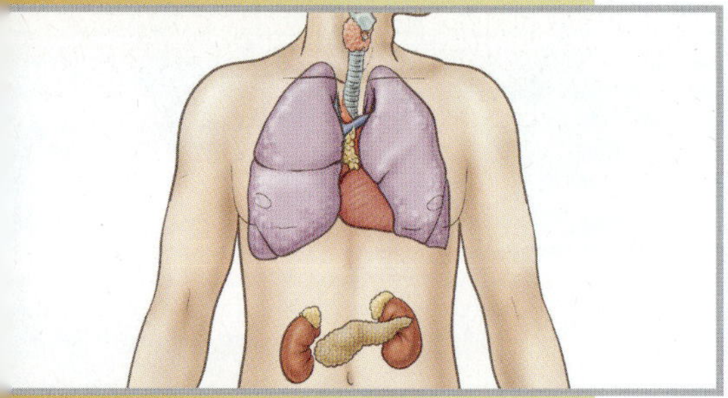

Chapter 13: 내분비계통 411

Chapter 14: 생식기계통 439

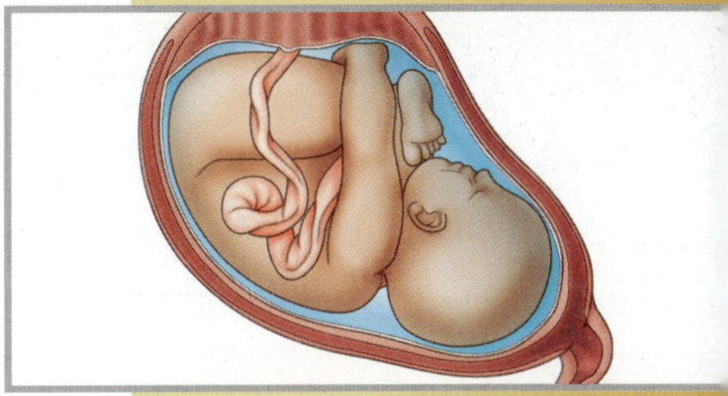

Chapter 15: 진단적 과정, 핵의학과 약리학 477

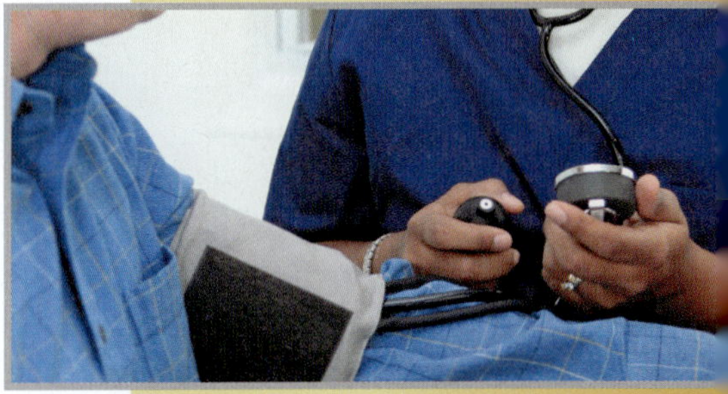

CHAPTER 1

의학용어에 대한 개요

INTRODUCTION TO MEDICAL TERMINOLOGY

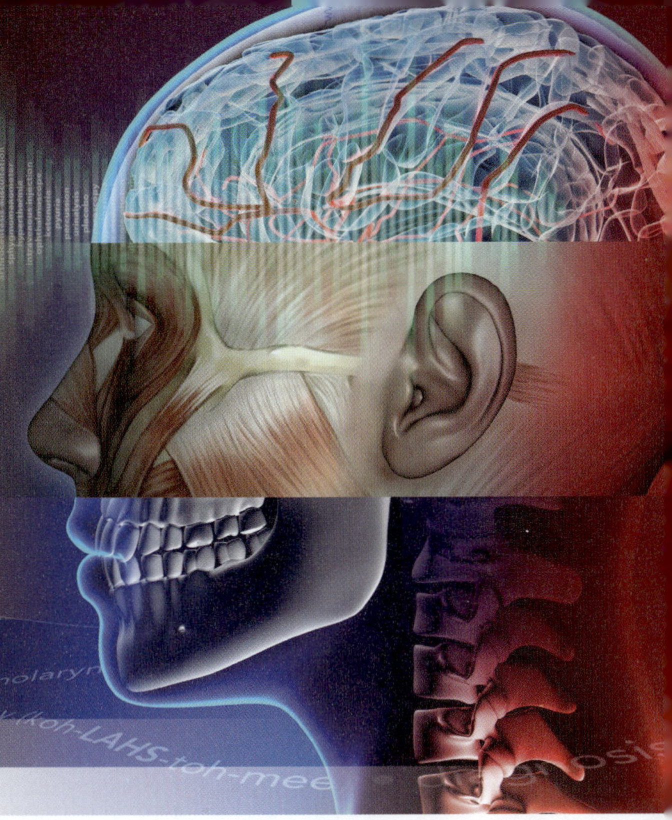

의학용어에 대한 개요

일차 의학용어	일차용어는 의학용어를 익히는 데 우선순위를 부여해 줌. 이 용어들은 검은색 굵은 글씨로 표시
단어요소의 핵심	단어 요소와 이들이 어떻게 합쳐져서 의학용어가 구성되는지를 소개
어근	대개 단어 요소들은 연관되어 있는 신체의 부분을 가리킴
결합형	어근의 끝에 모음(일반적으로 "o")이 추가되는데, 이런 형태는 어근들을 연결시키거나 접미사가 자음으로 시작될 때 사용
접미사	단어의 끝에 사용되고, 대부분 의료행위(procedure), 상태(condition), 장애, 질병을 나타냄
접두사	단어의 앞에 사용되고, 대부분 위치, 시간, 숫자 또는 상태(status)를 나타냄
단어 요소에 기초한 의미 결정	단어 요소들을 숙지하여 의학용어의 의미 파악
의학사전 사용	의학사전의 사용을 보다 쉽게 하기 위한 지침
발음	"sounds-like (소리 나는 대로)" 발음법을 사용하여 보다 쉽게 학습
철자의 중요성	어떻게 한 개의 잘못된 철자가 용어의 전체 의미를 바꿀 수 있는지 살핌
단수형 및 복수형 어미	의학용어에서 사용되는 특이한 단수형 및 복수형 어미
기본적인 의학용어	질병의 상태를 묘사하는 데 쓰이는 용어들
유사한 용어들	형태와 소리가 비슷해서 헷갈리는 용어들을 명확화
약어의 사용	신중하게 사용해야 하는 약어

용어 의학용어와 관련된 어휘

이 목록에 있는 항목들은 이 장에서 중요한 용어와 어근만을 분류하였다. 그리고 이 장에서 중요한 단어는 **굵은 글씨**로 표시하였다. 청록색 이탤릭체로 나타나는 이차 용어는 일차 용어의 의미를 명확히 한다.

주요단어

- ☐ **-algia** 통증, 고통
- ☐ **dys-** 아픈, 나쁜, 괴로운
- ☐ **-ectomy** 절제, 제거
- ☐ **hyper-** 과도한, 지나친, 위의
- ☐ **hypo-** 부족한, 모자란, 아래의
- ☐ **-itis** 염증
- ☐ **-osis** 비정상적인 상태, 이상
- ☐ **-plasty** 성형
- ☐ **-rrhage** 갑자기 흘러나옴
- ☐ **-rrhaphy** 봉합, 꿰맴
- ☐ **-rrhea** 흐름, 방출
- ☐ **-rrhexis** 파열
- ☐ **-sclerosis** 딱딱해짐, 경화
- ☐ **-stomy** 창냄술[개구술], 신체 표면에 대한 인공 개구의 외과적 생성
- ☐ **-tomy** 자름, 수술적 절개술

의학용어

- ☐ **abdominocentesis** (ab-**dom**-ih-noh-sen-**TEE**-sis) 복강천자
- ☐ **acronym** (**ACK**-roh-nim) 약성어
- ☐ **acute** 급성
- ☐ **angiography** (**an**-jee-**OG**-rah-fee) 혈관조영법
- ☐ **appendectomy** (**ap**-en-**DECK**-toh-mee) 막창자꼬리절제술
- ☐ **arteriosclerosis** (ar-**tee**-ree-oh-skleh-**ROH**-sis) 동맥경화증
- ☐ **arthralgia** (ar-**THRAL**-jee-ah) 관절통
- ☐ **colostomy** (koh-**LAHS**-toh-mee) 잘록창자창냄술
- ☐ **cyanosis** (**sigh**-ah-**NOH**-sis) 청색증
- ☐ **dermatologist** (**der**-mah-**TOL**-oh-jist) 피부과의사
- ☐ **diagnosis** (**dye**-ag-**NOH**-sis) 진단법
- ☐ **diarrhea** (**dye**-ah-**REE**-ah) 설사
- ☐ **edema** (eh-**DEE**-mah) 부종
- ☐ **endarterial** (**end**-ar-**TEE**-ree-al) 동맥속막의
- ☐ **eponym** (**EP**-oh-nim) 인명유래어
- ☐ **erythrocyte** (eh-**RITH**-roh-**sight**) 적혈구
- ☐ **fissure** (**FISH**-ur) 틈, 균열
- ☐ **fistula** (**FIS**-chuh-lah) 샛길, 루(누)
- ☐ **gastralgia** (gas-**TRAL**-jee-ah) 위통
- ☐ **gastritis** (gas-**TRY**-tis) 위염
- ☐ **gastroenteritis** (**gas**-troh-en-ter-**EYE**-tis) 위장관염
- ☐ **gastrosis** (gas-**TROH**-sis) 위장증
- ☐ **hemorrhage** (**HEM**-or-idj) 출혈
- ☐ **hepatomegaly** (**hep**-ah-toh-**MEG**-ah-lee) 간종대, 간비대
- ☐ **hypertension** (**high**-per-**TEN**-shun) 고혈압
- ☐ **hypotension** (**high**-poh-**TEN**-shun) 저혈압
- ☐ **infection** (in-**FECK**-shun) 감염
- ☐ **inflammation** (**in**-flah-**MAY**-shun) 염증
- ☐ **interstitial** (**in**-ter-**STISH**-al) 사이질의
- ☐ **intramuscular** (**in**-trah-**MUS**-kyou-lar) 근육내의
- ☐ **laceration** (**lass**-er-**AY**-shun) 찢김, 열상
- ☐ **lesion** (**LEE**-zhun) 병터, 병변
- ☐ **malaise** (mah-**LAYZ**) 권태감
- ☐ **mycosis** (my-**KOH**-sis) 사상균병
- ☐ **myelopathy** (my-eh-**LOP**-ah-thee) 뼈질환
- ☐ **myopathy** (my-**OP**-ah-thee) 근육질환
- ☐ **myorrhexis** (**my**-oh-**RECK**-sis) 근육파열
- ☐ **natal** (**NAY**-tal) 출생
- ☐ **neonatology** (**nee**-oh-nay-**TOL**-oh-jee) 신생아학
- ☐ **neurorrhaphy** (new-**ROR**-ah-fee) 신경봉합술
- ☐ **otorhinolaryngology** (**oh**-toh-**rye**-noh-**lar**-in-**GOL**-oh-jee) 이비인후과학
- ☐ **palpation** (pal-**PAY**-shun) 촉진
- ☐ **palpitation** (**pal**-pih-**TAY**-shun) 두근거림, 심계항진
- ☐ **pathology** (pah-**THOL**-oh-jee) 병리학
- ☐ **phalanges** (fah-**LAN**-jeez) 손 · 발가락뼈
- ☐ **poliomyelitis** (**poh**-lee-oh-**my**-eh-**LYE**-tis) 회색질척수염
- ☐ **prognosis** (prog-**NOH**-sis) 예후
- ☐ **pyoderma** (**pye**-oh-**DER**-mah) 피부농
- ☐ **pyrosis** (pye-**ROH**-sis) 가슴앓이, 흉골하작열감
- ☐ **remission** 완화, 진정
- ☐ **sign** 증후
- ☐ **supination** (**soo**-pih-**NAY**-shun) 뒤침[회외]
- ☐ **suppuration** (**sup**-you-**RAY**-shun) 화농제거제
- ☐ **supracostal** (**sue**-prah-**KOS**-tal) 갈비뼈위의[늑상의]
- ☐ **symptom** (**SIMP**-tum) 증상
- ☐ **syndrome** (**SIN**-drohm) 증후군
- ☐ **tonsillitis** (**ton**-sih-**LYE**-tis) 편도염
- ☐ **trauma** (**TRAW**-mah) 외상
- ☐ **triage** (tree-**AHZH**) 부상자 분류
- ☐ **viral** (**VYE**-ral) 바이러스성

학습목표

이 장을 학습하고, 다음을 할 수 있어야 한다.

1. 의학용어를 형성하는 네 가지 유형의 단어 요소들의 역할을 확인한다.
2. 자신의 단어 요소들에 대한 지식을 사용하여 생소한 의학용어를 분석한다.
3. 의학사전 안의 용어를 분류하는 단계를 설명한다.
4. 이 장에서 소개되는 흔히 쓰이는 접두사, 어근, 결합 형태, 접미사의 정의를 내린다.
5. "Sounds-like" 발음 시스템을 사용하여 의학용어들을 정확하게 발음한다.
6. 항상 의학용어의 철자를 올바르게 사용해야 하는 중요성을 인지한다.
7. 약어 사용 시에는 주의에 주의를 기울여야 함을 분명히 말한다.
8. 이 장의 의학용어들을 인지하고, 정의를 내리며, 바르게 쓰고, 발음한다.

일차 의학용어

PRIMARY MEDICAL TERMS

본 교재에서는 많은 의학용어를 소개하지만, 용어를 정복하는 것은 생각보다 쉽다. 본 교재에서는 배울 수 있는 많은 기능이 있기 때문이다.

- **일차 용어(primary terms)는 굵은 글씨로 표시된다.** 이 용어를 배우는 것이 가장 우선시되어야 한다. 연습문제에서 정답으로는 일차 용어만 사용된다.
- 15가지 필수 단어 부분과 60가지 주요 기본 용어(및 발음)가 포함된 **어휘 목록**은 각 장의 시작 부분에 있다.
- *이차 용어*(secondary terms)는 *청록색* 이탤릭체로 표시된다. 이러한 용어 중 일부는 질병의 상태나 처치 용어로 구성되어 있다. 그 외 이차 용어는 일차 용어의 정의에 사용된 단어를 명확히 한다.

단어요소의 핵심

WORD PARTS ARE THE KEY

의학용어를 배우는 것은 일단 단어 요소들이 어떻게 함께 작용하여 의학용어를 형성하는지를 이해한다면 훨씬 쉬워진다(그림 1.1). 본 교재에는 여러분이 단어를 익히는 기술을 지속적으로 강화시켜주는 많은 도움 요소들이 있다.

- 이 장에는 단어 요소들의 유형과 이들이 쓰이는 역할이 설명되어 있다. 이 규칙을 배우고 따르면 된다.

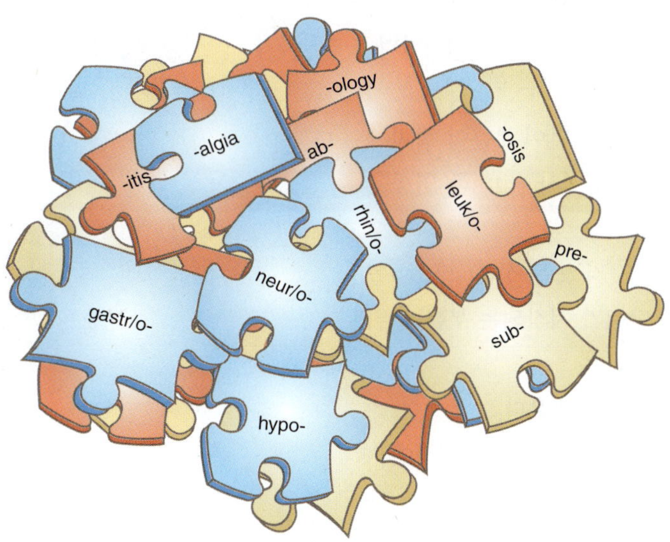

그림 1.1 단어 요소(어근, 결합형, 접미사, 접두사)는 대부분의 의학용어를 형성한다.

- 단어 요소들로 이루어져 있는 핵심용어들은 단어 요소들의 정의와 뜻을 담고 있다. 이런 요소들은 자홍색으로 표시하였다.
- 의학용어에 사용되는 단어 부분의 대부분은 라틴어로 되어 있으며, 일부는 그리스어에서 파생되었으며, 일부는 다른 언어에서 유래되었다.
- 각 장의 연습문제에는 "단어 조합 연습" 부분을 담아서 여러분이 단어 요소들을 가지고 운영하는 기술을 높이도록 도움을 준다.
- 2장 이후부터는 **단어 요소 복습** 부분이 있다. 이 부분은 부가적으로 단어 요소를 연습하도록 하며, 여러분의 단어 요소의 의미를 익히는 데 어느 정도 진전이 있었는지 평가할 수 있도록 하였다.

단어 요소들의 네 가지 유형

The Four Types of Word Parts

단어 요소들의 네 가지 유형은 의학용어를 만드는 데 쓰여져 왔다. 이들의 사용 지침서는 **표 1-1**에 나타냈다.

1. **어근**은 용어의 기초적 의미를 담고 있다. 예를 들어, 위를 의미하는 단어는 gastr– 이다.
2. **결합형**은 어근의 끝에 모음이 붙어 있는 형태로 자음으로 시작되는 접미사가 붙을 수 있다. 결합 형태가 단독으로 쓰일 때 어근과 결합 모음 사이에 슬래시(/)가 표시된다. 예를 들어, 어근 gastr의 결합 형태는 gastr/o이다. **참고:** *a, e, i, o, u* 및 *y*는 모음이다. 알파벳의 다른 모든 문자는 자음이다.
3. **접미사**는 대체로 과정, 상태(condition), 질환 또는 질병을 나타낸다. 접미사는 언제나 단어의 끝에 위치한다.
   - 접미사는 항상 단어의 끝에 온다.
   - 단어 앞에 하이픈(–)이 표시되면 단어 부분이 접미사임을 알 수 있다. 예를 들어, 접미사 –itis는 염증을 뜻한다.
4. **접두사**는 대체로 위치, 시간, 숫자 또는 상태(status)를 나타낸다. 접두사는 언제나 단어가 시작되는 부분에 위치한다.
   - 접두사는 항상 단어의 시작 부분에 온다.
   - 단어 부분은 표시될 때 접두사가 오고 뒤에 하이픈(–)이 오는 것을 알 수 있다. 예를 들어, hyper–는 과도하거나 증가한 것을 뜻한다.

표 1-1

단어 요소 지침서

1. 어근은 단독으로 사용될 수 없다. 용어를 완성하려면 접미사가 추가되어야 한다.
2. 뒤에 모음을 붙이는 결합 형태는 자음으로 시작되는 접미사가 붙을 때 쓰인다.
3. 접두사는 필요할 경우에는 언제나 단어의 시작 부분에 위치한다.

어근

WORD ROOTS

어근은 대부분 의학용어의 핵심요소로 쓰인다. 어근은 일반적으로 관련된 신체부위를 나타낸다(그림 1.2). 이들은 색깔을 나타내기도 한다. 몇몇 색깔을 가리키는 어근들의 결합형태를 **표 1-2**에 정리하였다.

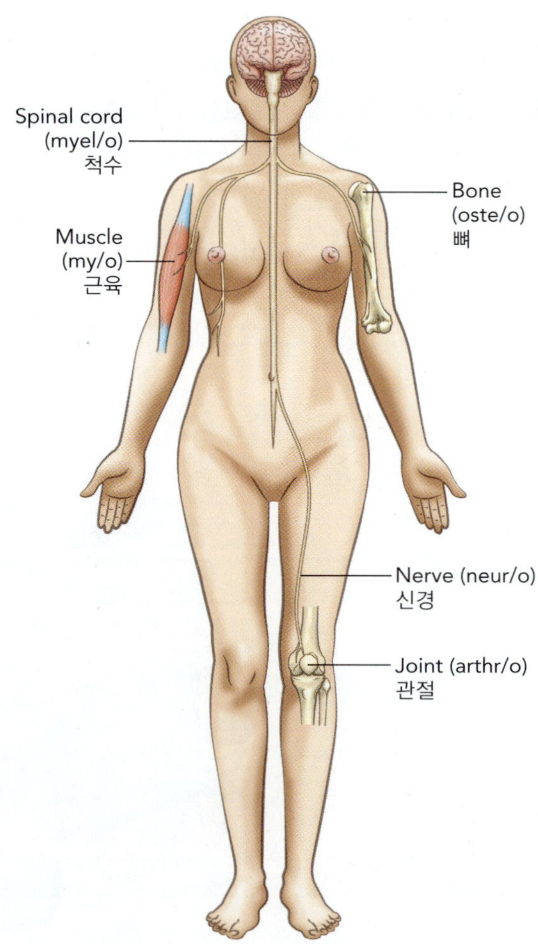

그림 1.2 어근은 일반적으로 관련된 신체부위를 나타낸다.

표 1-2

어근/결합 형태는 색깔을 표시

결합형	예시 및 의미
cyan/o 청색	**Cyanosis** (**sigh**-ah-**NOH**-sis)는 충분한 산소 공급의 부족 때문에 피부가 청색으로 변색된 것이다(**cyan**은 청색, **-osis**는 이상 상태 또는 질병을 의미).
erythr/o 붉은색	**Erythrocyte** (eh-**RITH**-roh-**sight**)는 성숙한 적혈구이다(**erythr/o**는 붉은색, **-cyte**는 세포를 의미).
leuk/o 백색	**Leukocyte** (**LOO**-koh-sight)는 백혈구이다(**leuk/o**는 백색, **-cyte**는 세포를 의미).
melan/o 검정색	**Melanosis** (**mel**-ah-**NOH**-sis)는 신체의 다른 부위에 검정 색소가 비정상적으로 침착된 상태를 말한다(**melan**은 검정색, **-osis**는 비정상적인 상태 또는 질병을 의미).
poli/o 회색	**Poliomyelitis** (**poh**-lee-oh-**my**-eh-**LYE**-tis)는 척수 회색질의 바이러스 감염으로 마비를 초래할 수 있다(**poli/o**는 회색, **myel**은 척수, **-itis**는 염증을 의미).

결합형 모음 Combining Forms Vowels

결합형은 단어 끝에 추가되는 모음으로 대개 *o*를 사용한다. 일반적으로 의학용어를 발음하기 쉽게 하기 위해 추가된다. 결합 모음의 사용 규칙은 다음과 같다.

- 두 개의 어근이 결합되면 결합 모음이 항상 첫 번째 어근에 추가된다. 결합 모음은 접미사가 자음으로 시작하는 경우에만 두 번째 어근의 끝에 사용된다.
- 예를 들어, gastroenteritis라는 용어는 두 단어의 접미사와 접미사를 결합한다. Gastr (위)는 enter (작은 창자)가 결합되면 모음을 gastr/o 조합 형식으로 사용한다.
- 어근 enter는 접미사는 모음으로 시작하기 때문에 결합 모음이 없는 −itis에 결합된다. Gastroenteritis (gas−troh−en−ter−EYE−tis; 위장염)은 위와 작은창자의 염증이다.

접미사 SUFFIXES

접미사는 어근이나 결합형의 끝에 첨가되어 용어를 완성시킨다. 접미사들은 대체로 과정, 상태(condition), 질환 또는 질병을 나타낸다.

결합 모음은 접미사가 자음으로 시작될 때 사용된다. 예를 들어, neur/o (신경)가 접미사 −plasty (외과적 형성술) 또는 −rrhaphy (외과적 봉합술)와 결합될 때, 결합 모음 *o*가 사용된다. 왜냐하면 −plasty (외과적 형성술)과 −rrhaphy (외과적 봉합술)는 모두 자음으로 시작하기 때문이다.

- Neuroplasty (NEW−roh−plas−tee; 신경형성술)은 신경의 수술적 치료이다.
- Neurorrhaphy (new−ROR−ah−fee; 신경봉합술)은 절단된 신경의 끝을 함께 봉합하고 있다.

결합형 모음은 접미사가 모음으로 시작될 때 사용되지 않는다. 예를 들어, 어근 tonsill은 편도를 뜻한다. 두 가지 모두가 모음으로 시작하기 때문에, −itis (염증) 또는 −ectomy (절제술)를 추가할 때는 결합 모음이 필요하지 않다(**그림 1.3**). 이 접미사는 용어를 완성하고 편도선에 무슨 일이 일어나는지 알려준다.

- Tonsillitis (ton−sih−LYE−tis)는 편도선의 염증이다.
- tonsillectomy (ton−sih−LECK−toh−mee)는 편도선의 수술적 제거이다.

명사형 어미로서의 접미사 Suffixes as Noun Endings

몇몇 접미사는 어근을 *명사*로 바꾸어서 용어를 완성시킨다(이 단어는 사람이나 장소 또는 사물의 이름이다). 이런 집단의 다른 접미사들은 명사형 종결어미로 정의된다. 예를 들면, cranium (KRAY−nee−um)은 뇌를 덮고 있는 머리뼈를 뜻한다(crani는 머리뼈을 뜻하며, −um은 명사형 종결어미이다). 일반적으로 명사구로 사용되는 접미사는 **표 1−3**에 나와 있다.

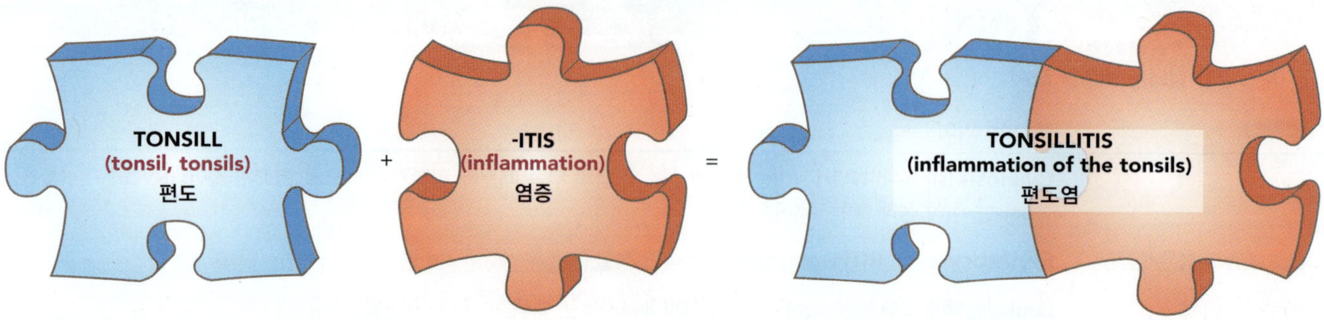

그림 1.3 어근과 결합형 모음 없이 접미사가 합쳐져서 새로운 용어를 생성

"~와 관련된"을 뜻하는 접미사

Suffixes Meaning "Pertaining To"

몇몇 접미사는 어근을 *형용사*(명사를 설명하는 단어)로 변환시킴으로써 용어를 완성시킨다. 대부분의 이러한 접미사들은 "~와 관련된"으로 정의된다. 예를 들면, cardiac (KAR-dee-ack)은 "심장과 관련된"을 의미하는 형용사이다. cardi는 심장을, -ac는 ~의, ~에 관한을 뜻한다. 일반적으로 사용되는 접미사의 의미는 **표 1-4**에 나와 있다.

표 1-3

명사형 어미로서의 접미사

-a	-um	-y
-e	-us	

표 1-4

"~에 관련된"을 뜻하는 접미사

-ac	-eal	-ior
-al	-ical	-ory
-an	-ial	-ous
-ar	-ic	-tic
-ary	-ine	

"비정상적인 상태"를 뜻하는 접미사

Suffixes Meaning "Abnormal Condition or Disease"

몇몇 접미사들은 "비정상적인 상태 또는 질환"을 주로 뜻한다. 예를 들어, -osis는 비정상적인 상태 또는 질환을 뜻한다. Gastrosis (gas-TROH-sis)는 위의 어떤 질병을 뜻한다(gastr는 위를, -osis는 비정상적인 상태를 뜻한다). 비정상적인 상태 또는 질병을 의미하는 일반적으로 사용되는 접미사가 **표 1-5**에 나와 있다.

병리학과 관련된 접미사 Suffixes Related to Pathology

Pathology (pah-THOL-oh-jee; 병리학)은 질병을 연구한다라는 의미이며, 병리학과 관련된 접미사들은 특별한 질병 상태를 묘사한다(path/o는 질병을, -logy는 ~을 연구하는 것을 뜻한다). 병리학과 관련된 접미사는 특정 질병 상태를 설명한다.

- -algia는 통증 그리고 고통을 뜻한다. Gastralgia (gas-TRAL-jee-ah)는 **위장의 통증**(*stomachache*)을 뜻한다(gastr는 위장을, -algia는 통증을 뜻한다).
- -dynia 역시 통증을 뜻한다. Gastrodynia (gas-

표 1-5

"비정상적인 상태"를 뜻하는 접미사

-ago	-iasis	-osis
-esis	-ion	
-ia	-ism	

troh-DIN-ee-ah) 역시 위장의 통증을 뜻한다(gastr/o는 위장을, -dynia는 통증을 뜻한다). -dynia는 -algia와 같은 의미이지만 일반적으로 사용되지는 않는다(그림 1.4).

- -itis는 염증을 뜻한다. Gastritis (gas-TRY-tis)는 위장의 염증이다(gastr는 위장을, -itis는 염증을 뜻한다).
- -malacia는 비정상적인 연화를 뜻한다. Arteriomalacia (ar-tee-ree-oh-mah-LAY-shee-ah)는 동맥벽의 비정상적으로 부드러워지는 것이다(arteri/o는 동맥을, -malacia는 비정상적인 연화를 뜻한다). -malacia는 -sclerosis의 반대임을 유의한다.
- -megaly는 커짐을 뜻한다. Hepatomegaly (hep-ah-toh-MEG-ah-lee)는 간이 비정상적으로 커지는 것이다(hepat/o는 간을, -megaly는 커짐을 뜻한다).
- -necrosis는 조직의 죽음을 뜻한다. Arterionecrosis (ar-tee-ree-oh-neh-KROH-sis)는 동맥조직의 죽음이다(arteri/o는 동맥을, -necrosis는 조직의 죽음을 뜻한다).

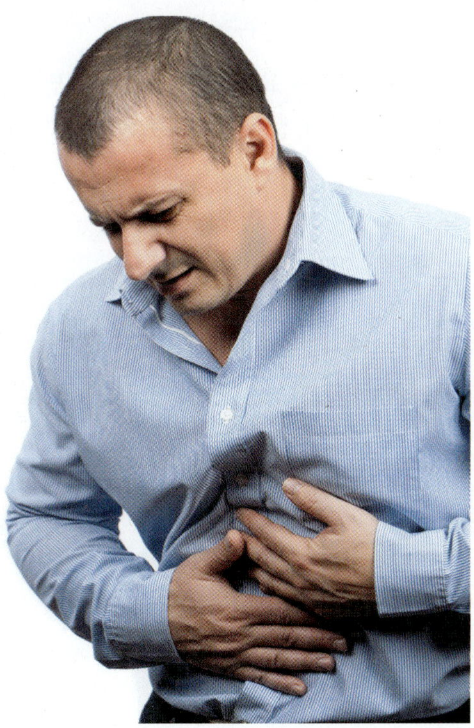

그림 1.4 Gastralgia와 gastrodynia는 위의 통증을 의미하는 용어이다.

- -sclerosis는 비정상적인 경화를 뜻한다. Arteriosclerosis (ar-tee-ree-oh-skleh-ROH-sis)는 동맥벽이 비정상적으로 딱딱해지는 것이다(arteri/o는 동맥을, -sclerosis는 비정상적인 경화를 뜻한다). -sclerosis는 -malacia의 반대임을 유의한다.
- -stenosis는 비정상적인 협착을 뜻한다. Arteriostenosis (ar-tee-ree-oh-steh-NOH-sis)는 동맥이 비정상적으로 좁아지는 것이다(arteri/o는 동맥을, -stenosis는 비정상적인 협착을 뜻한다).

의료행위와 관련된 접미사

Suffixes Related to Procedures

의료행위와 관련된 접미사는 어근에 의해 정해진 인체의 부분에 시행되는 과정으로 확인된다.

- -centesis는 진단을 목적으로 하며, 처치는 과다한 체액을 제거하는 외과적 천자이다. Abdominocentesis (ad-dom-ih-noh-sen-TEE-sis)는 체액을 제거하기 위해 복강을 외과적으로 천자하는 것이다(abdomin/o는 복부를, -centesis는 체액을 제거하기 위한 외과적인 천자를 뜻한다).
- -graphy는 사진 또는 기록하는 과정을 뜻한다. Angiography (an-jee-OG-rah-fee)는 조영제를 주입한 후 혈관에 대한 방사선적 연구이다(angi/o는 혈관을, -graphy는 기록과정을 뜻한다).
- -gram은 사진 또는 기록을 뜻한다. Angiogram (AN-jee-oh-gram)은 혈관조영법에 의해 제작된 필름을 뜻한다(angi/o는 혈관을, -gram은 사진 또는 기록을 뜻한다).
- -plasty는 외과적 복구이다. Myoplasty (MY-oh-plas-tee)는 근육의 외과적 복구이다(my/o는 근육을, -plasty는 외과적 복구를 뜻한다).
- -scopy는 육안적인 검사를 뜻한다. Arthroscopy (ar-THROS-koh-pee; 관절경)는 관절의 내부 구조에 대한 육안 검사이다(arthr/o는 관절을, -scopy는 육안적 검사를 뜻한다).

"Double R" 접미사 The "Double R" Suffixes

종종 "double Rs"로 언급되는 두 개의 R들로 시작되는 접미사는 특히 혼동을 일으킨다. 이 단어 부분은 그리스어에서 기원한다. 이들은 이곳에 모아놓아 단어 요소들을 이해하는데 도움을 주고 차이들을 기억하도록 하였다.

- -rrhage와 -rrhagia는 출혈, 외부로 파열, 비정상적인 또는 과도한 흐름을 뜻한다. Hemorrhage (HEM-or-idj)는 짧은 시간 안에 많은 양의 혈액이 소실되는 것이다(hem/o는 혈액을, -rrhage는 혈액의 외부로의 출혈을 뜻한다).
- -rrhaphy는 상처의 폐쇄를 위한 외과적인 봉합을 의미하며, 봉합(sutures), 스테이플(staples), 외과적인 봉합제를 포함한다. Myorrhaphy (my-OR-ah-fee)는 근육상처의 외과적인 봉합이다(my/o는 근육을, -rrhaphy는 외과적 봉합을 뜻한다).
- -rrhea는 흐름 또는 배출을 의미하며 신체의 거의 모든 체액의 흐름을 말한다. Diarrhea (dye-ah-REE-ah)는 물변 또는 잦은 설사가 일어나는 상태를 의미한다(dia-는 ~을 통한을, -rrhea는 흐름 또는 배설을 뜻한다).
- -rrhexis는 파열을 뜻한다. Myorrhexis (my-oh-RECK-sis)는 근육의 파열이다(my/o는 근육을, -rrhexis는 파열을 뜻한다).

접두사
PREFIXES

접두사는 단어의 시작 부분에 붙어서 용어의 뜻에 영향을 준다. 일반적으로 접두사는 방향, 수량, 크기 및 양을 설명하며 그 목록은 **표 1-6**을 참고하면 된다. 용어 natal (NAY-tal)은 출생과 관련된을 뜻한다(nat는 출생을, -al은 ~에 관계된을 뜻한다). 다음의 예들은 접두사가 이러한 용어의 의미를 어떻게 변화시키는지 보여준다(**그림 1.5~1.8**).

- Prenatal (pre-NAY-tal)은 출생 전의 시간과 사건을 뜻한다(pre-는 ~전에를, nat는 출생을, 그리고 -al은 ~에 관계된을 뜻한다).
- Perinatal (pehr-ih-NAY-tal)은 출생 전후의 시간과 사건에 해당된다(peri-는 ~주변 그리고 둘레를, nat는 출생을, -al은 ~에 관련된을 뜻한다). 이것은 출생 직전, 출생 중 그리고 출생 직후의 시간이다.
- Postnatal (pohst-NAY-tal)은 출생 후의 시간과 사건에 해당된다(post-는 ~후에를, nat는 출생을, -al은 ~에 관련된을 뜻하다).

반대어와 혼동되는 접두사
Contrasting and Confusing Prefixes

몇몇 접두사는 철자는 유사하나 그 뜻은 정반대여서 헷갈린다. 이런 유형의 흔한 접두사들은 **표 1-7**에 요약해 놓았다.

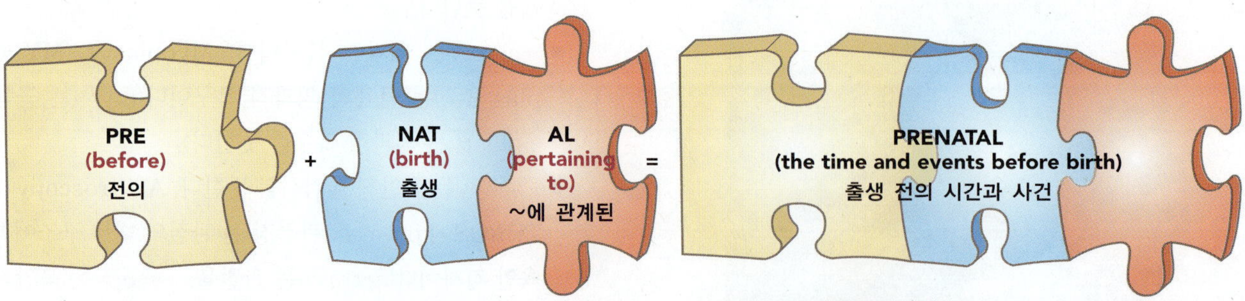

그림 1.5 Prenatal이라는 용어는 접미사 -al을 어근 nat에 연결 한 다음 접두어 pre-를 추가하여 만든다.

표 1-6

방향, 수량, 크기 및 양을 설명하는 접두사

ab- ~로부터 멀어진, 부정적, 없는	**ad-** ~쪽으로, ~방향으로
dextr/o 오른쪽	**sinistr/o** 왼쪽
ex- 밖으로, 바깥, ~로부터 멀어진	**in-** 안으로, 안, 아닌, 없이
macro- 큰, 비정상적인 크기 및 길이	**micr/o, micro-** 작은
mega-, megal/o 큰, 거대한	**olig/o** 빈약한, 적은
pre- 전에, 전의	**post-** 후에, 나중에, 뒤에

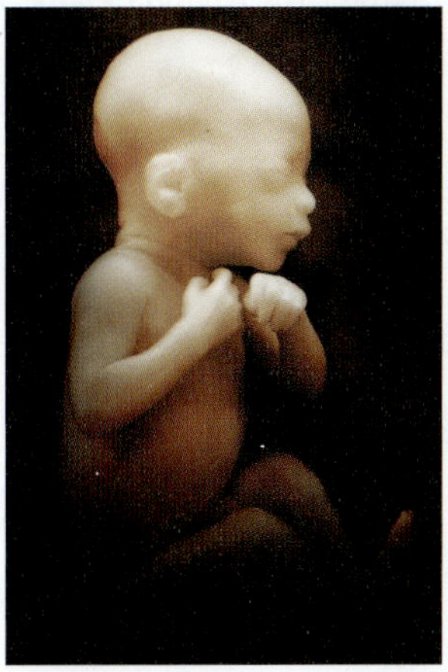

그림 1.6 태아의 산전발달

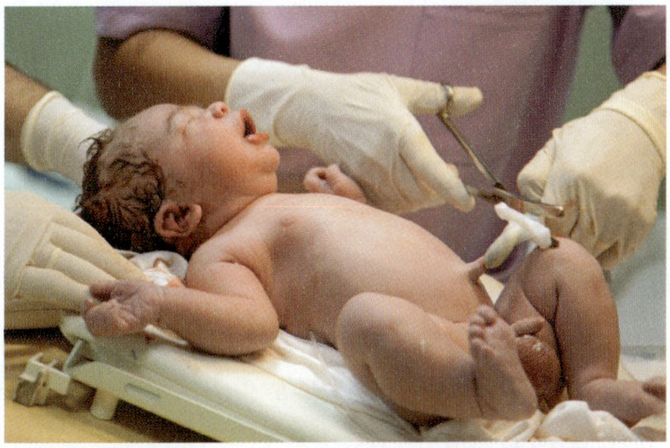

그림 1.7 태아가 태어나면 탯줄을 즉각적으로 자른다.

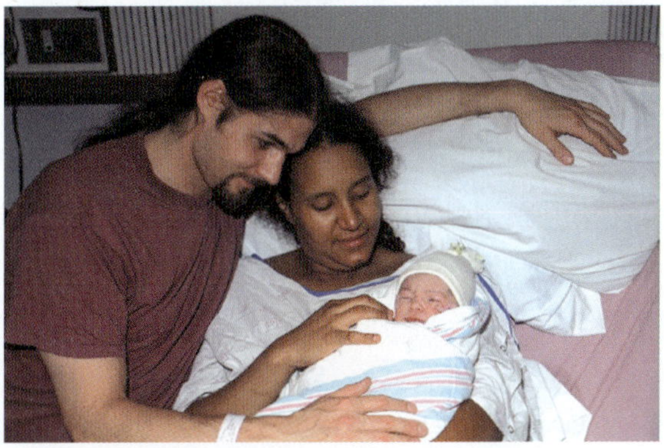

그림 1.8 신생아와 부모가 함께 있는 행복한 순간

표 1-7

반대어와 혼동되는 접두사

ab- ~로부터 멀어진 **Abnormal**은 정상이 아니거나 정상에서 멀어진 것	**ad-** ~쪽으로, ~방향으로 **Addiction**은 약물 또는 물질에 강하게 의존하거나 강하게 끌리는 것
dys- 나쁨, 어려움, 통증 **Dysfunctional**은 기관 또는 신체 부위를 의미하며 활동이 적절하지 않은 것	**eu-** 좋은, 정상의, 적당한 또는 쉬운 **Eupnea**는 쉽거나 정상적인 호흡
hyper- 과도한 또는 증가된 **Hypertension**은 정상혈압보다 높은 고혈압	**hypo-** 부족한 또는 감소된 **Hypotension**은 정상혈압보다 낮은 저혈압
inter- ~사이 또는 ~에 속한 **Interstitial**은 조직 부분의 사이란 의미, ~이내(within)는 아님	**intra-** ~이내 또는 ~안쪽에(inside) **Intramuscular**는 근육내
sub- ~아래, ~보다 적은 또는 ~밑에(below) **Subcostal**은 갈비뼈 또는 갈비뼈들의 아래	**super-**, **supra-**는 ~위에 또는 과도한(excessive) **Supracostal**은 갈비뼈 위에 또는 갈비뼈의 바깥쪽

단어 요소에 기초한 의미결정

DETERMINING MEANINGS ON THE BASIS OF WORDS PARTS

단어의 요소들을 뜻을 아는 것은 익숙치 않은 의학용어의 의미를 이해할 수 있게 한다.

단어 요소 분리 Taking Terms Apart

단어의 구성 조각들을 살펴봄으로써 의미를 결정하기 위해서는 먼저 반드시 단어를 단어 요소들로 나누어야 한다.

- 항상 단어의 끝부분에서 접미사와 함께 출발하며, 단어의 시작 부분으로 진행해 간다.
- 단어 요소들을 나누면서 각 조각들의 뜻을 확인함으로써 용어에 대한 정의를 내릴 수 있다.
- 어떤 단어 요소들은 한 개 이상의 의미를 가지기 때문에 용어가 쓰여진 문맥을 파악해야 한다. 여기서 사용되는 문맥이란 용어가 어떤 신체 계통을 지칭하는지를 파악하는 것이다.
- 의심스러운 점이 있으면 의학사전이나 신뢰할 수 있는 온라인 정보를 사용하여 정의를 다시 확인한다.
- 모든 의학용어가 단어로 구성되는 것은 아니다.

예 An Example to Take Apart

그림 1.9에 보이는 otorhinolaryngology (oh-toh-rye-noh-lar-in-GOL-oh-jee)란 용어를 살펴보자. 이는 세 개의 결합 형태에 접미사가 합쳐져 있다. 다음은 끝에서부터 시작하여 용어를 분리해 감에 따른 단어 요소들이다.

- 접미사 -logy는 ~에 대한 학문을 뜻한다.
- 결합형 laryng/o는 후두(larynx)와 인후(throat)를 뜻한다.
- 결합형 rhin/o는 코(nose)를 뜻한다. 결합형 모음이 여기에서는 사용되었는데, rhin이 또 다른 어근과 결합하기 때문이다.
- 결합형 ot/o는 귀(ear)를 뜻한다. 결합형 모음이 사용되었는데, ot가 또 다른 어근과 결합하기 때문이다.
- 이들이 모여서 otorhinolaryngology를 형성하는데, 이는 귀, 코 및 인후에 관한 학문이다(ot/o는 귀를, rhin/o는 코를, laryng/o는 인후를, -logy는 학문을 뜻한다).
  참고: Laryng/o는 또한 후두를 의미하며 7장에서 설명된다.
- 매우 긴 이름이기 때문에 이 전공명은 종종 *ENT* (ear, nose, and throat)로 표시한다.
- Otolaryngology (oh-toh-lar-in-GOL-oh-jee), 즉 귀, 후두 및 인후를 연구하는 학문(ot/o는 귀를, *laryng/o*는 후두를, *-logy*는 학문을 뜻한다)으로 짧게 줄여 사용한다.

의미 추측 Guessing at Meanings

구성된 단어 요소들의 기초 위에 용어의 뜻을 추측할 수 있다면 그것이 정확한 것인지 두 번 확인하여야 한다. 몇몇 용어는 하나 이상의 뜻을 가지기 때문이다. 예를 들어, lithotomy (lih-THOT-oh-mee)라는 용어를 살펴보자.

- 단어 요소들의 기초상 lithotomy는 돌을 제거하기 위한 외과적 절개이다(lith/o는 돌을, -tomy는 외과적인 절개를 뜻한다). 의미는 9장에서 더 논의한다.
- 그러나 lithotomy는 또한 환자의 다리와 발을 등자에 지탱하여 올려진 상태로 뒤로 누운자세에서 검사하는 이름이기도 하다. 이 용어는 초기에 쇄석 수술에서 선호되는 위치이기 때문에 이 위치를 설명하는 데 사용된다. 이 용어는 15장에서 더 자세히 설명된다.
- 이런 혼란의 가능성 때문에 의학사전은 의학용어를 학습하는 데 있어 중요한 도구가 된다.

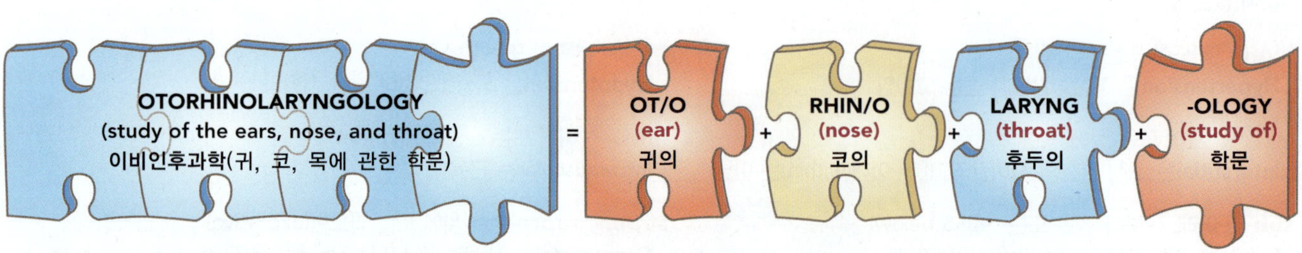

그림 1.9 한 개의 의학용어는 그 의미를 결정하기 위해 여러 개로 분리할 수 있다.

의학사전 사용
MEDICAL DICTIONARY USE

의학사전 사용을 위한 학습은 의학용어를 올바르게 사용하는 데 중요한 부분이다. 다음의 사전 사용을 위한 조언들은 책으로 된 사전을 보거나 컴퓨터상에 전자사전을 볼 때 모두 적용된다.

단어의 철자를 알 때
If You Know How to Spell the Word

익숙하지 않은 사전을 가지고 일을 시작할 때는 우선 사용 지침법이나 목차 및 부록을 살펴본다. 이런 사항들을 살펴보는 데 소비된 시간은 나중에 익숙치 못한 용어들을 찾아볼 때 보상될 것이다.

- 단어의 첫 시작 문자를 보고 사전의 적절한 구역을 펼친다. 길잡이를 위해 페이지의 상단을 본다. 상단 왼쪽에 있는 단어는 그 페이지에 수록된 첫 번째 용어이다.
- 다음은 찾고자 하는 단어의 첫 번째와 두 번째 문자를 가지고 시작하는 단어를 알파벳순으로 찾는다. 찾을 용어를 발견할 때까지 각각의 문자를 계속 살핀다.
- 찾았다고 생각될 때는 철자를 매우 주의 깊게 한 문자 한 문자씩 왼쪽에서 오른쪽으로 확인한다. 철자는 비슷하지만 매우 다른 뜻을 가진 용어들도 있다.
- 용어를 찾으면 정의들을 모두 주의 깊게 살핀다.

단어의 철자를 모를 때
If You Do Not Know How to Spell the Word

용어를 주의 깊게 귀담아 듣고 그것을 써본다. 이렇게 쓴 단어를 찾을 수 없다면 **표 1-8**에 수록된 첫 소리에 기초한 대체 철자를 살펴본다. 이런 모든 예들은 본 교재에 수록되어 있다. 하지만 여러분들은 사전에서 이런 예들을 찾는 것을 훈련해야 한다.

하위 범주 보기 Look Under Categories

대부분의 사전은 병이나 증후군과 같은 범주를 사용하여 이런 용어를 가진 여러 질환을 병(*disease*), 증후군(*syndrome*)이라는 제목하에 모아둔다.

표 1-8

익숙하지 않은 용어의 철자를 찾는 방법

소리가 아래와 같다면	아래의 철자로 시작	예
F	F	**flatus** (**FLAY**-tus) (위장내)가스
	PH	**phlegm** (**FLEM**) 객담
J	G	**gingivitis** (**jin**-jih-**VYE**-tis) 치은염
	J	**jaundice** (**JAWN**-dis) 황달
K	C	**crepitus** (**KREP**-ih-tus) 염발음
	CH	**cholera** (**KOL**-er-ah) 콜레라
	K	**kyphosis** (kye-**FOH**-sis) 척추뒤굽음증
	QU	**quadriplegia** (**kwad**-rih-**PLEE**-jee-ah) 팔다리마비
S	C	**cytology** (sigh-**TOL**-oh-jee) 세포학
	PS	**psychologist** (sigh-**KOL**-oh-jist) 심리학자
	S	**serum** (**SEER**-um) 혈청
Z	X	**xeroderma** (zee-roh-**DER**-mah) 피부건조증
	Z	**zygote** (**ZYE**-goht) 접합자

예를 들면:

- Sexually transmitted disease (성적으로 전염된 질병)은 disease (질병), sexually transmitted (성적 전파)에서 발견될 수 있다.
- *Fetal alcohol syndrome* (태아 알코올 증후군)은 *syndrome* (증후군)의 범주하에 태아 알코올로 수록되어 있다.
- 그와 같은 용어를 발견하고 첫 번째 단어로 나열할 수 없는 경우 다음 단계는 해당 범주를 살펴보는 것이다.

다수의 단어로 이루어진 용어 Multiple-Word Terms

한 개 단어 이상을 포함한 용어를 찾을 때는 마지막 용어를 가지고 찾기 시작한다. 만일 마지막에서 찾을 수 없으면 앞쪽의 단어를 찾는다.

- 예를 들어 *congestive heart failure* (울혈성 심장기

능상실)은 간혹 *heart failure* 범주하에 *congestive* 로 수록되어 있다.

인터넷으로 검색

Searching for Definitions on the Internet

인터넷 검색 엔진은 의학적 조건과 용어에 대한 의미와 세부 사항을 찾는 데 중요한 자원이다. 그러나 NIH (National Institutes of Health) 웹 사이트(http://www.nih.gov)와 같이 신뢰할 수 있는 정보원으로 알려진 사이트에 의존하는 것이 중요하다.

- 더 나은 결과를 얻으려면 인터넷 검색에서 적어도 2 개의 평판 좋은 사이트에 대한 방문을 포함해야 한다. 정의에 큰 차이가 있을 경우 세 번째 사이트로 이동한다. 때로는 검색 엔진 결과에 반드시 신뢰할만한 것은 아니지만 올바른 게재 위치에 비용을 지불한 사이트가 포함된다.
- 추천 검색어를 조심하자. 용어의 철자가 정확하지 않으면 웹 사이트에서 검색한 내용을 추측할 수 있다. 정의할 용어가 의도한 용어인지 다시 확인한다.

포켓용 의료사전 응용 프로그램에도 동일한 주의가 적용된다. 응용 프로그램이 신뢰할 수 있는 출처에서 온 것인지 확인한 다음 조회할 용어에 대한 정의를 항상 두 번 확인한다.

발음

PRONUNCIATION

정확히 발음하는 방법을 알면 의학용어는 이해하거나 기억하기 쉬워진다. 용어를 발음하는 것을 도와주기 위해 본 교재 안에서 새로운 용어들은 각각 **굵은 글씨**로 표시하였다. 이 용어들 바로 옆 괄호 안에는 일반적으로 사용되는 발음을 기록하였고, 그런 다음 이 용어들에 대한 정의를 내렸다.

여기 있는 "sounds-like (소리 나는 대로)" 발음 시스템에서, 단어는 정상적인 영어문자를 사용하여 가장 비슷한 소리를 만들어내도록 다시 철자하였다. 새 단어를 발음하려면 괄호 안에 쓰여진 대로 말하라.

- 단어의 발음시 가장 강조되는 부분은 대문자와 굵은 글씨로 표시하였다. 예 **edema** (eh-**DEE**-mah) 세포, 조직 또는 신체의 충치에 비정상적으로 체액이 축적되어 부종이 생긴다.
- 단어의 발음 시 두 번째 강조되는 부분은 소문자와 굵은 글씨로 표시하였다. 예 **appendicitis** (ah-pen-dih-**SIGH**-tis) 막창자꼬리의 염증을 뜻한다(appendic은 막창자꼬리를, -itis는 염증을 뜻한다).

주의해야 할 단어 A Word of Caution

종종 의학용어를 발음하는 방법이 하나 이상인 경우가 있다.

- 많은 의학용어의 발음은 그리스어, 라틴어, 또는 다른 외국어 어원에 기초한다. 하지만 이런 단어들을 발음함에 있어 영어의 발음을 따르는 경향이 있다.
- 결과적으로, 한 용어의 올바른 발음이 하나 이상이 되기도 한다. 본 교재에서는 때때로 대체 발음이 표기되어 있어서 이런 변화를 보여주고 있다.
- 단지 선호도의 차이일 뿐 양쪽 발음이 모두 다 옳다. 그러나 교수님들은 수업 중에 어떤 발음법을 써야 할지 가르쳐 줄 것이다.

철자의 중요성

SPELLING IS ALWAYS IMPORTANT

의학용어의 철자를 정확하게 쓰는 것은 매우 중요하다.

- 한 개 또는 두 개의 철자를 바꾸는 것이 단어 전체의 뜻을 완전히 바꿀 수도 있다. 그리고 이런 글자의 차이가 환자에게는 생사의 문제가 될 수도 있는 것이다.
- 이 장의 뒤쪽에 있는 '꼭 닮은 단어, 비슷한 소리의 용어들 및 단어 요소들 편'은 자주 혼동되는 몇몇 용어들과 단어 요소들을 잘 알 수 있도록 도와줄 것이다.
- 이 교재에 표시된 철자는 일반적으로 미국에서 허용된다. 영국, 호주 및 캐나다와 같은 다른 영어권 국가에서 대체 철자가 사용될 수 있다.

단수형 및 복수형 어미들

SINGULAR AND PLURAL ENDINGS

많은 의학용어는 그리스어나 라틴어의 어원을 가진다. 이런 어원의 차이로 인해 단수를 복수로 바꿀 때 특이한 규칙을 따르기도 한다. 게다가 영어의 어미들이 흔히 사용되는 용어들에 적용되어 왔다.

- **표 1-9**는 이런 복수형이 어떻게 만들어지는지를 보다 잘 알 수 있도록 도와주는 지침이다.
- 또한 본 교재의 전반에 걸쳐 특이한 단수형 또는 복수형을 가진 용어가 소개되면 두 가지 형을 모두 포함시켜 표기하였다. 예를 들어, **phalanges** (fah-LAN-jeez)는 손가락이나 발가락의 하나의 뼈이다(단수형, *phalanx*) **(그림 1.10)**.

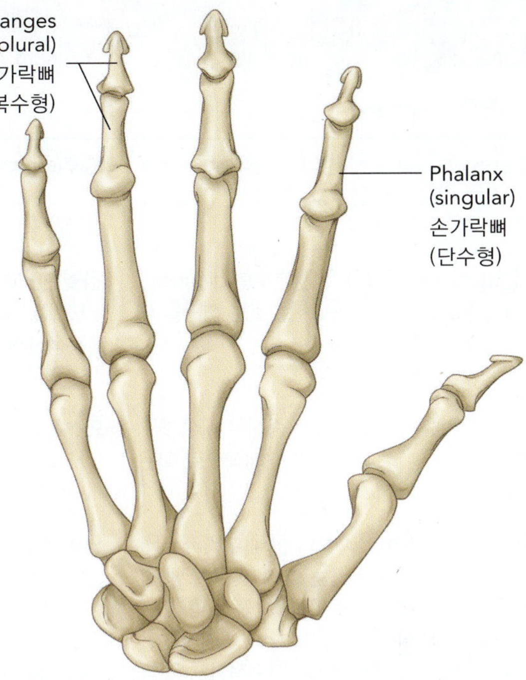

그림 1.10 단수와 복수형 phalanx는 하나의 손가락뼈 또는 발가락뼈이다. 두 개 또는 그 이상의 뼈는 phalanges로 부른다.

기본적인 의학용어
BASIC MEDICAL TERMS

질병 및 질병 상태를 설명하는 데 사용되는 일부 의학용어는 혼란스러울 수 있다. 가장 일반적으로 혼동되는 용어 중 일부는 **표 1-10**에 설명되어 있다. 표에 나와 있는 3개 그룹을 공부하면 이 용어를 쉽게 습득할 수 있다.

표 1-9

특이한 복수형을 위한 안내

규칙	단수형	복수형
1. 용어가 '**-a**'로 끝나면 복수형은 대개 끝에 '**-ae**'를 덧붙인다.	bursa vertebra	bursae vertebrae
2. 용어가 '**-ex**' 또는 '**-ix**'로 끝나면 복수형은 대개 '**-ex**' 또는 '**-ix**'를 '**-ices**'로 바꾼다.	appendix index	appendices indices
3. 만약 용어가 '**-is**'로 끝나면 복수형은 대개 '**-is**'를 '**-es**'로 바꾼다.	diagnosis metastasis	diagnoses metastases
4. 만약 용어가 '**-itis**'로 끝나면 복수형은 대개 '**-is**'를 '**-ides**'로 바꾼다.	arthritis meningitis	arthritides meningitides
5. 만약 용어가 '**-nx**'로 끝나면 복수형은 대개 '**-x**'를 '**-ges**'로 바꾼다.	phalanx meninx	phalanges meninges
6. 만약 용어가 '**-on**'으로 끝나면 복수형은 대개 '**-on**'을 '**-a**'로 바꾼다.	criterion ganglion	criteria ganglia
7. 만약 용어가 '**-um**'으로 끝나면 복수형은 대개 '**-um**'을 '**-a**'로 바꾼다.	diverticulum ovum	diverticula ova
8. 만약 용어가 '**-us**'로 끝나면 복수형은 대개 '**-us**'를 '**-i**'로 바꾼다.	alveolus malleolus	alveoli malleoli

만약 어떻게 복수형을 만들어야 할지 모르겠다면 의학사전에서 단수형 범주 아래를 살펴보자.

표 1-10

기본적인 의학용어

증상(sign): 열과 같은 병의 객관적(objective) 증거로 환자나 다른 이에 의해 평가되고 측정될 수 있다는 뜻	**증후**(symptom): 통증, 두통 같은 주관적(subjective) 증거로 오직 환자 자신에 의해서만 평가되고 측정될 수 있다는 뜻	**증후군**(syndrom): 특정한 질병과 함께 발생하는 일련의 증상과 증후를 나타냄
진단(diagnosis): 병의 확인(복수형 diagnoses), 진단한다(diagnose)는 것은 진단을 내리기 위한 과정	**감별진단**(differential diagnosis, D/DX): 증상을 유발시키는 여러 병 중에 어느 것인지를 결정하려고 시도하는 것. 배제하는 것(rule out, R/O)으로 알려짐	**예후**(prognosis): 장애의 가능한 과정이나 결과를 예측하거나 예상하는 것(복수형 prognoses)
급성(acute): 질환이나 급성 증상은 빠른 발병, 심한 진행과정, 그리고 상대적으로 짧은 발병기간을 가짐	**만성**(chronic): 질병이나 증상은 긴 발병기간을 가짐. 이런 병은 조절될 수는 있을지라도 드물게 완치	**소강상태**(remission): 치료되지 않은 채 병의 증상이 일시적, 부분적, 또는 완전히 사라지는 것
질병(disease): 하나 이상의 신체 부위가 정상적으로 기능하지 않는 상태. 몇몇 질병은 그들의 증상과 증후로 이름이 붙여짐. 예를 들어 만성피로증후군(chronic fatigue syndrome)은 원인불명의 지속적이고 극심한 피로(4장 참조)	**인명유래어**(eponym): 최초의 발견자 또는 서술자를 기리기 위해 병, 구조, 수술, 또는 과정에 그 사람의 이름을 붙임. 예를 들면 알츠하이머병(Alzheimer's disease)은 1864년에 태어나 1915년에 죽은 독일의 신경학자 Alois Alzheimer를 기리기 위해 명명	**두문자어**(acronym): 복합용어의 주요 부분의 첫글자 또는 첫 글자들로부터 만들어진 단어. 예를 들면 레이저(laser)는 *light amplification by stimulated emission of radiation*에서 옴

유사한 용어들

LOOK-ALIKE SOUND-ALIKE TERMS AND WORD PARTS

의학용어를 배울 때 혼동스러운 것 중의 하나가 비슷하게 보이거나 비슷한 소리로 들리는 단어나 단어의 부분을 다루어야 하는 것이다. 여기서는 빈번하게 사용되는 용어와 단어들 중에서 혼동스러운 것들을 강조하고 있다. 교재에서 이런 혼동되는 단어나 용어들을 만난다면 특별한 주의를 기울여야 한다.

동맥, 지방성 물질, 관절 *arteri/o, ather/o, and arthr/o*

- arteri/o는 동맥을 뜻한다. Endarterial (end–ar–TEE–ree–al)은 동맥의 안이나 내층과 관계된다는 뜻이다(end–는 안에, arteri는 동맥, –al은 관계된을 뜻한다).
- ather/o는 반죽 또는 지방성 물질을 뜻한다. Atheroma (ath–er–OH–mah)는 동맥의 벽 안쪽에 쌓인 지방물질을 말한다(ather는 지방물질을, –oma는 종양을 뜻한다).
- arthr/o는 관절을 뜻한다. Arthralgia (ar–THRAL–jee–ah)는 관절 또는 관절들의 통증을 뜻한다(arthr는 관절을, –algia는 통증을 뜻한다).

외과적인 제거, 인공적인 개구부 만들기 위한 절개, 외과적인 절개 *-ectomy, -stomy, and -tomy*

- –ectomy는 외과적인 제거를 뜻한다. Appendectomy (ap–en–DECK–toh–mee)는 외과적으로 막창자꼬리를 제거하는 것이다(append는 막창자꼬리를, –ectomy는 외과적 제거를 뜻한다).
- –stomy는 외과적으로 인공적인 개구부(창냄술)를 만드는 것이다. Colostomy (koh–LAHS–toh–mee; 인공항문 형성술)은 잘록창자와 신체 표면 사이에 외과적 개구부를 만드는 것이다(col/o는 잘록창자를, –stomy는 인공적 개구를 뜻한다).
- –tomy는 자르거나 외과적인 절개를 뜻한다. Colotomy (koh–LOT–oh–mee)는 잘록창자를 외과적으로 절개하는 것을 말한다(col/o는 잘록창자를, –tomy는 외과적 절개를 뜻한다).

틈새[구]와 샛길[누] Fissure and Fistula

- **Fissure** (FISH–ur; 틈새[구])는 피부의 틈새나 갈라진 듯이 보이는 상처를 말한다(12장 참조). 이 말은 또한 뇌의 표면에 있는 정상적인 주름(구)을 묘사하기도 한다.
- **Fistula** (FIS–chuh–lah; 샛길[누])은 두 내부 장기 사이 또는 한 기관에서 몸의 표면으로의 비정상적인 통로를 뜻한다. 누공(fistula)은 수술, 부상 또는 농양의 배액을 위한 통로 형성이다.

돌창자[회장]와 엉덩뼈[장골] Ileum and Ilium

- **Ileum** (ILL–ee–um; 돌창자[회장])는 작은창자의 일부분이다(ileum의 'e'와 intestine의 'e'가 같음을 기억한다).
- **Ilium** (ILL–ee–um; 엉덩뼈[장골])는 엉덩뼈(관골, hip bone)의 일부이다(ilium의 'i'와 hip의 'i'가 같음을 기억한다)(그림 1.11).

감염과 염증 Infection and Inflammation

- 접미사 –itis는 염증을 뜻한다. 그러나 이것은 또한 감염을 나타내는 데 사용되기도 한다. 예를 들어, **meningitis** (수막염)은 수막(meninges)의 염증을 말하며, 염증의 원인은 감염이다(mening은 뇌막 혹은 수막을, –itis는 염증을 뜻한다). 또 다른 예는 **tendinitis**이다(tendin은 힘줄 혹은 건을, –itis는 염증을 뜻한다). 힘줄염(건염)의 염증은 보통 감염보다는 과다한 사용에 의해 유발된다.
- **Infection** (in–FECK–shun; 감염)은 병원성 유기체에 의해 신체가 공격받는 것이다. 감염은 신체 일부에 국한되거나 전신에 영향을 미치는 수도 있다. 감염의 징후와 증상으로는 불쾌감, 오한 및 발열, 발적, 열과 부종, 상처로 인한 삼출물 등이 있다.
- **Malaise** (mah–LAYZ; 불쾌감)은 종종 감염이나 다른 질병의 첫 징후인 일반적인 불편감이나 불안감을 나타내는 프랑스어에서 기원된 용어이다.
- **Exudate** (ECKS–you–dayt; 삼출액)은 감염된 상처에서 유출되는 고름과 같은 액체이다.
- **Inflammation** (in–flah–MAY–shun; 염증)은 상처나 조직의 파괴에 대한 국소적인 반응이다. 염증의 주요 증상들은 (1) 발적(erythema), (2) 발열(hyperthermia), (3) 부종(edema), (4) 동통(pain)이며, 이것은 치유과정의 일부로서 그 부위에 과도한 혈액이 흐름으로써 일어난다.

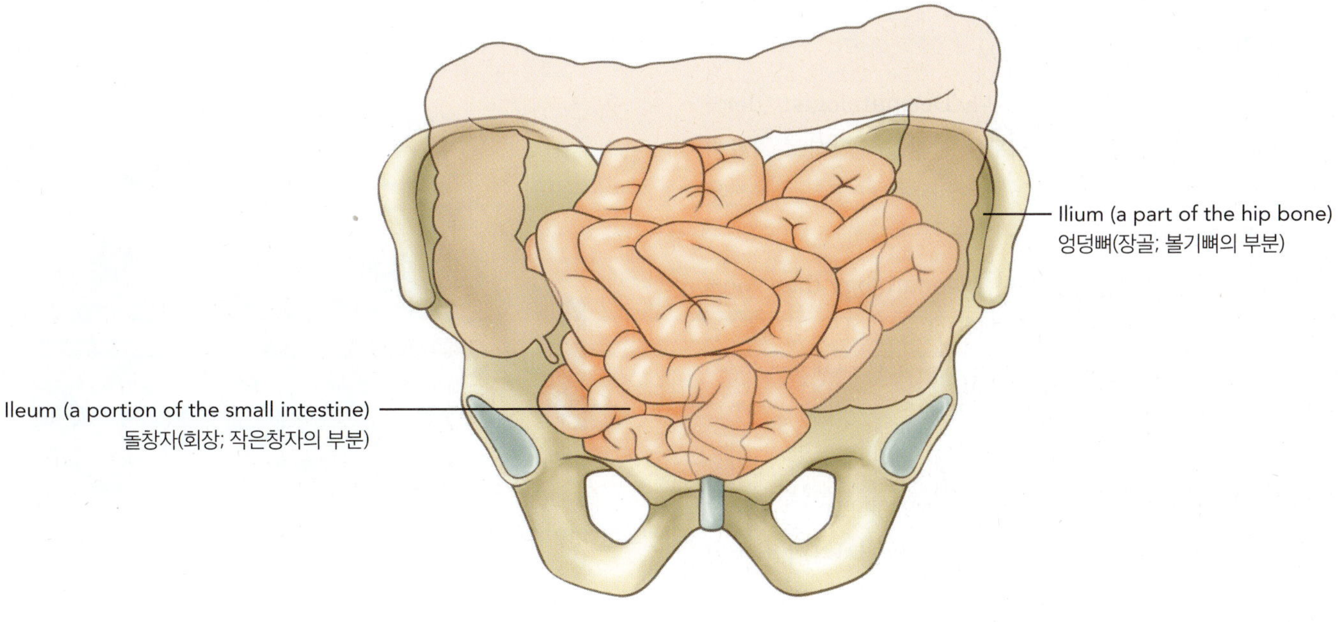

그림 1.11 Ileum과 ilium은 단 한 철자 차이가 있지만 신체의 매우 다른 부분이다.

열상과 병터 Laceration and Lesion

- Laceration (lass-er-AY-shun; 열상)은 불규칙적으로 찢어진 상처이다.
- Lesion (LEE-zhun; 병터)는 병이나 상처에 기인한 조직의 병리학적인 변화이다.

점액의와 점액 Mucous and Mucus

- Mucous (MYOU-kus; 점액의)는 체강 내를 싸고 있는 특수화된 점막을 표현하는 형용사이다.
- Mucus (MYOU-kus; 점액)은 점막에 의해 분비된 액체를 일컫는 명사이다.

곰팡이, 척수(골수), 근육 *myc/o, myel/o,* and *my/o*

- myc/o는 곰팡이를 뜻한다. Mycosis (my-KOH-sis; 진균증)은 곰팡이에 의해 발생한 병들을 총칭한다(myc는 곰팡이를, -osis는 비정상적 상태를 뜻한다).
- myel/o는 골수 또는 척수를 뜻한다. Myelopathy (my-eh-LOP-ah-thee; 골수병증)은 골수에 생긴 어떤 병리학적 변화나 병이다(myel/o는 척수 또는 골수를, -pathy는 병을 뜻한다).
- my/o는 근육을 뜻한다. Myopathy (my-OP-ah-th-ee, 근육병증)은 근육조직의 병이나 병리학적인 변화이다(my/o는 근육을, -pathy는 병을 뜻한다).

전문가, 학문 *-logist* and *-logy*

- -logist는 전문가라는 뜻이다. Dermatologist (der-mah-TOL-oh-jist)는 피부의 질환을 진단하고 치료하는 전문 의사이다(dermat/o는 피부를, -logist는 전문가를 뜻한다).
- -logy는 '~학(문)'의 뜻이다. Neonatology (nee-oh-nay-TOL-oh-jee; 신생아학)은 신생아의 장애를 연구하는 것이다(neo-는 새로운, nat/o는 탄생을, -logy는 ~학을 뜻한다).

촉진과 심계항진 Palpation and Palpitation

- Palpation (pal-PAY-shun; 촉진)은 검사자의 손을 사용하여 질감, 크기, 단단함, 특정 신체부위의 위치 등을 느끼는 검사기법이다.
- Palpitation (pal-pih-TAY-shun; 심계항진)은 심장이 크게 또는 빠르게 뛰는 것이다.

콩팥깔때기[신우], 농, 열 *pyel/o, py/o,* and *pyr/o*

- pyel/o는 콩팥깔때기[신우](신장내의 일부분)를 뜻한다. Pyelitis (pye-eh-LYE-tis; 콩팥깔때기염[신우])은 콩팥깔때기[신우]의 염증을 말한다(pyel는 신우를, -itis는 염증을 뜻한다).
- py/o는 고름(농)을 뜻한다. Pyoderma (pye-oh-DER-mah; 고름피부증)은 농가진 같은 급성이고, 염증성이며 농을 형성하는 세균성 피부 감염이다(py/o는 고름을, -derma는 피부를 뜻한다).
- pyr/o는 열 또는 불(fire)을 뜻한다. Pyrosis (pye-ROH-sis; 가슴앓이)는 *heartburn*으로도 알려져 있으며, 위산이 식도로 역류함으로 인하여 생기는 불편함이다(pyr는 열 또는 불, -osis는 비정상적 상태를 뜻한다).

뒤침과 곪음 Supination and Suppuration

- Supination (soo-pih-NAY-shun; 뒤침)은 손바닥이 위로 가도록 팔을 돌리는 행동이다.
- Suppuration (sup-you-RAY-shun; 곪음)은 농이 형성되거나 배출되는 것을 의미한다.

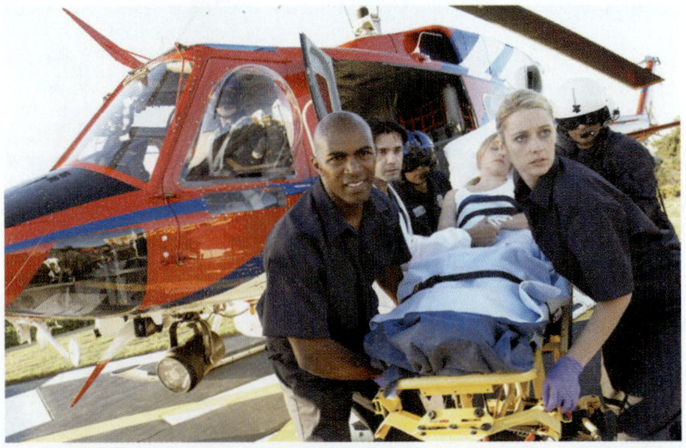

그림 1.12 Triage는 사고 현장에 도착한 응급 요원이 부상자 중 가장 먼저 치료가 필요한 곳과 가장 효과적으로 치료할 수 있는 장소를 파악하는 과정을 설명한다.

선별과 외상 Triage and Trauma

- Triage (tree-AHZH; 부상자 분류)란 환자에게 우선적으로 필요한 처치와 적절한 치료 장소를 결정하기 위해 의학적인 선별을 하는 것이다(그림 1.12).
- Trauma (TRAW-mah; 외상)은 상처나 손상을 뜻한다. 사고, 총기 발사, 자연 재해, 화재 등에서 발생할 수 있는 손상의 종류들이 포함된다.

바이러스와 강건한 Viral and Virile

- Viral (VYE-ral; 바이러스의)는 바이러스와 상관이 있는 것을 뜻한다(vir은 바이러스 또는 독을, -al은 ~와 관련된을 뜻한다).
- Virile (VIR-ill; 강건한)은 남성다운 특징들을 가짐을 뜻한다.

약어의 사용 USING ABBREVIATIONS

길고 복잡한 의학용어들을 기록할 때 속기의 방편으로 약어가 종종 쓰인다.

- 약어는 또한 혼동과 실수를 가져올 수 있다. 그러므로 약어를 사용하거나 해석할 때 주의를 기울여야 한다.
- 예를 들면, 약어 BE는 '팔꿈치 관절 아래: below elbow'와 '바륨관장: barium enema' 모두를 뜻한다. 이러한 혼동이 환자에게 영향을 미칠 수도 있다.
- 대부분의 의료기관은 사용하는 약어들에 대한 규칙을 가지고 있다. 당신이 일하는 시설에서 만들어 놓은 이런 목록을 따르는 것은 중요하다.
- 만일 어떤 약어를 사용해야 되는지 의문이 들면 다음의 규칙을 항상 따른다. 의심스러우면 고민하지 말고 철자를 전부 쓴다.

의료행위를 표준화하기 위해 1910년 설립된 JC (Joint Commission)는 잠재적으로 치명적인 의료 오류를 예방하기 위해 일반적으로 혼동되는 약어 목록을 게시하고 사용을 금하고 있다. 전체 목록은 http://www.jointcommission.org/facts_about_the_official_/에서 볼 수 있다(예, 표 1-11 참조). 많은 의료기관은 자체적으로 제작된 "금지 약어"목록이 있다.

표 1-11

약어로 쓰지 말아야 하는 경우

약자	문제 가능성
MS	morphine sulfate 혹은 magnesium sulfate를 의미
QD and QOD	각각 매일과 격일을 의미하며, 때로는 서로 오해
U	단위를 의미하며 때로는 0 또는 4로 착각

연습문제

주요 단어 연결 1

밑줄 친 곳에 알맞은 답을 예에서 선택하여 쓰시오.

	정의	답	예
1.1.	bad, difficult, painful	________________	-algia
1.2.	excessive, increased	________________	dys-
1.3.	enlargement	________________	-ectomy
1.4.	pain, suffering	________________	-megaly
1.5.	surgical removal	________________	hyper-

주요 단어 연결 2

밑줄 친 곳에 알맞은 답을 예에서 선택하여 쓰시오.

	정의	답	예
1.6.	abnormal condition or disease	________________	hypo-
1.7.	abnormal softening	________________	-itis
1.8.	deficient, decreased	________________	-malacia
1.9.	inflammation	________________	-necrosis
1.10.	tissue death	________________	-osis

주요 단어 연결 3

밑줄 친 곳에 알맞은 답을 예에서 선택하여 쓰시오.

	정의	답	예
1.11.	bleeding, abnormal excessive fluid discharge	________________	-stomy
1.12.	surgical creation of an artificial opening to the body surface	________________	-tomy
1.13.	surgical incision	________________	-plasty
1.14.	surgical repair	________________	-rrhage
1.15.	surgical suturing	________________	-rrhaphy

주요 단어 연결 4

밑줄 친 곳에 알맞은 답을 예에서 선택하여 쓰시오.

	정의	답	예
1.16.	visual examination	____________	**-rrhea**
1.17.	rupture	____________	**-rrhexis**
1.18.	abnormal narrowing	____________	**-sclerosis**
1.19.	abnormal hardening	____________	**-scopy**
1.20.	flow or discharge	____________	**-stenosis**

용어 정의

알맞은 답을 선택하여 밑줄 친 부분에 쓰시오.

1.21. 용어 ____________ 은 척수의 병리학적 변화 또는 질병을 나타낸다.

myelopathy   myopathy   pyelitis   pyrosis

1.22. 정상 혈압보다 높은 의학용어는 ____________ 이다.

hepatomegaly   hypertension   hypotension   supination

1.23. ____________ 이라는 용어는 출생과 관련이 있음을 의미한다.

natal   perinatal   postnatal   prenatal

1.24. 통증은 ____________ 으로 분류된다.

diagnosis   sign   symptom   syndrome

1.25. Myopathy라는 용어에서 접미사 **-pathy** 는 ____________ 을 의미한다.

abnormal condition   disease   inflammation   swelling

주요 구조 연결 1

밑줄 친 곳에 알맞은 답을 예에서 선택하여 쓰시오.

	정의	답	예
1.26.	white blood cell	____________	acute
1.27.	prediction of the probable course and outcome of a disorder	____________	edema
1.28.	swelling caused by an abnormal accumulation of fluid in cells, tissues, or cavities of the body	____________	leukocyte
1.29.	rapid onset	____________	prognosis
1.30.	turning the palm of the hand upward	____________	supination

주요 구조 연결 2

밑줄 친 곳에 알맞은 답을 예에서 선택하여 쓰시오.

	정의	답	예
1.31.	examination procedure	________________	laceration
1.32.	fluid, such as pus, that leaks out of an infected wound	________________	lesion
1.33.	pathologic tissue change	________________	palpitation
1.34.	pounding heart	________________	palpation
1.35.	torn or jagged wound, or an accidental cut wound	________________	exudate

단어 선택

밑줄 친 곳에 알맞은 답을 선택하여 쓰시오.

1.36. 의학용어 ________________ 는 위장의 염증을 설명한다.

gastritis gastrosis

1.37. 농의 형성은 ________________ 라 불린다.

supination suppuration

1.38. 상처나 부상을 뜻하는 용어는 ________________ 이다.

trauma triage

1.39. "바이러스와 관련된"이라는 뜻의 용어는 ________________ 이다.

viral virile

1.40. ________________ 은 맹장의 외과적 제거이다.

appendectomy appendicitis

철자 연습

각각의 문장에서 잘못된 철자를 찾아서 밑줄 친 부분에 올바르게 쓰시오.

1.41. A disease named for the person who discovered it is known as an enaponym. ________________

1.42. A localized response to injury or tissue destruction is called inflimmation. ________________

1.43. A fisure of the skin is a groove or crack-like sore of the skin. ________________

1.44. The medical term meaning suturing together the ends of a severed nerve is neurorraphy. ________________

1.45. The medical term meaning inflammation of the tonsils is tonsilitis. ________________

정의에 맞는 단어 연결

밑줄 친 곳에 알맞은 답을 예에서 선택하여 쓰시오.

	정의	답	예
1.46.	inflammation of a tendon	______________	syndrome
1.47.	a set of signs and symptoms	______________	gastralgia
1.48.	rupture of a muscle	______________	tendinitis
1.49.	stomach pain	______________	pyoderma
1.50.	any acute, inflammatory, pus-forming bacterial skin infection	______________	myorrhexis

용어 선택

알맞은 답을 선택하여 밑줄 친 부분에 쓰시오.

1.51. 동맥 또는 동맥들에서의 비정상적인 협착을 ______________ 이라 한다.

arteriosclerosis　arteriostenosis　arthrostenosis　atherosclerosis

1.52. 발열은 ______________ 로 간주된다.

prognosis　sign　symptom　syndrome

1.53. 위장과 소장의 염증은 ______________ 로 알려져 있다.

gastralgia　gastroenteritis　gastritis　gastrosis

1.54. 관절이나 관절들에서 고통을 의미하는 용어는 ______________ 이다.

arthralgia　arthritis　arthrocentesis　atherosclerosis

1.55. ______________ 은 피부 질환 및 질병을 진단하고 치료하는 전문 의사이다.

dermatologist　dermatology　neurologist　neurology

문장 완성

밑줄 친 곳에 알맞은 용어를 쓰시오.

1.56. 정상보다 낮은 혈압은 ______________ 라 불린다.

1.57. 조영제 주입 후 혈관에 대한 방사선 촬영 연구를 기록하는 과정은 ______________ 으로 알려져 있다.

1.58. 갈비뼈의 위 또는 바깥쪽을 뜻하는 용어는 ______________ 이다.

1.59. ______________ 진단은 추정진단이라고도 한다.

1.60. 대개 두 내장기관 사이 또는 한 기관에서 체표로의 비정상적인 통로는 ______________ 이다.

진실/거짓

문장이 맞으면 T를 쓰고, 틀리면 F를 쓰시오.

1.61. __________ Erythrocyte는 일반적으로 적혈구로 알려져 있다.

1.62. __________ 동맥 연축증은 동맥이나 동맥벽의 비정상적인 경화이다.

1.63. __________ 잘룩창자창냄술은 잘룩창자와 몸 표면사이에 인공적으로 개구부를 만드는 수술이다.

1.64. __________ 불쾌감은 흔히 염증의 첫 증상이다.

1.65. __________ 감염은 질병을 생성하는 유기체가 신체로 침범하는 것이다.

단어 조합

각각의 용어를 단어 요소들로 나누고, 밑줄 친 부분에 순서대로 쓰시오. 필요한 경우 결합 모음을 나타내기 위해 슬래시(/)를 사용하시오. 제시된 모든 선이 필요하지 않을 수도 있다.

1.66. **Otorhinolaryngology** is the study of the ears, nose, and throat.

__________ __________ __________ __________

1.67. The term **mycosis** means any abnormal condition or disease caused by a fungus.

__________ __________ __________ __________

1.68. **Poliomyelitis** is a viral infection of the gray matter of the spinal cord.

__________ __________ __________ __________

1.69. **Neonatology** is the study of disorders of the newborn.

__________ __________ __________ __________

1.70. The term **endarterial** means pertaining to the interior or lining of an artery.

__________ __________ __________ __________

임상 문제

밑줄 친 부분에 알맞은 답을 쓰시오.

1.71. Miguel은 ______________________________ 주사를 필요로 했다. 이 용어는 약물이 근육 내에 직접 투여되었음을 의미한다.

1.72. Mrs. Tillson은 복부에서 과잉 체액을 제거하기 위해 ______________________________ 를 했다.

1.73. 레이저(laser)라는 용어는 ______________________________ 이다. 이것은 결합형의 주요 부분의 첫 글자로 형성된 단어라는 것을 의미한다.

1.74. Felipe Valladares는 사고로 발가락 골절로 고통 받고 있다. 의학용어로 이것을 골절된 ______________________________ 이라고 한다.

1.75. 중대한 재난이 발생한 경우, 훈련받은 구급 요원인 Cheng Lee는 ____________________ 을 수행하는 데 도움을 준다. 이것은 환자의 상대적 우선 순위와 적절한 치료 장소를 결정하는 검사이다.

1.76. Gina의 주치의는 그녀가 ____________________ 합병증이 있다고 설명했다. 이것은 동맥의 내부 또는 내막과 관련된 문제가 있다는 뜻이다.

1.77. Jennifer는 ____________________ 에 관심이 있다. 이것은 신생아의 장애에 관한 학문이다.

1.78. Joan Randolph는 근육에 약을 주입하는 방법으로 투약하였다. 이것은 ____________________ 또는 근육주사라고 한다.

1.79. Jankowski는 그 불편함을 속쓰림으로 묘사한다. 이 상태에 대한 의학용어는 ____________________ 이다.

1.80. Phyllis는 오염된 음식을 먹고 ____________________ 이 발생하기 전까지 여행하는 즐거움을 누렸다. 그녀는 비참한 느낌과 잦은 설사로 인해 호텔에 있어야 했다.

의학용어 선택

밑줄 친 부분에 알맞은 답을 쓰시오.

1.81. 신경의 통증을 ____________________ 이라 한다.

neuralgia neurorrhaphy neurology neuroplasty

1.82. 짧은 시간에 다량의 피를 잃는 것을 ____________________ 이라 한다.

diarrhea hemorrhage hepatorrhagia otorrhagia

1.83. 동맥이나 동맥들의 조직이 죽는 것을 ____________________ 이라 한다.

arteriomalacia arterionecrosis arteriosclerosis arteriostenosis

1.84. 용어 ____________________ 는 조직의 부분 사이에 있음을 의미하나 조직 내의 부분은 의미하지 않는다.

interstitial intrastitial intermuscular intramuscular

1.85. 간의 비대를 ____________________ 이라 한다.

hepatitis hepatomegaly nephromegaly nephritis

단어 조합 연습

다음은 이 장의 주요 용어가 아니다. 그러나 다음과 같은 익숙한 단어로 구성된다. 용어 작성에 도움이 필요하면 의학사전을 참조하시오.

neo- = new

arteri/o = artery

arthr/o = joint

cardi/o = heart

nat/o = birth

neur/o = nerve

rhin/o = nose

-algia = pain and suffering

-itis = inflammation

-logist = specialist

-tomy = a surgical incision

-rrhea = flow or discharge

-scopy = visual examination

1.86. 심장병의 진단과 치료에 관심이 많은 의학 전문가를 ______________________ 라 한다.

1.87. 콧물을 뜻하는 용어는 ______________________ 이다.

1.88. 관절의 염증을 ______________________ 이라 한다.

1.89. 신생아의 장애에 관한 전문가를 ______________________ 라 한다.

1.90. 신경을 외과적으로 절개하는 것을 ______________________ 라 한다.

1.91. 심장의 염증을 의미하는 용어는 ______________________ 이다.

1.92. 코의 통증을 의미하는 용어는 ______________________ 이다.

1.93. 신경에서의 통증을 ______________________ 라 한다.

1.94. 심장을 외과적으로 절개하는 것을 ______________________ 라 한다.

1.95. 코의 염증을 ______________________ 라 한다.

명칭 표기

다음 그림에서 숫자로 표시된 부위의 알맞은 명칭을 쓰시오.

1.96. 척수라는 뜻의 결합형은 ________________ 이다.

1.97. 근육이라는 뜻의 결합형은 ________________ 이다.

1.98. 뼈라는 뜻의 결합형은 ________________ 이다.

1.99. 신경이라는 뜻의 결합형은 ________________ 이다.

1.100. 관절이라는 뜻의 결합형은 ________________ 이다.

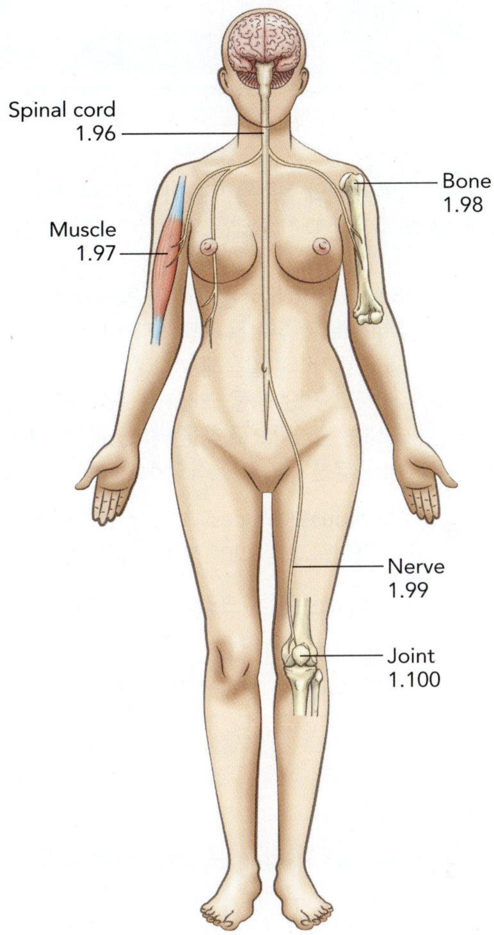

휴먼 터치

The Human Touch

비판적 사고력

다음의 사례와 질문은 토론이나 간단한 의견을 작성해 봄으로써 비판적 사고력을 키울 수 있도록 제시하였다. 토론 주제에 대한 정답은 없으니 자유롭게 의견을 제시하면 된다.

Baylie Hutchins는 식탁에 앉아서 형광펜을 들고 의학용어 책 첫 페이지를 펴 놓고 있다. 그녀의 두 살 난 아들 Mathias는 유아용 식탁의자에서 동물 크래커를 가지고 놀면서 먹고 있다. 그녀는 "Arteri/o, ather/o, arthr/o"를 중얼거리며 발음해 본다. "이 단어 요소의 발음은 비슷하고, 의미는 완전히 다르다." Mathias는 재채기를 크게 하고, 먹던 동물 크래커를 뿜어내며 그 페이지를 얼룩지게 했다.
그녀는 손가락으로 책을 닦으면서 "잘 했어, Thias."라고 말한다. "나는 점심식사가 아니라 형광펜으로 표시하면서 공부를 하려고 했어." Mathias는 한 손으로 만든 틈으로 웃으면서 들여다보고 있었다.

"Mucous와 Mucus"를 각각 소리 내어 발음해 본다. 그리고 "긴 단어는 점막이고, 짧은 단어는 분비물이다."라는 차이를 떠 올리며 선생님의 조언을 기억해 본다.

Mathias는 동물 크래커를 집어 들고 신나게 소리친다. "타이거, 엄마! 타이거!" "맞아, Thias. 잘했다!"

책을 다시 보며 그녀는 -rrhagia, -rrhaphy, -rrhea, -rrhexis라는 붉은색 단어 요소를 응시한다. 발음을 더듬으며 Baylie는 눈을 감고 머릿속의 목소리를 잠재우려고 애쓴다. 그녀의 전남편은 "당신은 아무것도 제대로 할 수 없어."고 말한다. "네 인생이 그 일에 달려 있다면 끝낼 수 없을 거야."라고 엄마의 목소리가 순간 들려온다.

Baylie는 "Rhin/o는 코를 의미한다."라고 말하면서 "코뿔소(rhinoceros)는 코에 커다란 뿔이 있다."고 강조했다.

"Rhino!" Mathias는 동물 크래커를 들고 소리 쳤다. Baylie가 웃었다. 우리 둘 다 배워야 할 새로운 것들이 있다는 것을 그녀는 깨달았다. 그리고 우리는 그것을 할 수 있어!

토론 주제

1. Baylie는 의학 분야에서 직업을 원하기 때문에 의학용어를 배워야 한다. Baylie는 어떤 공부습관이 이 일을 성취하는 데 도움이 되겠는가?
2. 지원모임은 Baylie가 목표를 달성할 수 있도록 도움을 줄 수 있다. 당신은 이 지원모임에 대해 어떤 사람들을 추천하고 싶으며, 그 이유는 무엇인가?
3. 이 교재 및 기타 자료는 어떻게 그녀에게 도울 수 있으며, 의학용어를 배울 수 있는가?
4. Baylie가 의학용어 학습을 향상시킬 수 기법에 대해 토론하시오.

CHAPTER 2

인체의 건강과 질병

THE HUMAN BODY
IN HEALTH AND
DISEASE

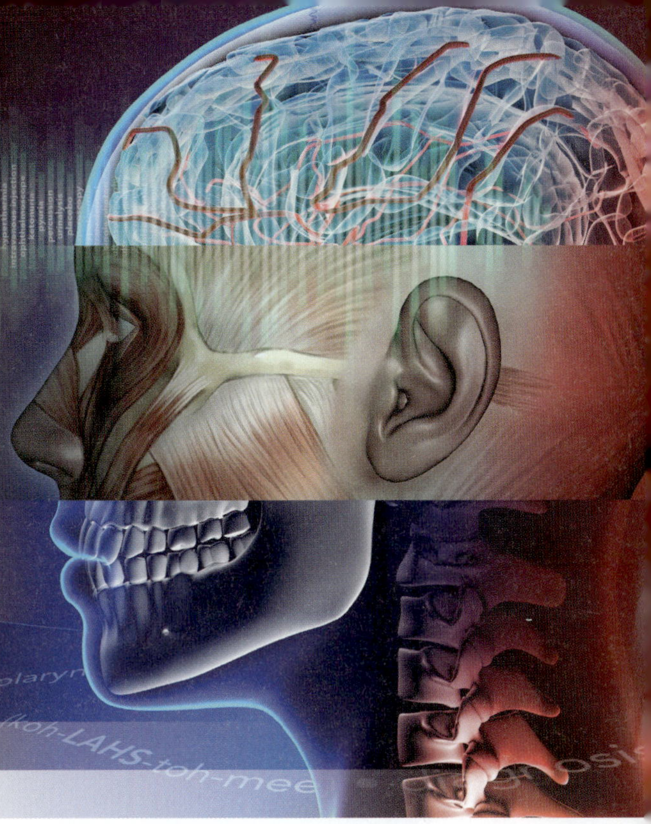

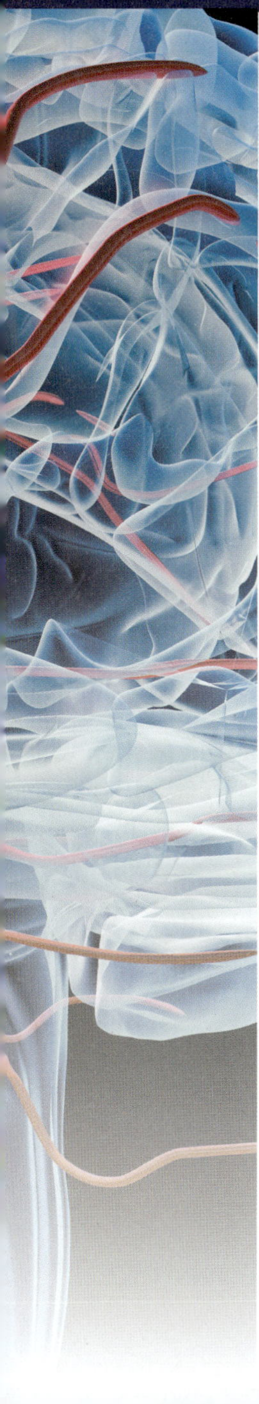

인체의 건강과 질병에 대한 개요

해부학적 기준체계	인체의 면, 방향, 공동(강)의 위치를 묘사하는 데 쓰이는 용어
인체의 구조	신체가 제대로 기능할 수 있도록 함께 작동하는 신체 계통을 형성하는 세포, 조직 및 샘
세포(Cells)	인체의 기본 구조 및 기능 단위
유전학(Genetics)	유전자가 어떻게 부모로부터 자녀에게 전달되며, 건강과 질병에 있어서 유전자의 역할에 대해 탐구하는 학문
조직(Tissues)	특정 기능을 수행하기 위해 함께 작동하는, 유사하게 특수화된 세포집단
샘(Glands)	인체의 어느 곳에서든지 사용되는 물질을 분비하는 세포들로 이루어진 구조
몸의 계통과 관련된 기관	장기는 신체의 다소 독립적인 부분으로 특정 기능을 수행하고, 관련 기능이 있는 장기는 계통을 구성
병리학(Pathology)	질병으로 인한 구조적 · 기능적 변화를 탐구하는 학문

용어 인체의 건강과 질병에 관련된 어휘

이 목록에 있는 항목들은 이 장에서 중요한 용어와 어근만을 분류하였다. 그리고 이 장에서 중요한 단어는 **굵은 글씨**로 표시하였다. 청록색 이탤릭체로 나타나는 이차 용어는 일차 용어의 의미를 명확히 한다.

주요단어

- ☐ **aden/o** 샘[선]
- ☐ **adip/o** 지방
- ☐ **anter/o** 앞
- ☐ **caud/o** 신체의 아래부분, 꼬리
- ☐ **cephal/o** 머리
- ☐ **cyt/o**, **-cyte** 세포
- ☐ **end-**, **endo-** 안, 안쪽, 내부
- ☐ **exo-** 밖, 바깥, 외부
- ☐ **hist/o** 조직
- ☐ **-logist** 학자, 전문가
- ☐ **-logy** 학문
- ☐ **path/o**, **-pathy** 질환, 고통, 느낌, 감정
- ☐ **plas/i**, **plas/o**, **-plasia** 발달, 성장, 형성
- ☐ **poster/o** 뒤, 뒤를 향한
- ☐ **-stasis**, **-static** 조절, 일정하게 유지

의학용어

- ☐ **abdominal cavity** (ab-**DOM**-ih-nal) 배안[복강]
- ☐ **adenectomy** (**ad**-eh-**NECK**-toh-mee) 샘절제
- ☐ **adenocarcinoma** (**ad**-eh-noh-**kar**-sih-**NOH**-mah) 샘암종, 선암종
- ☐ **adenoma** (**ad**-eh-**NOH**-mah) 샘종
- ☐ **adenomalacia** (**ad**-eh-noh-mah-**LAY**-shee-ah) 샘연화증
- ☐ **adenosclerosis** (**ad**-eh-noh-skleh-**ROH**-sis) 샘경화증
- ☐ **anaplasia** (**an**-ah-**PLAY**-zee-ah) 역형성
- ☐ **anatomy** (ah-**NAT**-oh-mee) 해부학
- ☐ **anomaly** (ah-**NOM**-ah-lee) 이상, 기형
- ☐ **anterior** (an-**TEER**-ee-or) 앞의, 전방의
- ☐ **aplasia** (ah-**PLAY**-zee-ah) 무형성
- ☐ **bloodborne transmission** 혈액을 통한 감염
- ☐ **caudal** (**KAW**-dal) 꼬리–
- ☐ **cephalic** (seh-**FAL**-ick) 머리–, 두부–
- ☐ **chromosome** (**KROH**-moh-sohme) 염색체
- ☐ **communicable disease** (kuh-**MEW**-nih-kuh-bul) 감염병[질환]
- ☐ **congenital disorder** (kon-**JEN**-ih-tahl) 선천성 장애
- ☐ **cytoplasm** (**SIGH**-toh-plazm) 세포질
- ☐ **distal** (**DIS**-tal) 먼쪽의, 원위의, 말단의
- ☐ **dorsal** (**DOR**-sal) 등쪽의, 등의
- ☐ **dysplasia** (dis-**PLAY**-see-ah) 형성이상
- ☐ **endemic** (en-**DEM**-ick) 토착성, 풍토병
- ☐ **endocrine glands** (**EN**-doh-krin) 내분비샘
- ☐ **epidemic** (**ep**-ih-**DEM**-ick) 유행의
- ☐ **epigastric region** (**ep**-ih-**GAS**-trick) 명치부위, 상복부
- ☐ **etiology** (**ee**-tee-**OL**-oh-jee) 병인학
- ☐ **exocrine glands** (**ECK**-soh-krin) 외분비샘
- ☐ **functional disorder** 기능성 장애
- ☐ **genetic disorder** 유전장애
- ☐ **geriatrician** (**jer**-ee-ah-**TRISH**-un) 노인의학전문의
- ☐ **hemophilia** (**hee**-moh-**FILL**-ee-ah) 혈우병
- ☐ **histology** (hiss-**TOL**-oh-jee) 조직학
- ☐ **homeostasis** (**hoh**-mee-oh-**STAY**-sis) 항상성
- ☐ **hyperplasia** (**high**-per-**PLAY**-zee-ah) 과다형성, 증식
- ☐ **hypertrophy** (high-**PER**-troh-fee) 비대
- ☐ **hypogastric region** (**high**-poh-**GAS**-trick) 아랫배부위, 하복부
- ☐ **hypoplasia** (**high**-poh-**PLAY**-zee-ah) 형성저하증
- ☐ **iatrogenic illness** (eye-**at**-roh-**JEN**-ick) 의인성 질병, 의원성 질병
- ☐ **idiopathic disorder** (**id**-ee-oh-**PATH**-ick) 특발병, 자발병
- ☐ **infectious disease** (in-**FECK**-shus) 감염병, 감염성 질환
- ☐ **inguinal** (**ING**-gwih-nal) 샅[서혜]부의
- ☐ **medial** (**MEE**-dee-al) 안쪽의, 내측의
- ☐ **mesentery** (**MESS**-en-**terr**-ee) 창자간막[장간막]
- ☐ **midsagittal plane** (mid-**SADJ**-ih-tal) 정중시상면
- ☐ **nosocomial infection** (**nos**-oh-**KOH**-mee-al in-**FECK**-shun) 원내감염
- ☐ **pandemic** (pan-**DEM**-ick) 세계적 유행, 범유행
- ☐ **pelvic cavity** (**PEL**-vick) 골반안[골반강]
- ☐ **peritoneum** (**pehr**-ih-toh-**NEE**-um) 배막[복막]
- ☐ **peritonitis** (**pehr**-ih-toh-**NIGH**-tis) 배막염[복막염]
- ☐ **phenylketonuria** (**fen**-il-**kee**-toh-**NEW**-ree-ah) 페닐케톤뇨증
- ☐ **physiology** (**fiz**-ee-**OL**-oh-jee) 생리학
- ☐ **posterior** (pos-**TEER**-ee-or) 뒷쪽의
- ☐ **proximal** (**PROCK**-sih-mal) 몸쪽의[근위부의]
- ☐ **retroperitoneal** (**ret**-roh-**pehr**-ih-toh-**NEE**-al) 배막뒤[복막뒤]의
- ☐ **stem cells** 줄기세포
- ☐ **thoracic cavity** (thoh-**RAS**-ick) 가슴안[흉강]
- ☐ **transverse plane** (trans-**VERSE**) 가로면
- ☐ **umbilicus** (um-**BILL**-ih-kus) 배꼽, 제부
- ☐ **vector-borne transmission** 벡터매개전파
- ☐ **ventral** (**VEN**-tral) 배쪽의

학습목표

이 장을 학습하고, 다음을 할 수 있어야 한다.

1. 해부학과 생리학의 정의를 내리고 해부학적 기준체계를 사용하여 해부학적 위치, 인체의 면, 방향, 안(강)을 확인한다.
2. 세포와 유전학과 관련된 주요 용어들을 인식하고, 정의를 내리며 철자와 발음을 익힌다.
3. 병리학에 있어서 기능과 구조에 관련된 용어들을 인식하고, 정의를 내리며, 철자와 발음을 익힌다.
4. 조직과 샘(선)의 구조, 기능, 병리, 처치과정과 관련된 주요 용어들을 인식하고, 정의를 내리며, 철자와 발음을 익힌다.
5. 병리학, 전파방식 및 질병의 종류 묘사하는 데 이용되는 주요 용어들을 인식하고 정의를 내리며, 철자와 발음을 익힌다.

해부학적 기준체계

ANATOMIC REFERENCE SYSTEMS

해부학적 기준체계는 인체부위의 위치와 기능을 기술하는 데 사용되어 왔다. 가장 단순한 해부학적 기준은 우리가 어렸을 때부터 배운 것으로 오른손은 오른쪽에 있고, 왼손은 왼쪽에 있다는 것이다.

의학용어에서는 각기 다른 인체 부위의 위치를 기술하는 여러 방법들이 있다. 이러한 해부학적 기준체계는 다음 사항을 포함한다.

- 인체의 면(body planes)
- 인체의 방향(body directions)
- 인체의 안(강)(body cavities)
- 구조적 단위(structural units)

인체의 부위는 생리적 기능에 의해서도 구분될 수 있다. 가령 호흡기계, 순환기계로 장기나 조직을 모을 수 있는데, 이들 기관들은 서로 협력하여 한 가지 기능을 수행하기 때문에 이런 구분이 가능하다.

해부학과 생리학의 정의

Anatomy and Physiology Defined

- **Anatomy** (ah–NAT–oh–mee; 해부학)은 인체의 구조를 밝히는 학문이다.
- **Physiology** (fiz–ee–OL–oh–jee; 생리학)은 이런 구조물들의 기능에 대해 연구하는 학문이다(physi/o는 자연 또는 육체를, –logy는 연구를 뜻한다).

해부학적 자세 The Anatomic Position

인체를 기술할 때 사람이 표준화된 **해부학적 자세**로 서 있다는 가정에 기초를 둔다. 표준화된 해부학적 자세에서 개인은

- 인체는 똑바로 서 있고, 전면을 바라보며
- 팔은 양 옆에 붙이고, 손바닥은 전면을 향하도록 손을 돌린다.

인체의 면 The Body Planes

인체의 면은 인체를 묘사하기 위해 해부학적 자세를 여러 조각으로 나누는 데 쓰이는 가상의 수직, 수평선이다(그림 2.1). 이 면은 해부학적 자세로 서 있는 몸체에 맞춰져 있다.

수직면 The Vertical Plane

Vertical plane (수직면)은 수평면과 수직을 이루는, 위에서 아래로 향하는 단면이다. Horizontal plane (수평면)과 비교하라.

- **Sagittal plane** (SADJ–ih–tal; 시상면)은 인체를 균등하지 않게 좌우로 구분하는 수직면이다.
- **Midsagittal plane** (mid–SADJ–ih–tal; 정중시상면)은 *midline* **(정중선)**으로도 알려졌는데, 인체를 위 끝에서 아래 끝까지 정확히 좌우절반을 나눈 수직면이다(그림 2.1).
- **Frontal plane** (관상면)은 인체를 앞뒤(front–back)로 구분하는 단면이다. *Coronal plane*이라고도 하며, 시상면에 대해 직각이다(그림 2.1).

수평면 The Horizontal Plane

Horizontal plane (수평면)은 수직면과는 십자형으로 수직을 이루는 평면이다.

- **Transverse plane** (trans−VERSE; 가로면[횡단면])은 인체를 윗부분(upper)과 아랫부분(lower)으로 나누는 수평면이다. 가로면은 허리높이에 있을 수 있고 위쪽이나 아래쪽, 어느 곳에나 있을 수 있다(**그림 2.1**).

인체의 방향 용어 Body Direction Terms

인체의 구획이나 기관의 상대적인 위치는 상반된 짝이나 방향을 나타내는 용어들로 묘사할 수 있다. **그림 2.2**부터 **그림 2.3**까지에서 설명하고 있다.

- **Ventral** (VEN−tral; 배쪽)은 인체나 기관의 앞쪽이나 배쪽을 가리킨다(**ventr**는 인체의 배부위를, **−al**은 ~에 관한을 뜻한다).
- **Dorsal** (DOR−sal; 등쪽)은 인체나 기관의 등 부위를 가리킨다(**dors**는 인체의 뒤쪽을, **−al**은 ~에 관한을 뜻한다).
- **Anterior** (an−TEER−ee−or; 앞쪽)은 앞쪽에 위치함을 의미한다. 기관의 앞쪽 부위를 의미하기도 한다(**anter**는 앞을, **−ior**는 ~에 관한을 뜻한다). 가령 위는 샘창자의 anterior (앞쪽)에 위치한다. 앞쪽(*anterior*)은 또한 신체의 배쪽 표면을 기준으로 사용된다.
- **Posterior** (pos−TEER−ee−or; 뒤쪽)은 뒤쪽에 위치함을 의미한다. 기관의 뒤쪽 부위를 의미하기도 한다(**poster**는 뒤쪽을, **−ior**는 ~에 관한을 뜻한다). 가령 샘창자는 위(stomach)의 posterior (뒤쪽)에 위치한다. *Posterior*는 인체의 등쪽면을 가리킬 때도 사용된다.

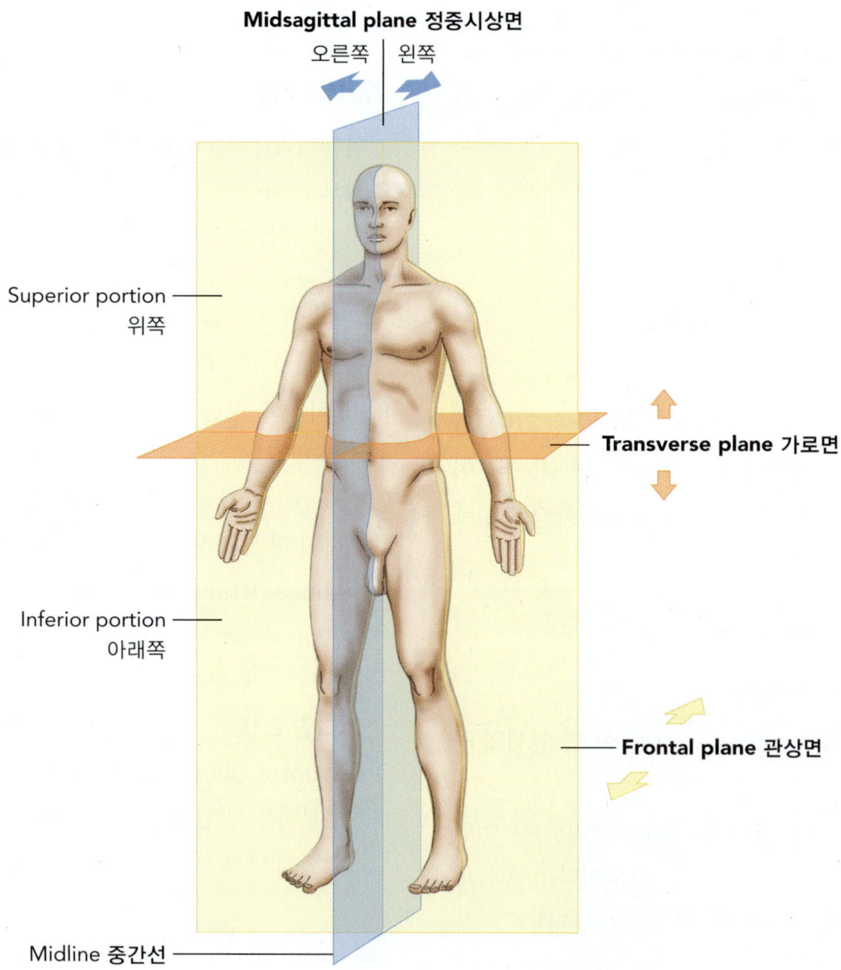

그림 2.1 인체의 면: 정중시상면은 인체 좌우를 대칭되게 나누고, 가로면은 인체를 상, 하로 나누고, 관상면은 인체를 앞쪽(배쪽)과 뒤쪽(등쪽)으로 나눈다.

- **Superior** (위쪽)은 최고의, 위의, 머리쪽을 의미한다. 가령 폐는 가로막의 *superior* (위쪽)에 위치한다.
- **Inferior** (아래쪽)은 아래쪽, 발쪽을 의미한다. 가령 위는 가로막의 *inferior* (아래쪽)에 위치한다.
- **Cephalic** (seh-FAL-ick; 머리쪽)은 머리쪽을 의미한다(cephal은 머리를, -ic은 ~에 관한을 뜻한다).
- **Caudal** (KAW-dal; 꼬리쪽)은 인체의 아랫부분을 의미한다(caud는 꼬리 또는 인체의 아랫부분을, -al은 ~에 관한을 뜻한다).
- **Proximal** (PROCK-sih-mal; 몸쪽)은 몸의 몸통에서 가장 가까운데 위치함을 의미한다. 가령 humerus (위팔뼈)의 *proximal* (몸쪽부) 끝은 어깨의 일부분을 구성하고 있다.
- **Distal** (DIS-tal; 먼쪽)은 정중선이나 인체구조의 시작으로부터 멀리 위치함을 의미한다. 가령 *humerus* (위팔뼈)의 *distal* (먼쪽부) 끝은 팔꿉관절의 일부를 구성하고 있다(그림 2.3).
- **Medial** (MEE-dee-al; 안쪽)은 정중선을 향하거나 그 부위를 의미한다. 가령 무릎의 *medial* (내측) 인대는 다리의 안쪽 표면과 인접해 있다(그림 2.3).
- **Lateral** (가쪽)은 정중선으로부터 멀리 떨어지거나 측면을 향하거나 측면 부근을 의미한다. 가령 무릎의 가쪽인대는 다리의 측면 부근에 있다. *Bilateral* **(양측)**은 양면에 관련되거나 양측에 관련이 있다.

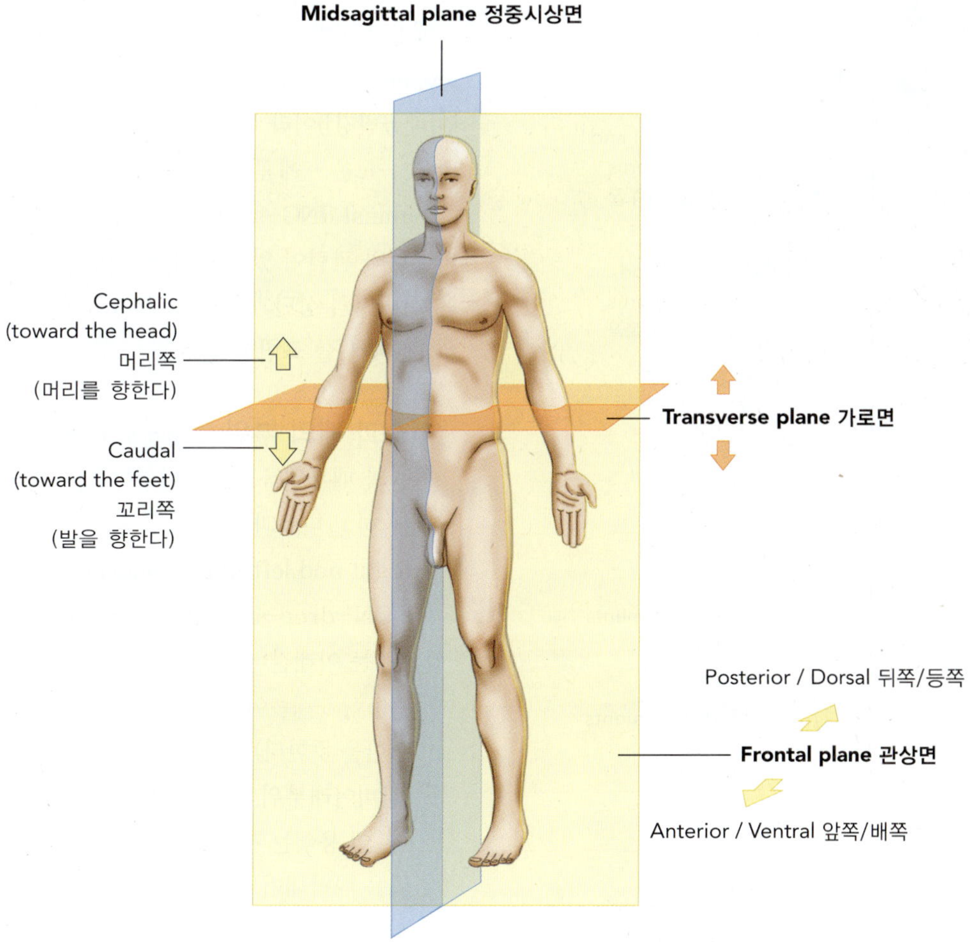

그림 2.2 몸 방향: 머리쪽(cephalic)은 머리로 향하는 것, 꼬리쪽(caudal)은 발로 향하는 것, 인체의 앞쪽(anterior)은 전방, 배쪽, 인체의 뒤쪽(posterior)은 후방, 등쪽을 의미한다.

주요한 인체의 강들 Major Body Cavities

등쪽의 강과 배쪽의 강은 두 개의 주요 체강이며, 신체 내부의 공간의 내부 장기를 포함하고 보호한다(그림 2.4).

등쪽의 강 The Dorsal Cavity

몸 뒤쪽을 따라 위치하는 등쪽의 강은 신체 기능을 조정하는 신경계의 기관을 포함하며 두 부분으로 나눈다.

- **Cranial cavity** (머리안[두개강])은 머리뼈 안에 있으며, 뇌를 보호한다. *Cranial*은 머리뼈에 관한 것을 의미한다.
- **Spinal cavity** (척추안[척추강])은 척추관 안에 있으며, 척수를 보호한다.

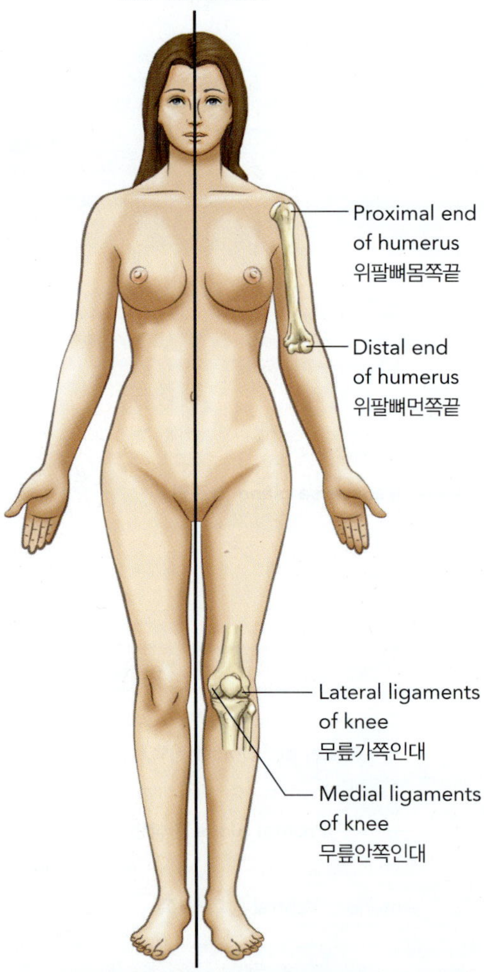

그림 2.3 몸 방향: 몸쪽(proximal)은 정중선에서 가장 가까이 위치하고, 먼쪽(distal)은 정중선에서 가장 멀리 위치한다. 안쪽(medial)은 정중선을 향하거나 그 부위를, 가쪽(lateral)은 정중선에서 멀리 떨어진 측면을 의미한다.

배쪽의 강 The Ventral Cavity

배쪽 강은 인체의 앞부분에 있다. 세 부위로 나뉘며, 항상성을 유지하는 많은 인체 기관들을 담고 있다. **Homeostasis** (**hoh**-mee-oh-**STAY**-sis; 항상성)이란 내부 환경을 일정하게 유지하는 것을 의미한다(**home/o**는 일정함을, **-stasis**는 조절함을 뜻한다). 배쪽의 강은 다음과 같다.

- **Thoracic cavity** (thoh-**RAS**-ick; 가슴안[흉강])는 *chest cavity* **(흉부강)** 또는 *thorax* **(가슴)**이라고도 하며, 심장과 폐를 보호한다. *Diaphragm* (가로막)은 가슴안과 배안을 나누는 근육이다.
- **Abdominal cavity** (ab-**DOM**-ih-nal; 배안[복강])는 주요 소화장기들을 담고 있으며, **abdomen** (**AB**-doh-men; 배부[복부])라고도 한다.
- **Pelvic cavity** (**PEL**-vick; 골반안[골반강])은 골반(엉덩이)뼈에 의해 형성된 공간이다. 생식기계통과 비뇨기계통의 주요 장기들을 담고 있다.

배안과 골반안은 생리적인 구분은 없다. 합쳐서 **abdominopelvic cavity** (ab-dom-ih-noh-**PEL**-vick; 배골반안[배골반강])이라 부른다(**abdomin/o**는 복부를, **pelv**는 골반을, **-ic**은 ~에 관한을 뜻한다).

Inguinal (**ING**-gwih-nal; 샅부, 서혜부)라는 용어는 사타구니와 관련이 있으며 복부의 아래부위를 가리킨다. 이것은 허벅지의 상단과 몸통의 교차점에서 주름인 *groin* **(샅부위, 서혜부)**를 포함한다.

가슴과 배의 부위 Regions of the Thorax and Abdomen

가슴과 배부위를 9개로 나누는 다른 체계를 해부학적 9분할이라 하고 다음과 같다(그림 2.5).

- **Right and left hypochondriac regions** (high-poh-**KON**-dree-ack; 오른 · 왼갈비아래부위[좌 · 우 하늑부])는 아래갈비뼈에 의해 덮여져 있으며 양쪽에 위치한다(**hypo-**는 아래를, **chondr/i**는 연골을, **-ac**은 ~에 관한을 뜻한다). 여기에서 사용된 용어 *hypochondriac* **(갈비아래부위, 늑골하의)**는 갈비뼈 아래를 의미한다. 또한, 이 용어는 자신의 건강에 대해 병적으로 걱정하는 사람을 나타내기도 한다.

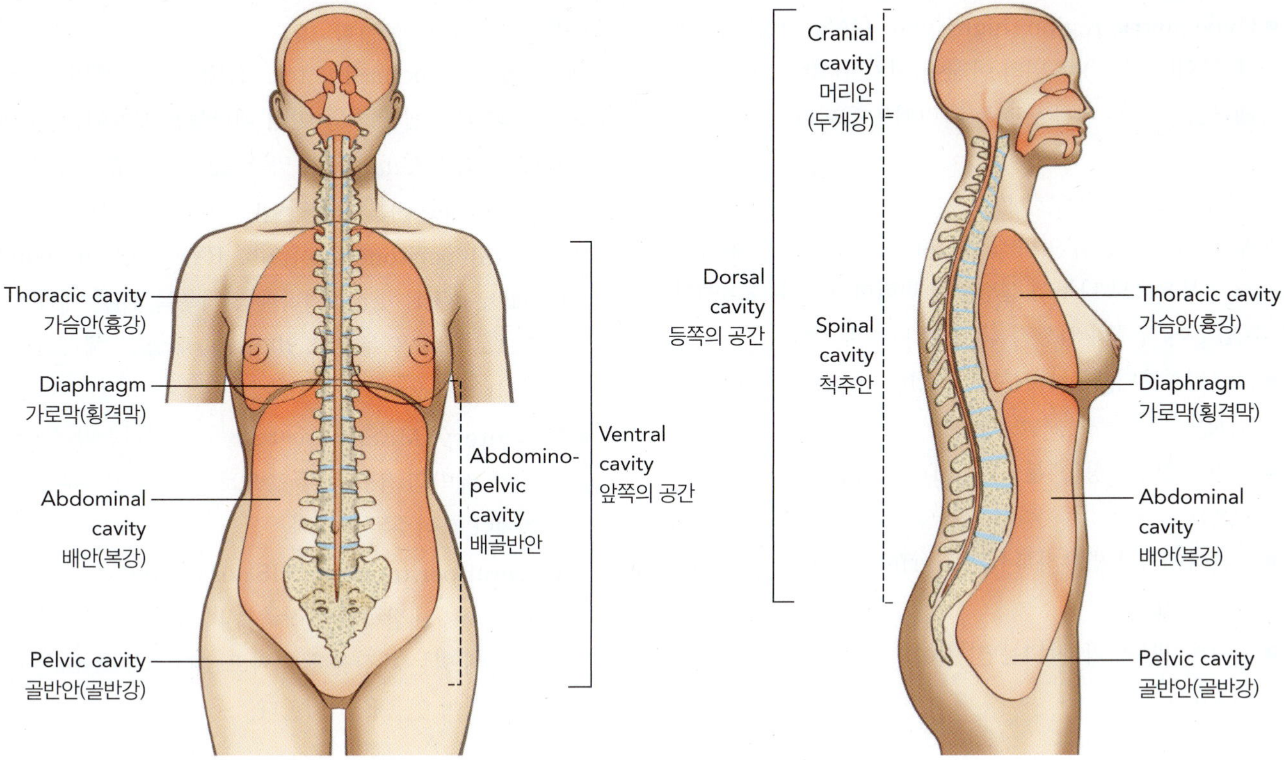

그림 2.4 **주요한 인체의 강들**

- **Epigastric region** (ep–ih–GAS–trick; 명치부위[상복부])는 위(stomach)의 위쪽에 위치한다(epi–는 위(up)의, gastr는 위를, –ic은 관련된을 뜻한다).
- **Right and left lumbar regions** (LUM–bar; 오른 · 왼옆구리부위[좌 · 우 요부])는 척추 안쪽으로의 만곡 부위로 양측면에 위치한다(lumb은 허리를, –ar는 관련된을 뜻한다). *Lumbar* **(허리)**라는 용어는 갈비뼈와 골반 사이의 등 부분을 의미한다.
- **Umbilical region** (um–BILL–ih–kal; 배꼽부위[제부])는 배꼽(**umbilicus** [um–BILL–ih–kus]) 둘레부위이다. *Belly button* 또는 *navel*이라고도 하며, 배벽한 중간에 위치한 이 구덩이는 탯줄이 태아에 붙어 있는 장소이다.
- **Right and left iliac regions** (ILL–ee–ack; 오른 · 왼엉덩이부위[좌 · 우 장골부])는 양쪽 엉덩뼈 위에 위치한다(ili는 엉덩뼈를, –ac은 관련된을 뜻한다).

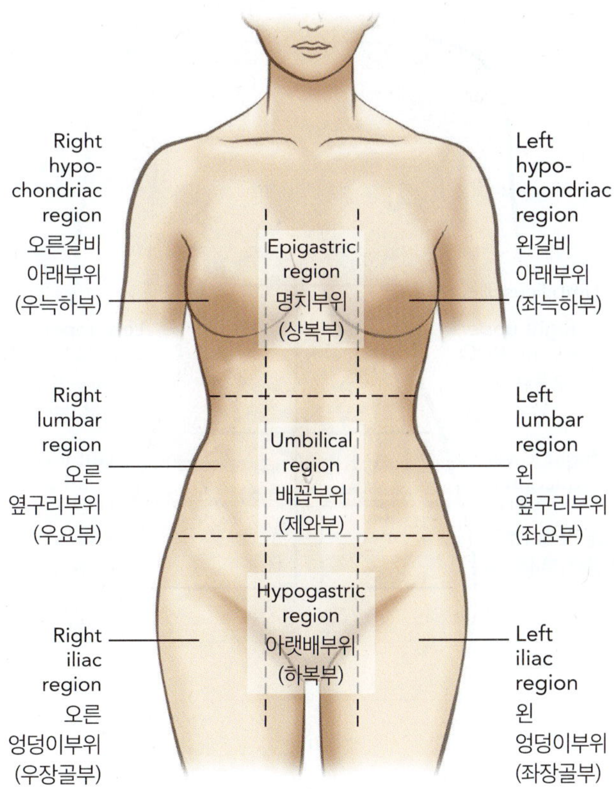

그림 2.5 **가슴과 배의 부위**

- **Hypogastric region** (high-poh-**GAS**-trick; 아랫배 부위[하복부])는 위의 아래에 위치한다(hypo-는 아래를, gastr은 위를, -ic는 관련된을 뜻한다).

복부의 4분할 Quadrants of the Abdomen

복부 장기나 통증이 어디에 위치하는가를 설명할 때 복강을 4개의 부분으로 나누어 설명하면 편리하다. 그림 2.6에서 볼 수 있듯이 복부의 임상적 4분할은 다음과 같다.

- 오른위사분역[우상복4분면] (right upper quadrant; RUQ)
- 왼위사분역[좌상복4분면] (left upper quadrant; LUQ)
- 오른아래사분역[우하복4분면] (right lower quadrant; RLQ)
- 왼아래사분역[좌하복4분면] (left lower quadrant; LLQ)

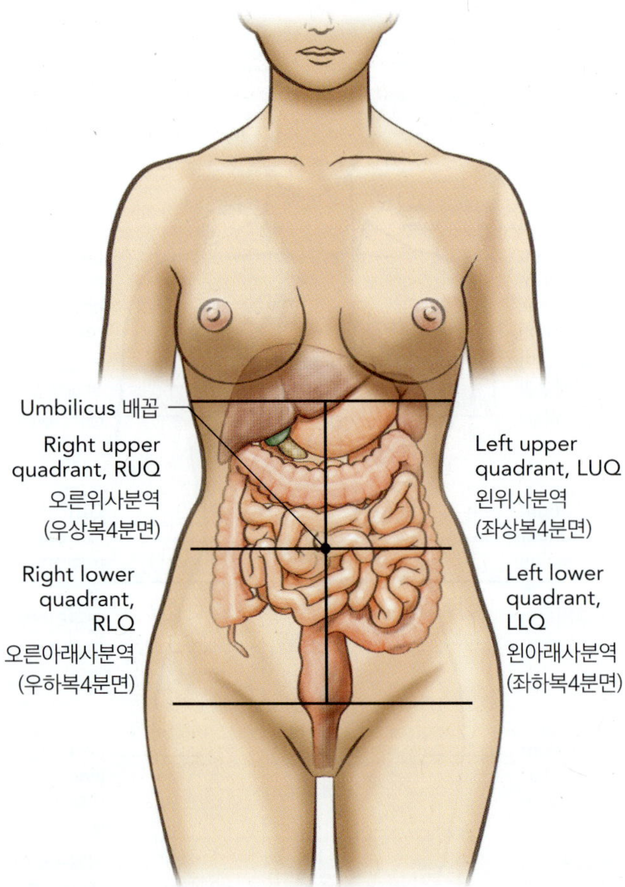

그림 2.6 **복부의 4분할**

배막 The Peritoneum

Peritoneum (pehr-ih-toh-**NEE**-um; 배막)은 여러 겹의 막으로 배안에 위치한 여러 내장들을 보호하고 잡아주는 역할을 한다. *Membrane* (막)은 얇은 조직층으로 표면을 덮고, 강의 경계를 지으며 공간이나 기관을 구분한다.

- **Parietal peritoneum** (pah-**RYE**-eh-tal pehr-ih-toh-**NEE**-um; 벽쪽배막[벽측복막])은 배막의 바깥층으로 배벽을 두르고 있다. *Parietal*은 체강의 벽을 의미한다.
- **Mesentery** (**MESS**-en-terr-ee; 창자간막[장간막])은 벽쪽 배막의 융합된 두 층으로 창자의 일부분을 배벽 안쪽에다 붙여주는 막이다.
- **Visceral peritoneum** (**VIS**-er-al pehr-ih-toh-**NEE**-um; 내장쪽배막[장측복막])은 배막의 안쪽 층으로 배안에 있는 내장을 둘러싸고 있다. *Visceral*은 내장과 연관되어 있음을 의미한다.

Retroperitoneal (ret-roh-pehr-ih-toh-**NEE**-al; 배막뒤[후복막])는 복막의 뒤에 위치함을 의미한다(retro-는 뒤를, periton은 복막을, -eal은 ~에 관한을 뜻한다). 예를 들어, 신장의 위치는 척추의 각 측면에 하나가 배막뒤에 위치한다. **Peritonitis** (pehr-ih-toh-**NIGH**-tis; 배막염[복막염])은 배막의 염증을 나타낸다.

인체의 구조

STRUCTURES OF THE BODY

인체의 형성은 성장해 갈수록 더 크고 복잡한 구조적 단위로 구성된다. 세포, 조직, 기관 및 신체계통에 이르기까지 최소의 크기에서 최대의 크기까지 구성되어 있다(그림 2.7). 이러한 구조들은 함께 움직이면서 제대로 기능할 수 있게 하여 완전한 인체를 형성할 수 있게 한다.

세포
CELLS

세포는 신체의 기본 구조 및 기능 단위이다. 세포는 특수화되어 그룹을 지어 조직과 장기를 형성한다.

- **Cytology** (sigh–TOL–oh–jee; 세포학)은 세포의 형성, 구조, 기능에 대해 연구하는 학문이다(**cyt/o**는 세포를, **–logy**는 학문을 뜻한다).
- **Cytologist** (sigh–TOL–oh–jist; 세포학자)는 세포 연구 및 분석 전문가이다(**cyt/o**는 세포를, **–logist**는 전문가를 뜻한다).

세포의 구조 The Structure of Cells

- **Cell membrane** (MEM–brain; 세포막)은 세포를 둘러싸는 막으로 세포 안의 내용물을 세포바깥 환경으로부터 분리하여 세포를 보호한다(그림 2.8).
- **Cytoplasm** (SIGH–toh–plazm; 세포질)은 핵을 제외한 세포막 안의 물질이다(**cyt/o**는 세포를, **–plasm**은 세포의 형성물질을 뜻한다).
- **Nucleus** (NEW–klee–us; 핵) (복수형, nuclei)은 핵막에 의해 둘러싸여 있는 세포 안의 구조물로 다음 두 가지 중요한 기능을 한다: ① 세포의 활성을 조절하고, ② 세포의 분열을 돕는다.

줄기세포[간세포] Stem Cells

줄기세포는 다른 세포들과는 다른 다음의 두 가지 특성을 갖고 있다.

- **Stem cells** (줄기세포)는 세포분열을 이용하여 오랫동안 스스로를 회복할 수 있는 비 특이성 세포이다. 이것은 특정한 역할을 하고 결정된 수명 후에 사망하는 다른 유형의 세포와는 대조적이다.
- 특별한 조건에서 줄기세포는 특별한 기능을 가지는 세포—가령 심박동을 주관하는 심장근육세포, 췌장의 인슐린을 분비하는 세포 등—로 분화할 수 있다.

성체줄기세포 Adult Stem Cells

인체줄기세포(*somatic stem cells* 라고도 함)는 조직 또는 기관의 분화된 세포에서 발견되는 미분화 세포이다. 일반

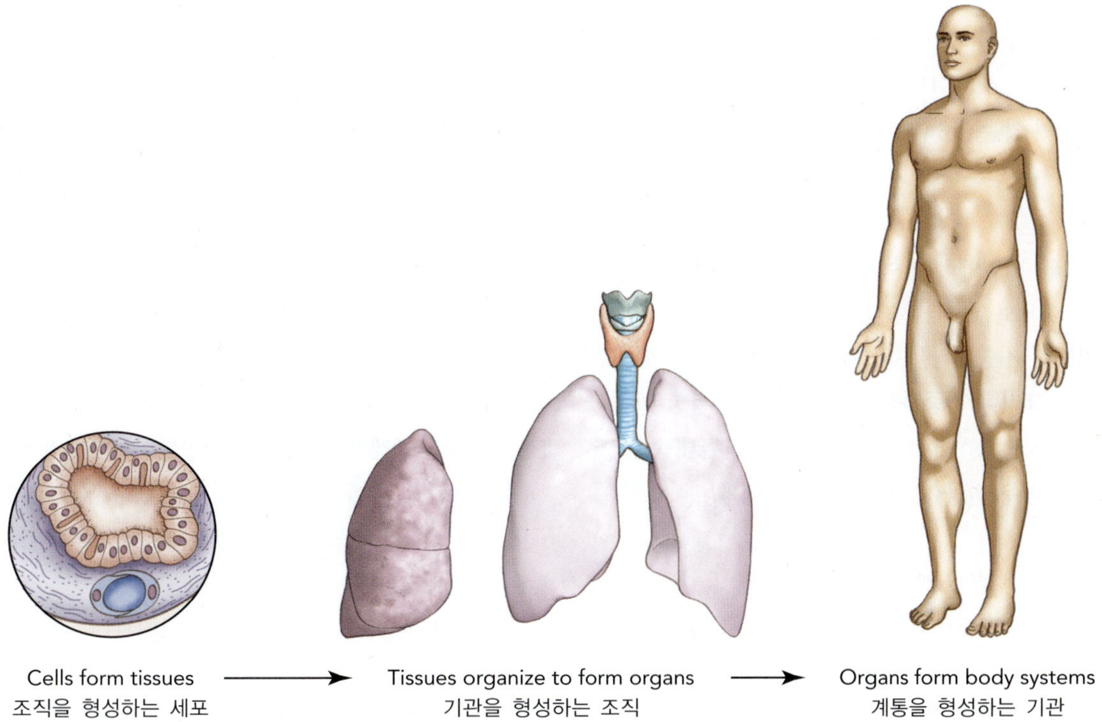

그림 2.7 인체는 단일 세포에서 인체에 이르기까지 고도로 조직화되어 있다.

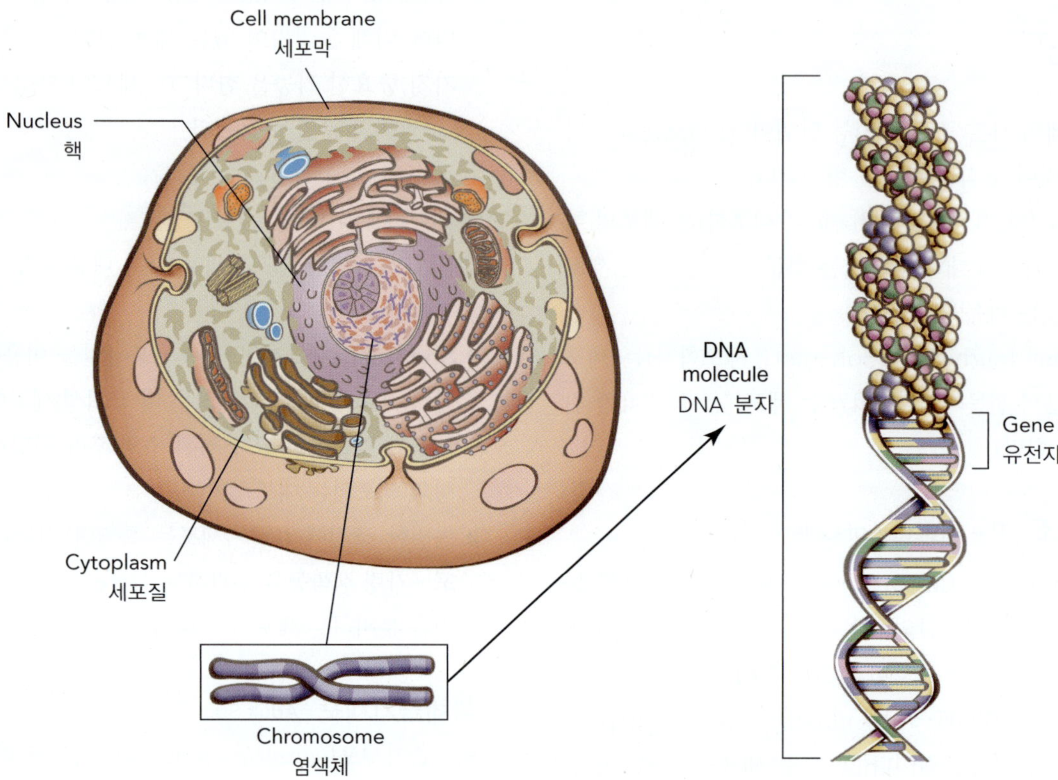

그림 2.8 **세포와 DNA 분자**

적으로 이 세포의 주된 역할은 조직을 유지하고 치료하는 것이다. *Undifferentiated* **(미분화)**라는 용어는 특별한 기능이나 구조를 갖지 않는 것을 의미한다. 반면 *differentiated* **(분화)**라는 용어는 전문화된 기능 또는 구조를 갖는 것을 의미한다.

줄기세포는 한 개인에게서 다른 개인으로 이식되는 것을 포함하여 잠재적으로 많은 치료적 용도를 가지고 있다. 이 목적을 위한 세포는 기증자 골수의 혈액을 형성하는 조혈조직에서 채취된다. 그러나 기증자와 수혜자 간에 정확한 일치가 없으면 *graft-versus-host disease* **(이식편대숙주 질환)**으로 알려진 거부 반응이 일어날 가능성이 있다.

배아줄기세포 Embryonic Stem Cells

배아줄기세포(embryonic stem cells [em-bree-ON-ik])는 특정한 성인 세포와는 다른 미분화 세포이다. 그러나 그들은 성인 세포를 형성하는 중요한 능력을 가지고 있다. 배아(*embryo*)란 자궁에서 처음 8주 동안 발달 중인 상태를 의미한다(embry/o는 수정란을, -nic은 관련을 뜻한다).

- 이 세포는 실험실에서 무한정 증식할 수 있으므로 급속하게 성장하여 성인의 근육, 간, 뼈 또는 혈액 세포의 공급원이 될 수 있다.
- 이 세포들은 성체줄기세포보다 원시적이기 때문에 배아줄기세포 이식은 성체줄기세포의 이식에서처럼 환자와 기증자가 완벽하게 일치하는 것을 요구하지 않는다.
- 배아줄기세포는 신생아의 탯줄과 태반에 있는 *cord blood* **(제대혈)**에서 유래한다. 제대혈의 배아줄기세포는 출생 시 모체나 태아에게 위험하지 않게 채취할 수 있다. 이 세포들은 치료 목적으로 필요할 때까지 냉동상태로 유지된다.
- 또한, 배아줄기세포는 체외(시험관) 수정에 의해 생성된 잉여 배아로부터 얻을 수 있다. 기증자 부부의 동의로 얻은 줄기세포는 의학 및 과학 연구에 사용할 수 있다.

유전학
GENETICS

Gene (유전자)는 유전의 기본 물리적 기능 단위이다. 유전자는 유전적 장애를 조절하고 머리카락, 피부 및 눈 색깔과 같은 모든 신체적 특징을 조절한다.

Genetics (유전학)이란 부모로부터 자녀에게로 유전자가 어떻게 전달되는지, 건강과 질병상태에 있어서 유전자의 역할은 무엇인지에 대하여 연구하는 학문이다(gene은 생산함을, -tics는 ~에 관한을 뜻한다). 이 분야의 전문가를 geneticist (jeh-NET-ih-sist; 유전학자)라 한다.

우성과 열성 유전자 Dominant and Recessive Genes

- **Dominant gene (우성유전자)**는 부모 중 한 명으로부터만 유전되어도 자녀는 이 유전자의 형질을 발현한다. 우성 유전자로 인해 발생하는 유전상태는 신체의 형질(예 주근깨)이나 유전병(예 헌팅톤병)으로 나타날 수 있다.
- 만일 부모 모두로부터 **recessive gene (열성유전자)**를 물려받으면 자녀는 유전형질이 발현된다. 가령 *sickle cell anemia* **(낫적혈구빈혈증)**은 열성유전자에 의해 유전되는데 그림 2.9에 이 유전자에 의해 유전되는 가능성에 대해 설명하고 있다.

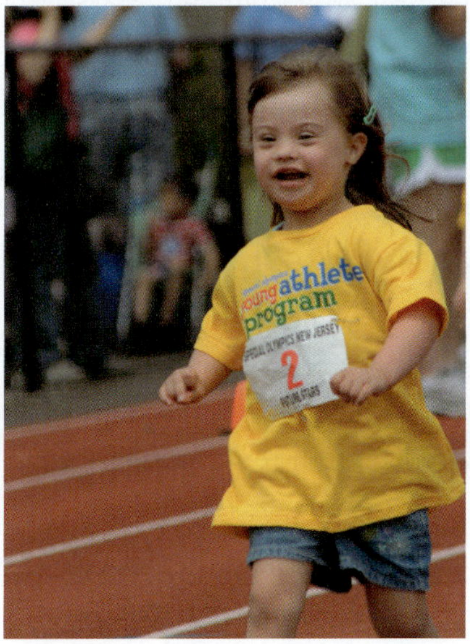

그림 2.9 다운증후군은 대개 21번 염색체가 3개 존재함으로써 발생하는 유전적 장애이다. 이런 이유로 삼염색체21이라고도 한다.

- **Recessive gene (열성유전자)**는 부모 중 한 명으로부터 이 유전자를 받고 다른 한 명으로부터 정상 유전자를 받으면 자녀는 열성유전자의 형질을 발현하지 않는다. 그러나 자녀는 열성유전자의 성향을 보유하고 있으므로 후손에게 열성유전자를 전달한다.

인간 게놈 The Human Genome

Genome (JEE-nohm; 게놈)은 유기체의 완전한 유전 정보 세트이다. 인간 게놈 프로젝트(Human Genome Project)는 이러한 유전자 코드를 개별 사람들을 대상으로 연구한 결과로 전 세계 사람이 99% 이상 동일한 것으로 나타났다. 이러한 작업은 완료까지 13년이 걸렸으며, 인간 게놈의 첫 번째 완전한 매핑은 2003년에 출간되었다.

이러한 데이터에 접근하는 것은 건강과 과학에서 유전학의 사용을 연구하는 데 있어 매우 중요한 단계이다. 과학자들은 다음 단계를 밟기 시작했다: 30,000개의 유전자 서열에 의해 암호화된 단백질을 이해하려고 시도했다.

염색체 Chromosomes

Chromosome (KROH-moh-sohme; 염색체)는 각 세포의 핵 내에 위치한 유전적 구조이다(그림 2.8). 이 염색체는 인체의 유전자를 내포하는 DNA 분자로 구성된다. 염색체에 유전 정보를 저장하면 세포가 대량의 유전 정보를 깔끔하고 체계적이며 조밀하게 유지하는 데 도움이 된다. 각 염색체는 약 100,000개의 유전자를 포함한다.

- *Somatic cell* **(체세포)**는 생식세포(성세포)를 제외한 신체의 모든 세포이다. *Somatic*이란 일반적으로 신체에 속한다는 것을 의미한다. 체세포는 23쌍으로 배열된 46개의 염색체로 구성된다. 22쌍의 동일한 염색체들과 또 다른 염색체들이 있다. 이 나머지 한 쌍은 정상적인 여성에서 XX 염색체로, 남성에서 XY 염색체로 구성된다. 이 염색체 쌍은 개체의 성별을 결정한다.
- *Gamete* **(생식세포)**라고도 하는 **성세포**(sex cell; 정자 또는 난자)는 46개의 염색체를 포함하지 않는 유일한 유형의 세포이다. 대신 각 난자 또는 정자에는 23개의 단일 염색체가 있다. 여성은 이들 중 하나가 X 염색체이다. 남성의 경우 이들 중 하나가 X 또는 Y 염색체이다. 정자와 난자가 결합되면 새롭게 형성된 자손은 각 부모로부

터 23개의 염색체를 받아 총 46개가 된다.

- 아버지의 X 또는 Y 염색체가 아이의 성별을 결정한다.
- 염색체 결함으로 선천적 결함이 생길 수 있다. 예를 들어, 다운증후군 환자는 보통 46개가 아닌 47개의 염색체를 가지고 있다.

DNA

각 세포핵의 염색체 쌍에 위치한 DNA 분자의 기본 구조는 모든 생물체에서 동일하다. 인간 DNA에는 유전, 육체적인 외모, 질병 위험 및 기타 특성에 관한 필수 정보를 제공하는 수천 개의 유전자가 들어 있다(그림 2.8).

- DNA는 이중 나선을 형성하기 위해 함께 비틀어진 2개의 나선형 가닥으로 염색체에 구성된다. *Helix* **(나선형)**는 나선형 계단처럼 꼬인 모양이다. *Double helix* **(이중 나선)**는 서로 꼬인 두 가닥으로 구성된다.
- 데옥시리보핵산(*deoxyribonucleic acid*)의 약자인 DNA는 적혈구를 제외한 모든 세포의 핵에서 발견된다. 적혈구에는 핵이 없다는 사실 때문이다.
- 각 개체의 DNA는 다르며 두 가지 DNA 패턴이 정확히 동일하지 않는다. 이 규칙에 대한 유일한 예외는 일란성 쌍둥이이며, 이러한 이유는 하나의 수정란에서 나눠지기 때문이다. 그들의 DNA는 동일하지만, 이 쌍둥이는 지문과 같이 각각을 고유하게 만드는 특성을 개발한다.
- 인간의 머리카락이나 조직과 같은 매우 작은 DNA 샘플은 범죄수사, 친자 소송 또는 계보 연구와 같은 경우에 개인을 식별하는 데 사용할 수 있다.

유전적 돌연변이 Genetic Mutation

유전적 돌연변이는 DNA 분자의 서열의 변화이다. 유전적 돌연변이의 잠재적 원인으로는 방사선에 노출되거나 환경오염이 있다.

- *Somatic cell mutation* **(체세포 돌연변이)**는 신체 세포 내의 변화이다. 이러한 변화는 개인에게 영향을 미치지만 다음 세대로 전달될 수는 없다.
- *Gametic cell mutation* **(생식세포 돌연변이)**는 생식세포(성세포)의 유전자 내에서 일어나는 변화이며, 부모에 의해 자식에게 전달될 수 있다.
- *Genetic engineering* **(유전공학)**은 과학적 또는 의학적 목적을 위한 유전자 조작 또는 스플라이싱(splicing)이다. 변형된 박테리아로부터의 인슐린 생산은 유전공학의 결과 중 하나이다.

유전질환 Genetic Disorders

유전질환은 *hereditary disorder* 라고도 하는데, 결함이 있는 유전자로 인해 발생하는 질병이다. 결함이 있는 유전자를 부모로부터 물려받지만, 유전질환의 증상이 발현되는 시기는 다양하다. 다음은 이런 유전질환의 예들이다.

- **Cystic fibrosis** (CF, 낭성 섬유증)은 7장에서 자세히 다루고 있다. 유전병으로 호흡기계통과 소화기계통에 영향을 준다.
- **Down syndrome** (다운증후군)은 특징적인 얼굴 외관, 학습 장애, 발달 지체 및 심장 판막 질환과 같은 신체적 이상과 관련된 유전적 변이이다(그림 2.9).
- **Hemophilia** (hee-moh-FILL-ee-ah; 혈우병)은 유전성 출혈질환으로 혈액이 응고하는 데 필요한 응고인자 중 하나가 결핍되어 있다. 이 혈액 응고 장애는 부상 후 자연적인 출혈이나 심한 출혈이 특징이다.
- **Huntington's disease** (HD, 헌팅톤병)은 Huntington's chorea (헌팅톤 무도병)이라고도 알려진 우성유전자에 의해 유전되는 유전질환으로 부모 중 한 명에게만 이 질환이 있으면 자녀에게 유전된다. *Degeneration* **(퇴행)**은 악화 상태를 의미한다. 증상은 중년에 처음 나타나며, 근육조절과 정신기능이 비가역적으로 점진적으로 소실된다.
- **Muscular dystrophy** (DIS-troh-fee; 근육퇴행위축[근이영양증])은 운동을 조절하는 뼈대근의 점진적인 약화와 퇴행을 특징으로 하는 유전병이다(4장 참조).
- **Phenylketonuria** (PKU, fen-il-kee-toh-NEW-ree-ah; 페닐케톤뇨증)은 필수 소화효소인 *phenylalanine hydroxylase*가 결핍된 유전질환이다. 모든 신생아에게 시행되는 혈액검사를 통해 검진할 수 있다. 단백질 함유 식품에서 주로 발견되는 페닐알라닌(phenylalanine)을 제한하기 위해 신중한 식이 감독을 통해 PKU로 태어난 어린이는 정상적인 삶을 영위할 수 있다. 조기 발견 및 치료가 없으면 PKU는 심각한 지적 장애(이전에는 정신 지체라고 함)를 유발한다.

조직
TISSUE

조직은 특별한 기능을 수행하고자 함께 모인 특별한 세포들의 모임이다. Histology (hiss–TOL–oh–jee; 조직학)은 조직의 구조, 구성성분, 기능에 대해 연구하는 학문이다(hist/o는 조직을, –logy는 학문을 뜻한다). Histologist (hiss–TOL–oh–jist; 조직학자)는 조직의 현미경 구조를 연구하는 의사가 아닌 전문가이다(hist/o는 조직을, –logist는 전문가를 뜻한다).

- 상피조직(epithelial tissues)
- 결합조직(connective tissues)
- 근육조직(muscle tissue)
- 신경조직(nerve tissue)

상피조직 Epithelial Tissues

Epithelial Tissues (ep–ih–THEE–lee–al; 상피조직)은 신체 내외의 모든 표면을 덮으며 보호한다. 이들 조직은 샘을 형성한다.

- Epithelium (ep–ih–THEE–lee–um; 상피)는 피부의 표피점막의 표면을 구성하고 있는 특별한 상피조직이다(12장 참조).
- Endothelium (en–doh–THEE–lee–um; 내피)는 혈관, 림프관, 체강, 샘, 기관의 안을 덮고 있는 특별한 상피조직이다.

결합조직 Connective Tissues

Connective Tissues **(결합조직)**은 기관들을 지지해 주고 다른 신체조직들과 연결해 준다.

- Dense connective tissue (치밀결합조직)은 우리몸의 골격을 형성하는 관절을 구성하는 뼈와 연골을 형성한다.
- Adipose tissue (AD–ih–pohs; 지방조직)은 *fat*라고도 하며, 보호하는 패드, 지지해 주는 기능을 하며, 영양소의 저장고의 역할도 한다(adip은 지방을, –ose는 ~에 관함을 뜻한다).
- Loose connective tissue (성긴[소성]결합조직)은 다양한 기관을 둘러싸고 있으며, 신경세포와 혈관을 지지해 준다.
- Liquid connective tissue (체액성 결합조직)은 혈액과 림프액이며 이것은 몸 전체에 영양분과 노폐물을 운반한다.

근육조직 Muscle Tissue

Muscle tissue **(근육조직)**는 수축하고 이완할 수 있는 능력을 지닌 특별한 세포들로 이루어져 있다.

신경조직 Nerve Tissue

Nerve tissue **(신경조직)**은 자극에 반응하며, 전기 자극을 연결시켜 줄 수 있는 특별한 기능을 지닌 세포들로 이루어져 있다.

조직형성의 병리 Pathology of Tissue Formation

원인불명으로 인해 자주 나타나는 조직의 장애는 출생 전에 조직이 형성되거나 생후에 나타난다.

불완전한 조직형성 Incomplete Tissue Formation

- Aplasia (ah–PLAY–zee–ah; 무형성)은 조직이나 장기의 불완전한 발달 또는 선천적 결여를 말한다(a–는 ~이 없는, –plasia는 형성을 뜻한다).
- Hypoplasia (high–poh–PLAY–zee–ah; 형성저하증[저형성])은 장기나 조직의 불완전한 발달로 성인의 크기에 도달하지 못하는 것을 말한다(hypo–는 부족함을, –plasia는 형성을 뜻한다).

이상 조직형성 Abnormal Tissue Formation

- Anaplasia (an–ah–PLAY–zee–ah; 역형성)은 분화된 세포가 자신의 특유의 모양이나 배열을 잃어버리는 것이다(ana–는 지나친을, –plasia는 형성을 뜻한다). 이런 비정상적인 세포들은 암세포들의 특징이다.
- Dysplasia (dis–PLAY–see–ah; 형성이상[이형성])은 비정상적인 조직의 발달을 말한다(dys–는 나쁜을, –plasia는 형성을 뜻한다).
- Hyperplasia (high–per–PLAY–zee–ah; 과다형성[증식])은 세포의 수가 비정상적으로 증가함에 따라 장기 및 조직이 커지는 것을 말한다(hyper–는 지나친을, –plasia는 형성을 뜻한다).

- Hypertrophy (high−PER−troh−fee; 비대)는 종양으로 인해 커지는 것이 아니면서 장기의 일부분이 커지는 것이다(hyper−는 지나친을, −trophy는 발달을 뜻한다). 이와 같이 커지는 것은 조직을 구성하고 있는 세포가 숫자가 많아지는 것이 아니라 세포 크기가 커진 까닭이다.

샘[선]
GLANDS

샘은 분비물을 만드는 특별한 상피세포들의 집합체이다. *Secretion* **(분비물)**은 샘에서 생성되는 물질이다. 샘에는 외분비샘과 내분비샘 두 가지가 있다**(그림 2.10)**.

- Exocrine glands (ECK−soh−krin; 외분비샘[외분비선])은 땀샘과 같이 화학적 물질(분비물)들이 관 구조를 통해 다른 장기나 몸 밖으로 내보내는 샘이다(exo−는 바깥을, −crine은 분비를 뜻한다) (12장 참조).
- Endocrine glands (EN−doh−krin; 내분비샘[내분비선])은 호르몬을 분비하는 샘으로 관 구조를 가지고 있지 않다(endo−는 안을, −crine은 분비를 뜻한다). 이 호르몬들은 혈류로 직접 분비되어 신체의 장기와 구조로 전달된다(13장 참조).

샘[선]의 병리 Pathology and Procedures of the Glands

Aden은 샘[선]을 의미하는 어근이다. Adenoids (아데노이드)는 상부 인두의 뒤쪽의 림프조직과 같은 샘의 덩어리를 가리킨다(6장 참조).

- Adenitis (ad−eh−NIGH−tis; 샘[선]염)은 샘의 염증이다(aden은 샘을, −itis는 염증을 뜻한다).
- Adenocarcinoma (ad−eh−noh−kar−sih−NOH−mah; 샘암종)은 샘(선) 조직에서 발생하는 악성 종양이다(aden/o는 샘을, carcin은 암을, −oma는 종양을 뜻한다). *Malignant* (악성)은 해롭고, 확산될 수 있으며, 잠재적으로 생명을 위협할 수 있음을 뜻한다.
- Adenoma (ad−eh−NOH−mah; 샘[선]종)은 샘에서 기원한 조직과 샘처럼 생긴 구조물에서 유래하는 양성종양이다(aden은 샘을, −oma는 종양을 뜻한다). *Benign* (양성)은 생명을 위협하지 않음을 뜻한다.
- Adenomalacia (ad−eh−noh−mah−LAY−shee−ah; 샘[선]연화증)은 샘이 비정상적으로 부드럽게 변화되는 것을 말한다(aden/o는 샘을, −malacia는 비정상적으로 부드러워지는 것을 뜻한다).

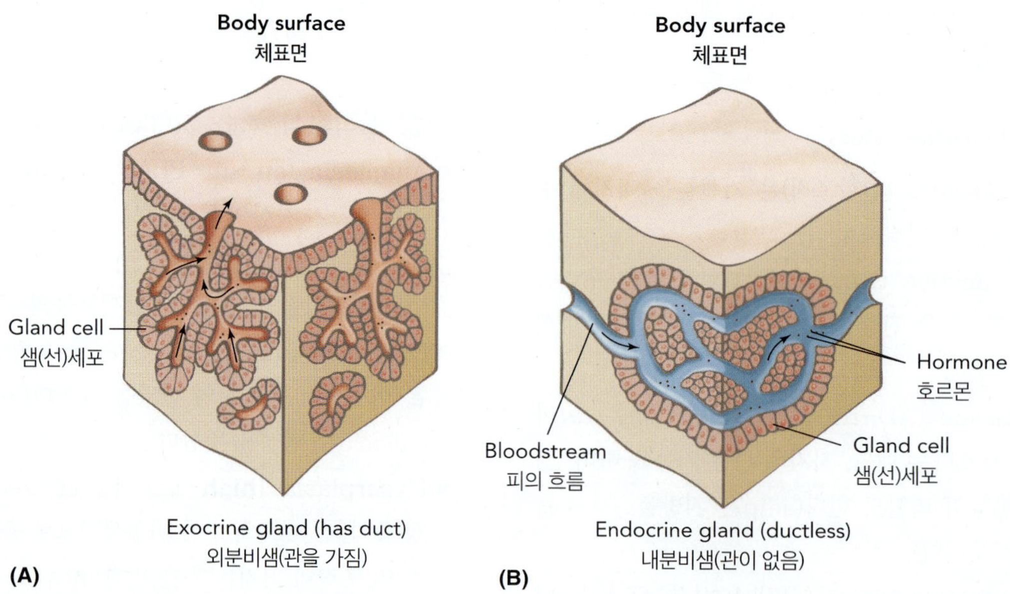

그림 2.10 (A) 외분비샘은 화학물질을 다른 기관이나 인체 밖으로 유도하는 관을 통해 분비한다. (B) 내분비샘은 분비물을 혈류에 직접 흘려보낸다.

- Adenosis (ad–eh–NOH–sis; 샘[선]증)은 샘의 질병상태를 말한다(aden은 샘을, –osis는 비정상적 상태를 뜻한다).
- Adenosclerosis (ad–eh–noh–skleh–ROH–sis; 샘[선]경화증)은 샘이 비정상적으로 딱딱해지는 것을 말한다(aden/o는 샘을, –sclerosis는 비정상적으로 딱딱해지는 것을 뜻한다).
- Adenectomy (ad–eh–NECK–toh–mee; 샘[선]절제술)은 샘의 외과적 절제이다(aden은 샘을, –ectomy는 외과적 제거를 뜻한다).

인체계통과 관련된 기관
BODY SYSTEMS AND RELATED ORGANS

기관은 특별한 기능들을 수행하는 다소 독립적인 인체의 부분이다. 인체의 조직과 기관은 특별한 기능을 수행하는 체계로 조직화되어 있다. 이러한 인체계통의 주요구조와 기능은 **표 2–1**에서 기술하고 있다.

병리학
PATHOLOGY

Pathology (pah–THOL–oh–jee; 병리학)이란 질병 때문에 생겨난 구조 및 기능의 변화를 탐구하는 학문이다. 또한 질병으로 인해 발생된 상태를 의미하기도 한다. 어근(결합형태) path/o와 접미사 –pathy는 질병을, 고통스러운, 감각, 감정을 뜻하기도 한다.

- Pathologist (pah–THOL–oh–jist; 병리학자)는 질병을 진단하거나 확증하기 위해 조직을 분석하는 전문가를 말한다(path/o는 질병을, –logist는 전문가를 뜻한다). 생검이나 수술 또는 부검을 통해 조직표본이 제거된다.
- Etiology (ee–tee–OL–oh–jee; 병인학)은 질병의 원인에 대해 탐구하는 학문이다(eti/o는 원인을, –logy는 학문을 뜻한다).

질병의 전파 Disease Transmission

병원균(pathogen)은 바이러스와 같은 질병을 유발하는 미생물이다. *Transmission* **(전파)**는 질병의 확산이다. *Contamination* **(오염)**은 병원균이 존재할 수 있음을 의미한다. 오염은 적절한 위생 기준이 없거나 적절한 감염 예방조치를 취하지 못함으로써 발생한다.

- Communicable disease (kuh–MEW–nih–kuh–bul; 감염병)은 *contagious disease* **(접촉성 감염병)** 이라고도 하며, 오염된 물질에 직·간접적인 접촉을 통해 한 사람으로부터 다른 사람에게로 전파되는 모든 질병을 말한다. *Contaminated* **(오염된)**이란 말은 병원체가 존재할 수 있다는 말이다. 오염은 올바른 위생기준이 부족했을 때—가령 손 씻기, 적당한 지침 준수위반—생길 수 있다.
- Indirect contact transmission (간접 접촉 전파)는 감염 위험이 있는 사람이 오염된 표면에 접촉하여 감염되는 상황을 말한다. 잦은 손 씻기는 질병의 전파를 예방하는 데 필수적이다.
- Bloodborne transmission (혈액매개전파)는 혈액이나 혈액에 오염된 체액에 접촉함으로써 발생한다. 이런 질환의 예로 인간면역결핍바이러스(HIV), B형간염바이러스, 대부분의 성병(STD)이 있다.
- Droplet transmission (비말 전파)는 기침이나 재채기로 근처의 사람이나 물체에 뿌려지는 큰 호흡기 방울을 통해 홍역, 감기, 독감과 같은 질병의 확산이다. 예방책으로 안면 마스크를 사용하면 병원 내 감염의 전염을 제한하는 데 도움이 된다.
- Airborne transmission (공기매개전파)는 병원체를 함유하고 있는 비말—기침이나 재채기에서 나오는 분비물—에 접촉함으로써 발생한다. 예로는 결핵, 홍역 및 수두가 있다.
- Food–borne and waterborne transmission (식품·물매개 전파)는 *fecal–oral transmission* **(분변구강전파)**로도 알려져 있다. 적절하게 조리되지 않은 음식이나 물을 섭취함으로써 발생한다. Fecal–oral (분변–구강)이란 비위생적인 조건하에서 세균이 오염된 분변으로부터 입으로 전파되는 것을 말한다.

표 2-1

주요 인체계통

인체계통	주요 구조	주요 기능
Skeletal System 골격계통(3장)	bones 뼈, joints 관절, cartilage 연골	인체의 구조를 지탱하고 내장을 보호한다. 몇몇 혈액세포들을 형성하고 무기물을 저장한다.
Muscular System 근육계통(4장)	muscles 근육, fascia 근막, tendons 힘줄	인체를 똑바로 지탱한다. 움직일 수 있도록 만들고 체액을 움직이며, 열을 발생시킨다.
Cardiovascular System 심혈관계통(5장)	heart 심장, arteries 동맥, veins 정맥, capillaries 모세혈관, blood 피(혈액)	혈액은 인체를 순환하며 산소와 영양분을 세포로 수송해 주며, 노폐물을 신장으로 운반시켜 여과작용을 거쳐 제거하도록 한다.
Lymphatic Systems 림프계통(6장)	lymph 림프, lymph vessels 림프선, lymph nodes 림프절	세포 사이의 체액에서 노폐물을 제거하고 운반한다. 림프절에서는 병원균 및 암 세포와 같은 유해한 물질이 파괴된다. 여과된 림프를 혈류에 돌려 보내 혈장이 된다.
Immune Systems 면역계통(6장)	tonsils 편도, spleen 지라, thymus 가슴샘, specialized blood cells 특수화된 혈구세포	침입하는 병원체 및 알레르기 항원으로부터 신체를 보호한다.
Respiratory System 호흡기계통(7장)	nose 코, pharynx 인두, trachea 기관, larynx 후두, lungs 폐	산소를 인체로 운반시켜 세포로 수송한다. 이산화탄소와 다 사용한 물성분을 제거한다.
Digestive System 소화기계통(8장)	mouth 입, esophagus 식도, stomach 위, small intestines 작은창자, large intestines 큰창자, liver 간, pancreas 이자	섭취된 음식을 소화시킨 후 혈액으로 흡수시킨다. 고형된 노폐물을 제거한다.
Urinary System 비뇨기계통(9장)	kidneys 콩팥, ureters 세뇨관, urinary bladder 방광, urethra 요도	혈액을 여과하여 노폐물을 제거한다. 전해질과 체액의 균형을 유지시킨다.
Nervous System 신경계통(10장)	nerves 신경, brain 뇌, spinal cord 척수	자극의 수용을 체계적으로 받아들인다. 신호들을 몸 전체로 전달한다.
Special Senses 특수감각계통(11장)	eyes 눈, ears 귀	시각 및 청각 정보를 받아들인 후 뇌로 전달한다.
Integumentary System 피부계통(12장)	skin 피부, sebaceous glands 기름샘, sweat glands 땀샘	인체를 세균의 침습으로부터 보호한다. 체온과 인체 수분함량을 조절한다.
Endocrine System 내분비계통(13장)	adrenals gland 부신, gonads 성샘 pancreas 이자, parathyroids 방패곁샘 pineal 솔방울샘, pituitary 뇌하수체 thymus 가슴샘, thyroid 갑상샘[갑상선]	인체의 모든 기능을 통합한다.
Reproductive System 생식기계통(14장)	Male 남성: penis 음경, testicles 고환 Female 여성: vagina 질, ovaries 난소, uterus 자궁	새 생명을 탄생시킨다.

- **Vector-borne transmission** (벡터 매개 전파)는 벡터의 물림(bite of a vector)으로 인한 특정 질병의 확산이다. *Vector* (**벡터**)라는 용어는 곤충이나 파리, 진드기, 벼룩, 쥐, 개 등의 곤충이나 동물을 말한다. 모기는 가장 흔한 벡터(매개체)이며 말라리아와 웨스트 나일 바이러스(West Nile virus)를 전파시킨다.

질병의 발생 Outbreaks of Diseases

Epidemiologist (ep-ih-dee-mee-OL-oh-jist; 역학자)는 모집단 내에서 질병의 발생을 연구하는 전문가이다(epi-는 위를, demi/o는 인구를, -logist는 전문가를 뜻한다).

- **Endemic** (en-DEM-ick; 풍토병)은 지역사회나 인구집단 내에서 지속적으로 존재하는 질병이다(en-은 안을, dem은 집단을, -ic은 관련된을 뜻한다). 감기는 인구집단 내에서 항상 존재하므로 풍토병이다.
- **Epidemic** (ep-ih-DEM-ick; 유행병)은 지역사회나 인구집단 안에 평소에 나타나던 수준 이상으로 갑작스럽고도 광범위한 질병의 발생을 말한다(epi-는 위를, dem은 인구를, -ic은 관련된을 뜻한다). 가령 갑작스런 홍역의 광범위한 발생은 유행병이다.
- **Pandemic** (pan-DEM-ick; 세계적 유행)은 전 세계 또는 지리학적으로 큰 영역에 걸쳐 질병이 발생하는 상태이다(pan- 전체를, dem은 집단을, -ic은 관련된을 뜻한다). AIDS는 세계적 유행병이다.

질병의 종류 Types of Diseases

- **Functional disorder** (기능 장애)는 생리학적 또는 해부학적 원인을 확인할 수 없는 증상을 유발한다. 예를 들어, 공황 발작은 기능 장애이다(10장 참조).
- **Iatrogenic illness** (eye-at-roh-JEN-ick; 의원성 질환)은 처방된 치료로 인한 바람직하지 않은 반응이다. 예를 들어, 방사선 요법으로 인한 심한 화상은 의료원성이다.
- **Idiopathic disorder** (id-ee-oh-PATH-ick; 특발성 장애)는 알려진 원인이 없는 질병이다(idi/o는 개인 특유, path는 질병을, -ic은 관련된을 뜻한다). *Idiopathic* (**특발성**)이란 알려진 원인이 없음을 의미한다.
- **Infectious disease** (in-FECK-shus; 감염병)은 박테리아 및 바이러스와 같은 살아 있는 병원성 유기체에 의해 유발되는 질병이다(6장 참조).
- **Nosocomial infection** (nahs-oh-KOH-mee-al in-FECK-shun; 병원 감염)은 병원이나 임상 환경에서 얻은 질병이다. 예를 들어, 다중약제 내성 포도상구균(multidrug-resistant *Staphylococcus aureus*, MRSA) 감염은 종종 병원에서 전파된다(6장 참조). *Nosocomial*이라는 용어는 병원이라는 그리스어에서 유래했다.
- **Organic disorder** (or-GAN-ick; 기질성 장애)는 신체에서 감지할 수 있는 신체적 변화로 인한 증상을 유발한다. 예를 들어, 특징적인 발진이 있는 수두는 바이러스에 의한 유기적 장애이다(6장 참조).

선천성 장애 Congenital Disorders

선천적 장애는 출생 시 존재하는 상태가 비정상적인 상태이다. *Congenital*의 의미는 출생 시 존재함을 의미한다. 이러한 조건은 출생 전 발달 장애, 태아기 영향, 조산 또는 출산 과정 중 부상에 의해 생길 수 있다.

발달 장애 Developmental Disorders

Birth defect (**출생 결함**)으로도 알려진 **발달 장애**는 사지의 부재 또는 여분의 발가락의 존재 같은 이상이나 기형을 초래할 수 있다. **Anomaly** (ah-NOM-ah-lee; 이상현상)은 정상범위를 벗어나는 것이다.

- **Atresia** (ah-TREE-zee-ah; 폐쇄)는 선천적으로 정상적인 구멍이 없거나 또는 관형구조 형성이 실패하는 것이다. 예를 들어, 항문폐쇄는 선천적으로 항문의 하단에 구멍이 없는 경우이다; 폐동맥 폐쇄는 폐동맥 판막의 부재이다.

태아기 영향 Prenatal Influences

태아기 영향은 모체의 건강, 모체의 행동과 분만 전에 받거나 받지 않았던 산전진료이다.

- 모체의 건강에 문제가 있는 예는 *rubella* (**풍진**) 감염이다(6장 참조). 임신 초기에 바이러스에 감염되었다면, 출생 결함이 자주 발생한다.
- 모체의 행동으로 인한 문제의 예는 **태아알코올증후군**

(fetal alcohol syndrome, FAS)이다. 이것은 모체가 임신 기간 동안 알코올을 섭취한 것이다. 이 결과로 인해 아기는 성장이상, 정신 지체, 뇌 손상, 사회화 어려움과 같은 육체적 · 행동적 특징을 보인다.

- 적절한 산전치료 부족으로 인한 문제로는 조기 출산 또는 저체중 출산이다.

조기 출산 및 출산 손상

Premature Birth and Birth Injuries

- 37주 이전에 출산하는 *premature birth* (조산)는 심각한 건강 문제를 일으킬 수 있다. 왜냐하면 영아의 신체 시스템을 완전히 형성할 시간이 없었기 때문이다. 호흡 곤란과 심장 문제는 미숙아에게 흔하다.
- *Birth injury* **(출산 손상)**은 출산 이전에는 나타나지 않는 선천적인 질환이다. 예를 들어, 뇌 손상을 일으키는 *cerebral palsy* **(뇌성마비)**는 출생 과정에서 조기 출산이나 뇌에 산소가 부족한 경우에 발생할 수 있다.

노화와 죽음

AGING AND DEATH

노화는 결국 죽음으로 끝나게 되는 생명주기의 정상적인 진행이다. 삶의 후반부에는 만성적이거나 치명적인 건강 문제가 일어난 위험이 점점 더 커진다. 평균 수명이 길어짐에 따라 인구의 많은 부분이 노화와 관련된 질병의 영향을 받는다.

- 노년층의 의료 문제 및 보살핌에 대한 연구는 **geriatrics** (jer–ee–AT–ricks; 노인 의학) 또는 *gerontology* **(노인학)**으로 알려져 있다.
- *Postmortem* **(사후)**는 죽음 이후를 의미한다. 사후 검사는 **autopsy** (AW–top–see; 부검)이라고도 한다.

헬스 케어 전문가

HEALTH CARE PROFESSIONALS

평생 동안 환자의 웰빙을 돌보는 보건 전문가는 의사, 간호사, 행정 직원 및 **지원보건전문가**(*allied health professionals*)를 포함한다. 지원보건전문가의 보건 직종에는 의학, 간호 및 약국 밖의 역할이 포함된다. 지원보건전문가는 건강관리팀의 필수 부분이며 치과 위생사, 응급 의료 기술자(EMT), 의료 통역, 영양사, 물리 치료사, 정신 건강 종사자, 사혈전문가(phlebotomists) (15장 참조), 방사선 기술자 및 호흡 치료사가 있다.

많은 진료소 또는 진료소 환경에서 다음 보건 전문가는 **주치의**(primary care provider, PCP)로 일한다.

- **General practitioner** (GP; 일반 의사) 또는 *family practice physician* **(가정의학 의사)**는 모든 연령의 환자를 지속적으로 돌본다.
- **Internist** (내과의사)란 내부 장기 및 관련 신체 기관의 질병 및 장애를 진단하고 치료하는 전문 의사이다.
- **Pediatrician** (pee–dee–ah–TRISH–un; 소아과 의사)는 영유아의 질병 및 질병의 진단, 치료 및 예방 전문 의사이다. 이 전문 분야를 *pediatrics* **(소아과)**라고 한다.
- **Geriatrician** (jer–ee–ah–TRISH–un; 노인의학전문의) 또는 *gerontologist* **(노인의학자)**는 고령자를 돌보는 전문 의사이다(그림 2.11).
- **Nurse practitioner** (NP; 전담 간호사)는 주로 간호 실무자로 일하는 대학원 교육을 받은 간호사이다.
- **Physician assistant** (PA; 의사보조인력)은 의사의 감독하에 일하는 면허가 있는 전문가이다. NPs와 PAs는 병원 또는 보건의료 관련 기관에서 일하고 일반적으로 석사 학위를 가지고 있다.

진료소 또는 의료 사무실 환경에서 다른 의료 전문가는 다음과 같다.

- **Medical receptionist** (의료 접수자)는 예약을 위해 환자를 예약하고 등록하며 의료 보조원으로 일할 수도 있다.
- **Medical assistant** **(의료 보조원)** 또는 *clinical medical assistant* **(임상 의학 보조원)**은 환자의 의료정보 코딩과 같은 행정 및 임상 업무를 진료실에서 수행하며, 환자의 활력징후를 측정하고, 주사를 투여하고 혈액을 채취한다. 의료 보조원은 노인을 돌보는 장기요양시설에서도 일한다. **Certified medical assistant**

(CMA; **공인 의료 보조원**)은 미국 의료 보조 협회(Association of Medical Assistants)에서 인증한 의료 보조원이다.

- Medical coder (의료 코더)는 환자의 의료 기록을 검토하고 의료 진단, 장비 및 절차에 대한 코드를 기본으로 각 환자에게 제공되는 치료 및 서비스에 대한 코드를 검토한다.

병원 환경에서 여러 부서 및 전문가가 환자를 돌본다.

- Emergency room (ER; 응급실)은 생명을 위협하는 응급 의료(*emergency department*) 상황을 진단하고 치료하는 데 중점을 둔다. 환자는 도착 시에 검사를 받고 (1장 참조) 응급 의사에 의해 치료를 받는다.
  - Emergency physician (응급실 의사)는 응급실에서 고도의 의학적 전문성을 요하는 의사이다. *Acuity*는 질병의 심각한 정도를 나타낸다.
  - Emergency medical technician (EMT; 응급 의료 요원)은 구급차 또는 응급실 후송 전에 환자의 치료를 담당하는 공인 의료 전문가이다.
- Registered nurse (RN; 공인 간호사)는 다양한 건강 관리 환경에서 근무하는 허가받은 의료 전문가이다. RN은 환자를 평가하고 의사의 지시에 따라 치료를 제공한다.
- 특정 주에서 허가된 **실무 간호사**(licensed vocational nurse; LVN, *licensed practical nurse* [LPN])는 의사와 RN의 감독하에 환자를 돌본다.
- Certified nursing assistant (CNA; 공인 간호 조무사)는 기본적인 환자 치료를 제공하기 위해 RN의 감독 아래에서 일한다.
- *Pharmacist* **(약사)**는 환자에게 처방된 약물을 분배하는 허가된 의료 전문가이다(15장 참조).
- Intensive care unit (ICU, *critical care unit*; 중환자실)은 중환자실 환자를 지속적으로 감시한다. 일부 병원에는 화상 환자, 외상 환자, 심장 환자 또는 신경학적 환자를 위한 전문화된 ICU가 있다.
- Intensivist (집중 치료사)란 중환자실에 입원한 중환자 환자를 돌보는 전문 의사이다.
- Hospitalist (입원전담의사)는 입원 환자의 일반 의료에 중점을 둔 의사이다.
- Telemetry (원격측정장치)는 집중 치료를 필요로 하지 않는 심장 문제가 있는 환자에게 지속적인 심장 감시를 제공한다(tele는 떨어져 있다는, −metry는 측정을 뜻한다). 원격 측정이라는 용어는 환자의 심장 박동에 대한 데이터의 전자 전송을 의미한다.
- Medical/surgical unit (의료/수술단위)는 수술로 회복 중이거나 지속적으로 약물 요법 또는 모니터링을 요하는 덜 심각한 환자에게 간호를 제공한다.

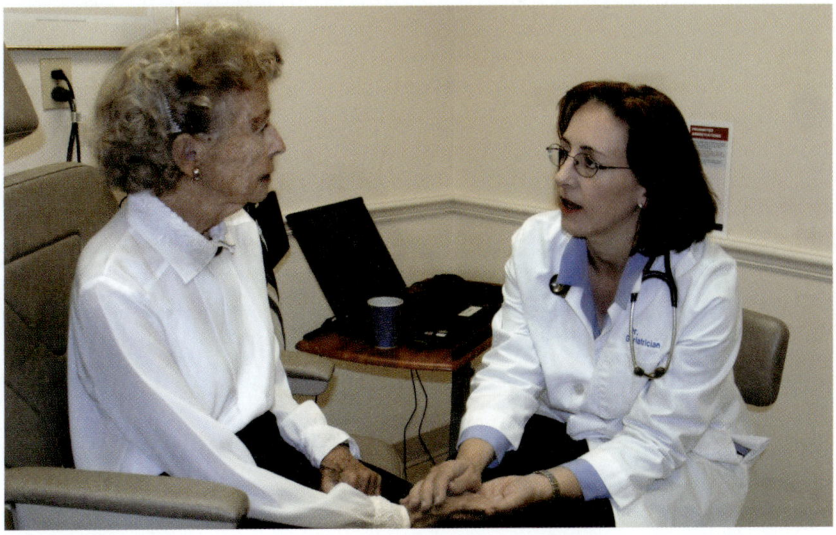

그림 2.11 노인의학전문의는 고령자와 관련된 문제, 노년층의 질병 진단, 치료 및 예방을 전문으로 한다.

인체의 건강과 질병에 관련된 약어

ABBREVIATIONS RELATED TO
THE HUMAN BODY IN HEALTH AND DISEASE

표 2-2에는 이 장에서 소개된 용어와 관련된 약어를 정리하였다. **주의:** 실수 또는 혼동을 피하기 위하여 항상 약어를 사용할 때 주의하여야 한다.

표 2-2

인체의 건강과 질병에 관련된 약어

anatomy and physiology = A & P	**A & P** = anatomy and physiology 해부학과 생리학
communicable disease = CD	**CD** = communicable disease 전염병
chromosome = CH, chr	**CH, chr** = chromosome 염색체
deoxyribonucleic acid = DNA	**DNA** = deoxyribonucleic acid 데옥시리보핵산
epidemic = epid	**epid** = epidemic 유행의
general practitioner = GP	**GP** = general practitioner 일반의사
Huntington's disease = HD	**HD** = Huntington's disease 헌팅톤병
left lower quadrant = LLQ	**LLQ** = left lower quadrant 왼아래사분면
left upper quadrant = LUQ	**LUQ** = left upper quadrant 왼위사분면
physician assistant = PA	**PA** = physician assistant 의사보조인력
right lower quadrant = RLQ	**RLQ** = right lower quadrant 오른아래사분면
right upper quadrant = RUQ	**RUQ** = right upper quadrant 오른위사분면

연습문제

주요 단어 연결 1

밑줄 친 곳에 알맞은 답을 예에서 선택하여 쓰시오.

	정의	답	예
2.1.	fat	______________	aden/o
2.2.	front	______________	adip/o
2.3.	gland	______________	anter/o
2.4.	specialist	______________	-logist
2.5.	study of	______________	-logy

주요 단어 연결 2

밑줄 친 곳에 알맞은 답을 예에서 선택하여 쓰시오.

	정의	답	예
2.6.	cell	______________	caud/o
2.7.	head	______________	cephal/o
2.8.	lower part of the body	______________	cyt/o
2.9.	out of	______________	endo-
2.10.	within	______________	exo-

주요 단어 연결 3

밑줄 친 곳에 알맞은 답을 예에서 선택하여 쓰시오.

	정의	답	예
2.11.	back	______________	hist/o
2.12.	control	______________	path/o
2.13.	disease, suffering, emotion	______________	-plasia
2.14.	formation	______________	poster/o
2.15.	tissue	______________	-stasis

용어 정의

알맞은 답을 선택하여 밑줄 친 부분에 쓰시오.

2.16. 병원 안에서의 감염을 ______________ 라 한다.

iatrogenic illness | idiopathic disorder | nosocomial infection | organic disorder

2.17. ______________ 가 한 부모로부터 유전될 때, 자손은 그 유전 상태 또는 특징을 가질 것이다.

dominant gene | genome | recessive gene | recessive trait

2.18. ______________ 강은 주요한 소화기관들을 담고 있다.

abdominal cavity | cranial cavity | dorsal cavity | pelvic cavity

2.19. ______________ 는 중간선을 향한다는 뜻이다.

distal | lateral | medial | proximal

2.20. 미분화된 ______________ 세포의 주요 역할은 그들이 구성한 조직을 유지하고 치료하는 것이다.

adult stem | cord blood | embryonic stem | hemopoietic

2.21. 필수 소화 효소가 결핍된 유전 질환은 ______________ 로 알려져 있다.

Down syndrome | Huntington's disease | phenylketonuria | organic disorder

2.22. 샘(선)의 염증을 ______________ 라 한다.

adenectomy | adenitis | adenoma | adenosis

2.23. 배안은 ______________ 에 의해 둘려진다.

mesentery | parietal peritoneum | retroperitoneum | visceral peritoneum

2.24. ______________ 는 유전의 기초적인 신체적 기능적 단위이다.

cell | gamete | gene | genome

2.25. 입원 환자의 일반 의료에 중점을 둔 의사를 ______________ 라고 한다.

intensivist | emergency physician | hospitalist | general practitioner

주요 구조 연결

밑줄 친 곳에 알맞은 답을 예에서 선택하여 쓰시오.

	정의	답	예
2.26.	above the stomach	______________	epigastric region
2.27.	belly button area	______________	hypochondriac region
2.28.	below the ribs	______________	hypogastric region
2.29.	below the stomach	______________	iliac region
2.30.	hip bone area	______________	umbilicus region

단어 선택

밑줄 친 곳에 알맞은 답을 선택하여 쓰시오.

2.31. 샅고랑 부위에 속함을 의미하며 복부의 아랫부분에 해당하는 용어는 ____________________ 이다.

inguinal umbilical

2.32. 부모로부터 자녀에게로 어떻게 형질이 전달되는지, 건강과 질병에 있어서 유전자의 역할은 무엇인지에 대해 탐구하는 학문은 ____________________ 이다.

cytology genetics

2.33. 질병의 발생에 대해 탐구하는 전문가는 ____________________ 이다.

epidemiologist pathologist

2.34. ____________________ 은 관을 통하여 물질을 분비한다.

endocrine glands exocrine glands

2.35. 위(stomach)는 가로막의 ____________________ 에 위치한다.

inferior superior

철자 연습

각각의 문장에서 잘못된 철자를 찾아서 밑줄 친 부분에 올바르게 쓰시오.

2.36. The mesantry is a fused double layer of the parietal peritoneum. ____________________

2.37. Hemaphilia is a group of hereditary bleeding disorders in which one of the factors needed to clot the blood is missing. ____________________

2.38. Hypretrophy is a general increase in the bulk of a body part or organ due to an increase in the size, but not in the number, of cells in the tissues. ____________________

2.39. The protective covering for all of the internal and external surfaces of the body is formed by epithealial tissues. ____________________

2.40. An abnomoly is any deviation from what is regarded as normal. ____________________

약어 정의

밑줄 친 부분에 약어를 풀어 쓰시오.

2.41. **HD** ____________________

2.42. **CD** ____________________

2.43. **GP** ____________________

2.44. **LUQ** ____________________

2.45. **CH** ____________________

용어 선택

알맞은 답을 선택하여 밑줄 친 부분에 쓰시오.

2.46. 정중선(midline)에 가장 가까이 위치함 또는 인체구조의 시작을 의미하는 용어는 ______________ 이다.

distal lateral medial proximal

2.47. 등에 위치함을 뜻하는 용어는 ______________ 이다.

anterior posterior superior ventral

2.48. 인체를 정확히 좌우로 구분하는 수직단면은 ______________ 단면이다.

frontal midsagittal sagittal transverse

2.49. 인체는 ______________ 단면에 의해서 앞뒤부분으로 나뉜다.

coronal horizontal sagittal transverse

2.50. 팔꿉관절 부분은 위팔뼈의 ______________ 끝에 의해 형성된다.

distal lateral medial proximal

문장 완성

밑줄 친 곳에 알맞은 용어를 쓰시오.

2.51. ______________ 는 특징적인 얼굴 외관, 학습 장애 및 심장 판막 질환과 같은 신체적 이상과 관련된 유전적 변이이다.

2.52. 인체의 구조와 기능에 대해 탐구하는 학문을 ______________ 이라 한다.

2.53. 가슴부위라고도 하는 ______________ cavity (강)는 심장과 폐를 보호한다.

2.54. ______________ illness (질병)는 지시된 의료처치로부터 발생하는 불길한 반응이다.

2.55. 각 세포의 핵 내에 위치한 유전 구조는 ______________ 로 알려져 있다. 이러한 구조는 신체의 유전자를 포함하는 DNA 분자로 구성된다.

단어 조합

각각의 용어를 단어 요소들로 나누고, 밑줄 친 부분에 순서대로 쓰시오. 필요한 경우 결합 모음을 나타내기 위해 슬래시(/)를 사용하시오. 제시된 모든 선이 필요하지 않을 수도 있다.

2.56. An **adenectomy** is the surgical removal of a gland

________ ________ ________ ________

2.57. Hormones are secreted directly into the bloodstream by the **endocrine** glands.

________ ________ ________ ________

2.58. A **histologist** specializes in the study of cells and microscopic tissues.

________ ________ ________ ________ ________

2.59. The term **retroperitoneal** means located behind the peritoneum

__________ __________ __________ __________

2.60. An **epidemiologist** is a specialist in the study of outbreaks of disease within a population group.

__________ __________ __________ __________

2.61. The study of the causes of diseases is known as **etiology**.

__________ __________ __________ __________

2.62. The term **homeostasis** refers to the processes through which the body maintains a constant internal environment.

__________ __________ __________ __________

2.63. A **pandemic** is an outbreak of a disease occurring over a large geographic area, possibly worldwide.

__________ __________ __________ __________

2.64. The **epigastric** region is located above the stomach.

__________ __________ __________ __________

2.65. An **idiopathic** disorders is an illness without known cause.

__________ __________ __________ __________

임상 문제

밑줄 친 부분에 알맞은 답을 쓰시오.

2.66. Tseng은 자기 나라에서 콜레라가 돌발 유행하는 동안 사망하였다. 이러한 돌발을 나타내는 용어는 ______________________ 이다.

2.67. Brenda Farmer를 담당한 의사는 그녀의 증상을 성명할 수 있는 어떠한 신체적 변화도 발견할 수 없었다. 이런 경우를 의사들은 ______________________ 장애라고 한다.

2.68. Gerald Carlson은 혈액응고인자 중 하나가 결핍된 출혈질환을 물려받았다. 이런 상태를 명명하는 말은 ______________________ 이다.

2.69. Lee Wong은 세포 연구 및 분석 전문가가 되기 위해 ______________________ 에서 수강 신청을 했다.

2.70. 말라리아와 웨스트 나일 바이러스는 모기에 의해 전염된다. 이를 ______________________ 전염이라고 한다.

2.71. Jose Ortega는 오른아래쪽 배(우하복부)의 통증을 호소하였다. 배를 네 부분으로 나누는 체계를 사용하여 담당의사는 오른아래쪽의 통증을 ______________________ 라고 기록했다.

2.72. Ralph Jenkins는 캠핑여행 도중 오염된 물을 마신 후 심하게 앓고 있다. 담당의사는 그가 ______________________ 전파를 통해 병에 걸렸다고 말한다.

2.73. Tracy Ames는 엉덩뼈에 의해 형성된 영역 안에 염증이 생겼다. 그녀의 담당의사는 이 영역을 ______________________ 강이라고 말했다.

2.74. Reynolds 부인은 배안(복강)에 염증이 생겼다. 이런 상태를 나타내는 의학용어는 ______________________ 이다.

2.75. Ashely Goldberg는 유전형질이 전파되는 과정 및 방법에 대하여 푹 빠져 있다. 그녀는 이 학문분야를 전문으로 탐구하여 ______________________ 가 되기를 원한다.

의학용어 선택

밑줄 친 부분에 알맞은 답을 쓰시오.

2.76. Debbie Sanchez는 바위에 맞아 엉덩이와 다리를 다쳤다. 이 영역은 왼쪽 ____________ 영역이라 한다.

hypochondriac iliac lumbar umbilical

2.77. ____________ 은 생물체의 완전한 유전 정보 세트이다.

cell gamete gene genome

2.78. ____________ 은 샘조직에서 비롯된 악성 종양이다.

adenocarcinoma adenitis adenoma adenosis

2.79. 신경 세포와 혈관은 ____________ 결합 조직으로 둘러싸여 지지된다.

adipose epithelial liquid loose

2.80. 임신 중 엄마의 알코올 음주는 ____________ 을 유발할 수 있다.

cerebral palsy Down syndrome fetal alcohol syndrome genetic disorders

단어 조합 연습

다음은 이 장의 주요 용어가 아니다. 그러나 다음과 같은 익숙한 단어로 구성된다. 용어 작성에 도움이 필요하면 의학사전을 참조하시오.

gastr/o	**my/o**
laryng/o	**nephr/o**
neur/o	**-itis**
-algia	**-osis**
-ectomy	**-plasty**

2.81. 외과적으로 근육을 회복시킴을 의미하는 용어는 ____________ 이다.

2.82. 근육의 통증을 의미하는 용어는 ____________ 이다.

2.83. 위(stomach)의 비정상적인 상태를 의미하는 용어는 ____________ 이다.

2.84. 후두의 염증을 의미하는 용어는 ____________ 이다.

2.85. 근육의 일부를 외과적으로 절제함을 의미하는 용어는 ____________ 이다.

2.86. 위(stomach)의 통증을 의미하는 용어는 ____________ 이다.

2.87. 후두의 일부를 외과적으로 절제함을 의미하는 용어는 ____________ 이다.

2.88. 콩팥의 비정상적인 상태를 의미하는 용어는 ____________ 이다.

2.89. 외과적으로 신경을 회복시킴을 의미하는 용어는 ____________ 이다.

2.90. 콩팥의 염증을 의미하는 용어는 ____________ 이다.

명칭 표기

다음 그림에서 숫자로 표시된 부위의 알맞은 명칭을 쓰시오.

2.91. 이것은 오른쪽 ______________________ 영역이다.

2.92. 이것은 ______________________ 영역이다.

2.93. 이것은 ______________________ 영역이다.

2.94. 이것은 왼쪽 ______________________ 영역이다.

2.95. 이것은 왼쪽 ______________________ 영역이다.

2.96. 이것은 정중선이라고도 하는 ______________________ 평면이다.

2.97. 이것은 배쪽면이라고도 하는 ______________________ 표면이다.

2.98. 이 화살표는 ______________________ 방향을 가리키고 있다.

2.99. 이것은 등쪽면이라고도 하는 ______________________ 표면이다.

2.100. 이것은 수평면인 ______________________ 평면이다.

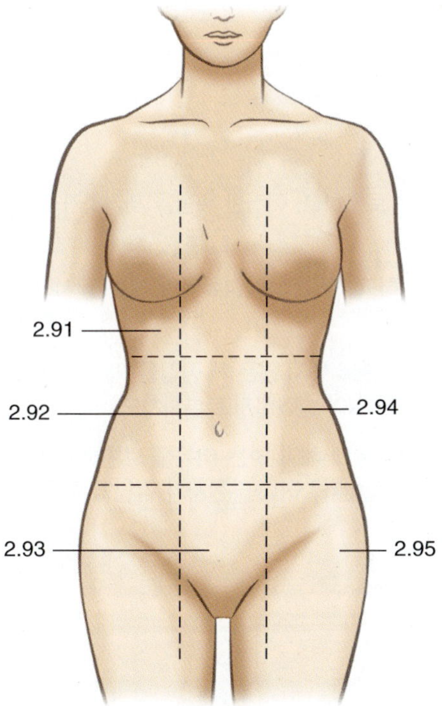

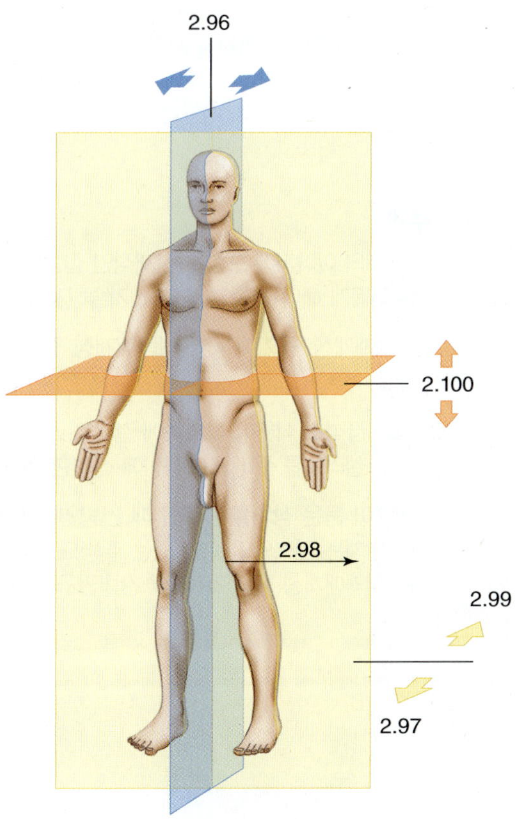

휴먼 터치

The Human Touch

비판적 사고력

다음의 사례와 질문은 토론이나 간단한 의견을 작성해 봄으로써 비판적 사고력을 키울 수 있도록 제시하였다. 토론 주제에 대한 정답은 없으니 자유롭게 의견을 제시하면 된다.

5층 화장실 표지판에 "더러운 손이 질병을 전파하니 항상 비누를 사용하세요."라고 적혀 있었다. Dave는 손을 씻고, 재빨리 머리카락을 손가락으로 쓸어 넘긴 다음, 이미 늦은 생물학 수업을 듣기 위해 복도를 달려갔다.

그가 교실에 들어서자 엄청난 냄새가 났고, 그는 즉시 이유를 알 수 있었다. 각 테이블 위에 오늘의 실험용 아기 돼지가 있었다. "이것 때문에 악취가 나는 건가요?" 그는 선생님께 질문했다. "음, Dave. 포름알데히드를 사용하지 않았다면 심한 악취와 이것들이 부패해서 질병을 퍼트릴 수 있구나. 이제 시작하자."라고 선생님이 말했다. 수업이 끝날 무렵 "이 교실을 나가기 전에 반드시 손을 깨끗이 씻어야 한다."라고 선생님은 말씀하셨다.

Dave는 학기 초에 병원균에 의해 발생되는 질병과 어떻게 이 질병들이 전파되는지에 대한 강의를 떠올렸다. 그는 교실 안의 다른 학생들을 둘러보았다. 대부분의 학생이 손을 씻지 않고 곧바로 점심을 먹으러 가기 위해 가방을 싸고 있었고, Gail과 Susan은 물 한 병을 서로 나누어 마시고 있고, Beth는 눈을 비비고 있었고, Jim은 입을 가리지 않고 기침을 했다. 갑자기 Dave는 공기 중에 떠다니는 병원균에 대한 이미지를 상상해 보았다. 이 모든 병원균들이 감염시킬 사람을 찾고 있다고! Dave는 이 상상을 없애기 위해 고개를 저었다. 그러고 나서 세면대로 가서 손을 씻고, 다시 비누로 한 번 더 손을 씻었다.

토론 주제

1. Dave의 이야기에 포함된 잠재적인 질병의 전파 방법의 예를 파악하여 토론하고, 이러한 위험을 제거하기 위해 어떻게 해야 하는지에 대해 기술하시오.
2. 혈액매개성, 공기매개성, 식품매개성 질병이 어떻게 전파되는지 설명하고, 각각의 감염유형의 예를 제시하시오.
3. 학교 급식소 직원이 식중독에 걸리고, 또 다른 직원은 화장실 다녀온 후 손을 씻지 않은 채 장갑을 끼지 않고, 바로 샐러드를 준비하고 점심에 신선한 과일을 내놓는다. 학교에서 어떤 일이 벌어질지 토론하시오.
4. 혈액이 묻은 상처를 치료할 때 간병인은 보호 장갑을 착용해야 한다. 이렇게 해야 하는 이유를 토론하시오. 이 단계는 간병인의 손에 있는 질병으로부터 환자를 보호하기 위한 조치인가? 아니면 환자가 감염될 수 있는 혈액매개성 질병으로부터 간병인을 보호하기 위해 필요한가?

단어 요소 복습

Word Part Review

본 교재 첫 두 장에서는 많은 단어 요소들을 소개하고 있다. **다음 13개 장에서** 인체의 계통에 대한 영역을 공부하면서 각각의 체계와 연관된 많은 단어 요소들을 배우게 될 것이다. 만일 여러분이 1, 2장의 단어 요소를 정복한다면 인체의 계통에 대한 공부는 훨씬 쉬워질 것이다.

단어 요소의 복습은 단어 요소에 대한 지식을 강화하고 그 단어를 숙지하도록 집필되었다. 단어 요소를 배우는 데 도움이 되도록 세션은 두 부분으로 나누었다.

- 첫 번째 부분은 **단어 요소 실습**이다. 1, 2장에서 소개한 단어 요소를 활용하는 50개의 연습문제로 구성되어 있다. 또한 단어 요소와 결합형을 연결하는 연습을 제공한다. 정답을 모른다면 1, 2장에서 그 답을 찾아보면 된다.
- 두 번째 부분은 **사후 테스트**이다. 이 부분은 숙지된 단어 요소를 평가할 수 있도록 만들어진 50개의 문항을 포함한다. 1, 2장에서 정답을 보지 않고 문제를 풀어본다.

단어 요소 실습 세션

WORD PART PRACTICE SESSION

실습 세션으로 1, 2장으로 돌아가서 정답을 찾을 수 있다. 이 교재에서 소개한 단어 요소와 용어를 더 많이 학습하는 데 도움이 된다.

어근과 의미를 연결

밑줄 친 곳에 정확한 **어근**을 쓰시오.

	정의	답	예
WP.1.	joint	______________	**melan**
WP.2.	skull	______________	**gastr**
WP.3.	red	______________	**erythr**
WP.4.	stomach	______________	**crani**
WP.5.	black	______________	**arthr**

결합형과 의미를 연결

밑줄 친 곳에 정확한 **결합형**을 쓰시오.

	정의	답	예
WP.6.	nose	______________	**aden/o**

WP.7.	liver	______________	cardi/o
WP.8.	gland	______________	hepat/o
WP.9.	heart	______________	ot/o
WP.10.	ear	______________	rhin/o

접두사와 의미를 연결

밑줄 친 곳에 정확한 **접두사**를 쓰시오.

	정의	답	예
WP.11.	bad, difficult	______________	intra-
WP.12.	between, among	______________	hypo-
WP.13.	excessive, increased	______________	hyper-
WP.14.	within, inside	______________	inter-
WP.15.	deficirnt, decreased	______________	dys-

접미사와 의미를 연결

밑줄 친 곳에 정확한 **접미사**를 쓰시오.

	정의	답	예
WP.16.	abnormal condition	______________	-megaly
WP.17.	bleeding	______________	-logist
WP.18.	enlargement	______________	-osis
WP.19.	surgical repair	______________	-plasty
WP.20.	specialist	______________	-rrhagia

접미사와 의미를 연결

밑줄 친 곳에 정확한 **접미사**를 쓰시오.

	정의	답	예
WP.21.	inflammation	______________	-algia
WP.22.	pain, suffering	______________	-centesis
WP.23.	process of producing a picture or record	______________	-ectomy
WP.24.	surgical puncture to remove fluid	______________	-itis
WP.25.	surgical removal	______________	-graphy

접미사와 의미를 연결

밑줄 친 곳에 정확한 **접미사**를 쓰시오.

	정의	답	예
WP.26.	abnormal flow, discharge	______________	**-oma**
WP.27.	abnormal narrowing	______________	**-rrhaphy**
WP.28.	tumor	______________	**-rrhea**
WP.29.	rupture	______________	**-rrhexis**
WP.30.	to suture	______________	**-stenosis**

단어 조합

다음 제시된 용어를 알맞게 조합하여 밑줄 친 곳에 쓰시오.

WP.31. 콧물이 흐르는 코로 흔히 알려진 비정상적인 흐름을 나타내는 용어는 ______________ 이다(**rhin/o**는 코를 의미한다).

WP.32. 콩팥을 외과적으로 없앤다는 용어는 ______________ 이다(**nephr/o**는 콩팥을 의미한다).

WP.33. 귀의 염증을 의미하는 용어는 ______________ 이다(**ot/o**는 귀를 의미한다).

WP.34. 혈액질환에 대한 연구를 ______________ 라고 한다(**hemat/o**는 혈액을 의미한다).

WP.35. 간의 염증을 의미하는 용어는 ______________ 이다(**hepat/o**는 간을 의미한다).

WP.36. 관절의 내부를 육안적으로 검사하는 것을 나타내는 용어는 ______________ 이다(**arthr/o**는 관절을 의미한다).

WP.37. 용어 ______________ 은 맹장의 염증(**appendic**는 막창자꼬리를 의미한다)을 의미한다.

WP.38. 큰창자의 외과적 절개를 의미하는 용어는 ______________ 이다(**col/o**는 큰창자를 의미한다).

WP.39. 신체 구조의 기능을 연구하는 것을 의미하는 용어는 ______________ 이다(**physi**는 자연적 또는 신체를 뜻한다).

WP.40. 심장의 전기활성도를 기록하는 것을 ECG 또는 ______________ 라고 한다(**electr/o**는 전기를 **cardi/o**는 심장을 의미한다).

진실/거짓

다음의 내용이 맞으면 T를 쓰고, 틀리면 F를 쓰시오.

WP.41. ________ **myc/o**는 점액을 의미한다.

WP.42. ________ **peri-**는 주위를 의미한다.

WP.43. ________ **hypo-**는 아래, 밑, 감소됨을 의미한다.

WP.44. ________ **ather/o**는 판 또는 지방 물질을 의미한다.

WP.45. ________ **-graphy**는 녹화도구를 의미한다.

WP.46. ________ **pyel/o**는 관절을 의미한다.

WP.47. ________ **-stomy**는 신체 표면에 대한 인공 개구의 외과적 생성을 의미한다.

WP.48. ________ **hist** 조직을 의미한다.

WP.49. ________ **-centesis**는 육안적인 관찰을 의미한다.

WP.50. ________ **-cyte**는 세포를 의미한다.

단어 요소 사후 테스트
WORD PART POST-TEST

1, 2장을 보지 말고 질문에 답하시오. 만약 정답을 모른다면, 단어 요소를 익히는 연습을 더 많이 하거나 추가적인 도움을 받아야 한다. 밑줄 친 부분에 단어 요소를 쓰시오.

PT.1. 외과적 제거를 나타내는 **접미사는** ________________ 이다.

PT.2. 과도한 증가된을 나타내는 **접두사는** ________________ 이다.

PT.3. 외과적 복구를 의미하는 **접미사는** ________________ 이다.

PT.4. 곰팡이를 의미하는 **결합형은** ________________ 이다.

PT.5. 관절을 의미하는 **결합형은** ________________ 이다.

PT.6. 근육을 의미하는 **결합형은** ________________ 이다.

PT.7. ~사이에, ~가운데를 의미하는 **접두사는** ________________ 이다.

PT.8. 신경을 의미하는 **결합형은** ________________ 이다.

PT.9. 눈으로 보다 또는 육안적인 검사를 의미하는 **접미사는** ________________ 이다.

PT.10. 학습을 의미하는 **접미사는** ________________ 이다.

주요 단어 연결 1

접미사와 접두사를 의미와 연결하시오. 밑줄 친 곳에 단어 요소를 쓰시오.

	정의	답	예
PT.11.	tumor	________________	**arteri/o**
PT.12.	surgical suturing	________________	**-oma**
PT.13.	surrounding	________________	**peri-**
PT.14.	rupture	________________	**-rrhaphy**
PT.15.	artery	________________	**-rrhexis**

주요 단어 연결 2

접미사와 접두사를 의미와 연결하시오. 밑줄 친 곳에 단어 요소를 쓰시오.

	정의	답	예
PT.16.	abnormal hardening	______________	**dys-**
PT.17.	bad, difficult, painful	______________	**-itis**
PT.18.	inflammation	______________	**-stomy**
PT.19.	surgical creation of an artificial opening	______________	**-osis**
PT.20.	abnormal condition or disease	______________	**-sclerosis**

진실/거짓

다음의 내용이 맞으면 T를 쓰고, 틀리면 F를 쓰시오.

PT.21. __________ **hem/o**는 혈액을 의미한다.

PT.22. __________ **-algia**는 통증을 의미한다.

PT.23. __________ **oste/o**는 뼈를 의미한다.

PT.24. __________ **hyper-**는 결핍된, 감소된을 의미한다.

PT.25. __________ **rhin/o**는 코를 의미한다.

단어 분할

단어 요소에 대한 지식을 사용하여 용어의 일부를 확인하고, 밑줄 친 부분에 단어 요소를 순서대로 쓰시오. 필요한 경우 결합 모음을 나타내기 위해 슬래시(/)를 사용하시오.

PT.26. 신경의 외과적 재건을 의미하는 용어는 neuroplasty이다. 이 용어의 단어 요소는 ______________ 및 ______________ 로 구성된다.

PT.27. 척수의 병리학적 변화 또는 질병을 기술하는 용어는 myelopathy이다. 이 용어의 단어 요소는 ______________ 및 ______________ 로 구성된다.

PT.28. 일반적으로 속쓰림으로 알려진 의학적 상태는 pyrosis이다. 이 용어의 단어 요소는 ______________ 및 ______________ 로 구성된다.

PT.29. Endocrine 샘은 호르몬을 생성하지만 관이 없다. 이 용어의 단어 요소는 ______________ 및 ______________ 로 구성된다.

PT.30. 성숙한 적혈구를 의미하는 용어는 erythrocyte이다. 이 용어의 단어 요소는 ______________ 및 ______________ 로 구성된다.

단어 형성

밑줄 친 곳에 알맞은 용어를 쓰시오.

신경에 관하여 (neur/o 는 신경을 의미한다)

PT.31. 신경을 외과적으로 절개하는 것은 ______________________ 이다.

PT.32. 신경계통을 연구하는 학문은 ______________________ 이다.

PT.33. 신경의 외과적 복구는 ______________________ 이다.

PT.34. 손상된 신경 말단을 봉합하는 용어는 ______________________ 이다.

PT.35. 비정상적으로 신경이 연화되는 것은 ______________________ 이다.

PT.36. 신경계의 질환을 진단하고 치료하는 전문가는 ______________________ 이다.

PT.37. 신경의 염증을 의미하는 용어는 ______________________ 이다.

혈관에 관하여 (angi/o는 혈관과 연관됨을 의미한다)

PT.38. 혈관벽의 괴사는 ______________________ 이다.

PT.39. 혈관벽이 비정상적으로 딱딱해지는 것은 ______________________ 이다.

PT.40. 혈관벽이 비정상적으로 좁아지는 것은 ______________________ 이다.

PT.41. 혈관벽의 외과적 제거는 ______________________ 이다.

PT.42. 혈관벽의 상황을 기록하는 과정을 ______________________ 라 한다.

단어 조합

다음 제시된 용어를 알맞게 조합하여 밑줄 친 곳에 쓰시오.

PT.43. 동맥을 외과적으로 수복시키는 것을 ______________________ 라 한다(**arteri/o**는 동맥을 뜻한다).

PT.44. 후두의 염증을 의미하는 의학용어는 ______________________ 이다(**laryng/o**는 후두를 뜻한다).

PT.45. 큰창자의 전체 또는 일부를 외과적으로 제거하는 것은 ______________________ 이다(**col/o**는 큰창자를 뜻한다).

PT.46. 근육조직이 비정상적으로 부드러워지는 것은 ______________________ 이다(**my/o**는 근육을 뜻한다).

PT.47. 위(stomach)가 비정상적인 상태를 나타내는 용어는 ______________________ 이다(**gastr/o**는 위를 뜻한다).

PT.48. 심장에 관한 연구를 의미하는 용어는 ______________________ 이다(**cardi/o**는 심장을 뜻한다).

PT.49. 큰창자의 염증을 의미하는 용어는 ______________________ 이다(**col/o**는 큰창자를 뜻한다).

PT.50. 정맥을 외과적으로 절개함을 의미하는 용어는 ______________________ 이다(**phleb/o**는 정맥을 뜻한다).

CHAPTER 3

골격계통

THE SKELETAL SYSTEM

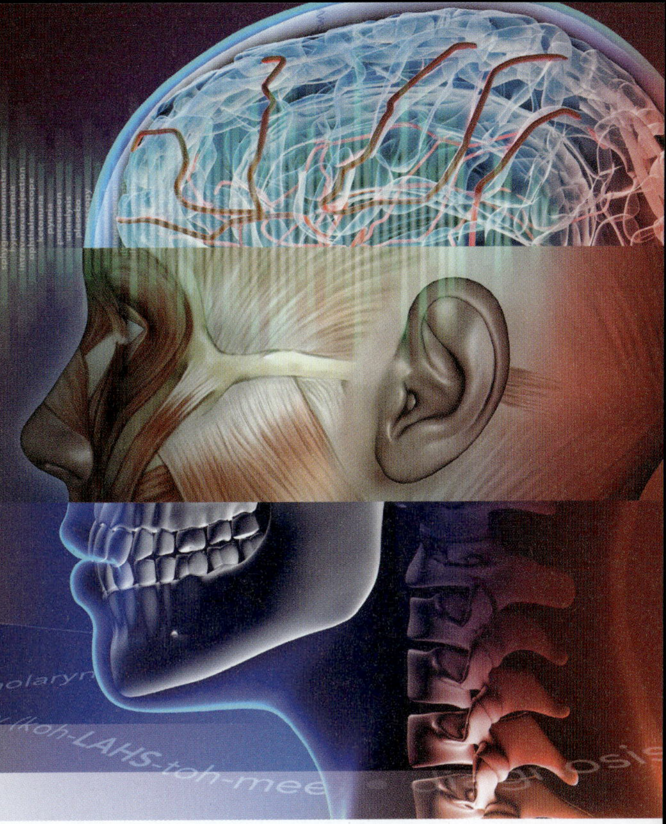

골격계통의 구조와 기능 및 이와 관련된 연결형에 대한 개요

주요 구조	관련된 연결형	주요 기능
Bones 뼈	**oss/e**, **oss/i**, **oste/o**, **ost/o**	우리 몸의 뼈대, 내장기관의 보호, 및 칼슘을 저장하는 역할
Bone Marrow 골수	**myel/o** (spinal cord [척수]라는 의미도 됨)	적색골수(red bone marrow)는 혈구를 형성하며, 황색골수(yellow bone marrow)는 지방을 저장
Cartilage 연골	**chondr/o**	관절 내에서 편평한 면을 만들어 운동을 가능하게 하고, 뼈의 끝부분인 뼈몸통을 보호
Joints 관절	**arthr/o**	다양한 운동을 가능하게 하기 위해 근육과 함께 작용
Ligaments 인대	**ligament/o**	뼈와 뼈를 연결하는 결합조직
Synovial Membrane 윤활막	**synovi/o**, **synov/o**	윤활관절(synovial joint)을 둘러싸고 있는 막으로서 윤활액을 분비
Synovial Fluid 윤활액	**synovi/o**, **synov/o**	관절이 잘 움직일 수 있도록 윤활제 역할을 하는 물질
Bursa 윤활주머니	**burs/o**	운동 중에 마찰을 받는 부위 밑에서 완충역할을 하는 기름주머니

용어 골격계통과 관련된 어휘

이 목록에 있는 항목들은 이 장에서 중요한 용어와 어근만을 분류하였다. 그리고 이 장에서 중요한 단어는 **굵은 글씨**로 표시하였다. *청록색* 이탤릭체로 나타나는 *이차 용어*는 일차 용어의 의미를 명확히 한다.

주요단어

- ☐ **ankyl/o** 경직된
- ☐ **arthr/o** 관절
- ☐ **burs/o** 윤활주머니, 윤활낭
- ☐ **chondr/i**, **chondr/o** 연골
- ☐ **cost/o** 갈비뼈
- ☐ **crani/o** 머리뼈
- ☐ **-desis** 결합
- ☐ **kyph/o** 가슴이 뒤로 굽은
- ☐ **lord/o** 허리가 앞쪽으로 굽은
- ☐ **-lysis** 용해, 분리, 파괴
- ☐ **myel/o** 골수, 척수
- ☐ **oss/e**, **oss/i**, **ost/o**, **oste/o** 뼈
- ☐ **scolio** 삐뚤어진, 굽은
- ☐ **spondyl/o** 척추뼈
- ☐ **synovi/o**, **synov/o** 윤활막, 활막

의학용어

- ☐ **acetabulum** (ass-eh-**TAB**-you-lum) 볼기뼈절구[관골구]
- ☐ **allogenic** (al-oh-**JEN**-ick) 동종의
- ☐ **ankylosing spondylitis** (ang-kih-**LOH**-sing **spon**-dih-**LYE**-tis) 강직성척추염
- ☐ **arthrodesis** (ar-throh-**DEE**-sis) 관절고정술
- ☐ **arthrolysis** (ar-**THROL**-ih-sis) 관절박리(술), 관절해리(술)
- ☐ **arthroscopy** (ar-**THROS**-koh-pee) 관절경
- ☐ **autologous** (aw-**TOL**-uh-guss) 자가
- ☐ **avascular necrosis** 무혈관괴사, 무혈성괴사
- ☐ **chondromalacia** (**kon**-droh-mah-**LAY**-shee-ah) 연골연화증
- ☐ **comminuted fracture** (**KOM**-ih-**newt**-ed) 분쇄골절
- ☐ **compression fracture** 압박골절
- ☐ **costochondritis** (**kos**-toh-kon-**DRIGH**-tis) 갈비연골염[늑연골염]
- ☐ **crepitation** (**krep**-ih-**TAY**-shun) 염발음, 비빔소리
- ☐ **dual X-ray absorptiometry** (ab-**sorp**-shee-**OM**-eh-tree) 이중에너지 방사선측정법
- ☐ **gout** (**GOWT**) 통풍
- ☐ **hallux valgus** (**HAL**-ucks **VAL**-guss) 엄지발가락가쪽휨증[무지외반증]
- ☐ **hemarthrosis** (**hem**-ar-**THROH**-sis) 혈관절증
- ☐ **hemopoietic** (**hee**-moh-poy-**ET**-ick) 혈구형성[조혈]
- ☐ **internal fixation** 내고정
- ☐ **juvenile rheumatoid arthritis** (**ROO**-mah-toyd ar-**THRIGH**-tis) 소아 류마티스관절염
- ☐ **kyphosis** (kye-**FOH**-sis) 척추뒤굽음증[척추후만증]
- ☐ **laminectomy** (**lam**-ih-**NECK**-toh-mee) 고리판절제술[척추후궁절제술]
- ☐ **lordosis** (lor-**DOH**-sis) 척추앞굽음증[척추전만증]
- ☐ **lumbago** (lum-**BAY**-goh) 허리통증
- ☐ **malleolus** (mah-**LEE**-oh-lus) 복사, 과
- ☐ **manubrium** (mah-**NEW**-bree-um) 복장뼈자루[흉골병]
- ☐ **metacarpals** (met-ah-**KAR**-palz) 손허리뼈[중수골]
- ☐ **metatarsals** (met-ah-**TAHR**-salz) 발허리뼈[중족골]
- ☐ **myeloma** (**my**-eh-**LOH**-mah) 골수종
- ☐ **open fracture** 개방골절
- ☐ **orthopedic surgeon** (**or**-thoh-**PEE**-dick) 정형외과의사
- ☐ **orthotic** (or-**THOT**-ick) 보장구학, 교정학
- ☐ **osteitis** (**oss**-tee-**EYE**-tis) 뼈염[골염]
- ☐ **osteoarthrosis** (**oss**-tee-oh-ar-**THRIGH**-tis) 뼈관절증
- ☐ **osteochondroma** (**oss**-tee-oh-kon-**DROH**-mah) 뼈연골종
- ☐ **osteoclasis** (**oss**-tee-**OCK**-lah-sis) 외과적 골절
- ☐ **osteomalacia** (**oss**-tee-oh-mah-**LAY**-shee-ah) 뼈연화증
- ☐ **osteomyelitis** (**oss**-tee-oh-**my**-eh-**LYE**-tis) 골수염
- ☐ **osteopenia** (**oss**-tee-oh-**PEE**-nee-ah) 뼈감소증
- ☐ **osteoporosis** (**oss**-tee-oh-poh-**ROH**-sis) 뼈엉성증[골다공증]
- ☐ **osteoporotic hip fracture** (**oss**-tee-oh-pah-**ROT**-ick) 뼈엉성증에 의한 고관절골절
- ☐ **osteorrhaphy** (**oss**-tee-**OR**-ah-fee) 뼈봉합술
- ☐ **Paget's disease** (**PAJ**-its) 파제트 질환
- ☐ **pathologic fracture** 병적 골절
- ☐ **percutaneous vertebroplasty** (**per**-kyou-**TAY**-nee-us **VER**-tee-broh-**plas**-tee) 경피척추성형술
- ☐ **periostitis** (**pehr**-ee-oss-**TYE**-tis) 뼈막염[골막염]
- ☐ **podiatrist** (poh-**DYE**-ah-trist) 발질환 전문의
- ☐ **polymyalgia rheumatica** (pol-ee-my-**AL**-jee-ah roo-**MA**-tih-kah) 류마티스성 다발근통
- ☐ **prosthesis** (pros-**THEE**-sis) 인공삽입물, 보철, 보형물, 의지
- ☐ **rheumatoid arthritis** (**ROO**-mah-toyd ar-**THRIGH**-tis) 류마티스성 관절염
- ☐ **rickets** (**RICK**-ets) 구루병
- ☐ **scoliosis** (**skoh**-lee-**OH**-sis) 척추옆굽음증[측굴]
- ☐ **spina bifida** (**SPY**-nah **BIF**-ih-dah) 척추이분증
- ☐ **spiral fracture** 나선형 골절
- ☐ **spondylolisthesis** (**spon**-dih-loh-liss-**THEE**-sis) 척추앞전위증
- ☐ **spondylosis** (**spon**-dih-**LOH**-sis) 척추증, 척추관절강직증
- ☐ **subluxation** (**sub**-luck-**SAY**-shun) 아탈구, 부분탈구
- ☐ **synovectomy** (sin-oh-**VECK**-toh-mee) 윤활막절제술
- ☐ **vertebrae** (**VER**-teh-bray) 척추뼈

학습목표

이 장을 학습하고, 다음을 할 수 있어야 한다.

1. 골격계통의 구조와 주요 기능을 정의할 수 있다.
2. 3가지 유형의 관절을 정의할 수 있다.
3. 몸통뼈대와 팔다리뼈대를 구분할 수 있다.
4. 골격계통의 질환을 다루는 전문의를 구분할 수 있다.
5. 골격계통의 진단과 치료과정 및 질병과 관련된 용어를 발음하고, 철자를 쓰고, 정의하고, 이해할 수 있다.

골격계통의 구조와 기능

STRUCTURES AND FUNCTIONS OF THE SKELETAL SYSTEM

골격계는 뼈, 골수, 연골, 관절, 인대, 윤활막, 윤활액 및 윤활주머니로 구성된다. 골격계통은 중요한 많은 기능이 있다.

- 뼈는 우리 몸의 지지구조(framework)로서의 작용을 한다.
- 뼈는 내장기관을 보호하고 지지한다.
- 관절은 근육(muscle), 인대(ligament), 힘줄(tendon)과 함께 작용하여 다양한 신체움직임을 가능하게 한다(근육과 힘줄은 4장 참조).
- 정상적으로 신경과 근육의 기능을 조절하는 칼슘은 뼈에 저장되어 있다.
- 해면뼈(spongy bone)에 들어 있는 적색골수(red bone marrow)는 혈구세포(blood cell)를 만드는 데 중요하다.

뼈의 형성 The Formation of Bones

신생아의 골격은 연약한 막과 연골로 시작하지만 3개월 후에는 사춘기까지 계속되는 ossification (oss-uh-fih-KAY-shun; 골화과정)에서 뼈로 변하기 시작한다.

성장이 완료된 후에도 *osteoclasts* **(뼈파괴세포)**는 오래되거나 손상된 뼈를 분해하고, *osteoblasts* **(뼈모세포)**는 뼈를 재건하는 데 도움을 줘서 새로운 뼈 형성 과정이 계속된다. 골화는 정상적인 활동 중에 발생하는 골격에 대한 경미한 손상을 치료하고 골절과 같은 상해 후에도 뼈를 치료한다.

뼈의 구조

THE STRUCTURE OF BONES

뼈는 결합조직의 한 유형으로서 우리 몸에서 거의 가장 강한 조직이다. 오직 치아의 에나멜질(enamel)만이 뼈보다 더 강하다.

뼈조직 The Tissues of Bone

뼈의 조직은 매우 딱딱하고 치밀하지만 그 조직 자체가 치유될 수 있고 변화하는 살아 있는 조직이다(**그림 3.1**).

- **Periosteum** (pehr-ee-OSS-tee-um; 뼈바깥막[골외막])은 뼈를 둘러싸고 있는 가장 바깥쪽을 형성하는 질긴 섬유조직이다(peri-는 둘러싸다를, oste는 뼈를 뜻하고, -um은 명사형 어미이다).

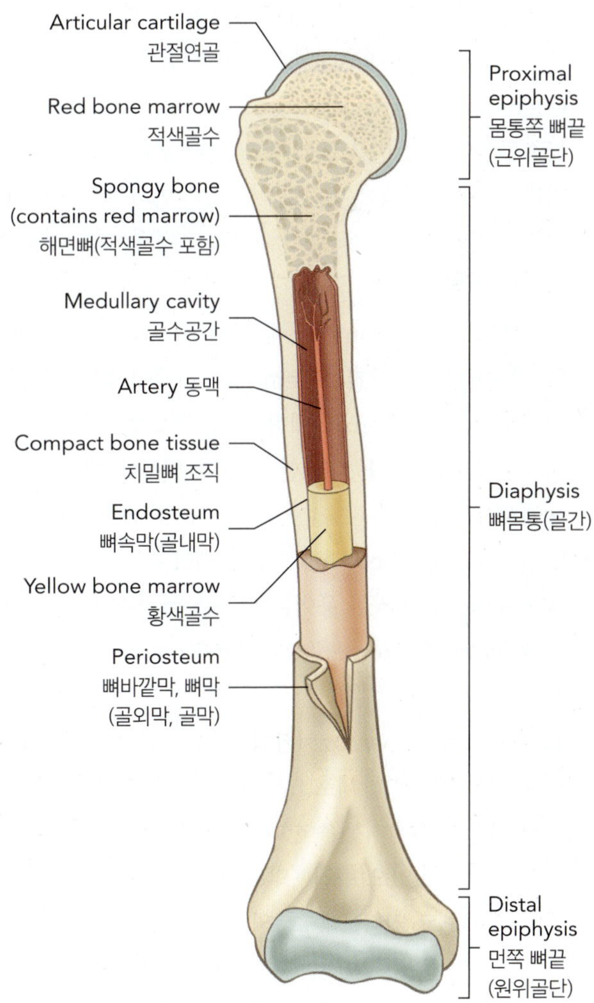

그림 3.1 **긴뼈의 해부학적 특징**

- Compact bone (치밀뼈[치밀골])은 *cortical bone*이라고도 하며, 뼈의 바깥층을 형성하는 딱딱하고, 치밀하며 매우 강한 뼈조직을 말한다. 체중을 측정할 때, 치밀뼈는 신체의 뼈의 75% 이상을 차지한다.
- Spongy bone (해면뼈[해면골])은 *concellous bone*이라고도 하며, 다공성(스폰지형)으로 치밀뼈보다 가볍고 약하다. 넙다리뼈(femur)와 같은 긴뼈의 끝이나 내강에서 흔히 관찰된다.
  - 적색골수가 이 해면뼈 내에 존재한다. 적색골수는 골반뼈, 갈비뼈 및 척추뿐만 아니라 긴뼈의 끝과 안쪽 부분에서 흔히 발견된다. 넙다리뼈와 위팔뼈는 *long bones* (긴뼈[장골])의 예이다.
  - 해면뼈의 비율이 많은 뼈는 약하고 골절에 더 취약하다.
- Medullary cavity (MED–you–lehr–ee; 골수공간[골수강])은 긴뼈의 뼈몸통(shaft)에 위치한 골수공간으로 치밀뼈에 의하여 둘러싸여 있으며, 황색골수가 차 있다. *Medullay*는 내부에 속하다라는 뜻이다.
- Endosteum (en–DOS–tee–um; 뼈속막[골내막])은 골수공간의 내강면을 둘러싸고 있는 조직이다(end–는 내부를, oste는 뼈를 뜻하고, –um은 명사형 어미이다).

골수 Bone Marrow

- 해면뼈(spongy bone) 내에 있는 *red bone marrow* **(적색골수)**는 조혈기능(hemopoiesis)이 있어 적혈구, 혈색소(hemoglobin), 백혈구 및 혈소판(thrombocytes)을 생산한다. 이러한 유형의 혈구에 대하여는 5장에서 설명한다.
- Hemopoietic (hee–moh–poy–ET–ick) 또는 *hematopoietic* 이라는 용어는 혈구를 형성하다라는 의미이다(hem/o와 hemat/o는 혈액을, –poietic은 형성하는을 뜻한다).
- *Yellow bone marrow* **(황색골수)**는 골수공간에서 관찰되는데 주로 지방세포(fat cells)로 구성되었으며 지방의 저장소로서 기능을 한다. 황색골수는 주로 지방 세포로 구성되어 있으며 긴뼈의 수강(medullary cavity) 내에 위치하고 있다. 대부분의 골수는 출생에서부터 초기 사춘기까지 적색골수이며, 그 후 약 절반이 점차적으로 황색골수로 대체된다.

연골 Cartilage

- Cartilage (KAR–tih–lidj; 연골)은 편평하고, 탄력이 있으며 연한 파란색을 띠는 결합조직으로서 뼈와 뼈 사이에서 충격을 완화시키는 기능을 한다. 연골은 뼈보다 다소 탄성이 있어 코끝과 바깥귀와 같은 부위에서 골격을 유연하게 한다.
- Articular cartilage (ar–TICK–you–lar KAR–tih–lidj; 관절연골)은 관절을 형성하기 위해 관절을 이루는*(articulate)* 뼈의 표면을 덮는다. 이 연골은 관절운동을 원활하게 하고 서로 닿는 곳에서 마찰로부터 보호하는 기능을 한다(**그림 3.1**, **그림 3.3**).
- Meniscus (meh–NIS–kus; 반달판[반월판])은 원반 모양의 섬유연골로서 무릎관절(knee joint)과 턱의 턱관절(측두하악관절, temporomandibular joint)에서 관찰된다(**그림 3.3**).

뼈의 해부학적 표시점 Anatomic Landmarks of Bones

- Diaphysis (dye–AF–ih–sis; 뼈몸통[골간])은 긴뼈의 중심부에 있는 기둥모양의 뼈몸통(shaft)이다(**그림 3.1**).
- Epiphysis (eh–PIF–ih–sis; 뼈끝[골단])은 관절연골이 덮고 있는 긴뼈의 확장된 끝부분이다. 각 뼈끝은 관절연골로 덮여 있다. *Proximal epiphysis* **(몸통쪽 뼈끝)**은 우리 몸의 정중선에 가까운 곳에 위치한 뼈끝을 말한다. *Distal epiphysis* **(먼쪽 뼈끝)**은 우리 몸의 정중선에서 멀어진 곳에 위치한 뼈끝을 말한다.
- Foramen (foh–RAY–men; 공, 구멍)은 혈관, 신경 및 인대가 통과하는 뼈에 있는 구멍이다(복수형, *foramina*). 예를 들어, 척수는 머리뼈 바닥의 뒤통수뼈에 있는 *foramen magnum* **(큰구멍)**을 통과한다.
- Process (돌기)는 뼈의 표면에 있는 정상적인 돌출부로서 근육과 힘줄의 부착점을 제공한다. 예로서 *mastoid process* (꼭지돌기[**유양돌기**])는 귀 뒤쪽에 있는 관자뼈(측두골, temporal bone)의 뼈돌기이다(**그림 3.6**).

관절
JOINTS

Joints (관절) 또는 *articulation* **(관절)**은 뼈와 뼈가 연결되는 부위로서 뼈의 각 부분에서 운동을 가능하게 한다. 관절은 구조에 따라 또는 움직임 정도에 따라 다음과 같이 분류한다.

섬유성 관절 Fibrous Joints

조밀한 결합조직의 가동성 없는 층으로 구성된 **섬유성 관절**은 뼈를 단단히 고정시킨다. 성인에서서는 *sutures* **(봉합)** 이라고도 하는 이러한 관절은 움직임을 허용하지 않는다(그림 3.6). 신생아와 아주 어린 아이들의 경우 일부 섬유관절이 단단해지기 전에 움직일 수 있다.

- *Soft spots* **(부드러운 반점)**이라고도 알려진 fontanelles (fon–tah–NELLS; 숫구멍[천문])은 일반적으로 신생아의 두개골에 있다. 이 유연하고, 부드러운 반점은 출생 시 산도(birth canal)의 통과를 쉽게 해 준다. 숫구멍 때문에 출생 첫 해 동안 두개골의 원활한 성장이 이루어진다. 아이가 성숙하고 봉합이 끝나면 숫구멍이 점차적으로 딱딱하게 된다.

연골성 관절 Cartilaginous Joints

Cartilaginous joints (kar–tih–LADJ–ih–nus; 연골성 관절)은 단지 약간의 움직임을 갖고 있는 연골로 완전히 연결된 뼈들로 구성된다. 예를 들면 다음과 같다.

- 갈비뼈가 복장뼈에 연결되어 있는 경우, 그림 3.8에서 볼 수 있듯이 이러한 관절은 호흡 중에 움직임이 가능하다.
- Pubic symphysis (PEW–bick SIM–fih–sis; 두덩결합)은 출산을 용이하게 하는 운동을 허용한다. 이 관절은 그림 3.12와 같이 골반의 앞쪽에 있는 두덩뼈 사이에 위치한다.

윤활관절[활막관절] Synovial Joints

Synovial joint (sih–NOH–vee–al; 윤활관절)은 다양한 운동이 이루어지기 위해 두 개의 뼈가 연결되는 곳에서 만들어진다. 여기서 사용된 바와 같이 articulate라는 용어는 함께 모이는 것을 의미한다. 이러한 관절은 또한 운동 유형에 따라 구분된다(그림 3.2).

- *Ball and socket joints* **(절구관절[구상관절])**은 엉덩관절(hip joints)과 어깨관절(shoulder joints)에서 관찰되는 윤활관절로서 여러 방향으로 광범위한 운동을 한다(그림 3.2A).
- *Hinge joints* **(경첩관절[접번관절])**은 무릎관절(슬관절, knee joint)과 팔꿉관절(주관절, elbow joint)에서 관찰되며 주로 한 방향으로 만 운동을 한다(그림 3.2B, C).

윤활 관절의 구성 요소 Components of Synovial Joints

윤활 관절은 복잡한 운동을 가능하게 하는 여러 요소로 이루어진다(그림 3.3).

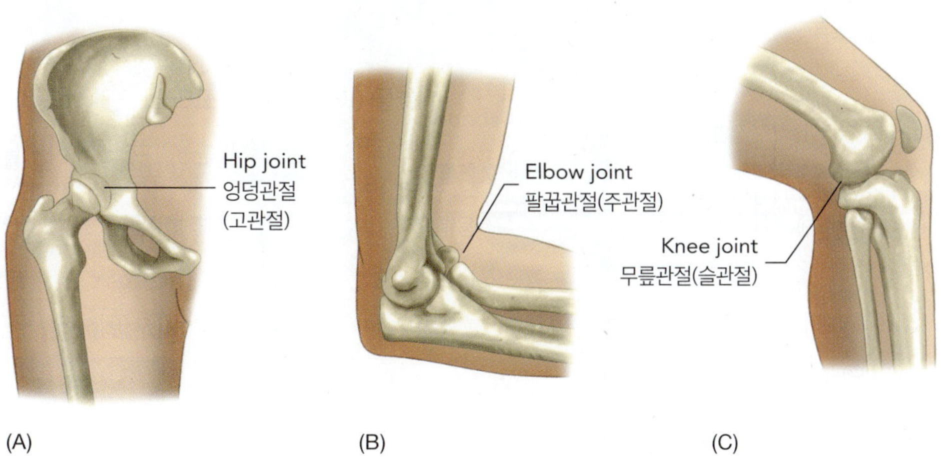

그림 3.2 윤활관절의 예
(A) 엉덩관절의 절구관절 (B) 팔꿉관절의 경첩관절 (C) 무릎관절의 경첩관절

- **Synovial capsule (관절주머니)**는 관절을 둘러싼 소매와 유사한 강한 섬유질 조직이며, 가장 바깥쪽을 싸고있다.
- **Synovial membrane (윤활막)**은 윤활주머니의 내면을 뒤덮고 윤활액을 분비한다.
- **Synovial fluid (윤활액)**은 윤활강(synovial cavity) 내에서 윤활제 역할을 하여 관절의 부드러운 움직임을 가능하게 한다.
- **Ligaments** (LIG–ah–mentz; 인대)는 하나의 뼈를 다른 뼈에 연결하거나 뼈를 연골에 연결하여 관절형태를 이루게 해 주는 섬유조직의 밴드이다. 그림 3.2와 그림 3.3에 보이는 무릎과 같은 복잡한 경첩관절은 여러 방향으로 움직일 수 있는 일련의 인대로 구성된다.
- **Bursa** (BER–sah; 윤활주머니[활액낭])는 섬유주머니(fibrous sac)로서 내강은 윤활막으로 둘러싸여 있고 그 내강에는 윤활액으로 채워져 있다(복수형, bursae). 윤활주머니는 힘줄이 뼈를 넘어 지나가는 부위인 어깨관절, 팔꿉관절 및 무릎관절에서 마찰을 받는 부위에서 자유로운 운동을 가능하게 하는 쿠션역할을 한다.

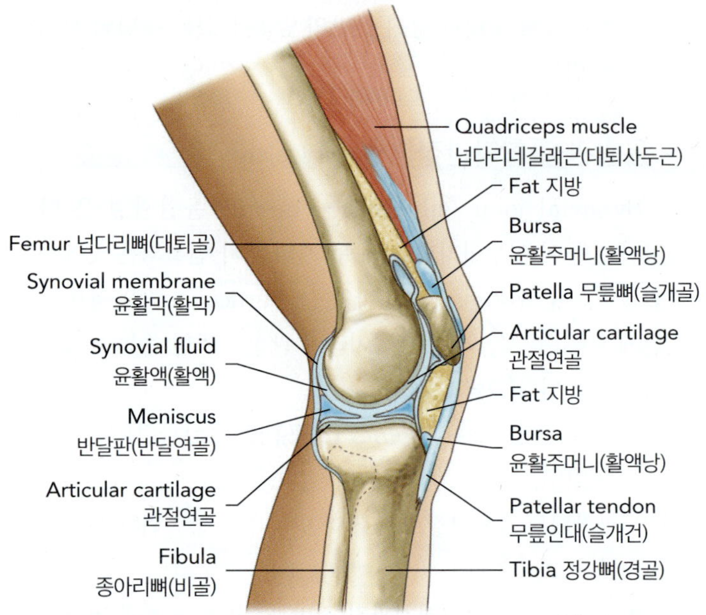

그림 3.3 **윤활관절과 윤활주머니의 모습**(무릎의 옆쪽면에서 본 모습)

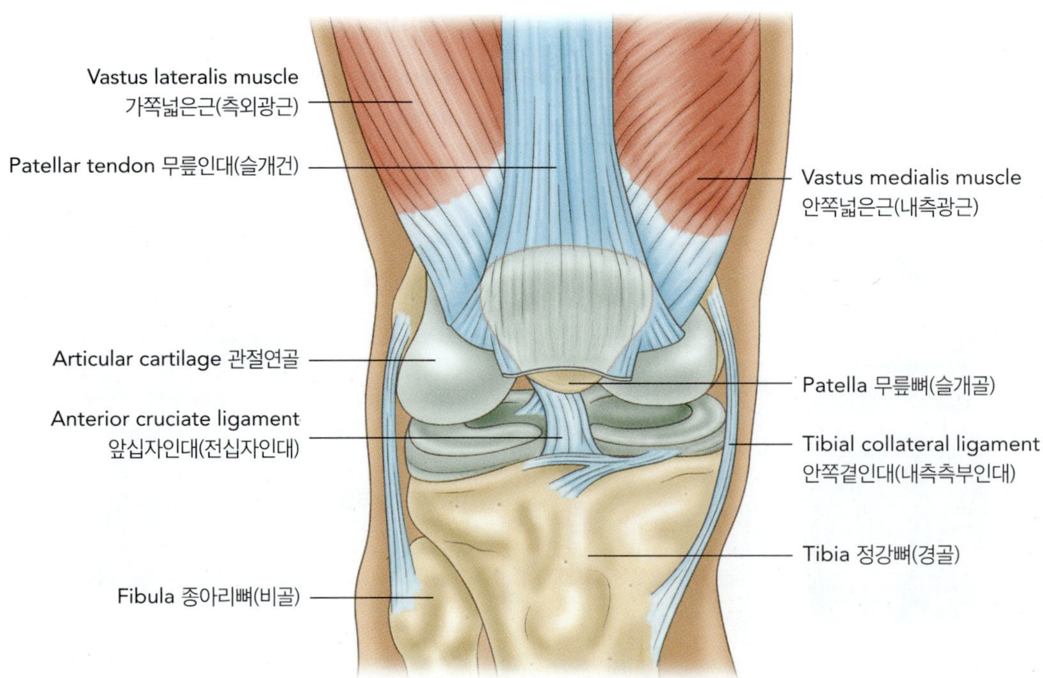

그림 3.4 **무릎의 주요인대**
무릎뼈를 제거한 후에 관찰한 앞쪽 무릎관절의 모습으로서 무릎의 운동을 가능하게 하는 복잡한 인대들의 구조를 보여준다.

골격
THE SKELETON

성인의 몸을 구성하는 뼈는 206개이며 **그림 3.5**에서 보여준다. 개체의 나이에 따라 뼈의 정확한 수는 206에서 350개 사이이다. 골격은 몸통(axial)뼈대와 팔다리(appendicular)뼈대로 구분된다.

몸통뼈대[구간골격] Axial Skeleton

Axial skeleton (**몸통뼈대**)는 신경 · 호흡 · 순환기 계통의 내장기관을 보호한다. 인간의 경우, 몸통뼈대는 머리와 몸의 80개의 뼈로 구성되며 5개의 부분으로 나뉜다. 이들은 (1) 머리뼈; (2) 가운데귀의 귓속뼈(ossicles); (3) 턱과 갑상샘 사이에 위치한 목뿔뼈; (4) 가슴우리뼈; (5) 척추로 구성된다.

팔다리뼈대[부속골격] Appendicular Skeleton

Appendicular skeleton (**팔다리뼈대**)는 우리 몸의 운동을 가능하게 하고 소화 · 비뇨 · 생식기 계통을 이루고 있는 기관들을 보호한다. 인간의 경우, 팔다리뼈대는 (1) 팔(어깨, 위팔, 아래팔, 손목 및 손)과 (2) 다리(볼기, 넓적다리, 종아리, 발목 및 발)로 구성된 126개의 뼈로 이루어져 있다.

*Appendage*라는 의미는 신체의 주요 부분에 부착되는 모든 것으로, 부속 장치를 지칭하는 용어이다. *Extremity* (**말단**)은 팔이나 다리와 같은 신체 부위의 끝이다.

머리뼈[두개골] Bones of the Skull

Skull (**머리뼈**)는 14개의 뼈로 구성된 얼굴뼈, 8개의 뼈로 구성된 뇌머리뼈, 그리고 가운데귀에 있는 6개의 작은뼈로 구성되었다. 머리뼈를 구성하는 뼈는 **그림 3.6**과 **그림 3.7**에서 보여준다.

뇌머리뼈 Bones of the Cranium

Cranium (KRAY-nee-um; 머리뼈[두개골])는 8개의 뼈로 구성되어 있고, 뇌를 둘러싸고 있는 머리뼈의 일부이다(crani는 머리뼈를 뜻하며, -um은 명사형 종결을 뜻한다). 머리뼈는 흔히 봉합이라고도 불리는 톱니 모양의 섬유성 관절로 연결된다.

- Frontal bone (**이마뼈[전두골]**)는 이마를 형성하는 머리뼈의 앞 부분이다. 이 뼈에는 이마굴이 위치하고 벌집굴의 천장을 형성하고, 코, 안구를 보호하는 뼈의 일부를 형성한다.
- 머리뼈 중 가장 큰 두 개의 뼈인 parietal bones (pah-RYE-eh-tal; 마루뼈[두정골])는 뇌두개의 상면과 천장을 형성한다.
- Occipital bone (ock-SIP-ih-tal; 뒤통수뼈[후두골])는 뇌머리뼈의 벽과 뒤쪽 바닥을 형성한다. 척수가 뒤통수뼈의 foramen magnum (큰구멍[대후두공])을 통하여 지나간다.
- 2개의 temporal bones (**관자뼈[측두골]**)는 뇌머리뼈의 저부와 측면을 형성한다.
- External auditory meatus (mee-AY-tus; 바깥귀길[외이도])은 귀의 외부로 바깥귀관으로 열려 있다. 이러한 관은 머리뼈의 양쪽 측면 관자뼈에 위치한다. *Meatus* (**관**)은 도관의 바깥 구멍을 의미한다.
- Sphenoid bone (SFEE-noid; 나비뼈[접형골])는 머리뼈의 저부와 눈확[안와]의 측면 및 바닥의 일부를 형성한다. 이 뼈는 다른 모든 머리뼈와 관절하여 머리뼈의 바닥, 옆면, 그리고 눈확의 바닥과 옆면을 형성하는 데 관여한다.
- Ethmoid bone (ETH-moid; 벌집뼈[사골])는 가벼운 해면뼈로 구성되며 코의 천장과 옆면에 위치한다. 여기서 그것은 비강을 두뇌와 분리시키며, 또한 각 궤도의 일부를 형성한다. *Orbit* (**눈확[안와]**)은 안구를 둘러싸서 안구를 보호하고 있는 뼈로 된 구멍이다.

귓속뼈[이소골] The Auditory Ossicles

Auditory ossicles (OSS-ih-kulz; 귓속뼈[이소골])는 각 가운데귀에 있는 세 개의 작은 뼈이다. 이 뼈들(*malleus*, *incus*, *stapes*)은 11장에서 살펴본다.

얼굴뼈[안면골] The Bones of the Face

- 얼굴(face)은 다음과 같은 14개의 뼈로 구성된다. 이 뼈 중 일부는 코곁동굴로 알려진 공기를 함유한 공간을 갖고 있다. 이 코곁동굴의 목적 중 하나는 두개골의 무게를 가볍게 하는 것이다. 이 코곁동굴은 7장에서 논의된다.
- 2개의 nasal bones (**코뼈[비골]**)는 콧등의 상부를 형성한다.

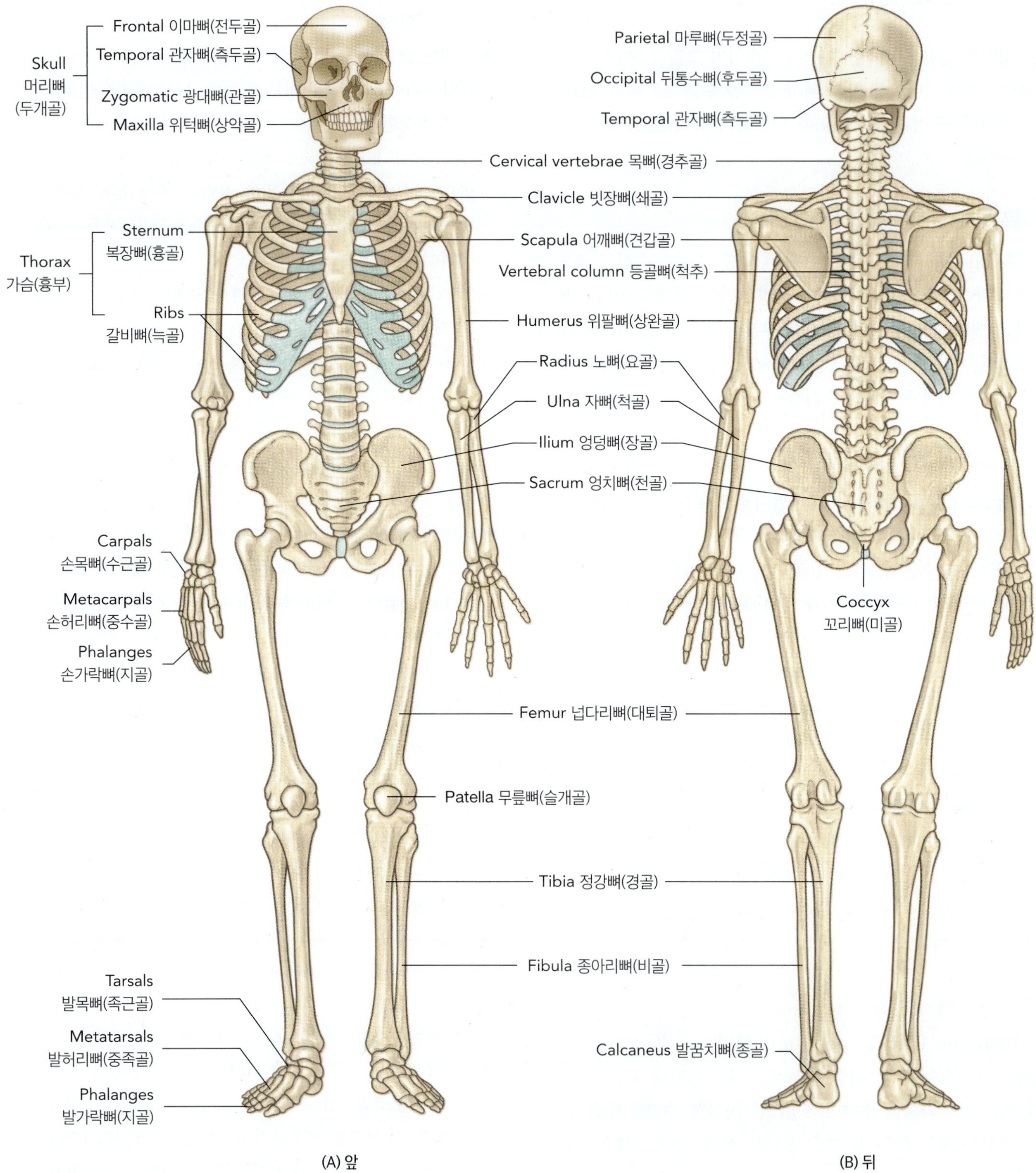

그림 3.5 성인의 골격을 앞과 뒤에서 본 모습

- 2개의 **zygomatic bones** (zye–goh–MAT–ick; 광대뼈[관골])는 *cheekbones*라고도 하며 이마뼈와 관절한다.
- 2개의 **maxillary bones** (MACK–sih–ler–ee; 위턱뼈[상악골])는 *maxillae*라고도 하며 대부분의 위턱을 형성한다(단수형, *maxilla*).
- 2개의 **palatine bones** (PAL–ah–tine; 입천장뼈[구개골])는 구강의 단단입천장(경구개, hard palate)과 코안의 바닥을 형성한다.
- 2개의 **lacrimal bones** (LACK–rih–mal; 눈물뼈[누골])는 눈확의 일부와 눈의 안쪽눈구석(inner angle)을 형성한다.
- 2개의 **inferior conchae** (KONG–kee *or* KONG–kay; 아래코선반[하비갑개])은 얇은 두루마리 모양의 뼈로서 코의 내강을 형성한다(단수형, *concha*).
- **Vomer bone** (VOH–mer; 보습뼈[서골])는 코중격의 바닥을 형성한다. *Nasal septum* **(코중격)**은 연골로 되어 있으며, 코를 2개의 코안으로 나눈다.
- **Mandible** (MAN–dih–bul; 아래턱뼈[하악골])는 *jaw–bone*이라고도 하며, 얼굴뼈에서 유일하게 움직이는 뼈이다. 아래턱뼈는 **temporomandibular joint** (TMJ, tem–poh–roh–man–DIB–you–lar; 턱관절[측두하악관절])에서 머리뼈에 부착되어 있다(그림 3.6).

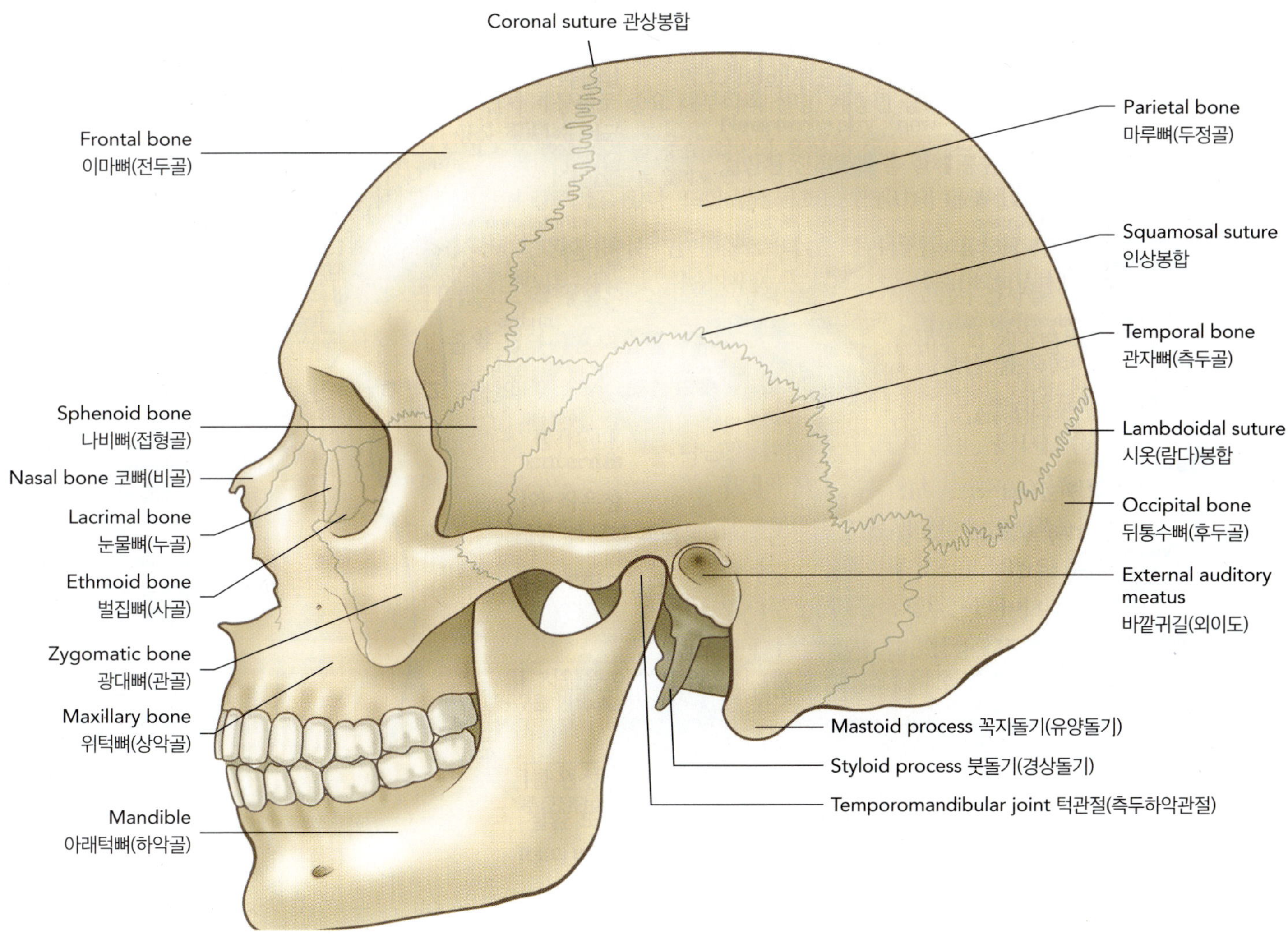

그림 3.6 **성인의 머리뼈를 옆에서 본 모습**

가슴안[흉강] Thoracic Cavity

Thoracic cavity (thoh-RAS-ick; 가슴안[흉강])은 *rib cage* (**가슴우리[흉곽]**)라고도 하며 심장과 폐를 보호한다. 갈비뼈, 복장뼈, 목에서 가로막까지 연장되는 척추의 윗부분으로 이루어져 있지만 팔은 포함하지 않는다.

갈비뼈[늑골] The Ribs

갈비뼈(rib)는 12쌍으로 구성되어 있고, *costals* (KOSS-tulz; 갈비뼈[늑골])라고도 하며 뒤쪽에 있는 등뼈에 부착되어 있다(cost는 갈비뼈를, -al은 ~에 관련된을 뜻한다) **(그림 3.8)**.

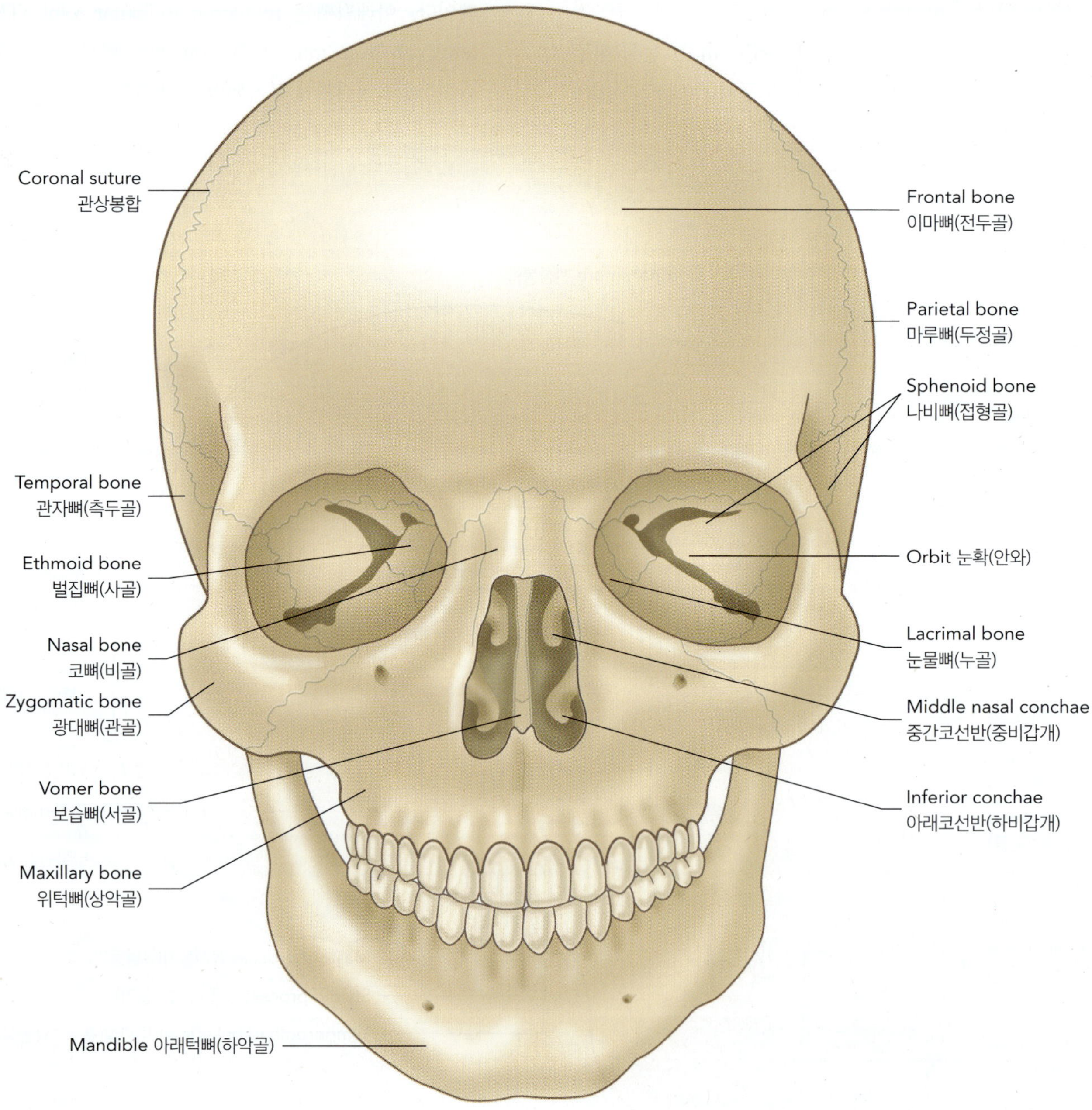

그림 3.7 **성인의 머리뼈를 앞에서 본 모습**

- 처음 7쌍의 갈비뼈를 *true ribs* **(참갈비뼈[진늑골])**라 하며 앞쪽의 복장뼈에 붙어 있다.
- 다음의 3쌍의 갈비뼈는 *false ribs* **(거짓갈비뼈[가늑골])**라 하며 앞쪽에서 복장뼈 관절을 이루고 있는 갈비연골에 붙어 있다.
- 마지막 2쌍의 갈비뼈는 *floating ribs* **(뜬갈비뼈[부늑골])**라 하며 앞쪽에서 어느 것과도 부착하지 않는 갈비뼈이다.

복장뼈[흉골] The Sternum

Sternum (STER–num; 복장뼈[흉골])는 *breast bone* 이라고도 하며 가슴우리의 앞쪽 정중선에 위치한다. 복장뼈는 세 부분으로 나뉜다(**그림 3.8**).

- Manubrium (mah–NEW–bree–um; 복장뼈자루[흉골병])는 뼈로서 복장뼈의 제일 위쪽부분을 형성한다.
- Body of the sternum **(복장뼈몸통[흉골체])**은 *gladiolus* 라고도 하며, 뼈로서 복장뼈의 중간부분에 위치한다.
- Xiphoid process (ZIF–oid; 칼돌기[검상돌기])는 연골로서 복장뼈의 제일 아래쪽부분에 위치한다. *Xiphoid* 는 똑바른 칼이라는 의미를 갖는 그리스어에서 왔다.

어깨 The Shoulders

Shoulder (어깨)는 팔과 팔을 지지하는 pectoral girdle (PECK–toh–rahl; 팔이음부위)를 형성한다: *Shoulder girdle* 이라고도 한다. 여기서 *girdle* 이라는 용어는 몸을 둘러싸고 있는 구조를 의미한다. 어깨의 뼈를 공부하려면 **그림 3.5**와 **그림 3.8**을 참조하라.

- Clavicle (KLAV–ih–kul; 빗장뼈[쇄골])는 *collar bone* 이라고도 하며, 복장뼈의 복장뼈자루와 어깨뼈를 연결하는 가느다란 뼈이다.
- Scapula (SKAP–you–lah; 어깨뼈[견갑골])는 *shoulder blade* 이라고도 한다(복수형, *scapulae*).

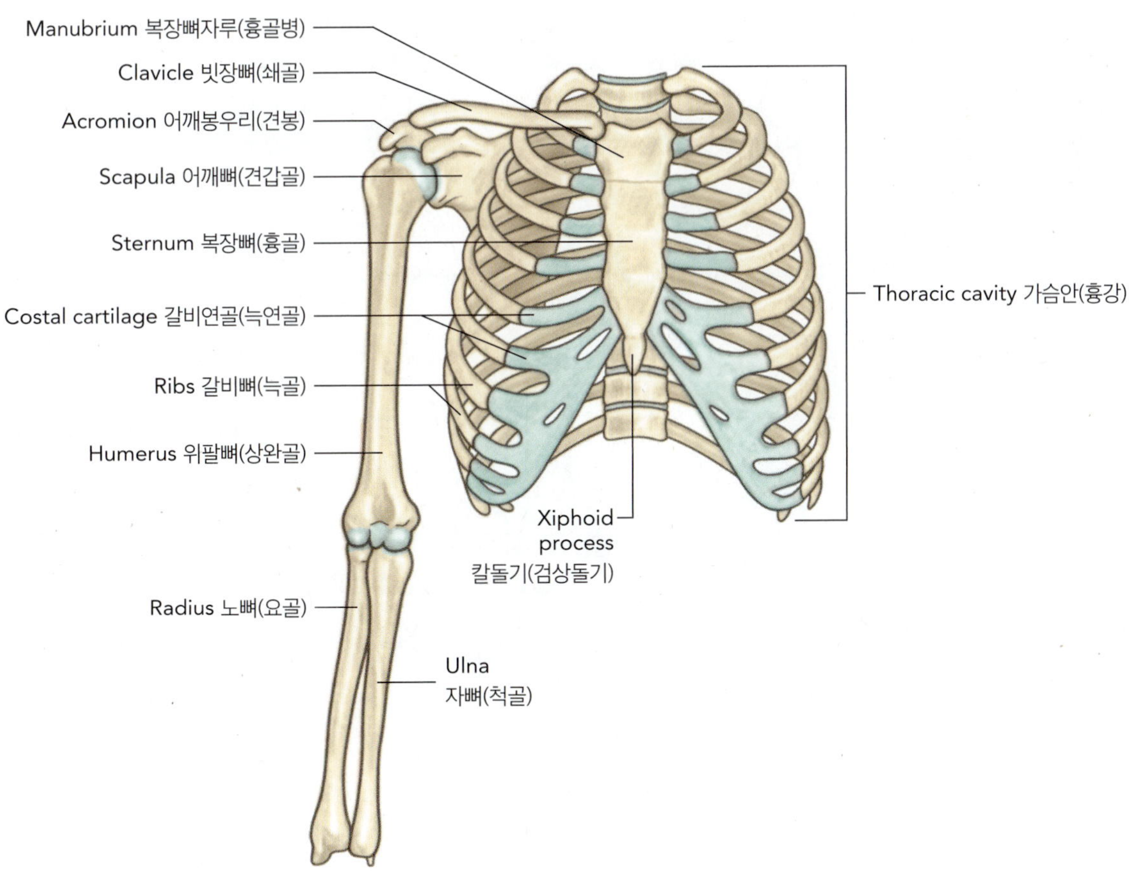

그림 3.8 **팔, 어깨, 갈비뼈를 앞에서 본 모습**(연골이 있는 부위는 파란색으로 표시함)

- **Acromion** (ah–KROH–mee–on; 어깨봉우리[견봉])는 어깨뼈의 돌기가 확장된 구조로서 어깨에서 가장 돌출된 부위이다.

위팔[상완] The Arms

- **Arm** (위팔)에 대하여 공부하려면 **그림 3.5**와 **그림 3.8**을 참조한다.
- **Humerus** (HEW–mer–us; 위팔뼈[상완골])는 위쪽 팔(복수형, *hemeri*)을 이루고 있는 뼈이다.
- **Radius** (RAY–dee–us; 노뼈[요골])는 아래팔(복수형, *radii*)에 있는 보다 작은 뼈로서 아래팔의 엄지쪽에 위치한다.
- **Ulna** (ULL–nah; 자뼈[척골])는 아래팔(복수형, *ulnae*)에 있는 보다 크고 긴뼈이다. 자뼈의 몸통끝은 팔굽관절을 형성하기 위해 위팔뼈의 먼쪽끝과 관절한다.
- **Olecranon process** (oh–LEK–rah–non; 팔꿈치머리[주두])는 일반적으로 *funny bone*이라고도 하며, 자뼈의 먼쪽 끝에 있는 큰 돌기로서 부딪혔을 때 팔을 저리게 하는 뼈의 일부분이다.

손목, 손 그리고 손가락

The Wrists, Hands, and Fingers

손목과 손의 뼈를 공부하려면 **그림 3.9**를 참조한다.

- 8개의 **carpals** (KAR–palz; 손목뼈[수근골])는 손목

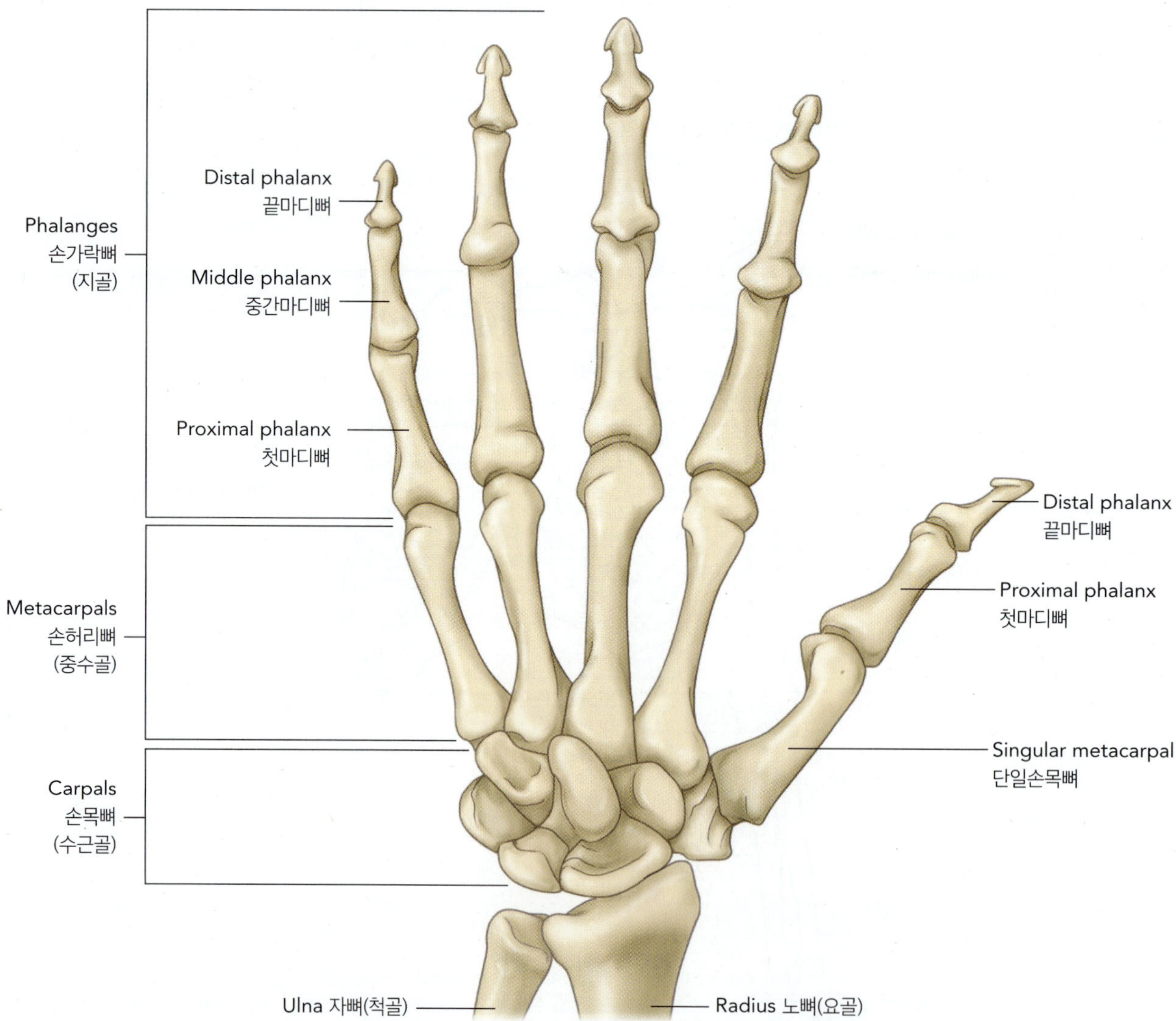

그림 3.9 **아래쪽 왼쪽 팔, 손목 및 손을 구성하는 뼈를 등쪽에서 본 모습**

(단수형, *carpal*)을 이루고 있는 뼈이다. 이 뼈는 손목굴로 알려진 좁은 뼈 통로를 형성한다. 정중신경과 손가락의 힘줄이 이러한 굴을 통과하여 손에 도달한다. 손목굴 증후군은 4장을 참조한다.

- 5개의 **metacarpals** (met–ah–**KAR**–palz; 손허리뼈[중수골])는 손바닥을 이루고 있는 뼈이다.
- 14개의 **phalanges** (fah–**LAN**–jeez; 손가락뼈[지골])는 손가락을 이루고 있는 뼈이다(단수형, *phalanx*). 발가락의 뼈는 발가락뼈(phalanges)라고도 한다.
- 각각의 손가락은 3개의 뼈로 구성되었으며 각각 끝마디뼈(원위지골, distal phalanges), 중간마디뼈(중간지골, middle phalanges), 첫마디뼈(근위지골, proximal phalanges)라 한다.
- 엄지손가락은 2개의 뼈로 구성되었으며 끝마디뼈(distal phalanges)와 첫마디뼈(proximal phalanges)이다.

척주 The Spinal Column

Spinal column (척주)는 *vertebral column*이라고도 하며 26개의 **vertebrae** (**VER**–teh–bray; 척추) (단수형, **vertebra** [**VER**–teh–bruh])로 구성되어 있다. *Vertebral*이라는 용어는 척추의 라는 의미이다.

척추의 구조 The Structures of Vertebrae

척추의 구조를 공부하려면 그림 3.10을 참조한다.

- *Body of the vertebra* (척추몸통[추체])은 척추의 앞쪽 부분으로서 딱딱한 구조로 되어 있다.
- Lamina (**LAM**–ih–nah; 척추뼈고리판[추궁판])은 척추의 뒤쪽부분이다(단수형, laminae). 가로돌기 및 가시돌기는 이 부위에서부터 연장되어 근육 및 힘줄의 부착물 역할을 한다.
- *Vertebral foramen* (척추뼈구멍[추공])은 척추의 가운데에 있는 구멍으로서 척수(spinal cord)가 이 구멍을 통하여 지나간다.

척추사이원반[추간판] Intervertebral Disks

Intervertebral disk (in–ter–**VER**–teh–bral; 척추사이원반[추간판])은 연골로 되어 있고 척추와 척추 사이를 분리하며 쿠션역할을 한다. 이 척추사이원반은 충격을 흡수

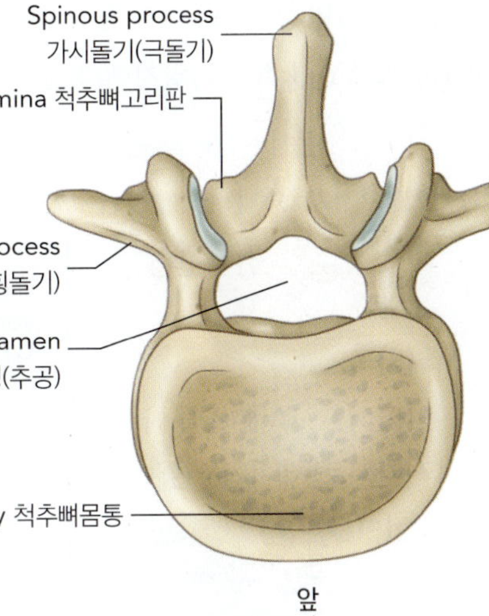

그림 3.10 등뼈의 구조

하는 역할을 하며 척추의 운동을 원활하게 한다(그림 3.18A).

척추의 유형 The Types of Vertebrae

척추의 유형에 대하여 공부하려면 그림 3.11A와 그림 3.11B를 참조한다.

- **Cervical vertebrae** (**SER**–vih–kal; 목뼈[경추])는 첫 번째에 있는 척추로서 목을 구성하며, 7개의 뼈로 구성되어 있다. 이 뼈는 C1–C7이라고 표시한다. *Cervical*은 '목의'라는 의미이다.
- **Thoracic vertebrae** (thoh–**RASS**–ick; 등뼈[흉추])는 두 번째 뼈로서 12개의 뼈로 구성되어 있으며 척추가 바깥으로 굽어져 있다. 이 뼈는 T1–T12라고 표시한다. 이 척추에는 각각 한 쌍의 갈비뼈가 붙어 있으며 척주의 뒤로 돌출된 만곡을 형성한다. *Thoracic*이라는 용어는 가슴안에 관한 것을 의미한다.
- **Lumbar vertebrae** (**LUM**–bar; 허리뼈[요추])는 세 번째 뼈로서 안쪽으로 굽어져 있다. 이 뼈는 L1–L5라고 표시한다. 허리뼈는 척추에서 가장 강하고 큰 뼈이며, 우리 몸의 대부분의 체중을 받는 뼈이다. 허리뼈는 척추뼈 중에서 가장 크고 가장 강하며, 체중의 많은 부분을 차지한다. *Lumbar*라는 의미는 갈비뼈와 골반 사이의 등의 뒤쪽과 옆쪽 부분과 관련이 있다.

나머지 두 척추뼈는 엉치뼈와 꼬리뼈이다. 엉치뼈와 꼬리뼈를 공부하려면 그림 3.11A와 그림 3.11B를 참조한다.

- Sacrum (SAY-krum; 엉치뼈[천골])은 약간 굽어져 있으며, 등의 하부를 형성하는 척주의 저부 인접부에 있는 삼각형의 뼈이다. 출생 시 이 뼈는 5개의 뼈로 구성되어 있었으나 청소년기에는 한 개의 뼈로 융합된다.

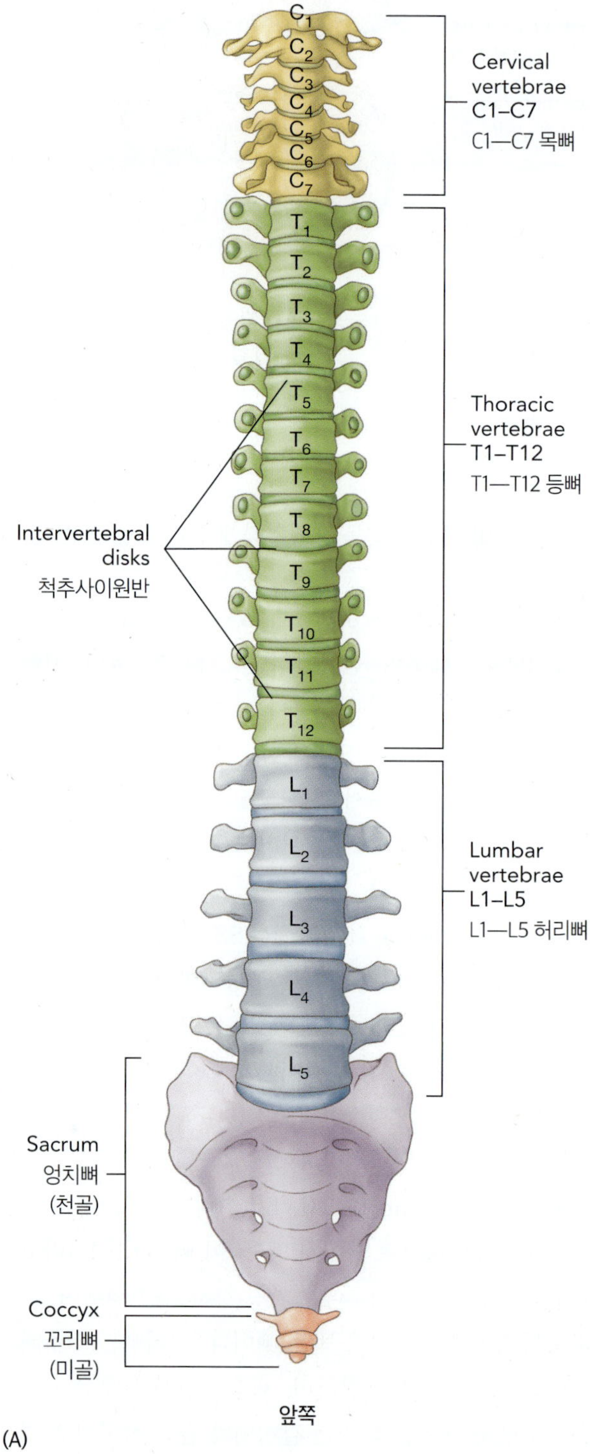

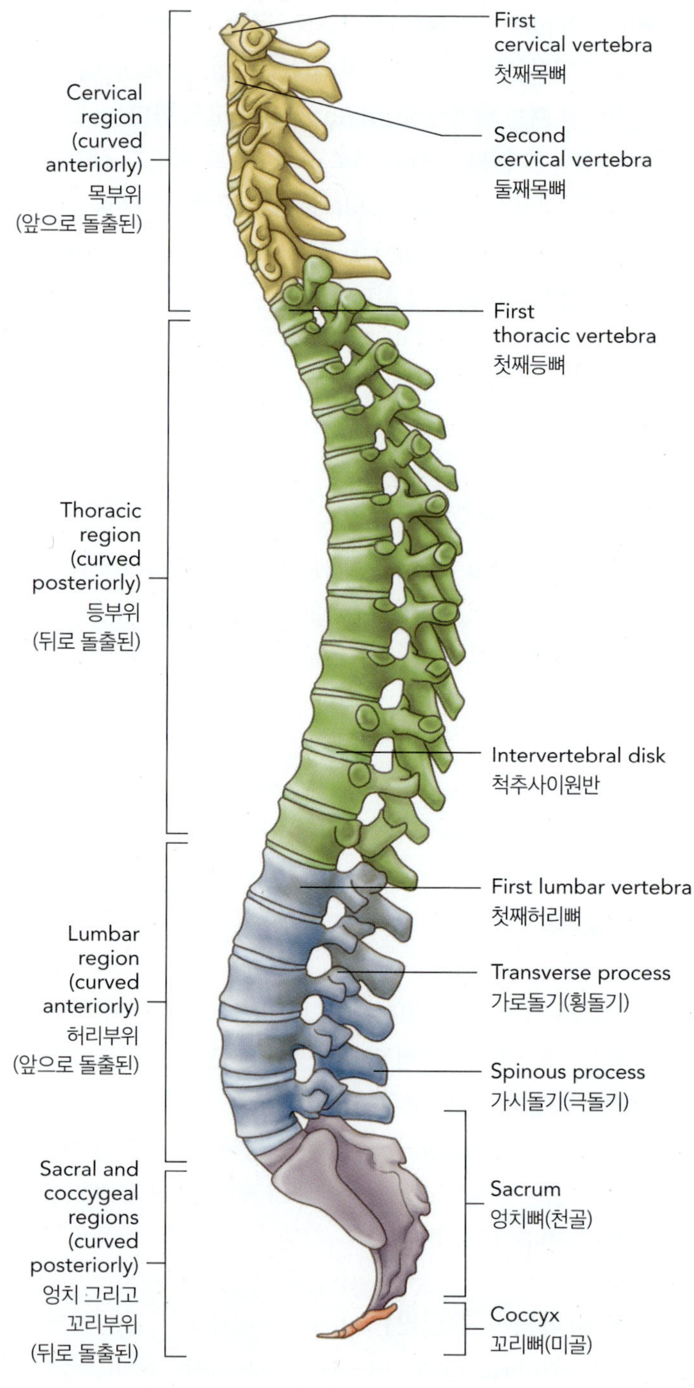

그림 3.11 (A) 척추를 앞쪽에서 본 모습 (B) 척추를 옆쪽에서 본 모습

- Coccyx (KOCK–sicks; 꼬리뼈[미골])는 *tailbone*이라고도 하며, 척주의 끝을 형성하며 4개의 작은 뼈로 구성되어 있으나 서로 융합된다. *Coccyx*라는 단어는 뻐꾸기의 부리와 닮았기 때문에 뻐꾸기(cuckoo)를 상징하는 단어로 그리스어에서 유래됐다.

다리이음뼈[골반대] The Pelvis

Pelvis (**골반대**)는 *bony pelvis*라고도 한다. 골반 내장을 보호하고 다리를 지지한다. 엉치뼈와 꼬리뼈 이외에 *pelvic girdle* (**다리이음뼈**)가 있으며, 다리이음뼈는 엉덩뼈(*ilium*), 궁둥뼈(*ischium*), 두덩뼈(*pubis*)로 구성되어 몸통의 하단에 컵 모양의 뼈고리를 형성한다(그림 3.12, 그림 3.14).

- Ilium (ILL–ee–um; 엉덩뼈[장골])는 넓은 칼모양의 뼈로서 골반의 외측과 뒤쪽을 형성한다.
- Sacroiliac joints (say–kroh–ILL–ee–ack; 엉치엉덩관절[천장관절])은 엉치뼈와 엉덩뼈의 뒤쪽부분 사이의 약간 움직일 수 있는 관절이다(sacr/o는 엉치뼈를, ili는 엉덩뼈를, –ac는 ~에 관련된을 뜻한다).
- Ischium (ISS–kee–um; 궁둥뼈[좌골])는 골반의 하부 뒤쪽부분을 형성하며 앉아 있을 때 체중을 받는 곳이다.
- Pubis (PEW–bis; 두덩뼈[치골])는 골반의 앞쪽부분으로서 방광 바로 아래에 위치한다.

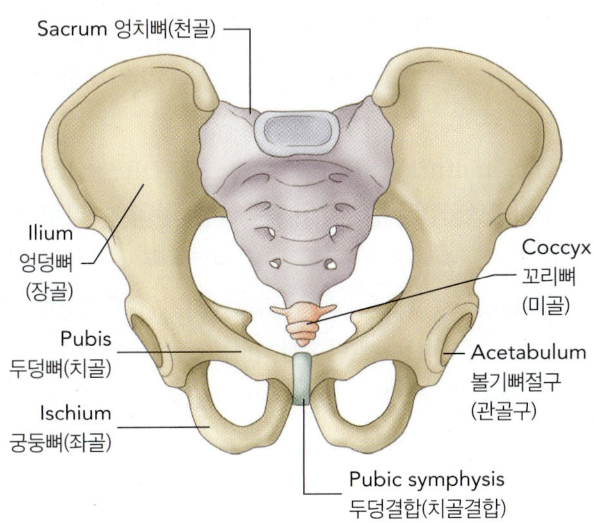

그림 3.12 골반을 앞에서 본 모습

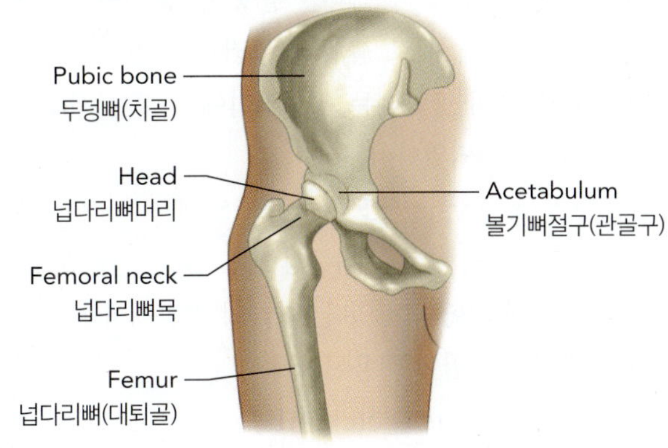

그림 3.13 넙다리뼈의 몸통쪽끝과 볼기뼈절구(hip socket)의 구조

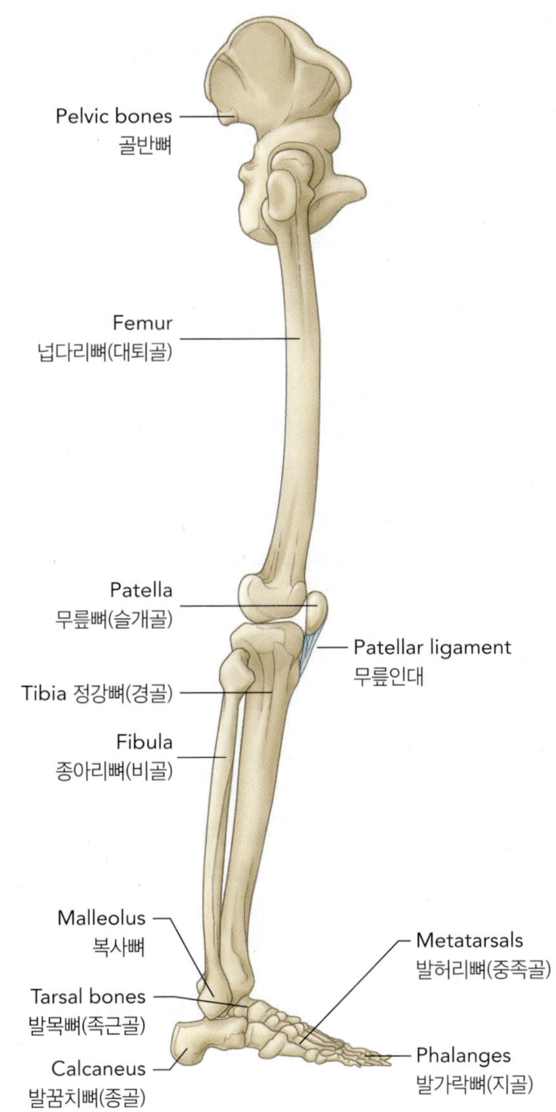

그림 3.14 다리뼈를 옆에서 본 모습

- 엉덩뼈, 궁둥뼈 및 두덩뼈는 출생 시 분리되어 있으나 이들은 그 후에 서로 융합되어 좌우 골반뼈를 형성한다. 이 두 개의 골반뼈는 두덩결합에 의하여 서로 **융합** *(symphysis)*되었다.
- **Pubic symphysis** (PEW–bick SIM–fih–sis; 두덩결합[치골연골결합])은 정중앙선에 있는 연골관절로서 서로 강하게 결합되어 있다. 연골성 관절에서는 뼈 사이에 약간의 움직임이 허용된다.
- **Acetabulum** (ass–eh–TAB–you–lum; 볼기뼈절구[관골구])는 *hip socket* 이라고도 하며 골반의 양쪽 외측에 있는 큰 윤상의 공간으로서 넙다리뼈머리와 관절하여 엉덩관절을 형성한다(그림 3.12, 그림 3.14).

종아리와 무릎 The Legs and Knees

종아리와 무릎을 구성하는 뼈를 공부하려면 그림 3.13과 그림 3.14를 참조한다.

넙다리뼈[대퇴골] The Femurs

- **Femur** (FEE–mur; 넙다리뼈)는 다리의 위쪽에 있는 뼈이다. *Femoral* 은 넙다리뼈를 의미한다.
- 넙다리뼈는 *thigh bones*라고도 한다.
- *Head of the femur* **(넙다리뼈머리)**는 볼기뼈절구(hip socket)와 관절을 말한다.
- *Femoral neck* (FEM–or–al; 넙다리뼈목)은 넙다리뼈머리 아래의 좁은 부분이다.

무릎 The Knees

무릎은 넓적다리와 종아리 사이에서 운동을 가능하게 하는 복잡한 관절이다.

- **Patella** (pah–TEL–ah; 무릎뼈[슬개골])는 *kneecap* 이라고도 하며, 뼈로 된 무릎의 앞쪽부분이다.
- **Popliteal** (pop–LIT–ee–al; 다리오금의)은 무릎의 뒤쪽부분으로서 인대, 혈관 및 근육이 위치하는 공간이다.
- **Cruciate ligaments** (KROO–shee–ayt; 십자인대)는 그림 3.4에서 보여주며 무릎의 운동을 가능하게 한다. 이 인대는 십자형으로 위치하기 때문에 십자인대라 하며, *anterior cruciate ligament* **(앞십자인대[전십자인대])**와 *posterior cruciate ligament* **(뒤십자인대[후십자인대])**가 있다.

종아리[하퇴] The Lower Leg

Lower leg (종아리[하퇴])는 2개의 뼈로 구성된다: 정강뼈와 종아리뼈(그림 3.14).

- **Tibia** (TIB–ee–ah; 정강뼈[경골])는 *shinbone*이라고도 하며 종아리에 있는 두 개의 뼈 가운데보다 많은 무게를 받는 뼈이다.
- **Fibula** (FIB–you–lah; 종아리뼈[비골])는 종아리에 있는 두 개의 뼈 가운데 작은 것이다.

발목 The Ankles

- **발목**은 종아리와 발을 연결하고 필요한 움직임을 가능하게 하는 관절이다.
- 각 발목은 7개의 짧은 **tarsal** bones (TAHR–sal; 발목뼈)로 구성된다. 이 뼈는 손목뼈와 비슷하다. 그러나 그것들은 훨씬 더 크기가 크다(그림 3.15).
- **Malleolus** (mal–LEE–oh–lus; 복사[과])는 발목의 양쪽에 있는 둥근 뼈돌기이다(복수형, *malleoli*).
- **Talus** (TAY–luss; 목말뼈[거골])는 발목뼈로서 종아리뼈 그리고 정강뼈와 관절한다(그림 3.15, 그림 3.17).
- **Calcaneus** (kal–KAY–nee–uss; 발꿈치뼈[종골])는 *heel bone*이라 하며 발목뼈에서 가장 큰 뼈이다(그림 3.14, 그림 3.15).

발과 발가락 The Feet and Toes

발과 발가락은 그림 3.15와 같이 다음과 같은 뼈들로 이루어져 있다.

- 5개의 **metatarsals** (met–ah–TAHR–salz; 발허리뼈[중족골])는 발의 일부를 형성하며 발가락이 붙어 있다.
- **Phalanges** (fah–LAN–jeez; 발가락뼈[지골])는 발가락을 구성하는 뼈(단수형, phalanx)이다. 엄지발가락은 2개의 발가락뼈로 구성되어 있다. 다른 발가락뼈는 3개의 뼈로 구성되어 있다. Phalanges라는 용어는 발가락을 의미한다.

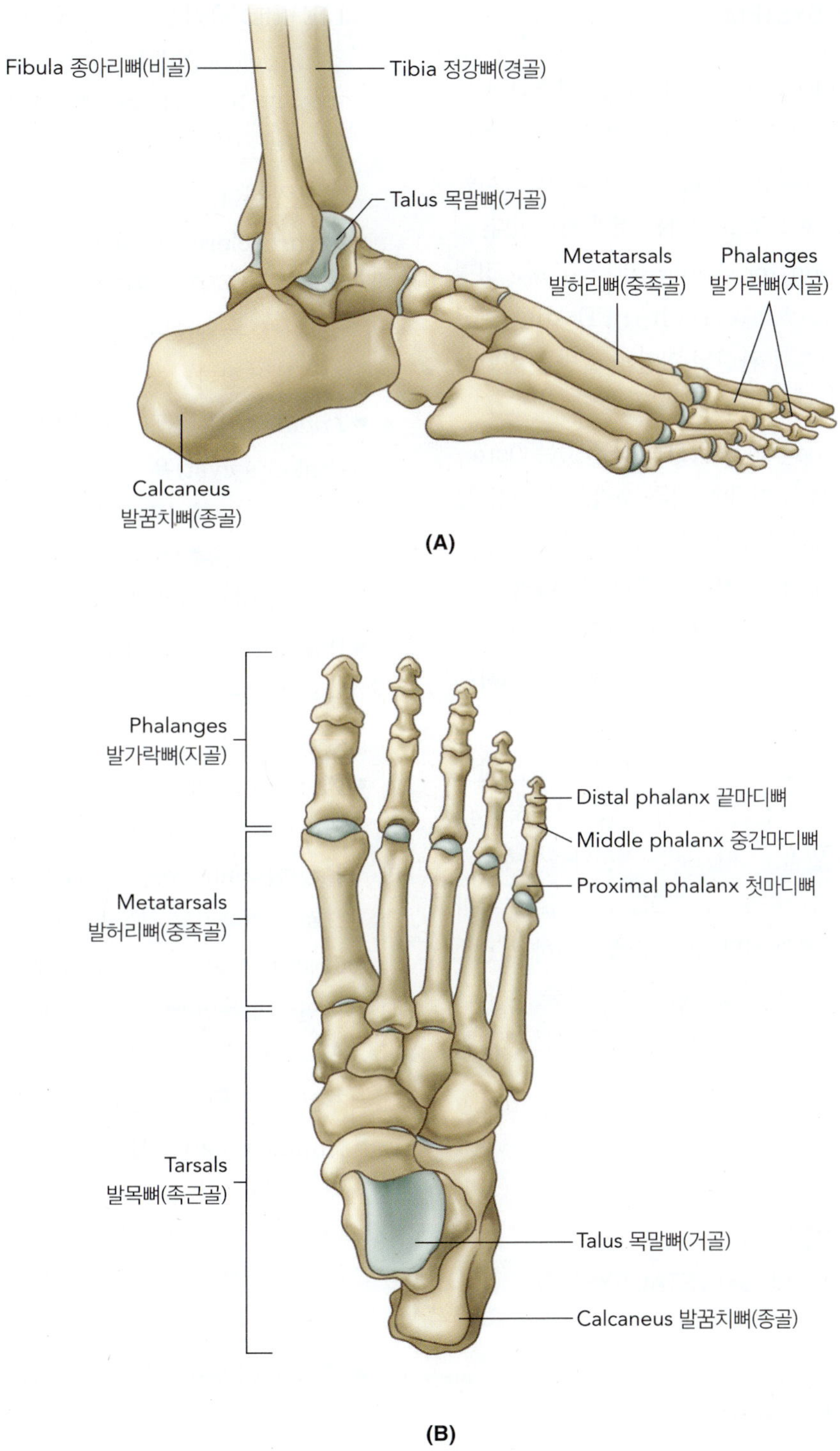

그림 3.15 우측 발목과 발을 구성하는 뼈를 (A) 바깥쪽과 (B) 위쪽에서 본 모습

골격계통과 관련된 전문의료인
MEDICAL SPECIALTIES RELATED TO THE SKELETAL SYSTEM

- Chiropractor (KYE-roh-prack-tor; 척추교정 지압전문가)는 척추의 배열이상에 의한 질환을 교정하는 전문가이다. *Manipulative treatment* (손으로 하는 치료)는 뼈의 위치를 손으로 조정하는 것과 관련된다.
- Orthopedic surgeon (or-thoh-PEE-dick; 정형외과의사)는 *orthopedist* (orthoh-PEE-dist)라고도 하며 뼈, 관절, 근육과 관련된 질환과 질병을 진단하고 치료하는 의료 전문가이다.
- Osteopath (oss-tee-oh-PATH; 접골사)는 Osteopathy (DO) 학위를 소지하고 척추 조작으로 건강 문제를 치료하는 것 이외에 전통적인 치료법을 사용한다(oste/o는 뼈를, -path는 질병을 뜻한다). 이러한 유형의 의료 행위는 *osteopathy* **(정골요법)**으로 알려져 있다. 그러나, 그 용어는 또한 어떤 뼈 질환을 의미하는 데 사용된다.
- Podiatrist (poh-DYE-ah-trist; 발 전문의)는 발에 생긴 질환을 전문적으로 진단하고 치료하는 전문적인 의사를 말한다(pod는 발을, -iatrist는 전문가를 뜻한다).
- Rheumatologist (roo-mah-TOL-oh-jist; 류마티스 전문의)는 관절염의 진단 및 치료에 관여하고 관절 및 결합조직의 염증을 특징으로 하는 골다공증, 섬유근육통 및 건염과 같은 질환의 진단과 치료를 전문으로 하는 의사이다.

골격계통의 질환
PATHOLOGY OF THE SKELETAL SYSTEM

관절 Joints

- Ankylosis (ang-kih-LOH-sis; 강직증)은 질병, 손상 또는 외과적인 수술에 의하여 관절의 운동이 상실되거나 잘 움직일 수 없는 상태를 말한다(ankyl은 굽어지거나 또는 굳은 상태를, -osis는 비정상적인 상태를 뜻한다). *Mobility* 는 움직일 수 있는 상태를 의미한다.
- *Frozen shoulder* **(동결견, 오십견)**이라고도 하는 **adhesive capsulitis** (ad-HEE-siv **kap-suh-LIE-tis**; 유착성 관절낭염)은 어깨의 통증성 관절굳음증(ankylosis)이다(capsul은 작은 상자를, -itis는 염증을 뜻한다). 이것은 어깨관절 주위의 윤활막에 유착(4장 참조)이 형성되어 관절이 더 두껍고 단단해짐으로써 발생한다.
- Arthrosclerosis (ar-throh-skleh-ROH-sis; 관절경화증)은 특히 노인에서 관절이 굳은 상태를 말한다(arthr/o는 관절을, -sclerosis는 비정상적으로 굳은 상태를 뜻한다).
- *Popliteal cyst* **(슬와낭종)**으로 알려진 **베이커낭종** (Baker's cyst)은 무릎 뒤에 체액이 가득 찬 낭종이다. 이것은 보통 류마티스성 관절염과 같은 상황에서 발생하며, 과도한 윤활액의 생성을 유발한다. 이러한 상태는 영국 외과 의사 윌리엄 베이커에 의해 명명되었다.
- Bursitis (ber-SIGH-tis; 윤활주머니염)은 윤활주머니의 염증을 말한다(burs는 윤활주머니를, -itis는 염증을 뜻한다).
- Chondromalacia (kon-droh-mah-LAY-shee-ah; 연골연화증)은 연골이 비정상적으로 유연해지는 것을 말한다(chondr/o는 연골을, -malacia는 비정상적으로 유연해지는 것을 뜻한다).
- Costochondritis (kos-toh-kon-DRIGH-tis; 갈비연골염[늑연골염])은 갈비뼈를 복장뼈에 연결하는 연골의 염증이다(cost/o는 갈비뼈를, chondr는 연골을, -itis는 염증을 뜻한다).
- Hallux valgus (HAL-ucks VAL-guss; 엄지발가락가쪽휨증[무지외반증])은 엄지발가락 저부의 관절이 비정상적으로 확장되는 상태를 말한다(*hallux*는 라틴어로 크다를, *valgus*는 굽어지다를 뜻한다). *Bunion*은 무지외반으로 인하여 염증이 발생한 상태이다.
- Hemarthrosis (hem-ar-THROH-sis; 혈관절증)은 관절강 내에 혈액이 차 있는 상태를 말한다(hem은 혈액을, arthr는 관절을, -osis는 비정상적인 상태를 뜻한다). 이러한 상태는 관절의 외상 후에 일어난다. 혈액을 묽게 하는 약을 복용한 환자에게서 즉시 일어날 수 있거나 혈우병과 같은 혈액응고질환이 있는 사람에게서 일

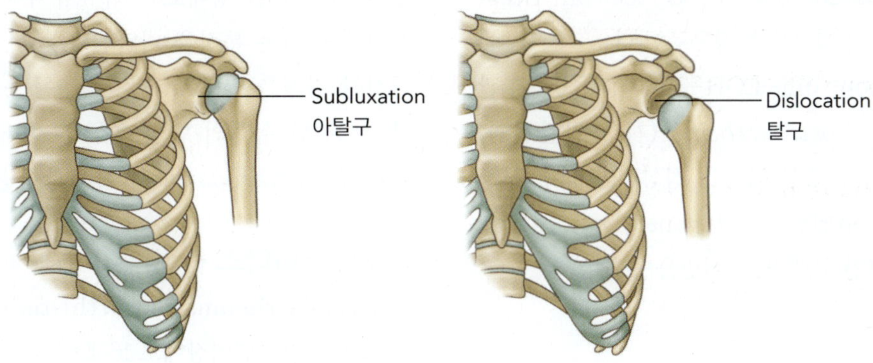

그림 3.16 **아탈구와 탈구의 모습을 어깨의 뒤쪽에서 보여준다. 아탈구는 부분 탈구이다.**

어날 수 있다(2장, 5장 참조).

- **Polymyalgia rheumatica** (PMR, polymealgia rheumatica, pol-ee-my-**AL**-jee-ah roo-**MA**-tih-kah; 류마티스성 다발근통)은 목, 어깨, 팔 및 볼기, 넓적다리의 통증과 뻣뻣함을 특징으로 하는 근육 및 관절의 염증성 질환이다(poly-는 많은, my는 근육을, -algia는 통증을 뜻한다). *Rheumatica*는 *rheumatism* **(류마티즘)**에 대한 라틴어 구 용어로, 관절염 및 관절과 지지 조직에 통증을 유발하는 기타 장애이다.
- **Sprain (염좌)**는 뼈를 관절에 연결하는 인대가 찢어질 때 발생한다(4장 참조).
- **Synovitis** (sin-oh-**VYE**-tiss; 윤활막염)은 윤활막의 염증으로서 관절의 통증과 부종을 일으킨다(synov는 윤활막을, -itis는 염증을 뜻한다). 이 질환은 손상, 감염 또는 손상된 연골에 의한 자극에 의하여 일어날 수 있다.

탈구 Dislocation

- **Dislocation (탈구)**는 *luxation* (luck-**SAY**-shun) 이라고도 하며 관절로부터 뼈가 완전히 이탈하는 것을 말한다(**그림 3.16**).
- **Subluxation** (sub-luck-**SAY**-shun; 아탈구)는 관절로부터 뼈가 부분적으로 이탈하는 것을 말한다.

관절염 Arthritis

- **Arthritis** (ar-**THRIGH**-tis; 관절염)은 한 개 또는 한 개 이상의 관절에서 염증이 일어난 상태를 말한다(arthr는 관절을, -itis는 염증을 뜻한다). 관절염의 형태와 발병원인도 다양하다. 관절염은 100가지 이상의 다양한 원인이 있다. 관절염의 일반적인 유형 중 일부는 다음과 같다.

뼈관절염 Osteoarthritis

Osteoarthritis (OA, oss-tee-oh-ar-**THRIGH**-tis; 뼈관절염)은 *wear-and-tear arthritis* 라고도 하며 노화와 관련된 가장 흔한 질환이다(oste/o는 뼈를, arthr는 관절을, -itis는 염증을 뜻한다)(**그림 3.17**).

- 뼈관절염(OA)은 관절연골의 부식에 의하여 발생하기 때문에 *degenerative joint disease* (퇴행성관절질환)이라고도 한다.

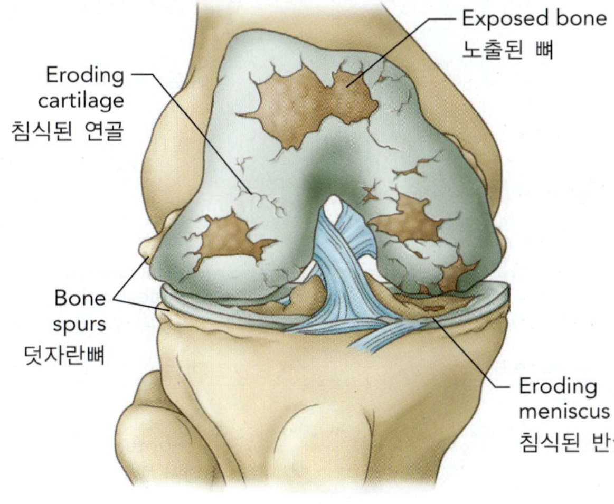

그림 3.17 **뼈관절염에 의하여 발생한 무릎의 손상**

- 또한 뼈의 비대와 osteophytes (OSS–tee–oh–fites; 뼈곁돌기, 골증식)의 형성을 특징으로 한다.
- Spondylosis (spon–dih–LOH–sis; 척추증, 척추관절강직증)은 *spinal osteoarthritis* **(척추 골관절염)** 이라고도 한다. 이 퇴행성 장애는 정상적인 척추 구조와 기능의 상실을 유발할 수 있다(spondyl은 척추를, –osis는 비정상적인 상태 또는 질병을 뜻한다).

통풍 Gout

Gout (GOWT; 통풍)은 *gouty arthritis* 라고도 하며, 체내에 요산이 과다하게 축적되어 발생하는 관절염의 한 형태로 대부분 엄지발가락에서 시작된다. 통풍은 갑자기 발병하며, 관절에서 심한 통증, 발적, 열, 부종이 일어난다.

류마티스성 관절염 Rheumatoid Arthritis

Rheumatoid arthritis (RA, ROO–mah–toyd ar–THRIGH–tis; 류마티스성 관절염)은 자가면역질환으로서 일반적으로 뼈관절염의 증상과 유사하나 더욱 심한 통증을 나타낸다. *Autoimmune disorders* **(자가면역질환)**은 6장을 참조한다.

- 류마티스성 관절염에서 윤활막의 염증과 비후를 일으킨다. 다른 조직들도 손상되어 관절에 부종, 통증 및 움직일 수 없게 한다.

강직성 척추염 Ankylosing Spondylitis

Ankylosing spondylitis (AS, ang–kih–LOH–sing spon–dih–LYE–tis; 강직성 척추염)은 류마티스성 관절염의 한 형태로서 척추의 추체가 융합되어 척추가 점점 굳어지는 특징을 나타낸다(ankylosing은 관절의 점진적인 강직을, spondyl은 척추를, –itis는 염증을 뜻한다). 이러한 유형의 만성 염증성 허리 장애는 총체적으로 *spondyloarthropathies* **(척추관절병증)**이라고 한다.

소아 류마티스 관절염 Juvenile Rheumatoid Arthritis

Juvenile rheumatoid arthritis (JRA, 소아 류마티스 관절염)은 자가면역장애로 16세 이하 소아에서만 특발적으로 발생하는 관절염이다. 증상은 관절의 동통과 부종이 일어나며 피부발진, 고열 및 피로를 동반하면서 서서히 발생한다. 소아 류마티스관절염(JRA)은 증가하고 있다.

척주 The Spinal Column

- Herniated disk (HER–nee–ayt–ed; 척추사이원반 탈출증)은 *slipped* 또는 *ruptured disk*라고도 하며 척추사이원반의 일부가 파열되어 발생하며 척수신경뿌리에 압박을 가한다(그림 3.18B).
- Lumbago (lum–BAY–goh; 허리통증)은 *low back pain* 이라 하며 척추의 허리뼈부위 통증을 일으킨다(lumb는 허리부위를, –ago는 질병상태를 뜻한다).
- Spondylolisthesis (spon–dih–loh–liss–THEE–sis; 척추전방전위증)은 하부 허리뼈의 추체가 그 아래의 척추나 엉치뼈에 비하여 전방으로 미끄러져나간 상태이다(spondyl/o는 척추를, –listhesis는 미끄러지다를 뜻한다).

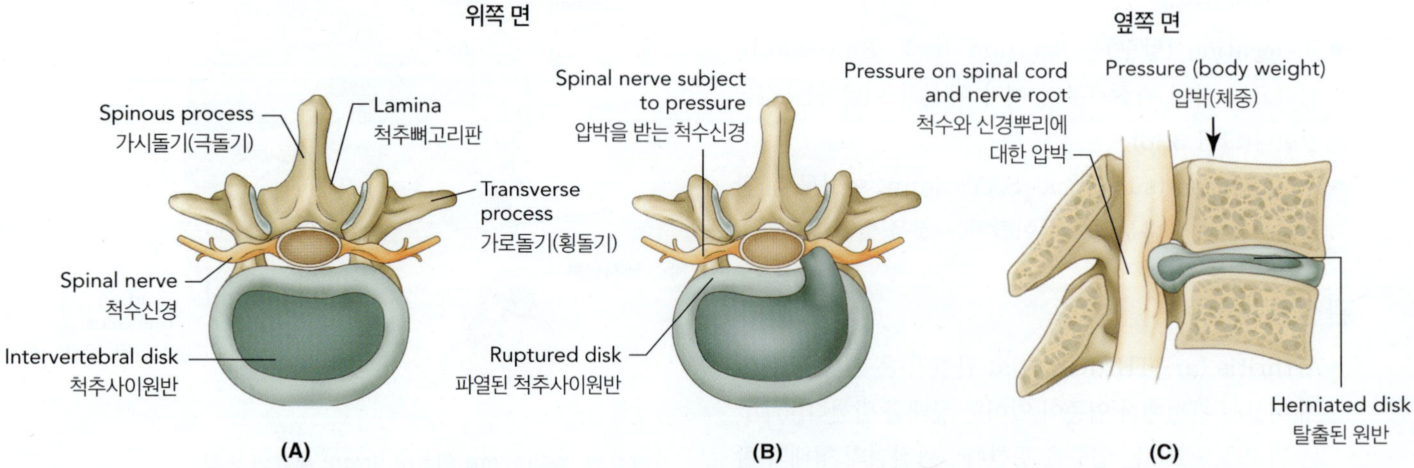

그림 3.18 (A) 정상적인 척추사이원반. 파열된 척추사이원반에 의하여 척수신경이 압박된 모습의 (B) 위쪽 면과 (C) 옆쪽 면

- Spina bifida (SPY–nah BIF–ih–dah; 척추이분증)은 선천적인 결함으로써 임신 초기에 발생하는데 척추관의 발생이상으로서 척수를 완전히 둘러싸지 못하여 발생하는 질환이다(*spina*는 척추의를, *bifida*는 갈라지다를 뜻한다). 척추이분증의 대부분은 임신 초기에 엽산(folic acid)의 부족에 의하여 발생한다.

척추의 굽이[척추의 만곡] Curvatures of the Spine

- Kyphosis (kye–FOH–sis; 척추뒤굽음증[후굴])은 옆면에서 보았을 때 등뼈굽이가 비정상적으로 바깥쪽으로 돌출된 상태를 말한다(kyph는 뒤쪽으로 굽은 상태를, –osis는 비정상적인 상태를 뜻한다). 이러한 상태를 *humpback* **(꼽추, 곱사등)** 또는 *dowager's hump*라 한다**(그림 3.19A)**.
- Lordosis (lor–DOH–sis; 척추앞굽음증[전굴])은 허리굽이가 비정상적으로 앞쪽으로 튀어나온 상태를 말한다(lord는 앞쪽으로 굽은을, –osis는 비정상적인 상태를 뜻한다). 이러한 상태를 *swayback*이라 한다**(그림 3.19B)**.
- Scoliosis (skoh–lee–OH–sis; 척추옆굽음증[측굴])은 척추굽이가 비정상적으로 바깥쪽으로 굽은 상태를 말한다(scoli는 굽은을, –osis는 비정상적인 상태를 뜻한다)**(그림 3.19C)**.

뼈[골] Bones

- Avascular necrosis **(무혈관성 괴사)**는 *osteonecrosis*라고도 하며, 불충분한 혈류(a–는 없다를, vascul은 혈관을, –ar는 ~에 관련된을, necrosis는 조직의 죽음을 뜻한다)로 인한 뼈 조직의 죽음이다. 그것은 엉덩관절에서 가장 흔히 발생하며 종종 관절치환술이 필요하다.
- Craniostenosis (kray–nee–oh–steh–NOH–sis; 머리뼈협착증)은 머리뼈의 기형으로서 머리뼈의 봉합이 빨리 폐쇄하기 때문(성숙 전)에 일어난다(crani/o는 머리뼈를, –stenosis는 비정상적으로 좁아지다를 뜻한다).
- Osteitis (oss–tee–EYE–tis; 뼈염)은 *ostitis*라고도 하며, 뼈의 염증을 의미한다(oste는 뼈를, –itis는 염증을 뜻한다).
- Osteomalacia (oss–tee–oh–mah–LAY–shee–ah; 뼈연화증)은 *adult rickets*라고도 하며 비정상적으로 성인의 뼈가 유연해지는 증상으로서 비타민 D, 칼슘, 인의 결핍에 의하여 발생한다(oste/o는 뼈를, –malacia는 비정상적으로 유연해지다를 뜻한다). 이 상태는 대개 비타민 D, 칼슘 및/또는 인산염 결핍에 의해 발생한다. 다음의 구루병과 비교해 본다.
- Osteomyelitis (oss–tee–oh–my–eh–LYE–tis; 골수염)은 골수와 인접한 뼈의 염증을 말한다(oste/o는

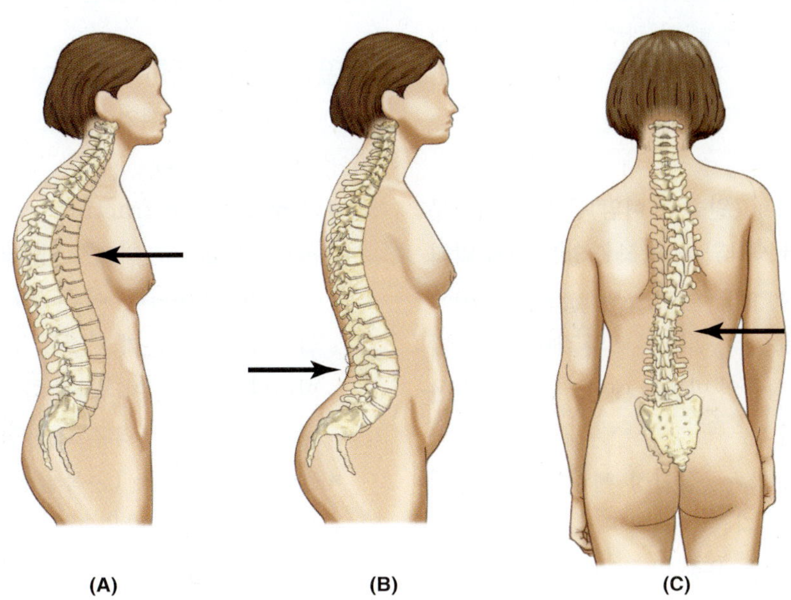

그림 3.19 척주의 비정상적인 굽이
(A) 척추뒤굽음증 (B) 척추앞굽음증 (C) 척추옆굽음증 (정상적인 굽이는 음영처리하였음)

뼈를, myel은 골수를, -itis는 염증을 뜻한다). 골수염을 일으키는 박테리아 감염은 종종 신체의 다른 부분에서 유래하고 혈액을 통해 뼈로 퍼진다.

- James Paget경에 의해 명명된 원인 불명의 만성 뼈질환이 **Paget's disease** (PAJ-its; 파제트 질환)이다. 이 상태는 골반, 머리뼈, 척추 및 다리의 비정상적인 뼈 파괴가 특징이며 비정상적인 뼈 형성이 뒤따른다. 새로운 뼈는 종종 구조적으로 확대되고, 헐렁하고 약하다.
- **Periostitis** (pehr-ee-oss-TYE-tis; 뼈바깥막염[골막염])은 periosteitis라고도 하며 뼈바깥막의 염증을 말한다(peri-는 주위를, ost는 뼈를, -itis는 염증을 뜻한다). 이 상태는 종종 정강이통증(shin splints)과 관련이 있는데, 이는 4장에서 논의된다.
- **Rickets** (RICK-ets; 구루병)은 어린이에게서 잘 발생하며 비타민 D, 칼슘, 인의 결핍에 의하여 뼈가 약해지거나 유연해지는 질환이다. 미국에서는 구루병이 흔하지는 않지만, 발병률은 증가하고 있다.
- 이전에는 *dwarfism* **(왜소증)**으로 알려진 **짧은 신장 (short stature)**은 팔다리의 뼈가 머리와 몸통의 크기에 비해 적당한 길이로 자라지 않아서 생긴 상태이다. 200가지가 넘는 다른 조건으로 인해 어른의 신장이 145 cm를 넘지 않는 짧은 키가 발생할 수 있다. 짧은 신장을 일부 사람들은 *little people* **(작은 사람)**이라고 불리는 것을 선호한다.
- **Talipes** (TAL-ih-peez; 휜발, 조막발)은 *clubfoot*이라고도 하며 목말뼈(발목 뼈)와 관련된 발의 어떤 선천성 기형이다.

뼈의 종양 Bone Tumors

- **Primary bone cancer (원발성 뼈암)**은 비교적 드문 악성 종양으로 뼈에서 시작된다. 악성 종양은 점차 악화되어 생명을 위협한다. 예를 들어, *Ewing's sarcoma* **(유잉 육종)**은 위팔 종아리, 골반의 뼈와 갈비뼈에서 발생하는 종양이다. 이 상태의 발병에 대한 최고 발병률은 10세에서 20세 사이이다.
- **Secondary bone cancer (전이성 뼈암)**이라는 용어는 유방이나 폐와 같은 다른 장기의 뼈로 전이(퍼짐)된 종양을 말한다. 악성 종양, 육종 및 종양에 대해서는 6장에서 자세히 설명한다.
- **Myeloma** (my-eh-LOH-mah; 골수종)는 악성종양으로서 혈구세포를 만드는 조직인 골수에서 발생한다(myel은 골수를, -oma는 종양을 뜻한다). 골수종은 병리학적 골절을 일으키며 종종 치명적일 수 있다.
- **Osteochondroma** (oss-tee-oh-kon-DROH-mah; 뼈연골종)는 양성 뼈종양으로서 돌출된 뼈조직에 연골이 붙어 있는 뼈성장을 한다(oste/o는 뼈를, chondr는 연골을, -oma는 종양을 뜻한다). *Benign* (양성)는 생명을 위협하지 않으며 재발하지 않는 무언가를 의미한다. 이러한 형태의 종양을 *exostosis* (eck-sos-TOH-sis; 외골종)이라 한다(복수형, *exostoses*).

골다공증과 골감소증 비교

Osteoporosis and Osteopenia Compared

Osteoporosis (OP, oss-tee-oh-poh-ROH-sis; 뼈엉성증[골다공증])은 골밀도의 현저한 손상과 다공성 뼈가 증가하며, 흔히 노화와 관련된 질병이다(oste/o는 뼈를, por는 작은 구멍을, -osis는 비정상적인 상태를 뜻한다).

Osteopenia (oss-tee-oh-PEE-nee-ah; 뼈감소증)은 젊은 사람의 평균 골밀도보다 감소한 상태의 골밀도를 나타내는 질환이다(oste/o는 뼈를, -penia는 부족 또는 결핍을 뜻한다). 이 용어는 아직 뼈엉성증의 증상이 없는 상태를 말하며, 뼈엉성증으로 이환될 위험성이 있다. 뼈감소증의 위험 요소로는 노화, 흡연, 음주, 칼슘 부족 등이 있다. 충분한 열량을 소비하지 않는 젊은 여성도 위험하다.

골다공증에 의한 골절 Osteoporosis-Related Fractures

Osteoporosis (뼈엉성증)은 일차적으로 3가지 유형의 골절을 일으킬 수 있다.

- **Compression fracture** (척추 압박골절)은 *vertebral crush fracture*라고도 하며 약해진 척추가 자발적으로 파괴되어 일어난다. 이 골절로 동통, 키가 줄어들고 척추 굽이가 발달하는데 이것을 *dowager's hump* **(꼬부랑 할머니)**라 한다. 이러한 변화는 운동이상, 내장기관의 몰림 그리고 폐용적의 감소를 일으킨다.
- **Colles' fracture (손목골절)**은 *fractured wrist*라고도 하며, 손으로 땅을 집으면서 넘어질 때 노뼈의 하단부에서 잘 일어난다. 떨어지는 충격에 의하여 약해진 뼈에 골절을 일으킨다(그림 3.20).

- Osteoporotic hip fracture (oss-tee-oh-pah-ROT-ick; 골다공성 고관절 골절)은 *broken hip*이라고도 하며 자발적으로 발생하거나 넘어질 때 일어난다. 이 골절의 합병증으로 인해 기능, 이동 및 독립성의 상실 또는 사망에 이를 수 있다. 골다공증(*osteoporotic*)은 뼈의 다공성 상태가 원인이 된 것을 의미한다.

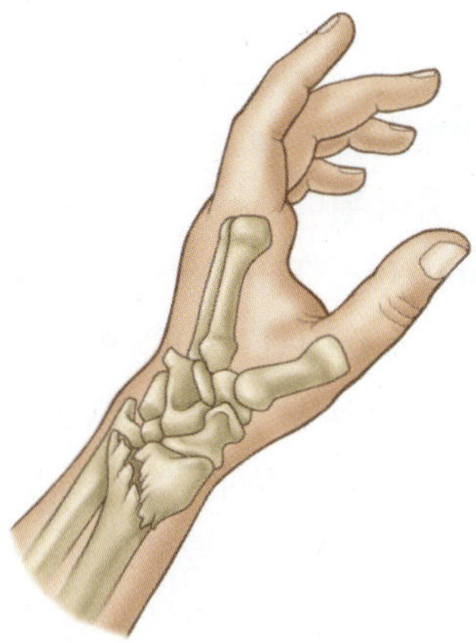

그림 3.20 왼쪽 손목의 Colles' 골절

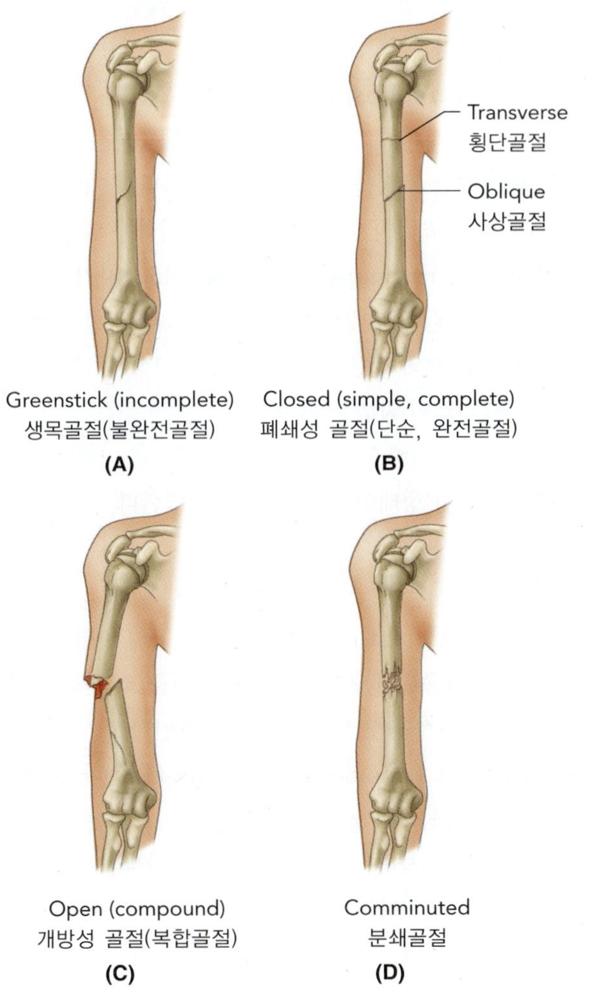

그림 3.21 뼈골절의 유형. (A) 생목골절(불완전골절) (B) 폐쇄성 골절(단순, 완전골절) (C) 개방성 골절(복합골절) (D) 분쇄골절

골절 Fractures

Fracture (**골절**)은 *broken bone* (**부러진 뼈**)를 의미하며 복잡한 용어로 설명한다(그림 3.21).

- Closed fracture (**폐쇄성 골절**) 또는 *simple fracture* (**단순골절**)이라고 한다. 부러진 뼈가 하나이며, 피부에 상처를 일으키지 않은 상태의 골절을 말한다(그림 3.22).
- Open fracture (**개방성 골절**)은 *compound fracture* (**복합골절**)이라고도 하며 부러진 뼈는 한 개이며 피부에 상처를 일으킨 상태의 골절을 말한다.
- Comminuted fracture (KOM-ih-newt-ed; 분쇄골절)은 조각나거나 부서진 뼈가 한 개인 골절이다. Comminuted라는 말은 작은 조각으로 부서지다라는 의미이다.

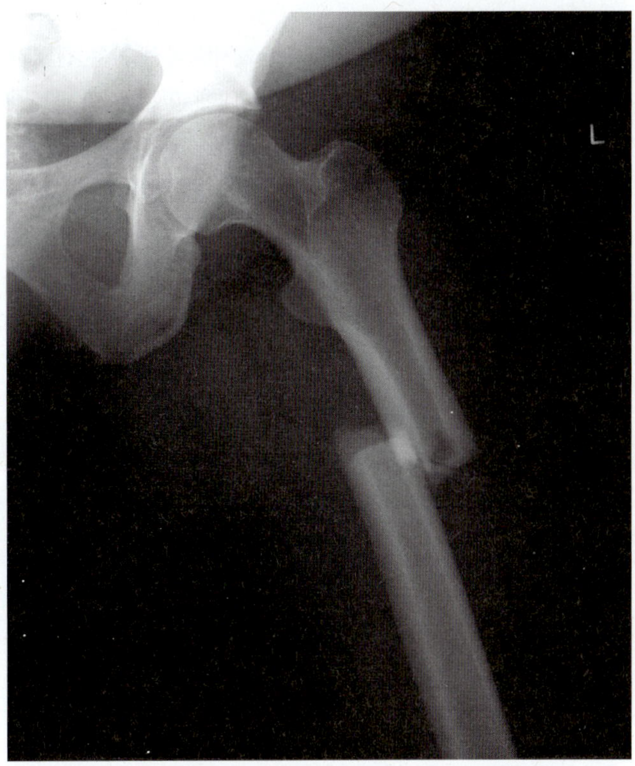

그림 3.22 전후촬영법(AP)에 의해 촬영한 넙다리뼈의 폐쇄성 골절의 방사선사진

- Greenstick fracture (**생목골절**) 또는 *incomplete fracture* (**불완전골절**)로 뼈가 굽어지거나 부분적으로 부서졌을 때를 말하며, 이러한 유형의 골절은 주로 어린 아이에서 일어난다.
- Oblique fracture (**사상골절**)은 뼈가 가로(횡)로 비스듬한 각을 형성하며 골절되는 것을 말한다.
- Pathologic fracture (**병적 골절**)은 정상적인 긴장상태하에 골다공증이나 암과 같은 질병이 진행되면서 뼈가 약해져서 발생한다.
- Spiral fracture (**나선골절**)은 일부 뼈가 S자형으로 휘며, 심하게 휘감는 운동을 할 때 일어난다.
- Stress fracture (**스트레스성 골절**)은 지나치게 많이 사용할 때 손상이 일어나 발생한다. 뼈에 작은 금이 가는 것으로 만성 또는 지나친 충격에 의하여 발생한다. 스포츠 손상과 지나치게 많이 사용할 때 일어나는 손상은 4장에서 설명한다.
- Transverse fracture (**횡단골절**)은 뼈가 가로(횡)로 반듯이 부러지는 골절이다.

골절과 관련된 다른 용어

Additional Terms Associated with Fractures

- Fat embolus (EM-boh-lus; 지방색전증)은 긴뼈가 골절될 때 형성되거나 황색골수 내에 있는 지방세포가 혈액 내로 방출될 때 발생한다. *Embolus*는 혈액내를 순환하는 이물질로서 혈관에 존재하면서 폐색을 일으킬 수 있다.
- Crepitation (krep-ih-TAY-shun; 염발음)은 *crepitus* (KREP-ih-tus; 마찰음)이라고도 하며, 부러진 뼈가 서로 움직일 때 들리는 부딪치는 소리라고 한다. Crepitation은 또한 폐렴에 감염된 폐에서 들리는 소리나 장에서의 가스 배출 시 나는 소리를 의미한다.
- Callus (KAL-us; 가골)은 골절된 뼈가 치유될 때, 그 부위 주위에 돌출된 침착물을 의미한다. 이 조직은 결국 뼈가 된다. *Callus*는 반복된 마찰에 의하여 뼈가 두꺼워지는 현상을 의미한다.

골격계통의 진단방법

DIAGNOSTIC PROCEDURES OF THE SKELETAL SYSTEM

- Radiograph는 *X-ray*라고도 하며, 뼈의 골절과 다른 비정상적인 구조들을 확인하는 데 사용된다(그림 3.22). X-ray는 골연령(bone age)을 파악하여 성장문제를 진단하는 데 도움이 된다.
- Arthroscopy (ar-THROS-koh-pee; 관절경검사법)은 *arthroscope* (**관절경**)을 이용하여 관절의 내부 구조를 눈으로 검사하는 방법을 말한다(arthr/o는 관절을, -scopy는 눈으로 검사하는 것을 뜻한다).
- Bone marrow biopsy (**골수생검**)은 비정상적인 혈구와 골수이식을 위한 기증자와의 혈액과 일치하는지를 결정하는 데 이용되는 진단 검사이다. 이 검사는 날카로운 바늘을 골반뼈나 복장뼈에 찔러 골수세포를 회수할 때 이용된다.
- *Bone marrow aspiration* (**골수 흡인**)은 적색골수에서 조직을 적출하기 위해 주사기를 사용하는 것이다. 이 절차는 진단 목적을 위해 조직을 얻거나 줄기 세포 이식과 같은 의료 절차를 위해 골수를 수집하는 데 사용된다.
- Magnetic resonance imaging (MRI, 자기공명영상)은 복잡한 관절의 내부와 같은 연조직의 영상을 얻는 데 사용된다. 뼈와 같은 딱딱한 조직의 영상을 얻는 방법으로는 효과적인 방법은 아니다.
- *Bone scan* (**뼈스캔**)과 *arthrocentesis* (**관절천자**)는 핵의학의 한 형태이며, 15장에서 설명한다.

골밀도 검사 Bone Density Testing

Bone density testing (BDT)은 골밀도의 변화와 손실을 확인하는 데 사용된다. 이 검사는 뼈엉성증, 뼈연화증, 파제트 질환과 같은 질환을 진단하는 데 사용된다.

- Ultrasonic bone density testing (**초음파 골밀도검사**)는 뼈엉성증과 골밀도의 손실을 일으키는 다른 상태의 질병을 검사하는 법이다. 이러한 검사법은 발꿈치뼈를 측정하기 위하여 초음파를 사용한다. 그 결과가 위험하면 더욱 세밀한 방법을 이용하여야 한다.

- **Dual X-ray absorptiometry** (DXA, ab-**sorp**-shee-**OM**-eh-tree; 이중에너지 방사선측정법)은 초음파를 이용한 골밀도검사보다 더욱 정교한 결과를 나타낸다. DXA는 골다공증의 초기 증상을 탐지할 수 있는 넙다리뼈와 척추를 적은 양의 방사선 노출에 의하여 측정한다.

골격계통의 치료방법

TREATMENT PROCEDURES OF THE SKELETAL SYSTEM

골수이식 Bone Marrow Transplants

Bone marrow transplant (BMT, 골수이식)은 골수에 영향을 미치는 백혈병, 림프종과 같은 암을 치료하는 데 사용한다. 백혈병은 5장에서, 림프종은 6장에서 설명한다.

- 처치 시 암이 있는 부위와 환자의 골수에 고강도의 방사선요법과 화학요법에 의하여 파괴된다.
- 다음은 건강한 줄기세포를 수용자의 혈액에 주입하면 이 세포들은 해면뼈로 이주하여 암세포가 없는 적골수에서 성장한다. 골수에 의해 생성된 *stem cell* (줄기 세포)는 결국 혈액 세포로 발전한다(2장 참조).

골수이식의 유형 Types of Bone Marrow Transplant

Allogenic bone marrow transplant (**이종골수이식**)은 환자의 골수를 이용할 수 없을 때 가능하다. 이러한 유형의 이식은 수용자가 기증자로부터 골수를 받는다. 그러나 완전하게 매치되지 않으면 수용자의 몸에서 이식을 거부하여 위험하게 된다. **Allogenic** (al-oh-**JEN**-ick)은 이종의 라는 의미이다.

Autologous bone marrow transplant (**동종골수이식**)에서 환자는 처치가 시작되기 전에 채취한 자기자신의 골수를 받는다. 환자의 몸에 남아 있는 골수가 파괴되기 전에 수확되고, 정화되고, 치료되고 저장된다. **Autologous** (aw-**TOL**-uh-guss)는 자기자신이라는 의미이다.

의료 기기 Medical Devices

- **Orthotic** (or-**THOT**-ick; 정형용 지지대)는 신발 삽입물, 다리 보조기 또는 부목과 같은 기계 장치이며, 손상된 사지 기능을 제어, 수정 또는 보완하도록 특별히 고안된 장치이다.
- **Prosthesis** (pros-**THEE**-sis; 인공대용물)은 절단된 다리와 같은 병이 있거나 누락된 신체 부위의 대체품이다(복수형, prostheses).

관절 Joints

- **Arthrodesis** (**ar**-throh-**DEE**-sis; 관절고정술)은 *surgical ankylosis* (**외과적 강직**)이라고도 하며 발목관절, 팔꿉관절 및 어깨관절과 같은 관절을 고정시키는 외과적 시술이다(**arthr/o**는 관절을, **-desis**는 외과적인 뼈나 관절의 고정을 뜻한다). 이러한 시술은 심한 관절염이나 손상된 관절을 치료하는 데 이용된다.
- **Arthrolysis** (ar-**THROL**-ih-sis; 관절박리술)은 강직된 관절을 외과적으로 느슨하게 하는 시술이다(**arthr/o**는 관절을, **-lysis**는 느슨하게 하다 라는 뜻이다). **주의:** 접미사 **-lysis**는 분해 또는 파괴를 나타내며 병적인 상태 또는 치료과정을 나타낸다.
- **Arthroscopic surgery** (**ar**-throh-**SKOP**-ick; 관절경을 이용한 외과적 시술)은 관절의 내강을 치료하기 위한 최소한의 침습성 시술이다. 예를 들면, 찢어진 연골은 관절경을 사용하여 관절주위에 작은 절개를 하여 수술도구를 삽입하여 제거해야 한다(**그림 3.23**).
- **Chondroplasty** (**KON**-droh-**plas**-tee; 연골형성술)은 손상된 연골의 외과적인 복구를 의미한다(**chondr/o**는 연골을, **-plasty**는 외과적인 복구를 뜻한다).
- **Synovectomy** (**sin**-oh-**VECK**-toh-mee; 윤활막절제술)은 관절에 있는 윤활막의 외과적 제거를 의미한다(**synov**는 윤활막을, **-ectomy**는 외과적인 제거를 뜻한다). 이러한 시술은 류마토이드성 관절염에 의하여 일어난 관절손상을 복구하기 위하여 수행한다.

관절치환술 Joint Replacement

단어부분을 기초로하여 **arthroplasty** (**AR**-throh-**plas**-tee; 관절형성술)은 손상된 관절의 외과적 복구를 의미한다(**arthr/o**는 관절을, **-plasty**는 외과적인 복구를 뜻한다). 그러나 이 용어는 인공관절을 이용하여 관절을 외과적으로 대치하는 것을 의미한다. 이러한 시술은 관련된 관

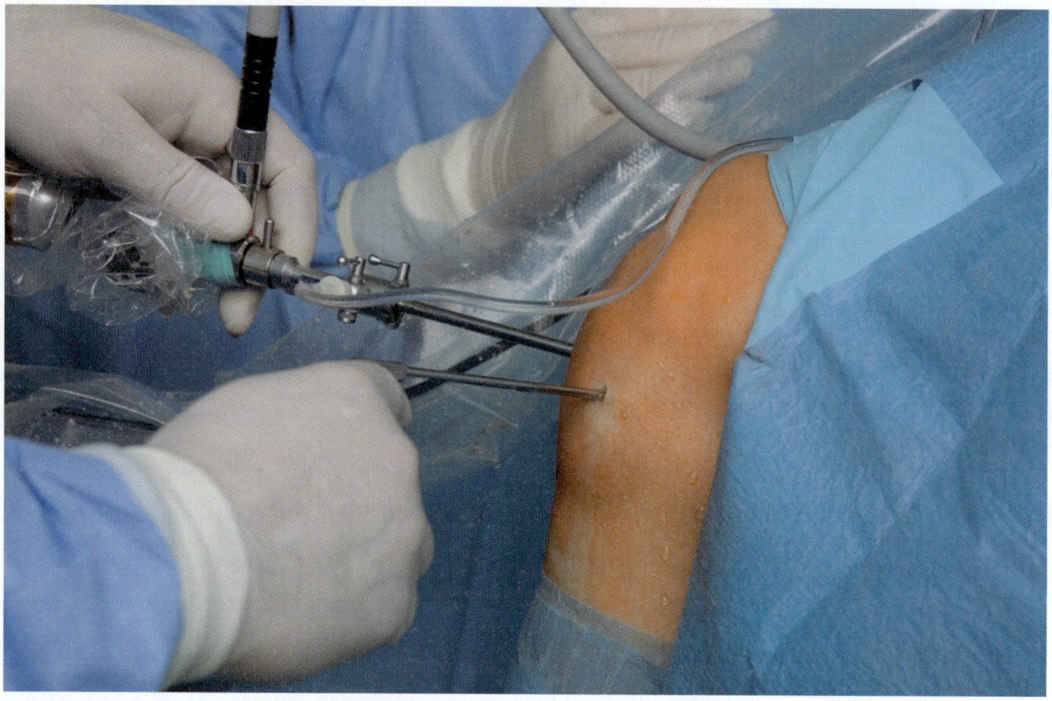

그림 3.23 관절경을 이용한 수술. 의사는 모니터로 진행 상황을 관찰한다.

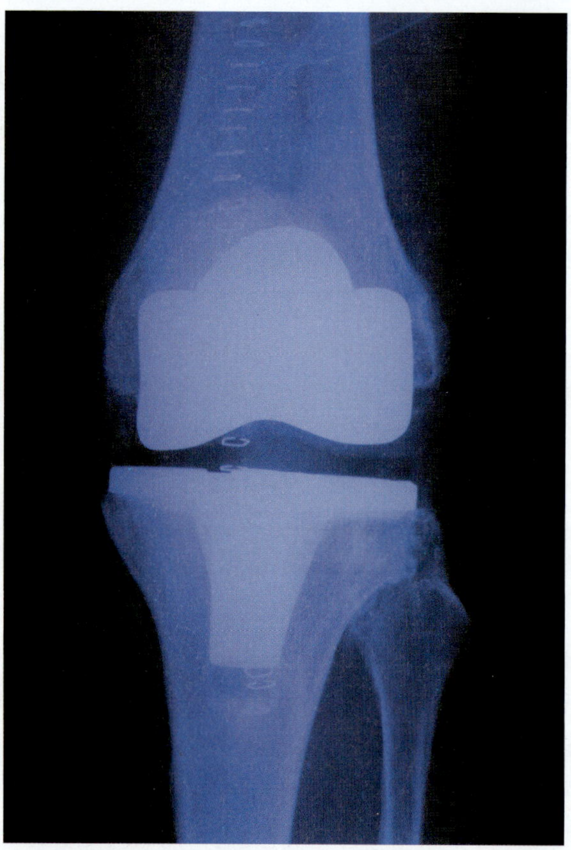

그림 3.24 무릎관절전치환술 방사선 사진. 필름에서 금속성 물질은 뼈보다 밝게 나타난다.

절의 이름과 치환되는 관절의 양에 따라서 명명하였다(그림 3.24, 그림 3.25).

- 치환되는 부분을 prosthesis (pros-THEE-sis; 보철물)이라 하고 이것을 *implant* **(이식)**이라고도 한다.
- **Total knee replacement** (TKR, 인공무릎관절 전치환술)은 무릎 전체 부위를 치환하는 것을 말하며, 이러한 시술을 *total knee arthroplasty*라고도 한다(그림 3.24).
- **Partial knee replacement** (PKR, 인공무릎관절 부분치환술)은 무릎의 일부만을 치환하는 시술을 의미한다.
- **Total hip replacement** (THR, 엉덩관절전치환술)은 *total hip arthroplasty*라고도 하며, 꼭대기에 구형의 넙다리뼈머리(ball)가 붙어 있는 금속성인 뼈몸통과 플라스틱으로 둘러싸인 볼기뼈절구(cup)로 구성되었다. 금속성인 뼈몸통은 넙다리뼈에 맞게 되어 있다. 금속성인 넙다리뼈머리는 볼기뼈 내의 볼기뼈절구를 대치할 플라스틱으로 둘러싸인 컵 모양에 맞게 되어 있다(그림 3.25). 이러한 매끄러운 표면은 고관절의 기능을 회복시킨다.
- **Hip resurfacing (고관절 표면 치환술)**은 대퇴골두를 제거하는 것에 대한 대안이다. 기능은 대퇴골두 위에 금

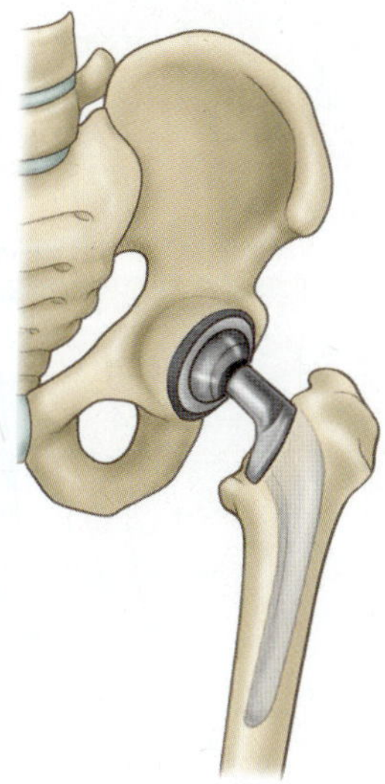

그림 3.25 엉덩관절전치환술(THR)

속 캡을 두어 고관절의 절구를 덮는 금속 라이닝 위에서 부드럽게 움직이도록 하여 회복된다.

- Revision surgery (**구제술**)은 관절이 닳았을 때나 이식이 잘못되었을 때 치환하는 시술이다.

척주 Spinal Column

- Percutaneous diskectomy (per–kyou–TAY–nee–us dis–KECK–toh–mee; 경피적 흡인 디스크 절제술)은 탈출된 척추사이원반을 치료하기 위하여 수행한다. 시술 시 가는 관을 삽입하여 파열된 디스크를 흡인하고 레이저를 이용하여 기화시킨다. *Percutaneous*는 피부를 통하여 시술하다 라는 의미이다.
- Percutaneous vertebroplasty (per–kyou–TAY–nee–us VER–tee–broh–plas–tee; 경피적 척추성형술)은 뼈엉성증과 관련된 압박골절을 치료하기 위하여 시행한다(vertebr/o는 척추를, –plasty는 외과적인 복구를 뜻한다). 이러한 최소한의 침습성 수술 시 뼈 시멘트는 척추 내 압박골절 부위를 안정화하기 위하여 주입된다.
- Laminectomy (lam–ih–NECK–toh–mee; 척추뼈고리절제술)은 외과적으로 척추의 척추뼈고리를 절제하는 것을 의미한다(lamin은 척추뼈고리를, –ectomy는 외과적인 제거를 뜻한다).
- Spinal fusion (**척추고정술**)은 2개 또는 그 이상의 척추를 서로 연결함으로써 척추를 움직이지 못하게 고정하는 시술이다. *Fusion*은 서로 결합하다 라는 의미이다.

뼈 Bones

- Craniectomy (kray–nee–EK–toh–mee; 머리뼈절제술)은 머리뼈의 일부를 외과적으로 제거하는 시술이다(crani는 머리뼈를, –ectomy는 외과적인 제거를 뜻한다). 이 절차는 craniostenosis (머리뼈협착증)을 치료하거나 뇌의 부종으로 인해 증가된 두개강내압을 완화하기 위해 수행된다. *Intracranial pressure* (**두개강내압**)은 두개강 내부 압력의 양을 나타낸다.
- Craniotomy (kray–nee–OT–oh–mee; 머리뼈절개술)은 외과적인 절개 또는 머리뼈에 구멍을 내는 시술이다(crani/o는 머리뼈를, –tomy는 외과적인 절개를 뜻한다). 이러한 시술은 종양을 제거하기 위하여, 뇌에 접근하기 위하여 또는 두개강내 압력을 떨어뜨리기 위하여 수행한다.
- Cranioplasty (KRAY–nee–oh–plas–tee; 머리뼈성형술)은 머리뼈의 외과적인 복구를 의미한다(crani/o는 머리뼈를, –plasty는 수술적인 재건을 뜻한다).
- Osteoclasis (oss–tee–OCK–lah–sis; 외과적인 골절)은 기형을 교정하기 위하여 뼈의 외과적인 골절을 의미한다(oste/o는 뼈를, –clasis는 부수다 라는 뜻이다).
- Ostectomy (oss–TECK–toh–mee; 뼈절제술)은 뼈의 외과적인 제거를 의미한다(ost는 뼈를, –ectomy는 외과적인 제거를 뜻한다).
- Osteorrhaphy (oss–tee–OR–ah–fee; 뼈봉합술)은 외과적으로 뼈를 봉합 또는 서로 철사를 사용하여 연결하는 것을 의미한다(oste/o는 뼈를, –rrhaphy는 외과적인 봉합을 뜻한다).
- Osteotomy (oss–tee–OT–oh–mee; 뼈절개술)은 뼈의 외과적인 절개를 의미한다(oste/o는 뼈를, –tomy는 외과적인 절개를 뜻한다). 이것은 뼈의 일부 또는 전부를 제거하거나 뼈로 자르거나 뼈를 절단하는 것을 포함할 수 있다.
- Periosteotomy (pehr–ee–oss–tee–OT–oh–mee; 뼈바깥막절개술)은 뼈바깥막을 통하여 뼈를 절개하는

것을 말한다(peri–는 주위를, oste/o는 뼈를, –tomy는 외과적인 절개를 뜻한다).

골절의 치료 Treatment of Fractures

- Closed reduction (**폐쇄정복술**)은 *manipulation*이라고도 하며, 관절의 탈골 또는 골절 시 뼈를 재배열하는 것을 말한다. 처치한 부위는 손의 힘을 이용하여 정상적인 해부학적 위치로 뼈를 원위치시키는 것을 말하며, 치료 중에는 재배열된 위치를 유지하기 위하여 움직이지 못하게 해야 한다.
- 폐쇄교정이 어려운 경우, 뼈 부분을 재배열하기 위해 *open reduction* (**개방정복술**)로 알려진 외과 수술이 필요하다.
- Immobilization (**고정**)은 *stabilization*이라고도 하며 석고붕대나 가죽 끈으로 고정된 위치에 뼈를 조이거나 봉합하여 고정시키는 것을 말한다.
- Traction (**견인**)은 뼈와 관절을 정상적인 위치로 환원시키기 위하여 원위골단 방향으로 다리를 힘 있게 잡아당기는 것을 말한다.

외부 고정장치와 내부 고정장치

External and Internal Fixation

- External fixation (**외부 고정장치**)는 골절을 처치하는 과정으로서 치료 중에 핀을 연조직을 통하여 뼈에 고정한 후 뼛조각을 강하게 고정하는 데 사용되는 외부 장치를 말한다. 완전히 치료가 된 후에 이 장치는 제거된다(그림 3.26).
- Internal fixation (**내부 고정장치**)는 *open reduction internal fixation* (ORIF; 개방정복술 내부고정장치)이라고도 하며 골절을 처치하는 장치로서 핀이나 판을 직접 뼈에 고정한 후 제 위치에 있는 부러진 뼛조각을 고정하는 데 사용한다. 이러한 형태의 고정은 골절이 치유된 후에도 제거하지 않는다(그림 3.27).

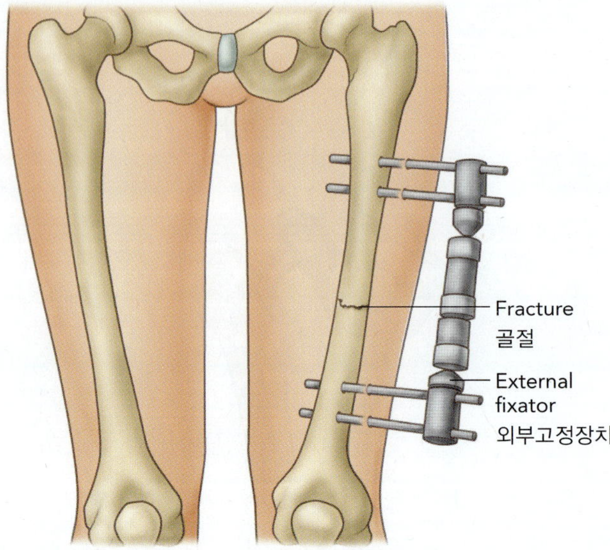

그림 3.26 **외부고정장치로 뼈를 안정화하고 치료 후에 제거한다.**

골격계통과 관련된 약어

ABBREVIATIONS RELATED TO THE SKELETAL SYSTEM

표 3–1에는 이 장에서 소개된 용어와 관련된 약어를 정리하였다. **주의:** 실수 또는 혼동을 피하기 위하여 항상 약어를 사용할 때 주의하여야 한다.

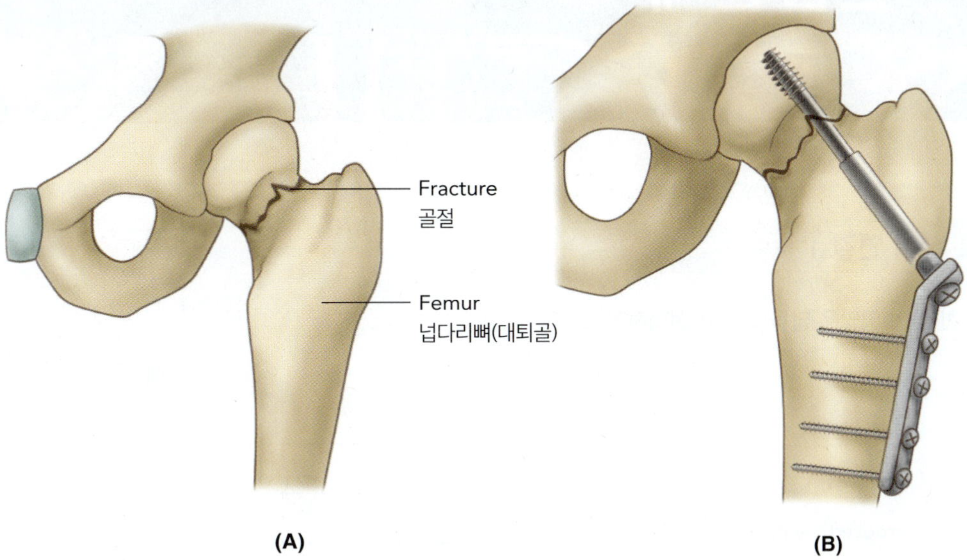

그림 3.27 내부고정장치 (A) 넙다리뼈목의 골절 (B) 내부고정핀은 뼈를 안정화하기 위하여 고정하고 그 후에 제거하지 않는다.

표 3–1

골격계통과 관련된 약어

bone density testing = BDT	**BDT** = bone density testing 골밀도검사
closed reduction = CR	**CR** = closed reduction 폐쇄 정복술
fracture = Fx	**Fx** = fracture 골절
osteoarthritis = OA	**OA** = osteoarthritis 뼈관절염
osteoporosis = OP	**OP** = osteoporosis 뼈엉성증, 골다공증
partial knee replacement = PKR	**PKR** = partial knee replacement 인공 무릎관절 부분치환술
polymyalgia rheumatica = PMR	**PMR** = polymyalgia rheumatica 류마티스성 다발근통
rheumatoid arthritis = RA	**RA** = rheumatoid arthritis 류마티스성 관절염
total hip arthroplasty = THA	**THA** = total hip arthroplasty 인공 엉덩관절 전치환술
total knee arthroplasty = TKA	**TKA** = total knee arthroplasty 인공 무릎관절 전치환술

연습문제

주요 단어 연결 1

밑줄 친 곳에 알맞은 답을 예에서 선택하여 쓰시오.

	정의	답	예
3.1.	hump	______	ankyl/o
3.2.	cartilage	______	arthr/o
3.3.	crooked, bent, stiff	______	burs/o
3.4.	joint	______	kyph/o
3.5.	bursa	______	chondr/i, chondr/o

주요 단어 연결 2

밑줄 친 곳에 알맞은 답을 예에서 선택하여 쓰시오.

	정의	답	예
3.6.	cranium, skull	______	cost/o
3.7.	rib	______	crani/o
3.8.	setting free, loosening	______	-desis
3.9.	spinal cord, bone marrow	______	-lysis
3.10.	to bind, tie together	______	myel/o

주요 단어 연결 3

밑줄 친 곳에 알맞은 답을 예에서 선택하여 쓰시오.

	정의	답	예
3.11.	vertebrae	______	oste/o
3.12.	curved	______	spondyl/o
3.13.	swayback bent	______	lord/o
3.14.	synovial membrane	______	synovi/o, synov/o
3.15.	bone	______	scoli/o

용어 정의

알맞은 답을 선택하여 밑줄 친 부분에 쓰시오.

3.16. 긴뼈의 뼈몸통을 ______________________ 라 한다.

diaphysis	distal epiphysis	endosteum	proximal epiphysis

3.17. 발목은 ______________________ 뼈로 구성되어 있다.

carpals	metatarsals	phalanx	tarsal

3.18. 복장뼈의 상부를 ______________________ 라 한다.

clavicle	mandible	manubrium	xiphoid process

3.19. ______________________ 은 움직인다.

cartilaginous joint	fibrous joint	suture joint	synovial joint

3.20. ______________________ 뼈는 다리이음뼈를 이루는 뼈의 앞쪽에 위치한다.

ilium	ischium	pubis	sacrum

3.21. 혈관, 신경, 인대가 지나는 뼈에 있는 구멍을 ______________________ 라 한다.

foramen	foramina	process	symphysis

3.22. 한 뼈와 다른 뼈를 연결시키는 조직을 ______________________ 라 한다.

articular cartilage	ligament	synovial membrane	phalange

3.23. 엉덩관절의 소켓을 ______________________ 라 한다.

acetabulum	malleolus	patella	trochanter

3.24. 손가락뼈와 발가락뼈를 ______________________ 라 한다.

carpals	metatarsals	tarsals	phalanges

3.25. 뼈의 표면에 있는 정상적인 돌출물을 ______________________ 라 한다.

cruciate	exostosis	popliteal	process

주요 구조 연결

밑줄 친 곳에 알맞은 답을 예에서 선택하여 쓰시오.

	정의	답	예
3.26.	breast bone	______________________	clavicle
3.27.	cheekbones	______________________	olecranon process
3.28.	collar bone	______________________	sternum
3.29.	kneecap	______________________	patella
3.30.	point of the elbow	______________________	zygomatic

단어 선택

밑줄 친 곳에 알맞은 답을 선택하여 쓰시오.

3.31. 강직된 관절을 느슨하게 해 주는 수술적 시술을 ______________ 라 한다.

arthrodesis arthrolysis

3.32. 뼈가 비정상적으로 붕괴되고 비정상적인 뼈가 형성되는 만성 뼈 질환은 ______________ 로 알려져 있다.

osteomalacia Paget's disease

3.33. 기증자의 골수를 이식하는 것을 ______________ 이식이라 한다.

allogenic autologous

3.34. 압박골절과 관련된 뼈엉성증을 치료하는 데 수행하는 방법은 경피적 ______________ 가 있다.

diskectomy vertebroplasty

3.35. 흔히 wear-and-tear arthritis라고 하는 관절염의 한 형태를 ______________ 라 한다.

osteoarthritis rheumatoid arthritis

철자 연습

각각의 문장에서 잘못된 철자를 찾아서 밑줄 친 부분에 올바르게 쓰시오.

3.36. The medical term for the condition commonly known as low back pain is lumbaego. ______________

3.37. The surgical fracture of a bone to correct a deformity is known as osteclasis. ______________

3.38. Ankylosing spondilitis is a form of rheumatoid arthritis characterized by progressive stiffening of the spine. ______________

3.39. An osterrhaphy is the surgical suturing, or wiring together, of bones. ______________

3.40. Crepetation is the sound that is heard when the ends of a broken bone move together. ______________

약어 정의

밑줄 친 부분에 약어를 풀어 쓰시오.

3.41. **BMT** ______________

3.42. **CR** ______________

3.43. **Fx** ______________

3.44. **RA** ______________

3.45. **TMJ** ______________

용어 선택

알맞은 답을 선택하여 밑줄 친 부분에 쓰시오.

3.46. 뼈조직의 죽음을 의미하는 용어는 ________________ 이다.

osteitis deformans   osteomyelitis   avascular necrosis   osteoporosis

3.47. 등뼈가 앞쪽으로 비정상적으로 돌출되는 것을 ________________ 라 한다.

kyphosis   lordosis   scoliosis   spondylosis

3.48. 선천적인 결함을 나타내는 질환은 ________________ 이다.

juvenile arthritis   adhesive capsulitis   rheumatoid arthritis   spina bifida

3.49. 골수의 혈구형성 조직으로부터 유래한 세포들로 구성된 악성종양은 ________________ 이다.

primary bone cancer   Ewing's sarcoma   myeloma   osteochondroma

3.50. 골절된 뼈가 치료되는 중에 골절된 부위 주위에 새로 형성되어 돌출된 침착물을 ________________ 라 한다.

callus   crepitation   crepitus   luxation

문장 완성

밑줄 친 곳에 알맞은 용어를 쓰시오.

3.51. 머리뼈협착증이 있는 환자를 치료하는 시술을 ________________ 라 한다.

3.52. 관절로부터 뼈의 부분적인 이탈을 ________________ 라 한다.

3.53. 여러 개의 척추를 결합하거나 또는 관절을 고정시키는 것을 ________________ 라 하며, 일명 고정술이라 한다.

3.54. 인공관절로 관절을 대치하는 수술적인 시술을 ________________ 라 한다.

3.55. 건막류라고 알려진 상태의 의학용어를 ________________ 라 한다.

단어 조합

각각의 용어를 단어 요소들로 나누고, 밑줄 친 부분에 순서대로 쓰시오. 필요한 경우 결합 모음을 나타내기 위해 슬래시(/)를 사용하시오. 제시된 모든 선이 필요하지 않을 수도 있다.

3.56. **Hemarthrosis** is blood within a joint.

________   ________   ________   ________

3.57. An **osteochondroma** is a benign bony projection covered with cartilage.

________   ________   ________   ________

3.58. **Osteomalacia**, also known as adult rickets, is abnormal softening of bones in adults.

__________ __________ __________ __________

3.59. **Periostitis** is an inflammation of the periosteum.

__________ __________ __________ __________

3.60. **Spondylolisthesis** is the forward movement of the body of one of the lower lumbar vertebra on the vertebra below it.

__________ __________ __________ __________

진실/거짓

문장이 맞으면 T를 쓰고, 틀리면 F를 쓰시오.

3.61. __________ 골감소증은 젊은 사람에게서 평균 골밀도보다 얇다.

3.62. __________ 파제트 질환은 소년기 초기에 칼슘과 비타민 D의 결핍에 의하여 일어난다.

3.63. __________ 갈비연골염은 갈비뼈를 복장뼈와 연결시키는 연골의 염증이다.

3.64. __________ 탈구는 관절로부터 뼈의 부분적인 이탈을 말한다.

3.65. __________ 관절경을 이용한 수술은 관절내강의 질환을 치료하는 최소한의 침습성 수술이다.

임상 문제

밑줄 친 부분에 알맞은 답을 쓰시오.

3.66. Bobby Kuhn이 나무에서 떨어졌을 때 팔의 뼈 일부가 굽어지거나 부분적으로 골절되었다. Dr. Grafton는 이러한 상태의 골절을 ____________________ 라 하였으며, 가족에게 말하기를 이러한 유형의 골절은 일차적으로 어린이에게서 발생한다고 하였다.

3.67. Eduardo Sanchez는 뼈와 골수에 염증이 있다. 이러한 상태의 의학용어는 ____________________ 이다.

3.68. Beth Hubert는 16세로서 ____________________ 육아종으로 진단받았다. 이러한 육아종은 유아 또는 성인에게서 가장 잘 일어나는 암이다.

3.69. Mrs. Morto는 꼬부랑할머니(dowager's hump) 증상을 겪고 있다. 이러한 비정상적인 척추의 굽이를 ____________________ 라 한다.

3.70. Henry Turner는 ____________________ 을 만드는 데 전문가이다. 이것은 정형외과에서 사용하는 장치로서 우리 몸을 잘 움직이게 하거나 기형적인 상태를 교정하는 데 사용된다.

3.71. 자동차사고 후 Sam Cheng은 그녀 뇌의 압력을 개선하기 위하여 ____________________ 가 필요했다.

3.72. Mrs. Gilmer의 백혈병은 골수이식에 의하여 치료하고 있다. ____________________ 골수이식을 받으려고 그녀의 골수 일부를 채취하였다.

3.73. Betty Greene는 수년 동안 달리기를 해왔다. 그러나 그녀의 무릎은 손상을 입었다. Dr. Morita는 그녀를 관절내 연골이 비정상적으로 유연해졌다고 하는데 이러한 상태의 질병을 ______________________________ 라 한다.

3.74. Patty Turner는 7세로서 피부발진, 고열, 성장저하, 피로, 관절의 부종 등이 있는 증상이 있다. 그녀는 소아 ______________________________ 관절염으로 진단받았다.

3.75. Heather Lewis은 어깨가 매우 아프다. Dr. Plunkett는 윤활주머니의 염증이라고 진단하였는데, 이러한 질환을 ______________________________ 라 한다.

의학용어 선택

밑줄 친 부분에 알맞은 답을 쓰시오.

3.76. Rodney Horner는 양쪽 뼈의 끝이 부서진 ______________________________ 골절로 치료받고 있다.

Colles'　　comminuted　　compound　　spiral

3.77. Alex Jordon의 의사는 Alex가 넘어졌을 때 손상된 연골을 외과적으로 복구하기 위하여 ______________________________ 을 시행하고 있다.

arthroplasty　　osteochondroma　　chondroplasty　　cranioplasty

3.78. Mrs. Palmer는 뼈엉성증에 대한 위험성이 있다. 그녀의 상태를 명확하게 파악하기 위하여 Mrs. Palmer의 의사는 ______________________________ 검사를 받으라고 지시하였다.

dual X-ray absorptiometry　　MRI　　X-ray　　ultrasonic bone density

3.79. 골절된 뼈를 정상위치로 복구하기 위하여 Dr. Wong은 ______________________________ 을 하라고 지시하였다. 이러한 시술은 손상된 부위의 다리 먼쪽 부위를 힘 있게 잡아당기는 것을 의미한다.

external fixation　　immobilization　　internal fixation　　traction

3.80. 아기인 Juanita는 선천적인 결함인 발이 안쪽으로 돌아가는 증상 때문에 치료를 받고 있다. 그녀의 가족은 이것을 휜발이라고 한다; 그러나 이러한 상태의 질병을 의학용어로 ______________________________ 라 한다.

osteomalacia　　rickets　　scoliosis　　talipes

단어 조합 연습

다음은 이 장의 주요 용어가 아니다. 그러나 다음과 같은 익숙한 단어로 구성된다. 용어 작성에 도움이 필요하면 의학사전을 참조하시오.

poly-	**arthr/o**	**-ectomy**
	chondr/o	**-itis**
	cost/o	**-malacia**
	crani/o	**-tomy**
	oste/o	**-pathy**
		-sclerosis

3.81. 뼈가 비정상적으로 딱딱해지는 현상을 ______________________ 라 한다.

3.82. 갈비뼈의 외과적인 제거를 ______________________ 라 한다.

3.83. 연골의 질환을 의미하는 용어는 ______________________ 이다.

3.84. 관절의 외과적인 절개를 ______________________ 라 한다.

3.85. 연골의 염증을 의미하는 용어는 ______________________ 이다.

3.86. 관절의 외과적인 제거를 의미하는 용어는 ______________________ 이다.

3.87. 한 개 이상의 관절의 염증을 나타내는 용어는 ______________________ 이다.

3.88. 뼈와 관절과 관련된 질환을 의미하는 용어는 ______________________ 이다.

3.89. 갈비뼈의 외과적인 절개나 분할을 의미하는 용어는 ______________________ 이다.

3.90. 머리뼈의 비정상적인 연화증을 ______________________ 라 한다.

명칭 표기

다음 그림에서 숫자로 표시된 부위의 알맞은 명칭을 쓰시오.

3.91. ______________________ vertebrae

3.92. ______________________

3.93. ______________________

3.94. ______________________

3.95. ______________________

3.96. ______________________

3.97. ______________________ bone

3.98. ______________________ bone

3.99. ______________________

3.100. ______________________

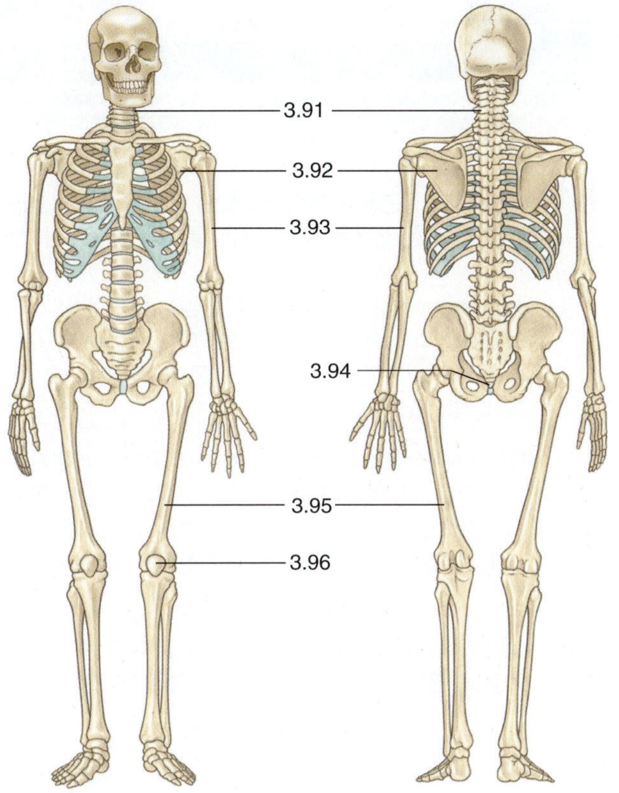

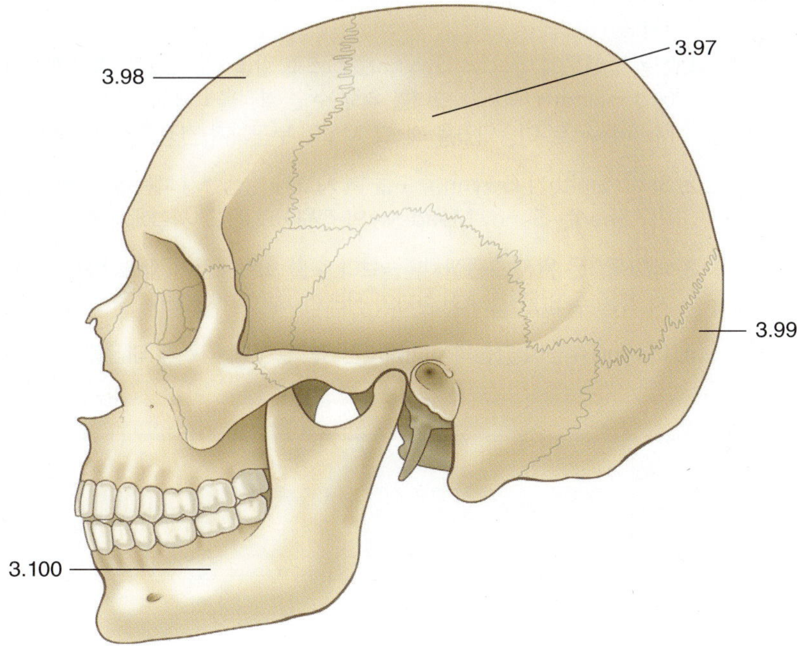

휴먼 터치 The Human Touch

비판적 사고력

다음의 사례와 질문은 토론이나 간단한 의견을 작성해 봄으로써 비판적 사고력을 키울 수 있도록 제시하였다. 토론 주제에 대한 정답은 없으니 자유롭게 의견을 제시하면 된다.

Johnstone 박사는 그가 본 것을 믿고 싶지 않았다. Gladys Gwynn의 엉덩이 X-선 사진은 대퇴경부의 골절과 고관절의 심한 골다공증을 보였다. Gwynn 부인은 그날 아침 노인요양병원 Sunny Meadows에서 낙상한 후 Hamilton 병원의 정형외과 병동에 입원했다. 그 사고는 새로운 간병인인 Sheri Smith가 그녀의 손을 놓쳤을 때 발생했다.

Gwynn 부인은 쇠약하지만 정신은 명료하고 쾌활한 85세의 여성이다. 골관절염과 골다공증으로 보행 보조기에 의존할 수밖에 없었다. 그녀는 경제적으로 여유롭지 못했고, 4년 전 남편이 죽은 이후 Sunny Meadows에서 생활하고 있다. Johnstone 박사는 그녀가 가까운 친척이 없다는 것을 알고 있었고, 그녀의 이와 같은 의료 결정을 도울 누군가를 지명하는 건강관리위임장(HCPA)에 서명할 사람도 없다고 생각했다.

완전 고관절치환술은 잃어버린 운동성의 일부를 회복할 수 있기 때문에 젊은 환자에게 추천되는 치료법이다. 그러나 Gwynn 부인과 같은 허약한 환자의 경우 골절의 내부고정술은 선택적인 치료일 수 있다. 이것은 골절은 치료되지만 그녀의 운동성은 개선되지 않을 것이다.

Johnstone 박사는 곧 결정을 내려야 하지만, Gwynn 부인이 진통제 때문에 괴로워한다는 것을 알고 있다. Johnstone 박사는 X-선 사진을 한 번 더 들여다보고 한숨을 쉬며 Gwynn 부인의 방을 향해 걸어갔다.

토론 주제

1. 진통제 때문에 Gladys Gwynn은 스스로 말을 하지 못할 수도 있다. 그녀에게는 도움을 줄 친척이 없기 때문에 Johnstone 박사가 그녀를 위해 수술 결정을 내리는 것이 적절한가? 이러한 상황에서 Gladys가 Sunny Meadows로 이송되었을 때, 그 시설의 누군가가 건강관리위임장(HCPA)에 서명할 가능성이 있는가?
2. Sheri Smith가 Gwynn을 도울 때 사고가 발생했기 때문에 Sheri가 사고에 대한 책임져야 한다고 생각하는가? Sheri는 Sunny Meadows의 직원이므로 그 시설에서 책임을 져야 하는가?
3. 내고정술은 완전 고관절치환술보다 수술 회복시간이 짧고, 비용도 덜 든다. 하지만, Gwynn 부인은 아마 다시 걸을 수 없을 것이다. 환자의 상태와 제한된 의료비용을 고려할 때 어떤 절차를 수행해야 하는가?
4. Gwynn 부인이 당신의 어머니라면 3번 질문에 다르게 대답했을까?

CHAPTER 4

근육계통

THE MUSCULAR SYSTEM

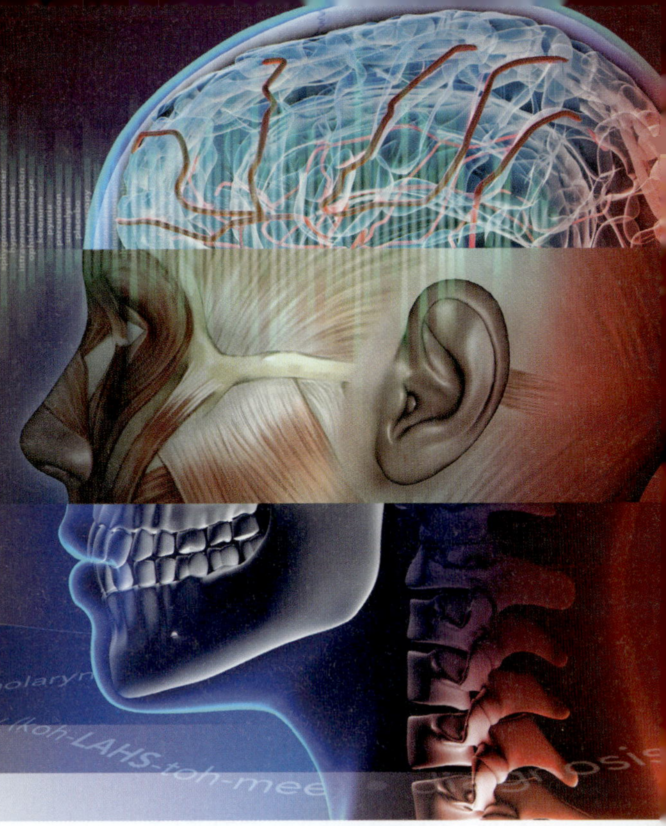

근육계통의 구조와 기능 및 이와 관련된 연결형에 대한 개요

주요 구조	관련된 연결형	주요 기능
Muscle 근육	**muscul/o**, **my/o**, **myos/o**	신체를 움직일 수 있게 하고, 균형을 잡을 수 있도록 지탱해 주며, 체액을 이동시키고, 체열을 생산함
Fascia 근막	**fasci/o**	근육을 감싸주고, 지지하며, 분리함
Tendons 힘줄[건]	**ten/o**, **tend/o**, **tendin/o**	근육을 뼈에 부착시킴

용어 근육계통과 관련된 어휘

이 목록에 있는 항목들은 이 장에서 중요한 용어와 어근만을 분류하였다. 그리고 이 장에서 중요한 단어는 **굵은 글씨**로 표시하였다. 청록색 이탤릭체로 나타나는 이차 용어는 일차 용어의 의미를 명확히 한다.

주요단어

- ☐ **bi-** 둘
- ☐ **-cele** 탈장, 헤르니아, 부종
- ☐ **dys-** 나쁜, 어려운, 아픈
- ☐ **fasci/o** 근막
- ☐ **fibr/o** 섬유, 섬유성 띠
- ☐ **-ia** 상태, 형성(형용사형, **-ium**)
- ☐ **-ic** 의(형용사형 어미)
- ☐ **kines/o**, **kinesi/o** 운동, 움직임
- ☐ **my/o** 근육
- ☐ **-plegia** 마비
- ☐ **-rrhexis** 파열
- ☐ **tax/o** 순서, 배열, 공동작용, 조정
- ☐ **ten/o**, **tend/o**, **tendin/o** 힘줄[건]
- ☐ **ton/o** 긴장, 신전
- ☐ **tri-** 셋

의학용어

- ☐ **abduction** (ab-**DUCK**-shun) 벌림[외전]
- ☐ **adduction** (ah-**DUCK**-shun) 모음[내전]
- ☐ **adhesion** (ad-**HEE**-zhun) 유착
- ☐ **ataxia** (ah-**TACK**-see-ah) 운동실조증, 기능장애
- ☐ **atonic** (ah-**TON**-ick) 이완증의, 무기력한
- ☐ **atrophy** (**AT**-roh-fee) 위축
- ☐ **bradykinesia** (**brad**-ee-kih-**NEE**-zee-ah) 운동완만[서동]
- ☐ **carpal tunnel syndrome** (**KAR**-pul) 손목굴증후군
- ☐ **chronic fatigue syndrome** 만성피로증후군
- ☐ **circumduction** (**ser**-kum-**DUCK**-shun) 회향운동, 휘돌림
- ☐ **contracture** (kon-**TRACK**-chur) 경축, 구축
- ☐ **dorsiflexion** (**dor**-sih-**FLECK**-shun) 발등쪽굽힘[배측굴곡]
- ☐ **dyskinesia** (**dis**-kih-**NEE**-zee-ah) 운동장애
- ☐ **dystonia** (dis-**TOH**-nee-ah) 긴장이상
- ☐ **electromyography** (ee-**leck**-troh-my-**OG**-rah-fee) 근전도검사
- ☐ **epicondylitis** (**ep**-ih-**kon**-dih-**LYE**-tis) 위관절융기염[상과염]
- ☐ **ergonomics** (er-goh-**NOM**-icks) 인간공학, 생명공학
- ☐ **exercise physiologist** (**fiz**-ee-**OL**-oh-jist) 운동생리학자
- ☐ **fasciitis** (**fas**-ee-**EYE**-tis) 근막염
- ☐ **fibromyalgia** (**figh**-broh-my-**AL**-jee-ah) 섬유근육통
- ☐ **ganglion cyst** (**GANG**-glee-on **SIST**) 결절종
- ☐ **heel spur** 뒤꿈치 뼈가시(뒤꿈치 골극)
- ☐ **hemiparesis** (**hem**-ee-pah-**REE**-sis) 편불완전마비
- ☐ **hemiplegia** (**hem**-ee-**PLEE**-jee-ah) 편마비
- ☐ **hernia** (**HER**-nee-ah) 탈장
- ☐ **hyperkinesia** (**high**-per-kye-**NEE**-zee-ah) 운동과잉증
- ☐ **hypertonia** (**high**-per-**TOH**-nee-ah) 긴장과도, 긴장항진
- ☐ **impingement syndrome** (im-**PINJ**-ment **SIN**-drohm) 부딪힘증후군, 충돌증후군
- ☐ **insertion** 닿는곳[종지]
- ☐ **intermittent claudication** (**klaw**-dih-**KAY**-shun) 파행성 보행, 간헐적 절뚝거림
- ☐ **muscular dystrophy** (**DIS**-troh-fee) 근이영양증
- ☐ **myasthenia gravis** (**my**-as-**THEE**-nee-ah **GRAH**-vis) 중증근무력증
- ☐ **myocele** (**MY**-oh-seel) 근육탈장, 근육헤르니아
- ☐ **myoclonus** (**my**-oh-**KLOH**-nus) 간대성근경련
- ☐ **myofascial release** (**my**-oh-**FASH**-ee-ahl) 근막이완술, 근막유리술
- ☐ **myolysis** (my-**OL**-ih-sis) 근육용해
- ☐ **myoparesis** (**my**-oh-pah-**REE**-sis) 근육불완전마비
- ☐ **myorrhaphy** (my-**OR**-ah-fee) 근육봉합술
- ☐ **neuromuscular** (**new**-roh-**MUS**-kyou-lar) 신경근육의
- ☐ **oblique** (oh-**BLEEK**) 경사, 빗
- ☐ **origin** 이는곳[기시]
- ☐ **paralysis** (pah-**RAL**-ih-sis) 마비
- ☐ **paraplegia** (**pahr**-ah-**PLEE**-jee-ah) 하반신마비
- ☐ **physiatrist** (**fiz**-ee-**AT**-rist) 재활의학전문의
- ☐ **plantar fasciitis** (**PLAN**-tar **fas**-ee-**EYE**-tis) 발바닥근막염
- ☐ **polymyositis** (**pol**-ee-**my**-oh-**SIGH**-tis) 다발근육염
- ☐ **pronation** (proh-**NAY**-shun) 엎침[회내]
- ☐ **quadriplegia** (**kwad**-rih-**PLEE**-jee-ah) 팔다리마비[사지마비]
- ☐ **sarcopenia** (**sar**-koh-**PEE**-nee-ah) 근육감소증
- ☐ **shin splint** 정강이 통증
- ☐ **singultus** (sing-**GUL**-tus) 딸꾹질
- ☐ **sphincter** (**SFINK**-ter) 조임근[괄약근]
- ☐ **sprain** 삠[염좌]
- ☐ **tenodesis** (ten-**ODD**-eh-sis) 힘줄고정술
- ☐ **tenolysis** (ten-**OL**-ih-sis) 힘줄유착박리술
- ☐ **tenorrhaphy** (ten-**OR**-ah-fee) 힘줄봉합술
- ☐ **tenosynovitis** (**ten**-oh-sin-oh-**VYE**-tis) 힘줄윤활막염, 건초염
- ☐ **tenotomy** (ten-**OT**-ah-mee) 힘줄절단(술), 건절단(술)
- ☐ **torticollis** (**tor**-tih-**KOL**-is) 기운목[사경]
- ☐ **transverse** (trans-**VERSE**) 가로[횡]

학습목표

이 장을 학습하고, 다음을 할 수 있어야 한다.

1. 근섬유, 근막, 힘줄 및 세 가지 유형의 근육과 근육계의 구조와 주요 기능을 정의할 수 있다.
2. 근육의 운동과 관련된 용어를 발음하고, 철자를 쓰고, 정의하고, 이해할 수 있다.
3. 근육계통의 진단과 치료과정 및 질병과 관련된 용어를 발음하고, 철자를 쓰고, 정의하고, 이해할 수 있다.

근육계통의 기능
FUNCTIONS OF THE MUSCULAR SYSTEM

- 근육은 우리 몸을 지탱하게 해주고 운동을 가능하게 한다.
- 근육의 운동은 신체를 따뜻하게 하기 위하여 약 85%의 열을 생산한다.
- 근육은 소화기계통을 통하여 음식을 이동시킨다.
- 보행을 할 때의 근육의 운동은 정맥혈을 심장으로 보내주는 데 도움을 준다.
- 근육의 작용은 다른 계통과 관련된 관을 통하여 체액을 이동시킨다.

근육계통의 구조
STRUCTURES OF THE MUSCULAR SYSTEM

근육 및 골격계통은 때로는 근골격계라고도 한다. 이 두 계통의 상호작용으로 인해 신체의 형태를 만들고, 지지해 주며, 안정적으로 이동할 수 있도록 하는 기능이 있다.

인체는 체중의 40~45%를 차지하며, 600개 이상의 근육으로 구성되어 있다. 뼈대근육은 근섬유로 구성되어 있으며, 근막에 덮여 있고, 힘줄에 의하여 뼈에 부착되어 있다.

근섬유 Muscle Fibers

Muscle fibers (근섬유)는 근육을 구성하는 가늘고 긴 세포이다. 각각의 근육은 결합조직에 의하여 서로 결합된 근섬유집단으로 구성되어 있다.

근막 Fascia

Fascia (FASH–ee–ah; 근막)은 근육 또는 근육군(복수, *fasciae* 또는 *fascias*)을 감싸거나, 분리하고, 결합시켜주는 결합조직의 밴드로서 근육이 운동을 잘 할 수 있도록 해 준다.

Myofascial (my–oh–FASH–ee–ahl; 근육근막의)는 근막과 근육조직에 관련된이라는 의미이다(my/o는 근육을, fasci는 근막을, –al은 ~에 관련된이란 뜻이다).

힘줄[건] Tendons

- Tendon (**힘줄[건]**)은 좁은 띠모양의 탄력이 없고 치밀한 섬유결합조직으로서, 근육을 뼈에 부착시켜주는 역할을 한다. 힘줄과 인대를 혼동하지 말아야 한다. 인대는 하나의 뼈를 다른 뼈에 연결하여 관절을 형성해 주는 섬유질 조직의 밴드이다(**그림 4.1**). 인대에 대한 자세한 내용은 3장을 참조한다.
- 예를 들면, *patellar tendon* (무릎인대)는 무릎뼈 바닥에 근육을 부착시킨다. *Achilles tendon* (발꿈치힘줄[아킬레스건])은 장딴지근(종아리에 있는 근육)을 발뒤꿈치뼈에 부착시킨다(**그림 4.10**).

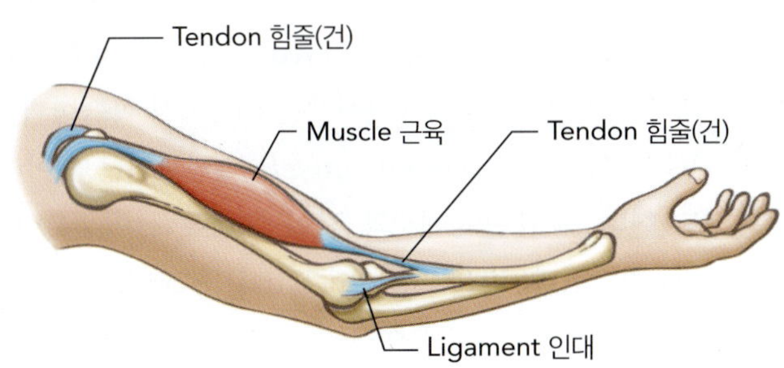

그림 4.1 **힘줄은 근육을 뼈에 부착시키고, 인대는 뼈와 뼈를 연결한다.**

- *Aponeurosis* (ap-oh-new-ROH-sis; 널힘줄[건막])은 힘줄과 유사한 섬유결합조직이 넓게 퍼진 모양을 하고 있으며, 널힘줄은 근육을 뼈나 다른 조직에 부착시킨다(복수형, *aponeuroses*). 예를 들면, 배부위의 널힘줄을 **그림 4.9**에서 볼 수 있다.

근육의 유형
TYPES OF MUSCLE TISSUE

근육조직의 3가지 유형은 뼈대근육, 민무늬근육, 심장근육이다(**그림 4.2**). 이러한 유형은 근육의 모습과 기능에 따라서 분류하였다.

뼈대근육[골격근] Skeletal Muscles

- Skeletal muscles (**뼈대근육**)은 골격을 이루는 뼈에 부착되어 있다. 이 근육은 걸을 때와 같이 우리 몸을 움직이게 한다(**그림 4.2A**).
- 뼈대근육은 *voluntary muscles* (수의근)이라고도 하며, 이는 본인의 의지대로 움직이는 근육이기 때문이다.
- 뼈대근육의 근섬유는 *striated muscles* (가로무늬근육)이라고도 하는데, 어두운 띠(dark band, 암대)와 밝은 띠(light band, 명대)가 교대로 나타나는 가로무늬가 관찰되기 때문이다. *Striated*는 줄무늬를 의미한다.

민무늬근육[평활근] Smooth Muscles

Smooth muscles (**민무늬근육**)은 소화관, 혈관 및 분비샘의 도관과 같은 내장의 벽에 위치한다(**그림 4.2B**). 이 근육의 기능은 이러한 구조물들을 통하여 체액의 흐름을 조절하거나 이동하게 한다.

- 민무늬근육은 자기 의지대로 움직일 수 없으며 자율신경계의 지배를 받고 있기 때문에 *involuntary muscles* (불수의근)이라고 한다. 자율신경계는 10장에서 학습한다.
- 민무늬근육은 *unstriated muscles* (민무늬근육)이라고도 한다. 뼈대근육에서와 같이 근섬유에 어두운 띠(dark band)와 밝은 띠(light band)가 교대로 나타나는 가로무늬가 없는 근육이다.
- 민무늬근육은 심장을 제외한 큰 내장이나 소화기계통과 비뇨기계통과 같은 내강이 있는 장기에서 관찰되는 *visceral muscles* (내장근)이다. *Visceral*은 내장과 관련된이라는 의미이다.

심장근육[심장근] Myocardial Muscle

Myocardial muscle (my-oh-KAR-dee-al; 심장근육)은 심장의 근육벽을 형성하기 때문에 *myocardium* 또는 *cardiac muscle* (심장근육)이라고도 한다(my/o는 근육을,

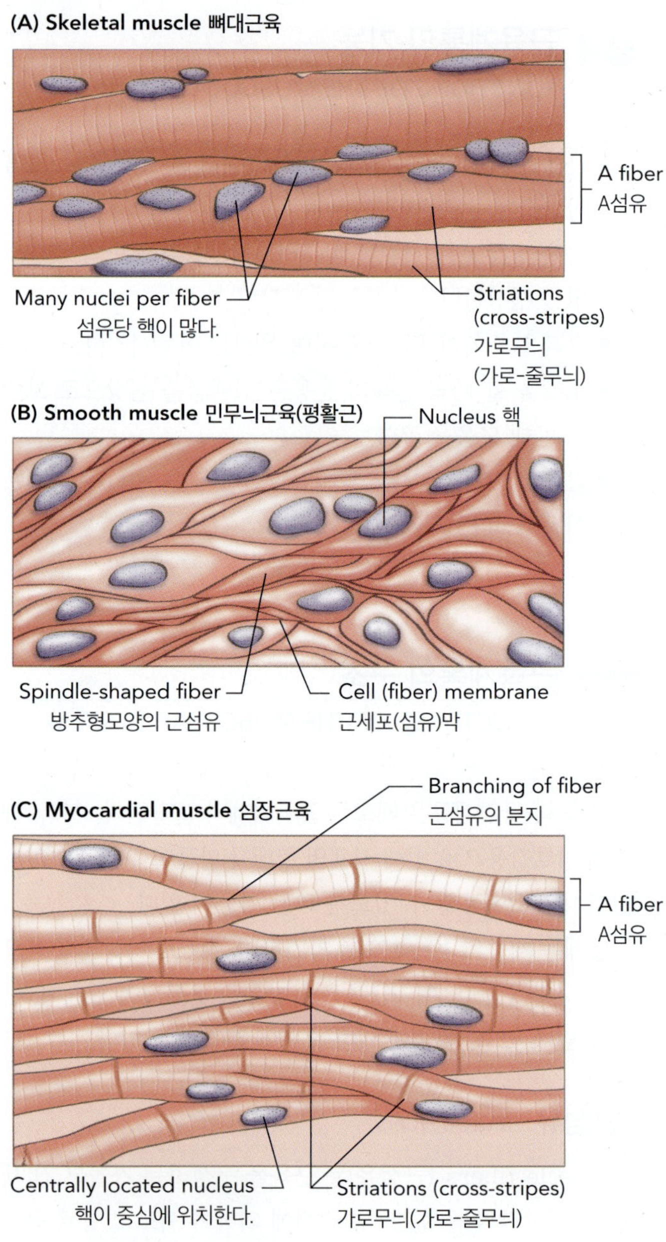

그림 4.2 **근육조직의 유형**
(A) 뼈대근육 (B) 민무늬근육 (C) 심장근육

cardi는 심장을, -al은 ~에 관련된을 뜻한다)(그림 4.2C).

심장근육은 뼈대근육과 유사하게 가로무늬가 있는 특수화된 조직이지만 기능면에서는 민무늬근육과 유사하다. 이 근육의 수축과 이완작용에 의해 심장 박동이 일어난다. 이 주제는 5장에서 학습한다.

근육의 수축과 이완

MUSCLE CONTRACTION AND RELAXATION

특수한 근육 형태, 근육 신경 분포 및 길항작용을 하는 근육이 쌍으로 이루어진 조합이며, 이로 인해 광범위한 근육 운동이 가능하다.

근육의 신경지배 Muscle Innervation

Muscle innervation (in-err-VAY-shun; 근육의 신경지배)는 운동신경에 의해 전달된 것이 근육에 자극되는 것을 의미한다. 이 자극에 의하여 근육은 수축하게 된다. 자극이 멈추면 근육은 이완한다. 운동신경은 신체의 자발적인 근육 수축을 조절한다.

신경계의 병변이나 손상에 의하여 신경자극이 방해를 받으면 근육은 수축이 일어나지 않으므로 마비현상이 나타난다. 이러한 조건은 이 장의 뒷부분에서 설명된다.

Neuromuscular (new-roh-MUS-kyou-lar; 신경근육의)는 신경과 근육에 관련된이라는 의미이다(neur/o는 신경을, muscul은 근육을, -ar는 관련된을 뜻한다). 신경은 10장에서 학습한다.

쌍을 이루는 길항작용 근육들

Antagonistic Muscle Pairs

근육은 길항작용을 하는 근육들이 쌍을 이루어 배열된다. *Antagonistic*은 서로 반대작용을 한다는 뜻이다. 각 쌍의 근육은 수축과 이완이 되면서 길이나 모양을 바꿀 수 있게 되며, 이러한 것은 근육이 특수세포로 이루어져 있기 때문이다. 쌍의 한 근육이 수축할 때, 쌍의 반대 근육이 이완된다. 수축과 이완을 가능하게 하는 것은 이러한 대조적인 운동에 의한 것이다.

- **Contraction (수축)**은 근육의 조임이다. 근육이 수축할수록 짧고 굵어져 근육의 배(*belly*; 근복, 근육의 중심)는 커진다.
- **Relaxation (이완)**은 근육이 원래 상태로 되돌아갈 때 일어난다. 근육이 이완하면 길이가 길어지고 가늘어지며 근복은 더 이상 커지지 않는다.

예를 들어, 세모근과 두갈래근은 한 쌍으로 작동하여 팔의 움직임을 가능하게 한다(그림 4.3).

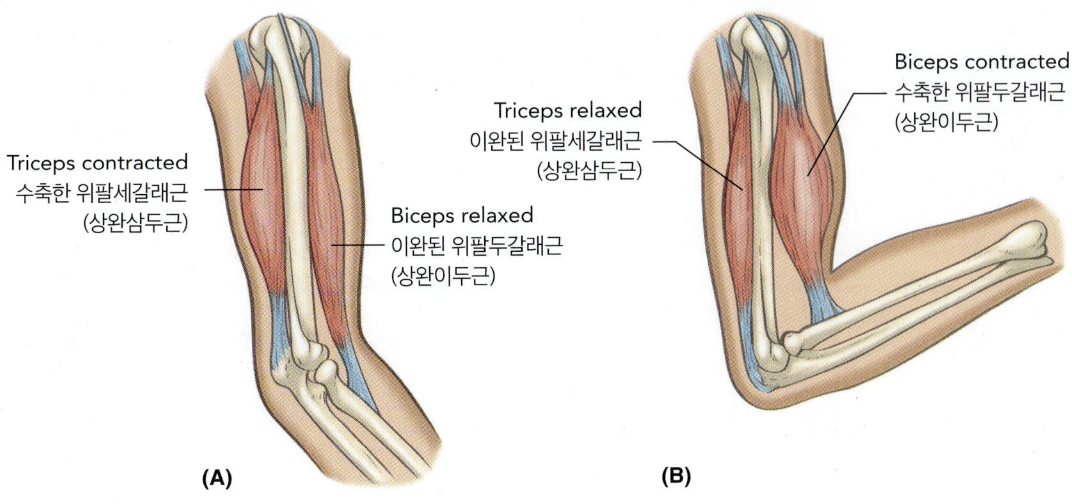

그림 4.3 팔에서 길항작용을 하는 근육
(A) 팔꿈치를 펼 때 위팔세갈래근은 수축되고, 위팔두갈래근은 이완된다.
(B) 팔꿈치를 굽힐 때 위팔세갈래근은 이완되고, 위팔두갈래근은 수축된다.

대조적인 근육운동
CONTRASTING MUSCLE MOTION

근육운동은 서로 반대작용을 하는 근육이 쌍을 이루고 있는 곳에서 일어나는 운동으로 **그림 4.4**부터 **그림 4.8**까지 도식화하였다.

벌림[외전]과 모음[내전] Abduction and Adduction

Abduction (ab–DUCK–shun; 벌림[외전])은 인체의 정중선으로부터 팔다리가 멀어지는 운동이다(**ab–**는 멀어지다를, **duct**는 인도하다 또는 앞서다를, **–ion**은 작용을 뜻한다). 예를 들면, 벌릴 때 팔은 몸의 측면에서 멀어져서 바깥쪽으로 움직인다. *Abductor* (벌림근[외전근])은 정중선으로부터 몸의 일부를 멀어지게 하는 근육이다.

Adduction (ah–DUCK–shun; 모음[내전])은 인체의 정중선을 향하는 팔다리의 운동이다(**ad–**는 향하여를, **duct**는 인도하다 또는 앞서다를, **–ion**은 작용을 뜻한다). 예를 들면, 모을 때 팔은 몸의 측면을 향하여 안쪽으로 움직인다. *Adductor* (모음근[내전근])은 정중선을 향하여 몸의 일부를 움직이는 근육이다(**그림 4.4**).

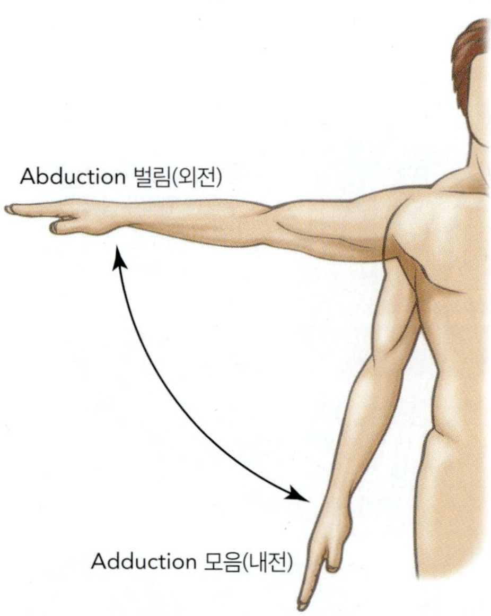

그림 4.4 벌림은 신체로부터 팔이 멀어지는 운동이다. 모음은 신체 쪽으로 향하는 팔의 운동이다.

굽힘[굴곡]과 폄[신전] Flexion and Extension

Flexion (FLECK–shun; 굽힘[굴곡])은 관절에서 팔다리를 굽혀서 두 뼈 사이의 각도를 줄여주는 것을 말한다(**flex**는 굽히다를, **–ion**은 작용을 뜻한다). 팔을 굽힐 때 아래팔이 위로 올라가면서 팔꿈치가 굽어진다. 다리를 굽힐 때 무릎이 굽어지면서 종아리도 뒤로 굽혀진다. *Flexor muscle* (굽힘근[굴근])은 관절에서 팔다리를 굽어지게 하는 근육이다.

대조적으로 **extension** (폄[신전])은 팔다리를 펴거나 두 뼈 사이의 각도를 증가시키는 것을 말한다(**ex–**는 멀어지다를, **tens**는 펴다를, **–ion**은 작용을 뜻한다). 팔을 펼 때 아래팔이 아래로 내려가면서 팔꿈치는 똑바로 펴진다. *Extensor muscle* (폄근[신근])은 관절에서 팔다리를 똑바르게 하는 근육이다(**그림 4.5**).

- **Hyperextension** (과신전)은 몸의 일부 또는 팔다리를 정상적인 위치보다 지나치게 펴는 것을 말한다. 예를 들면, 정상적인 운동범위 이상으로 머리를 뒤로 젖히거나 앞으로 움직이는 운동은 목에 있는 근육의 과신전에 의하여 일어난다.

올림과 내림 Elevation and Depression

Elevation (올림)은 흡기 시 갈비뼈를 위로 올릴 때와 같이 몸의 일부를 위로 올리는 작용이다. 예를 들면, *levator anguli oris* (입꼬리올림근[구각거근])은 입꼬리를 올리는 기능을 한다. *Levator* (lee–VAY–tor; 올림근[거근])은 몸의 일부를 올리는 근육이다.

대조적으로 **depression** (내림)은 호기 시 갈비뼈를 내릴 때와 같이 몸의 일부를 내리는 작용이다. 예를 들면, *depressor anguli oris* (입꼬리내림근[구각하제근])은 입

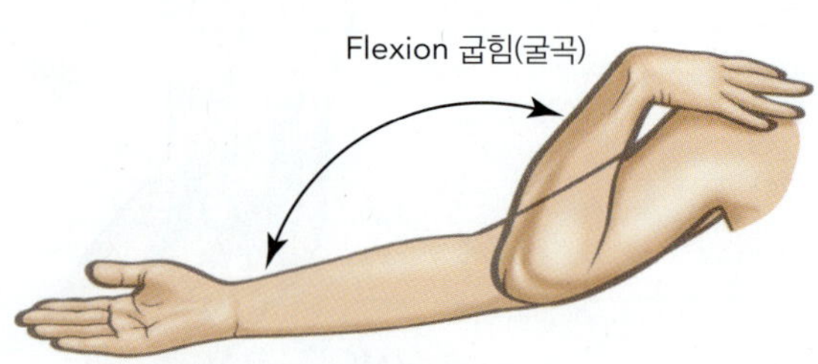

그림 4.5 폄은 팔꿈치의 각도를 증가시키고 손을 몸에서 멀리 이동시킨다. 굽힘은 팔꿈치 각도를 줄이고 손을 몸쪽으로 움직인다.

꼬리를 내리는 기능을 한다. *Depressor* (내림근[하제근])은 몸의 일부를 내리는 근육이다. 얼굴 근육의 일부 근육은 **그림 4.9**를 참조한다.

돌림과 휘돌림 Rotation and Circumduction

Rotation (돌림)은 어깨관절에서와 같이 축 주위를 동심원 모양으로 움직이는 운동이다. 축*(axix)*은 신체의 중심부를 통해 길이 방향으로 뻗어 있는 가상의 선이며, 돌림은 그 축에서 뼈를 회전시킨다.

대조적으로 circumduction (ser–kum–DUCK–shun; 휘돌림[회선])은 팔다리의 먼쪽끝에서 일어나는 원운동을 말한다. 예를 들면, 휘돌림은 팔을 돌릴 때 팔의 먼쪽끝에서 일어나는 회전운동이다(**그림 4.6**).

- *Rotator muscle* (돌림근)은 축을 중심으로 몸의 일부를 돌리는 근육이다. 예를 들면, **humerus** (HYUM–er–us; 위팔뼈) 머리는 어깨관절 내에서 회전한다.
- *Rotator cuff* (근육둘레띠[회전근개])는 위팔뼈머리를 어깨관절 내에서 회전할 때 안전하게 제 위치에 있도록 지지하는 근육집단을 말한다(**그림 4.13**).

뒤침[회외]과 엎침[회내] Supination and Pronation

Supination (soo–pih–NAY–shun; 뒤침[회외])은 팔과 다리를 회전하는 작용으로서 손바닥과 발바닥이 앞쪽으로 또는 위쪽으로 향하게 돌리는 운동이다. 이것을 기억하는 쉬운 방법은 용어의 시작처럼 수프 한 그릇을 운반하는 동작을 생각하며 기억하는 것이다.

- 대조적으로 **pronation** (proh–NAY–shun; 엎침[회내])은 팔과 다리를 회전하는 작용으로서 손바닥과 발바닥이 아래쪽으로 또는 뒤쪽으로 향하게 돌리는 운동이다(**그림 4.7**).

발등쪽굽힘[배측굴곡]과 발바닥쪽굽힘[족저굴곡] Dorsiflexion and Plantar Flexion

Dorsiflexion (dor–sih–FLECK–shun; 발등쪽굽힘[배측굴곡])은 발목에서 발을 위쪽으로 굽히는 것을 말한다. 발가락 끝과 발을 위로 올려서 다리의 앞쪽과 발끝 사이의 각도

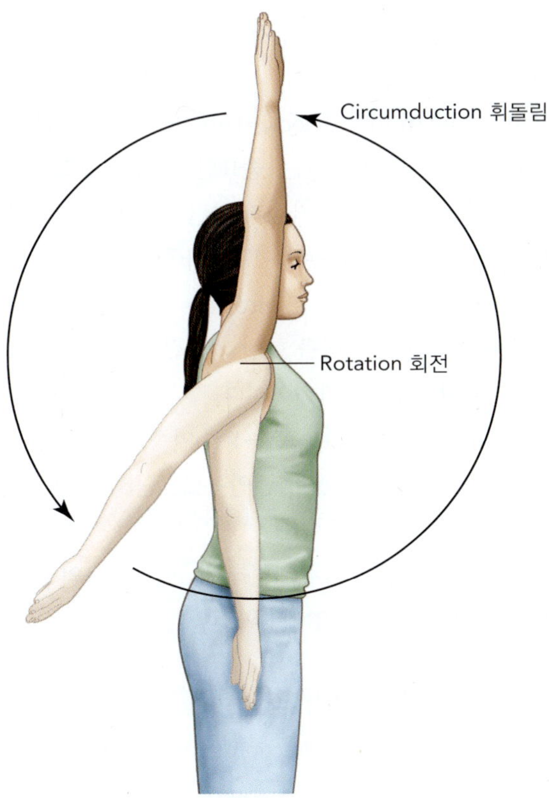

그림 4.6 돌림은 어깨관절과 같은 축의 주위를 원모양으로 운동하는 것이다. 휘돌림은 팔의 먼쪽끝에서 원모양으로 움직이는 것이다.

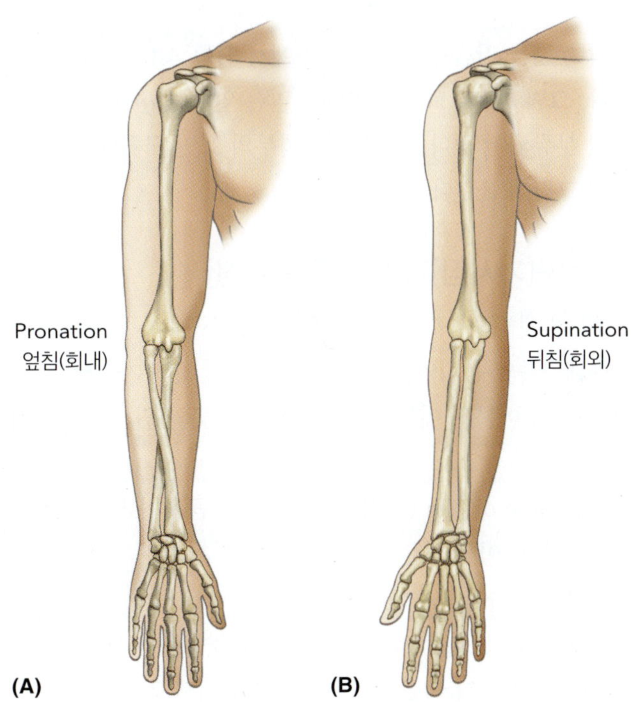

그림 4.7 (A) 뒤침은 손바닥이 위쪽을 향하도록 팔을 돌리는 것이다. (B) 엎침은 손바닥이 아래를 향하도록 팔을 돌리는 것이다.

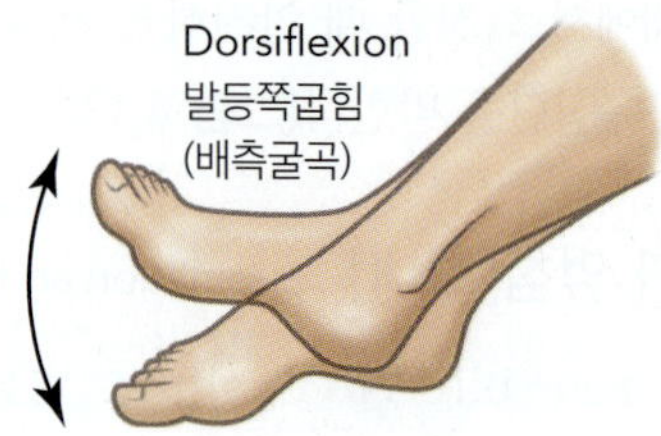

그림 4.8 **발등쪽굽힘은 발목에서 발을 위쪽으로 굽히는 것이다. 발바닥쪽굽힘은 발목에서 발을 아래쪽으로 굽히는 것이다.**

를 줄여준다(그림 4.8).

대조적으로 plantar flexion (PLAN−tar FLECK−shun; 발바닥쪽굽힘[족저굴곡])은 발목에서 발을 아래쪽으로 굽히는 것을 말한다. *Plantar*는 발바닥에 속하다 라는 의미이다. 발가락 끝과 발을 아래로 내려서 다리의 앞쪽과 발끝 사이의 각도를 증가시켜 준다(그림 4.8).

근육의 이름은 어떻게 명명하는가

HOW MUSCLES ARE NAMED

이 부분을 학습할 때 그림 4.9에서 그림 4.12를 참고하면 된다. 그림 4.9와 그림 4.10에서 많은 얕은(*superficial*) 근육이 분류되어 있다. 이 근육은 피부의 표면 근처에 있기 때문에 그렇게 불린다.

이는곳[기시점]과 닿는곳[종지점]

Muscles Named for Their Origin and Insertion

뼈대근육의 움직임은 두 가지 부착점에 의해 가능하다. 일부 근육의 이름은 이는곳의 위치와 닿는곳의 위치를 결합하여 만든다.

- **Muscle origin (근육의 이는곳)**은 근육이 시작하는 지점이다. 이 지점은 신체의 정중선에 가까운 지점에 부착하는 근육이 고정된 부착점이다.
- **Muscle insertion (근육의 닿는곳)**은 근육이 끝나는 지점이다. 이 지점은 신체의 정중선에서 먼 지점에 부착하는 근육이 잘 움직이는 부착점이다.
- 예를 들면, *sternocleidomastoid muscle* (ster−noh−kly−doh−MASS−toid; 목빗근[흉쇄유돌근])은 목을 굽히거나 머리를 회전하는 데 도움을 주는 근육이다(그림 4.9, 그림 4.11). 이름은 이는곳과 닿는곳의 두 부착부위의 이름을 결합하여 명명하였다(stern/o는 복장뼈를, cleid/o는 빗장뼈를 뜻한다). Mastoid (목빗근)은 귀의 뒤에 위치한 꼭지돌기에 부착된다(이것은 귀의 바로 뒤에 있는 관자뼈의 일부이다).

기능에 따라 명명한 근육

Muscles Named for Their Action

일부 근육들은 굽힘과 폄과 같은 기능에 따라 명명하였다.

- 예를 들면, *flexor carpi muscles* (손목굽힘근[수근굴근])은 손목의 굽힘운동과 폄운동을 가능하게 하기 위하여 *extensor carpi muscles* (손목폄근[수근신근])과 함께 작용한다(그림 4.9). Carpi는 손목 혹은 손목뼈를 의미한다.

위치에 따라 명명한 근육

Muscles Named for Their Location

일부 근육들은 근처에 있는 기관이나 신체의 위치에 따라 명명하였다.

- Pectoralis major (peck−toh−RAY−lis; 큰가슴근[대흉근])은 가슴에 있는 중요한 근육이다(그림 4.9). *Pectoral*이란 용어는 가슴과 관련되다 라는 의미이다.
- Lateralis (lat−er−AY−lis; 가쪽)은 측면을 의미한다. 예를 들어, *vastus lateralis* (가쪽넓은근[외측광근])은 다리의 바깥 쪽을 향한 커다란 근육이다. *vastus*는 "거대한" 의미의 라틴어이다.
- Medialis (mee−dee−AY−lis; 안쪽)은 정중선쪽을 의미한다. *Vastus medialis* (안쪽넓은근[내측광근])은 다리의 정중선쪽으로 주행하는 근육이다. 이 근육은 넓적다리를 굽히고 무릎을 펴주는 넓적다리네갈래근의 일부이다(이 근육들은 그림 4.9에서 확인할 수 있다).

근섬유의 방향에 따라 명명한 근육

Muscles Named for Fiber Direction

일부 근육들은 근섬유의 주행방향에 따라 명명하였다(그림 4.12).

- **Oblique** (oh–BLEEK; 빗근[사근])은 비스듬하게 또는 각이 진이라는 의미이다. 예를 들어, *external oblique* (바깥빗근) 및 *internal oblique* (속빗근)은 기울어진 정렬을 나타낸다.
- **Rectus** (RECK–tus; 곧은근[직근])은 직선이라는 의미이다. 예를 들면, 배곧은근(*rectus abdominis*)과 넙다리곧은근(*rectus femorus*)은 근섬유가 몸을 수직으로 달리는 축과 나란히 직선으로 주행하는 복벽근이다.
- **Sphincter** (SFINK–ter; 조임근[괄약근])은 반지모양의 근육으로서 통로의 구멍을 꽉 죄는 근육이다. 조임근은 위치한 구조물의 이름에 따라 명명하였다. 예를 들면, 항문조임근(항문괄약근, *anal sphincter*)은 항문을 닫는 근육이다.
- **Transverse** (trans–VERSE; 가로근[횡근])은 가로로 주행하는 근육을 의미한다. 예를 들면, 배가로근(복횡근, *transverse abdominis*)은 근섬유가 가로 방향으로 주행하는 복벽근이다.

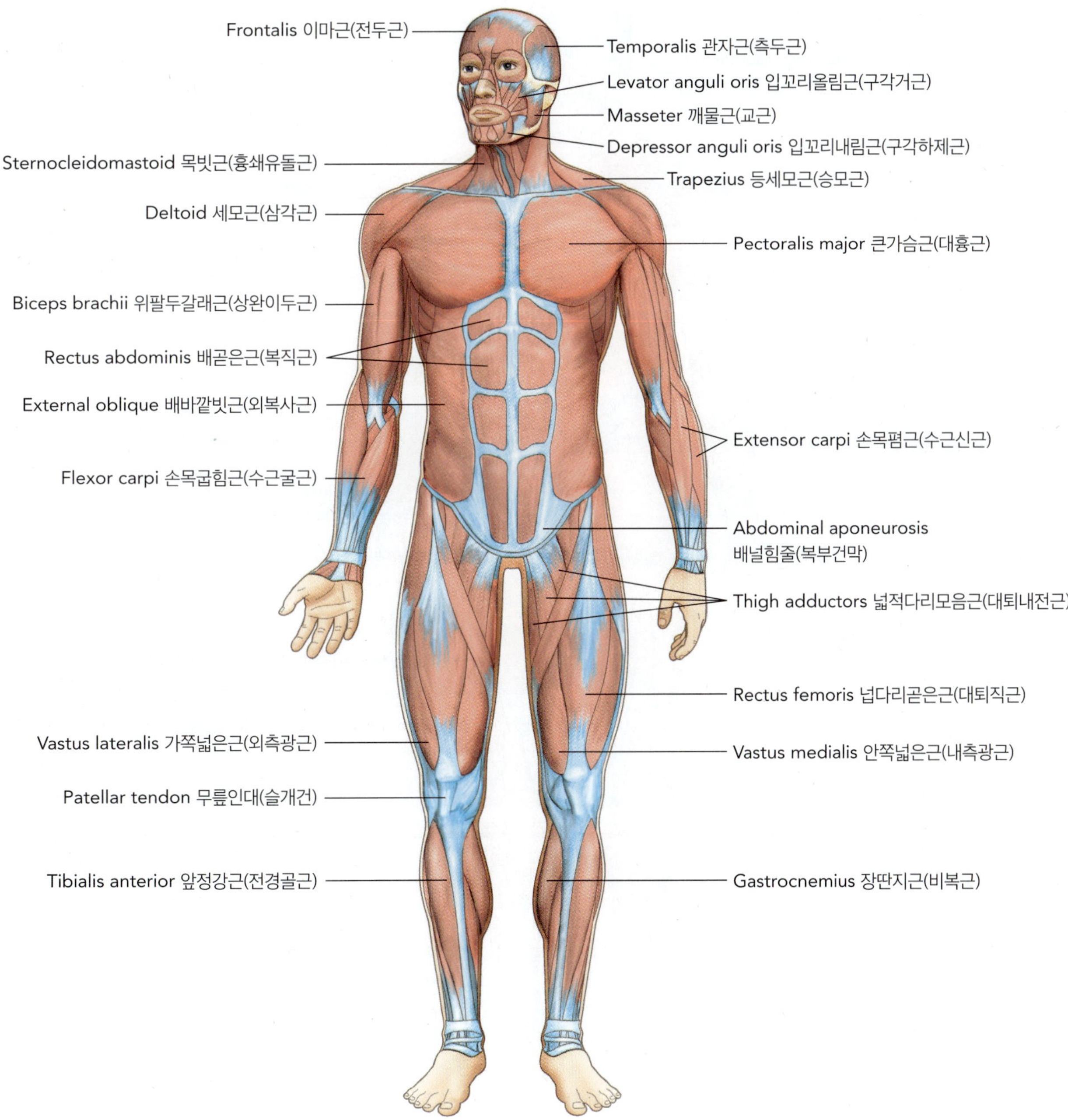

그림 4.9 신체의 주요근육(앞에서 본 모습)

분기 수에 따라 명명한 근육

Muscles Named for Number of Divisions

근육은 근육을 형성하는 분기의 수에 따라서 이름을 명명하였다. 이것의 예는 **그림 4.3**의 팔의 근육을 참조하면 된다.

- **Biceps brachii** (BYE−seps BRAY−kee−eye; 위팔두갈래근[이두박(완)근])은 *biceps*라고도 하며, 두 개의 분기(갈래)에 의하여 형성된다(**bi−**는 두 개를, **−ceps**는 머리를 뜻한다).
- **Triceps brachii** (TRY−seps BRAY−kee−eye; 위팔세갈래근[삼두박(완)근])은 *triceps* 라고도 하며, 세 개의 분기(갈래)에 의하여 형성된다(**tri−**는 세 개를, **−ceps**는 머리를 뜻한다).
- 이 근육은 위팔을 굽히고 편다.

참고: 단수와 복수의 두갈래근과 세갈래근은 동일하다.

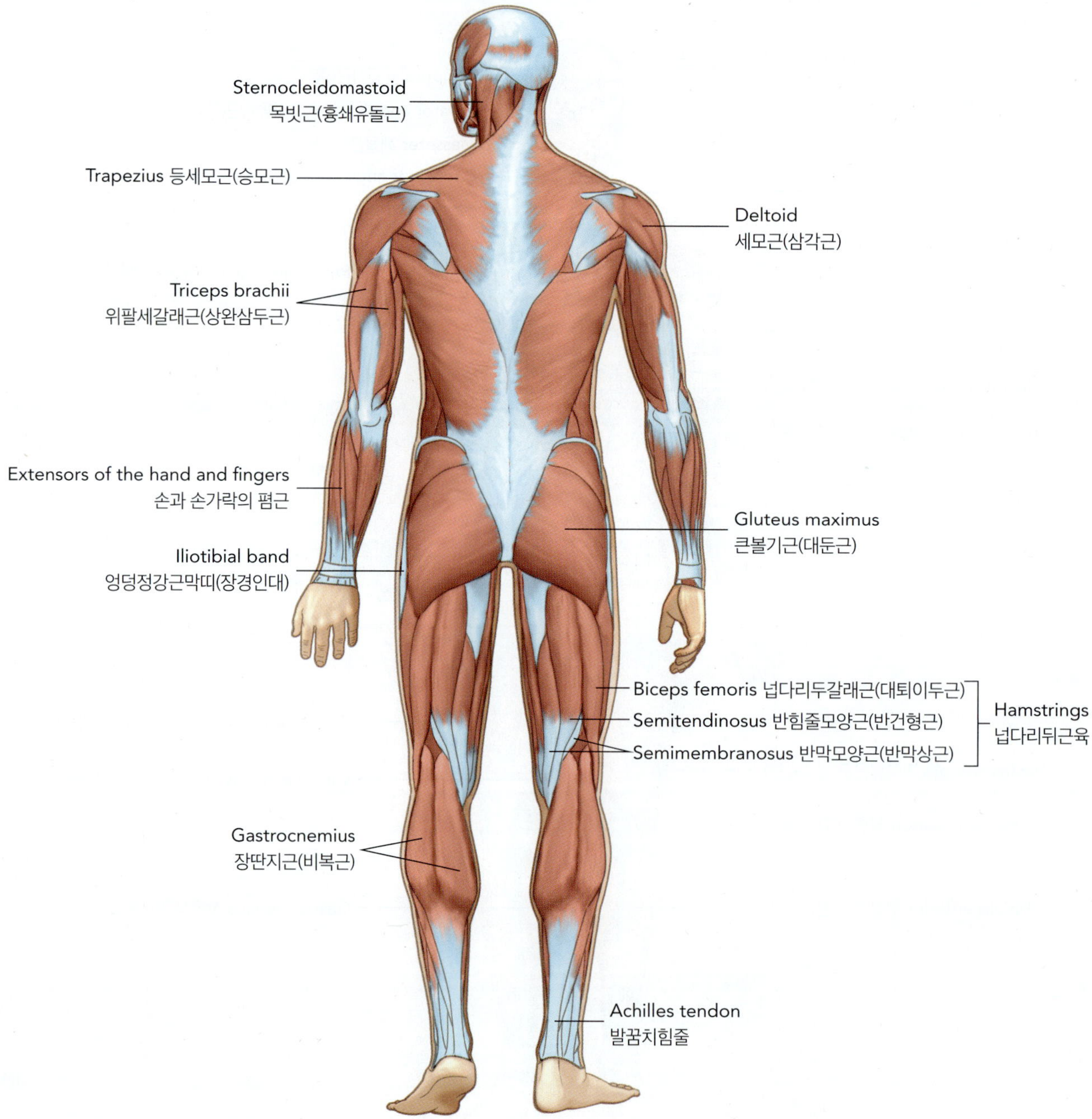

그림 4.10 **신체의 주요 근육(뒤에서 본 모습)**

크기 또는 모양에 따라 명명한 근육
Muscles Named for Their Size or Shape

일부 근육들은 근육의 모양이 넓고, 좁고 또는 크고 작은 형태에 따라서 이름을 명명하였다.

- Gluteus maximus (GLOO–tee–us MAX–ih–mus; 큰볼기근[대둔근])는 엉덩이에서 가장 큰 근육이다(그림 4.10). *Maximus*는 크거나 혹은 거대한을 의미한다.
- Deltoid muscle (DEL–toyd; 삼각근[세모근])은 어깨의 위를 덮고 있는 근육으로서 삼각형을 뒤집어 놓거나 그리스어인 델타 모양을 하고 있다.

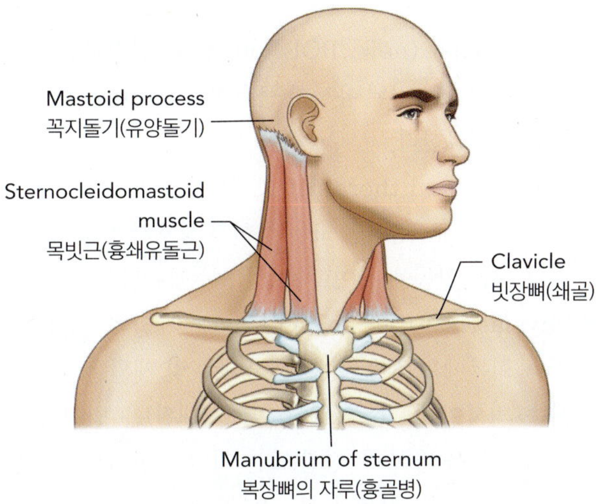

그림 4.11 **목빗근은 이는곳과 닿는곳에 의하여 근육의 이름을 명명하였다.**

이상한 이유에 의하여 명명한 근육
Muscles Named for Strange Reasons

일부 근육들은 이상한 이유에 의하여 명명하였다. 예를 들면, "hamstring (오금위[슬건])"이라는 용어는 백정들이 도살된 돼지를 걸어 놓을 때 사용하는 근육으로서 넓적다리 뒤쪽에 있는 근육들을 칭한다.

- Hamstring group of muscles (오금위근육[슬건근])은 넓적다리 뒤쪽에 위치하며 3개의 근육인 반막모양근(반막양근, *semimembranosus* muscles), 반힘줄모양근(반건양근, *semitendinosus* muscles), 넙다리두갈래근(대퇴이두근, *biceps femoris* muscles)으로 구성되어 있다. 이 근육은 골반의 아래쪽에서 기시하여 무릎관절 바로 밑에 있는 종아리에 부착한다(그림 4.10).

선택된 근육과 그 기능들
SELECT MUSCLES AND THEIR FUNCTIONS

신체를 이루는 600개의 근육에는 각각 고유한 역할이 있다. 여기에서는 몇 가지 기능만 나열한다.

머리의 근육 Muscles of the Head

- Frontalis muscle (fron–TAY–lis; 이마근[전두근]) 또는 *occipitofrontalis* muscle (뒤통수이마근)은 이마에 있으며, 눈썹을 올리거나 내린다.
- Temporalis muscle (tem–poh–RAY–lis; 관자근[측두근])은 아래턱을 위로 움직여 입을 닫는다.

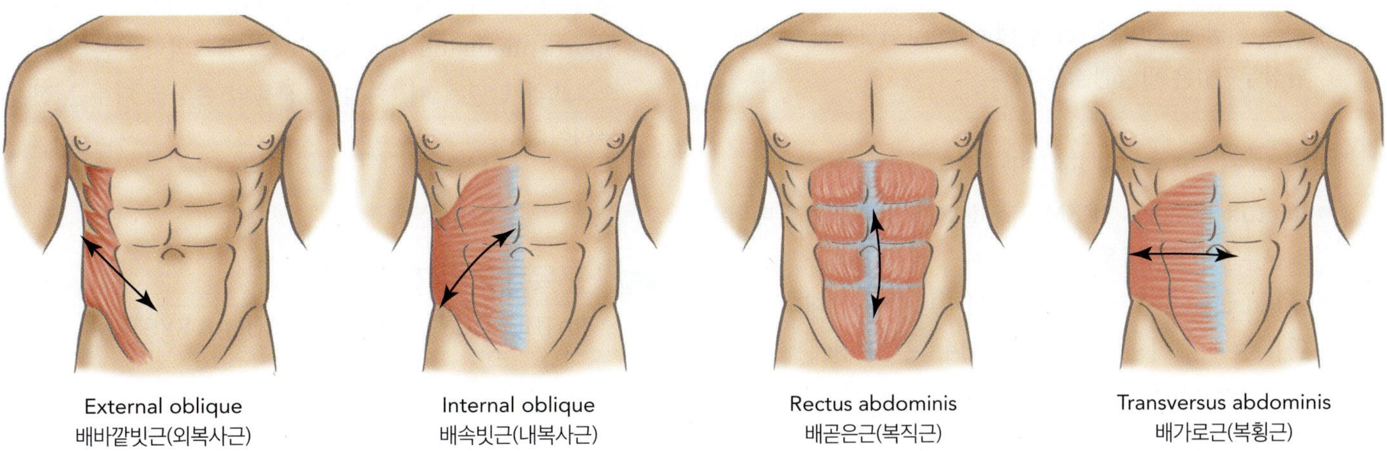

그림 4.12 **근섬유의 방향에 따라 근육의 이름을 명명한 예**

- 체내에서 가장 강한 **masseter** muscle (mah-SEE-ter; 깨물근[저작근])은 씹을 때 입을 닫도록 아래턱을 움직인다.

몸통 근육 Muscles of the Trunk

- 남성에서 **pectoralis major** (**큰가슴근[대흉근]**)은 가슴 근육의 덩어리의 대부분을 차지한다. 여성에서는 이 근육이 유방 밑에 놓여 있다.
- **External oblique** (**배바깥빗근[외복사근]**)과 **internal oblique muscles** (**배속빗근[내복사근]**)은 복부에 있는 근육이다. 배바깥빗근은 척주를 굽히고 회전시킨다. 그 근육들은 또한 몸통을 구부리고 복부를 압박한다. 배속빗근은 척주를 구부리고 복부 내용물을 지지하며 호흡을 돕고 척주를 회전시킨다.
- **Rectus abdominis** (ab-DOM-ih-nus; 배곧은근[복직근])은 몸통을 구부리고 호흡을 돕고 척추를 지지한다.
- **Transverse abdominis** (**배가로근[복횡근]**)은 복부의 옆에 위치한다. 이 *core* (핵심) 근육은 사람이 웃거나 기침할 때 사용된다.

어깨와 팔 근육 Muscles of the Shoulders and Arms

- **Deltoid** (**세모근[삼각근]**)은 어깨의 근육의 위쪽을 형성한다(**그림 4.9**, **그림 4.10**).
- **Trapezius** (trah-PEE-zee-us; 등세모근[승모근])은 머리와 어깨뼈를 움직인다.
- 앞쪽 위팔에 위치한 **biceps brachii** (**위팔두갈래근[상완이두근]**)은 팔꿈관절을 굽힌다.
- 뒤쪽 위팔에 위치한 **triceps brachii** (**위팔세갈래근[상완삼두근]**)은 팔꿈관절을 편다.

다리 근육 Muscles of the Legs

- **Rectus femoris** (FEM-or-iss; 넙다리곧은근[대퇴직근])은 무릎관절을 편다.
- **Quadriceps femoris** (**넙다리네갈래근[대퇴사두근]**)은 네 개의 근육으로 구성되며, 무릎관절에서 종아리를 굽히거나 펴는 가쪽넓은근(vastus lateralis)과 안쪽넓은근(vastus medialis)을 포함한다.
- **Hamstring** (**넙다리뒤근육**)은 무릎관절의 굽힘과 엉덩관절의 폄에 관여한다.
- **Gastrocnemius** (gas-trok-NEE-mee-uhs; 장딴지근[비복근])은 무릎관절을 굽히고 발목관절의 발바닥굽힘을 일으킨다. 그 이름은 "다리의 위"(stomach of the leg)라는 의미의 라틴어에서 유래된다.

근육계통과 관련된 전문의료인
MEDICAL SPECIALTIES RELATED TO THE MUSCULAR SYSTEM

- **Exercise physiologist** (fiz-ee-OL-oh-jist; 운동생리학자)는 의사의 감독하에 운동 프로그램을 개발, 구현 및 조정하고 체력을 증진하기 위한 의학 검사를 시행하는 전문가이다.
- **Neurologist** (new-ROL-oh-jist; 신경과전문의)는 기능 소실과 관련된 유사한 근육질환과 마비를 일으키는 원인을 치료한다.
- **Occupational therapist** (OT; 작업치료사)는 환자가 자기 관리, 교육, 직업 또는 사회적 상호작용을 포함하여 일상 생활 활동에 참여할 수 있도록 돕는다.
- **Physiatrist** (fiz-ee-AT-rist; 재활의학전문의)는 기능 회복에 초점을 맞춘 물리치료 및 재활을 전문으로 하는 의사이다. *Rehabilitation* (재활)은 병이나 질병 또는 부상을 당한 후 정상 또는 거의 정상적으로 기능할 수 있는 능력을 회복시키는 것이다.
- **Physical therapist** (PT; 물리치료사)는 운동, 열, 마사지 또는 기타 기술을 사용하여 장애를 예방하거나 기능을 회복시키는 치료법을 제공한다.
- **Sports medicine physician** (**스포츠의학전문의**)는 스포츠와 관련된 뼈, 관절 및 근육의 손상을 다루는 전문의이다.

근육계통의 질환
PATHOLOGY OF THE MUSCULAR SYSTEM

근섬유, 근막 및 힘줄 Fibers, Fascia, and Tendons

- **Fasciitis** (fash-ee-EYE-tis; 근막염)은 근막의 염증이다(fasci는 근막을, -itis는 염증을 뜻한다). 접미사

−itis가 어근 fasci에 추가 된 결과로 나타나는 이중 "ii"에 주의해야 한다.

- Fibromyalgia (figh−broh−my−AL−jee−ah; 섬유근육통)은 피로를 특징으로 하는 만성 쇠약성 질환이다. 확산되거나 특정 근육, 관절 또는 뼈에 통증이 있다; 광범위한 다른 증상들(fibr/o는 섬유조직을, my는 근육을, −algia는 통증을 뜻한다). *Debilitating* (쇠약)은 약화를 유발하는 상태를 의미한다.
- Tenosynovitis (ten−oh−sin−oh−VYE−tis; 힘줄윤활막염, 건초염)은 힘줄을 둘러싼 건초의 염증이다(ten/o는 힘줄을, synov는 윤활막을, −itis는 염증을 뜻한다).
- Tendinitis (ten−dih−NIGH−tis; 힘줄염)은 때때로 *tendonitis*라고도 쓴다. 관절을 지나치게 많이 사용하여 발생하는 힘줄의 염증이다(tendin은 힘줄을, −itis는 염증을 뜻한다). *Tenonitis*도 힘줄염을 의미한다.

만성 피로 증후군 Chronic Fatigue Syndrome

만성 피로 증후군 (CFS)은 많은 신체 계통에 영향을 미치는 원인 불명의 질환이다. 이 상태는 때때로 *myalgic encephalomyelitis* **(근육통성 뇌척수염)**으로 알려져 있다.

- CFS는 충분히 쉬어도 개선되지 않는 심한 피로를 특징으로 하는 쇠약을 일으키는 복잡한 질환으로 신체적 또는 정신적 활동으로 악화될 수 있다.
- CFS의 증상은 섬유근육통(fibromyalgia)과 유사하며 사실 두 가지 질환이 관련될 수 있다.

근육 장애 Muscles Disorders

- Adhesion (ad−HEE−zhun; 유착)은 섬유조직으로 된 띠가 비정상적으로 구조물들을 서로 결합시키는 것을 말한다. 유착은 손상을 받거나 외과수술 후에 근육 또는 내부장기에서 일어난다.
- Atrophy (AT−roh−fee; 위축)는 신체의 조직이 닳거나 약해지는 것을 의미한다. 근육위축(muscle atrophy)은 오랜 기간 동안 근육을 사용하지 않거나 여러 가지 병변에 의하여 발생한다.
- Myalgia (my−AL−jee−ah; 근육통)은 근육이 민감한 상태 또는 통증을 의미한다(my/o는 근육을, −algia는 통증을 뜻한다).
- Myocele (My−oh−seel; 근육탈출증, 근류)는 근막의 주위를 둘러싼 근막에 있는 틈새를 통해 근육질이 탈장된(돌출된) 것이다(my/o는 근육을, −cele는 탈장을 뜻한다). Hernia (HER−nee−ah; 탈장)은 정상조직에서 구조물의 일부가 돌출된 것이다.
- Myolysis (my−OL−ih−sis; 근육용해)는 근조직의 퇴행을 의미한다(my/o는 근육을, −lysis는 질병에서 파괴를 뜻한다). *Degeneration*은 악화 또는 파괴를 의미한다. *Deterioration*은 나빠지는 과정을 의미한다.
- Myorrhexis (my−oh−RECK−sis; 근육파열)은 근육의 파열을 의미한다(my/o는 근육을, −rrhexis는 파열을 뜻한다).
- Polymyositis (pol−ee−my−oh−SIGH−tis; 다발성근육염)은 동시에 여러 개의 뼈대근육에 염증이 발생하는 것을 의미한다(poly−는 수가 많은을, myos는 근육을, −itis는 염증을 뜻한다). 손상을 받는 근육은 대개 몸통이나 몸통에 가장 가까운 근육이며, 그 결과 약화될 수 있다.
- Rhabdomyolysis (rab−doh−my−AHL−eh−sis; 가로무늬근용해[횡문근용해])는 직접적 또는 간접적인 근육 손상으로 인한 심각한 증후군이다(rhabdomy/o는 가로무늬근육을, −lysis는 용해를 뜻한다). 근육섬유의 괴사는 근육섬유의 내용물이 혈류로 방출되어 신장기능 부전과 같은 합병증을 유발할 수 있다.
- Sarcopenia (sar−koh−PEE−nee−ah; 근육감소증)은 노인에게서 나이가 들면서 뼈대근육의 수가 감소하는 증상을 의미한다(sarc/o는 근육을, −penia는 부족하다를 뜻한다). 근력운동과 저항력 운동에 의하여 근육의 양을 천천히 개선할 수 있으나 이러한 증상을 멈추게 할 수는 없다.

근육긴장 Muscle Tone

Muscle tone **(근육긴장)**은 정상적인 자세, 협조운동 및 움직임을 가능하게 하는 균형 잡힌 근육의 긴장 상태(수축 및 이완)이다.

- Atonic (ah−TON−ick; 무긴장)은 정상적인 긴장 또는 힘이 부족한 것을 의미한다(a−는 없다를, ton은 긴장을 뜻하며, −ic은 ~에 관련된을 뜻한다).
- Dystonia (dis−TOH−nee−ah; 긴장이상)은 비정상

적인 근육의 긴장상태를 의미한다(dys-는 나쁘다를, ton은 긴장을, -ia는 비정상적인 상태를 뜻한다).

- Hypertonia (high-per-TOH-nee-ah; 긴장과도, 긴장항진)은 뼈대근육의 긴장이 지나치게 커진 상태를 의미한다(hyper-는 지나치다를, ton은 긴장을, -ia는 비정상적인 상태를 뜻한다).

근육의 운동 Muscle Movement

- Ataxia (ah-TACK-see-ah; 운동실조증)은 운동 중에 수의근의 운동을 조절할 수 없는 증상을 말한다(a-는 없다를, tax는 조절한다를, -ia는 비정상적인 상태를 뜻한다). 종종 흔들리거나 불안정한 움직임은 소뇌의 비정상적인 활동으로 인해 가장 빈번하게 발생한다(10장 참조).
- Contracture (kon-TRACK-chur; 구축, 경축)은 피부, 인대, 힘줄, 근육 및 근막의 수축이 지속되는 증상으로서 정상적인 탄성조직이 비탄성 섬유조직으로 대치될 때 일어난다. 가장 흔한 구축의 원인은 흉터가 생길 때나 근육을 잘 사용하지 않을 때 발생한다.
- Intermittent caludication (klaw-dih-KAY-shun; 간헐적 절뚝거림)은 운동 중에 하지부 근육의 통증에 의하여 발생하며 휴식 후 증상이 완화된다. *Intermittent*는 시간 간격을 두고 발생한다는 의미이며, *claudication*은 절뚝거림을 의미한다. 순환 상태가 좋지 않은 이 상태는 말초 혈관 질환과 관련이 있다(5장 참조).
- Spasm **(연축, 경련)**은 갑자기, 격렬하게 일어나는 불수의적인 근육의 수축을 의미한다. *Tic* (틱)은 반복적인 경련이며 종종 눈꺼풀이나 얼굴에서 관찰된다. 이러한 움직임은 제어하기 어렵다.
- Myoclonus **(간대성근경련증)**은 근육이나 근육군이 빠르게 비자발적으로 움직인다(my/o는 근육을, clon은 폭력적인 행동을 뜻하고, -us는 단수 명사형 어미이다). Myoclonus는 정상적으로 사람이 잠들 때도 발생하고, 간질, 신진 대사 상태 또는 약물 치료에 대한 반응과 같은 신경 장애로 인해 일어나는 반사, 움찔(jerks), 떨림(shakes) 또는 경련(spasms)으로 발생할 수 있다.
- *Hiccups* (딸꾹질)이라고도 하는 singultus (sing-GUL-tus)는 경련이 일어날 때 특징적인 딸꾹질 소리를 일으키는 가로막의 간대성근경련증(myoclonus)이다.
- Cramp **(통증성 근육경련)**는 열경련(heat cramp)과 필기근육경련(서경, writer's cramp)과 같이 국소적인 근육 경련을 의미한다. *Charley horse* (찰리 홀스)는 야구 선수들 사이에서 1880년대에 사용된 경련에 대한 속어이다.
- *Wryneck* (목이 굽은 사람)이라고도 불리는 torticollis (tor-tih-KOL-is; 기운목[사경])은 경부 근육의 경련성 수축으로 인해 뻣뻣한 목으로, 머리를 해당 부위쪽으로 당긴다.

근육의 기능 Muscle Function

- Bradykinesia (brad-ee-kih-NEE-zee-ah; 운동완만[서동])은 운동이 매우 느린 상태를 의미한다(brady-는 느리다를, kines는 운동을, -ia는 비정상적인 상태를 뜻한다). 이것은 파킨슨병의 증상 중 하나이다. 10장에서 논의된다.
- Dyskinesia (dis-kih-NEE-zee-ah; 운동장애)는 틱 또는 경련과 같이 수의근의 운동이 손상되거나 뒤틀린 상태를 말한다(dys-는 나쁘다를, kines는 운동을, -ia는 비정상적인 상태를 뜻한다).
- Hyperkinesia (high-per-kye-NEE-zee-ah; 운동과잉증)은 *hyperactivity* 라고도 하며, 비정상적으로 운동기능이 활발한 상태를 의미한다(hyper-는 지나치다를, kines는 운동을, -ia는 비정상적인 상태를 뜻한다).

중증근무력증 Myasthenia Gravis

Myasthenia Gravis (MG, my-as-THEE-nee-ah GRAH-vis; 중증근무력증)은 신경근결합부위에 영향을 미치는 만성 자가면역질환으로서 수의근의 운동을 심하게 약화시킨다. 눈 운동, 표정짓기, 씹기, 말하기, 삼키는 근육에 영향을 준다. *Myasthenia*는 근육이 약해진다라는 의미이다(my는 근육을, -asthenia는 약해지다 또는 힘이 부족하다를 뜻한다). *Gravis*는 라틴어로써 심각하다 라는 의미이다.

근이영양증 Muscular Dystrophy

Muscular dystrophy (DIS-troh-fee; 근이영양증)은

선천성 근육질환으로서 신경계에 영향을 미치지 않고 근육이 약해지는 증상이다. 이 일반적인 용어는 신경 계통에 영향을 미치지 않으면서 운동을 조절하는 뼈대근육의 점진적인 약화와 퇴행을 특징으로 하는 30개 이상의 유전 질환을 말한다. 근이영양증을 막거나 되돌릴 특별한 치료법은 없다. 가장 일반적인 두 가지 형태는 다음과 같다.

- *Duchenne's muscular dystrophy* (DMD, 뒤시엔느 근이영양증)는 소아에서 가장 흔한 근이영양증이다. 이 질환은 주로 3세에서 5세 사이에서 발병한다. 이 장애는 급속도로 진행되어 12세까지는 걷지 못하고 호흡 곤란과 심장 질환을 앓게 된다.
- *Becker's muscular dystrophy* (BMD, 베커 근이영양증)는 뒤시엔느 근이영양증과 유사하지만 덜 심각한 질환이다.

반복적인 운동에 의하여 일어나는 질환

Repetitive Stress Disorders

반복적인 운동에 의하여 일어나는 질환은 *repetitive motion disorders*라고도 하며, 일상적인 일을 할 때나 스포츠와 같은 반복적인 운동에 의하여 일어나는 질환이다. 다음의 증상들은 관절, 신경, 힘줄 및 근육의 반복적인 운동에 의하여 나타난다.

- Compartment syndrome (**구획 증후군**)은 근육군을 분리하는 근막에 의해 형성된 밀폐된 공간인 "구획" 내에서 압력이 증가하여 신경 및 혈관을 압박하는 것을 말한다. 이 증후군은 외상, 단단한 붕대 또는 캐스트 또는 달리기와 같은 반복적인 활동으로 인해 발생할 수 있다.
- Overuse injuries (**과도한 사용에 의한 손상**)는 회복할 시간이 없는 조직의 손상이 경미한 경우이다. 이러한 손상은 긴 스포츠 훈련기간 동안이나 컴퓨터 자판기에서 오랜 시간을 보내는 사람에게서 나타난다.
  - Overuse tedinitis (**과도한 사용에 의한 힘줄염**) 또는 *overuse tendinosis*는 관절을 지나치게 사용하거나 관절을 잘못 사용하여 힘줄에 염증을 초래하여 발생한다(tendin−은 힘줄을, −itis은 염증을 뜻한다).
  - Stress fractures (**스트레스성 골절**)는 지나치게 많이 사용할 때 손상이 일어나 발생하며, 3장에서 학습하였다.

근막 통증 증후군 Myofascial Pain Syndrome

Myofascial pain syndrome (my−oh−FASH−ee−ahl; 근막 통증 증후군)은 몸 전체의 근육과 근막에 영향을 미치는 만성 통증 장애이다. 근육이 반복적으로 수축하여 생기는 상황에서 유발점이 형성되며, 이러한 통증은 국소적으로 생길 수 있고, 연관통(referred muscle pain)으로 생길 수 있다. *Trigger points* (유발점)은 근막이 근육과 접촉하는 곳에서 가장 흔하게 발생되는 통증 부위이다. 발생된 통증은 몸의 1개의 지역에서 기인하지만 다른 곳에서 느껴지는 통증을 *referred pain* (연관통)이라 한다.

근육둘레띠[회전근개]의 손상 Rotator Cuff Injuries

- Impingement syndrome (im−PINJ−ment; 충돌증후군)은 힘줄이 종창되거나 염증이 있을 때 일어나며, 어깨관절 내 뼈 사이의 좁은 공간에서 일어난다. 충돌 증후군의 흔한 증상으로 머리 위로 팔을 올리면 불편하다.
- Rotator cuff tendinitis (ten−dih−NIGH−tis)는 근육둘레띠의 힘줄염을 말한다(그림 4.13). 이질환의 다른 이름은 *tennis shoulder* 또는 *pitcher's shoulder* 라고 한다.
- Ruptured rotator cuff (**근육둘레띠 파열**)은 힘줄염을 치료하지 않거나, 지나치게 계속 사용하면 자극을 받은 힘줄은 약해지거나 찢어질 수 있다. 찢어진 힘줄(torn tendon)은 손상에 의하여 일어날 수 있다(그림 4.13).

손목굴수근관(터널)증후군 Carpal Tunnel Syndrome

Carpal tunnel syndrome (**손목굴증후군**)의 증상은 손목굴을 지나가는 힘줄을 만성적으로 많이 사용하여 염증이 있거나 종창이 생길 때 나타난다. Carpal tunnel (손목굴[수근관])은 손목의 내면 아래에 있는 손목인대 아래의 뼈로 된 좁은 통로이다. 정중신경과 주요 힘줄들이 이 통로를 통하여 지나가서 손가락을 굽히는 기능을 한다(그림 4.14). *Carpal*은 손목과 관련된을 의미한다.

- 이러한 종창은 이 굴을 지나는 정중신경을 압박하게 된다.
- Carpal tunnel release (**손목굴확장술**)은 손목굴을 외과적으로 확장하는 수술로서, 신경의 압박을 줄여주기 위하여 손목인대를 절단하는 방법이다.

결절종 Ganglion Cyst

Ganglion cyst (GANG-glee-on SIST; 결절종)은 손목의 외면에서 흔하게 관찰되며, 큰 손상을 일으키지 않을 정도로 액체가 차 있는 종창이다. 이러한 증상은 반복적으로 일어난 작은 손상에 의하여 발생하며, 대개 통증이 없으며, 치료가 필요하지 않을 수도 있다(10장의 신경절을 의미하는 ganglion과 혼동하면 안 된다).

위관절융기염[상과염] Epicondylitis

Epicondylitis (ep-ih-kon-dih-LYE-tis; 위관절

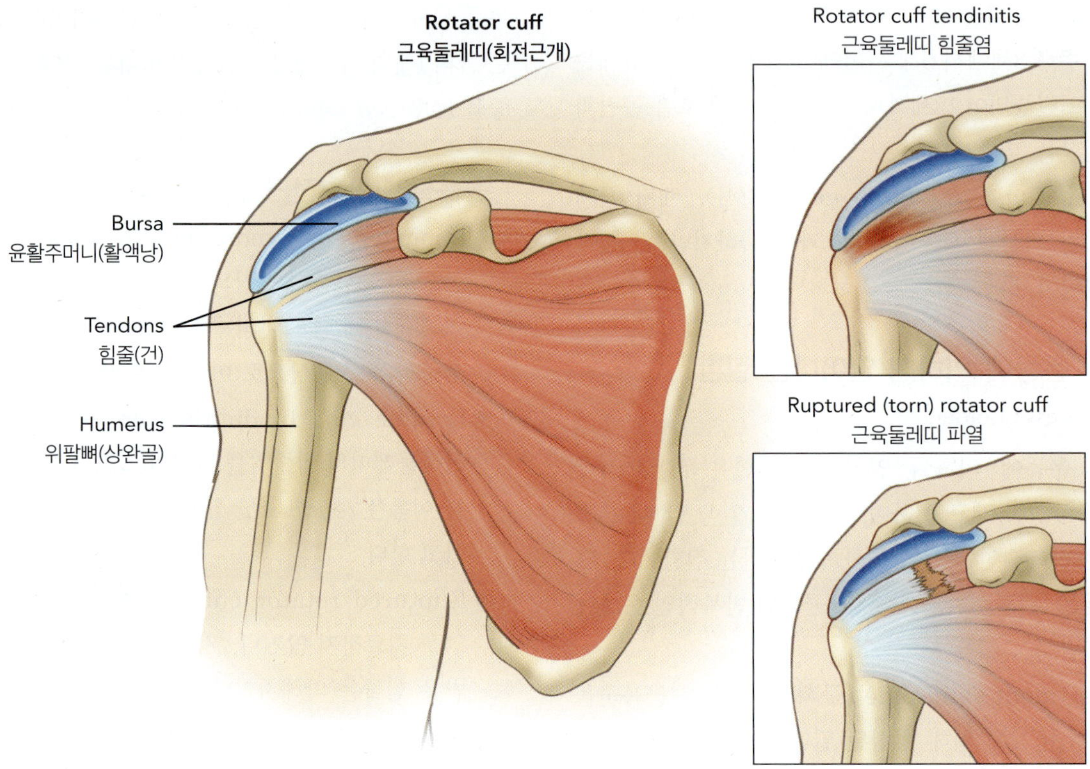

그림 4.13 건강한 사람의 근육둘레띠(왼쪽)와 손상된 근육둘레띠(오른쪽)

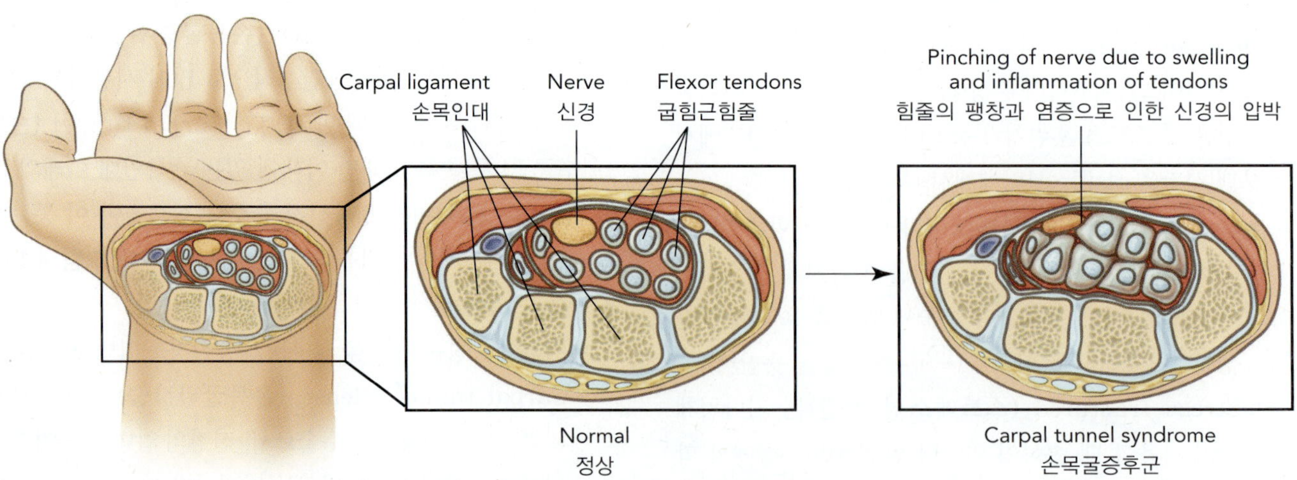

그림 4.14 손목굴을 통과하는 힘줄이 염증과 부어 오르면 신경을 압박하여 손목굴증후군을 일으킨다.

융기염[상과염])은 팔꿈치 주위에 있는 조직의 염증이다(epi−는 위에를, condyl은 과를, −itis는 염증을 뜻한다). *Condyle* (관절융기)은 뼈의 끝에서 둥근 돌출을 나타낸다.

- *Lateral epicondylitis* (가쪽위관절융기염[외측상과염])은 위팔 가쪽위관절융기에서 통증을 일으키며, *tennis elbow*라고도 한다.
- ***Medial epicondylitis*** **(안쪽위관절융기염[내측상과염])**은 위팔 안쪽위관절융기에서 통증을 일으키며, *golfer's elbow*라고도 한다.

발목과 발의 문제 Ankle and Foot Problems

- Heel spurs (**뼈가시[골극]**)는 발뒤꿈치의 부착점 근처에 있는 발바닥근막에 딱딱한 물질이 침착되는 증상으로서 대개 반복적인 스트레스에 의하여 발생하며 발바닥근막에 염증을 일으킨다.
- Plantar fasciitis (PLAN−tar fas−ee−EYE−tis; 발바닥근막염[족저근막염])은 발바닥근막의 염증으로서, 걷거나 달릴 때에 발과 발뒤꿈치에 통증을 일으킨다(그림 4.15).

스포츠에 의한 손상 Sports Injuries

다음과 같은 손상은 스포츠를 할 때 지나치게 사용하므로 발생한다. 일부 손상은 다른 유형의 외상에 의하여 발생한다(그림 4.16).

- Sprain (**염좌**)는 발목, 무릎 또는 손목과 같은 관절의 손상으로서 대개 인대가 늘어나거나 찢어져서 발생한다.
- Strain (**긴장**)은 힘줄의 부착점 또는 근복의 손상이다. 긴장은 과도한 사용에 의하여 힘줄과 근육의 부착점이 찢어지거나 근육의 신전에 의한 손상이다.
- Shin splint (**정강이통증**)은 정강뼈(shin bone)로부터 *tibialis anterior muscle* (앞정강근)이 찢어져서 발생하는데 통증이 있는 상태이다. 정강이통증은 하퇴부의 전외측근과 후내측근에서 발생한다(그림 4.10, 그림 4.11). 이러한 유형의 손상은 대개 축구와 같이 종아리를 반복적으로 스트레스를 주는 운동에 의하여 야기된다.
- Hamstring injury (**오금위근육[슬건근] 손상**)는 엉덩이를 펴고 무릎을 굽히게 하는 세 개의 오금위근육의 일부가 찢어지거나 자상이 있을 때 발생한다. 이 근육이 갑자기 수축하면 넓적다리 뒤쪽에 극심한 통증이 나타난다.
- Achilles tendinitis (ten−dih−NIGH−tis; 발꿈치힘줄염[아킬레스건염])은 아킬레스힘줄에 지나친 스트레스를 가할 때 염증을 일으킨다.
- Iliotibial band syndrome (ITBS, ill−ee−oh−TIB−ee−al; 장경인대증후군)은 과도한 손상이다. 장경인대는 볼기뼈에서 정강뼈까지 다리를 가로 질러 대각선으로 이어진다. ITBS는 이 밴드가 종종 무릎 부위에서 뼈에 닿으면서 생긴다.

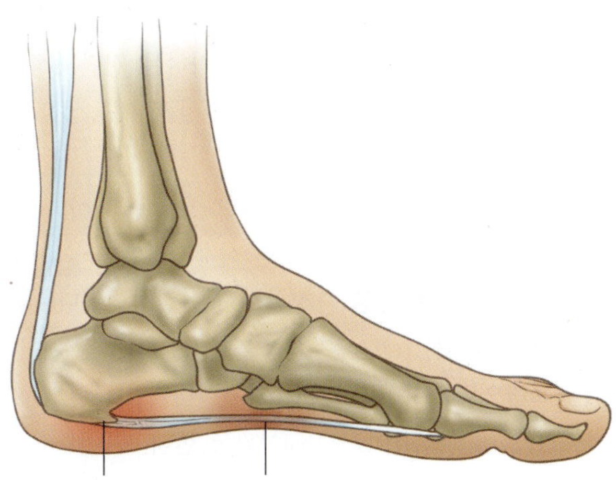

그림 4.15 뼈가시와 발바닥근막

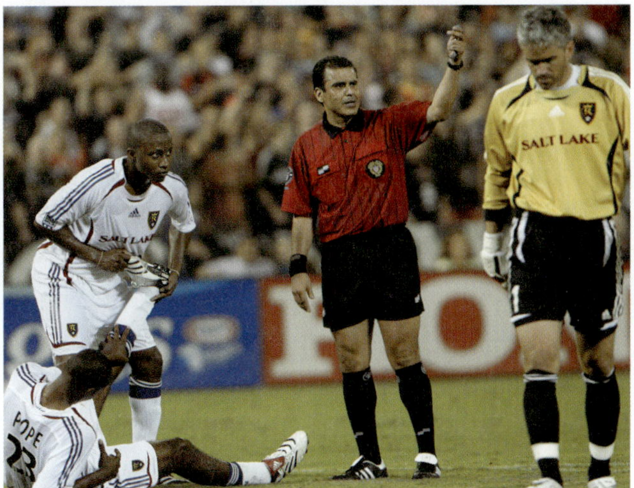

그림 4.16 염좌 및 과도긴장은 근육이나 힘줄이 찢어지거나 남용되어 발생하는 일반적인 스포츠 부상이다.

척수 손상 Spinal Cord Injuries

3장에서 설명한 것처럼 척수는 뼈에 둘러싸여 보호된다. 척수는 부드럽고 치약 정도의 강도를 갖고 있기 때문에 이러한 보호는 필수적이다.

- **척수 손상**(spinal cord injury; SCI)으로 인한 마비 유형은 손상이 가장 가까운 척추의 정도에 따라 결정된다(10장 참조). 척수 손상의 부위가 더 높을수록 부상을 입는 신체 부위가 커질 수 있다.
- 척추가 부러지고 뼈 조각이 척수를 누르면 손상을 입는다. 척추가 밀리거나 뽑히면 척수가 손상될 수도 있다.
- 척수가 손상되면 손상받은 높이 아래에서는 뇌의 명령 전달이 저하되거나 완전히 손실될 수 있다. 그렇게 되면 손상을 받는 부분이 정상적으로 기능하지 않게 된다.
- *Incomplete injury* (불완전한 손상)은 그 기능이 정상이 아니더라도 부상 수준보다 약간의 기능이 있음을 의미한다.
- *Complete injury* (완전한 손상)은 손상받은 높이 아래의 척수에서 감각과 근육 조절이 완전히 상실되었음을 의미한다. 그러나 완전한 손상도 개선에 대한 희망이 없는 것은 아니다.

마비의 종류 Types of Paralysis

Paralysis (pah-RAL-ih-sis; 마비)는 근육을 지배하는 신경의 손상에 의하여 수의근의 운동과 감각의 소실을 나타낸다(복수형, *paralyses*). 손상은 일시적으로 또는 영원히 일어날 수 있다.

- **Myoparesis** (my-oh-pah-**REE**-sis; 근육불완전마비)는 근육이 약해지거나 약간 마비된 상태이다(**my/o**는 근육을, **-paresis**는 부분적 또는 불완전한 마비를 뜻한다).
- **Hemiparesis** (hem-ee-pah-**REE**-sis; 편불완전마비)는 신체의 한쪽이 약간 마비된 상태이다(**hemi-**는 반쪽을, **-paresis**는 부분적 또는 불완전한 마비를 뜻한다).
- **Hemiplegia** (hem-ee-**PLEE**-jee-ah; 반신불수[편마비])는 신체의 한쪽 전체가 마비된 상태이다(**hemi-**는 반쪽을, **-plegia**는 마비를 뜻한다). 이러한 유형의 마비는 대개 뇌졸중이나 뇌의 손상과 관련된다. 한쪽편 뇌의 손상은 신체의 반대쪽편 팔다리의 손상을 일으킨다. 반신불수가 된 사람들을 *hemiplegic*이라고 한다.
- **Paraplegia** (pahr-ah-**PLEE**-jee-ah; 하반신마비)는 양쪽 다리와 신체의 아래쪽부분의 마비이다. 목뼈 아래쪽의 척수가 손상되면 하반신마비를 일으킨다. 하반신마비가 된 사람은 *paraplegic* 이라고 한다.
- **Quadriplegia** (kwad-rih-**PLEE**-jee-ah; 팔다리마비[사지마비])는 모든 다리와 팔이 마비된 상태이다(**quadr/i**는 4, 넷을 **-plegia**는 마비를 뜻한다). 목뼈 아래쪽의 척수가 손상되면 팔다리마비를 일으킨다. 다섯째 목뼈 위쪽이 손상되면 호흡에 영향을 미친다. 팔다리마비가 된 사람은 *quadriplegic*이라고 한다.

근육계통의 진단방법

DIAGNOSTIC PROCEDURES OF THE MUSCULAR SYSTEM

- **Deep tendon reflexes** (DTR, 심부힘줄반사)는 힘줄에 자극을 주는 데 사용하는 반사망치로 검사한다(**그림 4.17**). *Reflex* (반사)는 자극에 대한 무의식적인 반응이다. 반응이 없거나 비정상적인 반응을 보이면 근육을 지배하는 신경이 손상되었음을 나타낸다. 역시 반사기능은 심한 혼수상태나 진정제를 많이 투약하였을 때 기능을 상실한다.
- **Range-of-motion testing** (ROM, 운동범위검사)는 관절의 운동과 근육의 힘을 평가하는 진단과정이다(**그림 4.18**). ROM 운동은 힘, 유연성 및 이동성을 증가시키는 데 사용된다.
- **Electromyography** (EMG, ee-**leck**-troh-my-**OG**-rah-fee; 근전도검사)는 신경자극에 반응하여 근섬유내 전기적 활동을 측정하는 진단검사법이다(**electr/o**는 전기를, **my/o**는 근육을, **-graphy**는 기록 또는 그림으로 그려내는 과정을 뜻한다). 기록한 결과를 *electromyogram* (근전도)이라고 한다. 근전도검사기록법은 근육이 약해진 증상을 보이는 사람에게 사용하며 손상된 근육의 근력을 검사할 때 사용한다.

- **근육 생검**(muscle biopsy)은 검사를 위해 근육조직을 적출하는 것이다. 이 표본을 얻기 위해 일반적으로 생검 바늘이 사용된다.

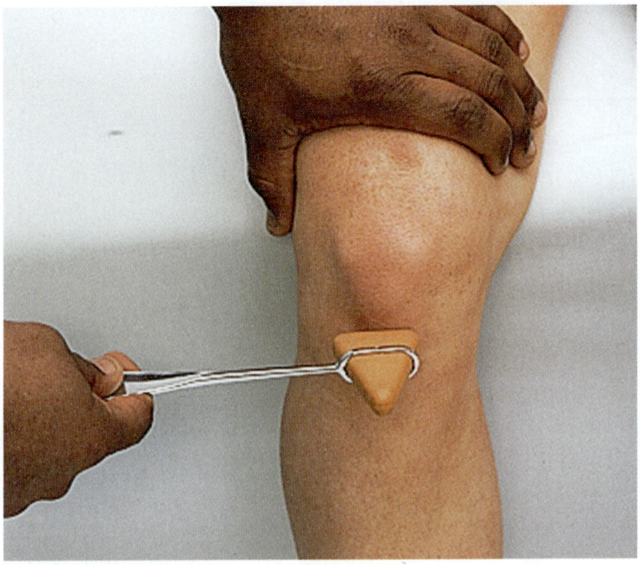

(A)

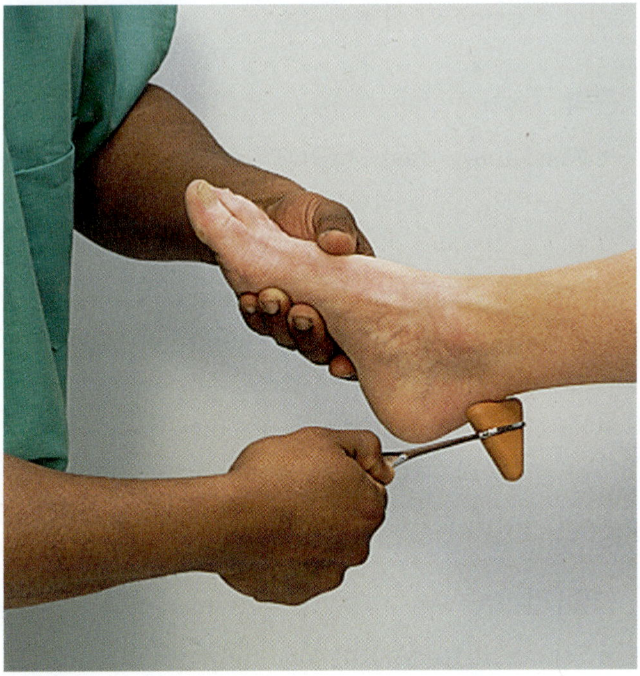

(B)

그림 4.17 **심부힘줄반사의 평가**
(A) 무릎뼈 반사 검사 (B) 아킬레스힘줄 반사 검사
참고: 평가 중에 장갑을 착용하지 않은 경우 환자를 만지기 전후에 손을 씻어야 한다.

근육계통의 치료방법

TREATMENT PROCEDURES OF THE MUSCULAR SYSTEM

투약 Medications

- Anticholinergic **(항콜린작용약물)**이라고 알려진 *anti-spasmodic* (항경련제)를 투여하여 위장, 방광 또는 방광의 평활근 수축을 억제한다. 예를 들어, *atropine* (아트로핀)은 수술 중 평활근을 완화시키기 위해 수술 전 투여할 수 있는 경련 방지제이다.
- Skeletal muscle relaxant **(골격근 이완제)**는 특정 근육을 이완시키고 긴장, 염좌 또는 다른 근육 손상으로 인한 뻣뻣함, 통증 및 불편을 완화하기 위해 투약된다. 이러한 약물은 중추 신경계에 작용하며 알코올 및 일부 항우울제와의 부작용이 있을 수 있다(10장 참조).
- Neuromuscular blocker **(신경근육차단제)** 또는 *neuromuscular blocking agent*는 근육의 신경자극의 전달을 차단시켜 일시적으로 마비시키는 약이다. 이 약은 외과수술 중에 뼈대근육을 이완시키기 위하여 마취제와 함께 사용한다.

인간공학 Ergonomics

Ergonomics (er-goh-NOM-icks; 인간공학)이라는 용어는 도구들의 설계와 작동 및 작업환경이 인간에게 미치는 여러 가지 요인을 연구하는 것을 말한다. 이 용어는 대개 손상, 긴장, 스트레스 감소를 목표로 하는 장비설계와 작업공간들에 응용된다.

치료 기법 Treatment Techniques

- Myofascial release (my-oh-FASH-ee-ahl; 근막이완술)는 섬유근육통(fibromyalgia), 근막 통증 증후군(myofascial pain syndrome), 운동 제한, 턱관절장애(temporomandibular joint disorder) 및 손목굴증후군(carpal tunnel syndrome)과 같은 상태의 통증 완화 목적으로 시행되는 연부조직 치료방법이다.
- Occupational therapy (OT, **작업치료**)는 환자가 **일상생활 동작**(activities of daily living; ADL)을 수

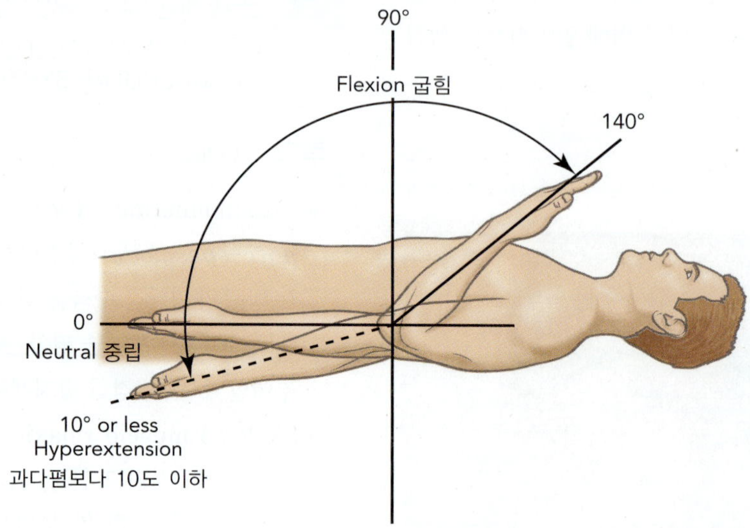

그림 4.18 ROM은 관절의 가동성을 평가하는 데 사용된다. 결과는 도(°) 단위로 표시된다.

행하도록 돕기 위해 회복 및 재활을 촉진하는 활동으로 구성된다. ADL에는 몸단장하기, 식사하기 및 옷갈아입기 등이 포함된다.

- Physical therapy (PT, **물리치료**)는 순환, 유연성 및 근육의 힘을 개선하기 위하여 운동, 열, 마사지 및 다른 방법을 이용하여 장애를 방지하거나 기능을 회복시키기 위하여 치료하는 것을 말한다.
- Therapeutic ultrasound (**치료용 초음파**)는 근조직 내 심층에서 열을 발생하여 손상된 근육을 치료하기 위하여 고주파의 초음파를 이용한다. 이러한 열은 통증을 없애주고 근육경련을 줄여주며 표적조직에 혈액순환을 증가시켜 치유를 빠르게 한다.
- Transcutaneous electrical nerve stimulation (TENS, **경피적 전기 신경 자극**)은 피부를 통해 전기 충격을 전달하는 장치를 사용하여 근육과 신경의 상태를 변화시키는 것이다. 이에 대해서는 15장에서 자세히 다룬다.

RICE

근육 부상에 대한 가장 일반적인 응급 치료는 *RICE*라는 약어로 알려져 있다. 이 문자는 휴식(*Rest*), 얼음찜질(*Ice*), 압박(*Compression*) 및 들어올리는 것(*Elevation*)을 나타낸다. 상처 입은 날에는 며칠 동안 휴식과 얼음을 이용한 통증 완화를 권장한다. 압박붕대로 감싸는 것과 같은 압박과 들어올리는 동작은 부기를 최소화하는 데 도움이 된다.

처음 며칠이 지나면 통증이 줄어들면서 스트레칭과 가벼운 운동을 동반하면서, 온열요법을 사용하면 손상부위에 혈액 공급이 증가되어 치유가 빨라진다.

근막 Fascia

- **Fasciotomy** (fash–ee–OT–oh–mee; 근막절개술)은 근육의 긴장과 압박을 완화하기 위하여 근막을 외과적으로 절개하는 것이다.(fasci/o는 근막을, –tomy는 외과적인 절개를 뜻한다). 구획 증후군을 치료하는 데 일반적으로 사용되는 이 시술을 하지 않으면 압력에 의해 혈액순환 장애가 발생하여 조직이 손상된다.
- **Fascioplasty** (FASH–ee–oh–plas–tee; 근막형성술)은 근막의 외과적인 성형을 의미한다(fasci/o는 근막을, –plasty는 외과적인 성형을 뜻한다).

힘줄[건] Tendons

- **Tenodesis** (ten–ODD–eh–sis; 힘줄고정)은 뼈에 부착하는 힘줄의 끝부분을 외과적으로 봉합하는 수술이다(ten/o는 힘줄을, –desis는 결합하다를 뜻한다).
- **Tenolysis** (ten–OL–ih–sis; 힘줄유착박리술)은 유착된 힘줄을 박리하는 수술이다(ten/o는 힘줄을, –ly–

sis는 박리, 분리하다를 뜻한다).

- Tenorrhaphy (ten-OR-ah-fee; 힘줄봉합술)은 절단된 힘줄을 외과적으로 봉합하는 수술을 의미한다(ten/o는 힘줄을, -rrhaphy는 봉합을 뜻한다).
- Tenotomy (ten-OT-ah-mee; 힘줄절개술)은 힘줄을 외과적으로 절개하는 수술이다(ten/o는 힘줄을, -tomy는 외과적인 절개를 뜻한다).
  - *Ultrasound-guided percutaneous needle tenotomy* (초음파 유도에 의한 경피적건절단술; PNT)은 힘줄 내에서 흉터 조직 치유를 자극하기 위해 초음파 유도하에 바늘삽입을 사용하여 만성 힘줄 통증을 치료하는 데 사용된다.
  - PNT는 *platelet-rich plasma therapy* (혈소판풍부혈장요법)과 함께 사용할 수 있다. 이 요법에서는 혈류의 증가와 치유를 촉진하기 위해 환자의 혈액 중 일부를 흉터 조직에 주입한다.

근육 Muscles

- Myorrhaphy (my-OR-ah-fee; 근육봉합술)은 근육의 상처를 외과적으로 봉합하는 수술이다(my/o는 근육을, -rrhaphy는 성형하다를 뜻한다).
- Myotomy (my-OT-oh-mee; 근육절개술)은 근육의 외과적인 절개를 의미한다(my/o는 근육을, -tomy는 외과적인 절개를 뜻한다).

근육계통과 관련된 약어

ABBREVIATIONS RELATED TO THE MUSCULAR SYSTEM

표 4-1에는 이 장에서 소개된 용어와 관련된 약어를 정리하였다. **주의:** 실수 또는 혼동을 피하기 위하여 항상 약어를 사용할 때 주의하여야 한다.

표 4-1

근육계통과 관련된 약어

ativities of daily living = ADL	**ADL** = ativities of daily living 일상생활동작
carpal tunnel syndrome = CTS	**CTS** = carpal tunnel syndrome 손목굴증후군
chronic fatigue syndrome = CFS	**CFS** = chronic fatigue syndrome 만성피로증후군
electromyography = EMG	**EMG** = electromyography 근전도
hemiplegia = hemi	**hemi** = hemiplegia 편마비
intermittent claudication = IC	**IC** = intermittent claudication 간헐적 절뚝거림
muscular dystrophy = MD	**MD** = muscular dystrophy 근이영양증
myasthenia gravis = MG	**MG** = myasthenia gravis 중증근무력증
occupational therapy, occupational therapist = OT	**OT** = occupational therapy 작업치료, occupational therapist 작업치료사
polymyositis = PM	**PM** = polymyositis 다발성 근육염
quadriplegia, quadriplegic = quad	**quad** = quadriplegia, quadriplegic 팔다리마비
repetitive stress disorder = RSD	**RSD** = repetitive stress disorder 반복적인 스트레스장애
range of motion = ROM	**ROM** = range of motion 운동범위

연습문제

주요 단어 연결 1

밑줄 친 곳에 알맞은 답을 예에서 선택하여 쓰시오.

	정의	답	예
4.1.	abnormal condition	______________	-cele
4.2.	fascia	______________	fasci/o
4.3.	fibrous tissue	______________	fibr/o
4.4.	hernia, swelling	______________	-ia
4.5.	movement	______________	kines/o, kinesi/o

주요 단어 연결 2

밑줄 친 곳에 알맞은 답을 예에서 선택하여 쓰시오.

	정의	답	예
4.6.	coordination	______________	my/o
4.7.	muscle	______________	-rrhexis
4.8.	rupture	______________	tax/o
4.9.	tendon	______________	tend/o
4.10.	tone	______________	ton/o

근육의 방향과 위치

밑줄 친 곳에 알맞은 답을 예에서 선택하여 쓰시오.

	정의	답	예
4.11.	crosswise	______________	lateralis
4.12.	ring-like	______________	oblique
4.13.	slanted at an angle	______________	rectus
4.14.	straight	______________	sphincter
4.15.	toward the side	______________	transverse

용어 정의

알맞은 답을 선택하여 밑줄 친 부분에 쓰시오.

4.16. 수의적인 조절을 받는 근육을 ______________________ 라 한다.

involuntary unstriated skeletal visceral

4.17. 발꿈치뼈의 표면이 두꺼워지면 서 있을 때 심한 통증을 일으킨다. 이러한 증상을 ______________________ 라고 한다.

heel spur impingement syndrome overuse injury shin splint

4.18. 손을 돌려서 손바닥이 위로 향하게 하는 운동을 ______________________ 라 한다.

extension flexion pronation supination

4.19. 파킨슨병 증상의 하나로 움직임의 극심한 느림은 ______________________ 라 한다.

bradykinesia dyskinesia hypotonia hyperactivity

4.20. 기능회복에 촛점을 맞춘 물리치료 및 재활 전문의는 ______________________ 이다.

neurologist physiatrist exercise physiologist physical therapist

4.21. 근육조직과 근막에 속하는 이라는 말을 나타내는 용어를 ______________________ 라 한다.

aponeurosis fibrous sheath myocardium myofascial

4.22. 폭이 좁은 비탄력적인 섬유조직으로서 근육을 뼈에 부착시키는 것을 ______________________ 라 한다.

aponeurosis fascia ligament tendon

4.23. 비정상적으로 서로 구조물들을 고정시키는 섬유띠를 ______________________ 라 한다.

adhesion aponeurosis atrophy contracture

4.24. 양쪽 다리와 신체의 아래 부분이 마비된 것은 ______________________ 이라 한다.

hemiparesis hemiplegia paraplegia quadriplegia

4.25. 힘줄의 통증을 의미하는 용어는 ______________________ 이다.

tenodesis tenodynia tendinosis tenolysis

주요 구조 연결

밑줄 친 곳에 알맞은 답을 예에서 선택하여 쓰시오.

	정의	답	예
4.26.	heart muscle	______________	gluteus maximus
4.27.	buttock muscle	______________	myocardial
4.28.	fibrous connective tissue	______________	sphincter
4.29.	muscular cap of shoulder	______________	tendon
4.30.	ring-like muscle	______________	deltoid

단어 선택

밑줄 친 곳에 알맞은 답을 선택하여 쓰시오.

4.31. 힘줄의 부착점이나 힘살의 손상을 ________________ 라 한다. 이들은 대개 비틀거나 찢어진 근육이나 힘줄 부착과 관련된 과도한 손상과 관련이 있다.

sprain strain

4.32. 근육까지의 신경자극의 전달을 차단하여 일시적으로 근육을 마비시키는 약을 ________________ 라 한다.

neuromuscular blocker skeletal muscle relaxant

4.33. 자발적인 근육 운동의 장애를 일으키는 비정상적인 근육의 상태는 ________________ 로 알려져 있다.

ataxia dystonia

4.34. 어깨관절 내의 뼈들 사이에 좁아진 공간에 의해서 힘줄에 염증과 부기가 생기는 것은 ________________ 이다.

impingement syndrome intermittent claudication

4.35. ________________ 는 어깨의 근육의 위쪽을 형성한다.

triceps brachii deltoid

철자 연습

각각의 문장에서 잘못된 철자를 찾아서 밑줄 친 부분에 올바르게 쓰시오.

4.36. An antispasmydic is administered to suppress smooth muscle contractions of the stomach, intestine, or bladder. ________________

4.37. The medical term for hiccups is singulutas. ________________

4.38. Myasthenia gravus is a chronic autoimmune disease that affects the neuromuscular junction and produces serious weakness of voluntary muscles. ________________

4.39. A ganglian cyst is a harmless, fluid-filled swelling that occurs most commonly on the outer surface of the wrist. ________________

4.40. Pronetion is the movement that turns the palm of the hand downward or backward. ________________

약어 정의

밑줄 친 부분에 약어를 풀어 쓰시오.

4.41. **CTS** ________________

4.42. **DTR** ________________

4.43. **ROM** ________________

4.44. **RSD** ________________

4.45. **SCI** ________________

용어 선택

알맞은 답을 선택하여 밑줄 친 부분에 쓰시오.

4.46. 근육의 파열을 의미하는 용어는 ______________________ 이다.

myocele   myorrhaphy   myorrhexis   myotomy

4.47. 근조직의 파괴를 의미하는 용어는 ______________________ 이다.

myoclonus   myolysis   myomalacia   myoparesis

4.48. 비정상적으로 운동기능이 감소하는 용어는 ______________________ 라 한다.

hyperkinesia   hypertonia   hypokinesia   hypotonia

4.49. 넓적다리 뒤쪽의 근육이 찢어지거나 좌상이 일어나는 것을 ______________________ 라 한다.

Achilles tendon   hamstring   myofascial   shin splint

4.50. 섬유근육통, 움직임 제한, 턱관절 장애같은 통증 상태를 해소하기 위한 특별화된 연부조직 도수 기술은 ______________________ 이다.

myofascial release   occupational therapy   RICE   therapeutic ultrasound

문장 완성

밑줄 친 곳에 알맞은 용어를 쓰시오.

4.51. 팔꿈치를 둘러싸고 있는 조직의 염증을 ______________________ 라 한다.

4.52. 무릎이나 팔꿈치가 구부러져 관절 각도가 감소하는 움직임을 ______________________ 라 한다.

4.53. 다리 근육의 통증은 운동 중 발생하며 휴식으로 완화되는 것은 ______________________ 로 알려져 있다. 이 상태는 순환이 좋지 않아 말초 혈관 질환과 관련이 있다.

4.54. 쇠약 또는 경미한 근육 마비는 ______________________ 로 알려져 있다.

4.55. 목 근육의 경련성 수축으로 인해 뻣뻣한 목이 머리를 해당측으로 당기는 것은 ______________________ 또는 wryneck으로 알려져 있다.

단어 조합

각각의 용어를 단어 요소들로 나누고, 밑줄 친 부분에 순서대로 쓰시오. 필요한 경우 결합 모음을 나타내기 위해 슬래시(/)를 사용하시오. 제시된 모든 선이 필요하지 않을 수도 있다.

4.56. **Electromyography** is a diagnostic test that measures the electrical activity within muscle fibers.

__________   __________   __________   __________

4.57. **Hyperkinesia** means abnormally increased motor function or activity.

__________   __________   __________   __________

4.58. **Myoclonus** is the sudden, involuntary jerking of a muscle or group of muscles.

_________ _________ _________ _________

4.59. **Polymyositis** is a muscle disease characterized by the simultaneous inflammation and weakening of voluntary muscles in many parts of the body.

_________ _________ _________ _________

4.60. **Sarcopenia** is the loss of muscle mass, strength, and function that comes with aging.

_________ _________ _________ _________

진실/거짓

문장이 맞으면 T를 쓰고, 틀리면 F를 쓰시오.

4.61. _________ 과도하게 사용하면 치료될 시간이 없으므로 약간의 조직이 손상된다.

4.62. _________ 반신불수는 신체의 아래쪽 반절 전체가 마비된 것이다.

4.63. _________ 경련은 갑자기 그리고 격렬하게 한 개 이상의 근육에서 일어나는 불수의적인 수축이다.

4.64. _________ 운동 실조증은 틱이나 경련과 같은 자발적인 운동의 왜곡이다.

4.65. _________ 심장근육은 소화관, 혈관 및 샘에서 나오는 관과 같은 내부 장기의 벽에 있다.

임상 문제

밑줄 친 부분에 알맞은 답을 쓰시오.

4.66. George Quinton은 손목에 ______________________ 을 가지고 있다. 이러한 액체가 차서 종창된 상태는 큰 손상이 없으며 통증도 일으키지 않는다.

4.67. Raul Valladares는 파열된 근막집을 통하여 근육이 돌출되었다. 이러한 상태의 질병을 ______________________ 이라 한다.

4.68. Louisa Ferraro는 오랜 기간 동안 이 근육을 사용하지 않아서 다리 근육의 ______________________ 을 경험했다.

4.69. Jasmine Franklin은 ______________________ 을 가지고 있다. 이것은 뼈대근육의 긴장도가 약화된 상태이다.

4.70. Carolyn Goodwin은 심각한 피로를 호소하였으며, 이러한 피로는 침대에서 쉬지 않으면 개선되지 않으며 신체적 또는 정신적 활동으로 악화되었다고 불평했다. 다른 원인을 배제한 후, 의사는 자신의 상태를 ______________________ 증후군이라고 진단했다.

4.71. 달리는 동안 Chuan Lee는 넘어져서 아킬레스힘줄이 손상을 입었다. 이러한 상태를 아킬레스 ______________________ 라고 한다.

4.72. 사고 후 며칠 동안 Bob Hill은 심한 근육통증을 겪고 있다. 이러한 상태를 나타내는 의학용어를 ______________________ 라고 한다.

4.73. Jorge Guendulay는 ______________________ 때문에 그의 팀에서 뛰지 못했다. 이것은 근육이 정강이뼈에서 찢어지는 고통스러운 상태이다.

4.74. Marissa Giannati는 척수손상에 의하여 사지가 마비되었다. 이러한 상태의 질병을 ______________________ 라고 한다.

4.75. Duncan McDougle는 뇌졸중을 겪은 후, 신체의 한쪽 편만 약간 마비되었다. 그의 의사는 이러한 상태를 ______________________ 라고 한다.

의학용어 선택

밑줄 친 부분에 알맞은 답을 쓰시오.

4.76. 강한 수축 후에 근육의 이완이 지연된다는 의미를 나타내는 용어는 ______________________ 이다.

atonic ataxia dystonia dystrophy

4.77. 손목굴의 외과적 확대 또는 신경압박완화를 위한 손목 인대 절단은 ______________________ 라 한다.

carpal tunnel syndrome compartment syndrome carpal tunnel release rhabdomyolysis

4.78. 신체의 정중선을 향하는 운동을 나타내는 용어는 ______________________ 이다.

abduction adduction circumduction rotation

4.79. 근육이 비정상적으로 유연해진다는 뜻을 나타내는 용어는 ______________________ 이다.

myocele myorrhaphy myotomy fascioplasty

4.80. 발을 발목에서 위쪽을 향하여 굽히는 운동을 나타내는 용어는 ______________________ 라 한다.

abduction dorsiflexion elevation plantar flexion

단어 조합 연습

다음은 이 장의 주요 용어가 아니다. 그러나 다음과 같은 익숙한 단어로 구성된다. 용어 작성에 도움이 필요하면 의학사전을 참조하시오.

poly-	card/o	-algia
	fasci/o	-desis
	herni/o	-ectomy
	my/o	-itis
	sphincter/o	-necrosis
		-tomy
		-pathy
		-rrhaphy

4.81. 뼈대근육의 비정상적인 상태 의미하는 용어는 ______________ 이다.

4.82. 여러 개의 근육들의 통증을 나타내는 용어는 ______________ 이다.

4.83. 각각의 근섬유의 죽음을 나타내는 용어는 ______________ 이다.

4.84. 찢어진 근막의 외과적인 봉합수술을 나타내는 용어는 ______________ 이다.

4.85. 여러 개의 근육을 제거하는 것으로 알려져 있는 용어는 ______________ 이다.

4.86. 근육의 외과적인 절개를 나타내는 용어는 ______________ 이다.

4.87. 심장근육의 염증을 의미하는 용어는 ______________ 이다.

4.88. 근막을 외과적인 수술에 의하여 제거하다 라는 용어는 ______________ 이다.

4.89. 탈장에 의한 손상과 같이 근육벽의 결함부위를 외과적으로 봉합하다 라는 의미를 나타내는 용어는 ______________ 이다.

4.90. 조임근을 절개하다 라는 의미를 나타내는 용어는 ______________ 이다.

명칭 표기

다음 그림에서 숫자로 표시된 부위의 알맞은 명칭을 쓰시오.

4.91. ____________________

4.92. ____________________

4.93. ____________________

4.94. ____________________

4.95. ____________________

4.96. ____________________

4.97. ____________________

4.98. ____________________

4.99. ____________________

4.100. ____________________

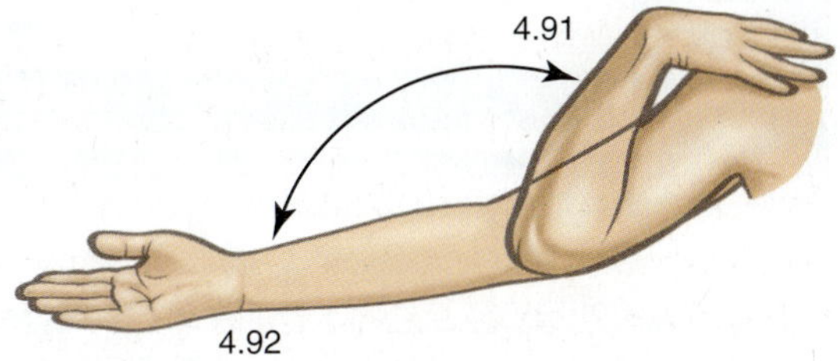

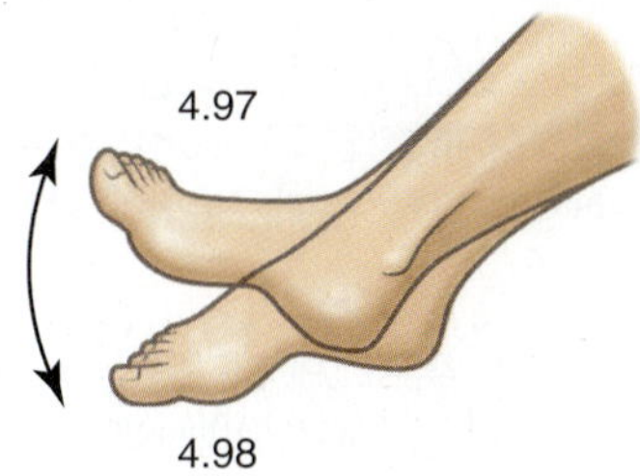

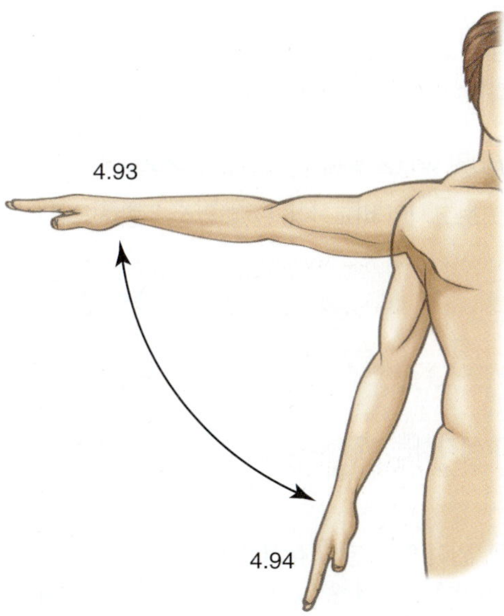

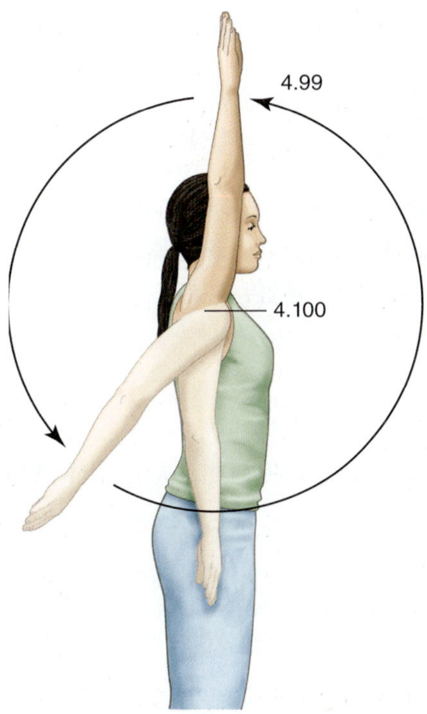

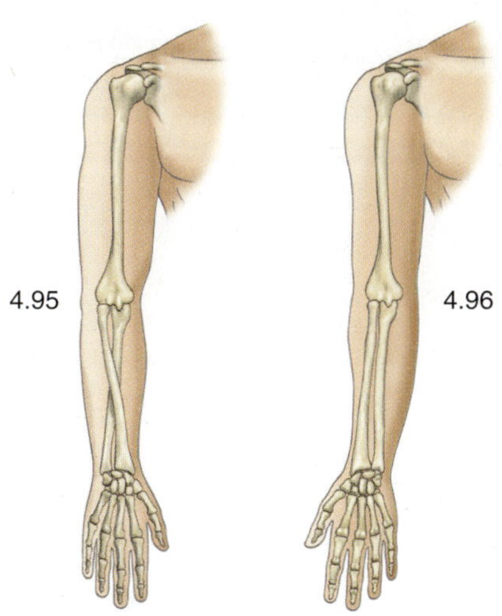

휴먼 터치

The Human Touch

비판적 사고력

다음의 사례와 질문은 토론이나 간단한 의견을 작성해 봄으로써 비판적 사고력을 키울 수 있도록 제시하였다. 토론 주제에 대한 정답은 없으니 자유롭게 의견을 제시하면 된다.

"다리근육은 등근육을 살린다… 화요일 정오에 의무적인 OSHA회의 참석, 점심 지참." 이라고 회사 메모에 적혀 있다. 28세의 화물적재업자인 Sandor Padilla는 "올해 들어 벌써 3번째 만남인데, 아직 6월도 안 됐어!" 하며 한숨을 쉰다. 화물이 도착하는데 2분밖에 남지 않았다. "아, 화물은 사람을 기다리지 않아." 그는 일을 하러 달려가면서 생각한다.

Sandor는 일을 즐긴다. 일은 그의 건강을 유지해 주지만 그의 마음은 다른 생각들로 가득했다. 오늘은 불과 2주 앞으로 다가온 딸 Reina의 다섯 번째 생일파티에 생각이 쏠렸다. "조랑말 아니면 광대? 핫도그 또는 타코?" 그가 생각에 잠긴다. 혼자 애를 키우는 부모들은 이런 순간을 가진다. 그가 다른 일을 생각하면서 바쁠 때 무거운 상자가 미끄러져 허벅지 근육이 손상되었다. 그는 고통스러워하면서 소리쳤고, 상사인 Janet Wilson이 도우려고 달려왔다.

응급처치로 부기와 통증을 줄이기 위해 얼음찜질을 하였다. 감독관이 사고보고서를 작성한 후, Sandor는 응급실로 이송되었다. 정형외과 전문가인 Basra 박사는 왼쪽 대퇴직근의 근파열(myorrhexis)을 진단했다. 이 손상을 치료하려면 근봉합술이 필요했다. 병원에 입원한 지 며칠이 지난 후 Sandor는 통증에 대한 비코딘(Vicodin) 처방과 일주일에 3번 물리치료 지시를 받고 퇴원했다. 그는 적어도 90일 동안은 일을 하지 못할 것으로 예상된다.

Air Freight Systems은 첫 번째 손상보고서를 받고 감독관의 사고보고서와 비교한다. 판결: 안전 위반. 법적책임 없음. 30일 후에 업무에 복귀하거나 해고한다.

토론 주제

1. Air Freight는 어떤 근거로 이것이 안전 위반이라고 판단했다고 생각하는가?
2. 일반적인 용어로 Sandor의 손상과 필요한 치료법을 설명하시오.
3. Sandor는 무거운 짐을 안전하게 운반하는 방법을 알고 있지만, 일이 아닌 딸의 생일파티를 생각하느라 바빠서 미끄러졌을 수도 있다. 이 사고에 대한 책임이 Sandor의 과실로 간주될 수 있는가? Sandor가 이 상황에서 책임을 져야 하는가 아니면 책임이 없다고 생각하는가?
4. Air Freight는 사고에 대한 책임이 없음을 확인했다. 따라서 회사가 30일 후에 업무에 복귀하지 않으면 Sandor를 해고해도 된다고 생각하는가?

CHAPTER 5

심혈관계통

THE CARDIOVASCULAR SYSTEM

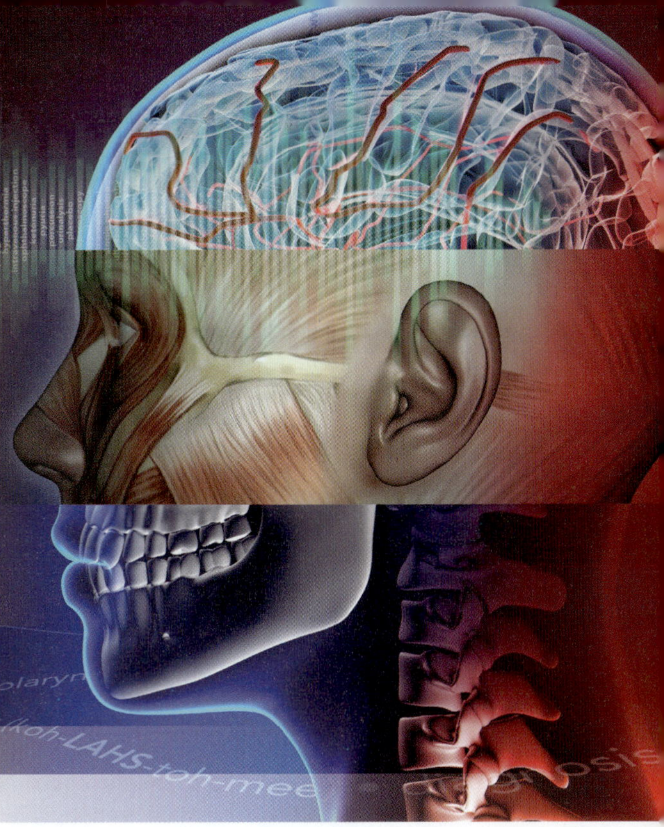

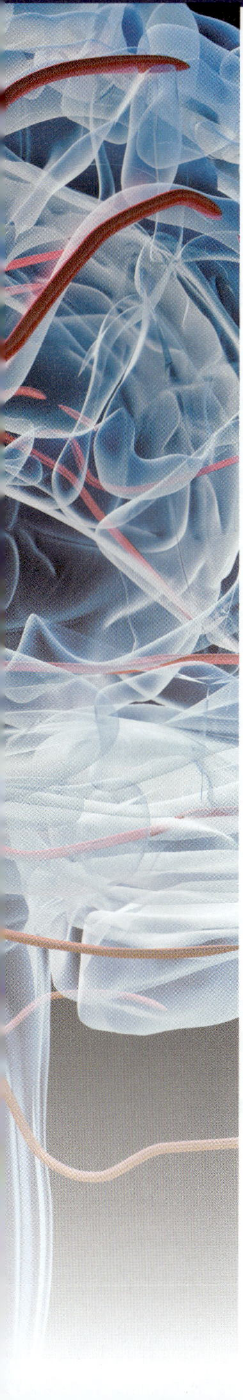

심혈관계통의 구조와 기능 및 이와 관련된 연결형에 대한 개요

주요 구조	관련된 연결형	주요 기능
Heart 심장	**card/o**, **cardi/o**	정맥에서 혈액을 받아 동맥으로 내보냄
Blood vessels 핏줄[혈관]	**angi/o**, **vas/o**	혈액을 신체의 전신으로부터 심장까지 또는 심장으로부터 전신으로 운반
Arteries 동맥	**arteri/o**	혈액을 심장으로부터 전신으로 운반
Capillaries 실핏줄[모세혈관]	**capill/o**	혈액과 세포 사이에서 영양소와 노폐물을 교환
Veins 정맥	**phleb/o**, **ven/o**	혈액을 전신으로부터 심장까지 운반
Blood 피[혈액]	**hem/o**, **hemat/o**	산소와 영양소를 세포에 보내주며 노폐물을 운반

용어 심혈관계통과 관련된 어휘

이 목록에 있는 항목들은 이 장에서 중요한 용어와 어근만을 분류하였다. 그리고 이 장에서 중요한 단어는 **굵은 글씨**로 표시하였다. 청록색 이탤릭체로 나타나는 이차 용어는 일차 용어의 의미를 명확히 한다.

주요단어

- ☐ **angi/o** 혈관, 림프관
- ☐ **aort/o** 대동맥
- ☐ **arteri/o** 동맥
- ☐ **ather/o** 죽상, 황색반, 지방
- ☐ **brady-** 느린
- ☐ **cardi/o** 심장
- ☐ **-crasia** 혼합
- ☐ **-emia** 혈액의 상태
- ☐ **erythr/o** 적색
- ☐ **hem/o, hemat/o** 혈액
- ☐ **leuk/o** 백색
- ☐ **phleb/o** 정맥
- ☐ **tachy-** 빠른
- ☐ **thromb/o** 혈전
- ☐ **ven/o** 정맥

의학용어

- ☐ **ACE inhibitor** ACE 억제제
- ☐ **anemia** (ah-**NEE**-mee-ah) 빈혈
- ☐ **aneurysm** (**AN**-you-rizm) 동맥류
- ☐ **angina** (an-**JIH**-nuh) 협심증
- ☐ **angioplasty** (**AN**-jee-oh-**plas**-tee) 혈관성형(술)
- ☐ **anticoagulant** (**an**-tih-koh-**AG**-you-lant) 항응고제
- ☐ **aplastic anemia** (ay-**PLAS**-tick ah-**NEE**-mee-ah) 무형성빈혈, 재생불량빈혈
- ☐ **arrhythmia** (ah-**RITH**-mee-ah) 부정맥
- ☐ **atherectomy** (**ath**-er-**ECK**-toh-mee) 죽종절제술
- ☐ **atheroma** (**ath**-er-**OH**-mah) 죽종
- ☐ **atherosclerosis** (**ath**-er-**oh**-skleh-**ROH**-sis) 죽상경화증
- ☐ **atrial fibrillation** (**AY**-tree-al **fih**-brih-**LAY**-shun) 심방세동
- ☐ **automated external defibrillator** (dee-**FIB**-rih-**lay**-ter) 자동제세동기(자동심장충격기, AED)
- ☐ **beta-blocker** 베타차단제
- ☐ **blood dyscrasia** (dis-**KRAY**-zee-ah) 혈액병
- ☐ **bradycardia** (**brad**-ee-**KAR**-dee-ah) 느린맥[서맥]
- ☐ **cardiac arrest** 심장마비
- ☐ **cardiac catheterization** (**KAR**-dee-ack **kath**-eh-ter-eye-**ZAY**-shun) 심장 카테터삽입법
- ☐ **cardiomyopathy** (**kar**-dee-oh-my-**OP**-ah-thee) 심장근육병(증), 심근병(증)
- ☐ **carotid endarterectomy** (kah-**ROT**-id **end**-ar-ter-**ECK**-toh-mee) 목동맥내막절제술[경동맥내막절제술]
- ☐ **cholesterol** (koh-**LES**-ter-ol) 콜레스테롤
- ☐ **chronic venous insufficiency** 만성정맥부전
- ☐ **coronary artery disease** 심장동맥질환, 관상동맥질환
- ☐ **coronary thrombosis** (**KOR**-uh-**nerr**-ee throm-**BOH**-sis) 관상동맥혈전증
- ☐ **defibrillation** (dee-**fib**-rih-**LAY**-shun) 세동제거
- ☐ **diuretic** (**dye**-you-**RET**-ick) 이뇨제
- ☐ **electrocardiogram** (ee-**leck**-troh-**KAR**-dee-oh-**gram**) 심전도
- ☐ **embolism** (**EM**-boh-lizm) 색전증
- ☐ **embolus** (**EM**-boh-lus) 색전
- ☐ **endocarditis** (**en**-doh-kar-**DYE**-tis) 심장속막염[심내막염]
- ☐ **erythrocytes** (eh-**RITH**-roh-sights) 적혈구
- ☐ **hemoglobin** (**HEE**-moh-**gloh**-bin) 헤모글로빈
- ☐ **hemolytic anemia** (**hee**-moh-**LIT**-ick ah-**NEE**-mee-ah) 용혈성 빈혈
- ☐ **hemostasis** (**hee**-moh-**STAY**-sis) 지혈
- ☐ **leukemia** (loo-**KEE**-mee-ah) 백혈병
- ☐ **leukocytes** (**LOO**-koh-**sights**) 백혈구
- ☐ **leukopenia** (**loo**-koh-**PEE**-nee-ah) 백혈구 감소증
- ☐ **megaloblastic anemia** (**MEG**-ah-loh-**blas**-tick ah-**NEE**-mee-ah) 거대적아구성빈혈, 거대적혈모구성 빈혈
- ☐ **myelodysplastic syndrome** (**my**-eh-loh-dis-**PLAS**-tick **SIN**-drohm) 골수이형성증후군
- ☐ **myocardial infarction** (**my**-oh-**KAR**-dee-al in-**FARK**-shun) 심근경색
- ☐ **orthostatic hypotention** (**or**-thoh-**STAT**-ick **high**-poh-**TEN**-shun) 기립성저혈압
- ☐ **pericardium** (**pehr**-ih-**KAR**-dee-um) 심장막[심낭막]
- ☐ **pernicious anemia** (per-**NISH**-us ah-**NEE**-mee-ah) 악성 빈혈
- ☐ **phlebitis** (fleh-**BYE**-tis) 정맥염
- ☐ **Raynaud's disease** (ray-**NOHZ**) 레이노병(질환)
- ☐ **sepsis** (**SEP**-sis) 패혈증
- ☐ **sickle cell anemia** 낫적혈구빈혈
- ☐ **tachycardia** (**tack**-ee-**KAR**-dee-ah) 빠른맥[빈맥]
- ☐ **temporal arteritis** (**TEM**-poh-**ral ar**-teh-**RYE**-tis) 관자동맥염[측두동맥염]
- ☐ **thallium stress test** (**THAL**-ee-um) 탈륨스트레스검사
- ☐ **thrombocytopenia** (throm-boh-**sigh**-toh-**PEE**-nee-ah) 혈소판감소증
- ☐ **thrombolytic** (**throm**-boh-**LIT**-ick) 혈전용해의
- ☐ **thrombosis** (throm-**BOH**-sis) 혈전증
- ☐ **thrombotic occlusion** (throm-**BOT**-ick ah-**KLOO**-zhun) 혈전성폐색
- ☐ **thrombus** (**THROM**-bus) 혈전
- ☐ **transfusion reaction** 수혈반응
- ☐ **valvulitis** (**val**-view-**LYE**-tis) 판막염
- ☐ **varicose veins** (**VAHR**-ih-**kohs VAYNS**) 정맥류
- ☐ **ventricular fibrillation** (ven-**TRICK**-you-lar **fih**-brih-**LAY**-shun) 심실세동
- ☐ **ventricular tachycardia** (ven-**TRICK**-you-lar **tack**-ee-**KAR**-dee-ah) 심실빠른맥[심실빈맥]

학습목표

이 장을 학습하고, 다음을 할 수 있어야 한다.

1. 심장과 관련된 심실, 심방, 판막, 혈액의 흐름, 심박동 및 혈액공급에 대하여 서술할 수 있다.
2. 세 종류의 혈관의 차이와 각각의 기능을 구별할 수 있다.
3. 혈액의 주요 구성요소를 구분하고 각각의 구성요소들의 주요 기능을 설명할 수 있다.
4. 허파순환과 온몸순환의 차이를 설명할 수 있다.
5. 심혈관계통의 병리, 진단 및 치료과정과 관련된 용어를 발음하고, 철자를 쓰고, 정의하고, 인지할 수 있다.

심혈관계통의 기능

FUNCTIONS OF THE CARDIOVASCULAR SYSTEM

심혈관계통은 심장, 혈관 및 혈액으로 구성된다. Cardiovascular (**심혈관**)은 심장과 혈관에 관련된이라는 의미이다(cardi/o는 심장을, vascul은 혈관을, –ar는 ~에 관련된을 뜻한다).

이러한 구조는 혈액을 모든 신체 조직으로 효율적으로 펌핑하기 위해 함께 작동한다.

- 혈액은 조직으로 산소와 영양소를 공급하는 액체 조직이다.
- 혈액은 이러한 조직의 일부 노폐물을 신장으로 되돌려 보내고 이산화탄소를 다시 폐로 옮긴다.
- 혈구세포는 6장에서 학습하는 면역계통과 13장에서 학습하는 내분비계통에서 중요한 역할을 한다.

심혈관계통의 구조

STRUCTURES OF THE CARDIOVASCULAR SYSTEM

심혈관계통의 주요 구조는 심장, 혈관, 혈액이다.

심장 The Heart

Heart (**심장**)은 폐 사이에 있는 흉강 안에 위치한 텅빈 근육기관이다(그림 5.1). 주먹만한 크기의 이 작은 기관은 전신에 필요한 혈류를 유지할 수 있는 힘을 제공하는 매우 효과적인 펌프이다(그림 5.2, 그림 5.3). *Apex* (심장꼭대기[심첨])는 심장의 아랫부분이다.

심장막 The Pericardium

Pericardium (pehr–ih–KAR–dee–um; 심장막)은 *pericardial sac*이라고도 하며, 심장을 둘러싸고 있는 2개의 막으로 된 구조이다(peri–는 둘러싸다를, cardi는 심장을 뜻하며, –um은 단수 명사형 어미이다). *Membranous* (막의)라는 뜻은 신체의 일부를 덮고 있는 또는 둘러싸고 있는 얇고 유연한 조직을 의미한다.

- *Parietal pericardium* (벽쪽심장막)은 심장을 감싸고 보호하는 섬유질의 주머니이다.
- *Pericardial fluid* (심장막액)은 두 층의 심장막 사이의 공간을 말하며 심장이 뛸 때 마찰을 방지한다.
- *Visceral pericardium* (내장쪽 심장막)은 심장의 바깥층을 형성하는 심장막의 안쪽 층이다. 심장의 바깥층은 심장바깥막(*epicardium*)으로 알려져 있다(그림 5.4).

심장의 벽 The Walls of the Heart

심장의 벽은 3층으로 구성되어 있다: 심장바깥막, 심장근육층, 심장속막이다(그림 5.4).

- Epicardium (ep–ih–KAR–dee–um; 심장바깥막[심외막])은 심장의 바깥층이며 또한 심장막의 안쪽층이다(epi–는 위쪽을, cardi는 심장을 뜻하고, –um은 단수 명사형 어미이다).
- Myocardium (my–oh–KAR–dee–um; 심장근육층[심근막])은 심장의 중간층으로서 심장을 구성하는 3층 가운데 가장 두껍고, 특수화된 심장근으로 구성되어 있다(my/o는 근육을, cardi는 심장을 뜻하며, –um은 단수형 명사형 어미이다). *Myocardial muscle* (심장근)으로도 알려져 있으며, 이것은 일정한 수축과 이완이 가능한 특수 심장 근육 조직으로 구성되어 있어 체내의 혈액 흐름을 유지하는 데 필요한 펌핑 운동을 한다. 심장근은 4장에서 논의된다.

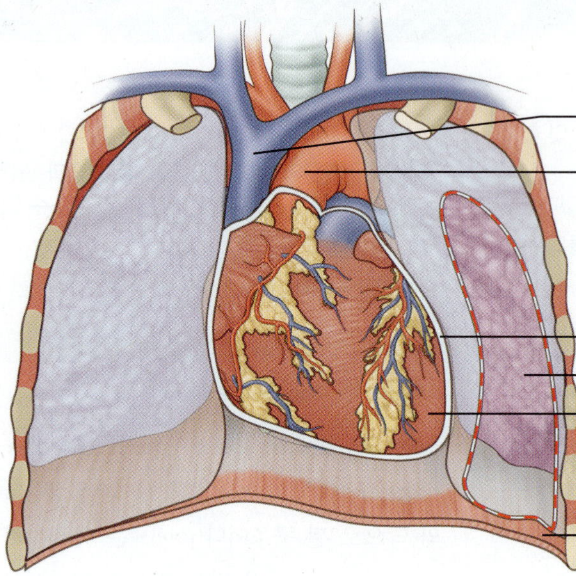

그림 5.1 심장은 허파 사이의 가슴안(강)에 위치한다.

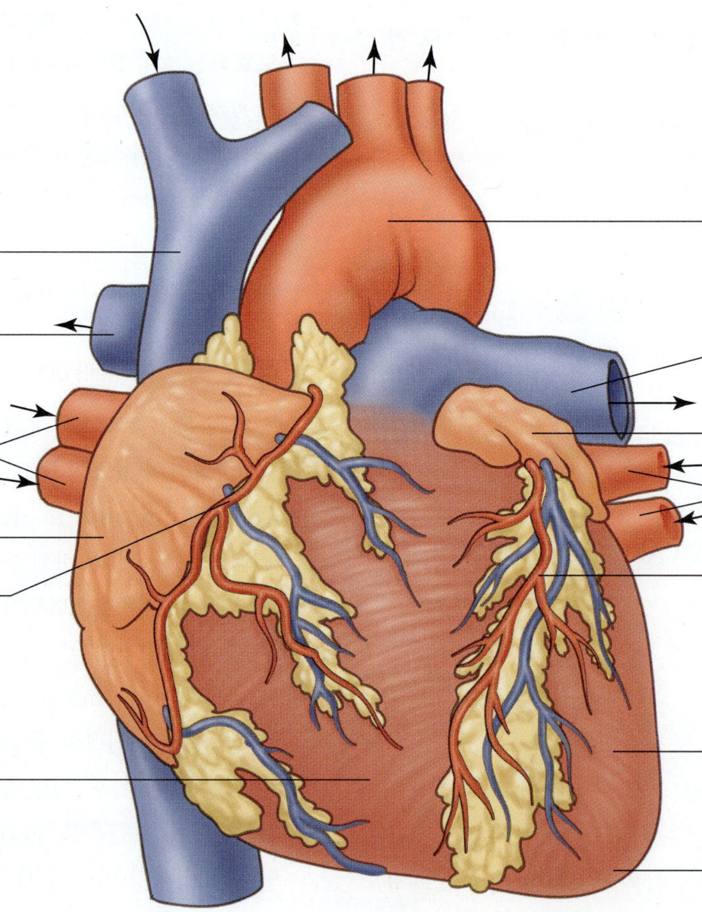

그림 5.2 심장의 앞쪽에서 본 외형

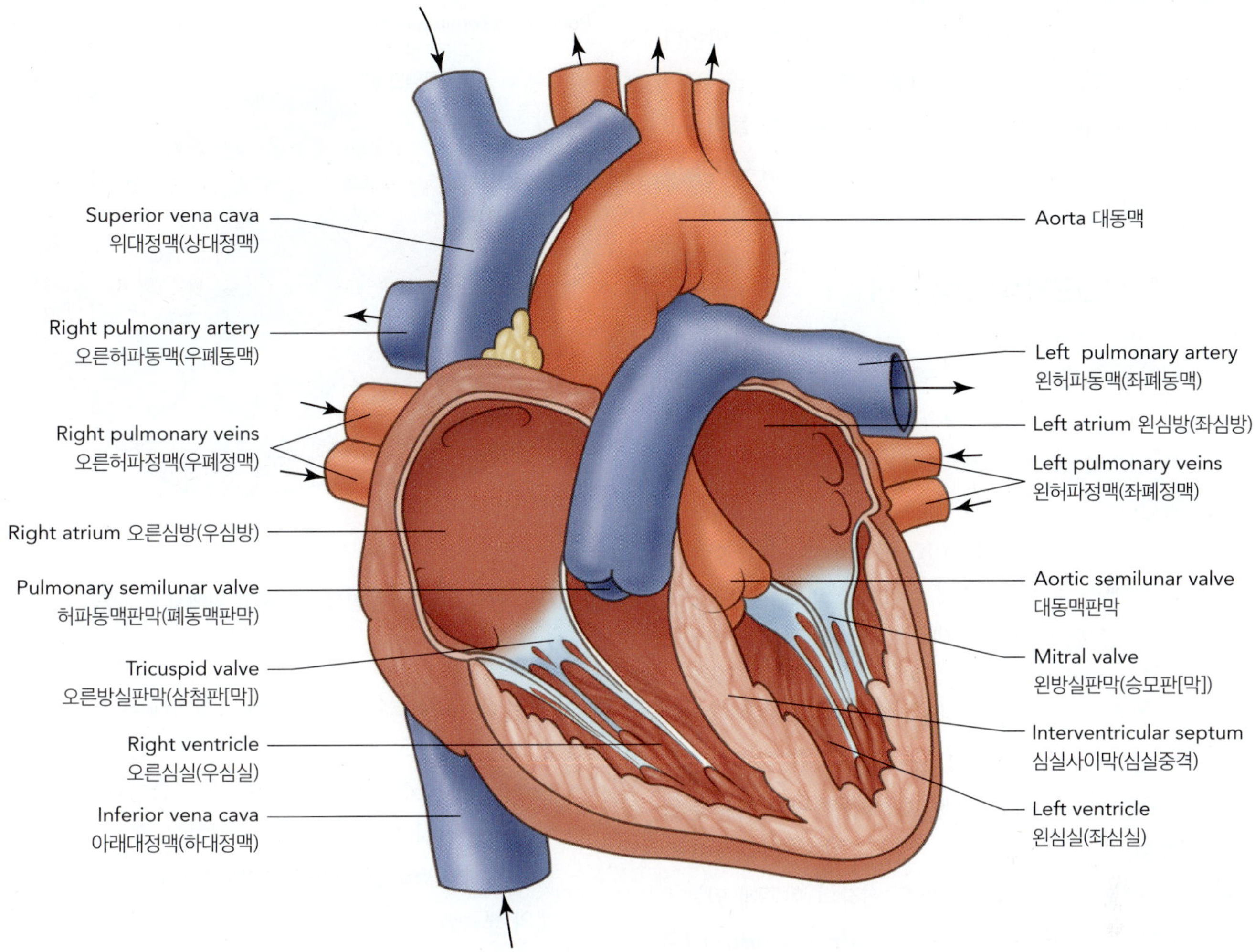

그림 5.3 심장의 앞쪽의 횡단면

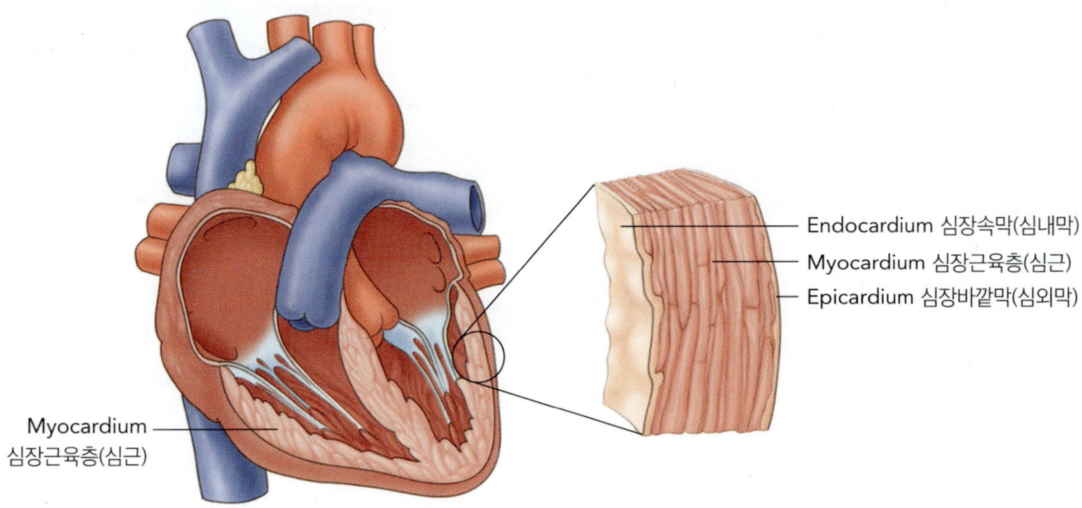

그림 5.4 심장벽을 구성하고 있는 조직의 모습

- **Endocardium** (en–doh–KAR–dee–um; 심장속막[심내막])은 심장의 안쪽 면을 둘러싸고 있는 막이다(endo–는 안에를, cardi는 심장을 뜻하며, –um은 단수 명사형 어미이다). 이 막은 심장의 속면을 둘러싸고 있으며 심장에서 혈액을 펌프할 때 혈액과 접촉하고 있는 막이다.

심장근육층[심근막]의 혈액 공급

Blood Supply to the Myocardium

항상 심장을 뛰게 하는 심장근육층은 지속적으로 산소와 영양소를 공급받고 노폐물이 신속하게 제거되도록 한다. 어떤 이유로 이러한 혈액 공급이 중단되면, 해당 지역의 심장근이 파괴된다.

Coronary artery (KOR–uh–nerr–ee; 심장동맥[관상동맥])은 혈액을 심장근육층에 공급하는 혈관으로 빨간색으로 나타낸다(**그림 5.6**). 파란색으로 표시된 정맥은 심장근에서 노폐물을 제거한다.

심장의 방 The Chambers of the Heart

심장은 4개의 방으로 나뉘어 있고, 각각 특별한 기능을 한다(**그림 5.3**).

- **Atria** (AY–tree–ah; 심방)은 심장의 위쪽에 있는 2개의 방이다. 이들은 심방은 *interatrial septum* (심방사이막)에 의하여 나뉜다(사이막은 2개의 방을 나누는 벽이다).
- 심방은 혈류가 들어오는 곳이고, 모든 혈액은 심방을 통해서 심장으로 들어간다. *Atria*의 단수형은 *atrium*이다.
- **Ventricles** (VEN–trih–kuhls; 심실)은 심장의 아래쪽에 있는 2개의 방이다. *Interventricular septum* (심실사이막)에 의하여 나뉜다.
- 심실의 벽은 심실이 전신을 통해 혈액을 펌프해야 하기 때문에 심방벽보다 두껍다.
- *Ventricle* (뇌실)이라는 용어는 정상적인 체강으로서 뇌에 있는 공간을 의미한다(10장 참조).

심장의 판막 The Valves of the Heart

심장에서의 혈액의 흐름은 4개의 판막에 의하여 조절된다: 삼첨판, 허파동맥반달판막, 승모판(이첨판), 대동맥반달판막으로 구성된다. 이들 판막 중 어느 하나라도 올바르게 작동하지 않으면, 혈액은 심장을 통하여 적절하게 흐르지 못하며 효율적으로 전신으로 펌프하지 못한다(**그림 5.3**, **그림 5.5**).

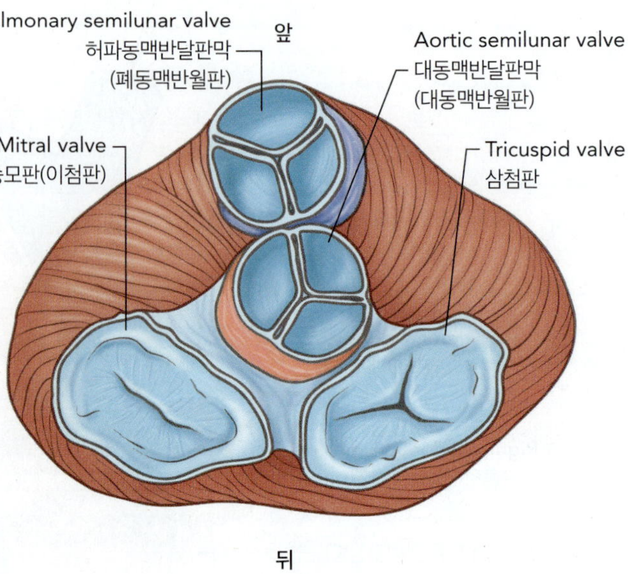

그림 5.5 심장의 판막. 심방을 제거하고 위에서 본 모습

- **Tricuspid valve** (try–KUS–pid; 삼첨판)은 오른심방과 오른심실 사이의 통로를 조절한다. *Tricuspid* (삼첨)은 3개의 뾰족한 돌기를 가지고 있다라는 의미이며, 3개의 뾰족한 돌기가 있는 판막이다.
- **Pulmonary semilunar valve** (PULL–mah–nair–ee sem–ee–LOO–nar; 허파동맥반달판막[폐동맥반월판])은 오른심실과 허파동맥 사이에 위치한다. *Pulmonary* (허파의)는 허파의 일부를 의미하고, *semilunar* (반달[반월])는 이 판막의 모양이 반달모양같이 생겼기 때문이다.
- **Mitral valve** (MY–tral; 승모판)은 bicuspid valve (이첨판)이라고도 하며 왼심방과 왼심실 사이에 위치한다. *Mitral*은 주교의 주교자(모자) 모양을 의미한다. 이 판막은 *bicuspid valve*으로 알려졌는데 *bicuspid* (이첨)은 2개의 뾰족한 돌기를 가지고 있다라는 의미이며, 이 판막은 2개의 뾰족한 돌기가 있는 판막이다.
- **Aortic semilunar valve** (ay–OR–tick sem–ee–LOO–nar; 대동맥반달판막)은 왼심실과 대동맥 사이에 위치한다(aort–는 대동맥을, –ic은 관하여를 뜻한다). *Semilunar*는 이 밸브의 모양을 설명하는 반달을 의미한다.

표 5-1

심장을 통한 혈액의 흐름

↓	**오른심방(right atrium, RA)**은 폐를 제외하고, 위대정맥(superior venae cavae)과 아래대정맥(inferior venae cavae)을 통하여 모든 조직으로부터 산소가 적은 혈액을 받는다. 혈액은 오른심방(RA)으로부터 삼첨판(tricuspid valve)을 통하여 오른심실로 흘러간다.
↓	**오른심실(right ventricle, RV)**은 산소가 적은 혈액을 허파동맥반달판막(pulmonary semilunar valve)을 통하여 허파동맥(pulmonary artery)으로 펌프하여 허파까지 혈액을 운반하게 한다.
↓	**왼심방(left atrium, LA)**은 허파로부터 산소가 풍부한 혈액을 네 개의 허파정맥(pulmonary vein)을 통하여 받는다. 왼심방으로부터 혈액은 이첨판(mitral valve)을 통하여 왼심실로 보내진다.
↓	**왼심실(left ventricle, LV)**은 왼심방으로부터 산소가 풍부한 혈액을 받는다. 왼심실의 혈액은 대동맥반달판막(aortic semilunar valve)을 통하여 대동맥(aorta)으로 펌프하여 허파를 제외한 전신으로 운반된다.
↓	산소가 적은 혈액은 대정맥을 통하여 다시 오른심방으로 돌아온다.

- 심장을 통과하는 혈액의 흐름은 **표 5-1**에 요약되어 있다. 빨간색 화살표는 산소가 풍부한 혈액을 나타내고 파란색 화살표는 산소가 부족한 혈액을 나타낸다. *Oxygenated*는 산소가 풍부한 것을 의미하거나 적절한 산소 공급을 의미한다. *Deoxygenated*는 부족한 산소를 의미하거나 아직 산소 공급이 충분하지 않다는 것을 의미한다.

온몸순환[체순환]과 허파순환[폐순환]

Systemic and Pulmonary Circulation

혈액은 펌프되어 온몸순환계통과 허파순환계통을 통하여 운반된다. 이러한 계통을 통하여 혈액이 세포에 산소를 공급하고 노폐물을 제거한다(그림 5.6).

Pulmonary circulation (**허파순환[폐순환]**)은 심장과 허파 사이에서 일어나는 혈액순환이다.

- 오른심실로부터 심장의 산소가 적은 혈액을 pulmonary arteries (**허파동맥[폐동맥]**)을 통하여 허파까지 보내준다. 이 순환에서 허파동맥이 산소가 적은 혈액을 신체에 운반하는 유일한 혈관이다.
- 신체에서 돌아온 이산화탄소는 허파에서 흡입된 공기로부터 산소와 교환된다.
- Pulmonary veins (**허파정맥[폐정맥]**)은 산소가 풍부한 혈액을 심장의 왼심방으로 보내준다. 이 순환에서 허파정맥이 산소가 풍부한 혈액을 신체에 운반하는 유일한 혈관이다.

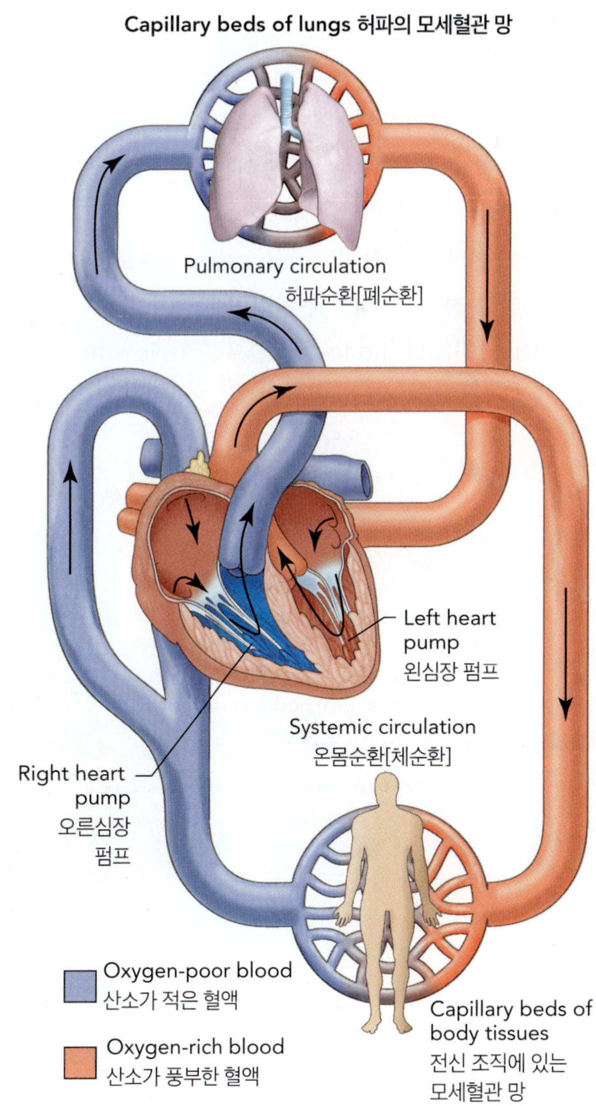

그림 5.6 **온몸순환과 허파순환**

Systemic circulation (온몸순환[체순환])은 허파를 제외한 전신으로 혈액을 보내주는 것을 말한다.

- 산소가 풍부한 혈액은 왼심실로부터 심장 밖으로 나와 동맥순환으로 흘러들어가 혈액을 전신(허파 제외)으로 보내준다.
- 산소가 적은 혈액은 정맥을 통하여 심장으로 돌아와 오른심방으로 흘러들어간다.
- 여기에서 혈액은 심장에서 다시 동맥으로 펌핑되기 전에 폐순환으로 흐른다.

심박동 The Heartbeat

Heartbeat (심박동)은 신체로 혈액을 효과적으로 펌프하기 위하여 심장의 수축과 이완(박동)이 정확한 주기성을 가지고 일어난다.

- 심박동의 규칙성과 심박동률은 심장의 방을 구성하는 심장근육층을 자극하는 신경으로부터 나온 *electrical impulses* (전기적인 자극)에 의하여 결정된다.
- 이러한 펌핑 작용을 가능하게 하는 특수화된 심근 근육은 4장에서 설명된다.
- 이러한 현상을 심장의 *conduction system* (자극전도계)라고 하며, 이러한 전기적인 자극은 동방결절(sinoatrial [SA] node), 방실결절(atrioventricular [AV] node), 히스다발(bundle of His)에 의해 조절된다(그림 5.7).

동방결절 The Sinoatrial Node

- **Sinoatrial node** (*SA node*, **sigh–noh–AY–tree–ahl**; 동방결절)은 위대정맥의 입구 근처에 있는 오른심방의 뒤쪽 벽에 위치한다(그림 5.7).
- 동방결절은 심박동의 기본적인 리듬을 발생시키기 때문에 심장의 *natural pacemaker* (자연적 심박조율기)라고 한다.
- 동방결절로부터 발생하는 전기자극은 심장에서의 근육 수축 파동을 시작하게 한다.
- 오른심방에서의 자극은 양쪽 심방 위로 전파되며 이 두 심방을 동시에 수축하게 한다. 이 수축은 혈액을 심실로 보내준다.

방실결절 The Atrioventricular Node

- 동방결절로부터 온 자극은 **artrioventricular node** (*AV node*, **ay–tree–oh–ven–TRICK–you–lar**; 방실결절)로 전달된다.
- 방실결절은 심방사이막 근처의 오른심방의 바닥에 위치한다(그림 5.7). 방실결절은 전기자극을 히스다발로 전달한다.

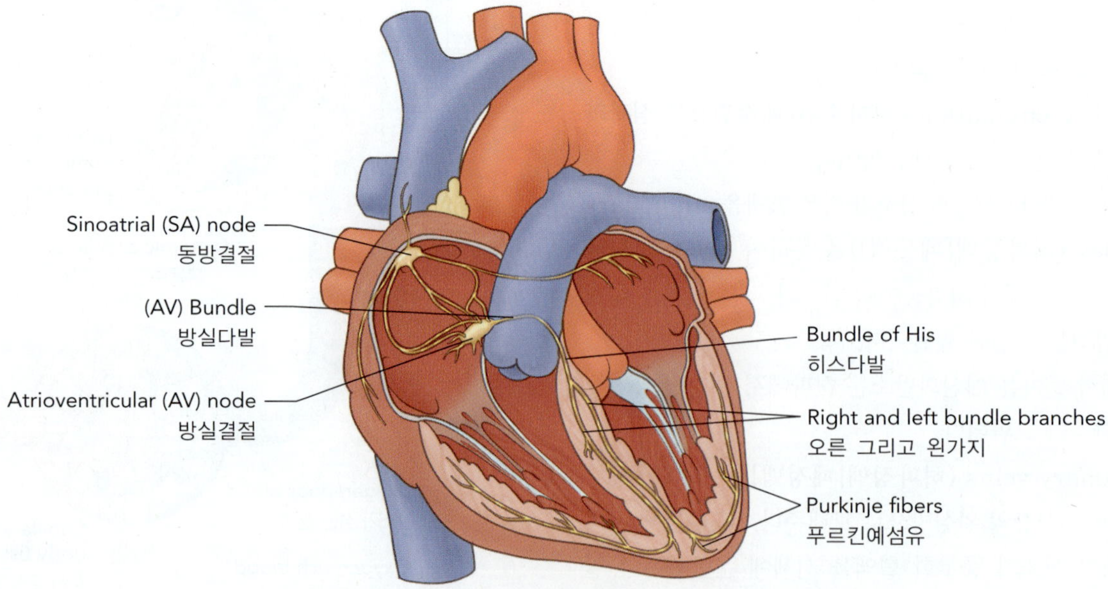

그림 5.7 SA결절로부터의 전기 자극은 AV결절로 이동하여 심실을 수축시킨다.

히스다발[히스속] The Bundle of His

- **Bundle of His** (HISS; 히스다발)는 심실사이막 내에 위치한다. 이러한 섬유는 심장 수축의 순서를 이루기 위해 전기적 충격을 전달한다(**그림 5.7**).히스다발의 분지는 전기자극을 왼·오른심실 및 푸르킨예섬유(Purkinje fibers)로 전기자극을 전달한다.
- **Purkinje fibers** (per-KIN-jee; 푸르킨예섬유)는 심실벽 내부에 위치한 특수 전도성 섬유이다. 명칭은 Jan Purkyne에 의해 명명되었으며, 이러한 섬유들은 심실의 세포에 심실을 수축시키는 원인이 되는 자극을 전달한다. 심실의 수축은 혈액을 심장에서 대동맥 및 폐동맥으로 밀어낸다(**그림 5.7**).

전기적 파동 Electrical Waves

심장의 전기적인 전도계의 활동은 심전도(EKG 또는 ECG) 또는 모니터에서 파동의 운동으로 관찰할 수 있다. *Sinus rhythm* (굴리듬)이란 용어는 심장이 정상적으로 뛰는 것을 말한다(**그림 5.8**, **그림 5.16A**).

- *P wave* (P 파)는 심방의 수축(자극)에 의하여 일어나는 파동이다.
- *QRS complex* (QRS 복합체)는 심실의 수축(자극)에 의하여 일어나는 파동이다. 심방은 심실이 수축할 때 이완된다.
- *T wave* (T 파)는 심실의 이완(회복)에 의하여 일어나는 파동이다.

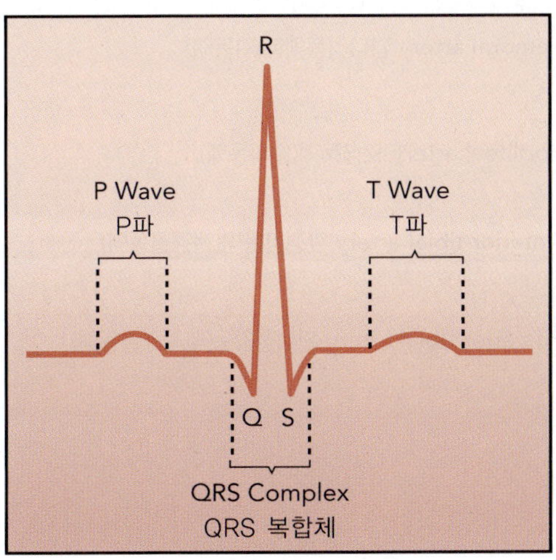

그림 5.8 심장의 수축과 이완 시에 일어나는 파동을 모니터나 심전도(EKG 또는 ECG)에서 관찰한 모습

혈관
THE BLOOD VESSELS

혈관은 세 가지 유형이 있다: 동맥, 실핏줄[모세혈관], 정맥. 이러한 혈관은 동맥 및 정맥 순환계를 형성한다(**그림 5.9**, **그림 5.10**).

동맥 The Arteries

- **Arteries** (**동맥**)은 심장으로부터 인체의 전신에 혈액을 보내주는 큰 혈관이다.
- 동맥의 벽은 세 층으로 구성되어 있다. 이러한 구조는 동맥이 심박동에 의한 펌프작용으로 수축과 이완을 할 수 있도록 근육과 탄성조직으로 구성되어 있다. 용어 endterial *(endarterial)*는 동맥내에서 또는 동맥의 안쪽 부분에 속하는 것을 의미한다.
- *Arterial blood* (동맥혈)은 산소가 풍부하기 때문에 선홍색을 띤다. 펌핑작용으로 동맥이 절단되었을 때 혈액이 뿜어져 나온다.
- 우리 몸에서 가장 큰 혈관인 **aorta** (ay-OR-tah; 대동맥)은 동맥계통에서 가장 큰 동맥이며, 심장의 왼심실에서 시작한다(**그림 5.2**, **그림 5.9**).
- **Carotid arteries** (kah-ROT-id; 목동맥[경동맥])은 머리 위로 혈액을 운반하는 주요 동맥이다.
- *Common carotid artery* (온목동맥[총경동맥])은 목의 양쪽에 있다.
- 뇌에 산소가 풍부한 혈액을 공급하는 *internal carotid artery* (속목동맥[내경동맥])이 분지된다.
- *External carotid artery* (바깥목동맥[외경동맥])은 얼굴에 혈액을 공급한다.
- 이러한 혈류공급이 차단되면 뇌졸중이나 다른 뇌 손상을 일으킬 수 있다.
- **Arterioles** (ar-TEE-ree-ohlz; 소동맥[세동맥])은 동맥의 더 작고 얇은 가지이며, 모세혈관에 혈액을 전달한다. 소동맥은 모세혈관 그물의 한쪽 끝으로 들어가기 때문에 동맥혈의 흐름 속도가 느려진다.

실핏줄[모세혈관] The Capillaries

Capillaries (KAP-uh-ler-eez; 실핏줄[모세혈관])은

얇은 상피세포 한 개 정도의 세포 두께로 된 실핏줄[모세혈관]은 우리 몸에서 가장 가는 혈관이다. 혈액은 동맥과 정맥을 통하여 빠르게 흐르는데, 이러한 혈액의 흐름은 실핏줄[모세혈관]망에 의하여 공급되는 팽창된 혈관망을 통과할 때는 더욱 느리게 지나간다(그림 5.11).

- 혈액의 흐름이 좀 더 느려지면 조직액과 주위 세포 사이에서의 산소, 영양소 및 노폐물이 교환되는 시간을 허용하게 된다.
- 세포를 떠난 후, 이들 체액의 90%는 산소가 부족하고 일부 노폐물이 포함되어 있으며, 소정맥을 통해 모세혈관 그물의 반대쪽 끝으로 들어간다.
- 조직에 남아 있는 이러한 체액의 10%가 림프액이 된다. 이에 대해서는 6장에서 설명된다.

정맥 The Veins

Veins (정맥)은 산소가 적은 혈액을 심장으로 되돌아오도록 하기 위하여 낮은 압력의 혈액을 모으는 혈관이다(그림 5.10~그림 5.12).

- Venules (VEN-youls; 소정맥)은 작은정맥으로서 이 정맥이 모여서 큰정맥을 형성한다(ven은 정맥을,

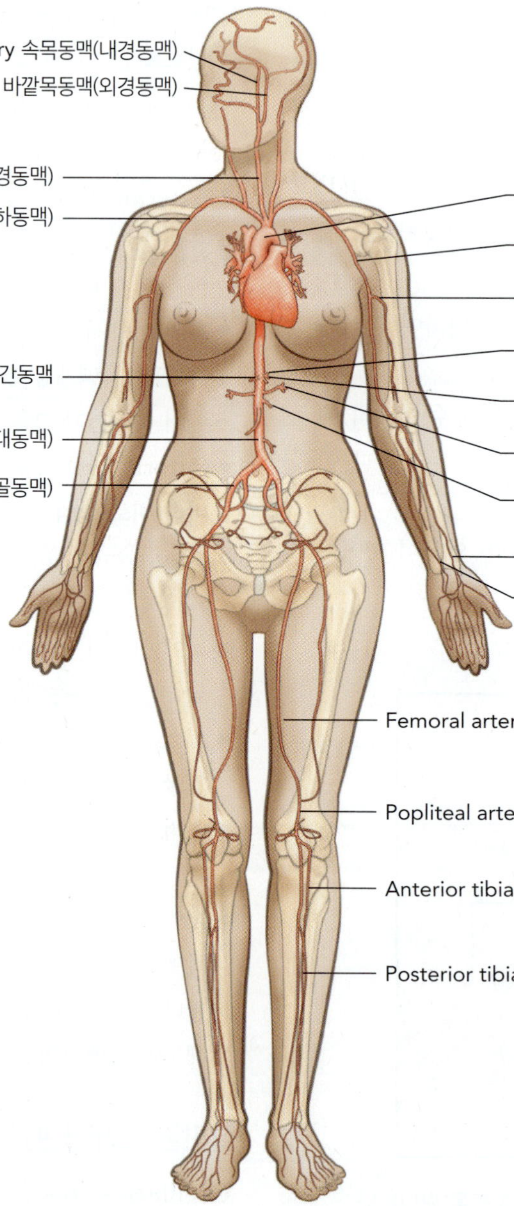

그림 5.9 **동맥순환을 앞에서 본 모습**

–ules는 작은 것들을 뜻한다).

- 정맥의 벽은 동맥의 벽보다 얇고, 탄력성이 떨어진다.
- 정맥혈은 심장으로 되돌아가는 이동을 계속하면서 증가된 속도로 그 흐름을 계속한다. *Venous*란 정맥에 관련되거나 정맥에 들어 있는 것을 의미한다.
- 정맥은 혈액이 심장을 향하여 흐르도록 심장으로부터 멀리 흐르지 못하도록 막아주는 판막을 가지고 있다(그림 5.12).
- *Superficial veins* (얕은 정맥)은 몸의 표면 가까이에 위치한다.
- *Deep veins* (깊은 정맥)은 몸의 표면에서 멀리 떨어진 조직 내부에 위치한다.

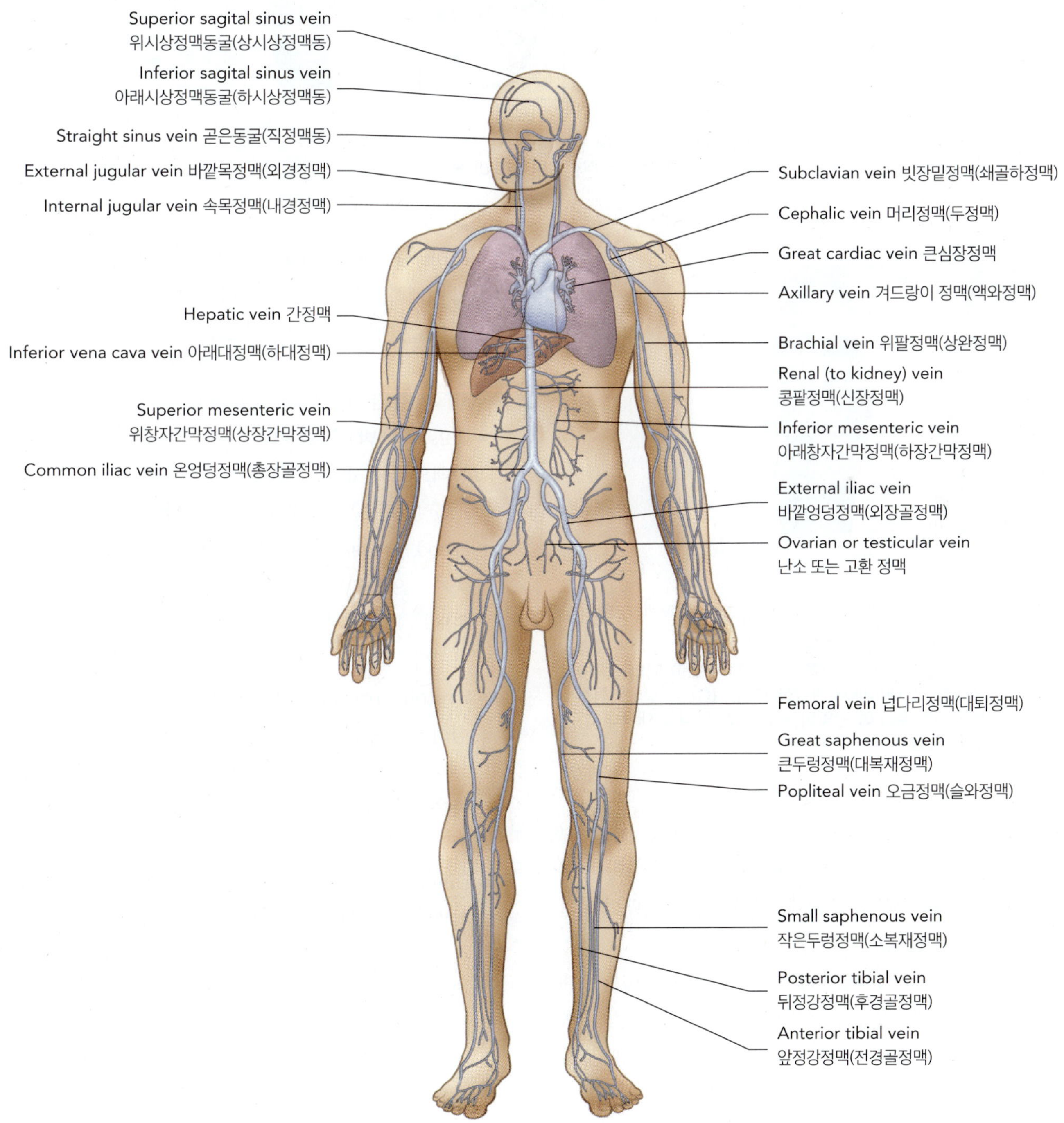

그림 5.10 **정맥순환을 앞에서 본 모습**

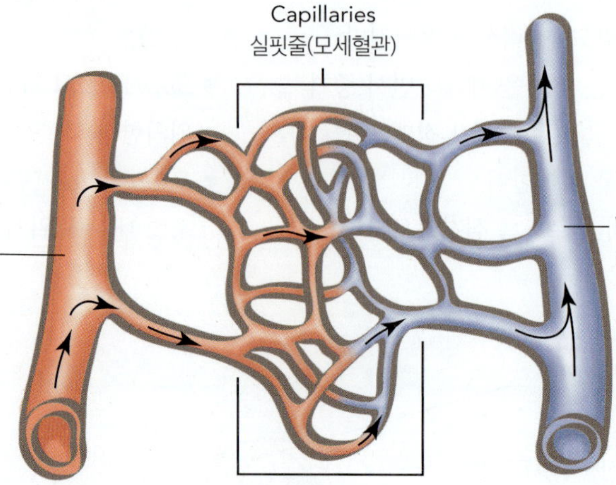

그림 5.11 산소가 풍부한 동맥혈은 소동맥에 의해 모세혈관에 전달된다. 산소를 빼앗긴후, 산소가 부족한 혈액은 정맥혈로 순환되어 되돌아 온다.

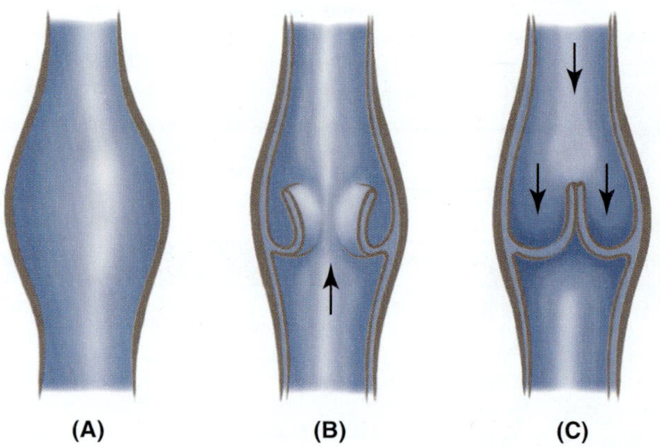

그림 5.12 혈액의 역류를 방지하는 정맥의 판막 (A) 정맥의 외부 모습으로서 판막이 있는 부위는 확장되어 있다. (B) 심장쪽으로 혈액이 흐를 때의 판막이 열렸을 때 내부에서 관찰한 모습 (C) 혈액의 역류를 방지하기 위하여 판막이 닫혔을 때 판막을 내부에서 관찰한 모습

대정맥 The Venae Cavae

- Venae cavae (VEE–nee KAY–vee; 대정맥)은 혈액을 말초에서 심장으로 보내주는 2개의 큰 정맥이다(단수형, *vena cava*).
- *Superior vena cava* (VEE–nah KAY–vah; 위대정맥[상대정맥])은 우리 몸의 위쪽 부분, 즉 심장 위쪽 부분으로부터 혈액을 심장으로 운반하는 정맥이다(**그림 5.2, 그림 5.3**).
- *Inferior vena cava* (아래대정맥[하대정맥])은 우리 몸의 아래쪽 부분, 즉 심장 아래쪽 부분으로부터 혈액을 심장으로 운반하는 정맥이다(**그림 5.3**).

맥박과 혈압 Pulse and Blood Pressure

- Pulse **(맥박)**은 심장의 수축에 의하여 발생한 압력을 동맥의 벽에서 느낄 수 있는 규칙적인 압력이다. *Pulse rate* (맥박수)는 15장에서 학습한다.
- Blood pressure **(혈압)**은 혈관 벽을 향하여 내는 수축기와 이완기의 압력 양을 측정한다. 혈압의 측정에 대하여는 15장에서 학습한다. **표 5–3**에서는 혈압을 분류하였다.
- Systolic pressure (sis–TOL–ick; 수축기 압력)은 심실이 수축할 때 일어나는 혈관의 벽에서 느낄 수 있는 가장 높은 혈압이다. *Systole*이란 용어는 심장의 수축을 의미하고, *systolic*이란 용어는 심실의 수축기의를 의미한다.
- Diastolic pressure (dye–ah–STOL–ick; 이완기 압력)은 심실이 이완될 때 일어나는 혈관의 벽에서 느낄 수 있는 가장 낮은 혈압이다. *Diastole*이란 용어는 심장의 이완을 의미하고, *diastolic*이란 용어는 심실의 이완기의를 의미한다.

혈액
BLOOD

혈액은 55%가 액체로 된 혈장이며, 45%는 혈구(유형성분)로 구성되어 있다(그림 5.13).

혈장 Plasma

Plasma (PLAZ–mah; 혈장)은 짚 색깔의 액체로서 영양소, 호르몬 및 노폐물이 함유되어 있다. 혈장은 91%가 물로 되어 있으며, 나머지 9%는 주로 응고단백질을 포함하는 단백질로 구성되어 있다.

- **Serum** (SEER–um; 혈청)은 혈장에서 이들 응고 관련 단백질을 제거한 혈장이다.
- **Fibrinogen** (figh–BRIN–oh–jen; 섬유소원)과 **prothrombin** (proh–THROM–bin; 프로트롬빈)은 혈장에 있는 응고단백질이다. 이들은 출혈을 억제하기 위하여 응괴를 형성하는 데 중요한 역할을 한다.

혈액의 유형성분(혈구) Formed Elements of the Blood

유형성분(formed elements)은 적혈구, 백혈구 및 혈소판과 같은 혈구(blood corpuscles)를 말한다.

적혈구 Erythrocytes

Erythrocytes (eh–**RITH**–roh–**sights**; 적혈구)는 *red blood cells* (RBCs)라 하며 적색골수에서 생성되는 성숙한 적혈구를 말한다(**erythr/o**는 적색을, **–cytes**는 세포를 뜻한다). 이 세포의 주된 역할은 조직으로 산소를 운반하는 것이다.

이러한 산소는 적혈구의 산소를 운반하는 혈액 단백질 색소인 **hemoglobin** (**HEE**–moh–**gloh**–bin, **헤모글로빈**)에 의해 운반된다(**hem/o**는 혈액을, **–globin**은 단백질을 뜻한다).

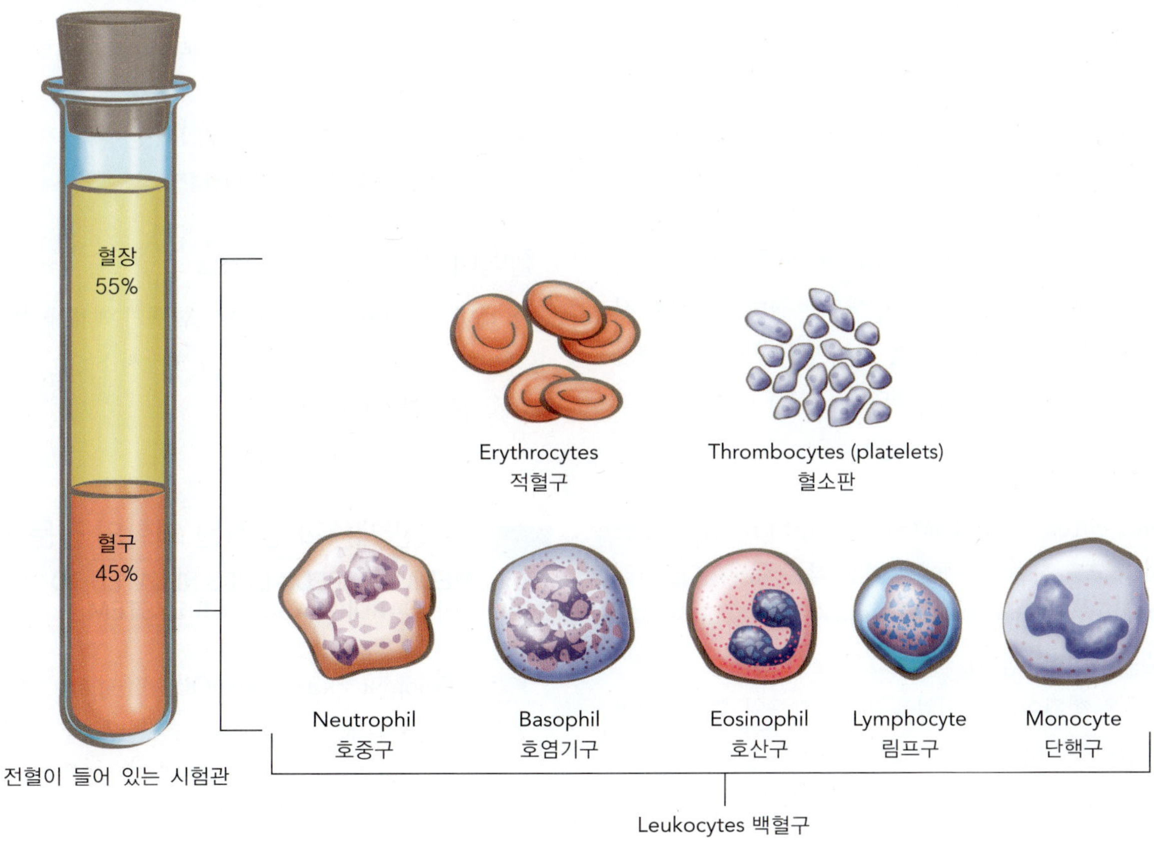

그림 5.13 혈액의 주요 구성성분, 혈구의 구성요소는 적혈구, 혈소판, 백혈구이다.

백혈구 Leukocytes

Leukocytes (LOO–koh–sights; 백혈구)는 *white blood cells* (WBCs)이라고도 하며, 세균과 같은 해로운 이물질로부터 우리 몸을 보호한다(leuk/o는 흰색을, –cytes는 세포를 뜻한다). 다음은 백혈구의 종류이다.

- Neutrophils (NEW–troh–fills; 호중구)는 적색골수에서 형성되는 가장 흔한 형태의 백혈구이다. 호중구는 식작용에 의하여 감염원과 싸우며, 혈액내 호중구의 수가 증가하면 세균에 감염되었다는 것을 나타낸다. *Phagocytosis* (fag–oh–sigh–TOH–sis; 식작용)은 세균을 둘러싸고 삼켜 파괴한다. 호중구는 6장에서 자세하게 학습한다.
- Basophils (BAY–soh–fills; 호염기구)는 적색골수에서 형성되며 WBC 중 가장 빈도가 낮다. 호염기구는 알레르기 증상을 야기시킨다.
- Eosinophils (ee–oh–SIN–oh–fills; 호산구)는 적색골수에서 형성되어 조직으로 이동된다. 기생충을 파괴하고, 알레르기 반응에서 중요한 기능을 한다.
- Lymphocytes (LIM–foh–sights; 림프구)는 적색골수, 림프절, 지라에서 형성된다. 림프구는 체내의 이물질과 박테리아(박테리아 또는 바이러스)를 확인하고 그들을 대상으로하는 항체를 생산한다. 림프구는 6장에서 자세하게 학습한다.
- Monocytes (MON–oh–sights; 단핵구)는 적색골수, 림프절, 비장에서 형성된다. 이 세포는 질병에 대하여 신체를 보호하는 중요한 기능을 하며 단핵구의 수가 증가하면 대개 만성염증을 나타낸다.

혈소판 Thrombocytes

Thrombocytes (THROM–boh–sights; 혈소판)은 *platelets*라고도 하며, 혈액에서 가장 작은 혈구이다. 혈액의 응고와 관련된 중요한 기능을 한다(thromb/o는 혈전을, –cytes는 세포를 뜻한다).

- 혈소판은 혈관이 손상되었을 때 이 세포가 활성화되어 서로 달라붙는다.
- 이 작용은 혈전세포가 함께 모여 출혈을 멈추게 하는 응괴를 형성하는 것이다.

혈액형 Blood Types

혈액형은 특정 항원의 유무에 따라 분류된다(*antigen* (항원)은 우리 몸이 이물질(foreign)이라고 간주하는 물질이다). 일반적으로 혈액형은 Rh 인자(예 A– 또는 O +) 같은 유형으로 표시된다.

혈액형은 **A형**, **AB형**, **B형**, **O형**의 네 종류로 나눈다. A형, AB형 및 B형군은 적혈구 표면에 A 항원 그리고/또는 B 항원의 존재 유무에 따라 나누며, O형은 두 항원이 없는 혈액형이다.

Rh 인자 The Rh Factor

Rh 인자는 적혈구에 Rh 항원이 있을 수도 있고 없을 수도 있다. 이 항원은 최초로 Rhesus 원숭이에서 발견되었기 때문에 이 인자를 Rh 인자라 한다.

- 미국인의 약 85%가 *Rh 양성*(Rh+)이며, 이러한 사람을 Rh 항원을 가진다고 한다.
- 나머지 15%는 *Rh 음성*(Rh–)이며, 이러한 사람을 Rh 항원을 가지고 있지 않다고 한다.
- Rh 인자는 수혈하기 위하여 교차반응을 시행할 때 중요한 고려 사항이다(15장 참조).
- Rh 인자는 Rh 양성의 아기가 Rh 음성의 모체로부터 태어날 때 어려움을 일으킨다(14장 참조).

혈액내 가스 Blood Gases

혈액내 가스(blood gases)는 혈액의 액체에 정상적으로 용해된 가스이다. 주요 혈액내 가스는 산소(O_2), 이산화탄소(CO_2), 질소(N_2)이다.

심혈관계통과 관련된 의학의 전문분야

MEDICAL SPECIALTIES RELATED TO THE CARDIOVASCULAR SYSTEM

- Cardiologist (kar–dee–OL–oh–jist; 심장전문의)는 심장의 질환, 질병 및 이상을 진단하고 치료하는 전문의를 말한다(cardi/o는 심장을, –logist는 전문가를 뜻한다).
- Hematologist (hee–mah–TOL–oh–jist; 혈액전문의)는 혈액과 혈액을 형성하는 조직의 질환과 질병을

진단하고 치료하는 전문가를 말한다(hemat/o는 혈액을, -logist는 전문가를 뜻한다).

- **혈관외과의사**(vascular surgeon)는 진단, 의료 관리 및 혈관 질환의 수술적 치료를 전문으로 하는 의사이다.

심혈관계통과 관련된 병리
PATHOLOGY OF THE CARDIOVASCULAR SYSTEM

심장의 장애는 선천성(출생 시 또는 출생 이전)이거나 평생 동안 언제든지 나타날 수 있다. 심장병은 미국에서 가장 큰 사망 원인이다.

선천성 심장 결함 Congenital Heart Defects

Congenital heart defects (**선천성 심장 결함**)은 출생 전에 심장이 정상적으로 발달하지 못함으로써 생기는 구조적 이상이다. *Congenital*은 출생 시 나타나는 것을 의미한다. 일부 선천성 심장 결함은 출생 시 분명하지만, 다른 것들은 나중에 말년까지도 발견되지 않을 수도 있다.

심장동맥질환[관상동맥질환] Coronary Artery Disease

Coronary artery disease (CAD, **심장동맥질환**)은 *coronary heart disease* (CHD)와 *ischemic heart disease*라고도 한다. 심장동맥질환은 심장근육으로의 혈액 공급을 감소시키는 죽상경화증(atherosclerosis)이다. 이는 협심증, 심근경색 및 사망을 일으킬 수 있는 산소 공급이 불충분한 경우이다.

- 심장동맥질환은 심장질환의 가장 일반적인 유형이다.
- *End-stage coronary artery disease* (말기관상동맥 질환)은 극심한 협심증 통증과 심하게 제한된 생활 방식을 특징으로 한다.

죽상경화증 Atherosclerosis

Atherosclerosis (ath-er-oh-skleh-ROH-sis; 죽상경화증)은 콜레스테롤 조각에 의하여 야기되어 동맥의 벽이 좁아지고 딱딱하게 되는 질환이다(ather/o는 지방물질 반을, -sclerosis는 비정상적으로 딱딱하게 되는 현상을 뜻한다)(그림 5.14, 그림 5.15).

- 이러한 유형의 plaque (PLACK; 반)은 지방 침착물로서 파이프 안에 부식된 녹과 유사하다. 이 반은 8장에서 학습하는 치아의 치태(dental plaque)와는 다르다. 이 반은 혈관의 *lumen* (내강)에서 바깥쪽으로 발생하거나 혈관의 벽 안쪽으로 발생된다.
- Atheroma (ath-er-OH-mah; 죽종)은 죽상경화증의 특징이며, 동맥벽 내에 지방반이 침착되어 발생한다(ather는 죽종을, -oma는 종양을 뜻한다).

허혈 Ischemia

Ischemia (iss-KEE-mee-ah; 허혈)은 몸의 일부분으로 제한된 혈액 흐름으로 인해 조직에 산소 공급이 불충분한 상태이다(isch는 저지 또는 방해를, -emia는 혈액을 뜻한다). 예를 들면, *cardiac ischemia* (심장허혈)은 심장근육에 혈류와 산소 공급부족에 의하여 발생하는 심장기능 이상이다. *Ischemic strokes* (허혈성 뇌졸중)은 10장에서 학습한다.

협심증 Angina

Angina (an-JIH-nuh; 협심증)은 *angina pectoris* 라고도 하며, 심장근육층에 부적절한 혈액의 흐름에 의하여 심한 가슴의 통증을 일으킨다. 이러한 증상은 심근의 허혈에 의하여 일어난다. 이 상황은 심장근육의 국소 빈혈에 기인하며, 심근경색이 발생할 때까지 혈류가 계속해서 나빠짐에 따라 점차적으로 악화된다.

- *Stable angina* (안정 협심증)은 운동 중에 발생하고 휴식과 함께 해결된다.
- *Unstable angina* (불안정 협심증)은 운동이나 휴식 중에 발생할 수 있으며 심근경색의 전단계이다.

심근경색 Myocardial infarction(MI)

Myocardial infarction (my-oh-KAR-dee-al in-FARK-shun; 심근경색)은 *heart attack*이라고도 하며, 심장근육층의 허혈을 초래하는 한 개 이상의 심장동맥의 폐색에 의하여 일어난다. 여기에서 사용되는 *occlusion* (폐색)이란 전체 막힘을 의미한다.

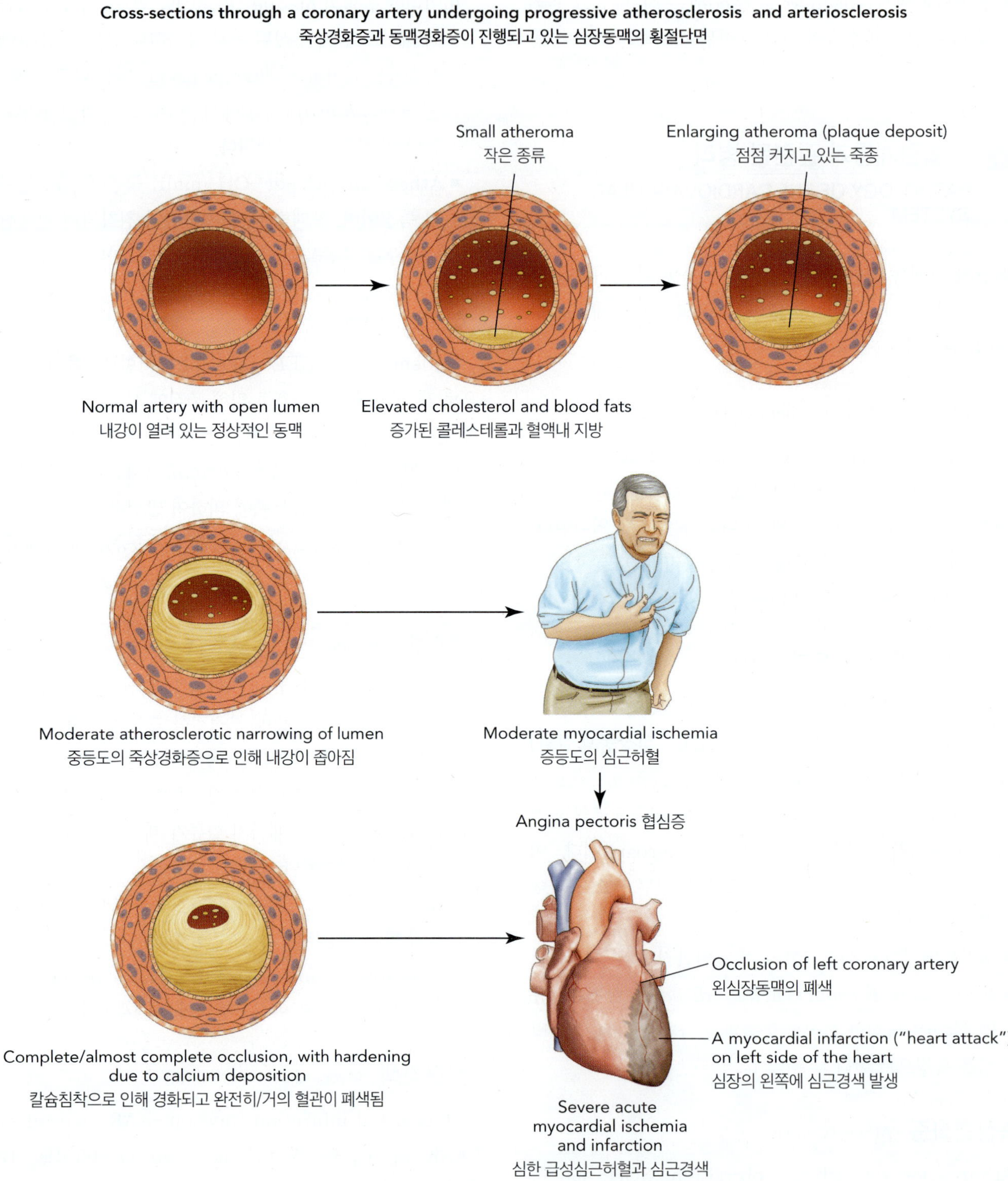

그림 5.14 **심장동맥질환이 진행되는 모습**

- *Infarction* (경색)은 갑작스런 혈액 공급 부족을 의미한다.
- *Infarct* (경색)은 혈액 부족으로 인한 죽은 조직의 국소적인 영역이다. 조직의 죽음은 *necrosis* (괴사)라고도 하며, 그리스어로 죽음을 의미한다.
- 이러한 심장근육의 손상은 전신에 혈액을 펌프하는 심장 기능의 이상을 초래한다(**그림 5.14**).
- 심근경색에서 가장 빈번히 인지되는 증상은 가슴 중간부위의 통증과 압박감이며, 이러한 증상은 등, 턱 또는 왼팔로 퍼질 수 있다. 심장 발작이 있는 많은 사람은 가벼운 증상이 있거나 아예 없다.
- 여성들은 쇠약과 피로 같은 비정형증상을 가질 가능성이 더 크다.

심부전 Heart Failure

Congestive heart failure (CHF, 울혈성 심부전)이라고도 하는 heart failure (**심부전**)은 노인에서 가장 흔하게 발생한다. 종종 심장이 약화되거나 다른 건강 문제로 인해 손상된다. 이 만성 상태에서 심장은 심장으로 들어오는 모든 혈액을 펌프질할 수 없다. 펌프동작이 감소하면 울혈이 발생한다. *Congestion*이라는 용어는 체액이 축적되는 것을 의미한다.

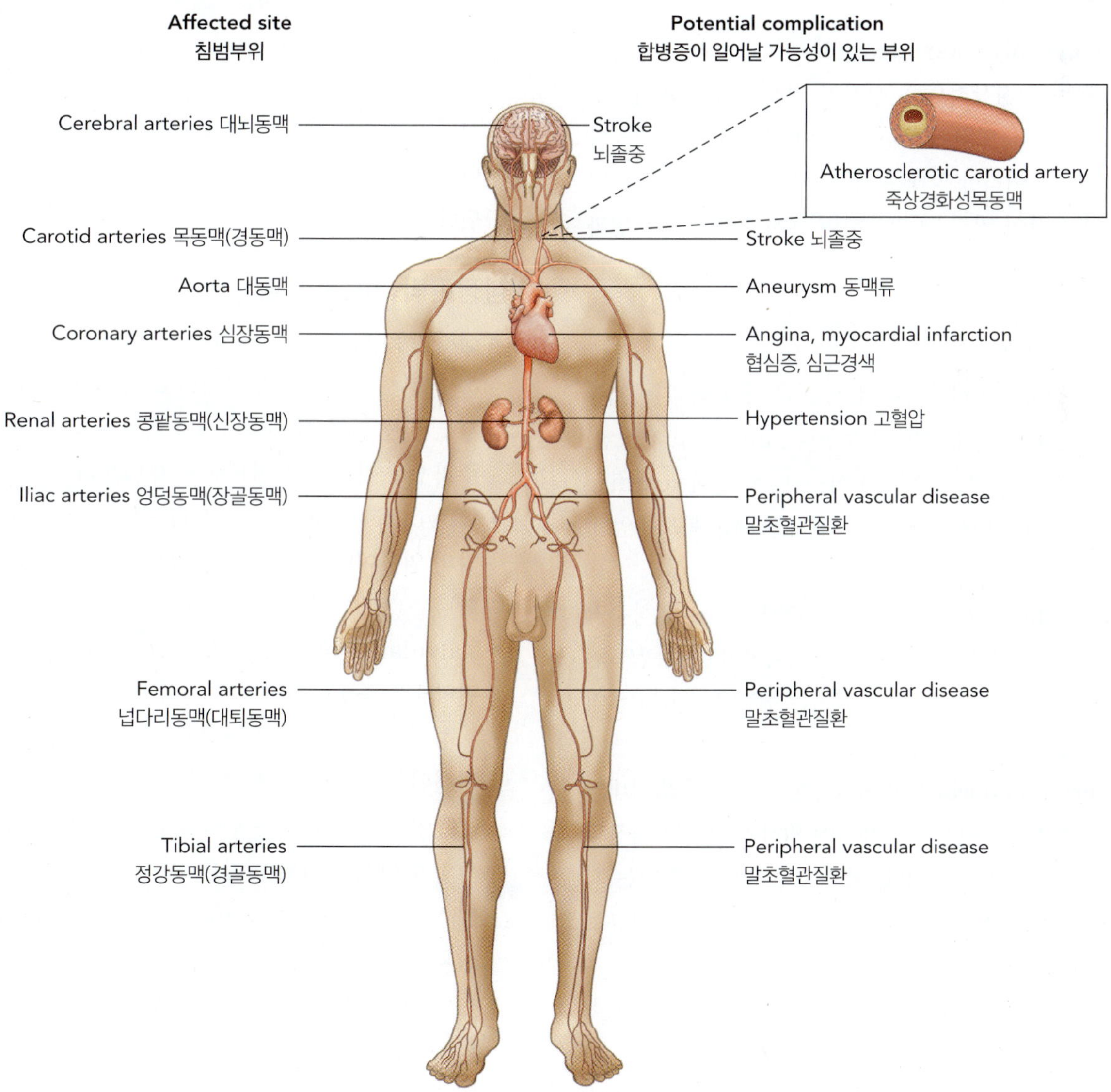

그림 5.15 죽상경화증의 위험. (왼쪽) 침범 부위. (오른쪽) 발생가능한 합병증

- *Left-sided heart failure* (왼심실 부전)은 폐에 액체가 축적되게 되며, 이것은 *pulmonary edema* (폐부종)으로 알려져 있다. 이것은 주된 펌핑작용을 하는 좌심실이 폐로부터 받은 산소가 많은 혈액을 온몸으로 효율적으로 펌핑할 수 없어 발생한다(7장 참조). 허파정맥의 압력 증가에 의해 국소적인 혈액 축적이 일어난다.
- 왼심실 부전으로 인해 종종 나타나는 *right-sided heart failure* (오른심실 부전)으로 인해 신체의 나머지 부분에 체액이 쌓인다. 이것은 심장의 오른심실이 펌핑 작용 상실로 전신부종이 발생한다. 중력의 압력으로 인해 이러한 부종이나 부기가 처음에는 발과 다리에 나타나며, 이 부기가 악화됨에 따라 간, 위장관 또는 팔에도 영향을 줄 수 있다.
- Cardiomegaly (kar-dee-oh-MEG-ah-lee; 심장비대)는 비정상적으로 '심장이 커진다'라는 의미이다(cardi/o는 심장을, -megaly는 비정상적으로 커지다를 뜻한다). 이러한 상태는 펌프능력의 손실을 보상하기 위하여 심장이 커질 때 발생하며 흔히 울혈성 심부전과 관련되어 있다.

심장염 Carditis

Carditis (kar-DYE-tis; 심장염)은 심장의 염증이다(card는 심장을, -itis는 염증을 뜻한다). *Carditis* (심장염)의 철자를 주의하라. 이 용어에서 어근인 card/o는 cardi/o 대신 사용하는데 접미사인 -itis와 결합할 때는 복모음인 'i'를 피하기 위함이다.

- Endocarditis (en-doh-kar-DYE-tis; 심장속막[심내막염])은 심장을 안쪽에서 둘러싸고 있는 속막의 염증이다(endo-는 ~안에를, card는 심장을, -itis는 염증을 뜻한다).
- Bacterial endocarditis (세균성 심장속막염[심내막염])은 혈액에서 관찰되는 세균에 의하여 야기된 심장의 판막이나 속막의 염증이다. 이 상태의 원인 중 하나는 치과 수술 중에 출혈이 일어나 입안의 박테리아가 혈류로 들어가기 때문이다.
- Pericarditis (pehr-ih-kar-DYE-tis; 심장막염)은 심장막의 염증이다(peri-는 둘러싸다를, card는 심장을, -itis는 염증을 뜻한다). 이러한 염증은 심장막내 체액의 축적을 유발하며, 이러한 과량의 체액은 심장의 움직임을 제한하여 심장이 신체 전체에 혈액을 펌핑하는 능력을 감소시킨다.
- Myocarditis (my-oh-kar-DYE-tis; 심장근육염[심근염])은 심장근육층의 염증이다(my/o는 근육을, card는 심장을, -itis는 염증을 뜻한다). 바이러스성 감염의 드물게 보이는 합병증으로 발전한다.

심근의 질병 Diseases of the Myocardium

- Cardiomyopathy (kar-dee-oh-my-OP-ah-thee; 심장근육병증)은 심장근육의 모든 질병을 설명하는 데 사용되는 용어이다(cardi/o는 심장을, my/o는 근육을, -pathy는 질병을 뜻한다).
- *Dilated cardiomyopathy* (확장형 심근병증)은 심장이 확장되어 덜 강하게 펌프하는 심장근육질환이다. 이 상태의 진행은 보통 느리고 증상은 상당히 진행될 때만 나타난다. *Dilation*은 공간이 있는 구조의 확장을 의미한다.

심장판막 Heart Valves

- **심장잡음**(heart murmur)은 심장이나 이웃한 큰 혈관을 청진시 들리는 비정상적인 소리이다. 심장잡음은 대부분 심장 결함 시 나타나지만 환자의 삶의 질에 영향을 주지 않으면 수술을 필요로 하지 않는다.
- Valvulitis (val-view-LYE-tis; 판막염)은 심장판막의 염증이다(valvul은 판막을, -itis는 염증을 뜻한다).
- Valvular prolapse (VAL-voo-lar proh-LAPS; 판막탈출(증))은 판막이 완전히 닫히지 못할 때 생기는 비정상적인 판막의 돌출이다(valvul은 판막을, -ar은 관련된을 뜻한다). *Prolapse* (탈출)은 내부구조 또는 기관이 밑으로 처지는 현상을 의미한다. 이러한 상태는 영향을 받은 판막의 이름을 붙여서 사용하는데, 이첨판이 탈출되면 *mitral valve prolapse* (이첨판탈출)이라고 한다.
- Valvular stenosis (steh-NOH-sis; 판막협착증)는 하나 이상의 심장판막의 협착, 경화, 두꺼워짐 또는 막힘이 있는 상태이다. *Stenosis* (협착증)은 개구부가 비정

상적으로 좁아지는 것을 말한다. 이러한 상태는 *aortic stenosis* (대동맥판막협착) 처럼 영향을 받는 판막의 이름으로 명명된다.

심장 정지와 부정맥 Cardiac Arrest and Arrhythmia

Arrhythmia (ah–RITH–mee–ah; 부정맥)은 심장 박동의 정상적인 리듬을 상실한 것이다. 미미한 일시적인 상황일 수도 있고 치명적인 상황일 수도 있다. 이 상황의 심각성은 혈액을 펌핑하는 심장의 능력이 얼마나 손상되었는지에 달려 있다. 부정맥은 보통 심장 근육의 비정상이기보다는 심장의 전기적 전도 시스템의 이상으로 인해 발생한다.

- Asystole (ay–SIS–toh–lee; 무수축)은 편평한 선 *(flat line)*으로 알려져 있으며(a–는 없음을, systole은 수축을 뜻한다), 심장에서 전기적 활동이 완전히 결핍된 것이다. 심장에서 혈액이 나오지 않고 체내로 혈액이 흐르지 않는 상황에서 의료인은 환자가 사망하였다고 한다.
- Cardiac arrest (**심장마비**)는 심장이 갑자기 뛰는 것을 멈추거나 부정맥을 일으켜 혈액을 효과적으로 펌핑하지 못하게 하는 상황이다.
- 심장마비 치료가 몇 분 이내에 제공되지 않으면 **급작스러운 사망**이 발생한다.
- Heart block (**심장 차단**)은 심장을 통해 움직이는 전기 신호가 부분적으로 또는 완전히 심실에 도달하는 것을 차단하여 발생하는 선천성 또는 후천성 부정맥이다.
- Bradycardia (brad–ee–KAR–dee–ah; 느린맥[서맥])은 비정상적으로 느리게 뛰는 심장박동이다(brady–는 느리다를, card는 심장을, –ia는 비정상적인 상태를 뜻한다). 이 용어는 보통 1분에 60번 미만으로 심장이 뛰는 것을 말한다. 이 상태는 심장의 위쪽에서 아래쪽으로의 전기 통행이 부분적으로 또는 완전히 차단되었을 때 발생할 수 있다. Bradycardia는 빠른맥의 반대이다.
- Tachycardia (tack–ee–KAR–dee–ah; 빠른맥[빈맥])은 비정상적으로 빨리 뛰는 심장박동이다(tachy–는 빠르다를, card는 심장을, –ia는 비정상적인 상태를 뜻한다). 이 용어는 대개 1분에 100번 이상으로 심장이 뛰는 것을 말한다. *Bradycardia* (느린맥[서맥])과 비교하라.
- *Paroxysmal supraventricular tachycardia* (발작성 상심실성 빠른맥)으로 알려진 supraventricular ta–chycardia (SVT, **상심실성 빠른맥**)은 갑작스럽게 시작되고 끝나는 상황이다. 이 기간 동안 매우 빠르고 규칙적인 심장박동이 방실결절(atrioventricular; AV)이나 그 이상에서 발생한다(그림 5.16C).
- Ventricular tachycardia (ven–TRICK–you–lar tack–ee–KAR–dee–ah; 심실 빠른맥)은 심실 내에서 시작되는 매우 빠른 심장박동이다. 이 상태는 심장이 너무 빠르게 뛰면서 신체를 통해 혈액을 적절히 펌프질 할 수 없기 때문에 치명적일 수 있다. 일부 환자의 경우 이 상태는 이식형 심장 제세동기(implantable car–dioverter–defibrillator)로 제어할 수 있다.

심방 및 심실 세동 Atrial and Ventricular Fibrillations

Fibrillation (fih–brih–LAY–shun; 세동)이라는 용어는 빠르지만 규칙적인 빠른맥의 리듬에 비해 생명을 위협 할 수 있는 빠르고 불규칙한 심장박동이다. 심방 또는 심실이라는 용어를 추가하면 어떤 심실이 영향을 받는지 식별할 수 있다.

- Atrial fibrillation (AF, AY–tree–al fih–brih–LAY–shun; 심방세동)은 *A–fib*라고도 하며, 정상적인 심방의 규칙적인 수축이 빠르고 불규칙적인 심장근육 벽의 연축으로 대치되는 것을 말한다. AF는 심방의 불규칙적이고 떨리는 작용을 야기시킨다(그림 5.16B). 증가된 전기 자극 중 일부는 심실에 도달하며, 이는 정상보다 더 빨리 그리고 덜 효율적으로 수축하여 분당 80~180회 이상의 불규칙 속도를 생성한다.
- Ventricular fibrillation (ven–TRICK–you–lar fih–brih–LAY–shun; 심실세동)은 *V–fib*라고도 하며, 빠르고 불규칙적인 심실의 수축을 말한다. 이러한 상태는 대개 전기적으로 세동을 제거하여 회복시키지 않으면 치명적이다(그림 5.16D).
- Palpitation (pal–pih–TAY–shun; 심계항진)은 리듬이 규칙적으로 또는 불규칙적으로 심장이 두근거리는 현상을 말한다. 이러한 증상은 특정한 심장질환과 관련되어 있다. 그러나 공황발작을 동반하여 반응이 나타날 수 있다(10장 참조). 이것이 15장에 설명된 검사 기법인 *palpation* (촉진)과 혼동하면 안 된다.

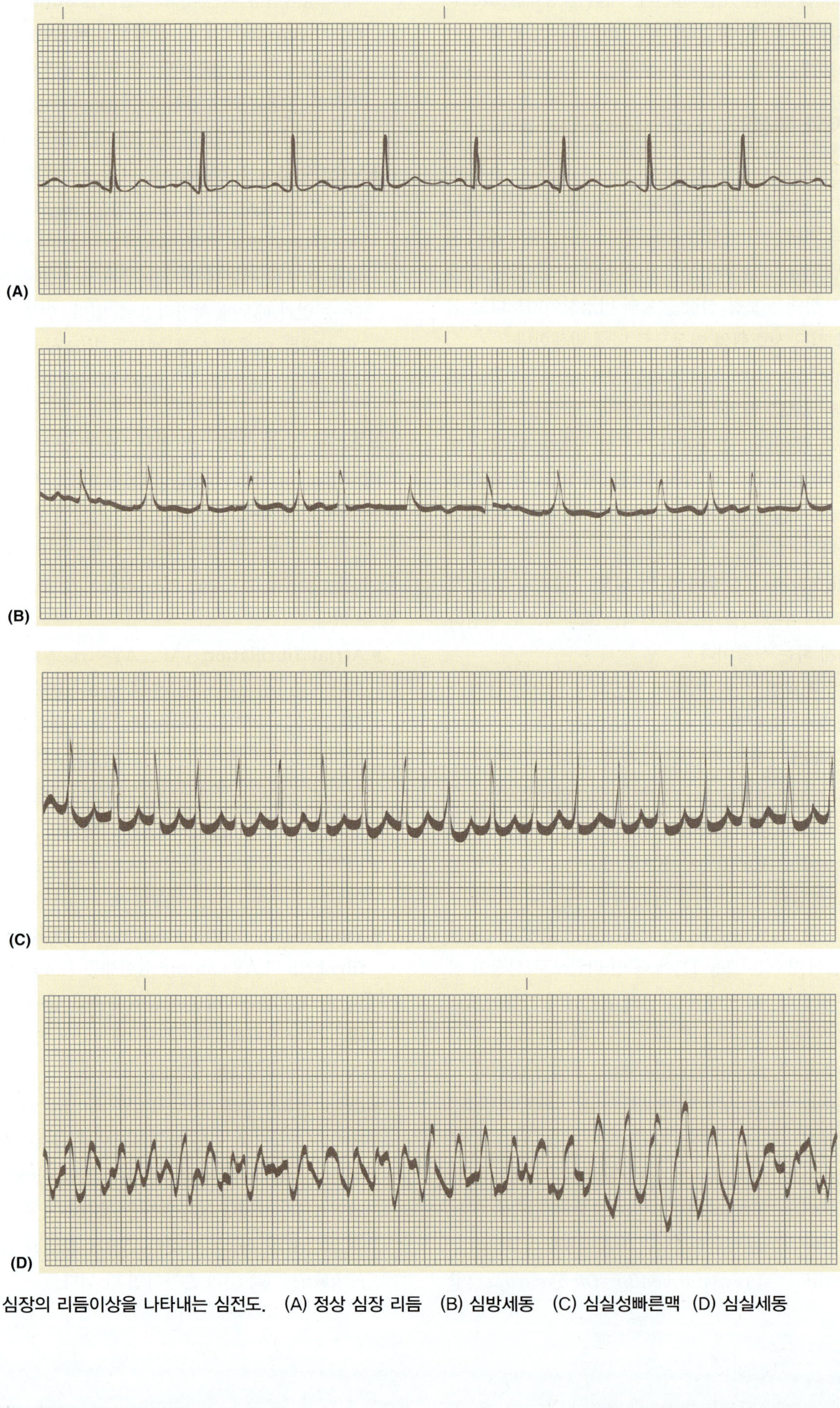

그림 5.16 심장의 리듬이상을 나타내는 심전도. (A) 정상 심장 리듬 (B) 심방세동 (C) 심실성빠른맥 (D) 심실세동

혈관이상 Blood Vessels Abnormalities

- Vasculitis (vas-kyou-LYE-tis; 혈관염)은 혈관의 염증이다(vascul은 혈관을, -itis은 염증을 뜻한다). Phlebitis (정맥염)과 *angiitis* (혈관염) 또는 *arteritis* (동맥염)를 비롯한 많은 종류의 혈관염이 있다.
  - Polyarteritis (pol-ee-ar-teh-RYE-tis; 다발성 동맥염)은 동시에 여러 개의 동맥에서 염증이 발생하는 것을 말한다(poly는 많은을, arter은 동맥을, -itis는 염증을 뜻한다). Polyarteritis (여러동맥염, 다발동맥염)는 특정 면역세포가 여러 동맥을 공격할 때 발생하는 희귀하지만 심각한 혈관 질환이다.
  - Temporal arteritis (TEM-poh-ral ar-teh-RYE-tis; 관자동맥염[측두동맥염])은 *giant cell arteritis* (거대세포 동맥염)라고도 하는 관자동맥염은 두통, 시각 장애, 턱 통증 및 기타 증상을 유발할 수 있는 혈관염의 한 형태이다. 생검에서 비정상적으로 큰 세포가 발견되면 진단된다. 관자동맥염은 일측성 또는 양측성 실명을 유발할 수 있으며 드물게 뇌졸중을 일으킬 수 있다.
- Angiostenosis (AN-jee-oh-steh-NOH-sis; 혈관협착)은 혈관이 좁아진 것을 의미한다(angi/o는 맥관을, -stenosis는 비정상적으로 좁아지는 것을 뜻한다).
- Hemangioma (hee-man-jee-OH-mah; 혈관종)은 새로 형성된 혈관으로 구성된 양성종양이다(hem은 혈액을, angi는 혈액과 혈관을, -oma는 종양을 뜻한다)("Birthmarks"는 12장 참조).
- Hypoperfusion (high-poh-per-FYOU-zhun; 관류저하)는 기관이나 신체의 일부를 통하여 지나가는 혈액의 결핍을 말한다. *Perfusion* (관류)는 기관의 혈관을 통하여 혈액이 흐르는 것을 의미한다.

동맥 Arteries

- Aneurysm (AN-you-rizm; 동맥류)는 동맥의 벽이 국소적으로 약한 부위 또는 풍선과 같이 확장된 상태를 말한다. 동맥류의 파열은 빠르게 혈액 소실이 일어나므로 치명적이다. 동맥류는 *aortic aneurysm* (대동맥동맥류), *abdominal aortic aneurysm* (복부대동맥류), *popliteal aneurysm* (오금동맥류)와 같은 동맥의 이름을 따서 명명된다.
- Arteriosclerosis (ar-tee-ree-oh-skleh-ROH-sis; 동맥경화증)은 *hardening of the arteries*라고도 알려졌으며, 동맥벽의 탄성력의 소실과 두꺼워지는 특징을 갖고 있는 질환의 집단을 말한다(arteri/o는 동맥을, -sclerosis는 비정상적으로 딱딱해지는 현상을 뜻한다).
- Arteriostenosis (ar-tee-ree-oh-steh-NOH-sis; 동맥협착)은 동맥의 비정상적인 협착이다(arteri/o는 동맥을, -stenosis은 비정상적인 협착을 뜻한다).

정맥 Veins

- Chronic venous insufficiency (**만성 정맥기능부전**)은 *venous insufficiency* (정맥부전증)으로도 알려져 있으며, 정맥 순환이 부분적으로 막히거나 정맥판막 이상으로 인해 부적절한 상태이다. 이 상태는 주로 발 및 발목에 영향을 미치며 정맥혈액이 조직으로 새어 피부가 변색된다.
- Phlebitis (fleh-BYE-tis; 정맥염)은 정맥의 염증이다(phleb은 정맥을, -itis는 염증을 뜻한다). 정맥벽이 종종 침윤되고 응고(혈전)가 형성되기 때문에 *thrombophlebitis* (혈전정맥염)이라고도 한다. 이 상태는 보통 얕은정맥에서 발생한다(**그림 5.17**).
- Varicose veins (VAR-ih-kohs VAYNS; 정맥류)는 대개 다리에서 발생하며 비정상적으로 팽창된 정맥을 말한다. 이 상태는 이러한 정맥의 판막이 제대로 작동하지 않아 혈액이 정맥에 쌓이면 혈관이 커져서 생긴다.

혈전증과 색전증 Thromboses and Embolisms

혈전증과 색전증은 모두 혈관의 치명적인 폐색을 초래한다.

혈전증 Thrombosis

Thrombosis (throm-BOH-sis; 혈전증)은 혈전을 가지고 있는 비정상적인 상태이다(thromb은 혈전을, -osis는 비정상적인 상태를 뜻한다)(**그림 5.18**). 복수형은 *thromboses*이다.

Thrombus (THROM-bus; 혈전)은 동맥이나 정맥의 안쪽 벽에 부착된 혈전이다(thromb은 혈전을 뜻하고, -us는

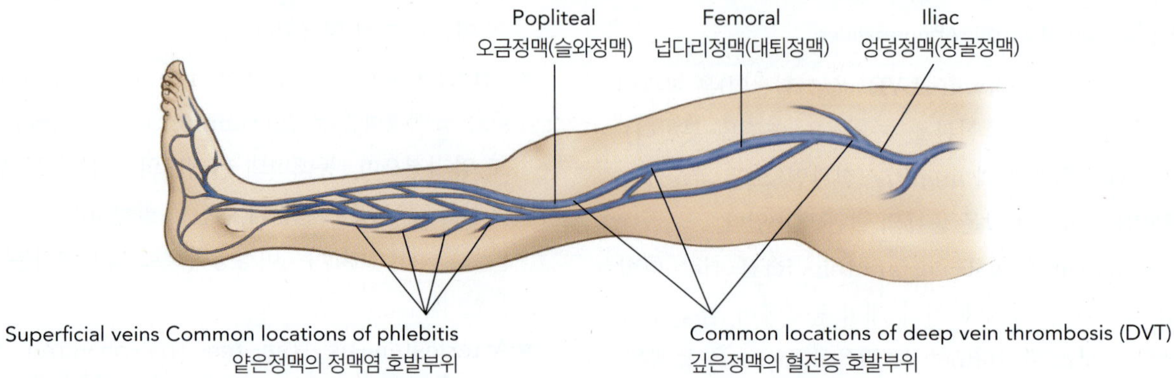

그림 5.17 **정맥염과 깊은정맥의 혈전증이 흔히 발생하는 부위**

단수형 명사형 어미이다)(복수형, *thrombi*).

- **Thrombotic occlusion** (throm-BOT-ick ah-KLOO-zhun; 혈전성 폐색)은 혈전에 의하여 동맥이 폐색되는 것을 말한다. *Thrombotic*은 혈전에 의하여 야기된 이라는 의미이며, 여기서 사용된 것과 같이 *occlusion*은 폐색 또는 차단이라는 의미이다.
- **Coronary thrombosis** (KOR-uh-nerr-ee throm-BOH-sis; 심장동맥 혈전증[관상동맥혈전증])은 혈전이 심장동맥을 막아 심장근육이 손상된 것을 말한다(coron은 왕관을, -ary는 ~에 관련된을, thromb은 혈전을, -osis는 비정상 상태를 뜻한다).
- **Deep vein thrombosis** (DVT, 깊은정맥혈전증)은 *deep venous thrombosis*라고도 한다. 깊은정맥의 벽에 혈전이 부착된 상태를 말한다. 때로는 그러한 막힘은 환자가 누워 있는 환자의 다리 또는 비행기 또는 자동차에 너무 오래 앉아 있는 상태의 다리에 형성된다. 위험한 것은 혈전(덩어리)이 쪼개져서 폐로 들어가 폐색을 일으켜 치명적일 수 있다는 것이다(그림 5.17).

색전증 Embolism

Embolism (EM-boh-lizm; 색전증)은 색전에 의하여 혈관이 갑자기 막힌 것을 말한다(embol은 축적된 물질을, -ism은 비정상적인 상태를 뜻한다). 색전증은 *airembolism* (공기색전) 또는 *fat embolism* (지방색전)(그림 5.19)과 같이 색전을 야기시키는 인자들의 이름을 붙여서 명명거나 *pulmonary embolism* (폐색전증)처럼 발생위치에 따라 이름을 붙인다.

- **Embolus** (EM-boh-lus; 색전)은 혈액 속에 순환하고 있는 혈액응괴, 공기 또는 가스의 양, 조직조각이나 종양과 같은 이물질이다(embol은 막을 수 있는 물질을

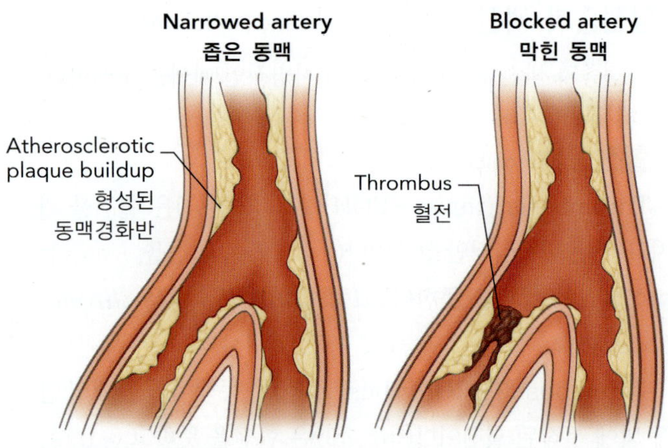

그림 5.18 **혈전은 동맥이나 정맥의 내벽에 붙어 있는 혈병이다.**

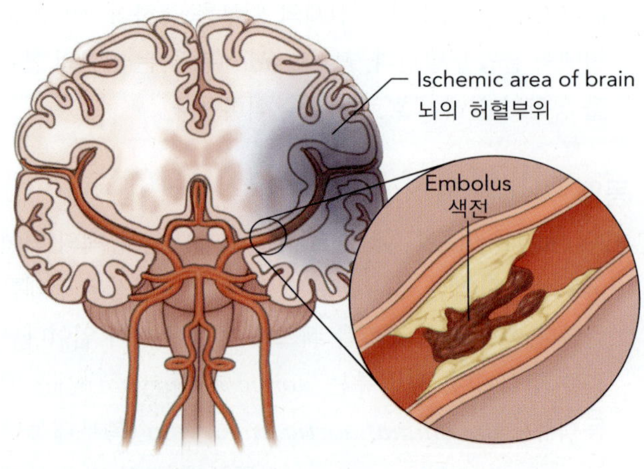

그림 5.19 **색전은 혈액 속에 순환하는 이물질이다.**

뜻하고, -us는 단수형 명사형 어미이다) (복수형, *emboli*).

말초 혈관 질환 Peripheral Vascular Diseases

Peripheral vascular diseases **(말초 혈관 질환)**은 심장과 뇌 바깥에 위치한 혈관 장애이다. 이러한 상태는 대개 다리, 팔, 위 또는 신장에 혈액을 공급하는 혈관을 좁히는 것을 포함한다.

- **Peripheral arterial disease** (PAD, per-IH-feh-ral ar-TEE-ree-al; 말초 동맥 질환)은 *peripheral arterial occlusive disease*라고도 하는데, 죽상 동맥경화증에 의해 야기되는 말초 혈관 질환의 한 예이다. 이 상태는 70세 이상의 모든 환자의 20% 이상에게 영향을 주는 공통적인 심각한 문제이다. 말단 및 중요한 장기로의 순환 장애로 인해 피부색과 온도가 변할 수 있다.
  - PAD의 중증도를 결정하는 한 가지 방법은 *ankle-brachial index* (발목 상완지수)를 사용하여 발목의 혈압과 팔의 혈압을 비교하는 것이다.
  - 말초 동맥 질환은 또한 4장에서 논의되는 간헐적인 절뚝거림*(intermittent claudication)*과 관련되어 있다.
- **Raynaud's disease** (ray-NOHZ; 레이노질환)은 말초 동맥 폐쇄 질환으로 추위 또는 스트레스에 의해 간헐적으로 일어난다. 혈액 순환 장애로 인한 증상으로는 창백(paleness), 청색증, 손가락과 발가락의 홍조가 있다.

혈액질환 Blood Disorders

- **Blood dyscrasia** (dis-KRAY-zee-ah; 혈액병)은 혈액의 세포성분의 병적인 상태를 말한다(dys-는 나쁘다를, -crasia는 혼합된 또는 섞이다를 뜻한다).
- **Hemochromatosis** (hee-moh-kroh-mah-TOH-sis; 혈색소침착증)은 *iron overload disease*라고도 하는데, 장에서 너무 많은 철분을 흡수하는 유전적인 질환이다(hem/o는 혈액을, chromat는 색깔을, -osis는 비정상적인 상태를 뜻한다). 지나치게 많이 흡수된 철분이 혈류로 들어와서 기관에 축적되어 손상을 야기시킨다.
- **Leukopenia** (loo-koh-Pee-nee-ah; 백혈구 감소증)은 혈액에 순환 중인 백혈구의 수가 감소하는 것이다(leuk/o는 흰색을, -penia는 결핍을 뜻한다). *Low white blood cell count* (낮은 백혈구 수치)라고도 알려진 이 상태는 환자를 감염 위험에 노출시키거나 발병할 위험이 증가하게 한다.
- **Polycythemia** (pol-ee-sy-THEE-mee-ah; 적혈구증가증)은 골수에서 이들 세포의 과도한 생산으로 인해 혈액내 적혈구 수가 비정상적으로 증가하는 것이다.
- **Sepsis** (SEP-sis; 패혈증)은 *septicemia*로도 알려져 있으며 박테리아 또는 다른 전염성 유기체가 혈류에 유입되어 생명을 위협할 수 있다. *Blood poisoning* (혈액중독)이라고도 하는 이 상태는 화학 물질이 혈류로 방출되어 감염을 자극하여 신체의 염증 반응을 유발하므로 여러 장기 시스템에 손상을 줄 수 있다.
- **Thrombocytopenia** (throm-boh-sigh-toh-PEE-nee-ah; 혈소판 감소증)은 혈소판이 비정상적으로 적게 순환하는 상태를 말한다(thromb/o는 혈전을, cyt/o는 혈전을, -penia는 결핍을 뜻한다). 혈소판은 혈액 응고를 돕기 때문에 이러한 상태는 때때로 비정상적인 출혈과 관련이 있다.
- **Thrombocytosis** (throm-boh-sigh-TOH-sis; 혈소판 증가증)은 순환하는 혈액내 혈소판 수가 비정상적으로 증가하는 것이다(thromb/o는 혈전을, cyt/o는 세포를, -osis는 비정상 상태를 뜻한다).
- **Hemorrhage** (HEM-or-idj; 출혈)은 짧은 시간에 다량의 혈액을 잃는 것을 말한다(hem/o는 혈액을, -rrhage은 출혈을 뜻한다).
- **Transfusion reaction (수혈 반응)**은 환자의 혈액과 기증된 혈액이 일치하지 않아 심각한 면역 반응이 발생하는 심각한 수혈 합병증이다.

콜레스테롤 Cholesterol

- **Cholesterol** (koh-LES-ter-ol; 콜레스테롤)은 혈액을 통해 이동하고 몸의 모든 부분에서 발견되는 지방성 물질이다. 그것은 세포막, 일부 호르몬 및 비타민 D의 생산을 돕는다. 일부 콜레스테롤은 음식물 섭취에서 나오고 일부는 간에 의해 생성된다. 콜레스테롤 수치가 지나치게 높으면 심장 질환을 일으킬 수 있다**(표 5-2)**.
- **Hyperlipidemia** (high-per-lip-ih-DEE-mee-ah; 고지혈증)은 혈액 내 콜레스테롤 및 기타 지방성 물

질의 수치가 증가하는 것을 나타내는 일반적인 용어이다(hyper-는 정상 이상의를, lipid는 지질을, -emia는 혈액의 상태를 뜻한다).

백혈병 Leukemia

- Myelodysplastic syndrome (my-eh-loh-dis-PLAS-tick SIN-drohm; 골수이형성증후군)은 골수의 기능 장애로 인해 하나 이상의 유형의 혈액 세포가 불충분하게 생성되는 유형의 암이다. 일부 환자들은 나중에 acute myeloid leukemia (급성 골수성 백혈병)을 일으킨다.
- Leukemia (loo-KEE-mee-ah; 백혈병)은 조혈조직, 다른 기관 및 순환하는 혈액에서 비정상적인 백혈구의 수가 점진적으로 증가하는 특징이 있는 악성종양이다(leuk는 흰색을, -emia는 혈액의 상태를 뜻한다). 백혈병의 유형은 백혈병이 진행되는 속도 그리고 관련된 백혈구의 유형에 따라 명명된다. 네 가지 가장 흔한 유형의 백혈병은 *acute or chronic myeloid leukemia* (급성 또는 만성 골수성 백혈병) 및 *acute or chronic lymphoblastic leukemia* (급성 또는 만성 림프구성 백혈병)이다.

빈혈 Anemias

Anemia (ah-NEE-mee-ah; 빈혈)은 혈액내 적혈구의 수가 정상보다 낮은 수치를 나타내고(an-은 정상 이하 또는 없는을, -emia는 혈액의 상태를 뜻한다) 피로와 숨가쁨을 야기시킨다. 이 상태의 중증도는 대개 혈액내 헤모글로빈량의 감소로 측정된다. 부적절한 헤모글로빈이 존재하면 신체의 모든 부위가 산소를 적게 받으며 적절하게 기능하는 데 필요한 것보다 적은 에너지를 갖게 된다.

- Aplastic anemia (ay-PLAS-tick ah-NEE-mee-ah; 재생불량성 빈혈)은 모든 혈구가 형성되지 않는 것이다. 이러한 상태는 골수에서 혈구생산이 제대로 형성되지 않기 때문에 일어난다(a-는 없는을, plast는 성장을, -ic는 ~에 관련된을 뜻한다). 적혈구 수치가 낮은 빈혈은 피곤함과 약화를 초래한다. 백혈구 수치가 낮은 백혈구 감소증은 감염의 위험이 증가한다. 혈소판 감소증은 특히 점막과 피부에서 출혈을 유발한다.

표 5-2

콜레스테롤 수치 해석

총 콜레스테롤(total cholesterol)은 혈액 데시리터(dL)당 밀리그램(mg)으로 측정된다. 밀리그램(*milligram*)은 그램의 1/1000에 해당한다. 1데시리터(*deciliter*)는 1리터의 1/10과 같다.	바람직한 수준은 200 mg/dL 미만 경계치의 높은 수준은 200~239 mg/dL 높은 수치는 240 mg/dL 이상
저밀도 지단백 콜레스테롤(low-density lipoprotein cholesterol, LDL)은 과량의 LDL이 동맥의 플라크(plaque) 형성에 기여하기 때문에 나쁜 콜레스테롤(*bad cholesterol*)이라고 한다.	최적 수준은 100 mg/dL 미만 거의 최적의 수준은 100~129 mg/dL 경계치의 높은 수준은 130~159 mg/dL 높은 수치는 160~189 mg/dL 매우 높은 수치는 190 mg/dL 이상
고밀도 지단백 콜레스테롤(high-density lipoprotein cholesterol, HDL)은 불필요한 콜레스테롤을 간으로 되돌려 보내고 플라크 형성에 기여하지 않기 때문에 좋은 콜레스테롤(*good cholesterol*)이라고 한다.	낮은 수치는 40 mg/dL 미만 높은 수치는 60 mg/dL 이상
중성지방(triglycerides, 트리글리세리드)은 글리세롤에 결합된 지방산(*fatty acid*)의 조합으로 정상적으로도 제한된 양이 혈액에서도 발견된다.	정상 수준은 150 mg/dL 미만 경계치의 높은 수준은 150~199 mg/dL 높은 수치는 200~499 mg/dL 매우 높은 수치는 500 mg/dL 이상

출처: National Heart, Lung, and Blood Institute of the National Institutes of Health, 2014.

- Iron-deficiency anemia (**철결핍성 빈혈**)은 빈혈의 가장 흔한 형태이다. 헤모글로빈의 필수 구성 요소인 철분은 일반적으로 음식물 섭취와 오래된 적혈구의 철분 재활용을 통해 얻어진다. 헤모글로빈 생성에 도움이 되는 철분이 충분하지 않으면 혈액이 산소를 효과적으로 운반할 수 없다. 이 결핍은 출혈, 철분 흡수 부족 또는 철분 섭취 부족으로 발생할 수 있다.
- Megaloblastic anemia (MEG-ah-loh-**blas**-tick ah-**NEE**-mee-ah; 거대적아구성 빈혈)은 적혈구가 정상보다 큰 혈액질환이다(megalo-는 큰 것을, blast는 미성숙을, -ic은 ~에 관련된을 뜻한다). 이 질환은 대개 엽산(folic acid)이나 비타민 B_{12}의 부족에 의하여 발생한다.
- Pernicious anemia (per-**NISH**-us ah-**NEE**-mee-ah; 악성 빈혈)은 신체가 위장관에서 비타민 B_{12}를 흡수하는 데 도움이 되는 단백질인 내성인자(intrinsic factor; IF)의 결핍으로 인해 발생한다. 비타민 B_{12}는 적혈구 형성에 필요하다.
- Hemolytic anemia (hee-moh-**LIT**-ick ah-**NEE**-mee-ah; 용혈성 빈혈)은 지라에 의한 적혈구의 조기 파괴로 인해 순환하는 적혈구가 불충분하다는 특징이 있다(hem/o는 혈액을, -lytic는 파괴하다를 뜻한다). *Hemolytic*은 적혈구의 파괴의 라는 의미이다. 용혈성 빈혈이 유전되거나 후천적으로 생길 수 있지만, 가장 일반적인 예로 유전성인 *sickle cell anemia* (낫적혈구 빈혈)와 *thalassemia* (지중해 빈혈) 두 종류가 있다.
  - Sickle cell anemia (**낫적혈구 빈혈[겸상적혈구성 빈혈]**)은 심각한 유전적인 질환으로서 비정상적인 헤모글로빈에 의하여 비정상적인 낫모양의 적혈구가 형성된다. 이러한 비정상적인 모양은 정상적인 혈액의 흐름을 방해하여 우리 몸의 모든 계통에 손상을 준다. 겸상적혈구성 빈혈의 유전적인 전파에 대하여는 2장에서 소개하였다.
  - Thalassemia (thal-ah-**SEE**-mee-ah; 지중해 빈혈)은 정상적인 헤모글로빈이 생성되지 않거나 감소하는 특징이 있는 다양한 군의 유전적인 혈액질환이다.

고혈압 Hypertension

일반적으로 *high blood pressure*로 알려진 **고혈압**(hypertension; HTN)은 동맥 혈압이 심혈관 계통에 손상을 줄 수 있는 수준으로 상승하는 것이다. 고혈압은 저혈압(hypotension)의 반대이다(둘 사이의 차이점을 기억하는 한 가지 방법은 고혈압의 *E*를 Elevated를 생각하고, 저혈압의 *O*를 Low로 생각하는 것이다).

- *Essential hypertension* (본태성 고혈압)은 *primary or idiopathic hypertension* (일차성 또는 특발성 고혈압)이라고도 하며 원인은 알 수 없지만 지속적으로 혈압이 증가되는 질환이다. *Idiopathic*이라는 용어는 원인을 알 수 없는 이라는 의미이다. 성인에서 혈압을 분류하여 **표 5-3**에 요약하였다.
- *Secondary hypertension* (이차성 고혈압)은 신장질환 또는 부신의 종양과 같은 다른 의학적인 문제에 의하여 발생한다. 이러한 질환들이 치료되면 이차성 고혈압도 치료된다.
- *Malignant hypertension* (악성 고혈압)은 갑자기 심하게 혈압이 상승하는 경우를 말한다. 생명에 위험하고 흔히 뇌, 망막, 심장 및 콩팥의 작은 혈관에 손상을 준다.

저혈압 Hypotension

Hypotension (high-poh-**TEN**-shun; 저혈압)은 정상적인 동맥압보다 낮은 혈압을 말하며, 현기증, 가벼운 두통 및 실신과 같은 증상을 나타낸다.

- Orthostatic hypotension (or-thoh-**STAT**-ick high-poh-**TEN**-shun; 기립성 저혈압)은 *postural hypotension* (체위성 저혈압)이라고도 하며, 일어설 때

표 5-3
성인 혈압의 분류

분류	수축기 (mm Hg)	이완기 (mm Hg)
정상혈압	120 이하	80 이하
고혈압전기	120~139	80~89
고혈압 1기	140~159	90~99
고혈압 2기	160 이상	100 이상

일어나는 저혈압이다. *Orthostatic*은 직립 또는 서 있는 자세를 나타내는 의미이다.

심혈관계통의 진단검사
DIAGNOSTIC PROCEDURES OF THE CARDIOVASCULAR SYSTEM

- Blood test (**혈액검사**)와 computed tomography (CT, **전산화단층촬영술**) scans, MRI (**자기공명영상**), ultrasonic diagnostic procedures (**초음파진단검사**)는 15장에서 학습한다.
- **Angiography** (an-jee-OG-rah-fee; 혈관조영술)은 조영제를 주입한 후 혈관을 방사선(X-선) 촬영하는 방법이다(angi/o는 혈관을, -graphy는 검사과정을 뜻한다). 촬영한 필름을 *angiogram* (혈관조영도)라고 한다(**그림 5.20**). 그것은 심장의 동맥, 정맥 및 혈관에서 혈류를 연구하는 데 사용된다.
- **Cardiac catheterization** (KAR-dee-ack kath-eh-ter-eye-ZAY-shun; 심도자법[심장카테터삽입법])은 카테터를 정맥 또는 동맥을 경유하여 심장까지 삽입하여 진단하는 방법이다(**그림 5.21**). 이 방법은 처치 목적으로도 사용된다. 이 장의 뒷부분에 있는 막힌 동맥을 뚫는 부분을 참조한다.
- **Digital subtraction angiography** (DSA, 컴퓨터조영 X-선 혈관촬영술)은 일반적인 혈관조영술에 의하여 얻은 영상을 컴퓨터와 연결하여 영상을 강화하여 비디오와 결합하여 진단하는 기법이다. 이러한 기법은 위에 있는 뼈와 연조직의 영상 없이 혈관의 구조를 관찰할 수 있다.
- **Duplex ultrasound** (**이중 초음파**)는 혈관의 구조와 혈관을 통한 혈류를 이미지화하는 진단 절차이다. 이것은 혈관의 구조를 보여주는 *diagnostic ultrasound* (진단용 초음파)와 이러한 혈관을 통과하는 적혈구의 움직임을 보여주는 *Doppler ultrasound* (도플러 초음파)의 조합이다. 진단 및 도플러 초음파는 15장에서 논의된다.
- **Venography** (vee-NOG-rah-fee; 정맥조영촬영술)은 정맥 주사라고도 알려져 있으며, 조영제를 주입한 후 특정 정맥의 이미지를 제공하는 방사선 검사이다(phleb/o는 정맥을, -graphy는 기록과정을 뜻한다). 검사결과는 *venogram*이다. 이것은 심부 정맥 혈전증을 검출하기 위한 매우 정확한 검사이다.

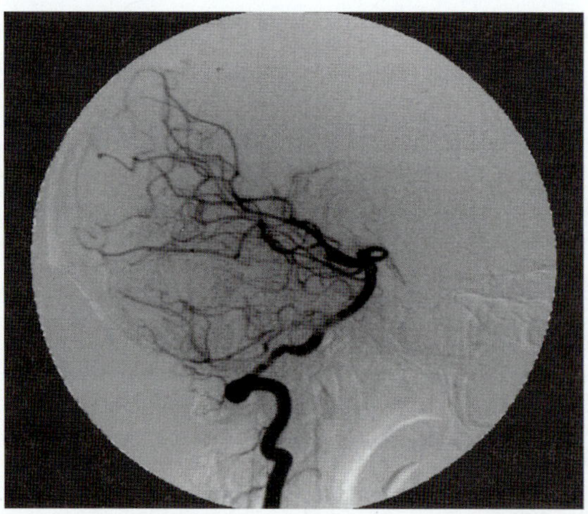

그림 5.20 조영제를 주입하여 혈관(검은색)을 관찰한 혈관조영도

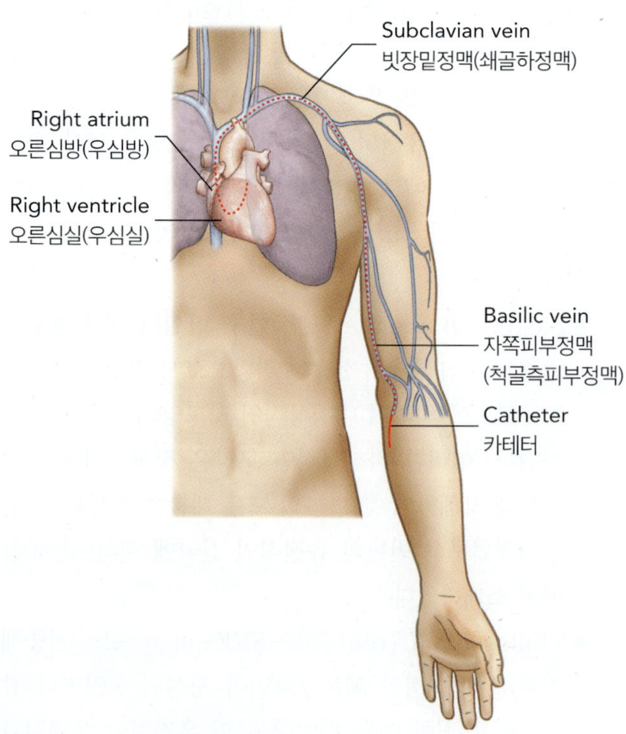

그림 5.21 심장 카테터 삽입에서 카테터는 정맥이나 동맥으로 전달된 다음 심장 안으로 유도된다.

심전도법 Electrocardiography

Electrocardiography (ee-**leck**-troh-kar-dee-OG-rah-fee; 심전도법)은 심근의 전기적인 활동을 기록하는 과정이다(**electr/o**는 전기의를, **cardi/o**는 심장을, **-graphy**는 기록하는 과정을 뜻한다)(그림 5.22). *Noninvasive procedure* (비침습적인 시술)은 진단이나 치료를 위해 피부 또는 신체 개구부를 통해 도구 또는 장치를 삽입할 필요가 없다.

- **Electrocardiogram** (EKG 또는 ECG, ee-**leck**-troh-**KAR**-dee-oh-**gram**; 심전도)는 이러한 방법에 의하여 기록한 그림을 말한다(**electr/o**는 전기의를, **cardi/o**는 심장을, **-gram**은 영상 또는 기록을 뜻한다)(그림 5.16).
- **Holter monitor (홀터모니터)**는 24시간 또는 48시간 동안 심장의 박동과 리듬을 계속 모니터하기 위하여 보행할 수 있는 환자가 휴대하는 휴대용 심전도이다.

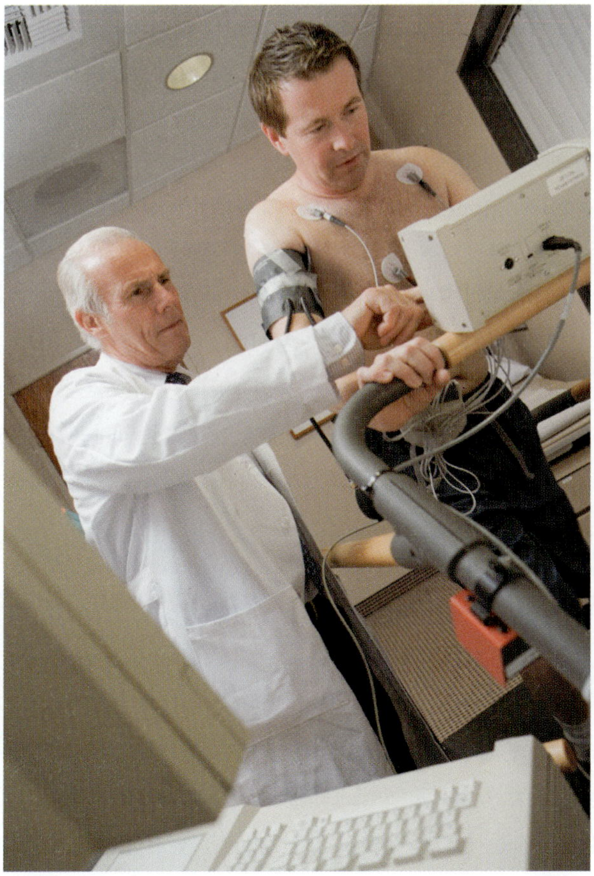

그림 5.22 심전도에서는 심근의 전기 활동은 피부에 전극에서 포착되어 외부에서 기록된다.

- **Stress test (스트레스 검사)**는 스트레스를 받는 동안과 후에 심장 혈관 건강과 기능을 평가하기 위해 수행된다. 트레드밀에서 운동할 때와 같은 스트레스를 부하하는 중, 그리고 스트레스 부하 후에 일어나는 심혈관의 건강상태를 평가하기 위해 사용하는 심전도법이다. 이 검사는 심장초음파와 함께 수행될 수도 있다(15장 참조).
- **Thallium stress test** (THAL-ee-um; 탈륨 스트레스검사)는 운동하는 동안 소량의 탈륨을 혈류로 주입하여 심장근육의 관상동맥을 통해 혈액이 얼마나 잘 흐르는지를 평가한다. 만약 모든 심장 근육 세포에 의해 동등하게 흡수되지 않는다면, 그것은 심장의 일부에 혈류의 감소를 나타낸다.

심혈관계통 질환의 치료방법

TREATMENT PROCEDURES OF THE CARDIOVASCULAR SYSTEM

투약 Medications

많은 심장질환은 약물로 조절된다. 그러나 성공적인 치료는 환자의 준수에 달려 있다. *Compliance* (준수)란 환자가 의사의 지시를 따르는 정확성과 일관성이다.

항고혈압약 Antihypertensive

- **Antihypertensive drug** (an-tih-**high**-per-**TEN**-siv; 항고혈압약)은 혈압을 낮추기 위하여 투약한다. 이러한 약물 중 일부는 다른 심장 질환을 치료하는 데도 사용된다.
- **ACE inhibitors** (ACE *[angiotensin-converting enzyme]* 억제제)는 혈관을 수축시켜 고혈압을 일으키는 효소의 작용을 차단한다. 이 효소가 막히면 혈관이 팽창할 수 있고 혈압이 감소한다. 이러한 약물은 주로 고혈압과 심장 마비 치료에 사용된다. *Angiotensin II receptor blockers* (ARB, 안지오텐신 II 수용체 차단제)는 비슷한 작용과 효과를 가지고 있다.
- **Beta-blockers (베타차단제)**는 심장의 박동을 느리게 하여 혈압을 낮추어준다. 혈압을 낮추거나 협심증을 완화하거나 심장마비를 치료하기 위해 흔히 처방된다.

- Calcium channel blocker agents (**칼슘통로차단제**)는 세포로 칼슘의 움직임을 줄임으로써 심장과 혈관을 이완시킨다. 이완은 혈액과 산소의 공급을 증가시켜 심장의 작업량을 줄여준다. 일부 칼슘 통로 차단제는 고혈압 치료 또는 협심증 완화 및 통제에 사용된다.
- Diuretics (dye-you-RET-icks; 이뇨제)는 우리 몸에 있는 과량의 sodium (Na)과 물을 제거하기 위하여 소변의 분비를 증가시켜서 고혈압과 울혈성 심부전을 치료하기 위하여 사용된다. 이러한 약물은 혈액 순환 중인 혈액의 양을 줄임으로써 고혈압 및 심부전을 치료하기 위해 투여된다.

그 이외의 약물 투여 Additional Medications

- Antiarrhythmic (an-tih-ah-RITH-mick; 항부정맥약)은 불규칙한 심박동을 조절하는 데 사용되는 약물이다.
- Anticoagulant (an-tih-koh-AG-you-lant; 항응고제)는 응고를 지연시키고, 새로 형성되는 응고를 억제한다. *Coagulation* (응고)는 혈전을 형성하는 것을 말한다. 이러한 약제는 간혹 *blood thinners* (혈액 희석제)라고도 하지만 실제로 혈액을 더 얇게 만들지는 않는다.
  - Coumadin® (KOO-mah-din; 쿠마딘), *warfarin* (와파린)의 브랜드명으로 혈전이 형성되거나 커지는 것을 막기 위해 투여되는 항응고제이다. 이 약은 응고 장애, 특정 유형의 심장박동 부작용으로 또는 심장마비나 심장 판막 교체 수술 후에 종종 처방된다.
  - Heparin (HEP-ah-rin; 헤파린)은 또 다른 일반적인 항응고제다. 쿠마딘보다 효과가 빠르지만 주사나 IV 용액으로 투여해야 한다.
- Aspirin (**아스피린**)은 일반적으로 *baby aspirin* (소용량 아스피린)으로 알려진 81 mg과 같이 적은 양을 매일 복용하면 혈액 응고를 줄임으로써 심장마비 또는 뇌졸중의 위험을 낮추는 것이 좋다.
- Cholesterol-lowering drugs (**콜레스테롤 저하제**)와 같은 약은 혈액내 필요하지 않은 콜레스테롤 농도를 줄여줌으로써 고지혈증을 치료하는 데 사용한다.
- Digitalis (dij-ih-TAL-is; 디지털리스)는 약물제제인 *digoxin* (디곡신)으로 사용할 수 있으며, 심장 근육의 수축을 강화하고, 심장 박동을 늦추고, 신체 조직에서 체액을 제거하는 데 도움이 된다. Foxglove 식물의 추출물을 함유하고 있는 이 약은 특정 종류의 부정맥을 치료하고 예방하는 데 사용된다.
- Thrombolytic (throm-boh-LIT-ick; 혈전용해제)은 *clot-busting drug*라고도 하며, 혈전을 용해하는 또는 분해를 일으키는 물질이다(thromb/o는 혈전을, -lytic은 파괴하다를 뜻한다). 혈전을 파괴하기 위해 약물을 사용하는 것을 *thrombolytic therapy* (혈전 용해 요법)이라고 한다.
- Tissue plasminogen activator (tPA, plaz-MIN-oh-jen; 섬유소용해효소물질활성제)는 혈전용해제로서 심장발작이나 뇌졸중 환자에게 투약한다. 증상이 나타난 후 수시간 내에 투약하면, 손상을 일으키는 혈전을 용해할 수 있다.
- Vasoconstrictor (vas-oh-kon-STRICK-tor; 혈관수축제)는 혈관을 수축시킨다. 이러한 약물의 예로 항히스타민제 및 충혈 완화제(decongestants)가 있다.
- Vasodilator (vas-oh-dye-LAYT-or; 혈관확장제)는 혈관을 이완시킨다.
- Nitroglycerin (**니트로글리세린**)은 심장으로 가는 혈관을 확장시켜 협심증의 통증을 예방하거나 완화시키기 위해 처방되는 혈관확장제이다. 이것은 심장으로 가는 혈류와 산소 공급을 증가시킨다. 니트로글리세린은 설하(혀 아래), 경피(피부를 통한) 또는 구강으로 스프레이로 투여할 수 있다. 심근경색(심장 발작) 환자의 경우 니트로글리세린은 응급 의료 지원을 기다리는 동안 복용하도록 지시받는다.

영양적 중재 Nutritional Interventions

고혈압 환자뿐만 아니라 심부전과 같은 심장병 환자에게는 종종 나트륨 섭취가 제한된 식단을 처방한다. 짭짤한 음식뿐만 아니라 대부분의 패스트푸드 및 가공 식품에는 염분이 높은 경향이 있다. 고 콜레스테롤 또는 기타 심장 질환을 앓고 있는 환자는 콜레스테롤이 제한된 식단을 처방받을 수 있다.

동물(즉, 유제품, 가금류, 해산물, 육류, 달걀)에서 나온 모든 음식에는 콜레스테롤이 들어 있다.

심장 수술 Cardiac Surgery

심장 수술은 현재 선천적인 심장이상 교정부터 심장 이식까지 다양하다.

심(장)폐우회술이라고도 하는 *cardiopulmonary bypass* (CPB)는 때때로 수술 중에 혈액과 산소의 순환을 유지하는 데 사용되는 장치이다. 심장을 우회하면 외과의사는 심장 박동없이 심장을 수술할 수 있다.

폐색된 동맥과 정맥의 처치 Clearing Blocked Arteries and Veins

- **Angioplasty** (AN−jee−oh−**plas**−tee; 혈관성형술)은 좁아지거나 막히는 혈관을 기계적으로 넓히는 수술이다(angi/o는 혈관을, −plasty는 형성, 재건을 뜻한다).
- **Percutaneous** (per−kyou−TAY−nee−us) **transluminal coronary angioplasty** (PTCA, 경피경관 심장동맥[관상동맥] 혈관성형술)은 풍선을 이용한 *balloon angioplasty* (풍선 혈관성형술)이다. 이 방법은 카테터의 끝에 있는 작은 풍선을 이용하여 축적된 지방반을 편평하게 하여 내강을 넓힘으로써 부분적으로 폐색된 심장동맥을 개방하는 데 이용한다(그림 5.23).
- **Laser angioplasty** (AN−jee−oh−**plas**−tee; 레이저 혈관성형술)은 프라크침착(plaque deposit)을 제거하기 위해 카테터 끝에 레이저를 사용하여 광선을 사용하는 것이다. PTCA와 별도로 또는 함께 사용할 수 있다.
- **Stent (스텐트)**는 동맥을 열고 배치되는 철망 튜브이다. 이것은 동맥벽에 대한 지지를 제공하고, 플라크가 다시 팽창하는 것을 방지하며, 재협착을 방지한다(그림 5.24).
- **Restenosis** (재협착)은 혈관 성형술에 의해 개방된 동맥이 다시 닫히는 상태를 의미한다(re−는 다시를, −stenosis는 좁아짐을 뜻한다).
- **Atherectomy** (ath−er−**ECK**−toh−mee; 죽종절제술)은 동맥의 내벽에 있는 지방반을 외과적으로 제거하는 것이다(ather은 지방반을, −ectomy는 외과적인 제거를 뜻한다). 동맥이 다시 막히는 것을 막기 위해 죽종절제술(atherectomy) 후에 스텐트를 삽입할 수 있다.
- **Carotid endarterectomy** (kah−**ROT**−id **end**−ar−ter−**ECK**−toh−mee; 목동맥[경동맥]속막절제술)은 뇌로 가는 목동맥의 막힌 부분 속막을 외과적으로 제거하는 수술이다. 이 방법은 뇌로 가는 혈액의 흐름이 방해되어 야기되는 뇌졸중의 위험을 제거하기 위해 시행한다. 뇌졸

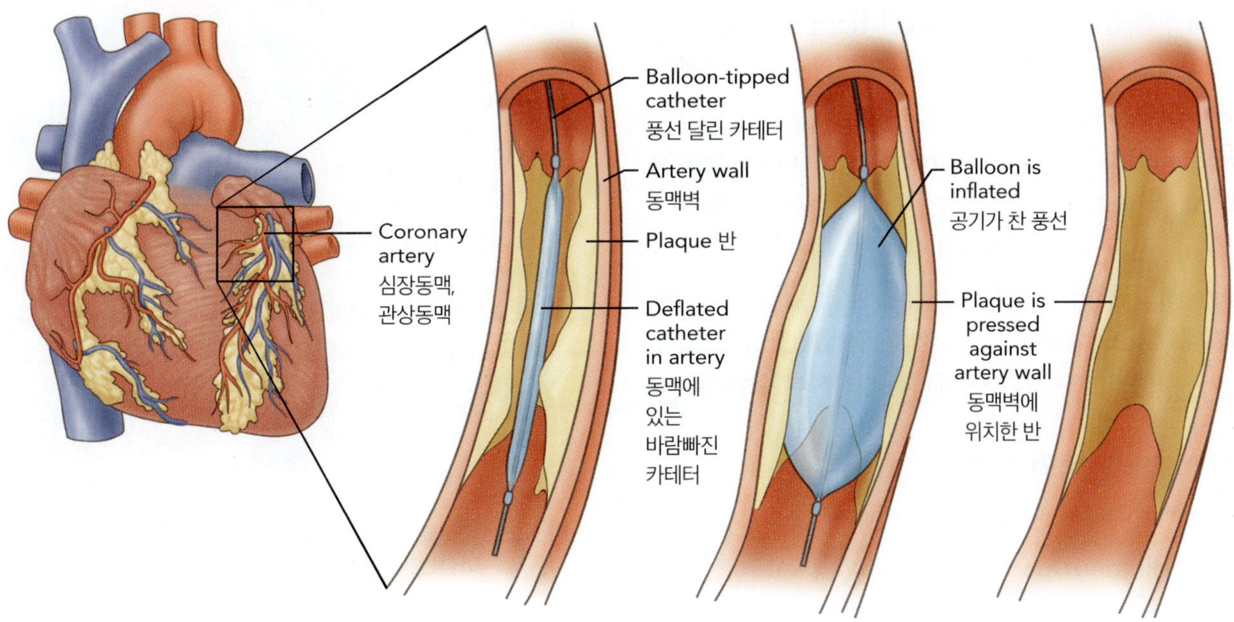

그림 5.23 풍선 혈관형성술은 막힌 관상동맥을 다시 열기 위해 시행된다.

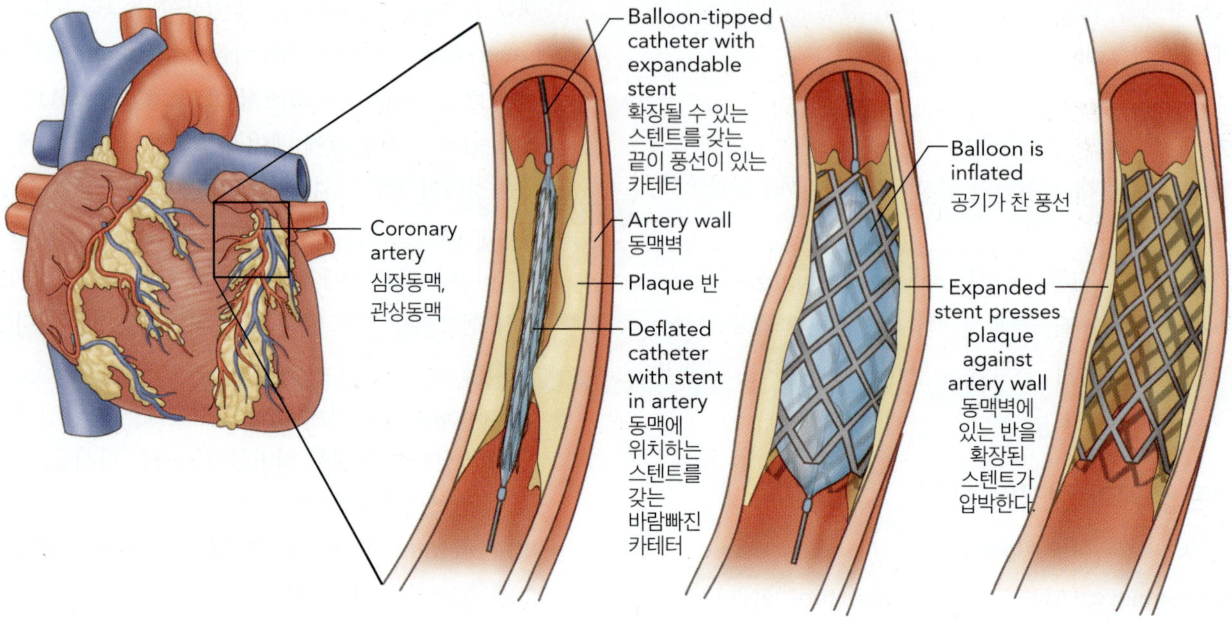

그림 5.24 **치료된 동맥의 재협착을 막기 위해 스텐트를 삽입한다.**

중에 대해서는 10장에서 학습한다.

심장동맥[관상동맥]우회이식술

Coronary Artery Bypass Graft

Coronary artery bypass graft (CABG, 심장동맥[관상동맥]우회이식술)은 *bypass surgery* (우회수술)이라고도 한다(그림 5.25). 이 수술은 가슴공간을 열고 다리 또는 가슴부위의 정맥 일부를 떼어내어 폐색된 심장동맥을 대치하기 위하여 심장에 이식, 심장으로 흐르는 혈액의 순환을 개선하기 위하여 하는 수술이다.

- Minimally invasive direct coronary artery bypass (**최소 침습적 직접심장동맥[관상동맥]우회술**)는 *keyhole bypass* (열쇠구멍 우회술) 또는 *buttonhole bypass* (단추구멍 우회술)이라고 하며, 일부 우회수술에 대한 대체 수술이다. 이 방법은 갈비뼈 사이에 낸 작은 구멍에 fiber-optic 카메라를 장착하여 수행한다.

심장정지와 빈맥의 치료

Treatment of Cardiac Arrest and Arrhythmias

- Defibrillation (dee-fib-rih-LAY-shun; 세동제거)는 *cardioversion* 이라고도 하며 심장의 정상적인 리듬을 회복하기 위하여 전기충격을 사용한다. 이러한 충격은 *defibrillator* (제세동기) 장치에 의해 발생한다(그림 5.26).

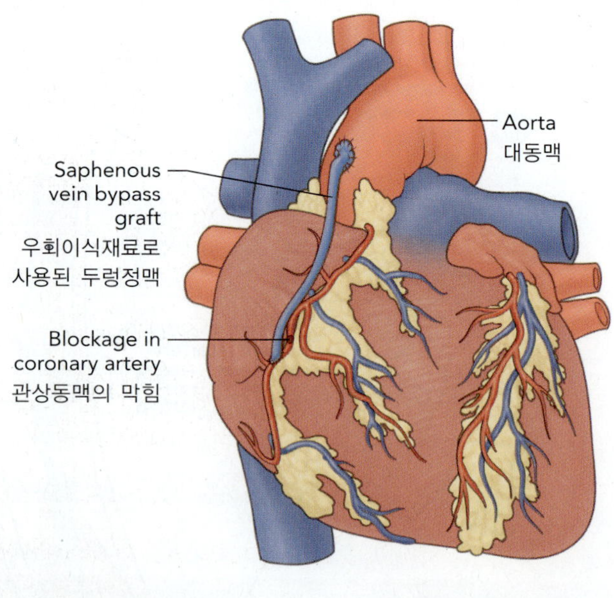

그림 5.25 **관상동맥 우회로 수술은 막힌 동맥을 우회하여 정맥 이식편을 삽입하여 혈액의 흐름을 가능하도록 한다.**

- **Automated external defibrillator** (AED, **자동체외 제세동기**)는 비전문가가 자동적으로 심장의 전기적인 리듬을 유지하는 데 사용하도록 고안되었다. 이 기구는 필요시 정상적인 심장의 리듬을 회복하도록 체외에서 심장에 충격을 가한다.
- **Artificial Pacemaker** (**인공 심박조율기**)는 비록 다른 심장 상태를 치료하기 위해 때때로 사용되기는 하지만 주로 느린맥이나 심방 세동 치료를 위해 사용된다. 이 전자 장치는 외부에서 부착되거나 심장박동을 조절하기 위해 심장으로 이어지는 연결을 이용하여 피부 아래에 이식될 수 있다.
- **Implantable cardioverter defibrillator** (ICD, KAR–dee–oh–**ver**–ter dee–**FIB**–rih–**lay**–ter; 삽입형 심장 제세동기)는 두 가지 기능을 하는 심박조율기이다. (1) 항상 심장이 너무 느리게 뛰지 않도록 심장 박동을 조절한다. (2) 빠른맥과 같이 위험한 부정맥 상태이면 자동적으로 제세동기로서 기능을 한다(**그림 5.27**).
- **Cardiac ablation** (ab–**LAY**–shun; 심장절제)는 비정상적인 심장 리듬을 유발하는 심장 조직을 없애거나 또는 파괴하기 위해 고주파 에너지(radio–frequency energy) 또는 극저온(cryoablation)을 사용하는 절차이다. 전립선암을 치료하기 위한 절제술 사용에 대해서는 9장을 참조한다.
- **Valvuloplasty** (VAL–view–loh–**plas**–tee; 판막형성술)은 심장의 판막을 외과적으로 대치 또는 복구하는 수술이다(valvul/o는 판막을, **–plasty**는 외과적인 복구를 뜻한다).
- **Heart valve replacement** (**심장 판막 치환술**)은 대동맥판 또는 승모판 판막의 4개의 판막 중 하나를 대체하는 수술이다. 결함 있는 판막은 기계식 판막 또는 동물 또는 인체 조직으로 이루어진 판막으로 교체된다.
- **Transcatheter aortic valve replacement** (TAVR, **대동맥 판막 치환술**)은 기존의 판막을 제자리에 두는 비교적 새롭고 최소 침습적인 절차이다. 완전히 접을 수 있는 교체 판막이 카테터를 통해 판막 부위에 전달되고 결함 있는 판막 내에서 확장된 후 판막의 기능을 대신한다.
- **Cardiopulmonary resuscitation** (*CPR*, **심폐소생술**)은 일반적으로 인공 호흡을 시행하고 손을 이용하여 외부에서 심근을 압박함으로써 생명 유지를 위한 응급 절차이다. *Cardiopulmonary* (심폐)란 심장과 폐를 의미한다.
- 인공호흡은 어린이, 익사자 및 약물 과다 복용 시 권장하고, *compression–only resuscitation* (압박전용소생술)은 전문응급의료인이 도착할 때까지 심박동 정지로 고통받는 환자를 살아 있게 유지하는 데 효과적일 수 있다.

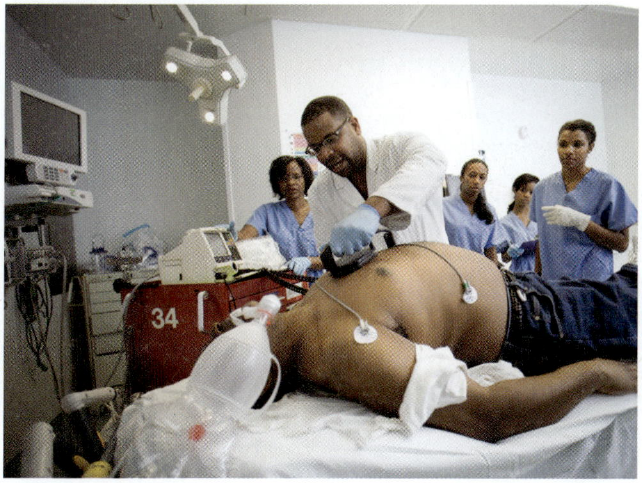

그림 5.26 제세동은 전기적 충격을 사용하여 심장을 평상시의 리듬으로 회복시킨다.

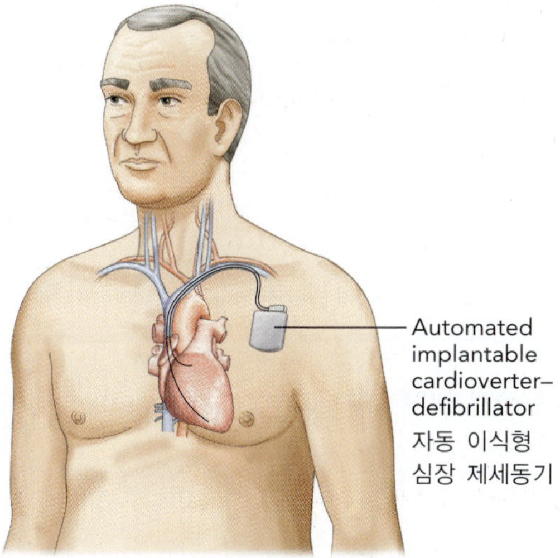

그림 5.27 이식형 심장 제세동기는 지속적으로 심장 박동을 조절하고, 필요한 경우 자동 제세동기 역할을 한다.

혈관, 혈액 및 출혈 Blood Vessels, Blood, and Bleeding

- Aneurysmectomy (an-you-riz-MECK-toh-mee; 동맥류절제술)은 외과적으로 동맥류를 제거하는 수술이다(aneurysm은 동맥류를, -ectomy는 외과적인 제거를 뜻한다).
- Aneurysmorrhaphy (an-you-riz-MOR-ah-fee; 동맥류봉합술)은 *aneurysmoplasty*라고도 하며, 동맥류를 외과적으로 봉합하는 수술이다(aneurysm/o는 동맥류를, -rrhaphy는 외과적인 봉합을 뜻한다).
- Aneurysm clipping (**동맥류 결찰**)은 동맥류의 목부위에 작은 클립을 배치하여 동맥류를 격리하는 수술 방법이다. 이 티타늄 클립(titanium clip)은 영구적으로 유지되어 혈액이 동맥류로 흘러 들어 가지 않도록 한다.
- Arteriectomy (ar-teh-ree-ECK-toh-mee; 동맥절제술)은 동맥의 일부를 외과적으로 제거하는 수술이다(arteri는 동맥을, -ectomy는 외과적 제거를 뜻한다).
- Hemostasis (hee-moh-STAY-sis; 지혈)은 출혈을 제어하거나 멈추게 하는 것을 말한다(hem/o는 혈액을, -stasis는 멈추게 하다 또는 조절하다를 뜻한다). 이것은 신체의 혈액 응고 형성이나 혈액의 흐름을 막는 압력의 외부 적용을 통해 이루어질 수 있다.
- Plasmapheresis (plaz-mah-feh-REE-sis; 혈장분리반출법)은 *plasma exchange*라고도 하며, 인체에서 혈액을 채혈하여 세포성분을 분리한 후에 세포성분을 생리식염수나 혈장 대체물질에 섞어서 다시 주입하는 방법을 말한다. 헌혈자에게 이것은 더 자주 헌혈을 가능하게 한다. 특정자가면역 질환을 앓고 있는 환자는 자신의 적혈구 및 혈소판에서 항체를 제거하여 다시 수혈한다.

심혈관계통과 관련된 약어

ABBREVIATIONS RELATED TO THE CARDIOVASCULAR SYSTEM

표 5-4에는 이 장에서 소개된 용어와 관련된 약어를 정리하였다. **주의:** 실수 또는 혼동을 피하기 위하여 항상 약어를 사용할 때 주의하여야 한다.

표 5-4

심혈관계통과 관련된 약어

atrial fibrillation = A-fib	**A-fib** = atrial fibrillation 심방세동
automated external defibrillator = AED	**AED** = automated external defibrillator 자동 체외제세동기
implantable cardioverter defibrillator = ICD	**ICD** = implantable cardioverter defibrillator 삽입형 심장 제세동기
cardiac catheterization = card cath, CC	**card cath, CC** = cardiac catheterization 심도자법, 심장카테터법
chronic venous insufficiency = CVI	**CVI** = chronic venous insufficiency 만성정맥부전
coronary artery bypass graft = CABG	**CABG** =coronary artery bypass graft 심장동맥 우회 이식술
coronary artery disease = CAD	**CAD** = coronary artery disease 심장동맥질환
electrocardiogram = ECG, EKG	**ECG, EKG** = electrocardiogram 심전도
hypertension = HTN	**HTN** = hypertension 고혈압
myocardial infarction = MI	**MI** = myocardial infarction 심근경색
peripheral artery disease = PAD	**PAD** = peripheral artery disease 말초동맥질환
peripheral vascular disease = PVD	**PVD** = peripheral vascular disease 말초혈관질환
Thallium stress test = TST	**TST** = Thallium stress test 탈륨 스트레스검사
tissue plasminogen activator = tPA	**tPA** = tissue plasminogen activator 혈전용해제
ventricular fibrillation = V-fib	**V-fib** = ventricular fibrillation 심실세동

CHAPTER 5

연습문제

주요 단어 연결 1

밑줄 친 곳에 알맞은 답을 예에서 선택하여 쓰시오.

	정의	답	예
5.1.	aorta	______	**angi/o**
5.2.	artery	______	**aort/o**
5.3.	plaque, fatty substance	______	**arteri/o**
5.4.	relating to blood or lymph vessels	______	**ather/o**
5.5.	slow	______	**brady-**

주요 단어 연결 2

밑줄 친 곳에 알맞은 답을 예에서 선택하여 쓰시오.

	정의	답	예
5.6.	blood or blood condition	______	**cardi/o**
5.7.	heart	______	**-crasia**
5.8.	mixture or blending	______	**ven/o**
5.9.	red	______	**-emia**
5.10.	vein	______	**erythr/o**

주요 단어 연결 3

밑줄 친 곳에 알맞은 답을 예에서 선택하여 쓰시오.

	정의	답	예
5.11.	white	______	**hem/o**
5.12.	vein	______	**leuk/o**
5.13.	fast, rapid	______	**phleb/o**
5.14.	clot	______	**tachy-**
5.15.	blood, relating to blood	______	**thromb/o**

용어 정의

알맞은 답을 선택하여 밑줄 친 부분에 쓰시오.

5.16. 백혈구를 의미하는 용어는 ____________________ 이다.

erythrocytes　　leukocytes　　platelets　　thrombocytes

5.17. 심장에서 자연향도잡이를 하는 구조는 ____________________ 이다.

atrioventricular node　　bundle of His　　Purkinje fiber　　sinoatrial node

5.18. 심장근육은 ____________________ 로부터 혈액을 공급받는다.

aorta　　coronary arteries　　inferior vena cava　　superior vena cava

5.19. ____________________ 은 적색 골수에서 형성되고 신체 전체의 조직으로 이동한다. 이 혈액 세포는 기생충을 파괴하고 알레르기 반응에 중요한 역할을 한다.

basophils　　eosinophils　　erythrocytes　　monocytes

5.20. 심장의 이첨판을 다른 용어로 ____________________ valve (판) (이)라고 한다.

aortic　　mitral　　pulmonary　　tricuspid

5.21. 심장에서 혈액을 허파로 보내는 심장의 방은 ____________________ 이다.

left atrium　　left ventricle　　right atrium　　right ventricle

5.22. 혈액에서 가장 작은 유형성분이며 혈액 응고에 중요한 역할을 한다. 이것은 ____________________ 이다.

erythrocytes　　leukocytes　　monocytes　　thrombocytes

5.23. 혈액 내에서 순환하고 있는 이물질을 나타내는 용어는 ____________________ 이다.

embolism　　embolus　　thrombosis　　thrombus

5.24. ____________________ 는 폐를 제외한 몸의 모든 곳으로 피를 운반한다.

left atrium　　left ventricle　　right atrium　　right ventricle

5.25. ____________________ 는 백혈구의 가장 흔한 유형이다.

erythrocytes　　leukocytes　　neutrophils　　thrombocytes

주요 구조 연결

밑줄 친 곳에 알맞은 답을 예에서 선택하여 쓰시오.

	정의	답	예
5.26.	a hollow, muscular organ	____________________	endocardium
5.27.	cardiac muscle	____________________	epicardium
5.28.	external layer of the heart	____________________	heart
5.29.	inner lining of the heart	____________________	myocardium
5.30.	sac enclosing the heart	____________________	pericardium

단어 선택

밑줄 친 곳에 알맞은 답을 선택하여 쓰시오.

5.31. 고밀도 ________________ 는 또한 좋은 콜레스테롤로 알려져 있다.

lipoprotein cholesterol   total cholesterol

5.32. 비정상적으로 심장의 박동이 느린 상태를 ________________ 라 한다.

bradycardia   tachycardia

5.33. ________________ 세동에서는 강하게 펌핑하는 대신 심장 근육이 비효율적으로 떨린다.

atrial   ventricular

5.34. 혈관에 대한 최고 압력은 ________________ 압력이며 심실이 수축할 때 발생한다.

diastolic   systolic

5.35. 혈관의 구조와 이러한 혈관을 통한 혈액의 흐름을 이미지화하는 진단 절차는 ________________ 로 알려져 있다.

digital angiography   duplex ultrasound

철자 연습

각각의 문장에서 잘못된 철자를 찾아서 밑줄 친 부분에 올바르게 쓰시오.

5.36. The autopsy indicated that the cause of death was a ruptured aneuryism. ________________

5.37. A deficiency of blood passing through an organ or body part is known as hypoprefusion. ________________

5.38. An arrhythemia is an abnormal heart rhythm in which the heartbeat is faster or slower than normal. ________________

5.39. Reynaud's disease is a condition with symptoms that include intermittent attacks of pallor, cyanosis, and redness of the fingers and toes. ________________

5.40. An implantable cardioverter–defibrilator is a double-action pacemaker. ________________

약어 정의

밑줄 친 부분에 약어를 풀어 쓰시오.

5.41. **CAD** ________________

5.42. **EKG, ECG** ________________

5.43. **A-fib** ________________

5.44. **MI** ________________

5.45. **V-fib** ________________

용어 선택

알맞은 답을 선택하여 밑줄 친 부분에 쓰시오.

5.46. 혈류에 박테리아가 존재하여 발생하는 심각한 감염과 관련된 전신 상태는 ________________ 로 알려져 있다.

dyscrasia　　endocarditis　　pericarditis　　sepsis

5.47. ________________ 은 심장박동의 속도를 늦춤으로써 심장의 작업량을 줄인다.

ACE inhibitor　　beta-blocker　　calcium blocker　　statin inhibitor

5.48. 적혈구가 정상보다 더 큰 빈혈을 특징으로 하는 혈액 질환은 ________________ 빈혈로 알려져 있다.

aplastic　　hemolytic　　megaloblastic　　pernicious

5.49. ________________ 은 고혈압을 낮추기 위해 투여되는 약물의 한 종류이다.

antiarrhythmics　　antihypertensives　　aspirin　　diuretic

5.50. 심장속막과 판막의 세균감염을 세균성 ________________ 라 한다.

endocarditis　　myocarditis　　pericarditis　　valvulitis

문장 완성

밑줄 친 곳에 알맞은 용어를 쓰시오.

5.51. 혈장내에 응고 단백질과 혈액세포를 제거한 것을 ________________ 라 한다.

5.52. 순환하고 있는 혈액 내의 혈소판 수가 비정상적으로 증가하는 상태를 ________________ 라 한다.

5.53. 뇌로가는 막힌 경동맥의 일부분을 외과적으로 제거하는 것을 a/an ________________ 이라고 한다.

5.54. 심장 판막이 비정상적으로 돌출되어 판막이 완전히 닫히지 않는 경우를 a/an ________________ 라고 한다.

5.55. ________________ 약물은 심장으로 가는 혈관을 확장시켜 협심증의 통증을 예방하거나 완화시키기 위해 처방된다.

단어 조합

각각의 용어를 단어 요소들로 나누고, 밑줄 친 부분에 순서대로 쓰시오. 필요한 경우 결합 모음을 나타내기 위해 슬래시(/)를 사용하시오. 제시된 모든 선이 필요하지 않을 수도 있다.

5.56. **Aneurysmorrhaphy** means the surgical suturing an aneurysm.

________　　________　　________　　________

5.57. **Aplastic** anemia is characterized by an absence of all formed blood elements.

________　　________　　________　　________

5.58. **Electrocardiography** is the process of recording the electrical activity of the myocardium.

__________ __________ __________ __________

5.59. **Polyarteritis** is an inflammation involving several arteries at the same time.

__________ __________ __________ __________

5.60. **Valvoplasty** is the surgical repair or replacement of a heart valve.

__________ __________ __________ __________

진실/거짓

문장이 맞으면 T를 쓰고, 틀리면 F를 쓰시오.

5.61. __________ 혈전은 혈액내를 순환하고 있는 혈병 또는 조직의 조각이다.

5.62. __________ 혈액색소침착증은 혈액내 철 성분이 많이 있는 질환이다.

5.63. __________ 혈장분리반출법은 인체에서 혈액을 채혈하여 세포성분을 분리한 후에 세포성분을 생리식염수나 혈장대체물질에 섞어서 다시 주입하는 방법을 말한다.

5.64. __________ 혈관수축제는 혈관을 확장시키는 약이다.

5.65. __________ 말초혈관질환이라는 용어는 혈액을 팔과 다리의 근육으로 운반하는 혈관이 좁아지는 것을 말할 때 가장 흔히 사용한다.

임상 문제

밑줄 친 부분에 알맞은 답을 쓰시오.

5.66. Alberta Fleetwood는 새로 형성된 혈관으로 구성된 양성 종양을 앓고 있는 데 이 질환을 __________________________ 라고 한다.

5.67. 외과 수술 후에 Ramon Martinez는 그의 다리에 깊은정맥 __________________________ (DVT)이 발생하였다.

5.68. 임신 중에 Polly Olson은 다리에 있는 정맥이 비정상적으로 종창되었다. 이러한 상태의 질환을 의학용어로 __________________________ 라고 한다.

5.69. Thomas Wilkerson은 심근의 산소공급부족에 의하여 경련성 질식 또는 질식성 통증을 겪고 있다. 이러한 상태의 질환을 __________________________ 라고 한다.

5.70. Mr. Klein은 너무 빨리 일어날 때 혈압이 떨어진다. 그의 주치의는 Mr. Klein에게 postural 또는 __________________________ 성 저혈압이라고 하였다.

5.71. Juanita Gomez는 __________________________ 을 가진 것으로 진단 받았다. 이 골수 질환은 하나 이상의 유형의 혈액 세포가 불충분하게 생성된다는 특징이 있다.

5.72. Dr. Lawson은 환자의 __________________________ 를 읽는다. 이것을 ECG 또는 EKG라고도 한다.

5.73. Jason Turner는 심장이 마비되었다. 구급의료사는 ______________ 심폐소생술(CPR)을 사용하여 그의 생명을 구하였다.

5.74. Darlene Nolan은 심부 정맥 혈전증으로 진단 받았다. 그녀의 의사는 즉시 혈전 용해를 유발하기 위해 / ______________ 을 처방했다.

5.75. Hamilton Edwards Sr.는 심장에 산소가 풍부한 혈액이 제대로 공급되지 않아 심장이 제 기능을 못하는데 이러한 질환을 ______________ 심장질환(IHD)이라고 한다.

의학용어 선택

밑줄 친 부분에 알맞은 답을 쓰시오.

5.76. 동맥내에 지방반의 축적을 ______________ 라고 하며, 이러한 상태는 죽상 동맥경화증의 특징을 보이고 있다.

vasculitis angiostenosis arteriosclerosis atheroma

5.77. ______________ 은 출혈을 멈추거나 조절하는 것을 의미한다.

hemochromatosis hemostasis plasmapheresis transfusion reaction

5.78. 정맥의 염증을 ______________ 라고 한다.

arteriostenosis endocarditis phlebitis carditis

5.79. ______________ 은 혈액의 세포 요소의 병리학적 상태이다.

anemia dyscrasia hemochromatosis sepsis

5.80. 동맥류의 외과적인 제거를 의미하는 용어는 ______________ 이다.

aneurysmectomy aneurysmoplasty aneurysmorrhaphy aneurysmotomy

단어 조합 연습

다음은 이 장의 주요 용어가 아니다. 그러나 다음과 같은 익숙한 단어로 구성된다. 용어 작성에 도움이 필요하면 의학사전을 참조하시오.

peri-	**angi/o**	**-ectomy**
	arter/o	**-itis**
	cardi/o	**-rrhaphy**
	phleb/o	**-graphy**
	ven/o	**-rrhexis**
		-stenosis

5.81. 동맥의 염증을 의미하는 용어는 ______________________ 이다.

5.82. 혈관의 일부를 외과적으로 제거한다는 의미를 나타내는 용어는 ______________________ 이다.

5.83. 정맥의 내강이 비정상적으로 좁아지는 것을 나타내는 용어는 ______________________ 이다.

5.84. 심장을 둘러싸고 있는 조직의 일부를 외과적으로 제거하는 것을 나타내는 용어는 ______________________ 이다.

5.85. 심장의 벽을 외과적으로 봉합하는 수술을 의미하는 용어는 ______________________ 이다.

5.86. 정맥의 파열을 의미하는 용어는 ______________________ 이다.

5.87. 혈관을 봉합하는 수술을 의미하는 용어는 ______________________ 이다.

5.88. 심장의 파열을 의미하는 용어는 ______________________ 이다.

5.89. 심장을 둘러싸고 있는 조직을 봉합한다는 의미를 나타내는 용어는 ______________________ 이다.

5.90. 조영 염료를 주입한 후 특정 정맥의 영상을 제공하는 방사선 검사 용어는 ______________________ 이다.

명칭 표기

다음 그림에서 숫자로 표시된 부위의 알맞은 명칭을 쓰시오.

5.91. superior ____________________

5.92. right ____________________

5.93. right ____________________

5.94. left pulmonary ____________________

5.95. left pulmonary ____________________

5.96. pulmonary ____________________ valve

5.97. ____________________ valve

5.98. ____________________

5.99. ____________________ semilunar valve

5.100. ____________________ valve

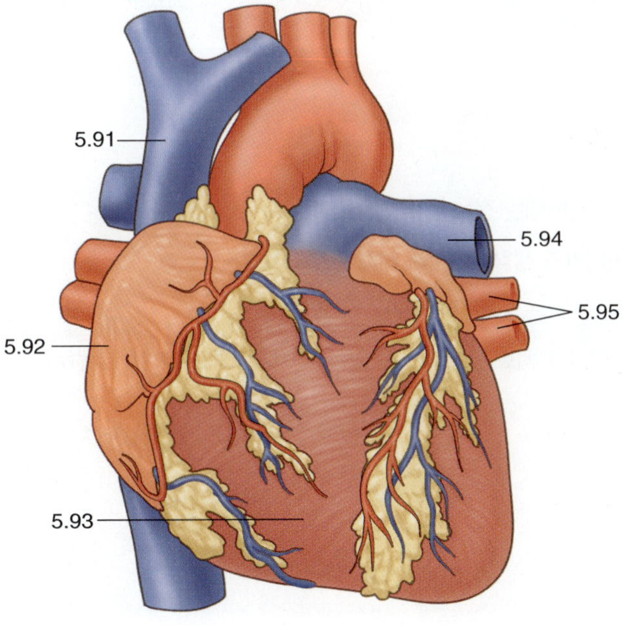

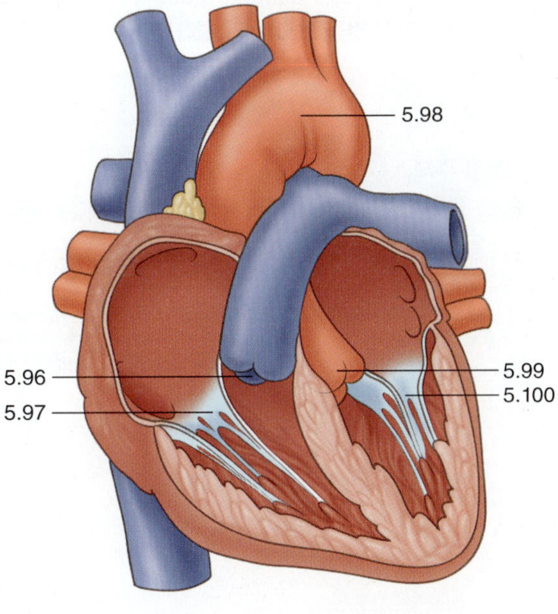

휴먼 터치

The Human Touch

비판적 사고력

다음의 사례와 질문은 토론이나 간단한 의견을 작성해 봄으로써 비판적 사고력을 키울 수 있도록 제시하였다. 토론 주제에 대한 정답은 없으니 자유롭게 의견을 제시하면 된다.

42세의 호텔종업원 Randi Marchant가 다시 가슴이 쥐어짜는 고통을 느꼈을 때, 패밀리 룸을 진공청소기로 청소하고 있었다. 오늘 세 번째 통증이었고, 이번은 매우 심하게 아팠다. 그녀는 휴식을 위해 앉았고, 소파 옆에 있는 재떨이 속에서 연기를 내뿜고 있는 반쯤 탄 담배를 집어들었다. Randi의 남편 Jimmy와 의붓딸 Melonie는 그녀에게 병원 진료를 위해 휴가를 내라고 끊임없이 잔소리를 했다. Harris박사는 그녀의 혈압이 158/88이라고 하였고, 아마도 직장에서의 정오 러시 스트레스일 것이라고 설명했다. 그녀의 콜레스테롤 수치는 이번에는 평균보다 30 이상 높았고, 식이조절을 하지 않았음에도 불구하고 콜레스테롤 수치는 서서히 내려오고 있었다.

또 한 번 통증의 물결이 그녀의 심장주위를 얼음처럼 차가운 손가락으로 조이는듯 했고, 통증은 턱 양쪽으로 올라왔다. Randi는 생각했다, "아마도 약간의 속 쓰림 일거야. 가슴통증이 왼쪽 팔로 진행되지 않기 때문에 심장문제는 아닐 거야?"
"통증에 대해 생각하지 말자." 라고 그녀는 자신에게 말했다. "다른 걸 생각해 봐. Melonie의 무도회 드레스를 수선해 줘야 해." Randi는 Melonie가 들어서자마자 가슴을 움켜쥐며 바닥에 쓰러졌다. 그녀는 새엄마가 마루에 쓰러진 것을 보고 소리 쳤다. "오 세상에! 도와주세요!"

토론 주제

1. 사례에서 Randi가 심장병일 가능성이 크다는 것을 나타내는 정보는 무엇인가?
2. Randi는 왜 이것이 심근경색(heart attack)이 아니라고 생각했는지에 대해 토론하시오.
3. Melonie는 Randi의 생명을 구하기 위해 즉시 할 수 있는 일은 무엇인가?
4. Randi가 심근경색증을 앓고 있다고 가정할 때, 적절한 치료를 신속하게 받는 것이 왜 중요한지를 토론하시오.

CHAPTER 6

림프계통과 면역계통

THE LYMPHATIC AND IMMUNE SYSTEM

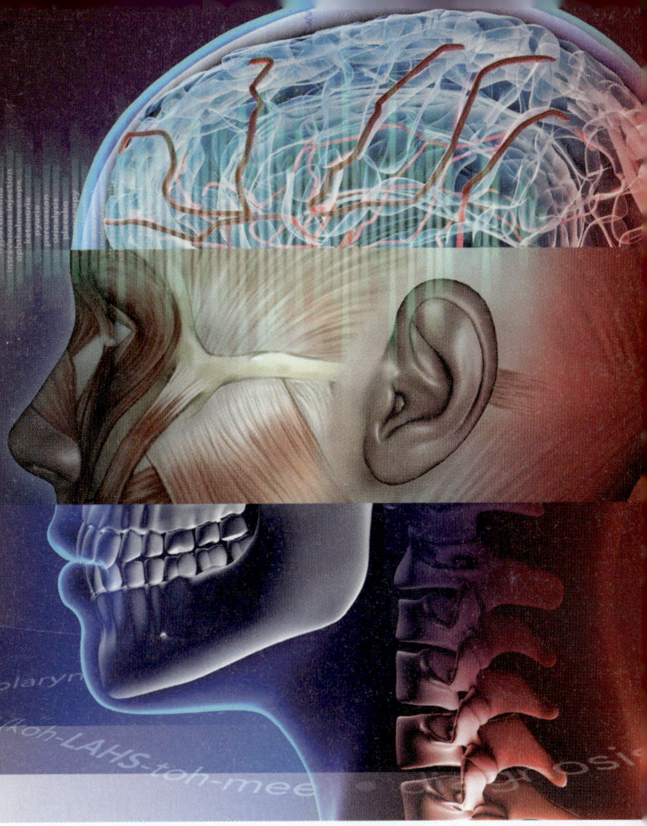

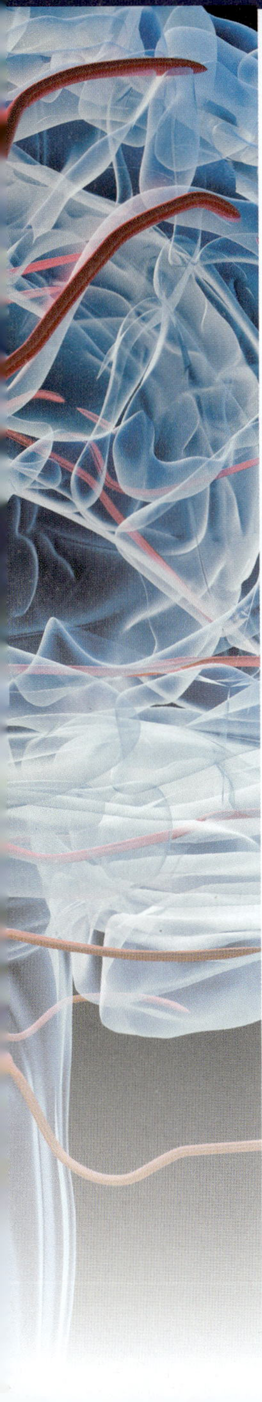

림프계통과 면역계통의 구조와 기능 및 이와 관련된 연결형에 대한 개요

주요 구조	관련된 연결형	주요 기능
Lymph 림프	**lymph/o**	세포 노폐물, 병원소 그리고 사멸한 혈액세포를 조직에서 제거
Lymph Vessels and Ducts 림프관	**lymphangi/o**	조직에서 정맥 혈류로 림프를 보내는 관
Lymph Nodes 림프절	**lymphaden/o**	병원균과 다른 유해물질이 면역체계의 특화된 세포에 의해 림프에서 여과되는 림프계의 콩모양의 구조
Tonsils and Adenoids 편도와 아데노이드	**tonsill/o**, **adenoid/o**	호흡계통에 들어가는 것을 막는 림프계통의 유사구조
Spleen 지라	**splen/o** (참조: 이 결합 형태는 'e' 하나만 사용)	면역계와 림프계통 모두 작용하여, 보호기능을 수행하는 림프조직의 주머니 같은 덩어리
Bone Marrow 골수	**myel/o**	특화된 백혈구인 림프구를 생산. **Myel/o**는 척수를 의미(10장 참조)
Lymphocytes 림프구	**lymphocyt/o**	면역반응에 중요한 역할을 하는 특수화된 백혈구
Thymus 가슴샘	**thym/o**	림프 및 면역체계의 특화된 역할을 가진 윗가슴에 위치한 분비기관

용어 림프계통과 면역계통에 관련된 어휘

이 목록에 있는 항목들은 이 장에서 중요한 용어와 어근만을 분류하였다. 그리고 이 장에서 중요한 단어는 **굵은 글씨**로 표시하였다. *청록색* 이탤릭체로 나타나는 *이차 용어*는 일차 용어의 의미를 명확히 한다.

주요단어

- ☐ **anti-** 반대
- ☐ **carcin/o** 암
- ☐ **immun/o** 면역, 보호, 안전
- ☐ **lymph/o** 림프, 림프조직
- ☐ **lymphaden/o** 림프절
- ☐ **lymphangi/o** 림프관
- ☐ **neo-**, **ne/o** 새로운
- ☐ **-oma** 종양
- ☐ **onc/o** 종양
- ☐ **phag/o** 탐식
- ☐ **-plasm** 세포형성물질
- ☐ **sarc/o** 살(고기), 결합조직
- ☐ **splen/o** 지라
- ☐ **-tic** 관하여
- ☐ **tox/o** 독소

의학용어

- ☐ **acquired immunodeficiency syndrome** (**im**-you-noh-deh-**FISH**-en-see) 후천성면역결핍증후군
- ☐ **allergen** (**AL**-er-jen) 알레르기 항원
- ☐ **anaphylaxis** (**an**-ah-fih-**LACK**-sis) 아나필락시스
- ☐ **antibiotics** 항생제
- ☐ **antibody** (**AN**-tih-**bod**-ee) 항체
- ☐ **antifungal** (**an**-tih-**FUNG**-gul) 항진균제
- ☐ **antigen** (**AN**-tih-jen) 항원
- ☐ **antigen–antibody reaction** 항원–항체반응
- ☐ **autoimmune disorder** (**aw**-toh-ih-**MYOUN**) 자가면역질환
- ☐ **bacilli** (bah-**SILL**-eye) 막대균[간균]
- ☐ **bacteria** (back-**TEER**-ee-ah) 미생물, 세균
- ☐ **benign** (bee-**NINE**) 양성
- ☐ **candidiasis** (kan-dih-**DYE**-ah-sis) 칸디다증
- ☐ **carcinoma** (**kar**-sih-**NOH**-mah) 암종
- ☐ **carcinoma in situ** (**kar**-sih-**NOH**-mah in **SIGH**-too) 상피내암, 제자리암종
- ☐ **complement system** (**KOM**-pleh-ment) 보체
- ☐ **cytokines** (**SIGH**-toh-kyens) 사이토카인
- ☐ **cytomegalovirus** (**sigh**-toh-**meg**-ah-loh-**VYE**-rus) 거대세포 바이러스
- ☐ **cytotoxic durg** (**sigh**-toh-**TOK**-sick) 세포독성약물
- ☐ **ductal carcinoma in situ** (**DUCK**-tal **kar**-sih-**NOH**-mah in **SIGH**-too) 제자리 관성 암종
- ☐ **hemolytic** (**hee**-moh-**LIT**-ick) 용혈성
- ☐ **herpes zoster** (**HER**-peez **ZOS**-ter) 대상포진
- ☐ **Hodgkin's lymphoma** (**HODJ**-kinz lim-**FOH**-mah) 호지킨 림프종
- ☐ **human immunodeficiency virus** (**im**-you-noh-deh-**FISH**-en-see) 인체 면역 결핍 바이러스
- ☐ **immunoglobulins** (**im**-you-noh-**GLOB**-you-lins) 면역글로불린, 항체
- ☐ **immunosuppressant** (**im**-you-noh-soo-**PRES**-ant) 면역억제제
- ☐ **immunotherapy** (ih-**myou**-noh-**THER**-ah-pee) 면역치료
- ☐ **infectious mononucleosis** (**mon**-oh-**new**-klee-**OH**-sis) 감염성 단핵구증
- ☐ **infiltrating ductal carcinoma** (in-**FILL**-trate-ing **DUK**-tal kar-sih-**NOH**-mah) 침윤성 관성 암종
- ☐ **interferons** (**in**-ter-**FEAR**-onz) 인터페론
- ☐ **lymphadenopathy** (lim-**fad**-eh-**NOP**-ah-thee) 림프절병(증)
- ☐ **lymphangioma** (lim-**fan**-jee-**OH**-mah) 림프관종
- ☐ **lymphedema** (**lim**-feh-**DEE**-mah) 림프부종
- ☐ **lymphocytes** (**LIM**-foh-sights) 림프구
- ☐ **lymphoma** (lim-**FOH**-mah) 림프종
- ☐ **lymphoscintigraphy** (**lim**-foh-sin-**TIH**-grah-fee) 림프섬조영촬영술
- ☐ **macrophage** (**MACK**-roh-fayj) 대식세포
- ☐ **malaria** (mah-**LAY**-ree-ah) 말라리아
- ☐ **malignant** (mah-**LIG**-nant) 악성
- ☐ **mammography** (mam-**OG**-rah-fee) 유방촬영(술)
- ☐ **metastasis** (meh-**TAS**-tah-sis) 전이
- ☐ **metastasize** (meh-**TAS**-tah-sighz) 전이하다
- ☐ **myoma** (my-**OH**-mah) 근종
- ☐ **myosarcoma** (**my**-oh-sahr-**KOH**-mah) 근육종
- ☐ **non-Hodgkin's lymphoma** (non-**HODJ**-kinz lim-**FOH**-mah) 비호지킨 림프종
- ☐ **opportunistic infection** (**op**-ur-too-**NIHS**-tick) 기회감염
- ☐ **osteosarcoma** (**oss**-tee-oh-sar-**KOH**-mah) 뼈육종
- ☐ **parasite** (**PAR**-ah-sight) 기생충
- ☐ **rabies** (**RAY**-beez) 광견병
- ☐ **rickettsia** (rih-**KET**-see-ah) 리켓치아
- ☐ **rubella** (roo-**BELL**-ah) 루벨라
- ☐ **sarcoma** (sar-**KOH**-mah) 육종
- ☐ **spirochetes** (**SPY**-roh-keets) 나선균
- ☐ **splenomegaly** (**splee**-noh-**MEG**-ah-lee) 비장비대
- ☐ **staphylococci** (**staf**-ih-loh-**KOCK**-sigh) 황색포도구균
- ☐ **streptococci** (**strep**-toh-**KOCK**-sigh) 연쇄구균
- ☐ **systemic reaction** (sis-**TEH**-mik) 전신반응
- ☐ **teletherapy** (**tel**-eh-**THER**-ah-pee) 원격치료
- ☐ **toxoplasmosis** (**tock**-soh-plaz-**MOH**-sis) 톡소포자충증
- ☐ **varicella** (**var**-ih-**SEL**-ah) 수두

학습목표

이 장을 학습하고, 다음을 할 수 있어야 한다.

1. 림프계통과 면역계통의 주요 기능과 주요 구조를 설명할 수 있어야 한다.
2. 림프계통 및 면역계통의 장애를 치료하는 의료전문가를 식별할 수 있어야 한다.
3. 림프계통과 면역계통의 진단과 치료의 과정 그리고 병인학에 관련된 주요 용어의 발음과, 단어 정의를 알아야 한다.
4. 종양학에 관련된 용어의 발음과 단어, 정의를 알아야 한다(암은 인체계통을 공격하지만 종양학은 이 장에서 다룬다).

림프계통의 기능

FUNCTIONS OF THE LYMPHATIC SYSTEM

림프계통에는 세 가지 중요한 기능이 있다.

1. 소장의 암죽관을 통해 지방과 지용성 비타민을 흡수한다.
2. 조직에서 노폐물을 제거하고 침입하는 병원균을 파괴할 때 면역계통과 협력한다.
3. 여과된 림프를 목뿌리의 정맥으로 돌려 보낸다.

지방 및 지용성 비타민의 흡수

Absorption of Fats and Fat-Soluble Vitamins

음식은 작은창자에서 소화되며, 작은창자의 내면에는 손가락 모양의 돌출부인 *villi* (융모)가 늘어서 있다. 각 융모에는 암죽관과 혈관이 있다.

- **Lacteals** (LACK–tee–ahlz; 암죽관)은 혈류에 의해 운반될 수 없는 지방을 흡수하는 림프계통의 특수한 구조이다. 이와 같은 식이 지방은 암죽관의 세포에서 변형된다. 림프관은 정맥순환계로 되돌려 보내져서 몸 전체에서 영양소로 사용할 수 있다.
- 혈관은 소화된 음식의 영양소, 지방 및 비타민을 몸 전체의 혈류로 직접 흡수한다. 이것에 대해서는 8장에서 학습한다.

사이질액과 림프 생성

Interstitial Fluid and Lymph Creation

Interstitial fluid (in–ter–STISH–al; 사이질액[간질액])은 *intercellular fluid* (사이질액) 또는 *tissue fluid* (조직액)라고도 하며, 세동맥에서 모세혈관으로 흘러나와서 조직의 세포 사이의 공간으로 흘러 들어가는 동맥혈의 혈장이다.

- 이 액은 세포에 영양소, 산소, 호르몬을 전달해 준다.
- 사이질액이 세포를 떠날 때 세포내에서 생성된 노폐물과 단백질 분자를 가져온다. 사이질액의 90% 정도가 모세혈관에서 재흡수되어, 순환기계통으로 다시 보내준다.

Lymph (limf; 림프)는 환류하는 사이질액의 10%를 구성한다. 림프는 전해질과 단백질을 함유한 깨끗하고 물기가 많은 액체이다. 그것은 림프계에서 필수적인 역할을 하며 면역체계와 긴밀하게 협력한다.

- 림프는 세포가 떠날 때 세포내에서 만들어진 단백질 분자를 수집한다. 림프는 세포의 노폐물이나, 병원소 그리고 사멸 세포를 조직으로부터 제거하는 기능을 한다.
- 림프액은 조직내에서 매우 작은 모세혈관으로 들어간 다음 점진적으로 커지는 혈관과 관을 통하여 상행하며 목부위로 흘러 들어갈 때 한방향으로 이동한다.
- 이 단계에서 림프는 미생물 및 질병 침입으로부터 신체를 보호하기 위해 면역 체계와 협력하여 적극적인 역할을 하기 시작한다. 이 기능은 면역체계의 논의에서 설명된다.

림프계통의 구조

STRUCTURES OF THE LYMPHATIC SYSTEM

림프계의 많은 구조가 서로 협력하여 다른 신체계통에서 역할을 수행한다.

림프 순환 Lymphatic Circulation

림프 순환과 혈액 순환은 서로 밀접하게 작용하며 이러한 유사성 때문에 림프 순환은 종종 *secondary circulatory system* (이차 순환계)이라고 한다. 그러나 이 두 순환시스템의 차이점을 이해하는 것도 매우 중요하다. 이 장을 공부하는 동안 **그림 6.1**과 **그림 5.9** 및 **그림 5.10** (동맥 및 정맥 순환)을 5장과 비교하여 보기 바란다.

- 혈액은 심장에서 펌핑하여 관을 통하여 몸 전체로 순환한다. 혈류는 모세혈관을 통해 혈관에서 나오거나 다시 들어가게 되는 열린 순환구조(open system)를 이룬다.
- 림프계통에는 펌프와 같은 기관이 없기 때문에 유체 이동을 위해서는 근육의 펌핑 동작에 의존해야 한다.
- 림프는 한 방향으로만 흐른다. 시작부위에서 림프는 목 기저부의 순환계로 되돌아 올 때까지 위쪽으로 이동한다. 림프가 림프모세관에 들어간 후에는 위쪽방향으로 지속적으로 흘러간다.
- 혈액은 신장에 의해 여과되고, 노폐물은 비뇨기계통에 의해 배설된다. 림프는 림프관을 따라 위치한 림프절에 의해 여과된다. 이러한 림프절은 면역계의 특수한 세포를 포함한다.
- 혈액의 색은 동맥과 정맥을 쉽게 볼 수 있게 한다. 림프는 맑은 액체이기 때문에 림프관은 쉽게 볼 수 없다.

림프모세관 Lymphatic Capillaries

Lymph capillaries **(림프모세관)**은 아주 작고 단단한(한쪽 끝이 막힌) 관이며 몸체표면 근처에 위치하고 림프모세관에는 단지 하나의 세포 정도가 위치할 정도의 크기이다. 이 세포들은 림프가 모세관으로 들어갈 수 있도록 잠시 분리된다. 그런 다음 세포가 닫히면 림프가 위아래로 흐르게 된다(**그림 6.2**).

림프관 Lymphatic Vessels and Ducts

림프액은 림프모세관에서 점차적으로 큰 lymphatic vessel (림프관)로 흐른다. 이들 큰 림프관은 조직내 깊숙히 위치하고 있다. 정맥처럼, 림프관에는 림프의 역류를 막는 밸브가 있다.

큰 림프관은 결국 두 개의 관을 형성하기 위해 함께 모아진다. 각 관은 신체의 특정 부위를 배액하고 림프를 정맥 순환기로 되돌려 준다(**그림 6.1**).

- **Right lymphatic duct** (오른림프관)은 머리와 목의 오른쪽, 몸의 오른쪽 위 4분면, 오른쪽 팔에서 림프를 수집한다. 오른림프관은 오른쪽 빗장밑정맥으로 연결된다. *Subclavian* vein (빗장밑정맥)은 팔의 주된 정맥이 모아지는 부분이다.
- 체내에서 가장 큰 림프관인 **thoracic duct** (가슴림프관[흉관])은 머리와 목의 왼쪽, 몸통의 왼쪽 상단, 왼쪽 팔, 몸통의 아래쪽 전체 및 양쪽 다리에서 림프를 수집한다. 가슴관은 왼쪽 빗장밑정맥으로 연결된다.

림프절 Lymph Nodes

작은 콩 모양의 **lymph node (림프절)**에는 병원체를 파괴할 수 있는 특수한 림프구가 들어 있다. 여과되지 않은 림프가 림프절로 흘러 들어가고 림프구는 박테리아, 바이러스 및 악성 세포와 같은 해로운 물질을 파괴한다. 림프절 내의 추가 구조는 림프를 여과하여 다른 불순물을 제거한다. 이 과정이 끝나면 림프는 림프절을 떠나서 다시 정맥 순환의 일부로 연결된다.

큰 림프관을 따라 400~700개의 림프절이 있으며, 이 중 약 절반이 복부에 있다. 다른 림프절의 대부분은 큰 림프관의 가지에 위치한다. 또한, 인체에는 주요한 림프절의 세 가지 주요 그룹이 있다(**그림 6.1**).

- **Cervical lymph nodes** (SER–vih–kal; 목림프절[경부림프절])은 목 옆쪽에 위치한다(cervic은 목을, –al은 ~에 관련된을 뜻한다).
- **Axillary lymph nodes** (AK–sih–lar–ee; 겨드랑림프절[액와림프절])은 겨드랑이라고 알려진 부위의 팔 아래에 위치한다(axill은 겨드랑이를, –ary는 ~에 관련된을 뜻한다).
- **Inguinal lymph nodes** (ING–gwih–nal; 샅부림프절)은 배 아래의 샅[서혜] 부위에 위치한다(inguin은 샅부를, –al은 ~에 관련된을 뜻한다).

림프구 Lymphocytes

Lymphocytes (LIM–foh–sights; 림프구)는 *lymphoid cells*이라고도 한다. 줄기세포로서 골수에서 형성된다(lymph/o는 림프를, –cytes는 세포를 뜻한다). 림프구는 항체로서 항원으로부터 몸을 방어하기 위해 인체의 장기와 함께 작용한다.

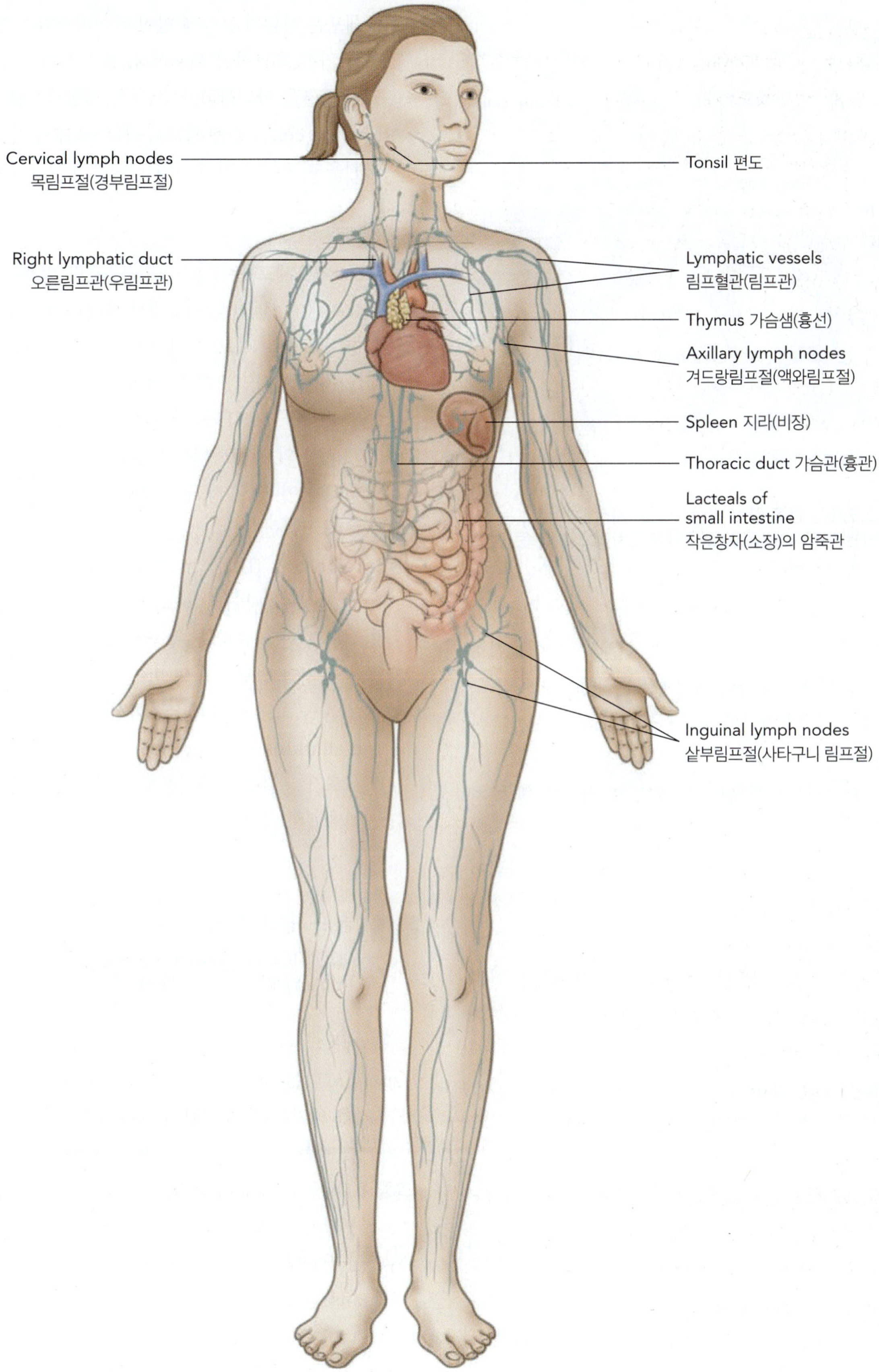

그림 6.1 림프계의 혈관과 기관들: 단, 샅부림프절만 표시했다.

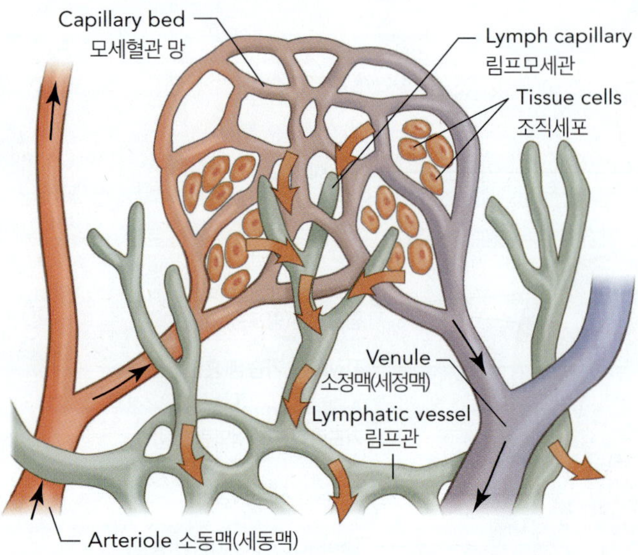

그림 5.5 **림프모세관 한쪽 끝이 막힌 상태로 시작한다. 림프는 모세혈관 벽의 세포 사이로 들어가 점차적으로 더 큰 림프관으로 흐른다.**

- **Antigen** (AN–tih–jen; 항원)은 인체 내의 이물질로 판단되는 모든 물질을 말한다. 이런 물질들은 바이러스, 박테리아, 독소 및 이식된 조직 등을 포함한다.

림프구는 크게 자연살해세포, B 세포, T 세포의 세 가지 유형이 있다.

- 이러한 림프구는 림프 조직에서 더욱 성숙되고 분화되어 체내로 분비된다. *Maturation* (성숙)의 의미는 성숙된다는 것이고, *differentiation* (분화)의 의미는 특이한 기능을 하기 위해서 변형된다는 뜻이다. 이러한 변화로 인해 이러한 림프구는 특정 항원을 공격할 수 있는 특화된 항체로서 작용할 수 있다.
- **Natural killer cells** (NK cells, 자연살해세포)은 바이러스에 감염된 세포 및 암세포를 죽이는 데 중요한 역할을 한다.

B 세포 B Cells

- **B cells (B 세포)**은 *B lymphocytes* (B 림프구)로 알려져 있으며, 항체를 생산하여 분비하는 특수한 림프구이다. 각각의 림프구는 특이한 항체를 만들어 특이한 항체를 파괴할 수 있다.
- B 세포는 혈류의 순환에 있어 바이러스와 미생물에 대항하는 가장 효과적인 세포이다. B 세포가 항원을 만나게 되면 항원을 파괴하고, B 세포는 혈장세포로 분화된다.
- **Plasma cells (혈장세포)**는 B 세포에서 발생하고 특정 항원을 파괴하기 위해 기억된 대량의 항체를 분비한다.

T 세포 T Cells

- **T cells (T 세포)**는 *T lymphocytes* (T 림프구)로 알려져 있으며, 가슴샘(thymus)에서 유래하여 T라고 한다. 이러한 림프구는 세포 매개 면역(cell–mediated immunity)에 중심적인 역할을 한다.
- **Cytokines** (SIGH–toh–kyens; 사이토카인)은 주로 T 세포에 의해 방출되는 인터페론 및 인터루킨과 같은 단백질 군이다. 이 세포는 세포내 신호로 작용하여 면역반응을 시작한다.
- **Interferons** (IFN, **in**–ter–**FEAR**–onz; 인터페론)은 항원, 특히 바이러스 또는 종양 세포의 존재에 반응하여 생성된다. 인터페론은 면역계를 활성화시키고, 증식을 늦추거나 멈추게 하여 바이러스와 싸우며, 다른 세포에 신호를 보내 방어력을 강화시킨다.
- **Interleukins** (**in**–ter–**LOO**–kinz; 인터루킨)은 B와 T 세포가 분열하고 증식하도록 지시하는 것을 포함하여 면역계에서 여러 역할을 한다.

림프계의 추가 구조

ADDITIONAL STRUCTURES OF THE LYMPHATIC SYSTEM

림프계통의 나머지 구조는 림프조직으로 구성된다. 용어 *lymphoid* 라는 것은 림프계 또는 림프 또는 림프조직과 유사한 것을 의미한다. 이러한 구조가 유사한 림프조직으로 구성되어 있지만, 그들의 주요 역할은 면역계와 관련되어 있다 **(그림 6.3)**.

편도 The Tonsils

Tonsils (TON–sils; 편도)는 림프 조직의 집합체로 코와 상부 기관지 주위를 보호하기 위해서 반지모양의 형태로 존재한다**(그림 6.4)**. 편도는 코와 입을 통해 호흡할 때 병원균이 호흡계에 들어가지 못하게 함으로써 면역계에서 중요한 역할을 한다.

- Adenoids (AD–eh–noids; 아데노이드)는 *nasopharyngeal tonsils* 라고도 하며, nasopharynx (코인두)에 위치하고 있다. 코인두는 7장에서 다시 설명한다 **(그림 6.4B)**.
- Palatine tonsils (PAL–ah–tine; 입천장편도)는 기관지의 왼쪽과 오른쪽 부분에 위치하는 것으로 입안을 통해 볼 수 있다. *Palatine* (입천장)은 단단입천장(앞쪽 2/3, 뼈가 있음)과 물렁입천장(뒤쪽 1/3, 뼈가 없음)으로 구성되어 있다**(그림 6.4A)**.
- Lingual tonsils (LING–gwal; 혀편도)는 혀에 존재한다. 그러나 쉽게 볼 수 없다. *Lingual*은 혀에 속한다는 의미이다**(그림 6.4A)**.

가슴샘 The Thymus Gland

Thymus (THIGH–mus; 가슴샘)은 심장의 위쪽에 위치하고 있으며, 가슴샘은 사춘기 동안 최대한 분화하고 나이가 들수록 그 기능이 점차 줄어든다.

- 내분비 시스템의 일환으로, 가슴샘은 림프구가 T 세포로의 성숙을 자극하는 호르몬을 분비한다(13장 참조).
- 면역 체계에 필수적인 T 세포는 혈류와 림프계를 통해 가슴샘을 떠나게 된다.

막창자꼬리[충수] The Vermiform Appendix

Vermiform appendix (막창자꼬리[충수])는 *appendix* 라고도 하며, 큰창자인 막창자의 아래 부분과 연결되어 있다. 수년 동안 그 목적은 알려지지 않았지만, 최근의 연구에 따르면 막창자꼬리는 면역계에서 중요한 역할을 한다고 알려져 있다.

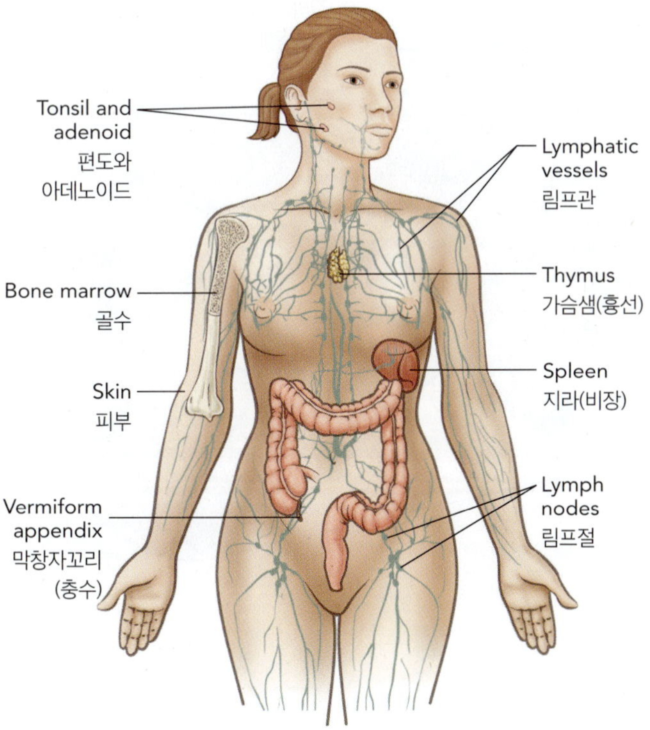

그림 6.3 면역계통은 인체의 많은 계통을 이루는 구조와 연관되어 있다.

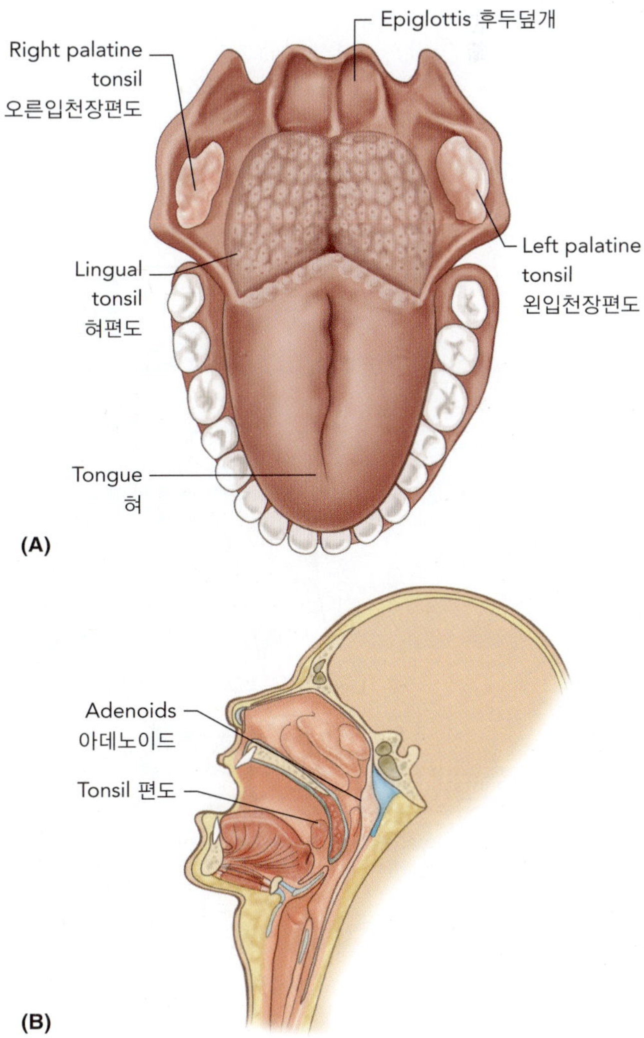

그림 6.4 편도는 호흡기계로 들어가는 주위에 반지(ring) 모양으로 존재한다.

지라 The Spleen

Spleen (지라)는 주머니 모양으로 배의 왼쪽 위 1/4 지점에 위치한 림프조직의 집합체로서, 가로막 안쪽(하단), 위의 뒤쪽(뒤)에 위치하고 있다**(그림 6.5)**.

- 지라는 혈액으로부터 이물질이나 미생물을 여과한다.
- 지라는 림프구와 단핵구 같은 면역계통에서 중요한 역할을 하는 특수한 백혈구를 형성하는 곳이다.
- 지라는 **hemolytic** (hee−moh−**LIT**−ick; 용혈)을 하는 곳인데, 이는 생명주기를 다한 적혈구와 이상이 있는 적혈구를 파괴하는 곳이다(**hem/o**는 혈액을, **−lytic**은 파괴를 뜻한다).
- 지라는 또한 여분의 적혈구를 저장하고 있으며, 순환하는 적혈구와 혈장의 적절한 비율을 유지시킨다.

면역계통의 구조와 기능

FUNCTION AND STRUCTURES OF THE IMMUNE SYSTEM

면역계통의 일차적인 기능은 건강을 유지하고, 유해한 물질로부터 신체를 보호하는 것에 있다.

- *Pathogens* (병원체)는 미생물에 의해 질병이 발생하는 것이다.
- *Allergens* (알레르기원)은 알레르기 반응을 일으키는 물질이다.
- *Toxins* (독소)는 독 또는 유해한 물질이다.
- *Malignant cells* (악성 세포)는 잠재적으로 생명을 위협하는 암세포이다. **주의:** 신체 시스템을 공격할 수 있는 암은 이 장의 뒷부분에서 다룬다.
- 면역계는 이러한 유해물질이 신체에 들어가는 것을 먼저 방지하려고 시도한다. 유해물질이 신체에 침투하면 면역체계가 즉시 이를 파괴하기 시작한다.

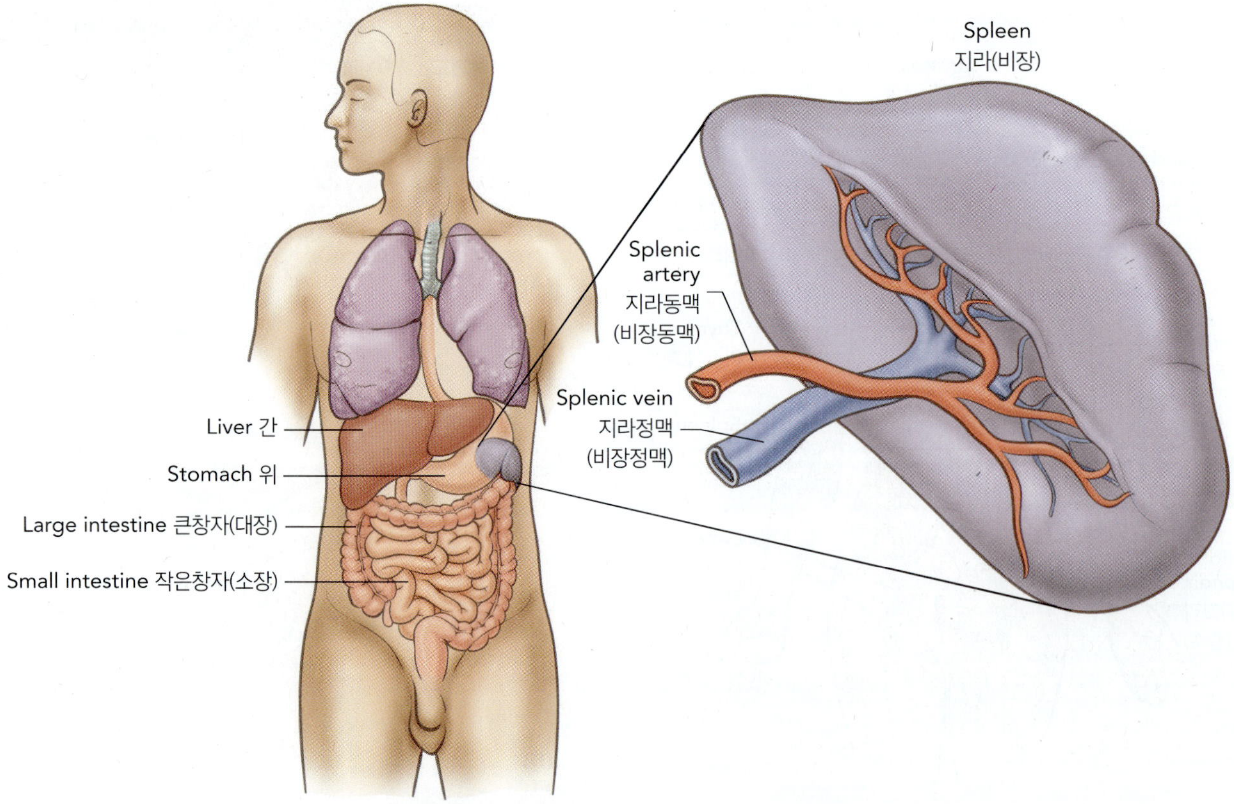

그림 6.5 **지라는 면역계통과 심장혈관계통과 관련된 많은 중요한 기능을 수행한다.**

- 면역계통은 특수 세포 사이에 복잡한 신호 전달 시스템을 사용하여 항원을 확인, 공격 및 기억한다.
- 이것은 항원의 유형에 따라 매우 구체적인 반응을 조정하고 신체 조직과 구별하여 자신을 공격하지 않도록 함으로써 수행된다.
- 일단 항원을 만나면 면역계통의 "기억"은 신체가 그 항원에 대해 보다 효율적인 미래의 방어를 할 수있게 해 준다.

면역계통의 제1방어선

The Immune System's First Lines of Defense

다른 체내의 계통과는 달리 면역계통은 단일 구조의 장기나 혈관을 가지지 않는다. 대신에 면역계통의 기능은 몇 가지의 다른 체내 계통을 가지고 있다.

- Intact skin **(피부)**는 체내로 들어오려고 하는 침투 미생물로부터 체내를 방어하는 물리적인 장벽이다. *Intact* (무손상)이란 의미는 상처, 긁힘, 개방 궤양 또는 피부의 파괴가 없는 상태를 말한다. 피부는 또한 *acid mantle* (산성막)으로 덮여 있어 대부분의 박테리아는 이러한 환경에서는 살 수 없다.
- Respiratory system **(호흡기계통)**에서는 호흡 시 들어오는 이물질을 호흡기계통에 존재하는 코털과 점막이 잡는다. 편도는 목구멍 입구 주변에 보호 고리를 형성한다. 기침이나 재채기는 호흡기계통으로부터 이물질을 바깥으로 보내는 데 도움을 준다.
- Digestive system **(소화기계통)**에서는 산과 효소를 생산하여 음식물을 삼킬 때 또는 섭취할 때 침투하는 이물질을 위에서 파괴한다.
- Lymphatic system **(림프계통)**은 림프절이 체내의 조직으로 들어가는 병원소를 파괴하고, 여과하여 이물질에 대항하게 한다.

항원–항체반응 The Antigen-Antibody Reaction

Antigen–antibody reaction **(항원–항체반응)**은 *immune reaction* (면역반응)으로도 알려져 있으며, 항원과 항체의 결합을 포함한다. 체내로 들어온 병원소를 면역계통이 파괴하는 방법 중 하나이다. 면역계통은 존재하는 어떤 항원에 대해서도 직접적으로 반응한다**(그림 6.6)**.

- Tolerance **(내성)**은 특정 항원에 대해 획득된 무반응을 나타낸다. 이 용어는 또한 반복적인 사용으로 인해 약물에 대한 효과적인 반응의 감소를 설명하기 위해 사용된다.
- Antibody (AN–tih–bod–ee; 항체)는 특이한 항원이 존재할 때 면역계통이 항원과 반응하여 질병을 퇴치하는 단백질을 말한다(접두사 anti–는 반대를 뜻한다). *Antibody* (항체)와 *immunoglobulin* (면역글로불린)은 종종 상호교환적으로 사용한다.

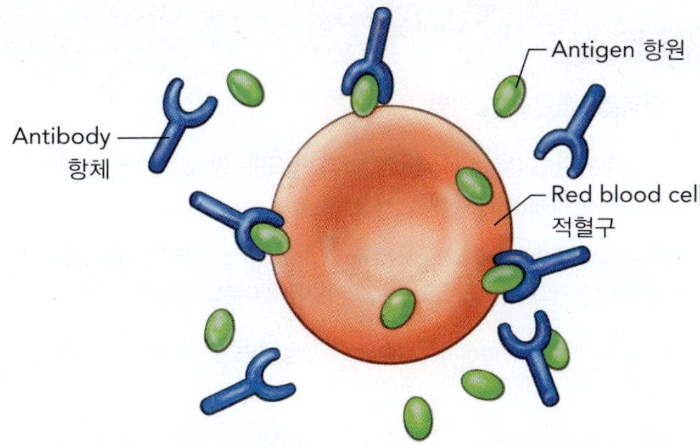

그림 6.6 **항체는 이종항원과 함께 결합해 중화시키고 대식세포에 의해 파괴된다.**

면역글로불린 Immunoglobulins

- Immunoglobulins (im–you–noh–GLOB–you–lins; 면역글로불린)은 특이 항원에서 일어나는 항원–항체 반응이다. 혈장세포에서 분비되는 다섯 종류의 면역글로불린은 항체로도 알려져 있다**(표 6–1)**.

탐식세포 Phagocytes

Phagocyte (FAG–oh–sight; 탐식세포)는 항원–항체 반응의 일부로 작용하는 특이한 백혈구로 세포 파편물, 먼지, 화분, 병원소와 같은 물질을 파괴한다(phag/o는 먹다, 삼키다를, –cyte 는 세포를 뜻한다). *Phagocytosis* (탐식작용)는 이러한 물질을 파괴하는 탐식세포의 모든 과정을 말한다.

- Monocytes **(단핵구)**는 많은 감염성 유기체에 면역학적 방어를 제공하는 백혈구이다. Macrophages (대식세포)는 단핵구가 혈류를 떠나 조직으로 들어간 이후를 말하며, 그러므로 대식세포는 단핵구에서 유래한다. 단

표 6-1

면역글로불린과 그 역할

면역글로불린과 그 역할
면역글로불린 G (*Immunoglobulin G*, **IgG**)는 항체의 가장 풍부한 종류이며, 혈청과 림프에서 발견된다. 이 항체는 세균, 곰팡이, 바이러스 및 이물질에 대해 활성적이다.
면역글로불린 A (*Immunoglobulin A*, **IgA**)는 섭취된 항원에 대해 주로 생산되는 항체이다. 이 항체는 타액, 땀 또는 눈물과 같은 신체 분비물에서 발견되며 바이러스와 박테리아가 대부분의 장기를 덮는 상피 표면에 부착하는 것을 방지한다.
면역글로불린 M (*Immunoglobulin M*, **IgM**)은 순환하는 체액에서 발견되는 항체이다. 이들은 항원에 대한 초기 노출에 대한 반응으로 나타나는 첫 번째 항체이다.
면역글로불린 D (*Immunoglobulin D*, **IgD**)는 B 세포의 표면에서만 발견되는 항체이다. 이 항체는 B 세포 활성화에 중요하다.
면역글로불린 E (*Immunoglobulin E*, **IgE**)는 폐, 피부 및 점막에서 생성되는 항체이다. 이 항체는 알레르기 반응을 일으킨다.

참조: 의약품으로 사용되는 합성 면역글로불린은 이 장의 뒷부분에서 설명된다.

핵구는 대식세포와 수지상세포의 기원이 된다.

- Macrophage (MACK–roh–fayj; 대식세포)는 침입한 세포를 다른 면역계통의 세포와 상호작용하여, 파괴하여 몸을 보호한다(macro–는 크다를, –phage는 잡아먹는 세포를 뜻한다). 대식세포는 또한 죽은 세포를 제거하고 다른 면역세포의 작용을 자극한다.
- Dendritic cells (den–DRIT–ic; 수지상세포)는 감염을 일으키는 항원을 찾기 위해 몸을 순찰하는 특수한 백혈구이다. 그런 세포가 발견되면, 수지상세포는 그것을 잡아서 삼켜 버리고, B와 T 세포가 이 특이 항원에 대해 작용하도록 신호를 보낸다.

보체계 The Complement System

Complement system (KOM–pleh–ment; 보체계)는 복합 단백질로서 일반적으로 혈류에 비활성 상태로 순환한다. 필요한 경우 이들 세포는 병원성 박테리아 및 기타 이물질 세포를 용해하여 제거하는 병원소를 병합하고, 항원을 제거하여 항체의 능력을 보완한다. *Complement* (보체)는 완료하거나 전체를 만드는 것을 의미한다.

면역 Immunity

Immunity (면역)은 특이한 질병에 대한 저항 상태를 말한다. 이러한 저항은 자연적으로 존재할 수도 있고, 획득될 수도 있다.

- Natural immunity (**자연면역**)은 *passive immunity* 라고도 하며, 항원을 투여하거나 질병에 노출되지 않고 존재하는 질병에 대한 내성이다. 출생 전 모체로부터 아기에게 전해진 면역을 말한다. 자연면역은 출생 후에도 존재하며, 산모의 모유가 아기에게로 전달될 때 증강된다.
- Acquired immunity (**후천면역**)은 감염성 질병을 앓은 후 획득한다. 전염성 질병에 대한 예방 접종(*vaccinated*)은 홍역이나 소아마비와 같은 질병에 대해서 실제로 위험을 일으키지 않을 정도로 예방하는 것이다.
- *Vaccine* (**백신**)은 사망 또는 약화된 질병 유발 생물체의 전체 또는 일부로 구성된 항원을 포함하는 제제이다. 파상풍(10장에서 논의됨)과 같은 일부 질병의 경우, 면역의 효과를 유지하기 위해 정기적인 추가접종이 필요하다.
- *Vaccination* (예방접종)은 질병을 예방한다. 그러나 어떤 상황에서는 예방 접종의 효과를 유지하기 위해 정기적인 추가접종이 필요하다.

림프계 및 면역체계와 관련된 의학전문가 MEDICAL SPECIALTIES RELATED TO THE LYMPHATIC AND IMMUNE SYSTEMS

- 림프계와 면역계는 신체의 건강을 보호하고 유지하기 위해 긴밀하게 협력한다. 일부 의료 전문가는 이 두 가지 신체계통에 영향을 미치는 장애를 치료한다. 암은 신체

전체를 공격할 수 있지만 이 장에서 다룬다.

- Allergist (AL–er–jist; 알레르기학자)는 알레르기 반응과 같은 면역학적인 변화의 진단과 치료를 하는 전문가이다.
- Immunologist (im–you–NOL–oh–jist; 면역학자)는 면역계통의 질환에 대해 진단과 치료를 하는 전문가이다(immun/o은 보호된을, –logist는 전문가를 뜻한다).
- Lymphologist (lim–FOL–oh–jist; 림프학자)는 림프계의 질환을 진단하고 치료하는 전문의사이다(lymph/o는 림프선을, –logist는 전문가를 뜻한다).
- Oncologist (ong–KOL–oh–jist; 종양학자)는 암이나 종양 같은 악성종양의 진단과 치료를 하는 전문가이다(onc/o는 암을, –logist는 전문가를 뜻한다).

림프계통의 질병과 진단방법

PATHOLOGY AND DIAGNOSTIC PROCEDURES OF THE LYMPHATIC SYSTEM

- Lymphadenitis (lim–fad–eh–NIGH–tis; 림프절염)은 일반적으로 *swollen glands*라고도 하며, 림프절의 염증이다(lymphaden은 림프절을, –itis 은 염증을 뜻한다). 이러한 림프절과 림프샘이라는 용어는 때로는 상호교환적으로 사용한다. 림프절의 팽창은 종종 감염의 징후이다.
- Lymphadenopathy (lim–fad–eh–NOP–ah–th–ee; 림프절 종창)은 림프절 또는 림프절에 영향을 미치는 모든 질병 과정이다(lymphaden/o는 림프절을, –pathy는 질병을 뜻한다).
- Lymphangioma (lim–fan–jee–OH–mah; 림프관종)은 림프계의 선천성 기형으로 인해 림프관이 비정상적으로 결합되어 형성된 양성종양이다(lymph는 림프를, angi는 림프관을, –oma는 종양을 뜻한다).
- Ruptured spleen **(파열된 지라)**는 일반적으로 복부 타격의 결과로 지라의 덮개가 찢어질 때 발생하는 의학적 응급 상황이다.
- Splenorrhagia (splee–noh–RAY–jee–ah; 지라출혈)은 비장에서 출혈이 있는 것이다(splen/o는 지라를, –rrhagia는 출혈을 뜻한다).
- Splenomegaly (splee–noh–MEG–ah–lee; 비장비대)는 지라의 비정상적인 확대이다(splen/o는 지라를, –megaly는 비대를 뜻한다). 이 상태는 손상으로 인한 출혈, 단핵구증과 같은 감염병 또는 면역계통의 비정상적인 기능 때문에 발생할 수 있다.
- Tonsillitis **(편도선염)**과 tonsillectomy **(편도선 절제술)**은 1장에서 살펴보았다.
- Lymphoscintigraphy (lim–foh–sin–TIH–grah–fee; 림프선조영촬영술)은 림프관의 손상 또는 기형을 감지하기 위해 수행되는 진단검사이다. 방사성 물질이 림프관으로 주입되고 스캐너나 탐침을 이용하여 컴퓨터 화면에서 물질의 움직임을 추적하는 데 사용된다.

림프부종 Lymphedema

Lymphedema (lim–feh–DEE–mah; 림프부종)은 조직 내 림프액의 비정상적인 축적으로 인해 조직이 부어오른 것이다(lymph는 림프를, –edema는 부기를 뜻한다). 이것은 발목을 삔 것과 같은 부상으로 발생하는 부종이 아니라 림프계통의 손상으로 인해 림프가 적절히 배수되지 않는 것이다. 림프액은 단백질이 풍부하기 때문에 병원체가 번성하는 환경에서 림프부종은 종종 감염과 관련이 있다.

- *Primary lymphedema* (일차성 림프부종)은 림프계의 유전적 상태이며, 발에서 시작하여 발목과 다리를 따라 위쪽으로 진행된다. 이 장애는 여성에서 자주 발생하며 사춘기에 증상이 나타나기 시작한다.
- *Secondary lymphedema* (이차성 림프부종)은 암 치료, 수술, 외상 또는 화상으로 인해 가장 흔하게 발생하는 림프관 손상으로 인해 발생한다.
- 일차 및 이차 림프부종에서 가장 흔히 부종을 조절하고 감염을 최소화하기 위한 치료로 압박 및 운동이 보편적으로 사용된다. 이러한 치료법이 도움이 되지만, 현재는 림프부종을 치료하는 것이 불가능하다.
- Bioimpedance spectroscopy (BYE–oh–im–pee–dens; 생체전기저항분광학)은 림프부종을 진단하는 비침습적인 방법이다. 그것은 영향을 받는 팔다리를 통과

하는 전류에 대한 저항을 측정하며 비정상적으로 낮은 결과는 림프의 축적을 보여준다. 초기 단계에서 이 방법으로 진단할 수 있다면 더 이상 악화되지 않을 것이라는 희망이 있다.

면역계통의 질병과 진단방법 PATHOLOGY AND DIAGNOSTIC PROCEDURES OF THE IMMUNE SYSTEM

건강, 나이, 유전에 반응하는 면역계통의 능력에 영향을 미치는 중요한 인자이다.

- *Health* (건강). 건강 악화로 면역체계가 손상되면 건강한 삶을 영위할 수 없다.
- *Age* (나이). 나이가 들수록 일반적으로 더 많은 후천면역을 가지지만, 나이 든 사람의 면역계통은 새로운 항원에 효과적이고 빠르게 대응하지 못한다. 유아와 어린 아이들은 아직 많은 면역을 획득하지 못했고, 그들의 몸은 때때로 면역체계에 대한 도전을 저항하는 데 어려움을 겪는다.
- *Heredity* (유전). 유전자와 유전적 질병은 항체의 형성을 방해하고, 다른 면역세포들도 항원에 대한 반응의 능력이 떨어진다.

알레르기 반응 Allergic Reactions

- **알레르기 반응**은 꽃가루, 음식 또는 동물 비듬과 같은 무해한 알레르기원에 대한 면역계통의 반응이다.
- **Allergy** (**알레르기**)는 *hypersensitivity* (과민반응)으로도 잘 알려져 있으며, 특이한 항원에 대한 체내의 과잉 반응이다. 알레르기성 비염의 경우 공기 중 알레르겐에 대한 알레르기 반응은 7장을 참조한다.
- **Allergen** (AL–er–jen; 알레르기원)은 항원으로 알레르기 반응을 유도할 수 있는 능력이 있다.
- **Localized** (**국소화**) 또는 **delayed allergic response** (**지연 알레르기 반응**)은 *cellular response* (세포성 반응)이라고도 하며, 알레르기원에 접촉이 되면 발진, 피부의 홍반, 가려움증이 발생한다. 예를 들어, 접촉성 피부염은 국소적인 피부의 알레르기 반응의 결과이다(12장 참조). 알레르기원에 처음 노출되었을 때 반응하지 않더라도 민감도는 성립되어, 다시 접촉하게 되면 심각한 증상을 나타낼 수 있다.
- **Systemic reaction** (sis–TEH–mik; 전신성 반응)은 **anaphylaxis** (an–ah–fih–LACK–sis; 과민증) 또는 *anaphylactic shock* 라고도 하는데, 알레르기원에 심각하게 반응한다. **그림 6.7**에서 보여주는 증상은 매우 빨리 진행된다. 적절한 치료가 동반되지 않으면, 수분 안에 죽음에 이르게 한다.
- *Scratch test* (스크래치 검사)는 꽃가루와 돼지풀(라그위드)과 같은 흔히 문제가 되는 알레르기원을 식별하기 위한 진단검사이다. 종창이나 가려움은 알레르기 반응의 지표가 된다(**그림 6.8**).
- *Allergen–specific immunoglobulin E* blood test (알레르겐 특이적 면역 글로불린 E (IgE) 혈액 검사)는 특정 물질에 알레르기가 있는지 여부를 결정하기 위해 때때로 사용된다.
- **Antihistamines** (**항히스타민제**)는 꽃가루 알레르기 및 기타 알레르기에 대한 일반적인 알레르기 증상을 완화 또는 예방하기 위해 투여되는 약물이다. 항히스타민제는 알레르기 반응의 가려움증, 재채기, 콧물 및 눈물을 일으키는 신체에서 생성되는 물질인 *histamine* (히스타민)의 효과를 막음으로써 작동한다.

자가면역장애 Autoimmune Disorders

Autoimmune disorder (aw–toh–ih–MYOUN; 자가면역장애)는 *autoimmune disease* 라고도 하며, 면역계통이 자기 자신의 조직에 대한 항체를 생산하고, 건강한 세포, 조직 또는 기관을 항원으로 착각하는 조건을 특징으로 하는 질병이다.

- 면역계의 이러한 비정상적인 기능은 유전적으로 전해진 것으로 보이며 가임기 여성에서 주로 발생한다.
- 미국인의 3%는 자가 면역 질환이 있는 것으로 추산되며, 여성은 남성보다 2.7배 더 자주 나타난다. 자가면역질환은 대부분의 신체 시스템에 영향을 준다. 자세한 내용은 **표 6–2**에 언급된 각 신체계통에 대한 장을 참조한다.

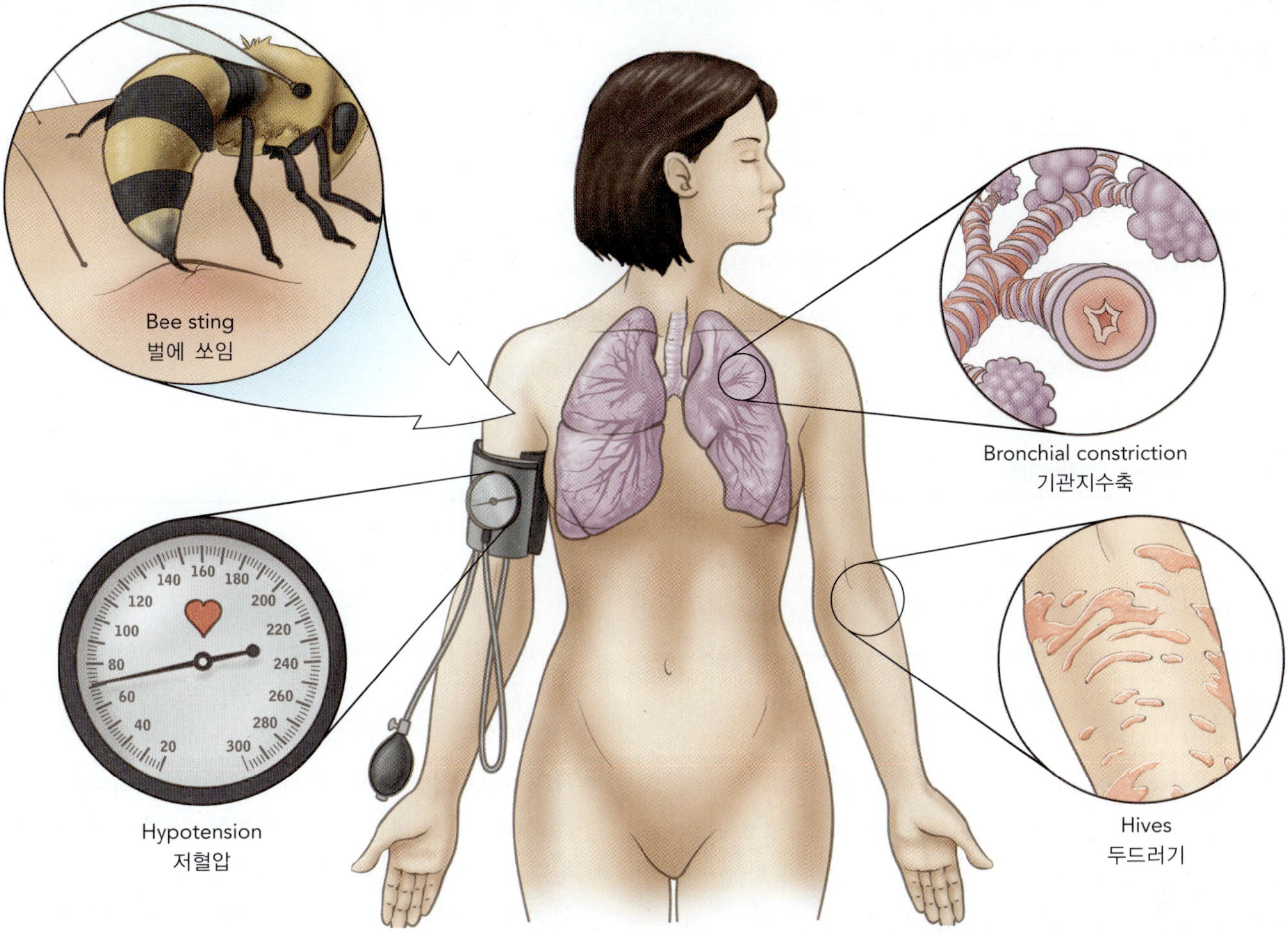

그림 6.7 심각한 아나필락시스 알레르기 반응은 여러 신체계통에 영향을 주며 즉각적인 치료가 필요하다. 그림은 벌에 쏘였을 때 나타나는 다양한 반응이다.

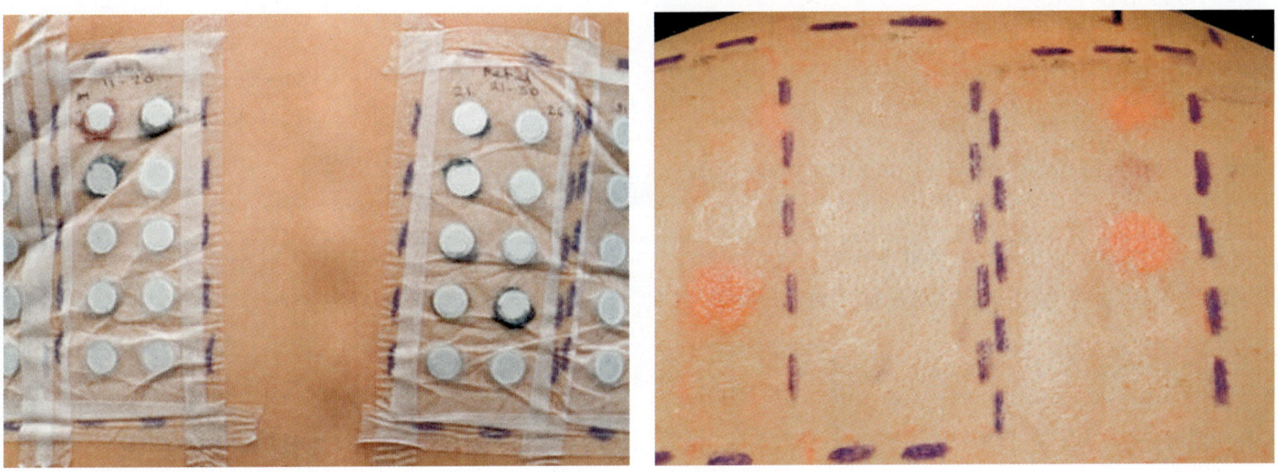

그림 6.8 스크래치 검사법. 알레르기원을 피부에 놓고, 피부를 긁으면 알레르기원이 피부에 표시(labeled)된다. 일반적으로 반응은 20분 안에 일어난다.

표 6-2

자가면역성 질환과 인체의 계통에 미치는 영향

체계	자기면역질환
Skeletal System 골격계통	관절과 결합조직에 류마티스 관절염(*rheumatoid arthritis*)
Muscular System 근육계통	신경과 근육 시냅스에 중증근무력증(*myasthenia gravis*)
Cardiovascular System 심혈관계통	적혈구에 악성빈혈(*pernicious anemia*)
Digestive System 소화기계통	창자, 돌창자, 빈창자에 크론병(*Crohn's disease*)
Nervous System 신경계통	뇌와 척수에 다발성 경화(*multiple sclerosis*)
Integumentary System 피부계통	피부와 결합조직에 피부경화증(*scleroderma*)
Endocrine System 내분비계통	갑상선에 그레이브스병(*Graves' disease*)

면역결핍장애 Immunodeficiency Disorders

Immunodeficiency disorder (im-you-noh-deh-FISH-en-see; 면역결핍장애)는 면역계통의 하나 또는 그 이상의 일정 부분이 없어지거나 적당히 기능을 하지 못할 때 일어난다. 면역 반응 따위가 제대로 발휘되지 못하는 상황(*compromised*)은 약화되었거나 제대로 기능하지 못함을 의미한다.

- Severe combined immunodeficiency (**심한 복합 면역 결핍증**; SCID)은 면역계의 이상으로 감염에 대해 감수성이 증가되고 감염이 심해지는 유전병이다. 희귀한 경우라도, 지금은 유아의 신생아 선별검사의 일부로 시행된다.

사람 면역결핍 바이러스

HIV: Human Immunodeficiency Virus

Human immunodeficiency virus (im-you-noh-deh-FISH-en-see; 사람 면역결핍 바이러스)는 *HIV*라고도 알려져 있으며, 바이러스가 면역계통의 T 세포를 손상시키거나 죽여 인체에 많은 생명을 위협하는 기회 감염을 일으킬 위험이 있다(**그림 6.9**).

- Opportunistic infection (op-ur-too-NIHS-tick; 기회감염)은 일반적일 때는 질병을 일으키지 않으나, 숙주의 다른 상태(면역능력이 낮은 상태)에서는 질병을 일으키는 병원소를 말한다. *Debilitated* (쇠약)은 다른 상태에 의해 약화되는 것이다.
- Acquired immunodeficiency syndrome (후천성면역결핍증)은 *AIDS* (에이즈)로 잘 알려져 있으며, HIV 감염의 가장 발달되고 치명적인 단계이다.
- HIV 치료에는 항레트로 바이러스 약물(antiretroviral drugs)을 병용해야 하기 때문에 "칵테일"이라고도 한다. HIV에 대한 치료법은 없지만 이 약제는 질병이 면역계에 미치는 영향을 통제하는 데 도움이 된다.
- Kaposi's sarcoma (KAP-oh-seez sar-KOH-mah; 카포시 육종)은 HIV와 관련이 있는 기회감염의 예이다. 이 암은 입, 코, 목의 안쪽에서 또는 다른 장기에서 비정상적인 조직의 덩어리가 피부 아래에서 자라게 한다.
- ELISA (**엘리사**)는 *enzyme-linked immunosor-bent assay* (효소 연결 면역측정법)으로 HIV 항체가 혈중에 존재하는지 선별검사 방법이다. 뿐만 아니라 라임병(Lyme disease) 및 기타 감염성 질병을 예방한다.
- Western blot test (**웨스턴 블럿 검사**)는 ELISA 검사보다 더 정확한 결과를 보여주는 혈액검사이다. ELISA 검사에서 HIV가 양성으로 나오면 웨스턴 블럿을 실시하며, 이 검사는 진단에 대한 확인검사이다. ELISA 검사에서 간혹 위양성(*false positive*; 거짓양성) 결과가 나오는데 위양성은 정확한 검사 결과가 아니므로 HIV가 존재하지 않더라도, HIV가 있는 것처럼 나타나는 것이다.

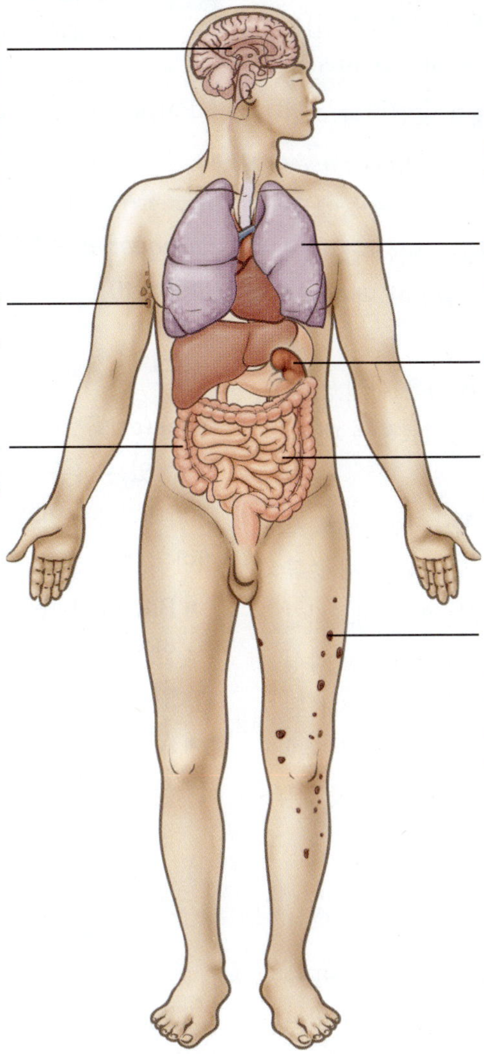

그림 6.9 AIDS와 관련된 질환

면역계통의 치료
TREATMENT OF THE IMMUNE SYSTEM

면역계통의 질환의 증상을 교정하거나 조절하기 위한 다양한 치료방법이 있다.

면역치료 Immunotherapy

Immunotherapy (ih–myou–noh–THER–ah–pee; 면역치료)란 *biological therapy* (생물학적 치료)라고도 하며, 면역반응을 자극하거나, 억제하는 방법으로 질병을 치료하는 방법이다(immun/o는 면역을, –therapy는 치료를 뜻한다).

- 암의 치료에는 면역반응을 자극하여 악성 암종을 사멸시키게끔 하는 면역치료를 선택한다. *Stimulate* (자극)은 더 큰 활동을 일으키는 것을 의미한다.
- 알레르기 치료에서 면역 요법은 특정 알레르겐에 대한 신체의 민감도를 억제하는 데 사용된다. *Repress* (억압)은 정상적인 반응을 줄이거나 중단하는 것을 의미한다. 이 치료는 또한 알레르기 탈감작*(allergy desensitization)*으로 알려져 있다.

항체치료 Antibody Therapy

- Synthetic immunoglobulins **(합성 면역글로불린)**은 *immune serum* (면역 혈청)으로 잘 알려져 있으며, 여러 종류의 간염 바이러스와 광견병을 포함하여 어떤 바이러스에 대항하여 후기에 방어하는 것이다. *Post-exposure* (후노출)은 환자가 광견병이 있는 동물에 물린 경우와 같이 바이러스에 노출된 것을 의미한다. 이 치료의 목표는 일시적 면역을 제공하여 질병이 발병되는 것을 예방하는 것이다.
- Synthetic interferon **(합성 인터페론)**은 다발성 골수종, C형 간염 그리고 일부 암세포를 치료하는 데 사용한다.
- Monoclonal antibodies **(단클론 항체)**는 특정 세포 클론의 동일한 자손에 의해 실험실에서 생산 된 항체 종류이다. 이러한 인위적으로 생산된 항체는 일부 비호지킨 림프종, 흑색종, 유방암 및 결장암을 비롯한 특정 악성 종양에 대한 환자의 면역 반응을 향상시키는 데 사용된다. *Monoclonal* (단일 클론)이란 세포의 단일 클론과 관련이 있음을 의미한다. 여기에서 사용된 *clone* (클론)은 하나의 박테리아 그룹의 정확한 복제품이다.

면역억제 Immunosuppression

Immunosuppression (im-you-noh-sup-PRESH-un; 면역억제)는 항원에 의해 자극되는 면역계통에서 면역 반응의 능력을 방해하는 데 사용된다.

- Immunosuppressant (im-you-noh-soo-PRES-ant; 면역억제제)는 체내의 일반적인 면역반응을 감소시키거나 막는 물질로서, 장기공여자의 거부반응과 자가면역질환의 방지에 사용된다.
- Corticosteroid drug (kor-tih-koh-STEHR-oid; 코티코스테로이드 약제)는 항-염증뿐만 아니라 면역억제에 일차적으로 사용하는 호르몬 같은 물질이다. 코티코스테로이드의 자연적인 생산은 13장의 내분비계통에서 설명한다.
- Cytotoxic drug (sigh-toh-TOK-sick; 사이토톡신)은 세포를 죽이거나 해를 입히는 것이다(cyt/o는 세포를, tox는 독을, -ic는 ~에 관련됨을 뜻한다). 이 약제는 면역억제제나 항종양제로 사용되는 약제이다.

질병을 일으키는 미생물
PATHOGENIC ORGANISMS

Pathogen (PATH-oh-jen; 병원소)는 질병을 일으키는 미생물을 가리킨다. *Microorganism* (미생물)은 살아있는 균주로서 현미경으로만 볼 수 있는 작은 생명체이다. *Pathogenic* (병원성)은 질병을 일으킬 수 있음을 의미한다 (그림 6.10).

세균 Bacteria

Bacteria (back-TEER-ee-ah; 세균)은 현미경으로 볼 수 있는 균주 중 하나이다(단수형, *bacterium*). 대부분의 박테리아는 인체에 해롭지 않다. 다음 목록은 병원성 박테리아 중 일부를 보여준다.

- Bacilli (bah-SILL-eye; 막대균[간균])은 막대기 모양의 포자 생성 세균(단수형, *bacillus*)이다(bacilli는 긴 막대형을 뜻한다).
- Anthrax (AN-thraks; 탄저병)은 *Bacillus an-*

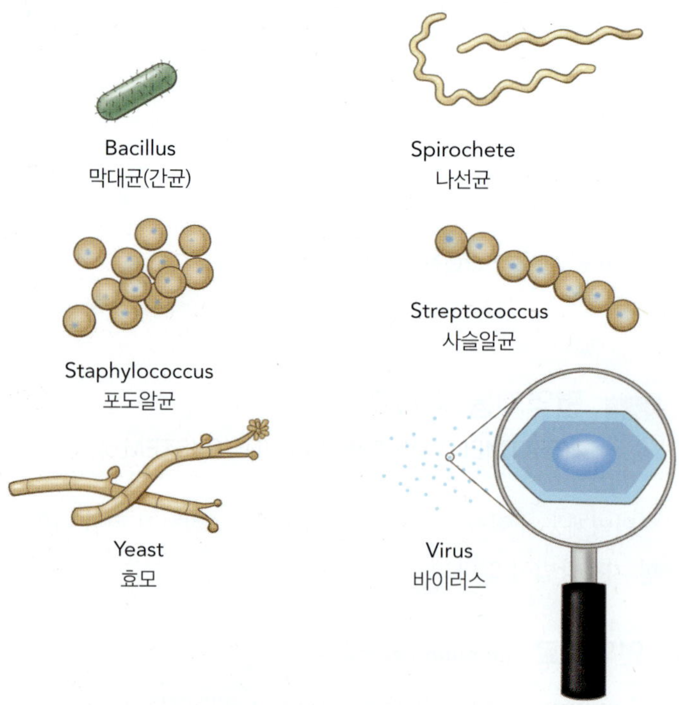

그림 6.10 병원소의 종류
오른쪽 아래 단일바이러스를 확대하여 그 구조에 대한 세부사항을 모식화하였다.

*thracis*에 감염된 가축을 통해 전염될 수 있는 전염성 질병이다. 실험실에서 자란 포자는 생물학적 전쟁에 사용되었다.

- Rickettsia (rih–KET–see–ah; 리켓치아)는 이, 벼룩, 진드기에서 살아가는 작은 미생물이다(복수형, *rickettsiae*). *Rocky Mountain spotted fever* (록키산 열의 원인균)인 리켓치아는 감염된 진드기에 물려 인체에 감염이 발생한다.
- Spirochetes (SPY–roh–keets; 나선균)은 나선 형태의 세균으로서 유동적인 세포벽을 가지고 있어 움직임이 좋다.
- Lyme disease (LIME; **라임 병**)은 spirochete *Borrelia burgdorferi*에 감염된 사슴과 접촉한 진드기에 물려 인간에게 감염된다. 처음 진단된 코네티컷 주의 Old Lyme에서 기원하였다. 라임 병의 증상으로는 발열, 두통, 피로감, 홍진으로 알려진 피부 발진이 있다. 이 병은 치료하지 않으면 관절, 심장 및 신경계로 퍼질 수 있다. 또한 매독은 나선균(spirochetes)에 의해 발생한다(14장 참조).
- Staphylococci (staf–ih–loh–KOCK–sigh; 포도알균[포도상구균])은 불규칙한 포도송이 모양 미생물이다(staphyl/o는 포도의 무리 또는 낱단을, –cocci는 구형 박테리아를 뜻한다)(단수형, *staphylococcus*). 대부분의 포도상 구균은 무해하며 사람과 다른 유기체의 피부와 점막에 정상적으로 존재한다. 그러나 어떤 사람에게는 매우 심각한 감염을 일으킬 수 있다.
- *Staphylococcus aureus* (staf–ih–loh–KOCK–us OR–ee–us; 황색포도알균, 황색포도구균)은 포도상 구균으로도 알려져 있으며 독성 쇼크 증후군이나 식중독과 같은 심각한 문제를 일으키는 상처를 감염시키는 포도상 구균의 한 형태이다.
- Streptococci (strep–toh–KOCK–sigh; 사슬알균[연쇄상구균])은 연쇄상 형태를 이룬다(strept/o는 꼬인 사슬을, –cocci는 구형 박테리아를 뜻한다)(단수형, *streptococcus*). 많은 연쇄상 구균종은 무해하다. 그러나 이 그룹의 다른 종류는 연쇄상 구균 인두염, 뇌막염(10장 참조), 심장 내막염(5장 참조) 및 괴사성 근막염(12장 참조)과 같은 심각한 질병의 원인이 된다.

항생제 내성 세균 Antibiotic-Resistant Bacteria

항생제 내성 세균은 항생제가 목표로 하는 모든 박테리아를 죽이지 못할 때 발생한다. 이것이 생기면 살아남은 박테리아가 이 특정 항생제에 내성을 갖게 된다. 일차 항생제에 대한 내성균이 점점 더 많아짐에 따라 질병이 오래 지속되고 합병증과 사망 위험이 높아지므로 결과가 심각하다.

원래 이 감염은 원내(병원 또는 클리닉)였지만, 현재 이 항생제 내성 박테리아는 일반인에게서 점점 더 흔해지고 있다.

일반적으로 *MRSA*로 알려진 Methicillin–resistant *Staphylococcus aureus*는 현재 대부분의 항생제에 내성을 보이는 몇 가지 유형의 박테리아 중 하나이다.

- MRSA의 첫 번째 증상은 검은색 상부가 있는 작고 붉은색 융기처럼 보인다. 이러한 융기는 조만간 치료가 필요한 농양이 된다.
- MRSA 감염은 심각하고 치료가 어렵고 치명적일 수 있으며 피부의 균열이 세균이 진입을 허용하면서 반복적으로 발생한다. 이러한 감염은 일반 인구에서 점차 증가하고 있다.

곰팡이와 효모 감염 Fungus and Yeast Infections

Fungus (FUNG–gus; 곰팡이)는 단순한 기생형 식물이다. 이러한 식물들 중 어떤 것들은 인체에 해를 미치며, 다른 것들은 병원소가 되는 것들도 있다(단수형, *fungi*). 일반적으로 *athlete's foot* (무좀)으로 알려진 tinea pedis는 발가락 사이에 발생하는 진균 감염이다(12장 참조).

Yeast (**효모**)는 곰팡이의 일종이다. 한 예로 candidiasis (kan–dih–DYE–ah–sis; **칸디다증**)이 있는데, 이는 *yeast infection* (효모 감염)으로도 알려져 있다(관련된 곰팡이는 베이킹에 사용된 *saccharomycetaceae*과는 관련이 없다). 효모감염은 질이나 입과 같은 따뜻하고 촉촉한 부위의 피부 또는 점막에 발생하며 병원성 효모인 칸디다균에 의해 발생한다. *Oral thrush* (구강 아구창)은 입안에서 발생하는 효모 감염이며, *vaginal candidiasis* (질 칸디다증)은 질에서 발생한다(14장 참조).

기생충 Parasites

Parasite (PAR–ah–sight; 기생충)은 식물이거나 동물로서 살아 있는 생명체에 살고 있는 것을 말한다.

- **Malaria** (mah-LAY-ree-ah; 말라리아)는 어떤 특이한 모기의 체내에 사는 기생충에 의해 생기는 질환으로 감염된 모기가 흡혈을 함으로써 인체에 감염된다. 증상은 감염 후 1~4주 후에 발생하며 발열, 떨림, 오한, 두통, 근육통 및 피로를 포함한다.
- **Toxoplasmosis** (tock-soh-plaz-MOH-sis; 톡소플라즈마증)은 오염된 동물 배설물과의 접촉에 의해 애완동물에서 인간으로 전파되는 가장 일반적인 기생충이다. 임신한 여성의 이러한 감염은 발육 중인 어린이에게 소두증(*microcephalus*, 비정상적으로 작은 머리와 뇌가 발달되지 않은 사람) 또는 뇌수종(*hydrocephalus*, 뇌의 심실에 과잉으로 뇌척수액이 축적됨)과 같은 질병을 유발할 수 있으므로 이러한 접촉을 피해야 한다.

바이러스 감염 Viral Infections

Viruses (VYE-rus-ez; 바이러스)는 아주 작은 감염성 물질로 세포를 뚫고 들어가 사는 생물체이다. 세포 안에서는 바이러스 입자가 복제를 하여 세포를 파괴한다. 새롭게 생성된 바이러스는 세포 밖으로 분비되어 다른 건강한 세포에 감염된다.

- **Ebola** (ee-BOH-lah; 에볼라)는 에볼라 바이러스에 감염된 체액과의 접촉으로 전염되는 희귀하고 치명적인 질병이다. 에볼라는 증상이 나타날 때 전염될 수 있다. 노출 21일 이내에 나타나는 초기 증상에는 고열, 구토 및 설사가 포함된다. 만기 증상은 다량의 내부 출혈과 기관 파괴이다.
- 일반적으로 *flu* (독감)으로 알려진 **influenza** (in-floo-EN-zah; **인플루엔자**)는 대개 계절 유행성으로 발생하는 매우 전염성이 강한 바이러스성 호흡기 감염이다. 독감 증상으로는 열, 인후통, 근육통, 기침, 콧물, 피로 등이 있다. 합병증에는 폐렴이 포함될 수 있다. 백신은 가장 흔한 인플루엔자에 대해 매년 예방 접종을 받을 수 있다.
- **Measles** (**홍역**)은 급성으로 루베올라(rubeola) 바이러스에 의해 매개되고, 전염성이 매우 강하며, 호흡기계에 의해 전파된다. 증상으로는 몸 전체에 붉고 가려운 발진, 고열, 콧물, 기침 등이 있다. 홍역의 심각한 합병증에는 빛에 대한 민감도가 높은 *photophobia* (빛공포증)이 포함될 수 있다.
- **Mumps** (**귀밑샘염[이하선염]**)은 귀밑의 귀밑샘의 비대가 나타나는 급성 바이러스성 질환의 특성이 있다. 귀밑샘은 얼굴에서 귀의 바로 앞에 위치해 있다. 성인에서 귀밑샘염은 또한 난소 또는 고환의 통증이 있는 종창을 유발할 수 있다.
- **Rubella** (roo-BELL-ah; 풍진)은 *German measles* (독일 홍역)이나 *three-day measles* (3일 홍역)으로도 잘 알려져 있으며, 열과 광범위한 적색 발진의 특징을 보인다. 산모가 임신 초기에 감염되면, 태아의 선천성 결함을 일으킬 수 있다.
- **Measles, mumps, and rubella vaccination** (MMR; 홍역, 유행성 이하선염 및 풍진 백신 접종)은 이 세 가지 바이러스성 질병을 예방할 수 있으며 어린 시절에 투여해야 한다.
- **Rabies** (RAY-beez; 광견병)은 급성 바이러스성 감염으로, 감염된 동물의 혈액이나 조직 또는 침에 의해 전파된다. 감염된 동물은 *rabid* (광견병)이라고 한다. 위험이 의심되는 경우, 즉시 검사를 받아야 노출 후 치료(post-exposure treatment)가 가능한 한 빨리 시작될 수 있다. 검사와 치료가 없다면 광견병의 징후와 증상은 보통 30일에서 90일 사이에 발생하며 일단 증상이 나타나면 광견병은 거의 항상 치명적이다.
- **West nile virus** (**웨스트 나일 바이러스**)는 모기에 물려서 사람에 전파된다. 경미한 경우 독감과 증상이 비슷하다. 적절한 치료를 하지 않으면, 염증이 뇌와 척수에까지 퍼지게 된다. 웨스트 나일 바이러스(West Nile virus)는 플라비 바이러스(*Flavivirus*) 속에 속하며, 모기에 기생하는 열대성 질병인 뎅기열을 일으키는 바이러스도 포함된다.

헤르페스 바이러스 Herpesviruses

수두대상바이러스를 포함하는 헤르페스 바이러스 그룹은 엡스타인 바 바이러스(*Epstein-Barr*), 거대세포 바이러스(*cytomegalovirus*), 단순포진 바이러스(*herpes simplex*)가 있으며 인간에게 다양한 질병을 일으킨다.

- **Cytomegalovirus** (CMV, sigh-toh-meg-ah-loh-VYE-rus; 거대세포 바이러스)는 대부분의 체액에서 발견된다(**cyt/o**는 세포를, **megal/o**는 큰 것을, **vir**는 바이러스를 뜻하고, **-us**는 단수 명사형 어미이

다). 약화된 면역 체계 또는 그것이 어머니로부터 태아에게 전달될 때는 심각한 손상을 주지만 대부분의 경우 징후가 없거나 *silent infection* (무증상감염)으로 나타난다. 이러한 감염은 자녀에게 심각한 선천성 장애를 일으킬 수 있다.

- Varicella (var–ih–SEL–ah; 수두)는 *chickenpox*라고도 하며, 헤르페스 바이러스인 *Varicella zoster*에 의해 유발되며, 이 상태는 열과 발진이 특징이다. 이러한 발진은 수백 개가 생기고 가려우며, 액체로 채워진 발진은 파열되고 껍질을 형성하는 물집을 형성한다 (그림 6.11A).
- Herpes zoster (HER–peez ZOS–ter; 대상포진)은 *shingles*라고도 하며, 이는 급성 바이러스성 감염으로 감염된 신경경로를 따라 고통스러운 피부 발진이 나타난다(그림 6.11B). 이 염증은 휴면하고 있던 수두바이러스가 나중에 다시 활성화되어 나타난다. 백신을 사용할 수 있는데, 백신은 대상포진 예방에 도움이 되며 60세 이상 성인에게 권장된다.
- *Postherpetic neuralgia* (대상포진 후 신경통)은 대상포진에 의해 신경섬유가 손상된 경우이며, 이러한 통증은 매우 심하고 지속적이다.
- Infectious mononucleosis (mon–oh–new–klee–OH–sis; 감염성 단핵구증)은 *mono* (모노)라고도 하며, 엡스타인 바 바이러스 감염에 의한다. 이 상태는 열, 인후통 및 림프절의 확대로 특징지어진다. 지라의 부기 또는 간 손상으로 발전할 수 있다.

감염을 조절하는 약제

Medications to Control Infections

- Antibiotics (**항생제**)는 병원성 미생물을 죽이거나 억제시키는 능력을 가진 물질이다(anti–는 대항하다를, bio는 생활을, –tic은 ~에 관련된을 뜻한다). *Inhibit* (억제)란 미생물을 천천히 성장시키거나 분화되게끔 하는 것이다. 항생제는 미생물 감염에 방어하는 기전이지

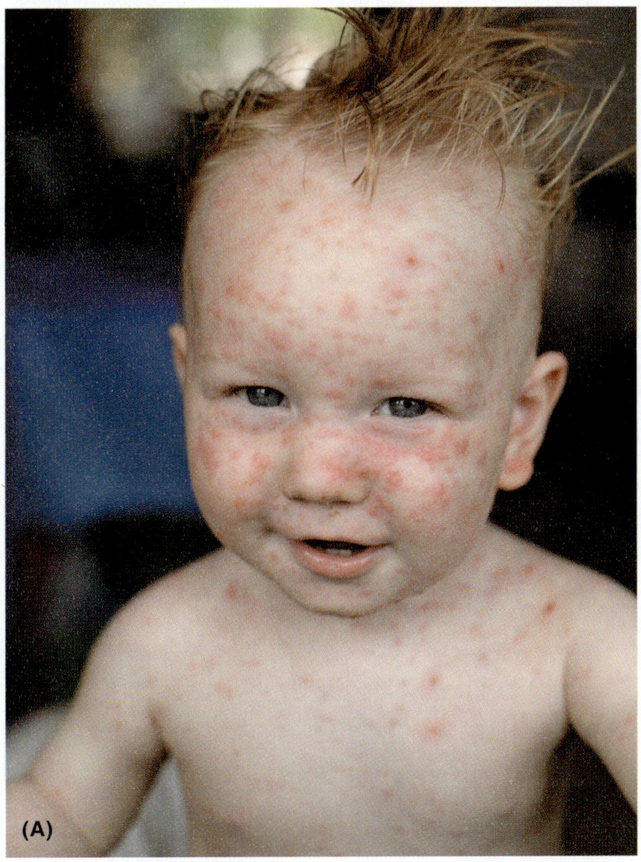
(A)

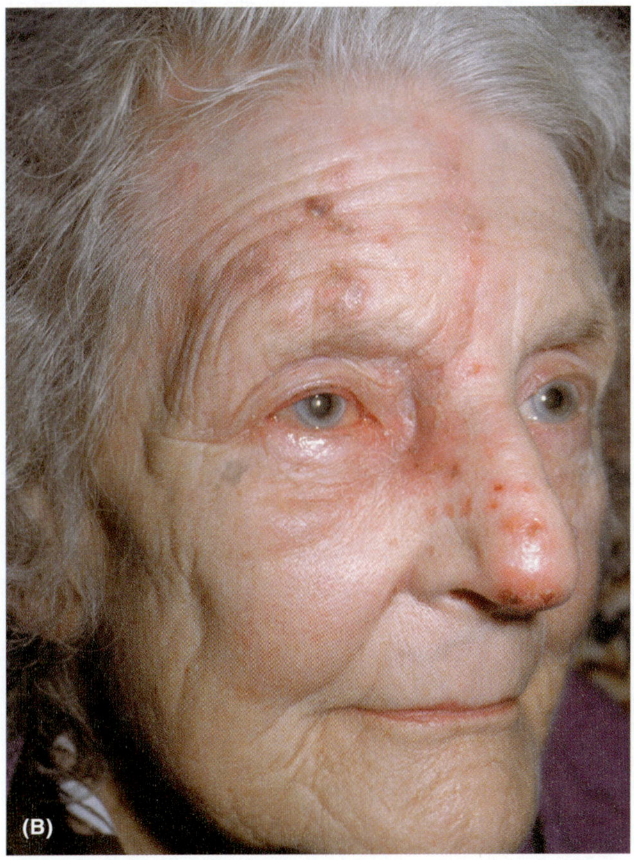
(B)

그림 6.11 수두 (A)는 수두 대상포진 바이러스에 의해 발생한다. 수포성 대상포진 바이러스는 대상포진으로 나타날 때까지 휴면 상태가 될 수 있다(B).

만, 바이러스에 대한 방어기전은 없다.

- Bactericide (back–TEER–ih–sighd; 항균제)란 미생물을 죽이는 물질을 말한다(bacteri는 박테리아를, –cide는 죽음의 원인을 뜻한다). 페니실린이나 세팔로스포린과 같은 항생제의 그룹을 포함한다.
- *Bacteriostatic* (정균)이란 미생물의 성장을 멈추거나 억제시키는 것을 말한다(bacteri는 박테리아를, –static은 억제하는 원인을 뜻한다). 테트라사이클린, 설폰아마이드, 에리스로마이신을 포함한다.
- Antifungal (an–tih–FUNG–gul; 항진균제)는 진균의 성장을 억제하거나 진균을 없애는 물질을 말한다(anti–는 대항하다를, fung는 진균류를, –al은 관계함을 뜻한다). 로트리민은 전형적인 항진균제의 표본으로, 발백선증의 치료에 사용된다. 이러한 종류의 치료는 *antimycotic* (an–tih–my–KOT–ick; 항진균제)로도 잘 알려져 있다.
- 아시클로버와 같은 antiviral drug (an–tih–VYE–ral; 항바이러스제)는 바이러스성 감염의 치료나 면역을 증진시키는 물질이다(anti–는 대항하다를, vir는 바이러스를, –al은 ~에 관련된을 뜻한다).

종양학
ONCOLOGY

Oncology (ong–KOL–oh–jee; 종양학)은 종양과 암의 치료, 원인 및 예방에 관한 내용을 다루는 것이다(onc/o는 암을, –logy는 ~에 대한 연구를 뜻한다). 대부분의 암은 체내의 제일 처음 암이 시작된 곳의 이름을 따서 만들었다. 암은 체내 전체에 퍼질 수 있으며, 미국에서 사망에 이르는 질환 중 두 번째로 많은 질환이다.

종양 Tumors

Tumor (종양)은 neoplasm (신생물, 종양)으로도 잘 알려져 있으며(neo–는 새로운을, –plasm은 형성을 뜻한다), 세포의 분화가 잘못 조절되어 새로운 비정상적인 조직이 형성이 되는 것으로, 비정상적인 빠른 성장 속도와 진행성이 된다.

Benign tumor (양성 종양)은 암을 형성하지 않으며, 생명에 위협을 주지는 않는다. Benign (bee–NINE; 양성)은 이 유형의 종양이 자라면서 인접 구조에 압력을 가함에 따라 손상을 입힐지라도 생명을 위협하지는 않는다는 것을 의미한다.

Myoma (my–OH–mah; 근종)은 근육 조직에 생긴 양성 종양에 의해 생기는 질환이다(my는 근육을, –oma는 종양을 뜻한다).

Malignant tumor (악성 종양)은 암을 형성한다. 그것은 다른 신체계통을 포함하여 먼 곳의 신체 부위로 퍼질 수 있으며 잠재적으로 생명을 위협한다. Malignant (mah–LIG–nant; 악성)이라는 의미는 진행되어 아주 안 좋은, 그리고 생명에 위협을 주는 의미이다.

Myosarcoma (my–oh–sahr–KOH–mah; 근육육종)은 근육조직에서 유래된 악성 종양의 예이다(my/o는 근육, sarc는 육(살)을, –oma는 종양을 뜻한다).

- Angiogenesis (an–jee–oh–JEN–eh–sis; 혈관신생)은 악성 종양 세포가 스스로 혈관을 형성하는 과정을 말한다(angi/o는 혈관을, –genesis는 재생을 뜻한다).
- Antiangiogenesis (an–tih–an–jee–oh–JEN–eh–sis; 항혈관신생)은 종양으로 공급되는 혈관을 파괴하는 암치료법의 한 형태이다(anti–는 대항하다를, angi/o는 혈관을, –genesis는 재생을 뜻한다).

암 Cancer

암은 조절되지 않는 세포 분열 그리고 이 세포가 인접한 조직으로의 직접적인 성장을 통한 침입 또는 전이에 의한 먼 위치로 퍼지면서 다른 조직을 침범하는 능력에 의해 특징 지어지는 질병의 한 종류이다.

- Metastasize (meh–TAS–tah–sighz; 전이)란 동사로서 암세포가 한 자리에서 다른 자리로 이동되어 간다는 것을 말한다. 암은 때로는 발생부위에서 이동하여 종종 순환기 또는 림프계통을 통해 이차부위로로 전이(퍼짐)한다. 전이성 종양의 가장 흔한 부위는 뼈, 간, 폐이다.
- Metastasis (meh–TAS–tah–sis; 전이)란 명사로서, 암이 새로운 부위로 퍼지는 과정에서 생긴다는 의미이다(복수형, *metastases*). 전이는 같은 체내의 계통이나 또는 초기 위치로부터 다른 체내의 계통에 생긴다는

의미이다. *Metastasis*는 라틴어로 이동(transition)을 의미한다.

암종 Carcinomas

Carcinoma (kar-sih-NOH-mah; 암종)은 악성 종양으로서 상피조직에서 발생한다(carcin은 암을, -oma는 종양을 뜻한다)(그림 6.12). 상피조직은 체내의 안과 바깥의 모든 표면을 덮어 보호하는 기능을 한다.

- 암종은 체내의 어떤 부분이나 어떤 장기에도 영향을 미쳐 화생세포를 형성하는 경향이 있다. *Infiltrate*란 침투를 의미한다.
- Carcinoma in situ (kar-sih-NOH-mah in SIGH-too; 상피내암, 제자리암종)도 원래 발생부위에 있는 악성 종양으로 주변 조직을 침범하거나 침범하지 않는다. *In situ*란 암이 처음 발생한 장소를 의미한다.
- Adenocarcinoma (ad-eh-noh-kar-sih-NOH-mah; 샘암종[선암종])은 샘조직에서 파생된 여러 종의 암 중에 하나이다(aden/o는 샘을, carcin은 암을, -oma는 종양을 뜻한다).

육종 Sarcomas

Sarcoma (sar-KOH-mah; 육종)은 악성 종양으로 결합조직에서 발생하는데(sarc는 육(살)을, -oma는 종양을 뜻한다)(복수형, *sarcomas* 또는 *sarcomata*), 결합조직은 단단한 조직(뼈나 연골), 부드러운 조직(지방, 조직 그리고 지지하고 있는 장기), 액체성 조직(혈액, 림프)을 모두 포함한다.

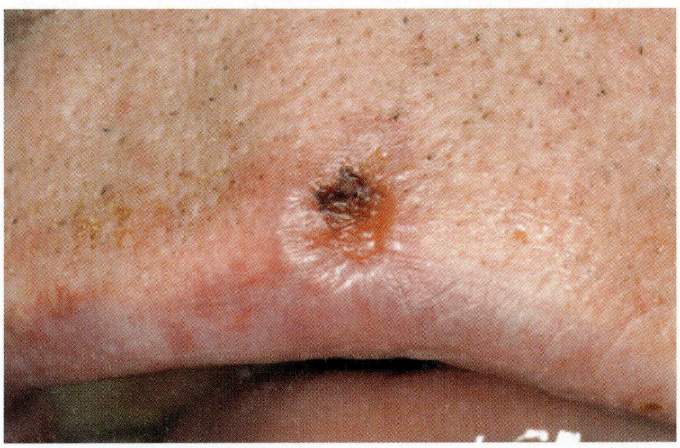

그림 6.12 입술의 기저세포암종. 이 악성 종양은 표피의 기저세포층에서 발생한다.

- *Hard-tissue sarcomas* (단단한 조직 육종)은 육종이 뼈나 연골에서 발생한다(3장 참조). 예를 들어, osteosarcoma (oss-tee-oh-sar-KOH-mah; 뼈육종)은 긴뼈의 위에서 발병하는 악성 종양이며, 골반이나 무릎에서도 발생한다(oste/o는 뼈를, sarc는 육(살)을, -oma는 종양을 뜻한다).
- *Soft-tissue sarcomas* (부드러운 조직 육종)은 근육, 지방, 섬유조직, 혈액 및 림프혈관 또는 관절강을 비롯한 기타 지지조직에서 발생되는 암이다. 예를 들어, myosarcoma (my-ohsahr-KOH-mah; 근육종)은 근육조직으로부터 파생되는 악성 종양이다.
- *Liquid-tissue sarcomas* **(액체조직 육종)**은 혈액과 림프에서 발생한다. 예를 들어, leukemia (loo-KEE-mee-ah; 백혈병)은 골수의 조혈세포의 암이다(leuk/o는 흰색을, -emia는 혈액과 관련이 있음을 뜻한다). 백혈병에 대한 자세한 내용은 5장을 참조한다.

종양의 병기결정 Staging Tumors

Staging **(병기결정)**이란 종양의 질환이 얼마나 진행되었는지를 분류하는 과정이며, 환자를 예측하는 과정이다. 병기결정은 문자, 숫자 또는 로마 숫자로 표시할 수 있다. 특별한 병기결정시스템은 암의 종류에 따라 달라진다(그림 6.13).

림프종 Lymphomas

Lymphoma (lim-FOH-mah; 림프종)은 림프계통에서 악성으로 진행한다는 뜻을 나타내는 일반적인 용어이다(lymph는 림프를, -oma는 종양을 뜻한다). 림프계통이란 림프절, 지라, 간 그리고 골수를 포함한다. 림프종의 대표적인 두 가지의 질병은 호지킨 림프종과 비호지킨 림프종이 있다.

- Hodgkin's lymphoma (HL, HODJ-kinz lim-FOH-mah; 호지킨 림프종)은 *Hodgkin's disease* (호지킨병)으로도 잘 알려져 있으며, *Reed-Sternberg* 세포의 존재에 의해서 구별되며, 아주 큰 림프세포의 암세포이다. HL은 각 단계를 로마 숫자로 I에서 IV로 표시한다.

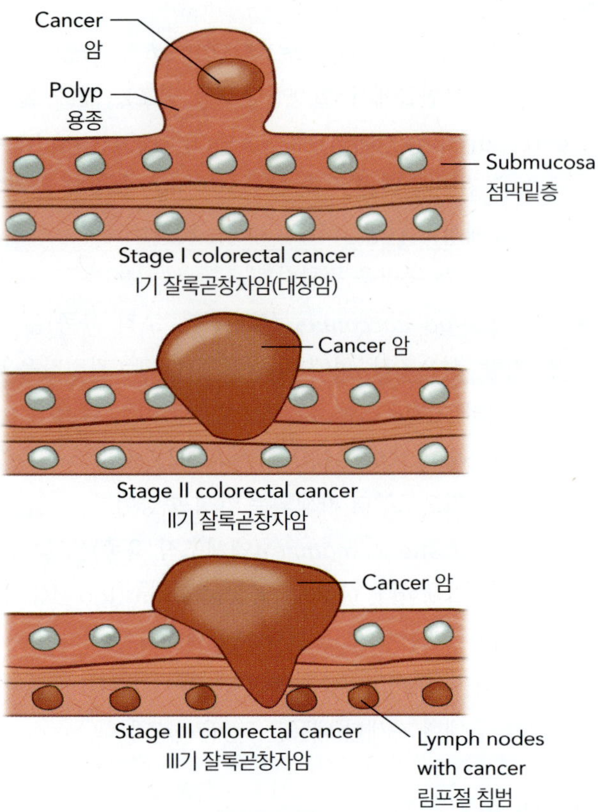

그림 6.13 **잘록곧창자암 병기단계**
I기: polyp(용종)이 형성되었지만, 주위의 조직에 침범하지 않은 상태. II기: 암세포가 조직 밑으로 침범한 상태. III기: 암세포가 림프절 주위까지 확산된 상태

- **Non-Hodgkin's lymphoma** (NHL, **비호지킨 림프종**)은 호지킨 림프종을 제외한 모든 림프종을 말한다. 비호지킨 림프종에서는 림프계통의 모든 세포가 조절되지 않게 성장하는 것이다. 비호지킨 림프종의 여러 가지 유형이 있으며, 모두 림프구에서 유래한다. 일부는 빠르게 자라서 악화되고, 일부는 서서히 진행된다.

유방암 Breast Cancer

유방암은 유방에 악성 종양 세포가 자라는 것이며, 적절한 체내의 다른 장소나 림프절로 전이가 된다(**그림 6.14**). 모든 유방암의 대부분은 에스트로겐에 반응하여 성장하기 때문에 *ER-positive* (ER-양성)이다.

- *BRCA1* 및 *BRCA2* 유전자 (BReast CAncer 1 및 2)는 유방, 난소 및 기타 특정 암의 위험을 높여주는 비정상적인 유전자이다. 이 유전자들은 흔히 유전암의 한 요인이다.

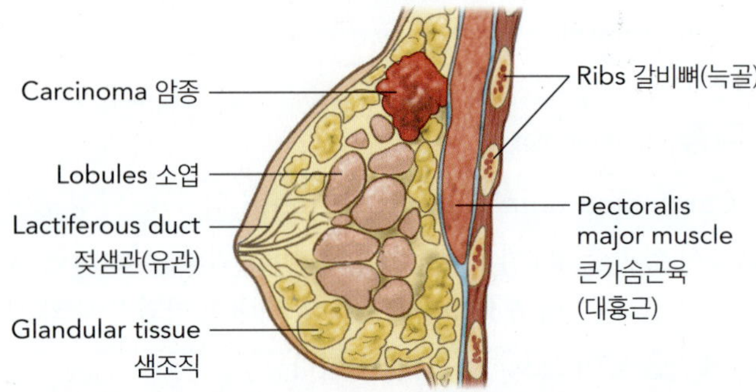

그림 6.14 **대부분의 유방암은 처음에 소괴(덩어리)로 발견된다. 이 덩어리가 악성일 때, 암종을 형성한다.**

- **Ductal carcinoma in situ** (DCIS, **제자리 관성암종**)은 암세포가 젖샘관의 벽을 뚫고 전이되기 전 초기의 상태(stage 0)를 말한다. 이 단계는 거의 100% 완치된다.
- **Infiltrating ductal carcinoma** (IDC, in-FILL-trate-ing DUK-tal; **침윤성 관암종**)은 젖샘관에서 시작하여 젖샘관 외부의 지방조직을 침범한다. 이것은 유방암의 가장 일반적인 형태이다.
- **Inflammatory breast cancer** (IBC, **염증성 유방암**)은 드물고, 공격적인 형태의 유방암이며, 암세포가 유방 피부의 림프관을 막는다. IBC는 빠르게 성장하며 통증, 유방 크기의 급격한 증가, 유방의 발진 발진 및 주변 림프절의 종창 등의 증상이 나타난다.
- *Male breast cancer* (남성 유방 암종)은 일반적으로 남성에게 존재하며, 유방조직에 소형으로 발생할 수 있다. 암의 유형은 여성과 유사하다.

유방암의 병기 Stages of Breast Cancer

유방암은 암의 크기, 림프절 침범 및 전이(확산)의 존재 여부에 따라 다음 단계 중 하나로 설명된다.

0기: 암세포는 유방 상피내암처럼 한 위치에서만 발견된다.

I 기: 암세포가 젖샘관 밖으로 이동했지만 아직 유방 밖의 림프절로 도달하지 않았다.

II 기: 암의 크기가 증가하거나, 겨드랑에 위치한 1~3개의 림프절에 도달했다.

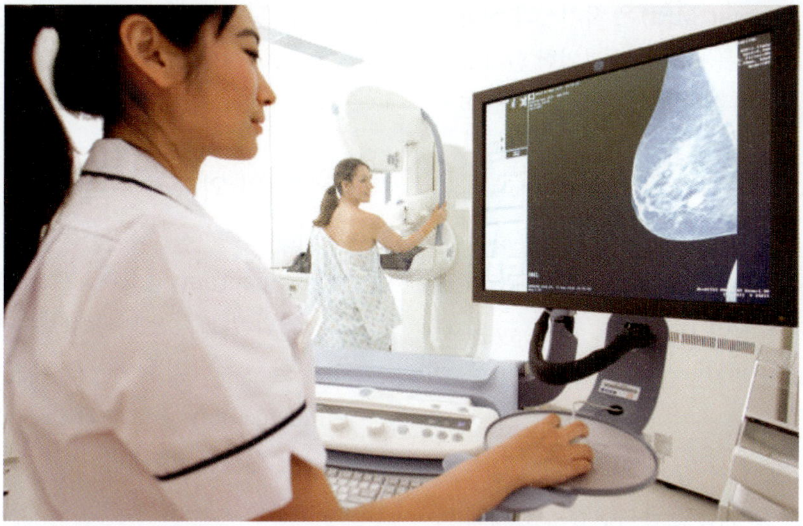

그림 6.15 유방 조영술에서, 유방은 다양한 각도에서 부드럽게 평평하게 촬영된다.

Ⅲ 기: 암은 가슴벽이나 피부와 같은 유방을 둘러싼 조직으로 전이되거나, 목의 림프절로 전이된다. 염증성 유방암(위 참조)은 Ⅲ 기 유방암으로 분류된다.

Ⅳ 기: 암은 다른 기관, 가장 일반적으로 뇌, 폐, 간 또는 뼈에 전이된다. 이 단계는 침윤성 또는 전이성 암으로도 알려져 있다.

유방암의 진단 Detection of Breast Cancer

유방암의 조기 발견은 중요하며 다음과 같은 기법을 사용한다.

- Breast self-examination (**유방자가진단**)은 유방암의 조기 발견을 위한 자기 관리 절차이다. 자가 진단의 초점은 새로운 덩어리를 확인하거나 기존 덩어리의 변화, 젖꼭지의 모양 또는 유방을 덮고 있는 피부의 변화 여부를 확인하는 것이다.
- Palpation of the breast (mam-OG-rah-fee; **유방의 촉진**)은 숙련된 의료인이 유방의 조직, 크기 및 단단함을 검사하기 위해 실시하는 검사이다. 촉진은 15장에서 설명된다.
- Mammography (**유방 조영술**)은 종양이나 전암성세포의 유무를 확인하기 위해 유방을 방사선 촬영한 검사이다(mamm/o 은 유방을, -graphy 는 그림이나 기록을 만드는 과정을 뜻한다)(**그림 6.15**).

  결과 기록은 *mammogram* (유방 X-선 사진)(**그림 6.16**)이다.
- Molecular breast imaging (MBI, **분자 유방 영상**)은 감마 방사선을 사용하여 특히 조밀한 유방 조직의 잠재적 종양을 감지하는 핵의학 기술이다(15장 참조).
- Ultrasound (**초음파 검사**)는 유방조영법으로 이상이 발견되면 초기 추적 검사로 자주 사용된다. 초음파는 15장에서 논의된다.

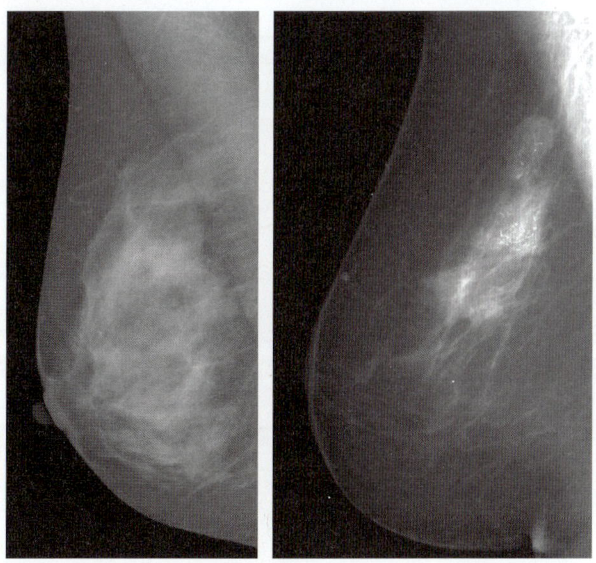

(A) (B)

그림 6.16 (A) 비정상적인 종괴가 보이지 않는 정상적인 유방 X-선 사진. (B) 유방암이 보이는 유방 X-선 사진

- **유방 자기 공명 영상** (breast MRI)은 자기장과 전파를 사용하고 IV를 통해 조영제를 삽입하여 고위험 환자에서 이미 암으로 진단받은 환자를 위한 자세한 정보를 얻거나 암의 징후를 찾는 데 사용된다.
- Needle breast biopsy (BYE-op-see; 바늘 유방 생검)은 X-선 또는 MRI로 유도된 바늘을 사용하여 진단 및 치료 계획을 위해 유방에서 작은 조직 샘플을 제거하는 기술이다(bi-는 살아 있는 것을, -opsy는 보는 것을 뜻한다). 외과적 생검보다 덜 고통스럽고 덜 선명하다.
- Surgical biopsy (**수술적 생검**)은 진단을 위해 작은 검사용 조직을 적출하는 것이다. 진단 후, 암의 단계에 따라 치료가 계획된다.
- *Sentinel node biopsy* (감시 림프절 생검)은 암세포가 최초로 발생한 장기를 떠나 신체의 나머지 부분으로 퍼지기 시작할 때 접촉한 첫 번째 림프절의 생검이다. 감시 림프절이 확인된 후, 이 림프절과 영향을 받은 림프절은 생검을 위해 제거된다.
- Lymph node dissection (**림프절 절제**)는 암세포가 림프절에 전이된 것을 판단하고, 전이된 암세포를 제거하는 모든 과정을 말한다. 예를 들어, *axillary lymph node dissection* (겨드랑림프절 절제)는 유방암의 전이를 진단하는 데 이용된다.

유방암의 외과적 치료

Surgical Treatment of Breast Cancer

- Lumpectomy (**소괴절제술**)은 정상 조직의 주변 가장자리와 암조직만 외과적으로 제거한다(그림 6.17). 영향을 받은 유방의 나머지 조직은 제거되지 않는다.
- Mastectomy (mas-TECK-toh-mee; 유방절제술)은 유방 전체를 절제하는 수술이다(mast는 유방을, -ectomy는 외과적 제거를 뜻한다). 간단히 유방 절제술로 설명되지만, 이 절차에는 종종 인접한 팔 아래의 겨드랑 림프절 제거가 포함된다.
- Radical mastectomy (**근치유방 절제술**)은 전체 유방 및 주변 조직의 많은 부분을 수술적으로 제거하는 것이다.
- Modified radical mastectomy (**변형된 근치 유방절제술**)은 유방 전체를 덜어냄과 동시에 적절한 팔 밑의 겨드랑림프절도 모두 제거하는 수술이다(그림 6.18).

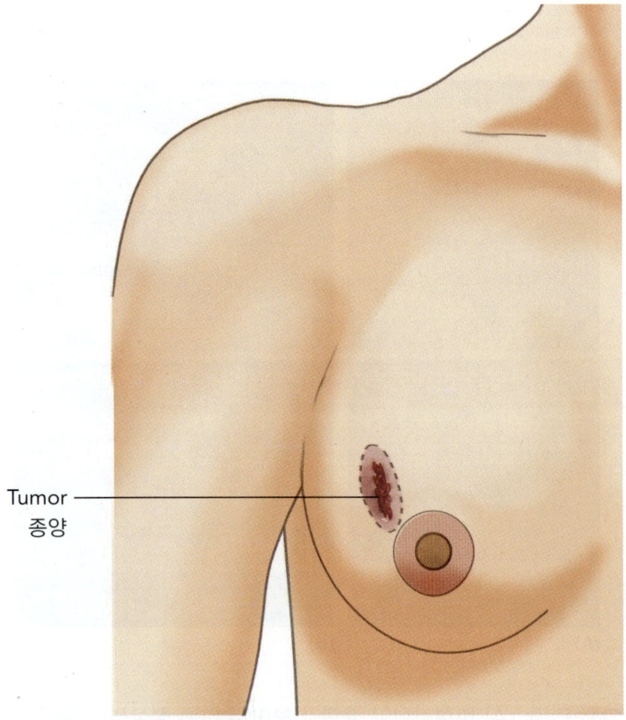

그림 6.17 소괴(덩어리)절제술은 암조직과 건강한 조직의 가장자리를 함께 제거한다.

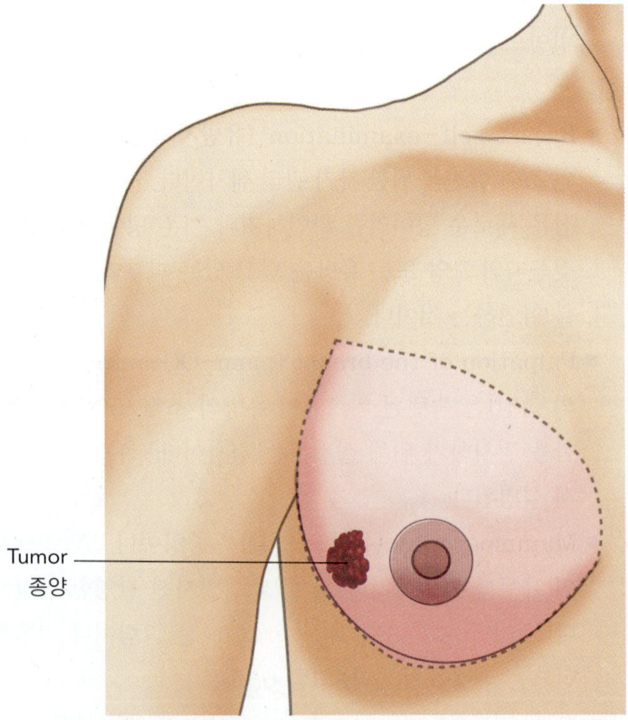

그림 6.18 변형된 근치적 유방절제술은 전체 유방과 인접한 림프절을 제거한다.

유방재건술 Breast Reconstruction

브래지어 내의 유방의 모양을 시뮬레이션하는 외부 보철을 착용하는 대신 유방 절제술을 받은 많은 여성들이 유방 재건술을 선택한다.

- *Immediate breast reconstruction* (즉각적인 유방재건술)은 유방 절제술을 시행하는 동시에 수술에서 제거된 조직을 대체하기 위해 "팽창기"를 이용하여 시행된다.
- *Delayed breast reconstruction* (지연된 유방 재건술)은 수술 후 방사선 치료를 받으려면 필요할 수 있다. 제거된 된 유방의 크기와 모양을 복원하기 위해 여러 가지 기술이 사용된다.

암의 치료 CANCER TREATMENTS

암의 치료에 사용되는 방법은 일반적으로 수술, 화학요법 그리고 방사선 치료와 같은 세 종류가 있다.

수술 Surgery

가장 일반적으로 암 수술은 암부위와 정상적인 주변 조직을 제거하는 것이다. 또한 암이 전이되기 시작했는지 여부를 감지하기 위해 하나 이상의 인근 림프절 제거가 필요할 수 있다.

암 수술의 다른 유형은 다음과 같다.

- Laser surgery (레이저 수술)은 암세포를 파괴하기 위해 표적화된 광선을 사용한다.
- Cryosurgery (동결수술)은 암세포를 액체 질소와 같은 물질을 사용하여 동결하고 파괴시킨다.

화학요법 Chemotherapy

Chemotherapy **(화학요법)**은 화학물질과 약제를 조합하여 악성 암종과 조직을 선택적으로 제거하는 것이다.

- Chemoprevention (kee–moh–pree–VEN–shun; 화학예방)은 암 발병 위험을 줄이거나 암 재발 가능성을 줄이기 위해 마약이나 비타민과 같은 천연 또는 합성 물질을 사용하는 것이다. 화학적 예방은 또한 기존 종양의 크기를 줄이거나 진행을 늦추는 데 사용될 수 있다.
- Antineoplastic (an–tih–nee–oh–PLAS–tick; 항암제)는 악성 세포의 분화, 성장, 증식 등을 방지하는 약물이다(anti– 는 대항하다를, ne/o 는 새로운을, plast 는 성장 또는 형성을, –tic 은 ~에 관련된을 뜻한다). *Proliferation*은 빠르게 증가함을 의미한다.
- Cytotoxic drugs (세포독성 약제)는 화학요법에 사용될 수 있는 약제인데, 이 장의 앞부분 면역억제에서 설명하였다.

방사선 치료 Radiation Therapies

Radiation therapy **(방사선 치료)**는 건강한 조직을 살리면서 암 조직만 파괴한다는 목표로 일부 암 치료에 방사선치료가 사용된다(그림 6.19).

- Brachytherapy (brack–ee–THER–ah–pee; 근접치료)는 조직의 암세포를 치료하는 데 있어 방사성 물질을 직접 접촉하거나 삽입하여 치료하는 것이다(brachy–는 짧은을, –therapy는 치료를 뜻한다).
- Teletherapy (tel–eh–THER–ah–pee; 원격치료)는 몸에서 일정 거리를 띄워 방사선을 조사해서 암세포를 파괴하는 것이다(tele–는 거리를, –therapy는 치료를 뜻한다). 3차원 컴퓨터 이미지를 이용하여 보다 더 효율적으로 방사선 양을 조사할 수 있다.
- Tomotherapy **(단층방사선치료)**는 단층 촬영과 방사선 요법의 조합으로 치료받는 종양을 정확하게 표적으로 삼는다(tom/o 는 슬라이스를, –therapy 는 치료를 뜻한다). 이러한 유형의 치료법에서 방사선은 종양에 슬라이스로 전달되어 건강한 조직을 피할 수 있다.

추가 암 치료 요법 Additional Cancer Treatment Therapies

- Targeted therapy **(표적 치료)**는 약물이나 다른 물질을 사용하여 정상적인 세포를 손상시키지 않고 특정 암세포를 확인하고 공격하는 항암 약물 요법의 개발 형태이다. 단클론 항체는 표적 치료의 한 유형이다.
- Adjuvant therapy (AD–jeh–vant; 보조 치료)는 종종 암이 재발할 가능성을 줄이기 위해 일차 암 치료가 완료된 후에 사용된다. *Adjuvant* (보조제)란 약물의 유효

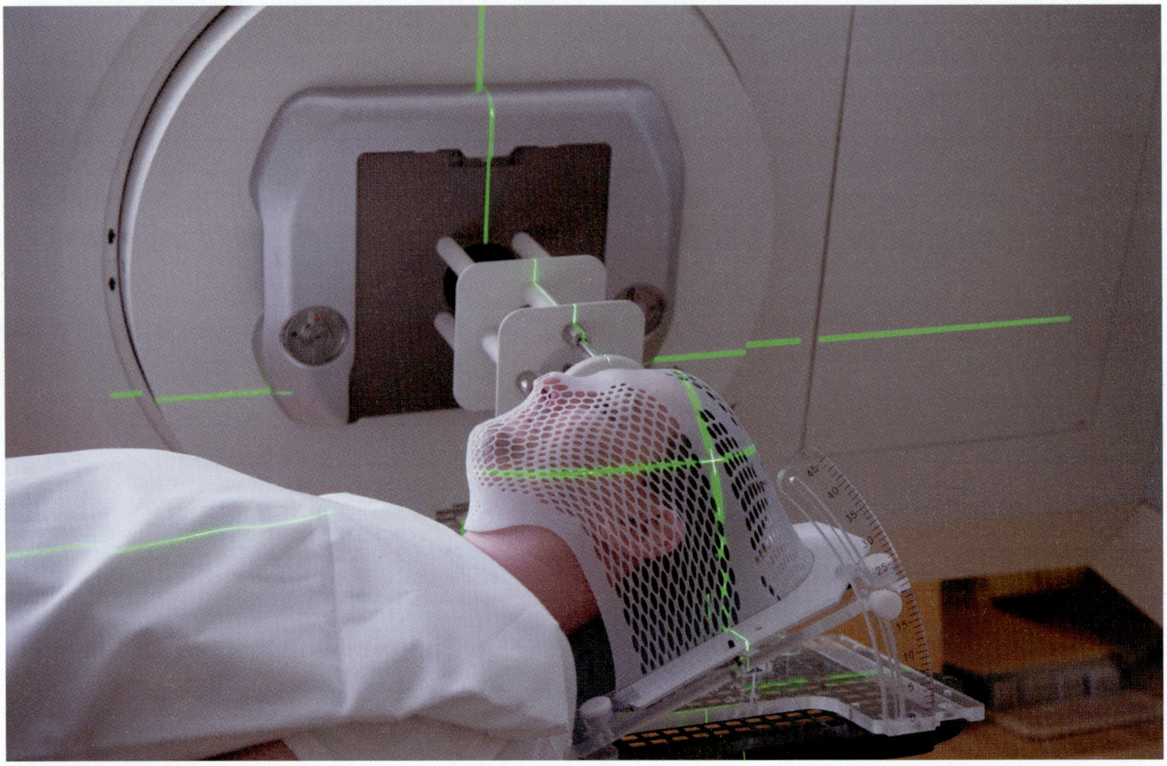

그림 6.19 **방사선 요법은 건강한 조직을 보호하면서 암세포를 파괴한다.**

성을 높이기 위한 약제를 지칭한다. 그러나 암에 대한 보조 치료는 화학 요법, 호르몬 요법, 방사선 요법, 면역 요법 또는 표적 치료가 포함된다.

- **Clinical trials (임상 시험)**에는 아직까지 FDA (Food and Drug Administration) 승인을 받지 않은 새롭고 유망한 암 치료제를 연구 참여에 동의한 환자에 시험하는 것이 포함된다.

면역계통과 관련된 약어

ABBREVIATIONS RELATED TO THE IMMUNE SYSTEM

표 6-3에는 이 장에서 소개된 용어와 관련된 약어를 정리하였다. **주의:** 실수 또는 혼동을 피하기 위하여 항상 약어를 사용할 때 주의하여야 한다.

표 6-3

림프계통과 면역계통에 관련된 약어

antibody = A, Ab	**A, Ab** = antibody 항체
antigen = AG, Ag	**AG, Ag** = antigen 항원
carcinoma = CA, Ca	**CA, Ca** = carcinoma 암종
carcinoma in situ = CIS	**CIS** = carcinoma in situ 제자리 암종, 상피내 암종
ductal carcinoma in situ = DCIS	**DCIS** = ductal carcinoma in situ 제자리 관성암종
herpes zoster = HZ	**HZ** = herpes zoster 대상포진
Hodgkin's lymphoma = HL	**HL** = Hodgkin's lymphoma 호지킨 림프종
immunoglobulin = IG	**IG** = immunoglobulin 면역글로불린
lymphedema = LE	**LE** = lymphedema 림프부종
measles, mumps, and rubella vaccination = MMR	**MMR** = measles, mumps, and rubella vaccination 홍역, 볼거리, 풍진 백신
metastasis = MET	**MET** = metastasis 전이
metastasize = met	**met** = metastasize 전이
non-Hodgkin's lymphoma = NHL	**NHL** = non-Hodgkin's lymphoma 비호지킨 림프종
varicella = VSZ	**VSZ** = varicella 수두

CHAPTER 6

연습문제

주요 단어 연결 1

밑줄 친 곳에 알맞은 답을 예에서 선택하여 쓰시오.

	정의	답	예
6.1.	against	______________	**anti-**
6.2.	eat, swallow	______________	**lymphaden/o**
6.3.	lymph node	______________	**lymphangi/o**
6.4.	lymph vessel	______________	**phag/o**
6.5.	poison	______________	**tox/o**

주요 단어 연결 2

밑줄 친 곳에 알맞은 답을 예에서 선택하여 쓰시오.

	정의	답	예
6.6.	flesh	______________	**immun/o**
6.7.	formative material of cells	______________	**onc/o**
6.8.	protection, safe	______________	**-plasm**
6.9.	spleen	______________	**sarc/o**
6.10.	tumor	______________	**splen/o**

병원균 유형 연결

밑줄 친 곳에 알맞은 답을 예에서 선택하여 쓰시오.

	정의	답	예
6.11.	bacteria capable of movement	______________	parasites
6.12.	chain-forming bacteria	______________	spirochetes
6.13.	cluster-forming bacteria	______________	staphylococci
6.14.	live only by invading cells	______________	streptococci
6.15.	lives within other organisms	______________	viruses

용어 정의

알맞은 답을 선택하여 밑줄 친 부분에 쓰시오.

6.16. ______________ 은 용혈 기능을 가지고 있다.

appendix | lymph nodes | spleen | tonsils

6.17. ______________ 은 생명을 위협하지 않는다는 것을 의미한다.

malignant | benign | immune | antigen

6.18. 일반적으로 대상포진으로 알려진 상태의 의학용어는 ______________ 이다.

cytomegalovirus | herpes zoster | rubella | varicella

6.19. 면역계를 활성화시키고, 증식을 늦추거나 멈추게 하여 바이러스에 대항하고, 다른 세포가 방어력을 증가시키도록 신호를 보내는 단백질을 ______________ 이라고 한다.

T cell | immunoglobulins | interferons | synthetic immunoglobulins

6.20. 면역계통과 내분비계통에 중요한 역할을 하는 것으로 아주 크게 구성된 림프 조직 ______________ 이다.

bone marrow | liver | spleen | thymus

6.21. 코나 입안에 위치하며 링의 형태로 구성된 림프 조직으로 구성된 것은 ______________ 이다.

lacteals | lymph nodes | tonsil | villi

6.22. 이차 ______________ 은 암세포의 치료나 화상 또는 상처에 의해 발생되기도 한다.

lymphadenitis | lymphangioma | lymphadenopathy | lymphedema

6.23. 지방이나 수용성 지방 비타민은 ______________ 에 의해 흡수되어, 혈류로 이행한다.

lacteals | lymph nodes | B cells | spleen

6.24. 기생충 ______________ 은 오염된 동물 배설물과 접촉하여 애완 동물에서 사람에게 가장 일반적으로 전염된다.

herpes zoster | malaria | rabies | toxoplasmosis

6.25. ______________ 은 침입하는 세포를 둘러싸고 죽이는 백혈구 종류이다. 이 유형의 세포는 또한 죽은 세포를 제거하고 다른 면역 세포의 작용을 자극한다.

B lymphocyte | macrophage | platelet | T lymphocyte

주요 구조 연결

밑줄 친 곳에 알맞은 답을 예에서 선택하여 쓰시오.

	정의	답	예
6.26.	filter harmful substances from lymph cells	______________	complement system
6.27.	lymphoid tissue hanging from the lower portion of the cecum	______________	intact skin

6.28.	cells combine with antibodies to ward off pathogens	________________	lymph nodes
6.29.	stores extra erythrocytes	________________	spleen
6.30.	wraps the body in a physical barrier	________________	vermiform appendix

단어 선택

밑줄 친 곳에 알맞은 답을 선택하여 쓰시오.

6.31. ________________ 은 면역계통의 세포들 사이에서 신호에 의해 직접적인 면역 반응을 일으킨다.

cytokines macrophages

6.32. ________________ 약물은 세포를 죽이거나 손상시키는 약물이다.

corticosteroid cytotoxic

6.33. ________________ 은 B 세포에서 발생하여 특정 항원을 파괴하기 위해 코딩 된 항체를 분비한다.

Reed-Sternberg cells plasma cells

6.34. ________________ 로 알려진 항체 요법은 다발성 경화증, C형 간염 및 일부 암을 치료하는 데 사용된다.

monoclonal antibodies synthetic interferon

6.35. 감염성 단핵구증은 ________________ 감염에 의해서 생긴다.

spirochete virus

철자 연습

각각의 문장에서 잘못된 철자를 찾아서 밑줄 친 부분에 올바르게 쓰시오.

6.36. A sarkoma is a malignant tumor that arises from connective tissue. ________________

6.37. The adanoids, which are also known as the nasopharyngeal tonsils, are located in the nasopharynx.
____

6.38. Lymphiscintigraphy is a diagnostic test that is performed to detect damage or malformations of the lymphatic vessels. ________________

6.39. *Malignent* means becoming progressively worse and life-threatening. ________________

6.40. Varichella is commonly known as chickenpox. ________________

약어 정의

밑줄 친 부분에 약어를 풀어 쓰시오.

6.41. **CIS** ____________________

6.42. **DCIS** ____________________

6.43. **LE** ____________________

6.44. **MMR** ____________________

6.45. **Ag** ____________________

용어 선택

알맞은 답을 선택하여 밑줄 친 부분에 쓰시오.

6.46. ________________ 는 자체 혈액 공급을 통해 종양이 성장을 돕는 과정이다.

metastasis angiogenesis neoplasm malignant tumor

6.47. HIV 감염과 연관되어 종종 생기는 질환은 ________________ 이다.

Hodgkin's disease Kaposi's sarcoma myasthenia gravis tinea pedis

6.48. 말라리아는 ________________ 의 원인이 되며, 감염된 모기가 흡혈 함으로써 인체에 감염된다.

parasite rickettsia spirochete virus

6.49. 막대균[간균]으로 막대기 모양의 포자를 생성하는 미생물은 ________________ 의 원인이 된다.

Lyme disease measles rubella anthrax

6.50. 귀밑샘의 종창은 ________________ 의 증상이다.

measles mumps shingles rubella

문장 완성

밑줄 친 곳에 알맞은 용어를 쓰시오.

6.51. 심각한 알레르기 반응으로, 어떤 환자에게 빠른 처치를 하지 못하면 사망에 이르게 하기도 하는 것은 ________________ 이다.

6.52. ________________ 은 치료하기 위하여 방사선 물질을 조직에 삽입한다.

6.53. ________________ 은 HIV의 진단에 ELISA 양성으로 나왔을 시 확인용 시험이다.

6.54. ________________ 은 림프관에 대량으로 형성되는 비정상적인 양성종양이다.

6.55. 전신에 지속적으로 존재하는 ________________ 는 림프절의 광범위한 종창이 계속되는 것이다.

단어 조합

각각의 용어를 단어 요소들로 나누고, 밑줄 친 부분에 순서대로 쓰시오. 필요한 경우 결합 모음을 나타내기 위해 슬래시(/)를 사용하시오. 제시된 모든 선이 필요하지 않을 수도 있다.

6.56. An **antineoplastic** is a medication that blocks the development, growth, or proliferation of malignant cells.

________ ________ ________ ________

6.57. A **myoma** is a benign tumor made up of muscle tissue.

________ ________ ________ ________

6.58. **Osteosarcoma** is a malignant tumor usually involving the upper shaft of long bones, the pelvis, or knee.

________ ________ ________ ________

6.59. **Cytomegalovirus** is a member of the *herpesvirus* family that causes a variety of diseases.

________ ________ ________ ________

6.60. **Antiangiogenesis** is a form of cancer treatment that cuts off the blood supply to the tumor.

________ ________ ________ ________

진실/거짓

문장이 맞으면 T를 쓰고, 틀리면 F를 쓰시오.

6.61. ________ 염증성 유방암은 희귀하지만 매우 공격적인 형태의 유방암이다.

6.62. ________ 림프는 영양분과 산소를 세포로 운반한다.

6.63. ________ 근육 육종은 근육 조직에서 유래 된 양성 종양이다.

6.64. ________ Reed-Sternberg 세포는 Hodgkin 림프종에 존재한다.

6.65. ________ Ebola는 기생충에 의해 전염되는 일반적인 질병이다.

임상 문제

밑줄 친 부분에 알맞은 답을 쓰시오.

6.66. 주치의 Wei는 그녀의 환자에게 비장이 비대해졌다는 진단을 내렸다. 이러한 의학용어를 적으시오.

____

6.67. Juanita Phillips' 유방암을 포함한 치료 수술은 ________________ 생검을 이용한다.

6.68. Mr. Grossman은 치료의 목적으로 ________________ 약제를 사용한다. 이 약제는 면역억제나 항-염증성 반응의 일차적 준비로 호르몬 같은 것이다.

6.69. Dorothy Peterson은 근래에 유방암 진단을 받았다. Dorothy의 주치의는 ________________ 을 수행하였다. 이 과정은 건강한 세포에 침투한 암세포를 제거하는 것이다.

6.70. 신장을 이식 받은 Mr. Lanning은 공여자의 장기의 이식 거부를 막기 위하여 ______________________ 을 해야 한다.

6.71. Rosita Sanchez는 회색질척수염을 진단 받았는데, 이 질환에 대해서 그의 면역력을 ______________________ 해야 한다.

6.72. Tarana Inglis는 그녀의 목에 선들이 종창된 것을 불평했다. 주치의 Neilson은 이것은 ______________________ 에 의해 발생되는 것이라고 설명했다.

6.73. ______________________ 바이러스는 감염된 모기에 물려 사람에게 전염된다. 더 심각한 것은 척수와 뇌로 퍼진다.

6.74. John Fogelman은 어렸을 때 귀밑샘이 종창되는 바이러스 질환에 걸렸던 적이 있다. John's의 주치의는 그가 ______________________ 을 가지고 있다고 말했다.

6.75. Jane Doe는 HIV에 걸렸다. 그녀의 주치의 중 한 사람은, 아시이클로비어를 ______________________ 용으로 사용했다.

의학용어 선택

밑줄 친 부분에 알맞은 답을 쓰시오.

6.76. ______________________ 은 항체를 생산하는 특화된 림프구이다. 각 림프구는 특정 항원을 파괴할 수 있는 특정 항체를 만든다.

B cells　　bacilli　　immunoglobulins　　T cells

6.77. 면역계가 자체 조직에 대한 항체를 생산하는 질병을 특징으로 하는 질병으로 알려져 있다.

autoimmune　　allergy　　rubella　　immunodeficiency

6.78. ______________________ 림프절은 사타구니에 위치한다.

axillary　　cervical　　inguinal　　subcutaneous

6.79. 샘조직에서 유래 된 많은 종류의 암은______________________ 이다.

adenocarcinoma　　lymphoma　　myosarcoma　　myoma

6.80. ______________________ 은 면역 억제제나 항신생물제로 모두 사용된다.

corticosteroid　　cytotoxic　　immunoglobulin　　monoclonal

단어 조합 연습

다음은 이 장의 주요 용어가 아니다. 그러나 다음과 같은 익숙한 단어로 구성된다. 용어 작성에 도움이 필요하면 의학사전을 참조하시오.

adenoid/o	-ectomy
lymphaden/o	-itis
lymphang/o	-logy
immun/o	-oma
splen/o	-rrhaphy
tox/o	-ic
thym/o	

6.81. 면역계통에 대한 공부를 ______________ 이라 한다.

6.82. 지라를 수술로 제거하는 의미를 ______________ 이라 한다.

6.83. 가슴샘에 염증이 생긴 것을 ______________ 이라 한다.

6.84. 림프관에 염증이 생긴 것을 ______________ 이라 한다.

6.85. 지라의 구조를 일컫는 것을 ______________ 이라 한다.

6.86. 아데노이드를 수술로 제거하는 것을 ______________ 이라 한다.

6.87. 림프절을 수술로 제거하는 것을 ______________ 이라 한다.

6.88. 가슴샘에 생긴 암세포를 뜻하는 것을 ______________ 이라 한다.

6.89. 독이 있는의 의미의 다른용어는 ______________ 이다.

6.90. 지라에 염증이 생긴 것을 뜻하는 것을 ______________ 이라 한다.

명칭 표기

다음 그림에서 숫자로 표시된 부위의 알맞은 명칭을 쓰시오.

6.91. tonsils and ______________

6.92. Lymphocytes are formed in bone ______________

6.93. large intestine and ______________

6.94. ______________

6.95. ______________

6.96. ______________________ lymph nodes

6.97. Right ______________________ empties into the left subclavian vein.

6.98. ______________________ duct

6.99. ______________________ lymph nodes

6.100. ______________________ lymph nodes

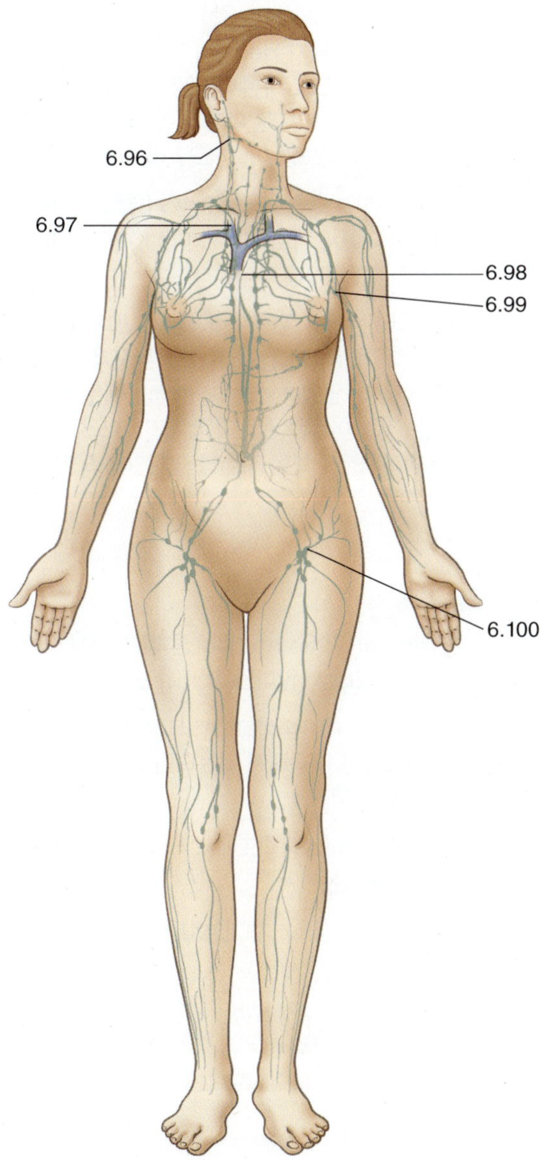

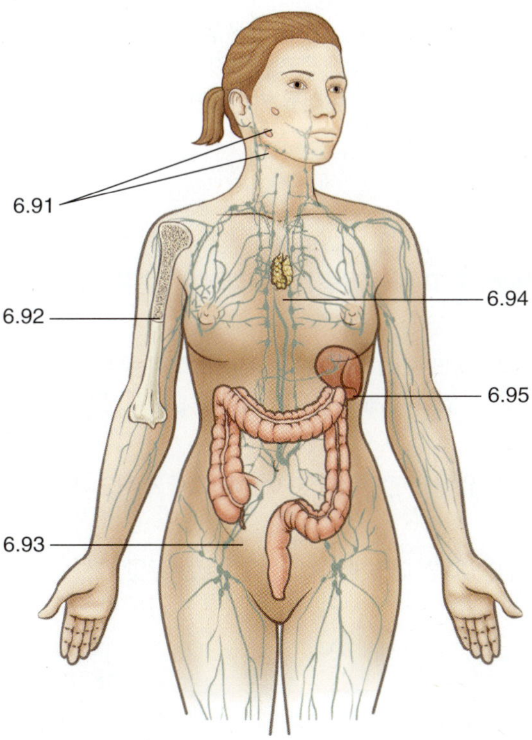

휴먼 터치

The Human Touch

비판적 사고력

다음의 사례와 질문은 토론이나 간단한 의견을 작성해 봄으로써 비판적 사고력을 키울 수 있도록 제시하였다. 토론 주제에 대한 정답은 없으니 자유롭게 의견을 제시하면 된다.

35세의 기혼 남자 Hernani Fermin은 2년 전에 HIV 양성 판정을 받았다. 그는 전국적으로 인정받는 제약회사의 영업사원으로, 바쁜 일정은 건강을 해치기 시작했다. 몇 주 전에 주치의는 자신의 직업 목표를 다시 생각해 볼 것을 제안했다. "알다시피 스트레스와 이 병은 연관성이 없습니다." Wettstein 박사는 그에게 "집근처에서 일자리를 찾아보면 어떨까요?"라고 상기시켰다.

그날 저녁 그의 아내 Emily는 가르치는 것을 제안했다. Hernani는 7학년 학생들에게 수학과 과학을 6년 동안 시골 학교에서 가르쳤다. 7년 전 Kim과 Kill 의 출생으로 수입이 더 많은 제약분야로 그를 유혹한 것은 오직 경제적인 이유뿐이었다.

Hernani는 5주 동안 이력서를 보냈다. 마침내 South Hill 중학교로부터 좋은 평가를 받았다. 그들은 수학교사와 방과 후 체육활동을 지도할 누군가가 필요하여 그를 만나고 싶어 했다. 그는 쌍둥이가 태어난 이후로 면접을 본 적이 없었다. 그는 일반적인 질문에 대해 생각했다. 건강에 대해 질문이 있겠지? HIV 양성인 것은 가르치는 것과 아무런 관련이 없지만, 부모들은 그가 체육활동을 지도하는 것에 대해 염려할 것이다. 그리고 그것은 학교의 건강보험 자격을 박탈할 수도 있다. Hernani는 정직하고 싶지만 HIV 상태를 밝힌다면 어떻게 될까?

토론 주제

1. Hernani가 South Hills 중학교에 자신의 HIV인 것을 밝혀야 한다고 생각하는가? 그렇다면 그 이유는 무엇인가? 그렇지 않다면 그 이유는 무엇인가?
2. South Hills 중학교에서 Hernani가 HIV인 것을 안다면 체육 지도자로 채용되겠는가? 그 이유는 무엇인가? 혹은 채용하지 않는다면 그 이유는? 스포츠 부상과 HIV의 혈액 매개성 전파가 그들의 결정에 영향을 미치는가?
3. South Hills 중학교에서 Hernani가 체육 지도자에 적합하지 않다고 판단했다면, 여전히 그를 수학교사로 고려하겠는가?
4. 자녀가 Hernani가 가르치는 수업이나 지도하는 팀에 소속되어 있다면 어떻게 하겠는가? 이유는 무엇인가?

CHAPTER 7

호흡기계통

THE RESPIRATORY SYSTEM

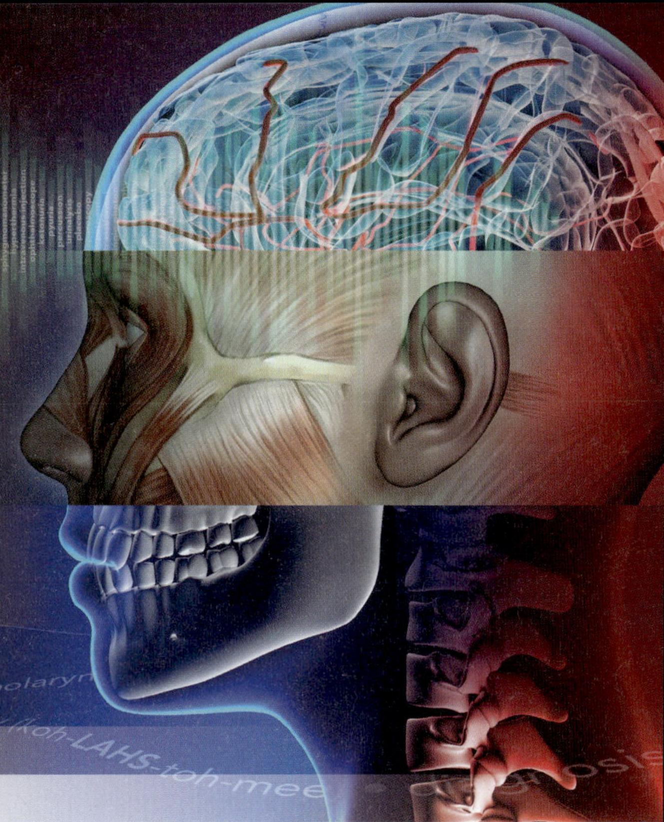

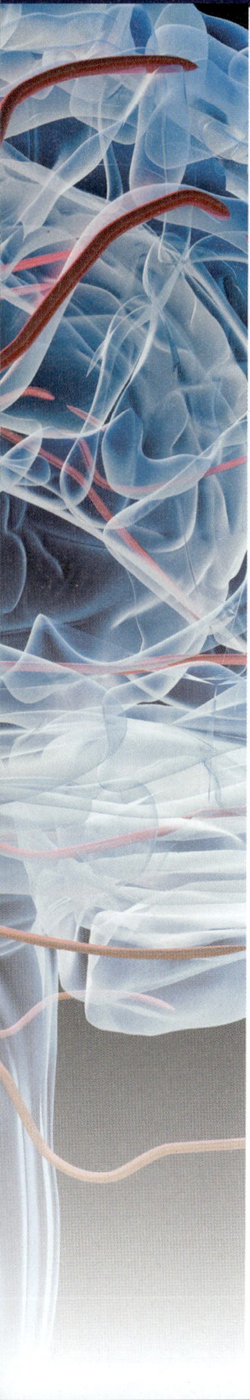

호흡기계통의 구조와 기능 및 이와 관련된 연결형에 대한 개요

주요 구조	관련된 연결형	주요 기능
Nose 코	**nas/o**	숨을 들이쉬고 내쉬는 동안 공기를 교환; 들이쉬는 공기를 따뜻하고, 습하게 하고 흡입된 공기를 여과
Sinuses 굴[동]	**sinus/o**	코안 점액 분비, 머리뼈를 가볍게 하고, 소리생성을 도움
Pharynx 인두	**pharyng/o**	코와 기관 사이에서 공기를 소통
Larynx 후두	**laryng/o**	발음을 가능하게 함
Epiglottis 후두덮개	**epiglott/o**	음식물을 삼킬 때에 음식물이 후두와 기관에 들어가지 못하게 덮음
Trachea 기관	**trache/o**	기관지와 인두 사이에서 공기를 소통
Bronchi 기관지	**bronch/o**, **bronchi/o**	기관에서 허파로 공기를 공급
Alveoli 허파꽈리[폐포]	**alveol/o**	허파의 모세혈관에서 가스를 교환하는 공기주머니
Lungs 허파[폐]	**pneum/o**, **pneumon/o**, **pulmon/o**	몸으로 산소를 공급하고, 몸에서 이산화탄소와 노폐물 제거

용어 호흡기계통에 관련된 어휘

이 목록에 있는 항목들은 이 장에서 중요한 용어와 어근만을 분류하였다. 그리고 이 장에서 중요한 단어는 **굵은 글씨**로 표시하였다. 청록색 이탤릭체로 나타나는 이차 용어는 일차 용어의 의미를 명확히 한다.

주요단어

- ☐ **bronch/o**, **bronchi/o** 기관지
- ☐ **laryng/o** 후두
- ☐ **nas/o** 코
- ☐ **ox/i**, **ox/o**, **ox/y** 산소
- ☐ **pharyng/o** 인두
- ☐ **phon/o** 목소리, 소리
- ☐ **pleur/o** 가슴막[흉막]
- ☐ **-pnea** 호흡
- ☐ **pneum/o**, **pneumon/o**, **pneu-** 허파[폐], 공기
- ☐ **pulm/o**, **pulmon/o** 허파[폐]
- ☐ **sinus/o** 굴, 동
- ☐ **somn/o** 수면
- ☐ **spir/o** 숨, 호흡
- ☐ **thorac/o**, **-thorax** 가슴, 가슴안
- ☐ **trache/o**, **trachea** 기관

의학용어

- ☐ **alveoli** (al-**VEE**-oh-lye) 허파꽈리[폐포]
- ☐ **anoxia** (ah-**NOCK**-see-ah) 무산소증
- ☐ **antitussive** (**an**-tih-**TUSS**-iv) 기침약[진해제]
- ☐ **aphonia** (ah-**FOH**-nee-ah) 소리못냄증[발성불능증]
- ☐ **asbestosis** (**ass**-beh-**STOH**-sis) 석면증
- ☐ **asphyxia** (ass-**FICK**-see-ah) 질식
- ☐ **asthma** (**AZ**-mah) 천식
- ☐ **atelectasis** (**at**-ee-**LEK**-tah-sis) 무기폐[폐확장부전]
- ☐ **bradypnea** (**brad**-ihp-**NEE**-ah) 느린호흡, 호흡완만
- ☐ **bronchodilator** (**brong**-koh-dye-**LAY**-tor) 기관지확장제
- ☐ **bronchorrhea** (**brong**-koh-**REE**-ah) 기관지루
- ☐ **bronchoscopy** (brong-**KOS**-koh-pee) 기관지경술, 기관지보개술
- ☐ **bronchospasm** (**BRONG**-koh-spazm) 기관지연축[경련]
- ☐ **Cheyne-Stokes respiration** (**CHAYN-STOHKS**) 체인-스토크스 호흡, 교대성 무호흡
- ☐ **croup** (**KROOP**) 크루프, 가막성후두염, 상기도막힘증
- ☐ **cyanosis** (**sigh**-ah-**NOH**-sis) 청색증
- ☐ **cystic fibrosis** (**SIS**-tick figh-**BROH**-sis) 섬유화물혹, 낭성 섬유증
- ☐ **diphtheria** (dif-**THEE**-ree-ah) 디프테리아
- ☐ **dysphonia** (dis-**FOH**-nee-ah) 발성장애
- ☐ **dyspnea** (**DISP**-nee-ah) 호흡곤란
- ☐ **emphysema** (**em**-fih-**SEE**-mah) 공기증[폐기종]
- ☐ **empyema** (**em**-pye-**EE**-mah) 고름집, 가슴고름집[농흉]
- ☐ **endotracheal intubation** (**en**-doh-**TRAY**-kee-al **in**-too-**BAY**-shun) 기관내 관 넣기[기관내 삽관]
- ☐ **epistaxis** (**ep**-ih-**STACK**-sis) 코피, 코출혈
- ☐ **hemoptysis** (hee-**MOP**-tih-sis) 객혈
- ☐ **hemothorax** (**hee**-moh-**THOH**-racks) 혈액가슴[혈흉]
- ☐ **hypercapnia** (**high**-per-**KAP**-nee-ah) 고탄산혈증
- ☐ **hyperpnea** (**high**-perp-**NEE**-ah) 과다호흡, 호흡항진
- ☐ **hypopnea** (**high**-poh-**NEE**-ah) 저호흡, 부족호흡, 호흡저하
- ☐ **hypoxemia** (**high**-pock-**SEE**-mee-ah) 저산소혈증
- ☐ **hypoxia** (high-**POCK**-see-ah) 저산소증
- ☐ **laryngectomy** (**lar**-in-**JECK**-toh-mee) 후두절제술
- ☐ **laryngitis** (**lar**-in-**JIGH**-tis) 후두염
- ☐ **laryngoscopy** (**lar**-ing-**GOS**-koh-pee) 후두경검사
- ☐ **laryngospasm** (lah-**RING**-goh-spazm) 성대문연축, 성문연축
- ☐ **mediastinum** (**mee**-dee-as-**TYE**-num) 세로칸[종격]
- ☐ **nebulizer** (**NEB**-you-lye-zer) 분무기
- ☐ **otolaryngologist** (**oh**-toh-**lar**-in-**GOL**-oh-jist) 이비인후과의사
- ☐ **pertussis** (per-**TUS**-is) 백일해
- ☐ **pharyngitis** (fah-rin-**JIGH**-tis) 인두염
- ☐ **phlegm** (**FLEM**) 점액질
- ☐ **pleurisy** (**PLOOR**-ih-see) 가슴막염[흉막염]
- ☐ **pleurodynia** (**ploor**-oh-**DIN**-ee-ah) 가슴막통증[흉막통증]
- ☐ **pneumoconiosis** (**new**-moh-**koh**-nee-**OH**-sis) 허파먼지증[폐먼지증, 진폐증]
- ☐ **pneumonectomy** (**new**-moh-**NECK**-toh-mee) 허파절제술[폐절제술]
- ☐ **pneumonia** (new-**MOH**-nee-ah) 폐렴
- ☐ **pneumothorax** (**new**-moh-**THOR**-racks) 공기가슴증[기흉]
- ☐ **polysomnography** (**pol**-ee-som-**NOG**-rah-fee) 수면다원검사
- ☐ **pulmonologist** (**pull**-mah-**NOL**-oh-jist) 호흡기전문의
- ☐ **pulse oximeter** (ock-**SIM**-eh-ter) 맥박산소측정기
- ☐ **pyothorax** (**pye**-oh-**THOH**-racks) 가슴고름집[농흉]
- ☐ **sinusitis** (**sigh**-nuh-**SIGH**-tis) 굴염[부비동염]
- ☐ **sleep apnea** (**AP**-nee-ah) 수면무호흡
- ☐ **spirometer** (spih-**ROM**-eh-ter) 폐활량측정기
- ☐ **tachypnea** (**tack**-ihp-**NEE**-ah) 빠른호흡
- ☐ **thoracentesis** (**thoh**-rah-sen-**TEE**-sis) 가슴천자[흉강천자]
- ☐ **thoracotomy** (**thoh**-rah-**KOT**-toh-mee) 가슴창냄술[흉강개구술]
- ☐ **tracheostomy** (**tray**-kee-**OS**-toh-mee) 기관창냄술[기관조루술]
- ☐ **tracheotomy** (**tray**-kee-**OT**-oh-mee) 기관절개술
- ☐ **tuberculosis** (too-**ber**-kew-**LOH**-sis) 결핵

학습목표

이 장을 학습하고, 다음을 할 수 있어야 한다.

1. 호흡기계통의 주요 기능을 설명할 수 있다.
2. 호흡기계통의 해부학적 명칭과 구조를 설명할 수 있다.
3. 호흡기계통의 질병과 진단, 치료과정과 관련된 용어를 알고, 정의하며, 철자를 쓰고, 발음할 수 있다.

호흡기계통의 기능
FUNCTIONS OF THE RESPIRATORY SYSTEM

호흡기계통의 기능은

- 허파에 공기를 전달한다.
- 후두를 통해 공기를 통과시켜서 소리를 낸다.
- 산소를 흡입 공기에서 혈액으로 옮겨 체내 세포로 전달한다.
- 호기를 통해 혈액으로 허파로 되돌아가는 폐기물(이산화탄소와 소량의 물)을 배출한다.

호흡기계통의 구조
STRUCTURES OF THE RESPIRATORY SYSTEM

호흡기계통은 신체의 모든 부위에 있는 세포로 운반하기 위해 혈액을 통해 산소를 공급한다(그림 7.1). 산소는 세포의 생존과 기능에 필수적이다. 또한, 호흡기계통은 인체로부터 이산화탄소와 일부 수분노폐물을 제거한다. 설명을 쉽게 하기 위한 목적으로 호흡기계통은 상부기도와 하부기도로 나눈다(그림 7.1, 그림 7.2).

- **Upper respiratory tract (상부기도)**는 코, 입, 인두, 후두덮개, 후두로 구성된다(그림 7.2).

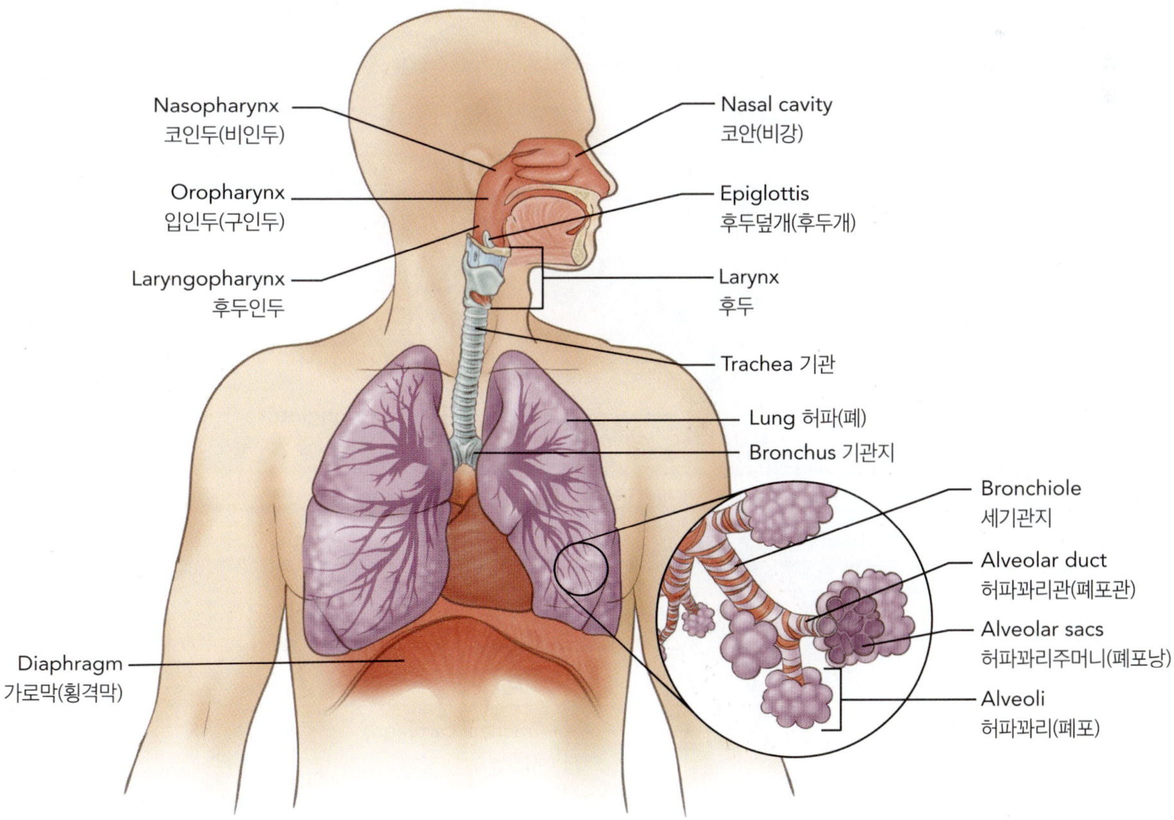

그림 7.1 호흡기계통의 구조

- **Lower respiratory tract (하부기도)**는 기관, 기관지, 세기관지, 허파로 구성된다. 이 구조들은 가슴벽으로 감싸여 보호되고 있다. 이러한 구조는 가슴안 혹은 **thoracic cavity** (thoh–RAS–ick; 가슴안[흉강]) 또는 **thorax** (흉부) 혹은 *rib cage* (갈비뼈우리)에 위치하고 보호된다.
- 상부 호흡기도 및 하부 호흡기도의 기관지 나무는 *airway* (기도)라고도 한다.

코 The Nose

공기는 **코**를 통해 몸으로 들어가며, 코의 안쪽 공간인 *nasal cavity* (코안[비강])을 통과한다.

- *Nostrils* (콧구멍)은 코의 외부 구멍이다.
- **Nasal septum** (NAY–zal SEP–tum; 코중격)은 코를 두 개의 공간으로 나누는 연골로 이루어진 벽이다. *Septum* (중격)은 두 개의 공간을 나누는 벽을 말한다.
- **Cilia** (SIL–ee–ah; 섬모)는 콧구멍 바로 안쪽에 있는 털로, 흡기 시 공기에서 불순물을 걸러낸다.
- **Mucous membranes** (MYOU–kus; 점막)은 호흡기계통, 소화기계통, 생식기계통과 비뇨기계통의 안쪽을 덮고 있는 특수화된 조직이다.
- **Mucus** (MYOU–kus; 점액)은 점막에서 분비되며 이들 조직을 보호하고, 윤활제로 작용한다. 코에서 점액은 흡기되어 오는 공기를 습하고 따뜻하게 하며, 걸러주는 역할을 한다. 철자가 다른 것을 주의해야 한다. *Mucous*는 조직의 명칭이고, *mucus*는 조직에서 나오는 분비물이다.
- **Olfactory receptors** (ol–FACK–toh–ree; 후각 수용체)는 냄새를 맡는 수용체로 작용하는 신경의 끝부분이다. 이 수용체들은 코 안의 위쪽 점막에 있으며, 미각에도 중요하다.

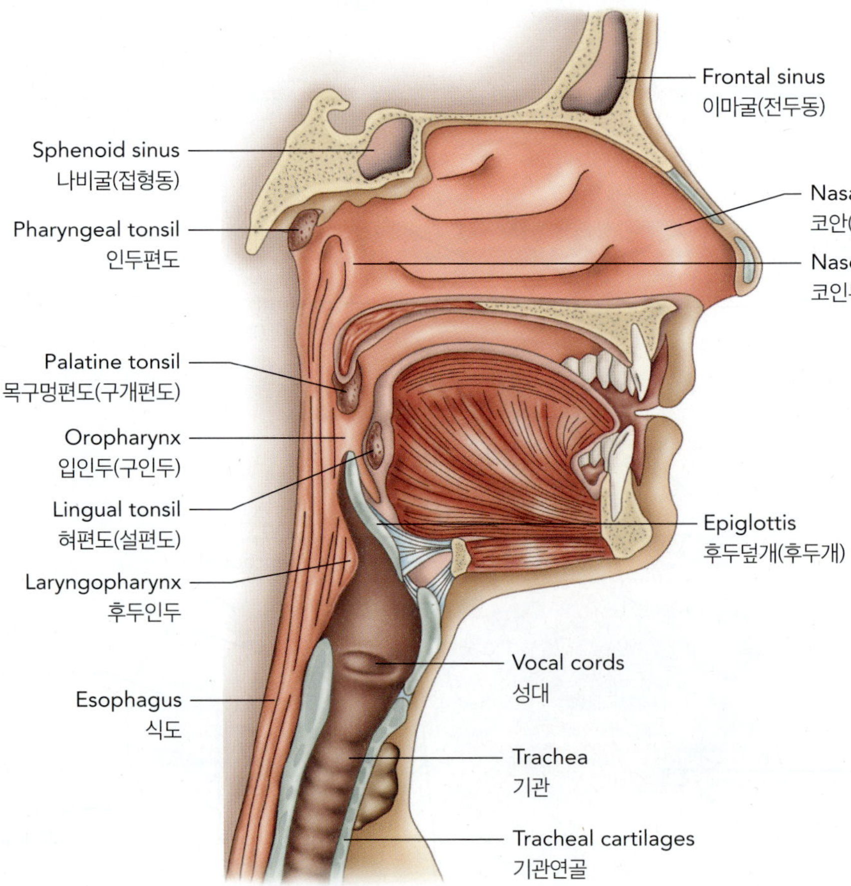

그림 7.2 **상부기도의 구조**

편도 The Tonsils

Tonsils (**편도**)는 호흡계의 입구 근처에서 원형 방어선을 형성하며, 6장에서 설명한다. 편도는 코나 입을 통해 오는 감염으로부터 몸을 보호한다. *Palatine tonsils* (입천장편도)는 입 뒤쪽에 있다. *Nasopharyngeal tonsils* (비인두편도)라고도 하는 adenoids (아데노이드)는 코와 입의 천장 뒤쪽에 위치하고 있다.

코곁굴[부비동] The Paranasal Sinuses

Paranasal sinuses (**코곁굴[부비동]**)은 머리뼈에 있으며, 짧은 관을 통해 비강과 연결된다(para−는 근처를, nas는 코를, −al은 관련된을 뜻한다). *Sinus* (굴)은 공기로 차 있는 뼈 안의 공간이며 점막으로 덮여 있다.

코곁굴의 기능은 (1) 머리뼈를 가볍게 하고, (2) 목소리가 공명하도록 하며, (3) 코안의 조직에 윤활제 역할을 하는 점액을 분비한다. 네 쌍의 코곁굴이 코의 양쪽에 있으며 코곁동굴이 있는 뼈에 따라 이름이 붙여져 있다.

- Frontal sinuses (**이마굴[전두동]**)은 눈썹 바로 위의 이마뼈에 있다. 이곳의 염증은 이 지역의 심한 통증을 유발할 수 있다.
- Sphenoid sinuses (**나비굴[접형골동]**)은 나비뼈에 있으며, 시신경과 가까이 있어서 이곳의 염증은 시각에 장애를 줄 수 있다.
- Maxillary sinuses (**위턱굴[상악동]**)은 코곁굴 중에서 가장 크며 눈 아래에 있다. 이곳의 염증은 치아에 통증을 일으킬 수 있다.
- Ethmoid sinuses (**벌집굴[사골동]**)는 벌집뼈에 있으며 불규칙한 모양의 공간으로 얇은 뼈에 의해 눈 공간(orbital cavity)과 나뉘어 있다.

인두 The Pharynx

공기뿐만 아니라 음식은 코 또는 입을 통과한 후 흔히 *throat* (목구멍[인후])이라고도 하는 pharynx (FAR−inks; 인두)에 도달한다. 소화기계통의 역할은 8장에서 학습한다.

인두는 세 부분으로 구성된다(그림 7.2).

- Nasopharynx (nay−zoh−FAR−inks; 코인두[비인두])는 첫 번째 부분으로, 코안의 뒤쪽이며 입 뒤로 연결되어 있다(nas/o는 코를, −pharynx는 인후를 뜻한다). 인두의 이러한 부분은 공기 운반을 위한 호흡기계통에 의해서만 사용되고 입인두로 열린다.
- Oropharynx (oh−roh−FAR−inks; 입인두[구인두])는 두 번째 부분으로, 입을 통해 볼 수 있다(or/o는 입을, −pharynx는 인후를 뜻한다). 입인두는 호흡기계통과 소화기계통 모두에 속하는 부분으로 공기, 음식물 등이 통과한다.
- Laryngopharynx (lah−ring−goh−FAR−inks; 후두인두)는 세 번째 부분으로, 호흡기계통과 소화기계통 모두에 속하는 부분이다(laryng/o는 후두를, −pharynx는 인후를 뜻한다). 공기와 음식물이 식도와 기관의 입구까지 내려온 후 공기는 기관으로, 음식물은 식도로 들어간다. "방어적 삼킴 기전" 부분을 참고한다.

후두 Larynx

Larynx (LAR−inks; 후두)는 *voice box* (울림통)이라고도 하며 인두와 기관 사이의 삼각형의 공간이다(그림 7.3).

- 후두는 9개의 연골에 의해 보호되고, 모양이 유지된다. *Thyroid cartilage* (방패연골[갑상연골])은 가장 크고 *Adam's apple* (후두융기)라고도 한다.
- 후두는 *vocal cords* (성대)를 가지고 있다. 숨 쉬는 동안 성대 사이가 열리면서 공기가 통과한다. 말하는 동안에는 성대가 서로 가까워지는데, 허파로부터 공기가 나오면서 성대가 떨리게 되고 소리가 만들어진다.

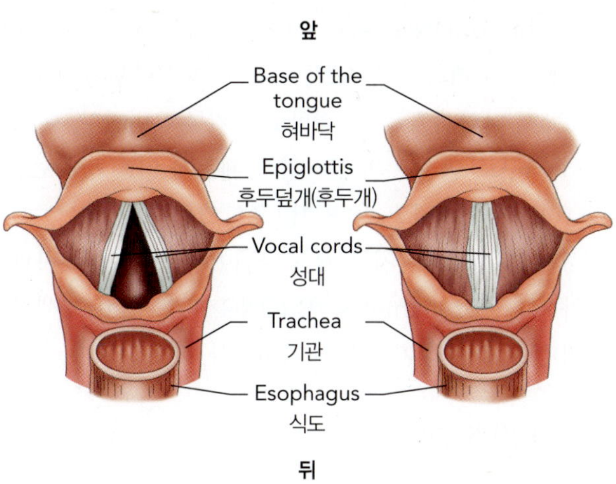

그림 7.3 **후두와 성대를 위에서 내려다 본 모습**
왼쪽은 숨 쉬는 동안 성대가 열려 있다. 오른쪽은 말하는 동안 성대가 떨린다.

방어적 삼킴 기전 Protective Swallowing Mechanisms

호흡기계통과 소화기계통은 인두를 공유한다. 음식을 삼킬 때, 음식이 식도로 넘어가지 않고 허파로 들어가서 기도를 막거나 폐렴을 일으킬 위험이 있다. 음식을 삼킬 때 두 가지 방어기전이 자동으로 작동해서 공기가 허파로만 들어가게 한다.

- 삼키는 동안 입천장의 근육 부분인 물렁입천장이 위 뒤쪽으로 움직이면서 코인두를 막는다. 이러한 운동은 음식물이나 음료가 코 안으로 들어가는 것을 막는다. 입의 구조는 8장에서 자세히 설명한다.
- 동시에, 혀의 뿌리 쪽에 있는 잎모양의 **epiglottis** (ep-ih-GLOT-is; 후두덮개[후두개])가 아래로 내려오면서 후두인두를 막아서 음식물이 기관과 허파로 들어가는 것을 막는다.

기관 The Trachea

- 공기는 후두에서 **trachea** (TRAY-kee-ah; 기관)으로 들어가는데, 허파로 들어가는 공기의 통로를 흔히 *windpipe* (기관)라고 한다.
- 기관은 목에서 가슴속으로 뻗어 있으며, 식도의 바로 앞에 있고, C자 모양의 연골고리들이 벽을 이루고 있어서 가운데 공간이 열려 있다. 연골 고리들 사이의 벽은 유동적이어서 몸의 움직임을 따라 기관이 움직일 수 있다 **(그림 7.4)**.

기관지 The Bronchi

Bronchi (BRONG-kee; 기관지)는 *primary bronchi* 라고 하며, 두 개의 큰 관으로, 이것은 기관(단수형, *bronchus*)에서 나와서 두 개의 허파로 공기를 운반한다. 이러한 구조가 거꾸로 된 나무와 유사하기 때문에 이를 *bronchial tree* (기관지나무)라고 한다**(그림 7.1, 그림 7.4)**.

- 허파 안에서 기관지는 계속 나뉘어서 점점 작은 기관지가 된다. **Bronchioles** (BRONG-kee-ohlz; 세기관지)는 기관지의 가장 작은 가지이다.

허파꽈리[폐포] The Alveoli

Alveoli (al-VEE-oh-lye; 허파꽈리[폐포])는 *air sacs* (공기주머니)라고도 하며, 매우 작은 포도송이처럼 세기관지

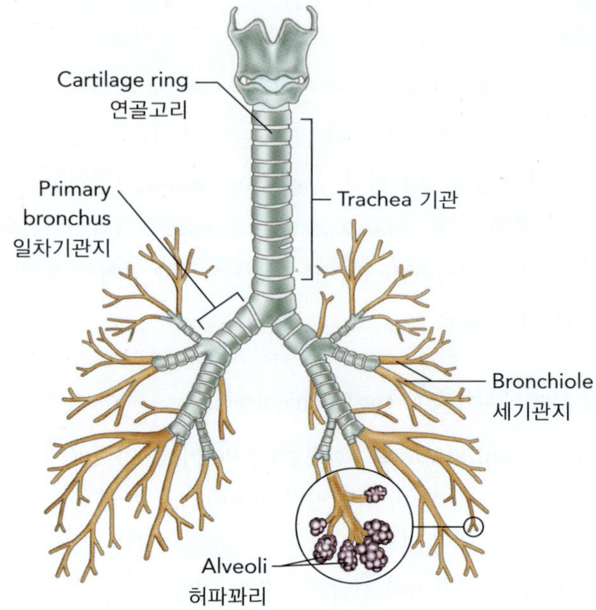

그림 7.4 기관과 기관지 나무, 허파꽈리

의 끝에 붙어 있다(단수형, *alveolus* [al-VEE-oh-lus]). 허파꽈리는 산소와 이산화탄소의 교환이 이루어지는 곳이다. 하나의 허파는 수백만 개의 허파꽈리를 가지고 있다**(그림 7.1, 그림 7.4)**.

- 세기관지를 통해 들어온 공기가 허파꽈리를 채우고 있다.
- 허파 모세혈관이 미세한 그물망처럼 허파꽈리의 얇고 탄력적인 벽을 감싸고 있다. **Pulmonary** (PULL-mah-nair-ee)는 허파(폐)를 나타낸다.
- 숨을 쉬는 동안, 허파꽈리 속의 공기와 허파 모세혈관 혈액 사이에서 산소와 이산화탄소가 교환되며, 이 교환은 허파꽈리벽을 통해 일어난다.
- 허파꽈리는 *surfactant* (계면활성제)로 알려진 세제와 같은 물질을 생성하여 허파 체액의 표면장력을 감소시킨다. 이것은 허파꽈리를 더욱 안정하게 만들어 날숨 시에 붕괴되지 않도록 한다. 미숙아는 계면활성제가 부족한 경우가 흔하다.

허파[폐] The Lungs

호흡기관인 **lungs** (허파[폐])는 두 개의 lobes (엽)으로 나뉜다**(그림 7.5)**. *Lobe* (엽)은 소분할(subdivision) 혹은 기관의 한 부분이다.

- **Right lung** (오른허파)에는 세 개의 엽이 있다: 위, 가운데, 아래.

- Left lung (왼허파)에는 두 개의 엽이 있다: 위와 아래. 심장이 공간을 차지하고 있어서 오른쪽 허파보다 왼쪽 허파가 약간 작다.

세로칸[종격] The Mediastinum

Mediastinum (mee–dee–as–TYE–num; 세로칸[종격])은 허파 사이의 공간으로 결합조직, 심장과 동정맥, 식도, 기관, 기관지, 가슴샘 및 림프절을 포함하고 있다**(그림 7.6)**.

가슴막[흉막] The Pleura

Pleura (PLOOR–ah; 가슴막[흉막])은 얇고 촉촉하며 미끄러운 막으로 허파의 바깥표면을 덮고, 갈비뼈 우리(rib cage)의 안쪽 표면을 감싼다**(그림 7.6)**.

- Parietal pleura (pah–RYE–eh–tal; 벽쪽가슴막[벽측흉막])은 가슴막의 바깥쪽 막으로 가슴우리의 벽에 붙어 있고, 가로막을 덮으며, 각각의 허파를 포함하는 주머니를 만든다. *Parietal*은 공간의 벽과 관련되어 있다는 뜻이다.
- Visceral pleura (VIS–er–al; 내장가슴막[장측흉막])은 가슴막의 안쪽 막으로 각각의 허파를 감싸고 있다. *Visceral*은 안쪽 기관과 관련되어 있다는 뜻이다.
- Pleural cavity (가슴막공간[흉막강])은 *pleural space* (가슴막강)이라고도 하며, 액체를 포함하고 있고 가슴막의 두 층 사이에 있는 밀폐된 지역이다. 이 액체는 숨 쉬는 동안 가슴막이 쉽게 미끄러지도록 해 준다.

가로막[횡격막] The Diaphragm

Diaphragm (DYE–ah–fram; 가로막[횡격막])은 *thoracic diaphragm*이라고도 하며, 복부와 가슴을 나누는 돔 모양의 근육이다. 이 근육이 수축하고 이완하면서 숨을

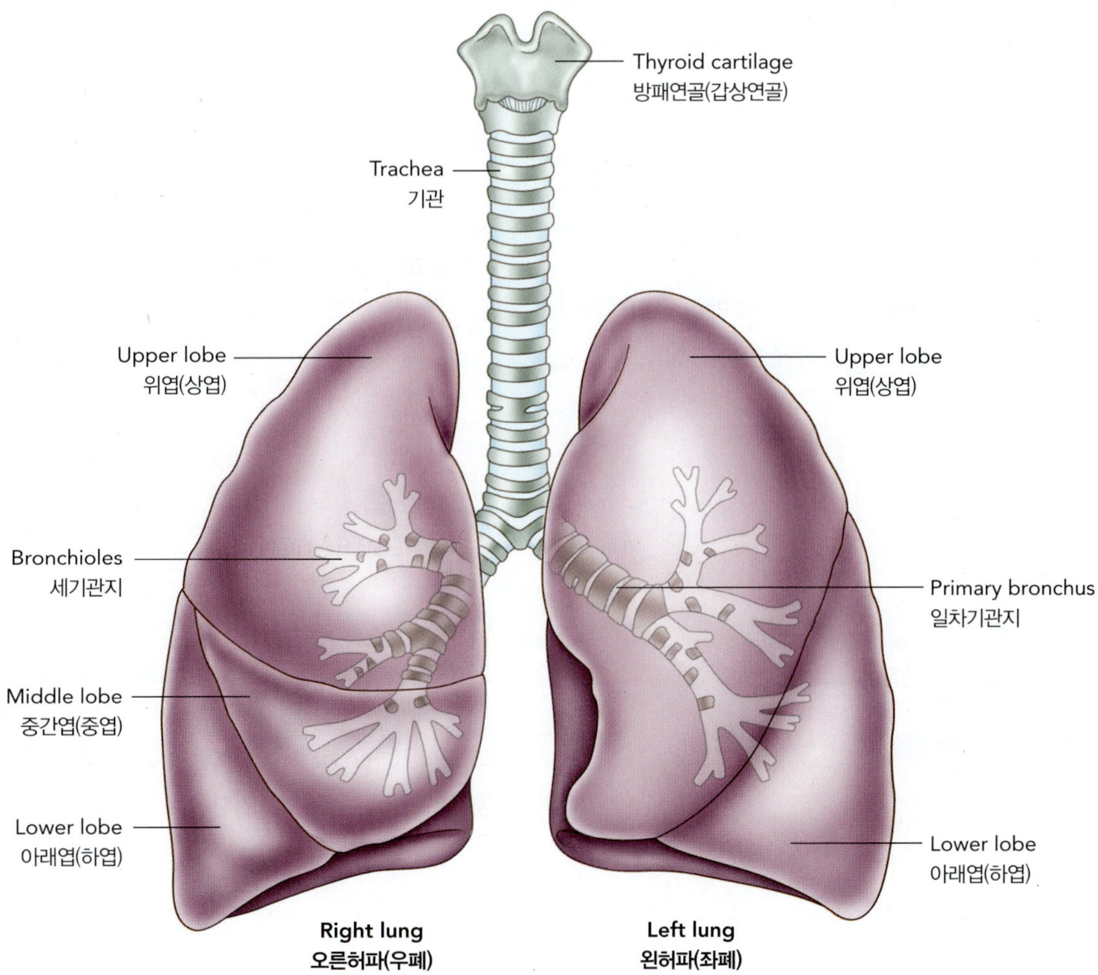

그림 7.5 **허파의 외형**
오른쪽 허파는 세 개의 엽, 왼쪽 허파는 두 개의 엽이 있다.

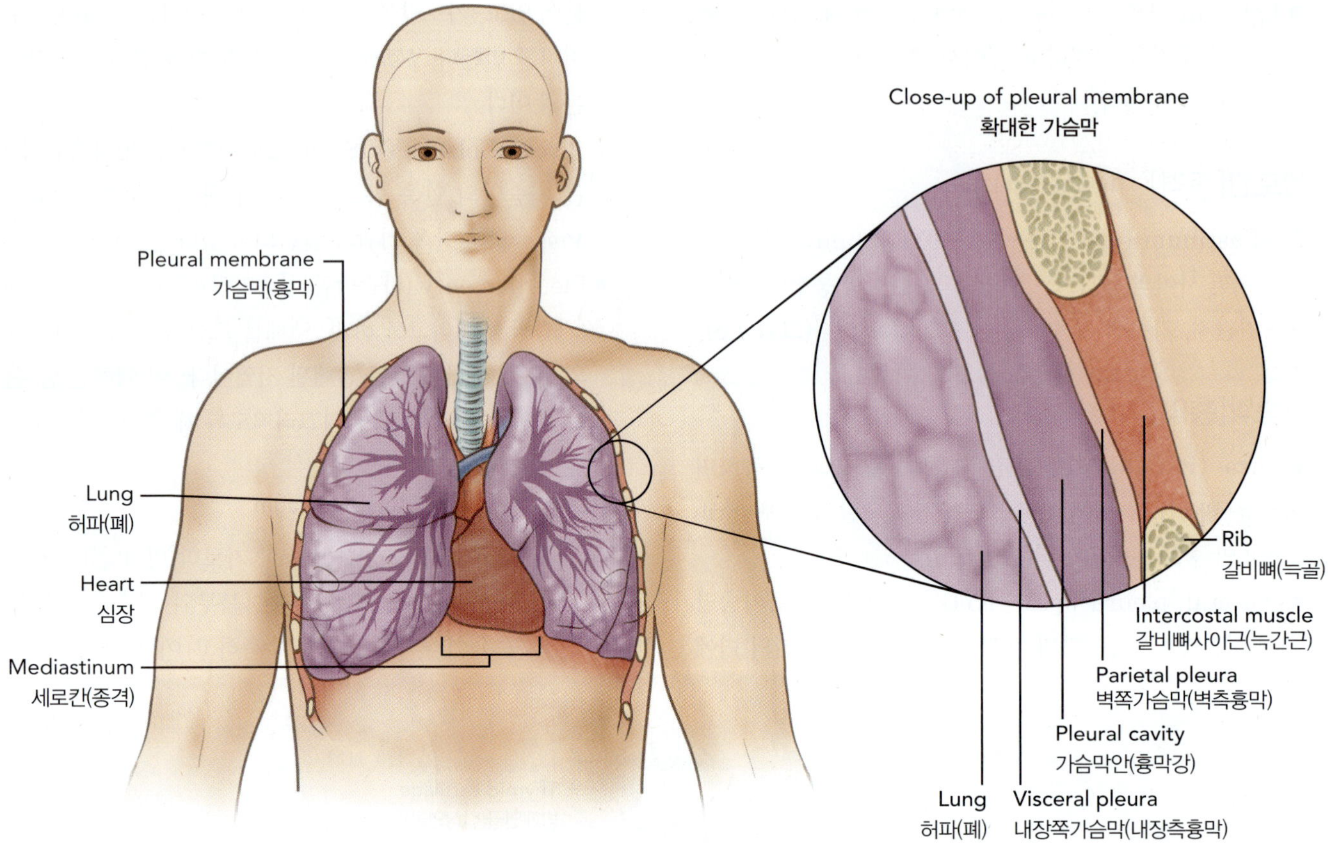

그림 7.6 **가슴막은 폐가 가슴 안에서 부드럽게 움직이는 것을 허용한다.**

쉴 수 있도록 한다.

- Phrenic nerve (FREN-ick; 가로막신경[횡격막신경])은 가로막을 자극해서 수축하게 한다**(그림 7.7)**.

- **참고:** 가로막이라는 용어는 나누는 구조를 의미하므로 이 용어는 질과 자궁 경부를 구분하는 피임기구를 설명하는 데도 사용된다.

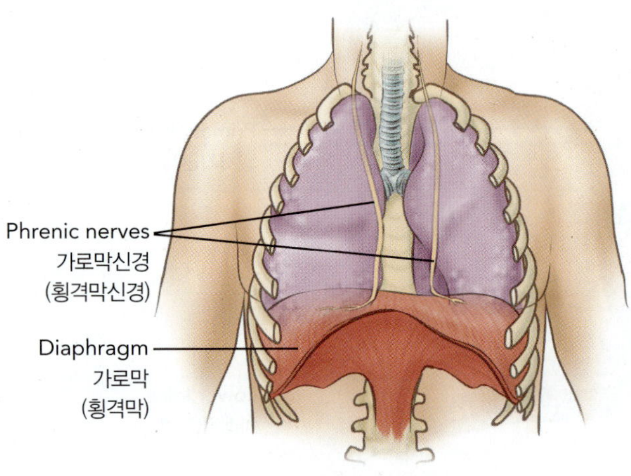

그림 7.7 **가로막은 가로막신경에 의해 지배된다.**

호흡

RESPIRATION

Respiration (**호흡**) 또는 breathing (숨 쉬는 것)은 이산화탄소와 산소의 교환이며, 이것은 삶에 필수적이다. 한 번의 *breath* (호흡)은 1회의 들숨과 1회의 날숨으로 구성된다 **(그림 7.8)**. *Ventilation* (환기)는 허파 안팎으로 공기를 이동시키는 또 다른 용어이다.

들이쉼과 내쉼 Inhalation and Exhalation

Inhalation (in–hah–LAY–shun; 들이쉼[흡기])은 가로막이 수축해서 아래로 내려가면서 공기를 들이마시는 작용이다(그림 7.8A). 이 작용은 가슴우리가 확장되게 한다. 가슴우리가 확장되면 가슴우리 안이 진공상태가 되고, 진공상태가 공기를 허파 안으로 들어오도록 한다.

Exhalation (ecks–hah–LAY–shun; 내쉼[호기])은 숨을 내쉬는 작용이다. 가로막이 이완되면 위쪽으로 올라오면서 가슴우리가 작아진다. 이러한 작용은 허파로부터 공기를 내보낸다(그림 7.8B).

외호흡 External Respiration

External respiration (**외호흡**)은 허파로 공기가 들어갔다 나왔다 하는 작용이다. 허파 안으로 공기가 들어가고 나오면서 exchange of gases (가스교환)이 일어난다(그림 7.9).

- 허파꽈리 안으로 공기가 *inhaled* (들이마신)되면 산소(O_2)는 바로 주위의 모세혈관으로 들어가고 적혈구에 의해 몸의 모든 세포로 운반된다.
- 동시에 노폐물인 이산화탄소(CO_2)는 모세혈관에서 허파의 공기가 있는 공간으로 *exhaled* (내쉰)된다.

내호흡 Internal Respiration

Internal respiration (**내호흡**)은 *cellular respiration* (세포호흡)이라고도 하며, 혈액과 조직의 세포 안에서 일어나는 가스의 교환이다(그림 7.9).

- 이 과정에서 산소는 혈류에서 세포로 전달된다.
- 세포는 노폐물인 이산화탄소를 방출하여 혈류로 들어가게 한다.

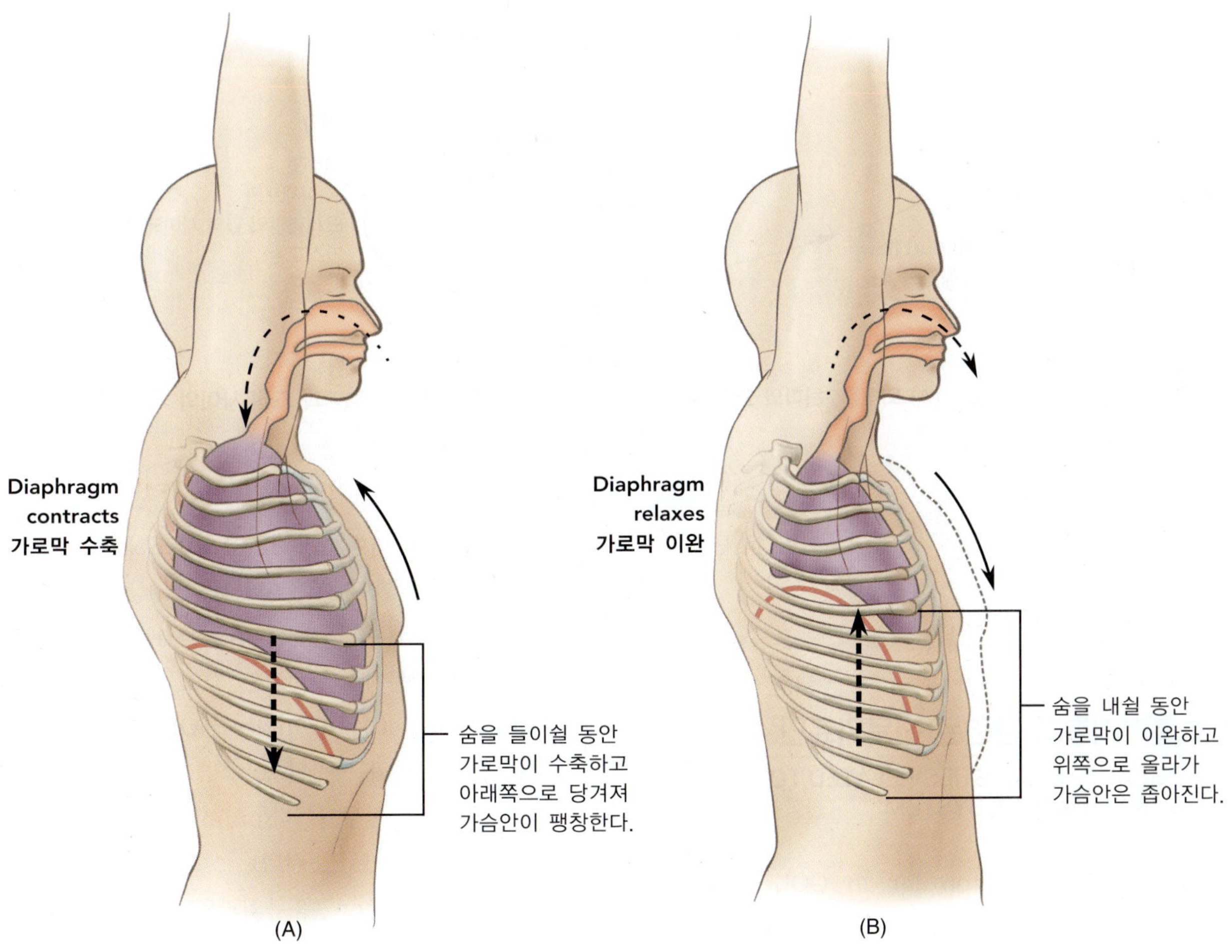

그림 7.8 들이쉼(A)과 내쉼(B) 때 가로막과 가슴공간의 움직임

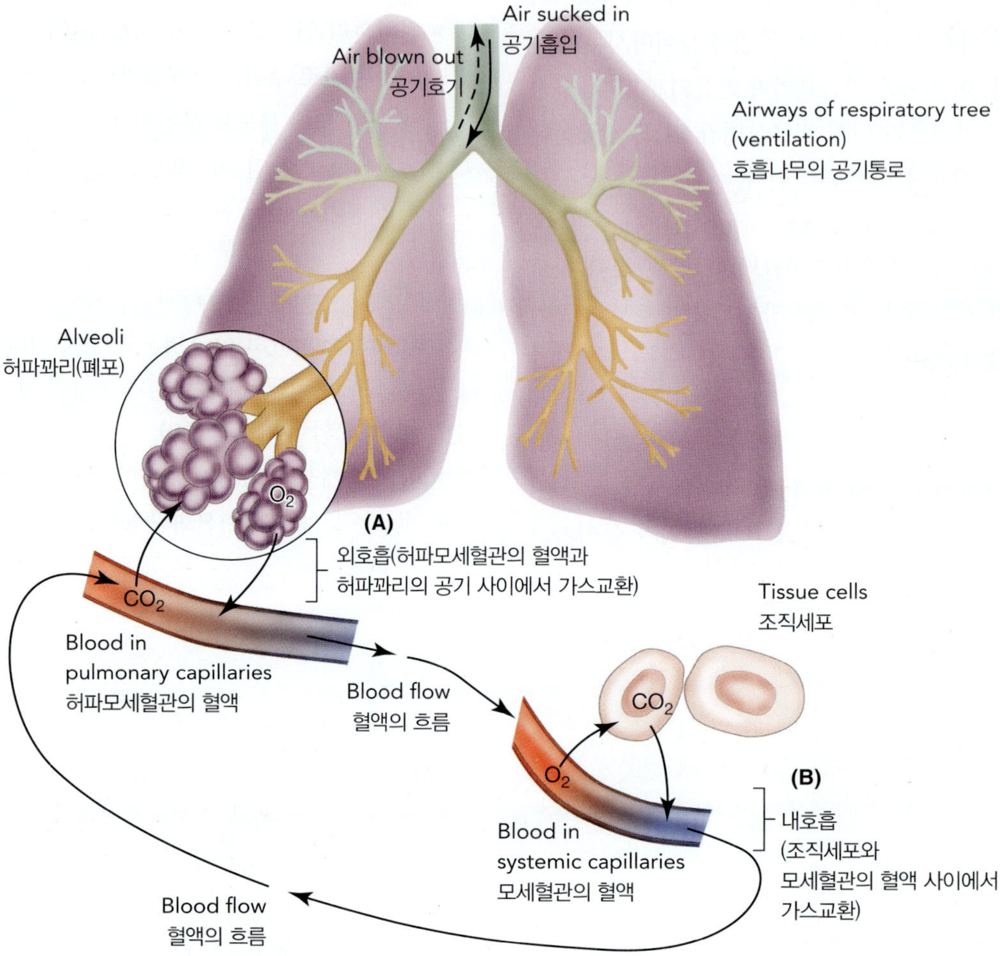

그림 7.9 **외호흡과 내호흡의 비교 (A) 외호흡, 허파와 모세혈관 사이의 가스교환 (B) 내호흡, 혈액과 조직 사이의 가스교환**

- 혈류는 이산화탄소를 허파로 운반하고, 이산화탄소는 호기 중 배출된다.

호흡기계통과 관련된 전문의료인

MEDICAL SPECIALISTIES RELATED TO THE RESPIRATORY SYSTEM

- **Otolaryngologist** (**oh**–toh–**lar**–in–**GOL**–oh–jist; 이비인후과의사)는 otorhinolaryngologist (**oh**–toh–**rye**–noh–**lar**–in–**GOL**–oh–jist; 이비인후과의사)라고도 하며, 귀, 코, 목구멍[ENT (ear, nose, throat)]의 질환이나 머리와 목의 이상을 진단하고 치료하는 전문가이다(**ot/o**는 귀를, **laryng/o**는 후두를, **–logist**는 전문가를 뜻한다).
- **Pulmonologist** (**pull**–mah–**NOL**–oh–jist; 호흡기 전문의)는 허파와 관련된 조직의 질환이나 이상을 진단하고 치료하는 전문가이다(**pulmon/o**는 허파, 공기를, **–logist**는 전문가를 뜻한다).
- **Thoracic surgeon** (흉부외과의사)는 가슴, 폐 및 식도를 포함한 흉부 또는 가슴 내부의 기관에 대한 수술을 수행한다.

호흡기계통의 질환

PATHOLOGY OF THE RESPIRATORY SYSTEM

만성폐쇄성폐질환

Chronic Obstructive Pulmonary Diseases

Chronic obstructive pulmonary diseases (COPD, 만성폐쇄성폐질환)은 일반적으로 기종(emphysema)이나 만성기관지염(chronic bronchitis)처럼 비가역적인 상태이며 만성적으로 공기의 흐름이 제한된다. 이러한 상태는 장기간의 흡연에 의해서도 생길 수 있으며, 영구적이거나 진행적이다. COPD를 앓고 있는 대부분의 사람은 만성 기관지염과 폐기종과 같은 두 가지 관련 질환으로 고통 받고 있다.

만성기관지염 Chronic bronchitis

Chronic bronchitis (brong–KYE–tis; 만성기관지염)은 흡입된 자극물질(일반적으로 담배 연기)에 반복적으로 노출되어 기도에 염증이 발생하는 질병이다(bronch는 기관지를, –itis는 염증을 뜻한다). 점액 생성 세포의 수와 크기가 증가하면 점액이 과도하게 생성되고 공기 통로의 벽이 두꺼워진다. 이것은 만성 기침, 허파 안팎으로의 공기 유입 장애 및 세균성 허파 감염 위험을 증가시킨다.

기종[폐기종] Emphysema

Emphysema (em–fih–SEE–mah; 기종[폐기종])은 허파의 기능을 점점 잃어가는 질환으로 일반적으로 오랫동안 담배를 피우는 것과 관련되어 있다. 이런 상태의 특징은 (1) 전체 허파꽈리 수의 감소, (2) 남아 있는 허파꽈리의 확장, (3) 남아 있는 허파꽈리의 벽이 점점 파괴되는 것이다.

허파꽈리가 파괴되면 숨 쉬는 것이 점점 빠르고 깊어지면 힘들어진다. 용량의 감소를 보상하려고 허파가 확장되며 가슴이 가끔 *barrel chest* (원통형)로 커진다고 생각된다(그림 7.10).

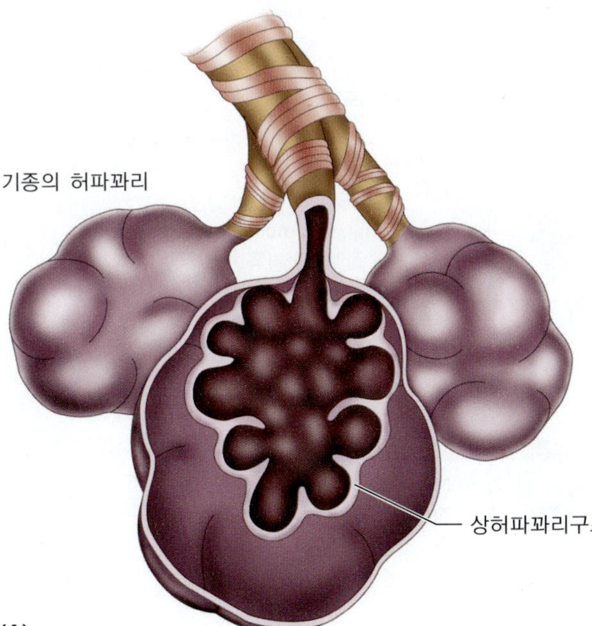

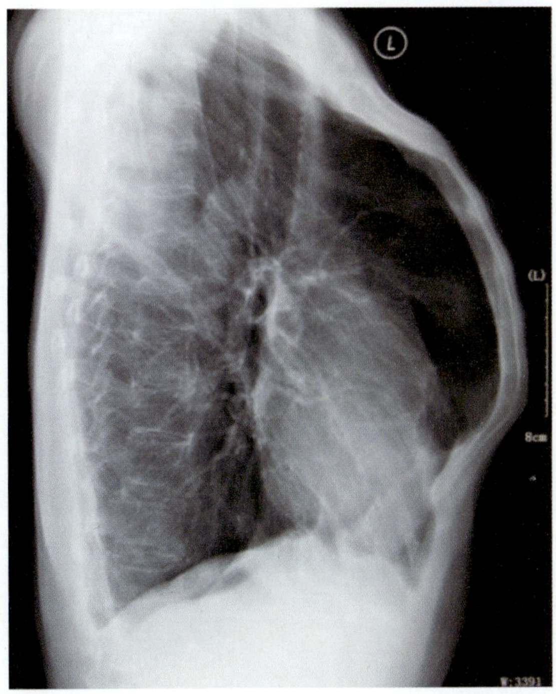

그림 7.10 기종(폐기종)
(A) 허파꽈리의 변화 (B) 측면 X선-사진: 기종에서 허파가 커진 것과 비정상적인 통모양가슴(barrel chest)을 볼 수 있다.

천식 Asthma

Asthma (AZ–mah; 천식)은 종종 알레르기 반응에 의해 유발되는 기관지의 만성 염증성 질환이다. *Asthma attack* (천식 발작)에 의해 심한 호흡곤란, 기침 및 천명음(wheez–ing)이 나타난다.

Wheezing 은 부분적으로 막히게되는 기도로 인한 호흡 소리이다. 천식 발작의 빈도와 중증도는 알레르겐, 환경 인자, 운동 및 감염을 포함한 다양한 요인에 의해 영향을 받는다.

- **그림 7.11A**는 발작 이전의 기도 외형을 보여준다. **그림 7.11B**는 발작 중 호흡 곤란을 일으키는 기도 내 및 주위의 요인을 보여준다.
- Airway inflammation **(기도 염증)**은 점액으로 인한 기관지의 부종과 막힘이다. 이것은 보통 기도가 흡입된 알레르기 항원에 노출된 후에 발생한다.
- Bronchospasm (BRONG–koh–spazm; 기관지연축)은 기관지와 기관지 벽에 있는 민무늬근의 수축으로 기도폐쇄(bronch/o는 기관지를, –spasm은 비자발적인 수축을 뜻한다)가 일어난 것이다.
- *Exercise–induced asthma* (운동 유발성 천식)은 운동 시 5분에서 15분 후에 나타나는 기도의 협착이다.

상기도질환 Upper Respiratory Diseases

- Upper respiratory infection (URI, 상기도 감염)과 *acute nasopharyngitis* (급성 코인두염)은 일반적으로 *common cold* (감기)라고 불린다. 상기도감염은 200여 종류의 다른 바이러스 중 하나에 의해 일어날 수 있는데, 가장 일반적인 바이러스는 *human rhinovirus* (사람리노바이러스)이다.
- Allergic rhinitis (rye–NIGH–tis; 알레르기성 비염)은 일반적으로 *allergy* (알레르기[과민증])라고 하며, 공기 중에 있는 알레르겐(allergens)에 대해 알레르기 반응을 일으켜서 점액의 흐름이 증가하는 질환이다(rhin은 코를, –itis는 염증을 뜻한다). 알레르기는 6장에서 논의된다. *Nonallergic rhinitis* (비알레르기 비염)은 냉기, 매운 음식 또는 약물과 같은 알레르겐 이외의 것으로 인한 코의 염증이다.
- Croup (KROOP; 크루프, 가막성후두염)은 어린이와 유아에서 나타나는 급성호흡증후군으로 후두막힘, 쉰 목소리, 성대주위가 붓고, 개기침소리(barking cough)와 협착음(stridor)을 특징으로 한다. *Stridor* (그렁거림, 협착음)은 호흡할 때 방해가 되는 거친 고음의 소리이다.

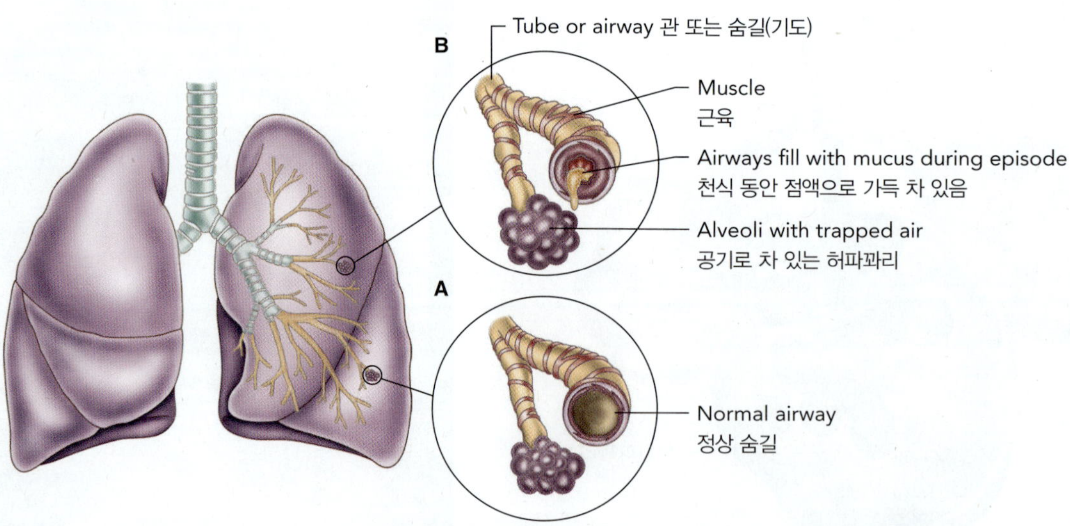

그림 7.11 천식 기간 동안 호흡 변화
(A) 천식 전에, 근육이 풀리고 기도가 열려 있다. (B) 천식 동안 근육이 조여지고 기도가 점액으로 채워진다.

- **Diphtheria** (dif–THEE–ree–ah; 디프테리아)는 현재 면역을 통해 상당히 예방되고 있는, 목과 상기도의 급성 세균성 감염이다. 디프테리아 세균은 독소를 생산해서 심장의 근육과 주변 신경에 손상을 줄 수 있다. 디프테리아는 예방접종을 통해 예방된다.
- **Epistaxis** (ep–ih–STACK–sis; 코피[코출혈])는 *nosebleed* (코피)라고도 하며, 코에서 피를 흘리는 것으로, 대개 손상이나 혈액희석제의 과다 사용, 출혈경향을 보이는 질환에 의해 생긴다.
- **Influenza** (in–flew–EN–zah; 인플루엔자)는 *flu* (플루)라고도 하며, 호흡기 염증, 발열, 오한 및 근육통을 특징으로 하는 급성 전염성 바이러스 감염이다. 인플루엔자는 호흡기 방울(respiratory droplets)에 의해 전염되며 추운 날 가장 흔하게 발생되는 감염성 질환이다. 인플루엔자 바이러스에는 많은 변종이 있다. 일부 변종은 매년 예방 접종을 통해 예방할 수 있다.
- **Pertussis** (per–TUS–is; 백일해)는 *whooping cough* (백일해)라고도 하며, 상기도의 전염성 세균감염으로 반복되는 발작성(paroxysmal) 기침이 일어난 후 무호흡과 흡기 시 큰소리가 난다. 백일해는 면역으로 예방할 수 있다. *Paroxysmal* (발작성)이란 갑자기 또는 경련성이란 뜻이다. 디프테리아, 백일해, 파상풍(diphtheria, pertussis, and tetanus, DPT)에 대해 어린이에게 예방 접종이 함께 제공된다. 그러나 백일해의 발생률이 증가하고 있다.
- **Rhinorrhea** (rye–noh–REE–ah; 콧물[비루])은 *runny nose* (콧물)라고도 하며, 코에서 점액이 물처럼 흐르는 것을 말한다(**rhin/o**는 코를, **–rrhea**는 비정상적인 분비를 뜻한다).
- **Sinusitis** (sigh–nuh–SIGH–tis; 코곁굴염[부비동염])은 코곁굴의 염증이다(**sinus**는 코곁굴을, **–itis**는 염증을 뜻한다).

인두와 후두 Pharynx and Larynx

- **Pharyngitis** (fah–rin–JIGH–tis; 인두염)은 *sore throat* (인후통)이라고도 하며, 인두의 염증이다(**pharyng**은 인두를, **–itis**는 염증을 뜻한다). 이것은 종종 감기, 독감 또는 코곁동굴 감염의 증상이다. *Streptococcus* 박테리아에 의한 인두염은 일반적으로 *strep throat* (패혈증 인두염)이라고 한다(6장 참조).
- **Laryngospasm** (lah–RING–goh–spazm; 성대문연축[후두연축])은 후두가 갑자기 경련성으로 막히는 것이다(**laryng/o**는 후두를, **–spasm**은 갑자기 불수의적으로 수축하는 것을 뜻한다). 그것은 때때로 8장에서 논의되는 위식도 역류성 질환(GERD)과 관련이 있다.

음성 장애 Voice disorders

- **Aphonia** (ah–FOH–nee–ah; 소리못냄증[발성불능증])은 후두에서 정상적인 소리를 내는 기능을 잃은 것이다(**a–**는 없음을, **phon**은 목소리나 소리를, **–ia**는 비정상적인 상태를 뜻한다).
- **Dysphonia** (dis–FOH–nee–ah; 발성장애)는 말하기 어려움으로 쉰목소리, 약화, 사춘기 동안의 목소리 변성 등 어떠한 목소리 변화의 장애도 포함할 수 있다(**dys–**는 나쁨을, **phon**은 목소리나 소리를, **–ia**는 비정상적인 상태를 뜻한다).
- **Laryngitis** (lar–in–JIGH–tis; 후두염)은 후두의 염증이다(**laryng**는 후두를, **–itis**는 염증을 뜻한다). 이 용어는 염증으로 인해 목소리를 잃은 경우에도 사용한다.

기관과 기관지 Trachea and Bronchi

- **Tracheorrhagia** (tray–kee–oh–RAY–jee–ah; 기관출혈)은 기관의 점막의 출혈이다(**trache/o**는 기관을, **–rrhaiga**는 출혈을 뜻한다).
- **Bronchiectasis** (brong–kee–ECK–tah–sis; 기관지확장증)은 기관지나 세기관지의 만성 비가역성 확장이다(**bronch/i**는 기관지를, **–ectasis**는 확장을 뜻한다).
- **Bronchorrhea** (brong–koh–REE–ah; 기관지루)는 기관지에서 점액이 과다하게 분비되는 것이다(**bronch/o**는 기관을, **–rrhea**는 비정상적인 흐름을 뜻한다). 이는 종종 만성 기관지염이나 천식으로 인해 일어난다.

가슴막공간[흉막강] Pleural Cavity

- **Pleurisy** (PLOOR–ih–see; 가슴막염[흉막염, 늑막염])은 *pleuritis* (흉막염)라고도 하며, 가슴막의 염증

으로 숨 쉴 때마다 찌르는 듯한 가슴 통증을 일으킨다. Pleurodynia (가슴막통, 흉막통증)을 일으키는 흉막염(pleurisy)은 외상, 결핵, 결합조직 질환 또는 감염으로 발생할 수 있다(**pleur**는 가슴막을 뜻하고, **-isy**는 명사형 종결어미이다).

- **Pleurodynia** (ploor-oh-DIN-ee-ah; 가슴막통[흉막통증])은 염증을 일으킨 가슴막이 흡입으로 마찰할 때 발생하는 날카로운 통증이다(**pleur/o**는 가슴막을, **-dynia**는 통증을 뜻한다).
- **Pleural effusion** (eh-FEW-zhun; 가슴막삼출액[흉수])은 가슴막 공간에 비정상적으로 액체가 모이는 것으로 허파가 완전히 확장되지 못하기 때문에 호흡이 곤란한 것처럼 느낄 수 있다. *Effusion* (삼출)은 혈관이나 림프관에서 조직이나 공간으로 액체가 빠져 나온 것을 뜻한다(**그림 7.12**).
- *Empyema of the pleural cavity* (가슴막안의 농흉)으로 알려진 **pyothorax** (pye-oh-THOH-racks; 고름가슴증, 농흉)은 가슴막의 층 사이의 가슴막안에 고름이 존재하는 것이다(**py/o**는 고름을, **-thorax**는 가슴을 뜻한다).
- **Empyema** (em-pye-EE-mah; 고름집[농흉], 가슴고름집)은 몸안의 고름을 의미한다.
- **Hemothorax** (hee-moh-THOH-racks; 혈액가슴[혈흉])은 가슴막 공간에 혈액이 모이는 것이다(**hem/o**는 혈액을, **-thorax**는 가슴을 뜻한다). 자상과 같은 가슴의 손상으로 발생할 수 있으나 질환이나 수술로 생길 수도 있다.
- **Pneumothorax** (new-moh-THOR-racks; 공기가슴증[기흉])은 가슴막 공간에 공기가 모여 있는 것으로, 압력의 불균형으로 허파를 압박할 수 있다(**pneum/o**는 허파나 공기를, **-thorax**는 가슴을 뜻한다). 이것은 가슴공간을 뚫는 자상 같은 외부 요인에 의해 생길 수 있으며, 또한 가슴막이 파열되어 공기가 가슴막 안으로 새어 나오는 것과 같은 내부 요인에 의해서도 생길 수 있다(**그림 7.13**).

허파[폐] Lungs

- **Acute respiratory distress syndrome** (ARDS, 급성호흡곤란증후군)은 일반적으로 외상, 폐렴, 흡연 또는 연기흡입, 흡입된 구토물질 또는 패혈증에 기인한다. *Sepsis* (패혈증)은 혈류의 전신성 박테리아 감염이다. ARDS는 폐에 있는 염증과 폐포의 체액이 혈액 내의 산소를 부족시켜 생명을 위협하는 상태이다.
- **Atelectasis** (at-ee-LEK-tah-sis; 무기폐)는 *collapsed lung* (폐허탈)이라고도 하며, 얕은 호흡이나 공기의 통과 장애로 인해 허파가 완전히 펴지지 않는 상태를 말한다(**atel**은 불완전한을, **-ectasis**는 확장을 뜻한다).
- **Pulmonary edema** (eh-DEE-mah; 폐수종, 폐부종)은 허파조직에 액체가 차는 것이다. *Edema*는 붓는

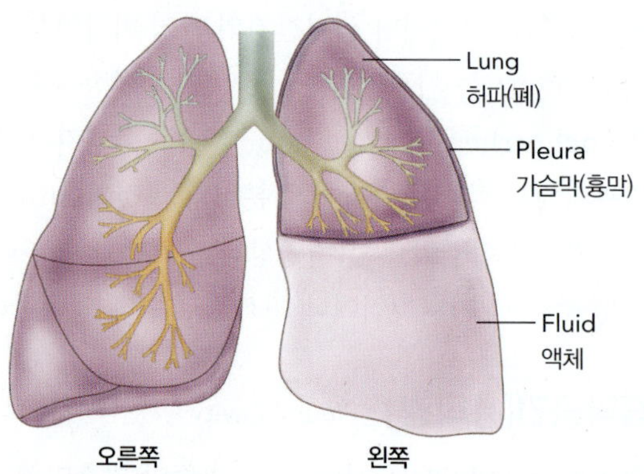

그림 7.12 흉수는 가슴막 공간에 액체가 고여서 허파가 완전히 확장되지 못하게 한다.

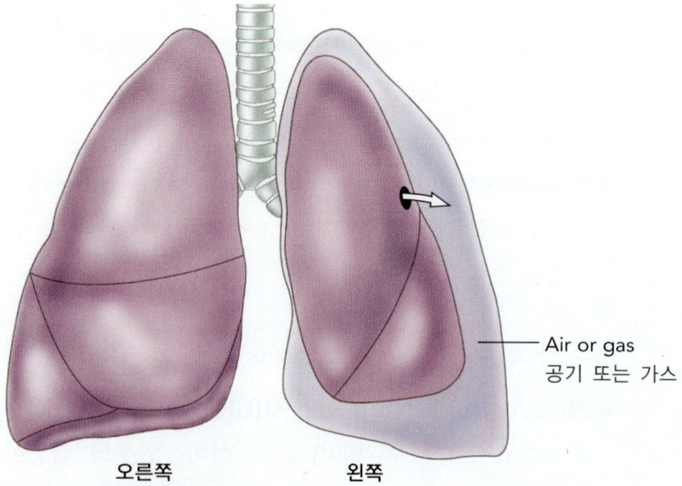

그림 7.13 기흉은 가슴막 공간에 공기나 가스가 모여서 허파가 눌린다. 왼쪽 허파에서 가슴막의 구멍이 가슴막 공간으로 공기가 새어나오게 된다.

것을 뜻한다. 폐부종은 종종 심부전증의 증상이며 5장에서 논의된다.

- **Pulmonary embolism** (EM-boh-lizm; 폐색전증)은 다리 또는 골반 부위에 형성된 색전증(embolism) 혹은 이물질에 의한 폐동맥의 갑작스러운 막힘이다.
- **Pneumorrhagia** (new-moh-**RAY**-jee-ah; 폐출혈)은 허파의 출혈이다(pneum/o는 허파를, -rrhagia는 출혈을 뜻한다).

결핵 Tuberculosis

Tuberculosis (TB, too-**ber**-kew-**LOH**-sis; 결핵)은 결핵균(*Mycobacterium tuberculosis*)에 의한 감염 질환으로 일반적으로 허파를 침범한다. 건강한 사람은 결핵에 걸리지 않으면서 결핵균을 가지고 있을 수 있다. 결핵은 면역력이 약화된 사람에게 가장 흔히 발생한다.

- 결핵은 AIDS와 같은 다른 조건에 의해 면역 체계가 약화된 개인에서 가장 흔하게 발생한다. 건강한 개인은 질병의 증상을 나타내지 않고 잠복한 결핵을 옮길 수 있다. *Latent* (잠복)은 존재하지만 활동하지 않음을 의미한다.
- *Multidrug-resistant tuberculosis* (약제내성결핵)은 일차 결핵약에 대해 내성을 가진 결핵균의 감염으로 결핵 중에서 위험한 형태이다.

손상된 허파에 대한 폐렴의 명칭

Pneumonia Named for the Affected Lung Tissue

Pneumonia (new-**MOH**-nee-ah; 폐렴)은 허파의 심각한 감염이나 염증으로 가장 작은 세기관지와 허파꽈리가 농이나 다른 액체로 차는 것이다(pneumon은 허파를, -ia는 비정상적인 상태를 뜻한다). 폐렴은 감염에 의해 가장 흔히 발생하며 종종 감기, 독감, 만성 질환 또는 면역체계가 약화된 노인에게서 발생한다.

손상을 받는 폐 부분에 대해 두 가지 유형의 세균성 폐렴이 있다(그림 7.14).

- **Bronchopneumonia** (brong-koh-new-**MOH**-nee-ah; 기관지폐렴)은 양쪽 허파의 세기관지를 침범하는 형태이다(bronch/o는 기관지를, pneumon은 허파를, -ia는 비정상적인 상태를 뜻한다). 기관지폐렴은 대엽성 폐렴을 초래한다.
- **Lobar pneumonia** (**대엽성 폐렴**)은 허파나 허파엽의 하나 이상의 구획을 침범한다. *Double pneumonia* (양측성 폐렴)은 양쪽 허파를 침범하는 대엽성 폐렴으로 일반적인 세균성 폐렴이다.

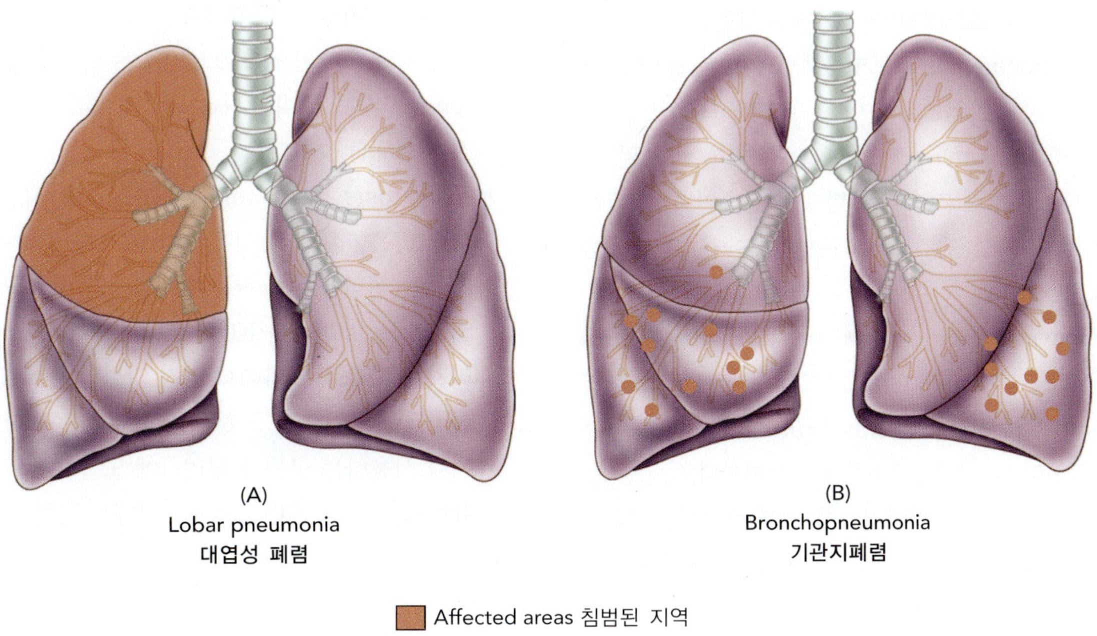

그림 7.14 폐렴의 종류는 원인이나 허파가 침범되는 지역에 따라 명칭이 붙는다. (A) 대엽성 폐렴은 넓은 부위의 폐에 영향을 미친다. (B) 기관지폐렴은 세기관지 및 주변 폐포에 영향을 미친다.

원인에 의해 명명된 폐렴

Pneumonia Named for the Causative Agent

폐렴의 원인은 30가지 이상이 밝혀져 있다. 공기오염, 세균, 진균류, 바이러스와 같은 감염원과 흡입된 액체 또는 화학물질 등이 원인이다.

- Aspiration pneumonia (ass-pih-RAY-shun; 흡인성 폐렴, 연하성 폐렴)은 구토물과 같은 이물질이 허파로 들어가면 생긴다. 여기서 *aspiration*은 상기도로 이 물질이 들어가는 것을 말한다. 이 단어는 또한 몸의 공간에서 액체나 가스를 흡입하는 것을 뜻하기도 한다.
- Bacterial pneumonia **(세균성 폐렴)**은 대개 폐렴연쇄상구균(*Streptococcus pneumoniae*)에 의해 발생한다. *Pneumococcal pneumonia* (폐렴구균성폐렴)은 백신으로 예방할 수 있는 유일한 폐렴이다.
- Community-acquired pneumonia (CAP, 지역사회 획득 폐렴)은 병원 외의 전염성 감염으로 인한 폐렴이다. CAP은 세균성 폐렴이거나 바이러스 또는 곰팡이에 의한 것일 수 있다. 이것은 가장 흔한 형태의 폐렴이며, 모든 연령대의 사람들에게 영향을 줄 수 있다.
- Hospital-acquired pneumonia **(병원성 폐렴)** 또는 *nosocomial pneumonia* (병원내 폐렴)은 방어능력이 떨어진 환자가 병원에 머물러 있는 동안 폐렴에 걸리는 유형이다. 인공 호흡기에 의존하는 환자는 특히 위험하다. *Nosocomial* (병원내)이란 병원 입원을 의미한다.
- Walking pneumonia **(보행 폐렴)**은 *mycoplasma pneumonia* (마이코플라스마 폐렴)이라고도 하며, 박테리아 *Mycoplasma pneumoniae*에 의해 야기된 더 가벼우면서도 오래 지속되는 형태의 질병이다. 그것은 환자가 종종 아플 때가 아니라는 사실에서 그 이름을 얻는다.
- Pneumocystis pneumonia (new-moh-SIS-tis new-MOH-nee-ah; 뉴모시스티스 폐렴)은 효모와 같은 곰팡이 *Pneumocystis carinii*에 의해 발생하는 기회감염이다. 기회감염은 6장에서 살펴본다.
- Viral pneumonia **(바이러스성 폐렴)**은 모든 폐렴의 절반을 차지하며 여러 다른 종류의 바이러스에 의해 발생한다.

사이질성 폐질환 Interstitial Lung Diseases

Interstitial lung diseases (in-ter-STISH-al; 사이질성 폐질환) 또는 ILDs는 허파꽈리와 허파꽈리 사이의 사이질에 염증과 손상이 생기는 200여 종류의 질환들이다. *Interstitial* (사이질[간질])이란 조직의 일부로 안에 들어 있는 것이 아니라 사이에 있는 것을 뜻하며, 여기서는 허파꽈리를 지탱하고 있는 조직들을 말한다. ILD는 혈액으로 산소가 전달되는 것을 방해한다.

- Pulmonary fibrosis (figh-BROH-sis; 폐 섬유증) 또는 *interstitial fibrosis* (사이질 섬유증)에서는 폐의 흉터 조직이 점진적으로 형성되어 폐 기능이 감소하고 호흡 곤란이 심해진다(fibros는 섬유결합조직을 뜻하고, -is는 명사형 어미이다). 섬유화*(fibrosis)*는 정상 조직이 섬유화(경화된) 조직으로 대체되는 상태이다.

류마티스성 관절염, 경피증 및 루푸스와 같은 많은 결합조직 질환은 석면 및 실리카와 같은 환경 독소처럼 폐 섬유증을 유발할 수 있다. 폐 섬유증은 알려진 원인 없이도 발생할 수 있다.

환경과 직업성 사이질성 폐질환 Environmental and Occupational Interstitial Lung Disease

- Pneumoconiosis (new-moh-koh-nee-OH-sis; 폐진증, 진폐증)은 환경이나 직업적인 접촉으로 몇 년 동안 먼지에 노출된 경우에 발생하는 비정상적인 상태이다(pneum/o는 허파를, coni는 먼지를, -osis는 비정상적인 상태를 뜻한다).
- Asbestosis (ass-beh-STOH-sis; 석면폐증, 석면침착증)은 허파로 들어온 석면 입자에 의해 생긴다(as-best는 석면을, -osis는 비정상적인 상태를 뜻한다).
- Silicosis (sill-ih-KOH-sis; 규폐증, 규분폐증)은 실리카를 허파로 흡입해서 점점 악화되는 폐질환이다. 주물공장이나 채석장, 도자기공장, 유리 공예장, 모래 분사기를 사용하는 곳에서 실리카에 노출될 수 있다(silic은 유리를, -osis는 비정상적인 상태를 뜻한다).

섬유화물혹[낭성 섬유증] Cystic Fibrosis

Cystic fibrosis (SIS-tick figh-BROH-sis; 섬유화물혹[낭성 섬유증]) 또는 CF는 비정상적으로 많은 양의 진한

점액이 허파와 이자에 생기는 유전질환이다. 이로 인해 폐 손상, 성장 빈도 및 영양 결핍이 초래된다. 낭성 섬유증의 일반적인 증상으로는 천명음과 지속적인 기침이 있다.

폐암 Lung Cancer

미국에서 암 사망의 주요 원인인 **폐암**은 암세포가 폐 조직에서 형성되는 상태이다. 폐암의 주요 위험 인자는 간접흡연 및 흡연이다(그림 7.15).

호흡장애 Breathing Disorders

Breathing disorders (호흡장애)의 일반적인 용어는 호흡의 속도 또는 깊이의 비정상적인 변화를 나타낸다. 특정 용어는 발생하는 변화를 보다 자세하게 기술한다(그림 7.16).

- Eupnea (youp−NEE−ah; 정상호흡)은 쉬운 또는 정상적인 호흡이다(eu−는 좋은, −pnea는 호흡을 뜻한다). 이것은 다른 호흡이상을 판단하는 기준이 된다(그림 7.16A).
- Apnea (AP−nee−ah; 무호흡)은 자발적인 호흡이 없는 것이다(a−는 없음을, −pnea는 호흡을 뜻한다)(그림 7.16D). 그것은 미숙아의 일반적인 호흡기 문제이다.
- Bradypnea (brad−ihp−NEE−ah; 호흡완만, 느린호흡)은 호흡의 속도가 비정상적으로 느려진 것으로 대개 분당 10회 미만으로 호흡하는 것이다(brady−는 느린, −pnea는 호흡을 뜻한다)(그림 7.16C).

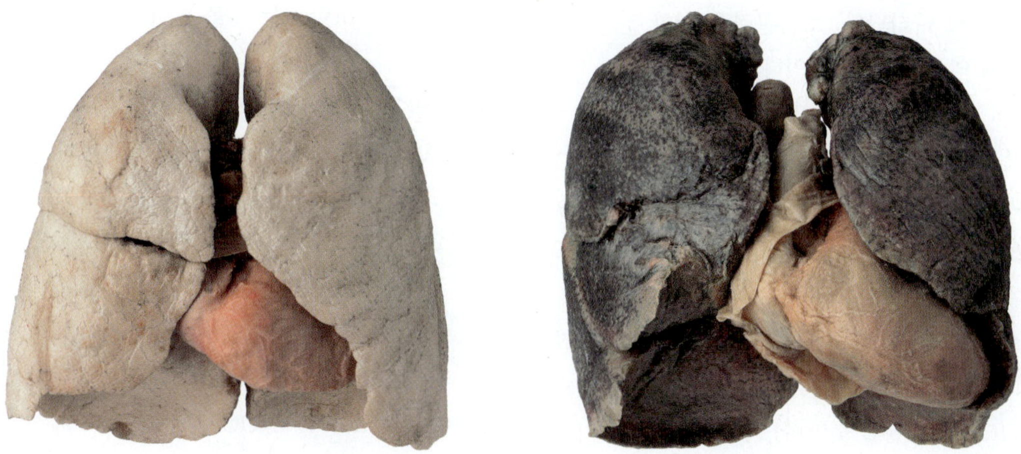

(A) (B)

그림 7.15 실제 폐 및 심장 표본의 사진. (A) 비 흡연자의 건강한 폐 (B) 흡연자의 폐 손상

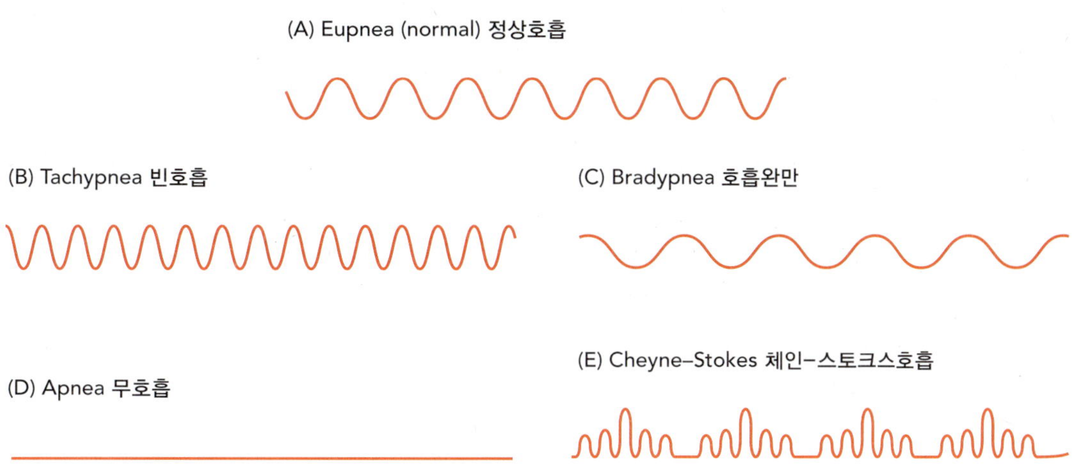

그림 7.16 호흡 양상. (A) 정상호흡 (B) 빈호흡은 비정상적으로 빠른 호흡이다. (C) 호흡완만은 비정상적으로 느린 호흡이다. (D) 무호흡은 호흡이 없는 것이다. (E) 체인–스토크스 호흡은 비정상적인 양상이 반복되는 것이다.

- Cheyne–Stokes respiration (CHAYN STOHKS; 체인–스토크스 호흡, 교대성무호흡)은 저호흡(느린호흡)이나 무호흡(호흡이 없는 것)이 나타난 후 과호흡(빠른호흡)이 나타나는 현상이 반복되는 것이다(그림 7.16E). 이러한 양상은 때로는 혼수 상태 환자 또는 사망에 이르는 환자에서 발생한다.
- Tachypnea (tack–ihp–NEE–ah; 빈호흡, 빠른호흡, 호흡빈삭)은 호흡의 속도가 비정상적으로 빨라진 것으로 대개 분당 20회 이상 호흡하는 것이다(tachy–는 빠른, –pnea는 호흡을 뜻한다)(그림 7.16B).
- Dyspnea (DISP–nee–ah; 호흡곤란)은 *shortness of breath* (SOB, 숨이 찬 것)이라고도 하며, 힘들거나 괴로운 숨 쉬기를 말한다(dys–는 통증을, –pnea는 호흡을 뜻한다). 숨이 차는 것은 흔히 심부전증의 첫 번째 증상 중의 하나로 나타난다. 호흡곤란은 심한 운동이나 허파의 손상에 의해 나타날 수 있다.
- Hyperpnea (high–perp–NEE–ah; 과다호흡, 호흡항진)은 운동과 관련된 호흡으로, 호흡이 평상시보다 깊고 빠르다(hyper–는 과다한, –pnea는 호흡을 뜻한다). 또한 *hyperpnea*는 높은 고도, 빈혈이나 패혈증으로 인해 발생할 수 있다.
- Hypopnea (high–poh–NEE–ah; 저호흡, 부족호흡, 호흡저하)는 호흡이 얕거나 느린 것이다(hypo–는 감소한, –pnea는 호흡을 뜻한다). **주의:** 영어 철자의 두 번째 "p"는 묵음이다.
- Hyperventilation (high–per–ven–tih–LAY–shun; 과다환기, 환기증대)는 깊은 호흡을 비정상적으로 빠르게 쉴 때 발생할 수 있으며 세포 수준에서 CO_2의 감소로 인해 혈중 가스의 변화가 나타난다(hyper–는 초과를, –ventilation은 호흡을 뜻한다). 이것은 혈액의 이산화탄소 수준을 감소시켜 현기증과 손가락과 발가락에 따끔거림을 유발한다.

수면 관련 호흡장애 Sleep-Related Breathing Disorders

수면 관련 호흡장애는 수면 중에만 발생하며 정상적인 호흡 패턴의 파괴가 특징이며, 이것은 심혈관 질환 및 뇌졸중 위험을 높인다.

- Sleep apnea **(수면 무호흡증)**은 수면 중에 호흡이 반복적으로 멈추고 시작되는 잠재적으로 심각한 질환이며, 혈중 산소 농도를 감소시킨다. 폐쇄성 수면 무호흡증(*obstructive sleep apnea*, OSA)은 기도를 좁히거나 넓혀주는 목구멍 뒤쪽의 근육에 발생한다.
- 수면 무호흡 증후가 될 수 있는 *snoring* (코골이)은 부드러운 입천장의 진동으로 인한 시끄러운 호흡이다.

기침 Coughing

- Expectoration (eck–SPEK–to–ray–shun; 담객출, 가래배출)은 타액, 점액 또는 기타 체액을 기침하고 침을 뱉는 행위이다(expector은 기침을, –ation는 상태 또는 행동을 뜻한다).
- Hemoptysis (hee–MOP–tih–sis; 객혈)은 폐 또는 기관지 출혈의 결과로 인하여 폐 또는 기관지 관에서 유래한 혈액 또는 혈액 염색 객담의 출혈이다(hem/o는 혈액을, –ptysis는 침을 뜻한다).

산소 결핍 Lack of Oxygen

- Airway obstruction **(기도폐쇄)**는 *choking*이라고도 하며, 음식물이나 이물질이 기도를 막아서 허파로 공기가 들어가고 나오는 것을 막는 것이다. 이것은 *abdominal thrusts* (복부추력)의 응급처치를 해야 하는 비상사태일 수 있다. 이것은 또한 *Heimlich maneuver* (Heimlich 응급소생술)로 알려져 있다.
- Anoxia (ah–NOCK–see–ah; 무산소증)은 몸에 혈액이 적절하게 흘러도 조직과 기관에 산소가 결핍된 상태이다(an–은 없음을, ox는 산소를, –ia는 비정상적인 상태를 뜻한다). 무산소증이 4분에서 6분 지속되면 비가역적인 뇌손상이 나타날 수 있다.
- Hypoxia (high–POCK–see–ah; 저산소증)은 무산소증보다 덜 심각한데 조직과 세포의 산소가 정상 이하로 떨어져 있는 것이다(hyp–는 부족함을, ox는 산소를, –ia는 비정상을 뜻한다). 이 상태는 두부 외상, 일산화탄소 중독, 질식 및 높은 고도에 위치할 때를 포함한 다양한 요인으로 인해 발생할 수 있다.
- *Altitude hypoxia* (고지산소결핍증)은 고산병(*altitude sickness*)이라고도 하며, 산소가 감소된 해발 2,400 m 이상의 높은 지대에서 생길 수 있다.
- Asphyxia (ass–FICK–see–ah; 질식, 가사)는 몸이 기능을 하는 데 필요한 공기를 얻지 못하는 상태에서 나

타난다. 질식은 기도 폐쇄나 익사, 눌림, 숨막힘이나 이산화탄소 흡입같은 상황에서 발생할 수 있다.

- *Asphyxiation* (ass-fick-see-AY-shun; 질식, 가사)는 suffocation (질식)이라고도 하며, 호흡이 방해되어 질식을 일으키는 모든 상황을 말한다. 생명을 위협할 정도로 혈중 산소가 급격히 떨어지고, 이산화탄소가 올라가며, 몇 분 내에 환자의 호흡이 돌아오지 않으면 죽거나 심각한 뇌손상을 일으킬 수 있다.
- Cyanosis (sigh-ah-NOH-sis; 청색증)은 적절한 산소의 부족으로 피부색이 푸르게 변하는 것이다(cyan은 푸른을, -osis는 비정상적인 상태를 뜻한다).
- Hypercapnia (high-per-KAP-nee-ah; 고탄산혈증)은 혈액 내에 이산화탄소가 비정상적으로 증가한 것이다(hyper-는 초과됨을, capn은 이산화탄소를, -ia는 비정상을 뜻한다).
- Hypoxemia (high-pock-SEE-mee-ah; 저산소혈증)은 호흡장애 또는 심장상태 때문에 혈액 내에 산소가 정상 이하로 떨어져 있는 것이다(hyp-는 부족함을, ox는 산소를, -emia는 혈액을 뜻한다). 무산소증보다는 덜 심각하다.
- Respiratory failure (RF, **호흡부전**)은 *respiratory acidosis* (호흡산성증)이라고도 하며, 혈액 내의 산소 수준이 위험할 정도로 낮거나(hypoxemia; 저산소증) 이산화탄소 수준이 위험할 정도로 높은 상태이다(hypercapnia; 과탄산혈증). 만성 질환으로 인해 갑자기 생길 수 있는 응급 상황이다.
- Smoke inhalation (**흡연**)은 담뱃불에서 나온 입자가 허파를 손상시키고 허파꽈리를 덮어서 정상적인 가스교환을 막는다.

영아돌연사증후군 Sudden Infant Death Syndrome

Sudden infant death syndrome (**영아돌연사증후군**)은 SIDS 또는 crib death (침대사)라고도 하며, 생후 2개월에서 6개월 사이의 건강한 영아가 갑자기 원인 모르게 죽는 것으로, 특히 잠자는 동안 일어난다. 배를 깔고 자는 아이에게서 더 자주 일어나며, 이런 이유 때문에 영아들은 옆으로 누이거나 등을 대고 누이도록 권하고 있다.

호흡기계통의 진단방법

DIAGNOSTIC PROCEDURES OF THE RESPIRATORY SYSTEM

- Respiration (호흡)은 *respiratory rate* (호흡수)라고도 하며 중요한 vital sign (생체 증후)로 15장에서 다룬다. 분당 호흡 횟수(1회 흡입 및 1회 호기)로 계산된다.
- *Rales* (수포음, 거품소리), *rhonchi* (건성수포음, 통음) 및 *stridor* (그렁거림, 협착음)와 같은 *respiratory sounds* (호흡기 소리)는 폐 및 가슴막의 상태에 대한 정보를 제공한다. 이것들은 15장에서 설명한다.
- Bronchoscopy (brong-KOS-koh-pee; 기관지경술, 기관지보개술)은 기관지경(bronchoscope)을 사용해서 기관지를 눈으로 관찰하는 것이다(bronch/o는 기관지를, -scopy는 직접 눈으로 보고 검사하는 것을 뜻한다). *Bronchoscope*은 구부러지기 쉬운 광섬유 기구로 코를 통해 기도로 들어간다. 기관지경은 또한 수술적으로 조직을 치료하거나 이물질을 제거할 때 사용한다.
- Chest X-rays (**흉부방사선**)은 *chest imaging* (가슴영상)이라고도 하며, 결핵, 폐종양, 기흉, 가슴막삼출액, 결핵과 농흉을 검사하는 데 유용한 방법이다(그림 7.10B).
- Laryngoscopy (lar-ing-GOS-koh-pee; 후두경검사)는 입을 통해 삽입된 유연하거나 강성한 후두경을 사용하여 후두 및 성대를 육안으로 검사하는 것이다(laryng/o는 후두를, -scopy는 직접 눈으로 보고 검사하는 것을 뜻한다). *Indirect laryngoscopy* (간접 후두경 검사)는 이 검사의 간단한 버전으로, 연구개 뒤쪽에 각진 거울에 빛을 비추어 후두를 관찰한다.
- Peak flow meter (**최대유량계, 최고유량계**)는 휴대용 기구로 천식환자가 얼마나 빨리 공기를 내보낼 수 있는가를 측정하는 데 주로 사용된다(그림 7.17).
- Polysomnography (pol-ee-som-NOG-rah-fee; 수면다원검사)는 *sleep study* (수면검사)라고도 하며, 자는 동안의 생리적 활성을 측정하고 밤에 나타나는 수면 무호흡과 관련된 호흡장애를 검사하는 데 자주 사용된다(poly-는 많은을, somn/o는 잠을, -graphy는 기록과정을 뜻한다).

- Pulmonary function tests (PFTs, 폐기능검사)는 허파가 얼마나 공기를 가지고 있을 수 있는가를 폐활량 측정기로 측정한다. 이 검사는 개인의 연령, 신장 및 성별에 대한 기준과 비교하여 측정된다.
- Spirometer (spih−ROM−eh−ter; 폐활량측정법)은 비침습성 방법으로 환자가 기구 내로 숨을 쉬면 공기의 흐름, 각 호흡의 길이와 공기의 양을 측정한다(spir/o는 숨을, −meter는 측정을 뜻한다).

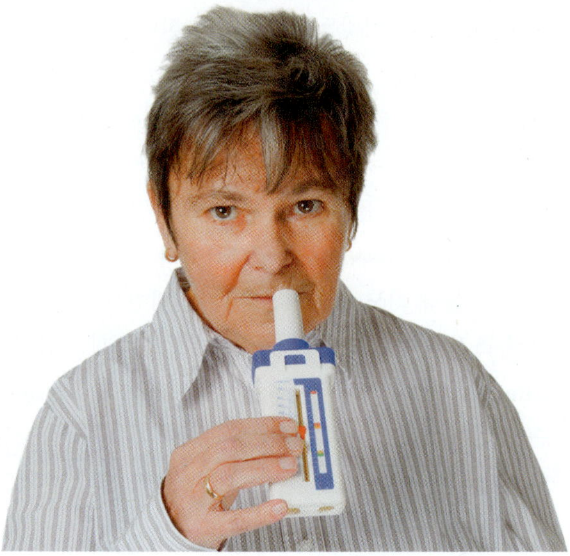

그림 7.17 천식환자용 호흡측정기(peak flow meter)는 천식 환자가 얼마나 빨리 공기를 배출할 수 있는지 측정하는 데 사용된다.

- *Incentive spirometer* (흡기훈련기)는 최근 수술을 받은 환자가 회복 중에 건강을 유지할 수 있도록 돕는 데 사용된다.
- Pulse oximeter (ock−SIM−eh−ter; 맥박산소측정기)는 환자의 손가락이나 귓불에 부착하는 외부 감시 장치이다. 이 감지기는 혈중 산소의 포화도를 측정한다 (ox/i는 산소를, −meter는 측정을 뜻한다). 이것은 기본적인 호흡 기능을 평가하는 비침습적(noninvasive method)인 방법이다**(그림 7.18)**.
- *Sputum cytology* (객담세포병리검사)는 기침을 이용하여 점액 샘플에서 암세포를 검출하기 위해 현미경으로 검사하는 절차이다.
- Sputum (SPYOU−tum; 가래)는 진단 목적으로 검사할 수 있다.
- Phlegm (FLEM; 점액질)은 호흡기계통을 덮는 조직에서 분비되는 진한 점액이다.

투베르쿨린 검사 Tuberculosis Testing

결핵 감염을 감지하는 데 도움이 되는 두 가지 검사는 투베르쿨린 피부 검사(tuberculin skin testing) 및 혈액 검사이다. 이 검사는 환자가 결핵에 감염되었는지 여부를 보여준다. 그러나 감염 여부가 잠복기인지 활동기인지는 알려지지 않는다.

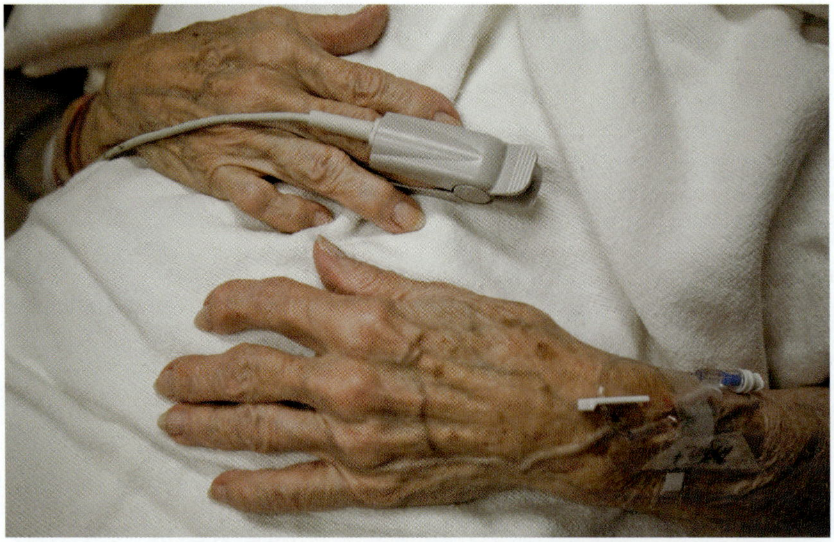

그림 7.18 맥박 산소 측정기(pulse oximeter)는 환자의 산소 수준을 지속적으로 재평가하기 위해 손가락에 사용된다.

- **Tuberculin skin testing (투베르쿨린 피부 검사)**는 *Mantoux PPD skin test* (만토우시험)은 결핵을 진단하는 데 더 정확한 검사이다. 매우 적은 양의 PPD 투베르쿨린(정제된 단백질 유도체)을 아래팔 피부의 표면에 주입한다. 48시간이나 72시간 후에 주입 부위의 반응을 검사한다.

피부 또는 혈액 검사에서 양성 반응을 나타내면 이 질병에 노출될 가능성이 있으며, 이 반응은 흉부 X-선 및 객담 세포학과 같은 추가 검사를 받아야 한다.

호흡기계통의 치료방법

TREATMENT PROCEDURES OF THE RESPIRATORY SYSTEM

약물과 투여 Medications and Their Administration

- **Antitussive** (an-tih-TUSS-iv; 기침약[진해제])은 *cough medicine* 이라고도 하며, 기침을 감소시키거나 예방하기 위해 사용한다(anti-는 반대를, tuss는 기침을, -ive는 실행을 뜻한다).
- **Bronchodilator** (brong-koh-dye-LAY-tor; 기관지확장제)는 허파로 들어가는 기도를 확장시켜주는 약이다. 천식 환자는 필요할 때 빠르게 작용하는 기관지 확장제를 응급 의약품으로 사용하고 장시간 작용하는 기관지 확장제는 매일 그 상태를 관리하기 위해 사용된다.
- **Metered dose inhaler** (MDI, 계량흡입기)는 에어로졸 형태의 기관지 확장제와 같은 특정 양의 약물을 사용하게 한다. 압축된 가스제는 약과 혼합되어 폐에 넣는다 (그림 7.19).
- **Nebulizer** (NEB-you-lye-zer; 분무기)는 액체 의약품을 통해 공기 또는 산소를 펌핑하여 분무로 만드는 전자 장치이며, 안면 마스크나 마우스 피스를 통해 환자가 흡입한다.

천식 치료 Asthma Treatment

천식 치료의 목표는 증상을 유발하고 기도 염증을 조절하는 물질을 피하는 것이다. 천식 환자 대부분은 두 종류의 약을 복용한다.

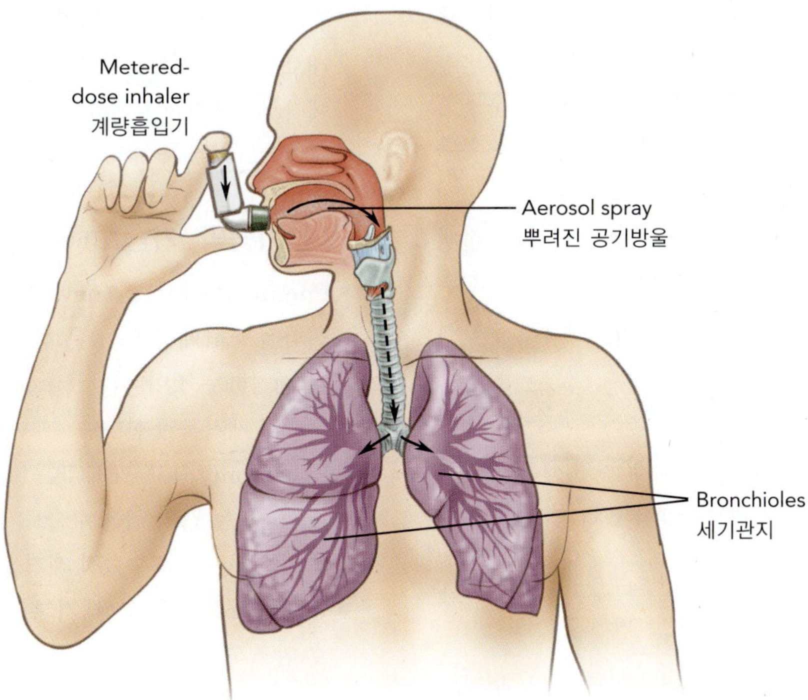

그림 7.19 계량흡입기는 기도로 직접 기화된 약을 흡입하는 것이다.

- 흡입용 코르티코스테로이드와 같은 *controller medicines* (컨트롤러 의약품)은 공격을 방지하기 위해 매일 복용하는 지속작용 약물이다. 이러한 약물은 염증을 조절하고 기도가 천식을 일으키는 요인에 반응하는 것을 막는다.
- *Quick-relief* (빠른 구호약물) 또는 *rescue medicines* (구조 의약품)은 기도의 팽창과 호흡을 용이하게 하기 위해서 증상의 첫 신호에 사용된다. 이러한 기관지 확장제는 "약물과 투여"에서 논의된다. 부신피질 호르몬은 중증 발작 중에 정맥으로 투여될 수 있다.

코, 목, 인두 The Nose, Throat, and Larynx

- **Endotracheal intubation** (en-doh-TRAY-kee-al in-too-BAY-shun; 기관내삽관)은 코나 입을 통해 기관으로 관을 삽입하는 것으로, 기도를 열어주거나 열린 상태로 유지하기 위한 방법이다(endo-는 안을, trache는 기관을, -al은 ~에 관련된을 뜻한다). *Iintubation* (삽관)은 일반적으로 공기나 액체를 통과시키기 위해 관을 넣는 것이다.
- **Functional endoscopic sinus surgery** (FESS, 기능내시경코곁굴수술[기능내시경부비동수술])은 내시경을 사용하는 수술법으로 코와 코곁동굴 사이의 입구를 키워서 만성코곁굴염을 치료하는 방법이다.
- **Laryngectomy** (lar-in-JECK-toh-mee; 후두절제술)은 후두를 수술로 제거하는 것이다(laryng은 후두를, -ectomy는 수술적 제거를 뜻한다).
- **Laryngotomy** (lar-ing-OT-oh-mee; 후두 절개술)은 기도의 윗부분이 막혀 있을 때(laryng/o는 후두를, -tomy는 수술적 절개를 뜻한다) 수행되는 후두에 대한 수술 절개이다.
- **Septoplasty** (SEP-toh-plas-tee; 코중격성형술[비중격성형술])은 코중격의 일부를 수술적 치료나 복원하는 것이다(sept/o는 중격을, -plasty는 외과적 복원을 뜻한다).

기관 The Trachea

- **Tracheostomy** (tray-kee-OS-toh-mee; 기관창냄술, 기관조루술)은 공기가 통하는 것을 원활하게 하거나 분비물을 제거하기 위해 기관으로 통하는 구멍을 만들어서 관을 삽입하는 것이다(trache/o는 기관을, -stomy는 수술적으로 구멍을 만드는 것을 뜻한다). 기관창냄술이라는 용어는 수술 과정을 나타낸다. 여기서 사용되는 *stoma*는 외과적으로 생성된 신체 표면의 개구부를 의미한다(그림 7.20).

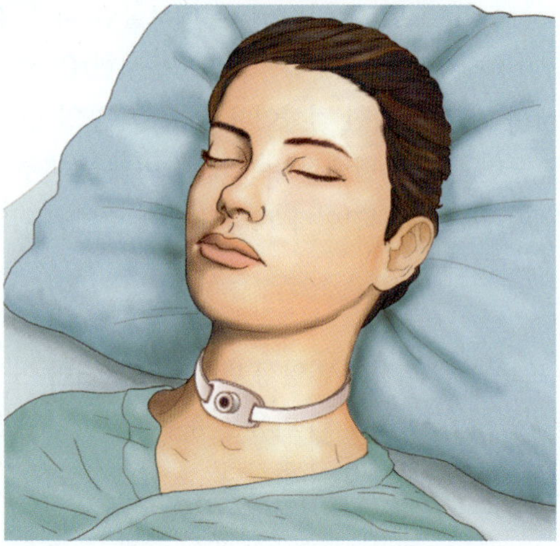

그림 7.20 기관창냄술 튜브는 자신의 기도를 유지할 수 없는 환자에게 열린 기도를 형성한다.

- **Tracheotomy** (tray-kee-OT-oh-mee; 기관절개술)은 응급상황에서 시행하는 시술로, 기도의 막힌 곳 아래로 공기의 통로를 확보하기 위해 기관을 절개하는 것이다(trache/o는 기관을, -tomy는 수술적 절개를 뜻한다).

허파, 가슴막, 가슴 The Lungs, Pleura, and Thorax

- **Pneumonectomy** (new-moh-NECK-toh-mee; 허파절제술[폐절제술])은 허파의 전부 또는 일부를 수술로 제거하는 것이다(pneumon은 허파를, -ectomy는 수술적 제거를 뜻한다).
- **Lobectomy** (loh-BECK-toh-mee; 엽절제술)은 허파, 뇌 또는 간의 엽을 수술로 제거하는 것이다(lob은 엽을, -ectomy는 수술적 제거를 뜻한다).
- **Wedge resection** (**쐐기 절제술**)은 작은 쐐기 모양으로 암조직을 제거하는 수술이다.
- **Thoracentesis** (thoh-rah-sen-TEE-sis; 가슴천자[흉강천자])는 가슴막강에서 액체를 얻기 위해 가

슴벽에 바늘로 구멍을 만드는 것이다(thor/a는 가슴을, −centesis는 액체를 제거하기 위해 수술로 구멍을 만드는 것을 뜻한다). 이 절차는 가슴안에서 액체(pleural effusion; 흉막삼출) 또는 공기(pneumothorax; 기흉)를 제거하기 위해 수행된다.

- Thoracotomy (thoh−rah−KOT−toh−mee; 가슴절개술[개흉술])은 가슴벽에 수술로 절개를 만드는 것이다(thorac/o 은 가슴을, −tomy는 수술적 절개를 뜻한다). 이러한 절개는 내부 장기를 육안으로 검사하거나 조직을 얻기 위해 가슴막강까지 가한다.
- **비디오 지원 흉곽수술**(video−assisted thoracic surgery, VATS)은 흉강경을 사용하여 매우 작은 절개를 통해 흉강 내부를 관찰하는 것이다. *Thoracoscope* (흉강경)은 흉부 치료에 사용되는 특수 내시경이다. 이 절차는 암 조직의 작은 부분을 제거하고 특정 유형의 폐렴, 감염 또는 폐렴을 진단하기 위한 생검 표본을 얻는 데 사용된다. 가슴벽의 종양 또한 반복적으로 허탈되는 폐(collapsing lungs)를 치료하는 데도 사용된다. 섬유화물혹에 대한 치료는 다음과 같다.
  - *Pancreatic enzymes* (췌장 효소)는 기관지 확장제뿐만 아니라 소화기계통을 도와 기도를 열어 두도록 도와준다.
  - *Chest percussion* (가슴 타진)은 허파에서 과량의 점액을 제거하는 치료 기법이다. 이것은 종종 중력이 환자의 분비물을 배출할 수 있도록 환자를 비스듬히 배치한 상태에서 수행된다. 타진은 15장에서 설명한다.

호흡치료 Respiratory Therapy

- Diaphragmatic breathing (**가로막호흡**)은 *abdominal breathing* (복식호흡)이라고도 하며, 불안을 해소하기 위해 사용되는 이완기술이다.
- **지속적 양압기계**(continuous positive airway pressure[CPAP] machine)는 수면 무호흡증의 치료에 사용되는 비침습적 환기 장치이다. 안면 마스크는 비강에 일정한 공기 압력을 만들어내는 기도에 연결된 펌프에 연결된다. 이것이 수면 무호흡을 치료하지는 않지만 코골이를 감소시키고 위험한 무호흡장애를 예방한다.

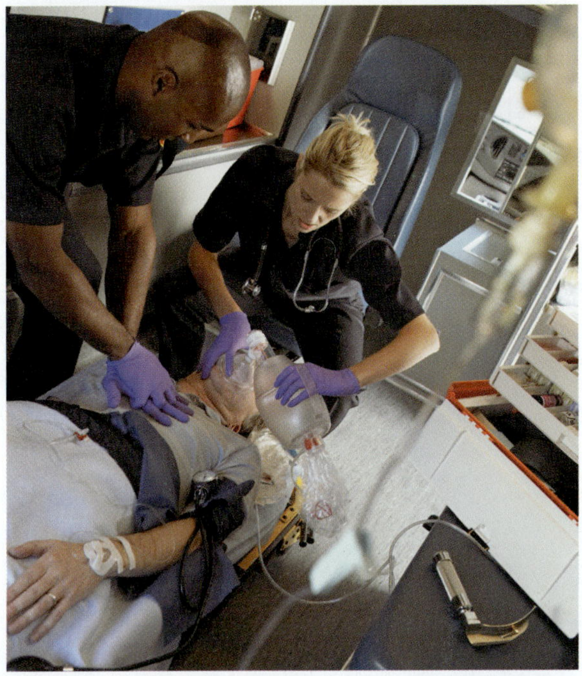

그림 7.21 구급대원들은 환기를 돕기 위해 Ambu 백을 사용한다.

- **이상성기도양압**(bilevel positive airway pressure, BiPAP)은 CPAP 기계와 같다. 그러나 들숨용으로는 더 높은 압력으로, 날숨용으로는 더 낮은 압력으로 설정할 수 있다. 신경근 질환이 있는 환자의 수면 무호흡증이나 CPAP 기계가 불편한 환자에게 사용한다.
- Ambu®**백** 또는 *bag valve mask* (BVM, 백 밸브 마스크)는 인공 호흡을 보조하는 비상 인공 호흡기이다(그림 7.21). 탄력적인 공기챔버가 환자의 폐로 공기가 들어가도록 하는 압착되어 얼굴 마스크를 통해 시행되며, "bagging"이라고 한다.
- Ventilator (**환기장치**)는 환자의 자연스러운 호흡 기능을 대신하거나 돕기 위해 인공적으로 허파를 환기시키는 기계장치이다. 환기장치는 강제적으로 허파에 공기를 넣는다. 호기는 허파가 수축하면서 수동적으로 일어난다.

보충 산소 요법 Supplemental Oxygen Therapy

Supplemental oxygen (**보충 산소**)는 환자가 정상적인 호흡에서 혈액의 적절한 산소 포화 수준을 유지할 수 없을 때 투여된다. 산소는 후드 또는 텐트로 유입되는 압축기에 의해 운반되거나 다음 장치 중 하나를 사용하여 환자에게 직접 전달한다.

- *Nasal cannula* (비강 캐뉼라)는 두 개의 콧구멍에 꽂아 주는 가는 관인 나살프롱(nasal prongs)으로 갈라진다 **(그림 7.22)**.
- *Rebreather mask* (부분재호흡마스크)를 사용하면 호흡을 부분적으로 재사용하여 최대 60% 산소를 공급할 수 있다.
- *Non-rebreather mask* (비재호흡마스크)를 사용하면 환자가 흡입한 공기에 더 높은 수준의 산소를 추가할 수 있다.

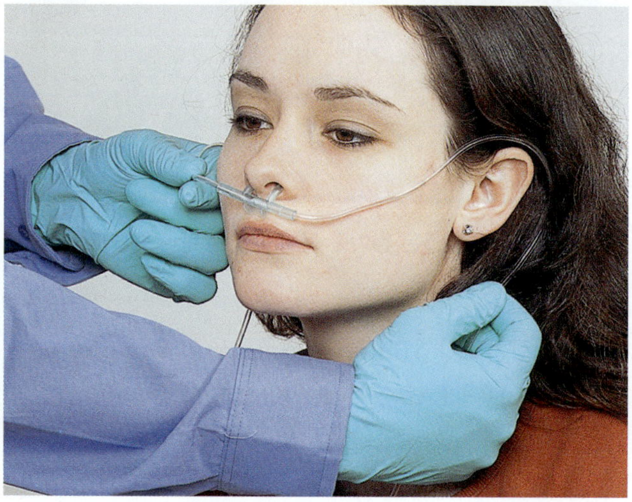

그림 7.22 보충 산소를 전달하는 한 방법은 비강 캐뉼라(nasal cannula)를 사용하는 것이다.

Hyperbaric oxygen therapy (high-per-BARE-ik, HBOT; 고압 산소요법)은 공기압이 정상보다 최대 3배까지 상승할 수 있게 만든 챔버에서 순수한 산소를 제공한다. 따라서 허파와 혈류는 더 많은 산소를 흡수할 수 있게 되어 치유를 촉진하고 감염을 퇴치하기 위해 몸 전체에 산소를 전달한다.

호흡기계통과 관련된 약어

ABBREVIATIONS RELATED TO THE RESPIRATORY SYSTEM

표 7-1에는 이 장에서 소개된 용어와 관련된 약어를 정리하였다. **주의:** 실수 또는 혼동을 피하기 위하여 항상 약어를 사용할 때 주의하여야 한다.

표 7–1

호흡기계통과 관련된 약어

acute respiratory distress syndrom = ARDS	**ARDS** = acute respiratory distress syndrome 급성호흡곤란증후군
chronic obstructive pulmonary disease = COPD	**COPD** = chronic obstructive pulmonary disease 만성폐쇄성폐질환
cystic fibrosis = CF	**CF** = cystic fibrosis 섬유화물혹, 낭성 섬유증
endotracheal intubation = ETI	**ETI** = endotracheal intubation 기관내 삽관
functional endoscopic sinus surgery = FESS	**FESS** = functional endoscopic sinus surgery 기능내시경적 코곁굴수술
hyperbaric oxygen therapy = HBOT	**HBOT** = hyperbaric oxygen therapy 고압산소치료
metered-dose inhaler = MDI	**MDI** = metered-dose inhaler 계량흡입기
pulmonary function test = PFT	**PFT** = pulmonary function test 폐기능검사
respiratory failure = PF	**PF** = respiratory failure 호흡부전
sudden infant death syndrome = SIDS	**SIDS** = sudden infant death syndrome 영아돌연사증후군
tuberculosis = TB	**TB** = tuberculosis 결핵
upper respiratory infection = URI	**URI** = upper respiratory infection 상기도감염

연습문제

주요 단어 연결 1

밑줄 친 곳에 알맞은 답을 예에서 선택하여 쓰시오.

	정의	답	예
7.1.	nose	______________	nas/o
7.2.	sleep	______________	laryng/o
7.3.	to breathe	______________	pharung/o
7.4.	throat, pharynx	______________	somn/o
7.5.	larynx, throat	______________	spir/o

주요 단어 연결 2

밑줄 친 곳에 알맞은 답을 예에서 선택하여 쓰시오.

	정의	답	예
7.6.	lung	______________	bronch/o
7.7.	oxygen	______________	ox/o
7.8.	pleura	______________	phon/o
7.9.	bronchus	______________	pleur/o
7.10.	sound or voice	______________	pneum/o

병원균 유형 연결

밑줄 친 곳에 알맞은 답을 예에서 선택하여 쓰시오.

	정의	답	예
7.11.	windpipe	______________	-pnea
7.12.	sinus	______________	pulmon/o
7.13.	lung	______________	sunis/o
7.14.	chest	______________	-thorax
7.15.	breathing	______________	trache/o

용어 정의

알맞은 답을 선택하여 밑줄 친 부분에 쓰시오.

7.16. 심장, 대동맥, 식도와 기관은 ______________________ 에 위치한다.

dorsal cavity　　manubrium　　mediastinum　　pleura

7.17. ______________________ 은 식도로 들어가는 입구에서 뚜껑의 역할을 한다.

Adam's apple　　epiglottis　　larynx　　thyroid cartilage

7.18. 가슴막의 가장 안쪽막을 ______________________ 라 한다.

parietal pleura　　pleural space　　plural cavity　　visceral pleura

7.19. ______________________ 코곁굴은 눈 바로 위에 있다.

ethmoid　　frontal　　maxillary　　sphenoid

7.20. 기관지나무의 가장 작은 부분을 ______________________ 라 한다.

alveoli　　alveolus　　bronchioles　　bronchi

7.21. 호흡하는 동안 가스교환은 ______________________ 의 벽에서 일어난다.

alveoli　　arteries　　capillaries　　veins

7.22. 피가 섞인 객담을 ______________________ 라 한다.

effusion　　epistaxis　　hemoptysis　　hemothorax

7.23. 기반공사작업, 채석, 도자기가공, 유리세공 또는 샌드블라스팅을 하면 ______________________ 의 위험에 처할 수 있다.

bronchopneumonia　　asbestosis　　pneumoconiosis　　silicosis

7.24. ______________________ 는 비정상적으로 빠른호흡을 말한다.

apnea　　bradypnea　　dyspnea　　tachypnea

7.25. 모든 종류의 목소리 손상을 나타내는 단어는 ______________________이다.

aphonia　　dysphonia　　laryngitis　　laryngospasm

주요 구조 연결

밑줄 친 곳에 알맞은 답을 예에서 선택하여 쓰시오.

	정의	답	예
7.26.	first division of the pharynx	______________________	laryngopharynx
7.27.	second division of the pharynx	______________________	larynx
7.28.	third division of the pharynx	______________________	nasopharynx
7.29.	voice box	______________________	oropharynx
7.30.	windpipe	______________________	trachea

단어 선택

밑줄 친 곳에 알맞은 답을 선택하여 쓰시오.

7.31. 몸의 세포 안에서 일어나는 가스교환을 ____________________ 이라고 한다.

external respiration internal respiration

7.32. 폐의 석면 입자에 의한 폐 질환을 나타내는 용어는 ____________________ 이다.

asbestosis silicosis

7.33. 백신으로 막을 수 있는 폐렴은 ____________________ 이다.

bacterial pneumonia viral pneumonia

7.34. 호흡이 짧아지는 것을 ____________________ 라 한다.

dyspnea eupnea

7.35. 응급상황에서 막힌 기도의 아래를 뚫는 것을 ____________________ 라 한다.

tracheostomy tracheotomy

철자 연습

각각의 문장에서 잘못된 철자를 찾아서 밑줄 친 부분에 올바르게 쓰시오.

7.36. The thick mucus secreted by the tissues that line the respiratory passages is called phlem.
____

7.37. The medical term meaning an accumulation of pus in the pleural cavity is emphyema.
____

7.38. The medical name for the disease commonly known as whooping cough is pertussosis.
____

7.39. The frenic nerves stimulate the diaphragm and cause it to contract. ____________________

7.40. An antitussiph is administered to prevent or relieve coughing. ____________________

약어 정의

밑줄 친 부분에 약어를 풀어 쓰시오.

7.41. **ARDS** ____________________

7.42. **CF** ____________________

7.43. **FESS** ____________________

7.44. **SIDS** ____________________

7.45. **URI** ____________________

용어 선택

알맞은 답을 선택하여 밑줄 친 부분에 쓰시오.

7.46. 상부호흡기도에 이물질이 들어가는 것을 뜻하는 단어는 ________________ 이다.

aspiration | inhalation | inspiration | respiration

7.47. 비정상적으로 빠르고 깊은 호흡을 ________________ 라 한다.

dyspnea | hyperpnea | hypopnea | hyperventilation

7.48. 기관을 수술로 치료하는 것을 ________________ 라 한다.

bronchiectasis | thoracotomy | tracheostomy | tracheotomy

7.49. 가로막은 ________________ 하는 동안 이완된다.

exhalation | inhalation | internal respiration | singultus

7.50. ________________ 이 생기면, 기도의 근육이 수축한다.

allergic rhinitis | asthma | bronchospasm | laryngospasm

문장 완성

밑줄 친 곳에 알맞은 용어를 쓰시오.

7.51. 스스로 호흡하지 못하는 것을 ________________ 라 한다.

7.52. 후두가 갑자기 경련성으로 닫히는 것을 ________________ 라 한다.

7.53. 폐에서 출혈하는 것을 의미하는 용어는 ________________ 이다.

7.54. 매흡입 시 흉막의 통증을 의미하는 용어는 ________________ 이다.

7.55. 기관지와 기관지 벽에 있는 평활근의 수축이 공기흐름을 조이고 쥐어 짜는 것을 ________________ 이라고 한다.

단어 조합

각각의 용어를 단어 요소들로 나누고, 밑줄 친 부분에 순서대로 쓰시오. 필요한 경우 결합 모음을 나타내기 위해 슬래시(/)를 사용하시오. 제시된 모든 선이 필요하지 않을 수도 있다.

7.56. **Bronchorrhea** means an excessive discharge of mucus from the bronchi.

________ ________ ________ ________

7.57. The **oropharynx** is visible when looking at the back of the mouth.

________ ________ ________ ________

7.58. **Polysomnography** measures physiological activity during sleep and is most often performed to detect nocturnal defects in breathing associated with sleep apnea.

________ ________ ________ ________

7.59. **Pneumorrhagia** is bleeding from the lungs.

__________ __________ __________ __________

7.60. **Rhinorrhea**, also known as a runny nose, is an excessive flow of mucus from the nose.

__________ __________ __________ __________

진실/거짓

문장이 맞으면 T를 쓰고, 틀리면 F를 쓰시오.

7.61. __________ 맥박산소측정기는 순환계에서 산소로 포화된 혈액의 양을 측정하는 내부 감시장치이다.

7.62. __________ 무기폐에서 세기관지가 분비물로 막혀있어서 공기가 통과하지 못하기 때문에 허파가 확장되지 못한다.

7.63. __________ 크루프(가막성 후두염)는 공기 중에 있는 알레르기원에 대한 알레르기 반응이다.

7.64. __________ 저산소혈증은 동맥혈에게서 산소의 포화도가 정상보다 낮은 상태이다.

7.65. __________ 폐기종은 폐 기능의 점진적 상실로 인하여, 가슴은 때때로 확대된 통모양을 취한다.

임상 문제

밑줄 친 부분에 알맞은 답을 쓰시오.

7.66. Baby Jamison은 ____________________ 를 가지고 태어났다. 이 병은 유전성으로 허파가 비정상적으로 많은 양의 점액으로 막히는 유전성 질환이다

7.67. Dr. Lee는 폐의 일부를 수술 적으로 제거하였다. 이 절차는 ____________________ 이다.

7.68. Wendy Barlow는 그녀의 후두를 수술로 치료하려 한다. 이러한 시술을 ____________________ 라 한다.

7.69. Jamaal Nelson은 천식이 왔을 때 ____________________ 를 포함하고 있는 한번 용량의 약을 사용한다. 이 약은 Jamaal의 허파로 들어가는 통로를 넓혀준다.

7.70. Mr. Partin은 ____________________ 을 예방하기 위해 독감예방접종(flu shot)이라는 면역요법을 받았다.

7.71. Marvin Roper는 싸우다 코에서 피가 나기 시작했다. 이러한 상태를 의학적으로 ____________________ 라고 한다.

7.72. Juanita Mar의 가슴막강에 피가 고여 있는 것이 발견되었다. 의사는 차트에 진단명을 ____________________ 라고 기록하였다.

7.73. Duncan McClanahan은 코의 중격에 손상이 온 것을 성형하는 ____________________ 을 했다.

7.74. Suzanne Holderman은 기관지 벽의 염증으로 고통받고 있다. Suzanne의 상태는 ____________________ 이다.

7.75. Ted Coleman은 영구적으로 호흡관을 삽입해야 한다. 이러한 관을 삽입하는 시술을 ____________________ 라고 한다.

의학용어 선택

밑줄 친 부분에 알맞은 답을 쓰시오.

7.76. 만성 염증과 함께 기관이나 세기관지가 비가역적으로 확장된 상태를 ______________ 라고 한다.

atelectasis | emphysema | pleurodynia | pleurisy

7.77. 입을 통해 뱉는 것으로 호흡기계 질환의 진단 목적으로 사용되는 것을 ______________ 라고 한다.

phlegm | pleural effusion | saliva | sputum

7.78. 적절한 산소가 부족해서 피부가 푸르게 변하는 것을 ______________ 라고 한다.

asphyxia | cyanosis | epistaxis | hypoxia

7.79. 후두가 경련을 일으키는 것을 ______________ 라고 한다.

aphonia | dysphonia | laryngitis | laryngospasm

7.80. 빠른호흡과 느린호흡, 무호흡이 반복해서 나타나는 것을 ______________ 라고 한다.

anoxia | Cheyne-Stokes respiration | eupnea | tachypnea

단어 조합 연습

다음은 이 장의 주요 용어가 아니다. 그러나 다음과 같은 익숙한 단어로 구성된다. 용어 작성에 도움이 필요하면 의학사전을 참조하시오.

bronch/o	**-itis**
epiglott/o	**-logist**
laryng/o	**-plasty**
pharyng/o	**-plegia**
pneumon/o	**-rrhagia**
trache/o	**-rrhea**
	-scopy
	-stenosis

7.81. 인두에서 비정상적인 분비물이 나오는 것을 ______________ 라고 한다.

7.82. 허파의 염증을 ______________ 라고 한다.

7.83. 후두를 연구하는 전문가를 ______________ 라고 한다.

7.84. 후두에서 피가 나는 것을 ______________ 라고 한다.

7.85. 인두와 후두에 모두 염증이 생긴 것을 ______________ 라고 한다.

7.86. 기관의 직경이 비정상적으로 좁아져 있는 것을 ______________________________ 라고 한다.

7.87. 기관지의 손상을 수술적으로 치료하는 것을 ______________________________ 라고 한다.

7.88. 후두덮개의 염증을 ______________________________ 라고 한다.

7.89. 기관지 내시경으로 기관과 기관지를 관찰하는 것을 ______________________________ 라고 한다.

7.90. 기관지벽이 마비되는 것을 ______________________________ 라고 한다.

명칭 표기

다음 그림에서 숫자로 표시된 부위의 알맞은 명칭을 쓰시오.

7.91. ______________________________

7.92. ______________________________

7.93. ______________________________

7.94. ______________________________

7.95. ______________________________

7.96. ______________________________ cavity

7.97. ______________________________

7.98. ______________________________

7.99. ______________________________ lung

7.100. ______________________________ sacs

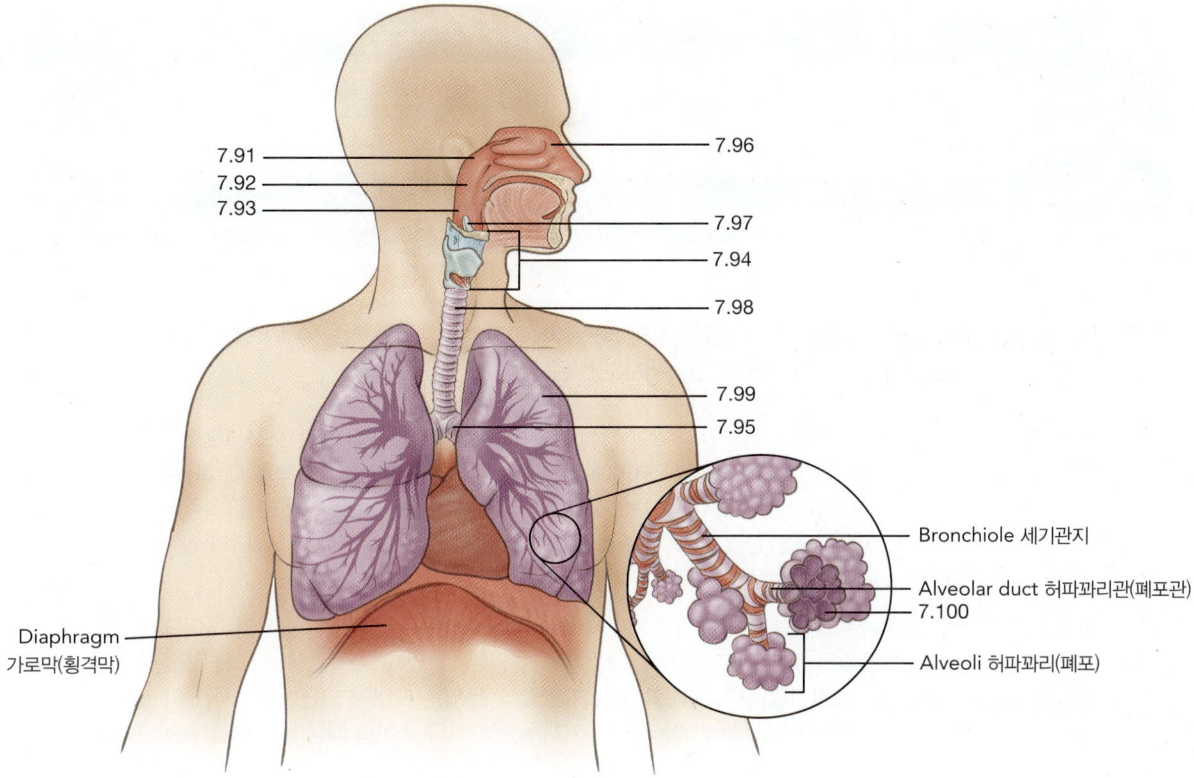
7.91
7.92
7.93
7.96
7.97
7.94
7.98
7.99
7.95
Bronchiole 세기관지
Alveolar duct 허파꽈리관(폐포관)
7.100
Alveoli 허파꽈리(폐포)
Diaphragm
가로막(횡격막)

휴먼 터치

The Human Touch

비판적 사고력

다음의 사례와 질문은 토론이나 간단한 의견을 작성해 봄으로써 비판적 사고력을 키울 수 있도록 제시하였다. 토론 주제에 대한 정답은 없으니 자유롭게 의견을 제시하면 된다.

Sylvia Gaylord는 현대 건축기술의 상징인 유리와 강철로 건축된 빌딩 12층에서 법률 보좌관으로 일하고 있다. 맑은 날에는 경치가 장관이다. Sylvia가 사무실 자리에서 그녀의 흡입기를 향해 손을 뻗을 때 아름다운 파랗고 하얀색 초고층 빌딩의 가장자리가 눈에 들어왔다. 이것은 그녀가 4시간 전에 점심을 먹고 돌아온 이후로 3번째 천식 발작이다. 그녀의 천식은 오늘 정말 심했다. 하지만 그녀가 다시 일찍 퇴근한다면, 그녀의 상사는 그 일에 이렇게 기록할 것이다. Sylvia는 정상적인 호흡을 위해 더 많은 시간을 할애해야 한다.

그녀의 룸메이트인 Kelly는 카운티 병원의 호흡치료사이다. Kelly는 Sylvia의 천식 발작이 아마도 도시의 심각한 대기 오염에 의해 유발된 것 같다고 말했다. 그것은 사실일 수 없었다. 그들은 매일 아침 출근하기 전에 공원에서 달리며 Sylvia는 호흡기를 거의 사용할 필요가 없었다. 문제는 그녀가 출근하면 시작된다. 오늘은 천명(wheezing)과 기침이 너무 심해서 엘리베이터를 타고 사무실 자리로 들어갈 때쯤에는 숨을 쉴 수 없었다.

어젯밤, 케이블 뉴스는 일부 건물에서 발견된 건강에 해로운 공기에 대한 뉴스를 방송하였다. 그들은 이것을 "아픈 건물 증후군(sick building syndrome)"이라고 불렀고 일부 직원들이 공기흡입만으로도 알레르기 반응을 보인다고 보고했다. "흠." 그녀는 생각했다. "우리 사무실에서는 점점 더 많은 사람이 아플 듯하다. John은 두 번이나 독감에 걸렸다. Sid의 기관지염은 기관지 폐렴으로 진행되었고, Hui는 부비동염(굴염)을 호소했다. 이 빌딩은 공기의 질에 문제가 생긴 걸까?"

토론 주제

1. 천식 발작을 일으킬 수 있는 환경적 요인에 대해 토론하시오.
2. Sylvia가 근무하는 빌딩에 공기의 질 문제가 있는지 파악하기 위해 할 수 있는 일은 무엇인지 토론하시오.
3. Sylvia와 Kelly는 Sylvia의 잦은 천식 발작에 대한 유발 요인이 무엇이라고 생각하는가?
4. Sylvia의 흡입기가 천식 발작을 조절하지 못하고 악화시킨다면 즉시 어떤 조치를 취해야 하는가? 이유는 무엇인가?

CHAPTER 8

소화기계통

THE DIGESTIVE SYSTEM

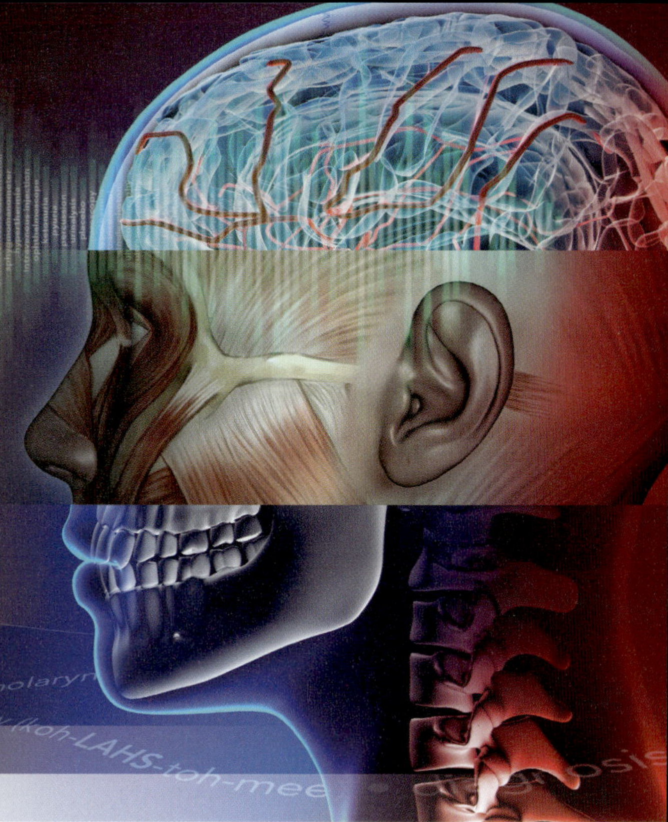

소화기계통의 구조와 기능 및 이와 관련된 연결형에 대한 개요

주요 구조	관련된 연결형	주요 기능
Mouth 입	**or/o**, **stomat/o**	음식물을 받아들이고 소화를 준비
Pharynx 인두	**pharyng/o**	음식물을 입에서 식도로 보냄
Esophagus 식도	**esophag/o**	음식물을 인두에서 위로 보냄
Stomach 위	**gastr/o**	소화액으로 음식물을 분해하고 섞음
Small intestine 작은창자[소장]	**enter/o**	대부분의 영양분을 소화하고 흡수
Large intestine 큰창자[대장]	**col/o**, **colon/o**	과도한 수분을 흡수하여 배설을 위한 찌꺼기를 만듦
Rectum and Anus 곧창자[직장]와 항문	**an/o**, **proct/o**, **rect/o**	찌꺼기 배설을 조절
Liver 간	**hepat/o**	담즙을 생산하고 지방의 소화를 위하여 작은창자에 분비
Gallbladder 쓸개[담낭]	**cholecyst/o**	담즙을 저장하며, 필요시에는 작은창자에 분비
Pancreas 이자[췌장]	**pancreat/o**	필요시 소화액을 생산하여 작은창자에 분비

용어 소화기계통과 관련된 어휘

이 목록에 있는 항목들은 이 장에서 중요한 용어와 어근만을 분류하였다. 그리고 이 장에서 중요한 단어는 **굵은 글씨**로 표시하였다. 청록색 이탤릭체로 나타나는 이차 용어는 일차 용어의 의미를 명확히 한다.

주요단어

- ☐ **an/o** 항문
- ☐ **chol/e** 쓸개즙
- ☐ **cholecyst/o** 쓸개[담낭]
- ☐ **col/o, colon/o** 잘록창자, 큰창자[대장]
- ☐ **-emesis** 구토
- ☐ **enter/o** 작은창자[소장]
- ☐ **esophag/o** 식도
- ☐ **gastr/o** 위
- ☐ **hepat/o** 간
- ☐ **-lithiasis** 돌증[결석증]
- ☐ **-pepsia** 소화
- ☐ **-phagia** 삼킴[연하]
- ☐ **proct/o** 곧창자[직장]
- ☐ **rect/o** 곧창자[직장]
- ☐ **sigmoid/o** 구불창자, S상결장

의학용어

- ☐ **aerophagia** (ayr-oh-**FAY**-jee-ah) 공기연하증, 식기증
- ☐ **anastomosis** (ah-**nas**-toh-**MOH**-sis) 연결[문합(술)]
- ☐ **antiemetic** (**an**-tih-ee-**MET**-ick) 구토억제
- ☐ **aphthous ulcers** (**AF**-thus **UL**-serz) 아프타궤양
- ☐ **ascites** (ah-**SIGH**-teez) 뱃물[복수]
- ☐ **bariatrics** (**bayr**-ee-**AT**-ricks) 비만학
- ☐ **borborygmus** (**bor**-boh-**RIG**-mus) 창자가스소리[복명]
- ☐ **cachexia** (kah-**KEKS**-eeh-ah) 카켁시아, 종말증
- ☐ **celiac disease** (**SEE**-lee-ak) 셀리악병
- ☐ **cheilosis** (kee-**LOH**-sis) 구순구각염
- ☐ **cholangiography** (koh-**LAN**-jee-**og**-rah-fee) 쓸개관조영(술)[담관조영(술)]
- ☐ **cholangitis** (**koh**-lan-**JIGH**-tis) 쓸개관염[담관염]
- ☐ **cholecystectomy** (**koh**-lee-sis-**TECK**-toh-mee) 쓸개절제술[담낭절제술]
- ☐ **cholecystitis** (**koh**-lee-sis-**TYE**-tis) 쓸개염[담낭염]
- ☐ **choledocholithotomy** (koh-**led**-oh-koh-lih-**THOT**-oh-mee) 온쓸개관 돌제거술[총담관절석술]
- ☐ **cholelithiasis** (**koh**-lee-lih-**THIGH**-ah-sis) 쓸개돌증[담석증]
- ☐ **cirrhosis** (sih-**ROH**-sis) 경변(증)
- ☐ **colonoscopy** (**koh**-lun-**OSS**-koh-pee) 잘록창자내시경검사법
- ☐ **colostomy** (koh-**LAHS**-toh-mee) 잘록창자창냄술[결장조루술]
- ☐ **Crohn's disease** (**KROHNZ**) 크론병
- ☐ **dental prophylaxis** (**proh**-fih-**LACK**-sis) 구강예방
- ☐ **diverticulitis** (**dye**-ver-tick-you-**LYE**-tis) 곁주머니염[게실염]
- ☐ **diverticulosis** (**dye**-ver-tick-you-**LOH**-sis) 곁주머니증[게실증]
- ☐ **dyspepsia** (dis-**PEP**-see-ah) 소화불량
- ☐ **dysphagia** (dis-**FAY**-jee-ah) 삼킴곤란[연하곤란]
- ☐ **enema** (**EH**-neh-ma) 관장
- ☐ **enteritis** (**en**-ter-**EYE**-tis) 창자염[장염]
- ☐ **eructation** (eh-ruk-**TAY**-shun) 트림
- ☐ **esophageal varices** (eh-**sof**-ah-**JEE**-al **VAYR**-ih-seez) 식도정맥류
- ☐ **esophagogastroduodenoscopy** (eh-**sof**-ah-goh-**gas**-troh-**dew**-oh-deh-**NOS**-koh-pee) 식도위샘창자 내시경술
- ☐ **gastroduodenostomy** (**gas**-troh-**dew**-oh-deh-**NOS**-toh-mee) 위샘창자 연결술[위십이지장문합술]
- ☐ **gastroesophageal reflux disease** (gas-troh-eh-**sof**-ah-**JEE**-al **REE**-flucks) 위식도역류질환
- ☐ **gastrostomy tube** (gas-**TROS**-toh-mee) 위루관
- ☐ **hematemesis** (**hee**-mah-**TEM**-eh-sis) 혈액구토[토혈]
- ☐ **Hemoccult test** (**HEE**-moh-kult) 잠혈검사
- ☐ **hepatitis** (**hep**-ah-**TYE**-tis) 간염
- ☐ **herpes labialis** (**HER**-peez **lay**-bee-**AL**-iss) 입술헤르페스[구순포진]
- ☐ **hiatal hernia** (high-**AY**-tal **HER**-nee-ah) 열공헤르니아, 틈새헤르니아, 틈새탈장
- ☐ **hyperemesis** (**high**-per-**EM**-eh-sis) 입덧, 과다구토
- ☐ **ileus** (**ILL**-ee-us) 창자막힘증[장폐색증]
- ☐ **inguinal hernia** (**ING**-gwih-nal **HER**-nee-ah) 서혜부탈장
- ☐ **jaundice** (**JAWN**-dis) 황달
- ☐ **leukoplakia** (**loo**-koh-**PLAY**-kee-ah) 백(색)판증, 백반
- ☐ **melena** (meh-**LEE**-nah) 흑색변
- ☐ **morbid obesity** (**MOR**-bid oh-**BEE**-sih-tee) 병적비만
- ☐ **nasogastric intubation** (**nay**-zoh-**GAS**-trick **in**-too-**BAY**-shun) 코위삽관[경비위삽관(법)]
- ☐ **obesity** (oh-**BEE**-sih-tee) 비만
- ☐ **palatoplasty** (**PAL**-ah-toh-**plas**-tee) 입천장성형(술)[구개성형(술)]
- ☐ **peptic ulcers** (**UL**-serz) 소화성궤양
- ☐ **peristalsis** (**pehr**-ih-**STAL**-sis) 꿈틀운동, 연동
- ☐ **polyp** (**POL**-up) 용종
- ☐ **proctologist** (prock-**TOL**-oh-jist) 직장(항문)병전문의
- ☐ **regurgitation** (ree-**gur**-jih-**TAY**-shun) 역류
- ☐ **salmonellosis** (**sal**-moh-nel-**LOH**-sis) 살모넬라증
- ☐ **sigmoidoscopy** (**sig**-moi-**DOS**-koh-pee) 구불창자 내시경검사[S상결장경검사]
- ☐ **stomatitis** (**stoh**-mah-**TYE**-tis) 입안염[구내염]
- ☐ **trismus** (**TRIZ**-mus) 입벌림장애
- ☐ **ulcerative colitis** (**UL**-ser-**ay**-tiv koh-**LYE**-tis) 궤양잘록창자염[궤양대장염]
- ☐ **volvulus** (**VOL**-view-lus) 창자꼬임[장염전]
- ☐ **xerostomia** (**zeer**-oh-**STOH**-mee-ah) 입안마름증[구강건조증]

학습목표

이 장을 학습하고, 다음을 할 수 있어야 한다.

1. 소화기계통의 주요 구조와 기능을 확인하고 설명할 수 있어야 한다.
2. 소화, 흡수, 대사과정을 설명할 수 있어야 한다.
3. 소화기계통의 병리, 진단을 비롯한 치료과정과 관련된 용어들을 인지하고, 명확히 알며, 철자를 쓰고, 발음할 수 있어야 한다.

소화기계통의 구조

STRUCTURES OF THE DIGESTIVE SYSTEM

소화기계통은 또한 gastrointestinal tract (gas-troh-in-TESS-tih-nal; 위장관) 또는 *GI tract* 이라고도 한다(gastr/o는 위를, intestin은 창자를, -al은 관계된을 뜻한다). 이 기관은 *accessory organs* (부속기관)과 협력한다(그림 8.1).

- *Upper GI tract* (상부 위장관)은 입, 인두(목구멍), 식도 및 위로 구성된다. 위장에서 소화가 시작될 때까지 음식물이 몸으로 들어가기 시작한다.
- *Lower GI tract* (하부 위장관)은 작은창자, 큰창자, 곧창자 및 항문으로 구성된다. 창자는 때때로 *bowels*로도 표현한다. 여기에서 소화가 완료되고 노폐물은 신체에서 배출될 준비가 된다.
- 소화계통의 부속기관에는 간, 쓸개 및 이자가 포함된다.

입안 The Oral Cavity

Oral cavity (입안)은 *mouth* 라고도 하며, 입술, 단단입천장 및 물렁입천장, 침샘, 혀, 치아, 치아주위조직 등으로 구성된다(그림 8.2).

입술 The Lips

Lips (입술)은 *labia* 라고도 하는데 입안의 개구부를 형성한다(단수형, labium). 음순이라는 용어는 여성 생식기의 일부를 묘사하는 데에도 사용된다(14장 참조).

- 먹는 동안 입술은 입 속에 음식물을 담아 두도록 하고 혀와 뺨을 도와 음식물을 잘 씹도록 해 준다.

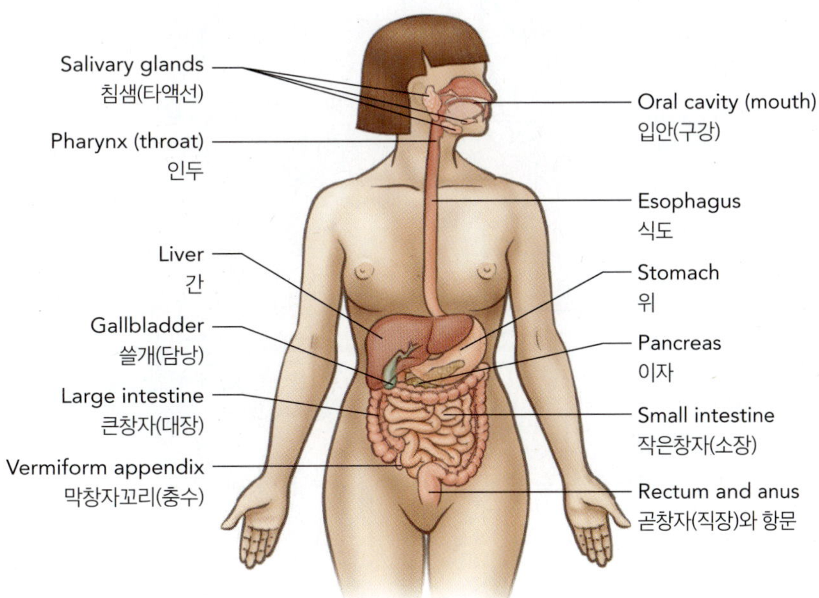

그림 8.1 소화기계통의 구조와 부속기관

- 입술은 또한 호흡하고, 말하며 감정 표현을 하는 데 중요한 역할을 하고 있다.

입천장 The Palate

Palate (PAL–at; 입천장[구개])은 입안의 지붕을 형성하고 있으며, 세 부분으로 되어 있다(그림 8.2).

- **Hard palate (단단입천장)**은 입천장의 앞쪽을 형성하는 뼈로 된 부분이며, 특수한 점막으로 덮여 있다. *Rugae* (단수형, ruga)는 이 점막의 불규칙한 융기 또는 주름이다.
- **Soft palate (물렁입천장)**은 입천장의 유연한 뒷부분으로, 음식물과 액체를 삼킬 때 이것들이 코안(nasal cavity)으로 들어가지 못하도록 막아주는 중요한 역할을 수행한다.
- **Uvula** (YOU–view–lah; 목젖)은 물렁입천장의 자유면에 위치하고 있는데 삼킬 동안 물렁입천장 위쪽으로 움직인다. 코골기는 목젖이 커지는 것과 연관성이 있다.

혀 The Tongue

Tongue (혀)는 매우 강하고, 유연하며, 근육질이다. 혀의 뒤쪽 부분이 붙어 있다. 혀의 앞쪽 끝은 자유롭게 움직이며 유연하다. 혀의 구조는 씹고, 말하고, 삼키는 중요기능을 가진다(그림 8.2).

- 혀의 위쪽 표면은 *dorsum*이다. 이 표면은 혀의 보호를 위하여 거칠고 미각의 감각수용체인 *taste buds* (맛봉우리[미뢰])와 **papillae** (pah–PILL–ee; 유두돌기)를 가지고 있다(단수형, *papilla*).
- 혀의 *sublingual surface* (혀밑 표면)과 혀 아래에 있는 조직은 민감하고 많은 혈관 조직으로 덮여 있다. *Sublingual*은 혀 아래에 있음을 의미한다. *Highly vascular*는 많은 혈관을 포함하는 의미이다.
- 혀 아래에서는 풍부한 혈액 공급이 있어 혀밑으로 특정 약물을 투여하는 데 적합하며, 이곳에서 약물은 혈류로 빨리 흡수된다.
- *Lingual frenum* (혀주름띠)는 입안의 바닥에 혀를 붙이는 조직의 띠이다. 혀주름띠는 혀의 움직임을 제한한다.

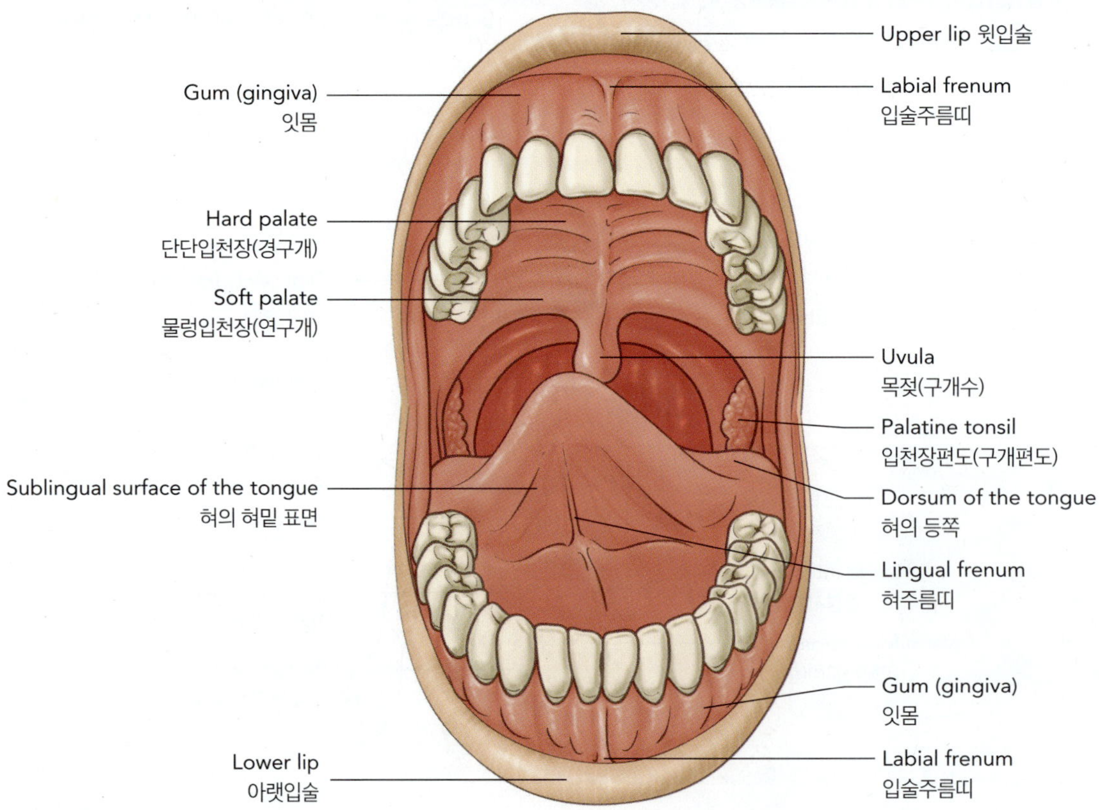

그림 8.2 **혀와 입안의 주요 구조**

입안의 연부조직 Soft Tissues of the Oral Cavity

- Periodontium (pehr–ee–oh–DON–shee–um; 치아주위조직[치주])은 뼈와 부드러운 조직으로 구성되어 치아를 둘러싸서 지지한다(peri–는 주위를, odonti는 치아를 뜻하고, –um은 명사형 종결어미이다).
- Gingiva (JIN–jih–vah; 잇몸)은 *masticatory mucosa*나 *gums*로도 불리는데, 특수화된 점막으로 치아를 둘러싸고 있으며, 이틀활의 뼈를 덮고 뺨의 내막(lining)과 연결된다(복수형, *gingivae*).
- *Sulcus* (복수, *sulci*, 고랑)은 치아와 주변의 치은 사이의 공간이다. 고랑에서 음식 파편과 박테리아가 쌓이면 감염될 수 있다. *Sulci*는 또한 뇌의 대뇌겉질에 있는 틈새의 용어이다(10장 참조).

이틀활[궁] The Dental Arches

Dental arches (**이틀활**)은 입안의 골격 구조이다(그림 8.3A, 그림 8.3B). 이틀활은 씹는 것과 말하기를 용이하게 하는 위치에 치아를 단단히 고정시킨다.

- *Maxillary arch* (위턱뼈활)은 머리뼈 아래면의 뼈로 이루어져 있다. 이 뼈는 움직이지 않는다.
- *Mandibular arch* (아래턱뼈활)은 분리된 뼈이며 턱관절의 유일한 움직이는 구성 요소이다.

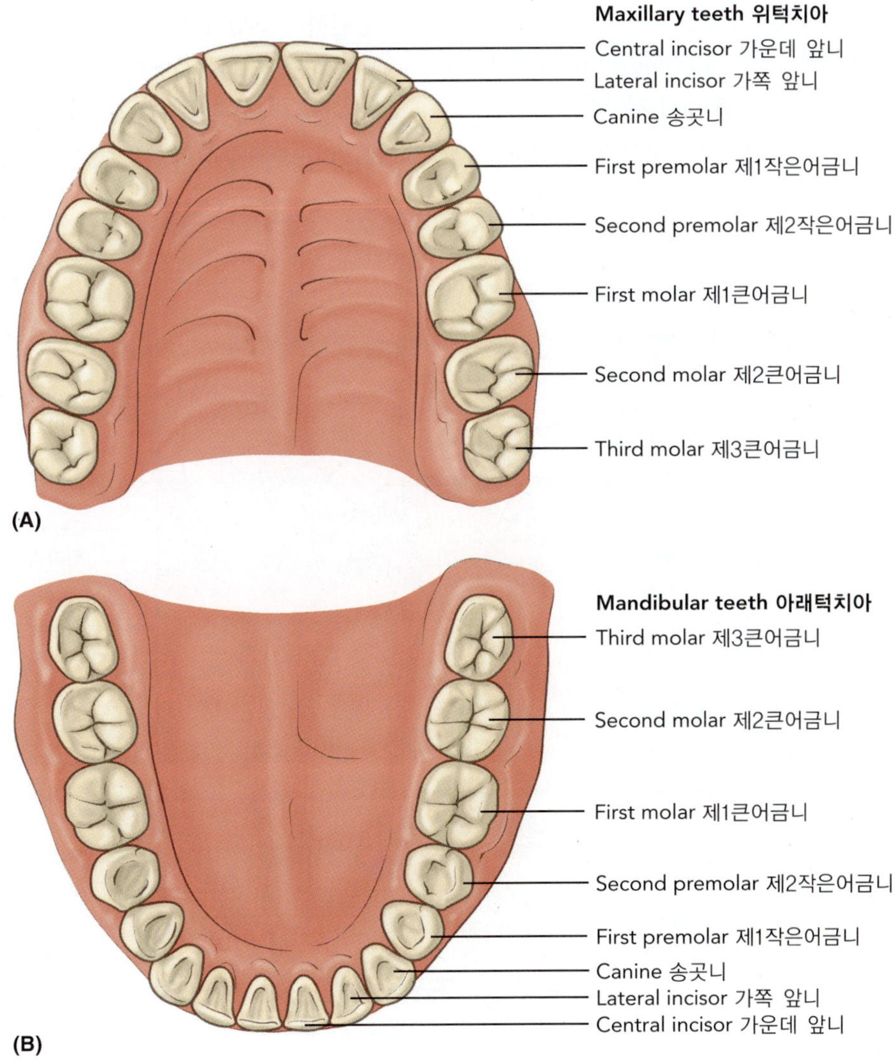

그림 8.3 네 가지 유형의 치아가 성인 치아를 구성한다. (A) 위턱 치아 (B) 아래턱 치아

- **Temporomandibular joint** (tem–poh–roh–man–DIB–you–lar; 턱관절)은 일반적으로 *TMJ*로 알려져 있는데, 위턱뼈활과 아래턱뼈활이 모여 입의 뒷부분에 형성된다.

치아 The Teeth

Dentition (den–TISH–un; 치열)은 위턱과 아래턱에 치아가 배열된 상태를 말한다. 사람의 치열에는 네 가지 유형이 있다(그림 8.3):

- *Incisors* (앞니)와 *canines* (또는 *cuspids*; 송곳니)는 물고 찢는 데 쓴다.
- *Premolars* (또는 *bicuspids*; 작은어금니)와 *molars* (큰어금니)는 씹고 가는 데 쓴다.

젖니와 영구치 Primary and Permanent Dentition

- Primary dentition (젖니; *deciduous dentition* 또는 *baby teeth*라고도 한다)는 20개의 치아(앞니 8, 송곳니 4, 작은어금니 8, 큰어금니 0)로 구성된다. 젖니는 정상적으로 빠지고 영구치(permanent teeth)로 대체된다.
- Permanent dentition (영구치)는 32개의 치아(앞니 8, 송곳니 4, 작은어금니 8, 큰어금니 12)로 구성된다. 이 치아는 일생동안 유지된다.
- **Occlusion** (ah–KLOO–zhun; 맞물림)은 dentistry (치의학)에서 사용되는 용어로 위턱과 아래턱 치아들의 씹는 면들이 서로 접하는 것을 뜻한다.

치아의 구조와 조직 Structures and Tissues of the Teeth

Crown (치아머리[치관])는 입안 내에서 보이는 부분이다. *Enamel* (사기질)로 덮여 있고, 몸에서 가장 단단한 부분이다(그림 8.4).

- *Roots* (치아뿌리)는 이틀활(dental arch) 내에 치아를 단단하게 고정시키고 있다. 사기질만큼은 단단하지 않지만 *Cementum* (시멘트질)로 보호된다.
- *Cervis* (치아목)은 neck으로도 부르며, 치아머리와 뿌리가 만나는 곳이다.

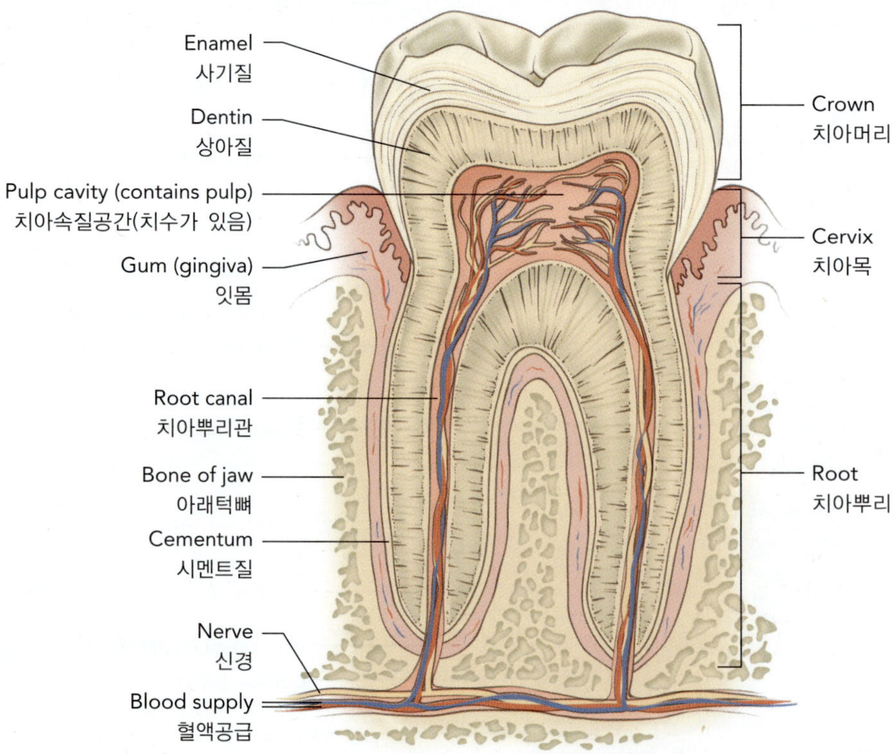

그림 8.4 치아의 구조와 조직

- *Dentin* (상아질)은 치아의 대부분을 차지한다. 잇몸 위에 있는 부분은 사기질(에나멜)로 덮여 있다. 뿌리 부위는 시멘트로 덮여 있다.
- *Pulp cavity* (치수강)은 치아의 섬세한 치수를 보호하기 위해 상아질로 둘러싸인 부분으로, 치아의 크라운과 뿌리속 영역이다. 뿌리에서 치수(펄프)는 *root canals* 로 알려진 공간으로 연속된다.
- *Pulp* (치수; 펄프) 자체는 영양분을 공급하는 혈관과 신경으로 구성되어 있다.

침과 침샘[타액선] Saliva and Salivary Glands

Saliva (**침**[타액])은 입안의 수분을 유지시키는 무색의 액체이다. 이는 치아의 건강을 유지하는 데 도움이 되며, 씹거나 삼키는 동안(기계적 소화) 음식을 윤활하여 소화 과정을 시작한다. 침은 또한 소화 효소 *amylase* (아밀라아제)를 함유하고 있으며 화학적 소화의 첫 번째 단계이다.

Salivary glands (SAL–ih–ver–ee; 침샘)은 침을 분비해서 음식물을 적시고, 소화를 시작하며 입을 깨끗하게 한다(그림 8.5).

- *Parotid glands* (pah–ROT–id; 귀밑샘)은 양 귀보다 약간 아래의 얼굴의 앞면에 위치하고 있다. 이 샘을 위한 관은 위턱 어금니 근처의 뺨 안쪽에 있다.
- *Sublingual glands* (혀밑샘)은 혀의 아래에 위치한다.
- *Submandibular glands* (턱밑샘)은 입의 바닥에 위치하여 있다.

인두 The Pharynx

Pharynx (FAH–rinks; 인두)는 호흡과 소화와 관련된 공통의 통로이다(7장 참조).

- 인두는 일반적으로 삼키기로 알려진 혀의 *deglutition* (연하)에 중요한 역할을 한다.
- 음식물을 삼킬 때 이것이 인두에서 허파로 들어가는 것을 *epiglottis* (ep–ih–GLOT–is; 후두덮개[후두개])가 기관(trachea)의 입구를 막아서 방지한다. 이 작용으로 음식물은 안전하게 식도로 이동하게 되는 것이다. 7장에서 자세히 설명한다.

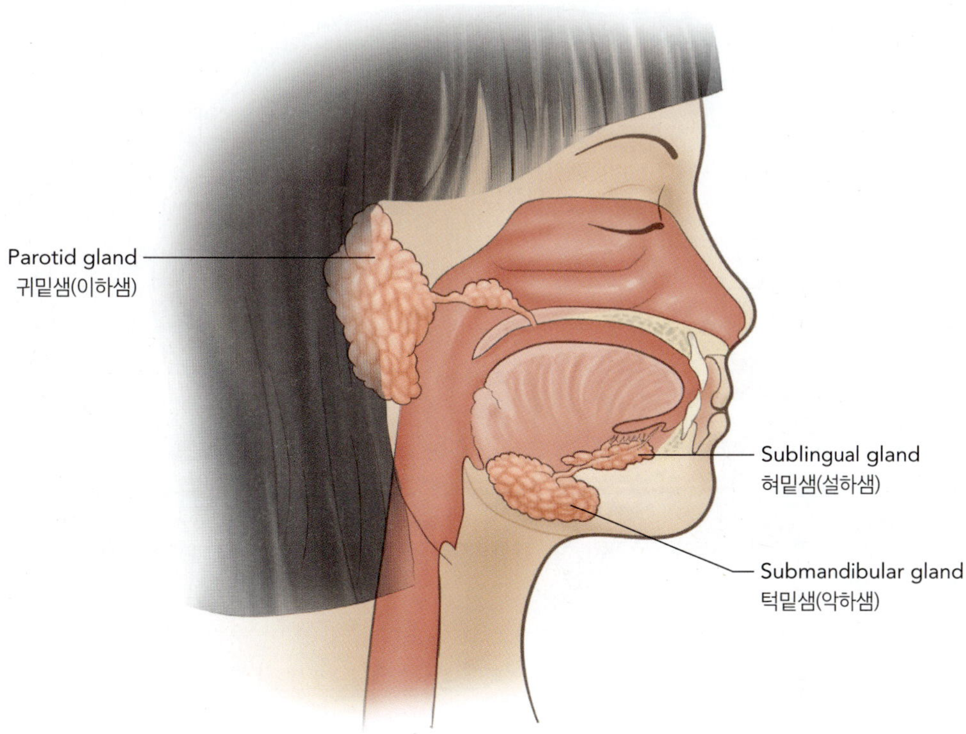

그림 8.5 **침샘**

식도 The Esophagus

Esophagus (eh–SOF–ah–gus; 식도)는 근육질로 인두에서 위로 통하는 구부릴 수 있는 관이다(그림 8.1).

- *Cardiac sphincter*라고도 하는 lower esophageal sphincter (식도아래조임근[들문조임근])은 식도와 위 사이에서 흐름을 조절하는 고리 모양의 근육이다. 삼키는 동안 음식물이 위장에 들어갈 수 있도록 이완된다(그림 8.6).
- 조임근은 고리 모양의 근육으로 통로의 개구부를 꽉 조여준다. 이 근육이 정상적으로 작동하면 위 내용물은 식도로 *regurgitating* (역류)하지 않는다.

위 The Stomach

Stomach (위)는 위바닥(위쪽의 둥근 부분, *fundus*), 위몸통(본체, *body*), 날문방(아랫부분, *antrum*)으로 구성된 주머니와 같은 구조이다(그림 8.6).

- Rugae (ROO–gay; 주름)은 위를 덮고 있는 점막이 접혀진 것이다. 이 주름 안에서 소화를 돕는 소화액(gastric juices)과 위내층을 보호하는 점액(mucus)을 생산한다.
- **Gastric juices (위산액)**은 음식 소화가 시작될 때 작용하며, 효소와 염산 보조제로 이루어져 있다. 위속의 샘에서 생성되는 점액은 위 속을 보호하는 막을 만든다.
- Pyloric sphincter (pye–LOR–ick; 날문조임근)은 위에서 작은창자의 샘창자로의 흐름을 조절하는 고리 모양의 근육이다.
- Pylorus (pye–LOR–us; 날문)은 위와 작은창자를 연결하는 좁은 통로이다.

작은창자[소장] The Small Intestine

Small intestine (작은창자[소장])는 pyloric sphincter (날문조임근)에서 연장된 부위이다. 여기에서 음식물로부터 얻어진 영양소가 혈류로 흡수된다. 작은창자는 길이 약 6 m의 꼬인 기관으로, 큰창자보다 지름이 작아서 붙려진 이름이다(그림 8.1).

1. Duodenum (dew–oh–DEE–num; 샘창자)는 작은창자의 맨 앞부분으로 날문에서 빈창자까지를 말한다.

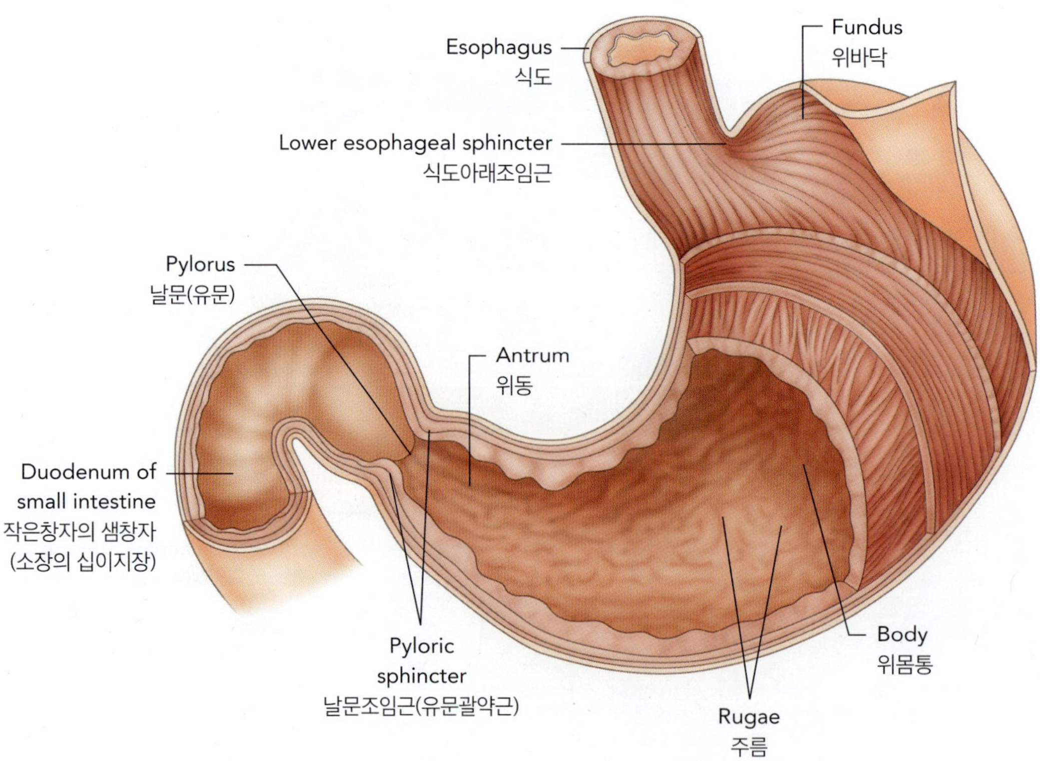

그림 8.6 **위의 구조**

2. Jejunum (jeh-JOO-num; 빈창자)는 두 번째 부위로 샘창자와 돌창자의 중간에 위치한다. 다량의 소화효소를 분비한다.
3. Ileum (ILL-ee-um; 돌창자)는 마지막 부위로 빈창자와 큰창자의 막창자(cecum) 사이에 위치하며 가장 길다.

큰창자[대장] The Large Intestine

Large intestine (**큰창자[대장]**)는 작은창자의 끝에서 항문에 이르기까지의 부분이다. 작은창자 지름의 약 2배나 굵지만 길이는 그 1/4 정도이다. 여기에서 소화 찌꺼기들이 항문을 통해 배설되도록 준비된다. 큰창자는 막창자(맹장, cecum), 잘록창자(결장, colon), 곧창자(직장, rectum), 항문(anus)으로 구성되어 있다(그림 8.7).

막창자[맹장] The Cecum

Cecum (SEE-kum; 막창자[맹장])는 배부위의 오른쪽에 위치하고 있는 하나의 주머니이다. 돌창자의 끝에서 잘록창자 사이에 있다.

- Ileocecal sphincter (ill-ee-oh-SEE-kull; 돌막창자조임근[회장맹장괄약근])은 작은창자의 돌창자에서 큰창자의 막창자로의 흐름을 조절하는 고리 모양의 근육이다(그림 8.7).
- Vermiform appendix (**막창자꼬리**[충수])는 보통 *appendix*라고도 하며, 막창자의 아래쪽에 달려 있다. *Vermiform*은 벌레모양(worm-like)의 구조라는 말이다. 림프조직으로 구성된 막창자꼬리는 6장에서 다루었다.

잘록창자[결장] The Colon

Colon (**잘록창자**[결장])는 큰창자의 가장 긴 부분으로 네 부분으로 되어 있다(그림 8.7).

- Ascending colon (**오름**[잘록]**창자**[상행결장])는 막창자에서 간의 아랫면을 향하여 위쪽 방향으로 달린다. *Ascending*이란 말은 위로 움직인다는 말이다.
- Transverse colon (**가로창자**[횡행결장])는 오른쪽에서 비장을 향하여 왼쪽으로 평행하게 달린다. *Transverse*는 가로질러 간다는 말이다.

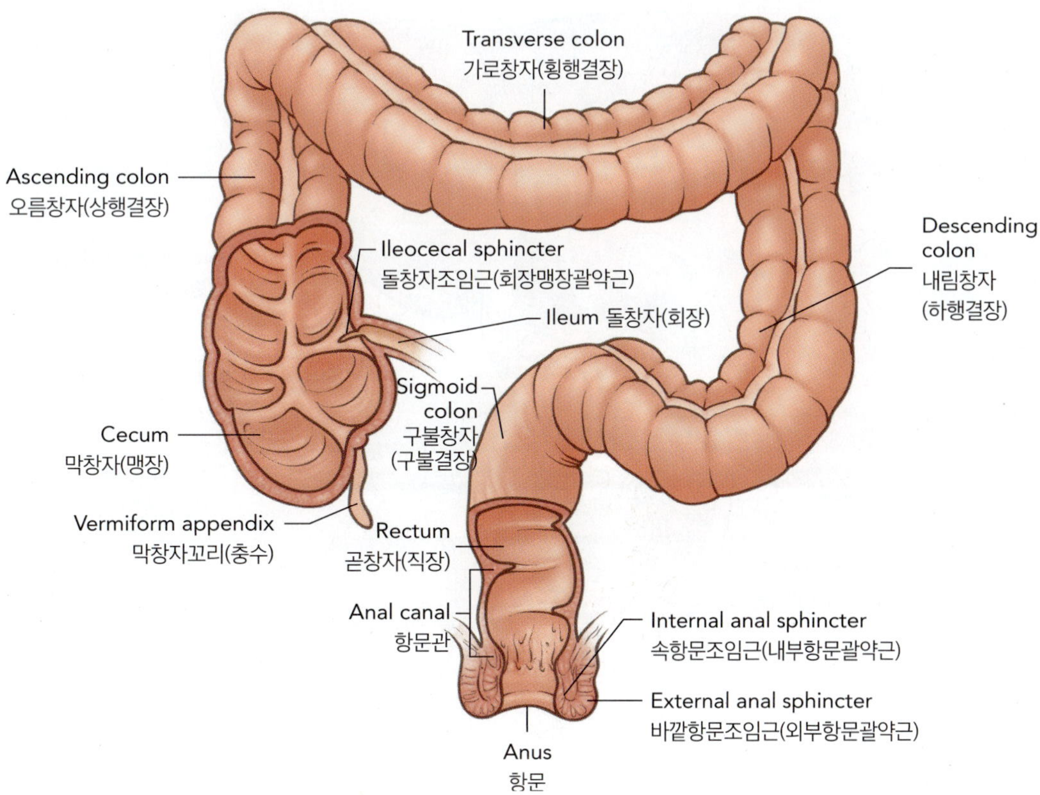

그림 8.7 **큰창자의 구조**

- **Descending colon** (**내림창자**[하행결장])는 복강의 왼쪽에서 구불창자(sigmoid colon) 쪽으로 아래로 내려가는 부분이다. *Descending*이란 아래로 움직인다는 뜻이다.
- **Sigmoid colon** (SIG-moid; 구불창자[S자형 결장])는 S자 모양의 구조로, 내림창자에서 시작하여 곧창자에 이르는 부분이다. *Sigmoid*는 알파벳 'S'를 의미한다.

곧창자[직장]와 항문 The Rectum and Anus

- **Rectum** (**곧창자**[**직장**])는 큰창자의 넓은 부분이다. 항문으로 끝나는 큰창자의 마지막 약 10 cm이다.
- **Anus** (**항문**)은 소화관의 맨 아래 개구부이다. 항문을 통과하는 배설물의 조절은 두 개의 항문조임근(항문괄약근, anal sphincter muscles)인 *internal anal sphincter*와 *external anal sphincter*에 의한다.
- **Anorectal** (ah-noh-RECK-tal; 항문곧창자)는 항문과 곧창자를 하나의 단위로 일컫는 말이다(an/o는 항문을, rect는 곧창자를, -al은 관련된을 뜻한다).

소화기계통의 부속기관 Accessory Digestive Organs

다음의 기관들이 **부속기관**(**accessory organs**)으로 다루어지는데, 이는 소화과정에서 중요한 역할을 하지만 위장관을 구성하는 부분이 아니기 때문이다(그림 8.8). 부속소화기관은 간, 쓸개, 이자이다.

간[장] The Liver

Liver (**간**)은 복부의 오른쪽 위 사분역(quadrant)에 위치하고 있는 큰 장기이다(그림 8.8). 혈액에서 독소를 제거하거나 음식물을 몸이 필요로 하는 연료와 영양소로 바꾸는 등 중요한 기능을 수행하고 있다. **Hepatic**이라는 용어는 간을 뜻한다(hepat는 간을, -ic은 관련된을 뜻한다).

- 간은 혈류로부터 혈당(blood sugar)으로 알려진 과다한 포도당(glucose)을 제거하여 전분(starch)의 형태인 **글리코겐**(**glycogen**)으로 저장한다. 혈당 수치가 낮으

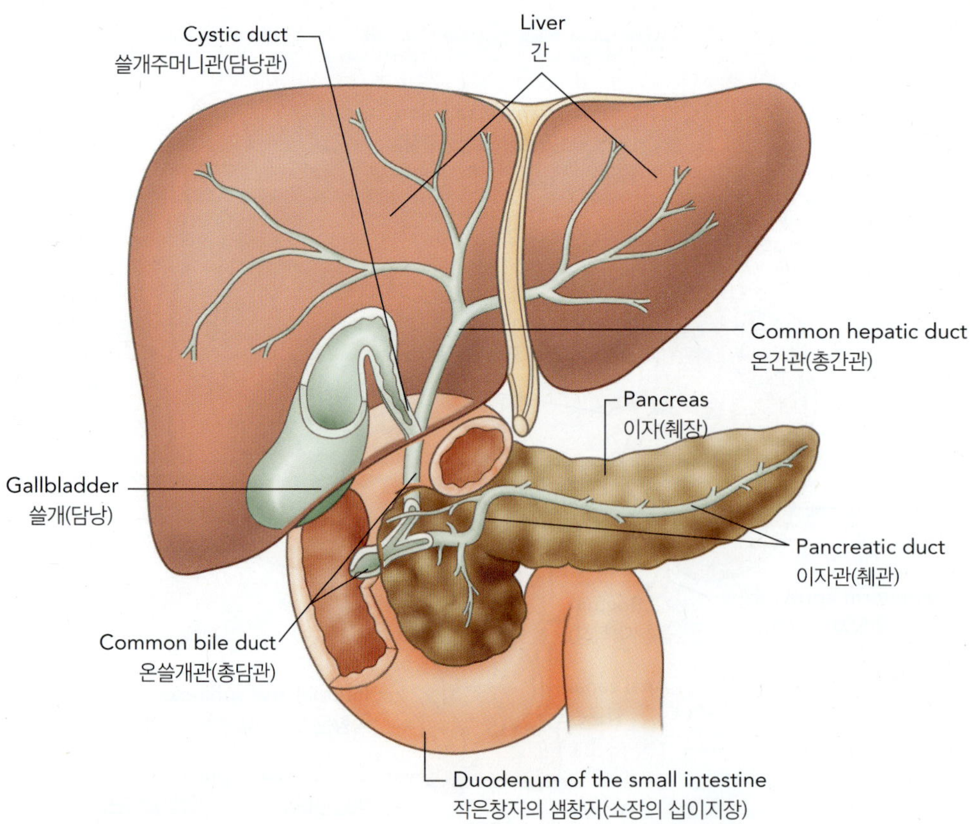

그림 8.8 소화기계통의 부속기관: 간, 쓸개 및 이자

면 간은 글리코겐을 포도당으로 다시 전환시켜 사용하게 한다. 포도당과 글리코겐은 13장에서 자세히 살펴본다.

- **Bilirubin** (bill–ih–ROO–bin; 빌리루빈)은 담즙(bile)이라고 하는 소화액으로 배설되는 색소이며, 황색에서 녹색을 띤다. 체내에서 과량의 빌리루빈은 황달과 다른 질병으로 이어질 수 있다.
- 간은 지방을 분해하는 효소를 함유하고 있는 황록색의 **쓸개즙(bile)**을 분비한다. 쓸개즙은 간에서 쓸개로 분비되며, 이곳에서 농축되어 저장된다. chol/e는 쓸개즙을 뜻한다.

담도계 The Biliary Tree

Biliary tree (BILL–ee–air–ee; 담도계)는 biliary system이라고도 하며, 쓸개즙이 간에서 작은창자로 수송되는 통로들을 말한다. *Biliary*는 쓸개즙을 뜻한다.

- 간의 작은 관들이 나뭇가지처럼 합쳐져서 담도계를 만드는데, 간의 바로 바깥쪽 줄기를 *common hepatic duct* (온간관[총간관])이라 한다.
- 쓸개즙은 간에서 온간관을 관통하여 쓸개로 가는데, 출입하는 좁은 관을 *cystic duct* (쓸개주머니관[담낭관])이라 한다.
- 쓸개를 떠나는 쓸개주머니관은 온간관과 다시 합쳐져서 *common bile duct* (온쓸개관[총담관])을 형성한다. 온쓸개관은 *pancreatic duct* (이자관[췌장관])과 합쳐져서 작은창자의 샘창자로 같이 들어간다.

쓸개[담낭] The Gallbladder

Gallbladder (쓸개)는 계란 크기의 배(pear) 모양 기관이며, 간 아래 위치한다. 나중에 사용하기 위하여 쓸개즙을 농축하여 저장한다(그림 8.8, 그림 8.9).

- 쓸개즙이 필요하면 쓸개는 수축하여 담도계를 통하여 쓸개즙을 분비한다.
- **Cholecystic** (koh–lee–SIS–tick; 쓸개주머니)라는 용어는 쓸개와 관련이 있다(cholecyst는 쓸개를, –ic는 관련된을 뜻한다).

이자[췌장] The Pancreas

- **Pancreas** (PAN–kree–as; 이자)는 깃털 모양의 커다란 기관이며 위의 뒤쪽에 위치한다(그림 8.8, 그림 8.9).

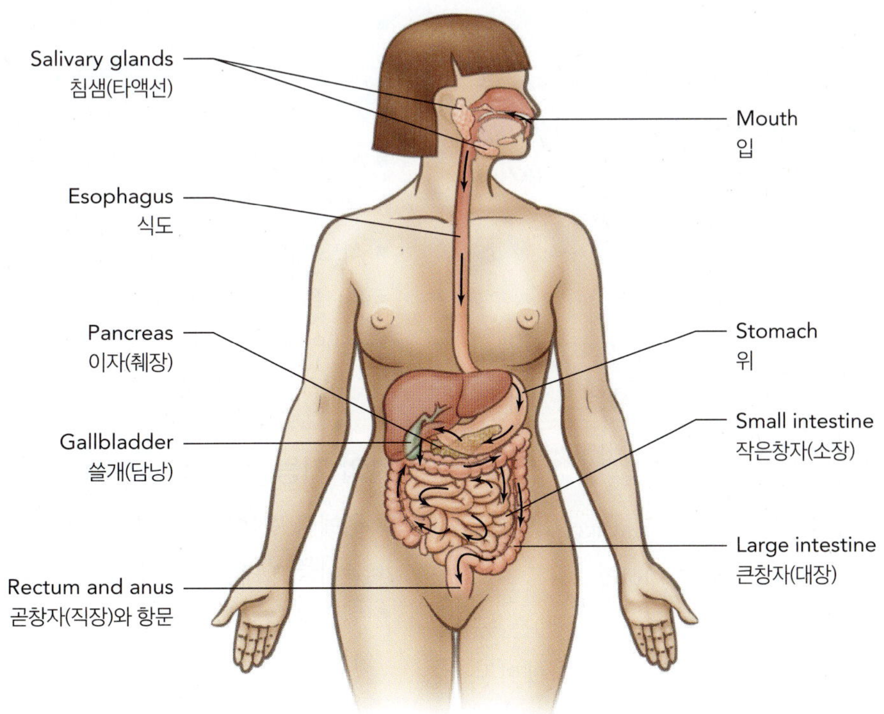

그림 8.9 소화기계통을 지나는 음식물의 이동경로를 보여주는 모식도

소화와 내분비계통에 있어 중요한 역할을 수행하고 있다. 이자와 관련된 병리학 및 검사법(procedures)에 대하여 내분비 기능은 13장에서 다시 다룬다.

- 이자는 이자액*(pancreatic juices)*을 합성하고 분비한다. 이 액은 위산을 중화하는 데 도움이 되는 중탄산나트륨(sodium bicarbonate)과 음식물에 들어 있는 단백질, 탄수화물 및 지방을 분해하는 소화효소로 구성된다. *Pancreatic*은 이자를 의미한다.
- 이자를 떠난 이자액은 샘창자의 입구에서 *common bile duct* (온쓸개관)과 합쳐져서 *pancreatic duct* (이자관[췌관])을 통하여 분비된다.

소화 DIGESTION

Digestion (소화)는 다양한 음식물들을 인체 내에서 이용될 수 있는 영양소의 형태로 분쇄하는 과정이다. 소화기계통을 통한 음식물의 흐름을 **그림 8.9**에 나타내었다.

- *Digestive enzymes* (소화효소)는 몸이 이용할 수 있도록 음식물을 더욱 간단한 형태로 분해하도록 화학적 변화를 일으키는 것이다.
- *Nutrient* (영양소)는 통상 음식물에서 얻어지는 물질로, 몸의 정상적인 기능을 수행하는 데 필요하다. 주요 영양소는 탄수화물*(carbohydrates)*, 지방*(fats)*, 단백질*(proteins)*이다. 비타민*(vitamins)*과 무기질*(minerals)*은 필수 영양소로 적은 양만 필요하다.

대사 Metabolism

Metabolism (meh–TAB–oh–lizm; 대사)는 동화작용과 이화작용을 합쳐서 이르는 말이다. 즉, 대사는 몸에서 영양소를 이용하는 전 과정이 포함된다는 말이다(metabol은 변화시킨다를, –ism은 상태를 뜻한다).

- Anabolism (an–NAB–oh–lizm; 동화작용)은 영양소로부터 몸의 세포와 물질을 만드는 것이다.
- Catabolism (kah–TAB–oh–lizm; 이화작용)은 동화작용의 반대로, 몸의 세포와 물질을 분해하여 에너지와 이산화탄소로 방출한다.

흡수 Absorption

Absorption (ab–SORP–shun; 흡수)는 완전히 소화가 된 영양소를 작은창자 벽에 분포하는 모세혈관을 통하여 순환기계통으로 받아들이는 과정이다.

- 작은창자를 덮는 점막은 villi (VILL–eye; 단수, *villus*)라고 불리는 손가락과 같은 돌출로 덮여 있다. 각 융모에는 혈관과 암죽관(lacteals)이 들어 있다. 혈관은 혈류로 직접 영양분을 흡수하여, 체내의 세포로 전달한다.
- 림프계의 특수 구조인 *lacteals* (암죽관)은 혈류에 의해 직접 운반될 수 없는 지방과 지용성 비타민을 흡수한다. 대신에 그들은 이들 영양소를 흡수하여 림프관을 통해 이들을 운반한다. 이러한 영양소가 운반될 때, 혈류로 전달되기 위한 준비 과정에서 림프절은 여과기능을 수행한다(6장 참조).

입안, 침샘 및 식도의 기능 The Role of the Mouth, Salivary Glands, and Esophagus

- Mastication (mass–tih–KAY–shun; 씹기)는 *chewing* 이라고도 하는데, 음식물을 침과 함께 섞어서 작은 조각으로 부수는 것을 말한다.
- Bolus (BOH–lus; 음식덩이, 식괴)는 씹혀져서 삼켜질 준비가 된 음식물 덩어리를 말한다. *Bolus* 라는 용어는 약물 투약과 관련하여 사용되며 15장에서 논의된다.
- 음식물을 삼키면 입에서 인두를 거쳐 식도(esophagus)로 들어가게 된다.
- 식도에서 음식물은 중력과 연동에 의하여 아래로 이동한다. Peristalsis (pehr–ih–STAL–sis; 연동[꿈틀운동])이란 한 방향으로 진행되는 일련의 파동 같은 민무늬근육의 수축이다.

위의 기능 The Role of the Stomach

- 위에서 분비되는 위액(gastric juices)은 지속적으로 음식을 분해하는 염산(HCl)과 소화효소를 함유한다.
- 위벽을 통하여 혈류로 들어가는 영양소는 미량이고, 대신에 위의 교반(churning)작용은 위액과 함께 음식물을 유미즙으로 바꾼다. Chyme (KYM; 유미즙)은 부분적으로 소화된 반고형 덩어리로 위에서 날문조임근(py–

loric sphincter)을 거쳐 작은창자로 이동한다.

작은창자의 기능 The Role of the Small Intestine

음식물에서 유용한 영양소로의 전환은 유미즙이 연동운동(꿈틀운동)에 의해 작은창자로 가면서 완성된다.

- **Duodenum** (샘창자)에서 유미즙은 이자액(pancreatic juice)과 쓸개즙(bile)이 섞인다. 쓸개즙이 큰 지방 덩어리를 분해하면 이자액에 포함된 효소가 지방을 소화시킬 수 있다. 이 작용을 *emulsification* (유화)라 하며 영양소들이 몸으로 흡수되기 전에 완성된다.
- **Jejunum** (빈창자)에서는 소화효소가 추가적으로 더해지고 소화과정이 계속된다.
- **Ileum** (돌창자)에서 소화된 음식물이 몸으로 흡수된다.

큰창자의 기능 The Role of the Large Intestine

큰창자의 역할은 소화 찌꺼기를 받아서 몸에서 제거될 때까지 저장하는 것이다.

- 음식물 찌꺼기는 액체 상태로 큰창자에 들어간다. 과도한 물은 큰창자 벽에서 흡수하여 몸의 수분평형을 유지하도록 돕고, 나머지는 대변으로 된다.
- **Feces** (FEE-seez; 대변, stools)은 곧창자와 항문을 통하여 버려지는 *solid body wastes* (고형물)이다.
- **Defecation** (def-eh-KAY-shun; 배변)은 *bowel movement* (BM)라고도 하며, 큰창자를 비우는 것이다.
- 큰창자에는 수십억 개의 세균들이 상존하는데, 대부분 무해하며 유기물 찌꺼기를 분해하는 작용을 한다. 이 과정에서 가스가 만들어진다.
- *Gut microflora* (장내미생물)은 대장에 존재하는 수십억 개의 정상 세균을 말하며, 감염으로부터 보호하고 면역 체계를 유지하는 데 도움을 준다. 항생제 과다사용으로 인한 미생물 붕괴는 *C. diff* 와 같은 감염을 유발할 수 있다(이 장의 뒷부분에서 설명).
- **Borborygmus** (bor-boh-RIG-mus; 창자가스소리[복명])는 창자에서 가스가 이동할 때 나는 소리이다.
- **Flatulence** (FLAT-you-lens; 위창자내공기참[고창])은 *flatus* 라고도 하며, 곧창자를 통해서 몸 바깥으로 배출되는 가스가 이동하는 것이다.

소화기계통과 관련된 전문의료인

MEDICAL SPECIALTIES RELATED TO THE DIGESTIVE SYSTEM

- **Bariatrics** (bayr-ee-AT-ricks; 비만학)은 비만 및 관련 질병의 예방 및 관리와 관련된 의약의 한 분야이다.
- **Dentist (치과의사)**는 Doctor of Dental Surgery (DDS, 구강외과학)이나 Doctor of Medical Dentistry (DMD, 의치과학) 학위를 가진 사람으로, 치아와 입안 조직의 질병과 장애를 진단하고 치료하는 전문가이다.
- **Gastroenterologist** (gas-troh-en-ter-OL-oh-jist; 위장병전문의)는 위와 창자의 질병과 장애를 진단하고 치료하는 전문가이다(gastr/o는 위를, enter/o는 작은창자를, -logist는 전문가를 뜻한다).
- **Oral 또는 maxillofacial surgeon** (mack-sill-oh-FAY-shul; 구강악안면 외과의사)는 얼굴과 턱의 수술을 전문으로 하여 기형을 교정하고 질병을 치료하며 상해를 치료한다.
- **Orthodontist** (or-thoh-DON-tist; 치과교정전문의)는 치아와 관련 얼굴 구조의 부정교합을 방지하고 교정하는 치과전문의이다(orth는 곧거나 정상적인 것을, odont는 치아를, -ist는 전문가를 뜻한다).
- **Periodontist** (pehr-ee-oh-DON-tist; 치주전문의)는 치아 주위조직의 장애를 방지하고 치료하는 치과전문의이다(peri-는 주위를, odont는 치아를, -ist는 전문가를 뜻한다).
- **Proctologist** (prock-TOL-oh-jist; 곧창자병전문의)는 잘록창자, 곧창자 및 항문의 장애에 대한 전문가이다(proct/o는 항문과 곧창자를, -logist는 전문가를 뜻한다).
- **Registered dietitian (등록된 영양사**; RD)는 의료적 영양 치료를 시행하고 식이 섭취를 개선하도록 환자에게 권고하는 식품 및 영양 전문가이다.

소화기계통의 질환
PATHOLOGY OF THE DIGESTIVE SYSTEM

입안조직 Tissues of the Oral Cavity

- Aphthous ulcers (AF–thus UL–serz; 아프타궤양)은 *canker sores* 또는 *mouth ulcers*라고도 하며, 입안을 덮고 있는 부드러운 조직에 경계부위가 붉은 회백색 얽은 자국이 생기는 것이다. 정확한 원인은 모르지만, 이 매우 흔한 궤양의 발현은 스트레스나 특정 식품 또는 발열과 관련이 있다.
- *Ulcer* (궤양)은 피부 또는 점막에서 관찰되는 개방된 병변이며, 가장자리 주변에서 조직이 손실된다(12장 참조).
- Cheilosis (kee–LOH–sis; 입술증)은 *cheilitis*라고도 하며, 입꼬리에 균열과 같은 염증이 특징인 입술의 장애이다(cheil은 입술을, –osis는 비정상적인 상태 또는 질병을 뜻한다).
- Herpes labialis (HER–peez lay–bee–AL–iss; 입술헤르페스)는 *cold sores* 또는 *fever blisters*라고도 하며, 입술과 인접 조직에 물집과 같은 궤양이 형성되는 것으로 입안단순헤르페스바이러스 1형(*oral herpes simplex virus type 1*; HSV–1)에 의해 유발된다. 대부분의 성인들은 이러한 매우 흔한 바이러스에 감염되어 있고, 어떤 사람들에게서는 이 증상이 주기적으로 반복된다.
- Leukoplakia (loo–koh–PLAY–kee–ah; 백반)은 혀 또는 뺨 안쪽에 발생하는 비정상적인 흰색, 보통 양성의 병변(상처)이다(leuk/o는 흰색을, –plakia는 플라크를 뜻한다). 이러한 병변은 부러진 치아에 대한 일정한 마찰과 같이 입안의 만성적 자극에 반응하여 발생한다. 때로는 백반증 패치가 생식기, 소화기계통 또는 요로에서 발생한다.
- Stomatitis (stoh–mah–TYE–tis; 구내염)은 입 점막의 염증이다(stomat는 입이나 구강을, –itis는 염증을 뜻한다). **주의:** 단어 "*stoma*"는 "창냄술" 절에서 사용되며, 기관과 신체의 표면 사이의 인공 입 모양의 구멍을 가리킨다.
- Stomatomycosis (stoh–mah–toh–my–KOH–sis; 구내진균증)은 곰팡이로 인한 입의 질병이다(stomat/o는 입이나 구강을, myc는 곰팡이를, –osis는 비정상 상태 또는 질병을 뜻한다).
- Oral thrush (**아구창**)은 유아들에서 감염에 의해 생기며 입안에 생기는 흰 반점이 특징적이다. 이것은 진균인 *Candida albicans*에 의해 유발된다. 이 상태는 유아, 약화된 면역체계를 가진 노인 또는 항생제를 복용하고 있는 개인에서 가장 자주 발생한다.
- Trismus (TRIZ–mus; 개구장애)라는 용어는 구강암 치료와 관련된 외상, 수술 또는 방사선으로 인해 입이 열리는 것이 제한되는 것을 의미한다. 이 상태는 말하기가 어려워지고 씹고 삼킬 수 있는 능력이 떨어져 환자의 영양에 영향을 미친다.
- Xerostomia (zeer–oh–STOH–mee–ah; 입안건조증)은 *dry mouth*라고도 하며, 침샘에서 침 분비의 결여나 감소로 생긴다(xer/o는 건조를, stom은 입을, –ia는 관련된을 뜻한다). 이 증상은 침샘에 대한 투약이나 방사선 조사에 의해 유발되며, 불쾌감, 삼키기 곤란, 미각 변화를 비롯하여 치아 부식 등을 일으킬 수 있다.

입술갈림증[구순열]과 입천장갈림증[구개열]
Cleft Lip and Cleft Palate

- Cleft lip (**입술갈림증[구순열]**)은 *harelip* 이라고도 하며, 발생학적 결손의 결과로 생기며, 코를 향해 위쪽으로 연속되는 입술의 깊은 틈새가 유발된다.
- Cleft palate (**입천장갈림증[구개열]**)은 태아의 초기 발생기 동안 입천장이 닫히지 않아 생기는 증상이다. 이 증상은 윗입술과 hard palate (단단입천장) 또는 soft palate (물렁입천장)에서도 초래될 수 있다. 치료를 하지 않으면 코와 입 사이의 이 틈새는 어린이가 먹고 말하는 데 지장을 준다. 입술갈림증과 입천장갈림증은 각각 또는 같이 유발될 수 있다(**그림 8.10**).

치아 질환과 상태 Dental Diseases and Conditions

- Bruxism (BRUCK–sizm; 이갈기)는 보통 잠잘 때 생기며, 불수의적으로 이를 갈거나 악무는 것으로 긴장이나 스트레스와 관련이 있다. 이갈기는 치아를 마모시키고, 치아주위조직(periodontal tissues)이나 턱관절(temporamandibular joint)에 손상을 준다.
- Dental caries (KAYR–eez; 치아우식증)은 *tooth decay* 또는 *cavity*라고도 하며, 감염성 질환으로 치아

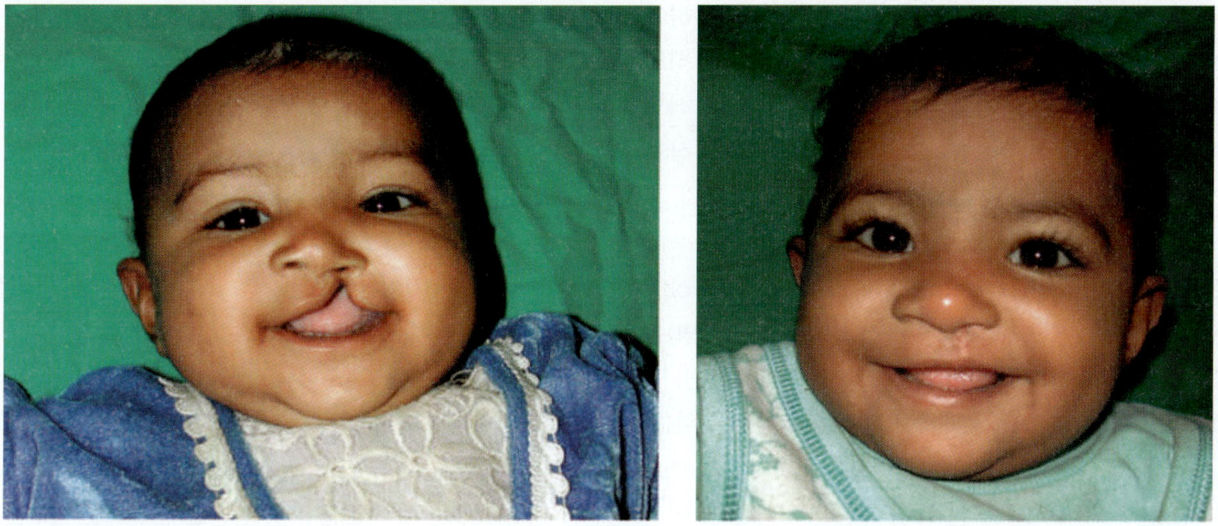

그림 8.10 **입술갈림증 어린이의 치료 전(A)과 후(B)의 모습**

의 사기질(enamel)과 상아질(dentin)을 붕괴시킨다. 치유되지 않으면 치수(pulp)가 노출되어 감염될 수도 있다.

- Dental plaque (PLACK; 치태, 치면세균막)는 세균과 그 부산물로 형성된 연성의 침적물로 치아 위에 만들어지며, 치아우식과 치아주위 질환의 주원인이다. *Plaque*는 또한 몸의 표면에 생긴 패치(patch)나 작게 분화된 부위(differentiated area) 또는 혈관에서 콜레스테롤 침적물의 축적을 나타내기도 한다(5장 참조).
- Edentulous (ee-DEN-too-lus; 무치)는 치아가 없다는 것을 의미한다. 이 용어는 영구치아가 자연스럽게 손실된 후의 상황이다.
- Halitosis (hal-ih-TOH-sis; 구취)는 *bad breath*라고도 하며, 치아 질환이나 호흡기 또는 위장장애로 인해 입에서 나오는 불쾌한 냄새이다(halit는 호흡을, -osis는 비정상 상태 또는 질병을 뜻한다).
- Malocclusion (mal-oh-KLOO-zhun; 맞물림장애[부정교합])는 위쪽 치아들이 아래쪽에 대하여 정상적인 위치를 벗어나 있는 것을 말한다.

치주염 Periodontal Disease

Periodontitis (pehr-ee-oh-don-TYE-tis)라고도 하는 periodontal disease (**치주염**)은 치아 주위 또는 지지조직의 염증을 말한다(peri-는 주위를, odont는 치아를, -itis는 염증을 뜻한다). 이 진행성 질환은 조직의 병발(involvement) 정도에 따라 분류한다. 심한 경우에는 치아 주변의 잇몸과 뼈가 관여된다.

- Dental calculus (KAL-kyou-luhs; 치석)은 *tartar*라고도 하며, 치태가 경화된 것을 말하며, 주위조직을 자극한다. *Caculus*는 몸의 다른 부분에서 형성되는 단단한 침적물(stones)에도 사용되는 용어이다.
- Gingivitis (jin-jih-VYE-tis; 잇몸염[치은염])은 잇몸에 생기는 염증으로 치아주위조직염의 초기 단계이다(gingiv는 잇몸을, -itis는 염증을 뜻한다).
- Acute necrotizing ulcerative gingivitis (ANUG, 급성괴사궤양잇몸염)은 *trench mouth* (참호구강염)이라고도 하며 주로 10대의 청소년들에서 볼 수 있는데, 입 안에서 박테리아의 비정상적 증식에 의해 유발된다. 이 상태가 진행됨에 따라 잇몸 조직의 염증, 출혈, 심한 궤양 및 파괴가 더욱 심해진다. *Necrotizing* (괴사)는 지속적인 조직 파괴를 의미한다.

식도 The Esophagus

- Dysphagia (dis-FAY-jee-ah; 삼킴곤란[연하곤란])은 삼키기 힘든 상태를 말한다(dys-는 어려움을, -phagia는 삼키는 것을 뜻한다).
- Eosinophilic esophagitis (EoE, ee-oh-sin-ah-FIL-ik eh-sof-ah-JEYE-tis; 호산구 식도염)

은 일반적으로 특정 음식에 알레르기가 발생하여 *eosinophil* (호산구)라고 하는 일종의 백혈구가 식도에 축적되는 만성 면역체계질환이다(esophag는 식도를, -itis는 염증을 뜻한다). 그러한 염증의 결과로 삼키기 어렵게 된다. 이 질환은 어린이와 성인에서 점차 흔하게 보인다.

- **Gastroesophageal reflux disease** (gas-troh-eh-**sof**-ah-**JEE**-al **REE**-flucks; 위식도역류병)은 *GERD* 라고도 하며, 위산이 식도로 역류하는 것을 말하며, 소화불량 시에 흔하게 생긴다(gastr/o는 위를, esophag는 식도를, -eal은 관련된을 뜻한다). *Reflux* (역류)란 뒤로의 이동 또는 복귀 흐름을 의미한다. 이것이 생길 때, 위산은 식도의 섬세한 점막을 자극하고 손상시킨다.
- **Barrett's esophagus (바렛식도)**는 식도의 상피조직에 있는 세포가 만성적으로 산에 노출되어 발생하는 질병이다. 만성 GERD 환자 중 일부는 식도암의 위험을 약간 증가시키는 바렛식도 합병증을 가진다.
- 흉터 조직 또는 기타 손상으로 인한 식도의 **협착 (stricture)**은 삼킴의 어려움을 유발할 수 있다. 협착이란 신체 통로가 비정상적으로 좁아지는 것을 말한다 (9장 참조).
- **Pyrosis** (pye-**ROH**-sis; 가슴쓰림)는 *heartburn*라고도 하며, 산성의 위 내용물이 식도로 역류하여 일으키는 작열감을 말한다(pyr은 열 또는 불을, -osis는 비정상적 상태를 뜻한다).
- **Esophageal varices** (eh-**sof**-ah-**JEE**-al **VAYR**-ih-seez; 식도정맥류)는 식도의 아래쪽 끝에서 정맥들이 팽창된 것이다(단수형, *varix*). 이들 정맥이 파열되면 심한 출혈이 있게 된다.
- **Hiatal hernia** (high-**AY**-tal **HER**-nee-ah; 틈새헤르니아[틈새탈장])는 위의 일부분이 식도조임근 (esophageal sphincter)을 통하여 가로막(dia-phragm) 내로 돌출한 것을 말한다(hiat는 개구를, -al은 관련된을 뜻한다). *Hernia*는 구조의 일부 또는 전체가 그것이 들어 있는 조직을 뚫고 돌출하는 것이다. 이 상태는 식도역류와 가슴쓰림에 의해 유발될 수 있다(그림 8.11).

위 The Stomach

- **Gastritis** (gas-**TRY**-tis; 위염)은 종종 *Helicobacter pylori*라는 세균에 의해서 유발되는 위 점막의 흔한 염증이다(gastr는 위를, -itis는 염증을 뜻한다).
- **Gastroenteritis** (gas-troh-en-ter-**EYE**-tis;

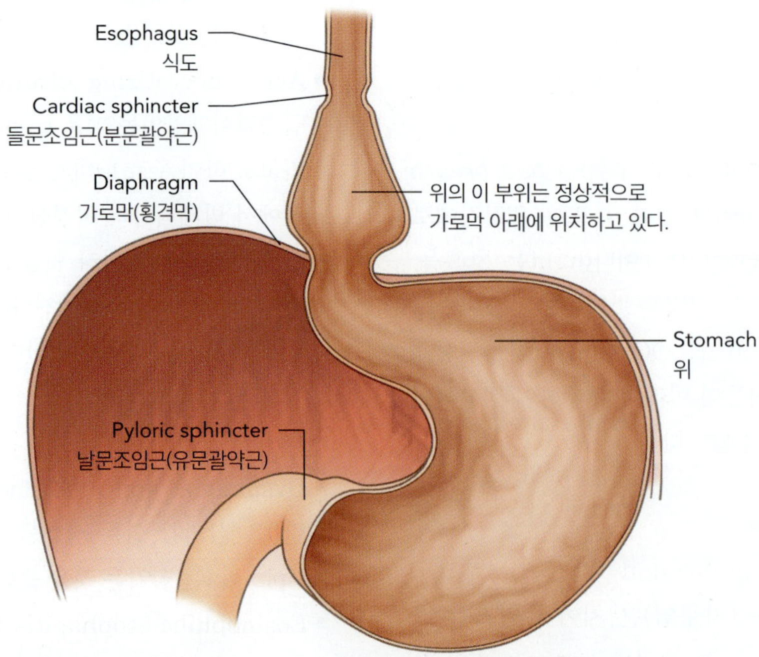

그림 8.11 틈새탈장에서 위의 일부분이 식도 개구부를 통하여 가로막 내로 돌출하여 있다.

위창자염[위장염]은 위와 창자를 덮고 있는 점막의 염증을 말한다(gastr/o는 위를, enter는 작은창자를, -itis는 염증을 뜻한다).

- Gastroparesis (gas-troh-pah-REE-sis; 위마비)은 위 근육이 약화되는 상태이며 약하게 작동하거나 전혀 작동하지 않아서 위가 정상적으로 비우는 것이 안 된다(gastr/o는 위를, -paresis는 불완전 마비를 뜻한다).
- Gastrorrhea (gas-troh-REE-ah; 위액분비과다증)는 위에서의 위액이나 점액의 과다한 분비를 말한다(gastr/o는 위를, -rrhea는 유량 또는 분비물을 뜻한다).

소화성 궤양 Peptic Ulcers

Peptic ulcers (UL-serz; 소화성궤양)은 소화기계통의 점막에 영향을 미친다(pept는 소화를, -ic은 관련된을 뜻한다). 소화성 궤양은 식도의 아래 부분, 위 또는 샘창자에서 생긴다. 궤양(ulcer)은 피부나 점막의 짓무름(erosion)을 말하며 종종 *Helicobacter pylori* 균이나 약물 아스피린(aspirin)에 의해 유발된다(**그림 8.12**). 소화성 궤양이 있는 상태를 소화성 궤양질환이라고 한다.

- *Gastric ulcers* (위궤양)은 위에서 생기는 소화성궤양이다.
- *Duodenal ulcers* (샘창자궤양)은 작은창자 윗부분에서 생기며 가장 흔한 소화성궤양이다.
- *Perforating ulcer* (천공성 궤양)은 궤양이 장기벽의 전체에 걸쳐 침식하는 소화성 궤양의 합병증이다.

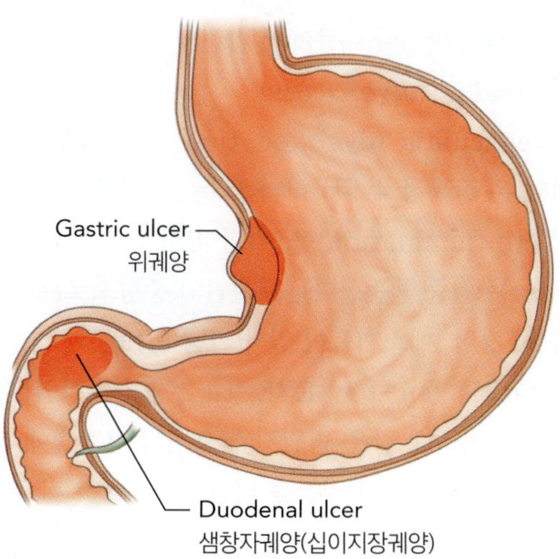

그림 8.12 **소화성 궤양의 위치: 위, 샘창자**

영양 장애 Nutritional Disorders

- Anorexia (an-oh-RECK-see-ah; 식욕부진)은 음식에 대하여 식욕을 잃어버린 것이며, 특히 질병에 의해 유발되는 것을 말한다. 신경성 식욕부진과 식이 장애는 10장 "정신건강"에서 자세히 논의한다.
- Cachexia (kah-KEKS-eeh-ah; 악액질)은 진행된 암이나 AIDS와 같은 질병에 걸린 환자에게 발생하는 체중과 근육량의 감소로 인해 육체적으로 마른 상태이다. 이 환자들이 음식을 충분히 섭취하더라도 몸에서 많은 양양소를 흡수하지 못한다.
- Dehydration (**탈수[증]**)는 과도하게 수분을 잃어버려 몸의 전해질 불균형 상태를 말한다(de-는 제거를, hydra는 물을, -tion은 과정을 뜻한다).
- Malnutrition (**영양실조**)는 적절한 음식물이나 영양이 부족한 상태로 먹을 것이 부족하거나 영양소의 흡수 또는 분포가 부적절하여 유발된다. Mal-은 나쁘거나 가난한 것을 뜻하는 접두사이다.
- Malabsorption (mal-ab-SORP-shun; 흡수장애)는 작은창자가 음식물로부터 영양소를 흡수할 수 없어서 그대로 통과시키는 경우이다.

비만(증) Obesity

Obesity (oh-BEE-sih-tee; 비만)은 체내에 과도한 지방이 축적되는 것이다. *Obese*라는 용어는 신장, 연령, 성별에 따라 정해진 표준체중을 20~30% 이상 초과하는 사람들에게 통상 적용된다. *Gender*는 남성과 여성의 차이에 관한 것이다.

- Morbid obesity (MOR-bid oh-BEE-sih-tee; 병적 비만)은 *severe obesity* 라고도 하며, 정상체중보다 2~3배 또는 그 이상을 넘는 경우이다. 여기서 사용된 *morbid*는 질병과 관련된을 뜻한다. 또는 신체비만지수(신체질량지수)가 40보다 클 때도 병적 비만으로 진단한다.
- 신장에 따라 맞춘 **신체비만지수**(body mass index, BMI)는 심장질환이나 암 또는 당뇨병과 같은 만성질환의 발병에 관련되는 많은 요소들 중 하나이다. 20세 또는 그 이상의 성인들은 체중미달(underweight), 정상(normal), 과체중(overweight) 또는 비만(obese) 중

하나의 BMI 카테고리에 속하게 된다.

- 비만은 고혈압(5장)이나 당뇨병(13장)을 앓고 있을 때 종종 빈번히 발생한다. *Comorbidity* (중복이환)은 주어진 시간에 개인에게 하나 이상의 질병 또는 건강 상태의 존재를 설명한다.

소화불량과 구토 Indigestion and Vomiting

- **Aerophagia** (ayr–oh–**FAY**–jee–ah; 공기삼킴증, 공기연하증, 탐기증)은 먹고 마실 때 공기를 과도하게 삼키는 것으로 위장에 가스가 생기는 흔한 원인이다(**aer/o**는 공기를, **–phagia**는 삼킨다를 뜻한다).
- **Dyspepsia** (dis–**PEP**–see–ah; 소화불량)은 *indigestion* 이라고도 하며, 소화 시 느껴지는 통증 또는 불쾌감을 말한다(**dys–**는 나쁜을, **–pepsia**는 소화를 뜻한다).
- **Emesis** (**EM**–eh–sis; 구토)는 *vomiting* 이라고도 하며, 위의 내용물을 식도를 통하여 입 밖으로 방출하는 것이다. Emesis는 독립형 용어로 사용되거나 접미사 **–emesis**로 사용된다.
- **Eructation** (eh–ruk–**TAY**–shun; 트림, belching)은 위에서 입으로 가스를 상승시키는 행위이다.
- **Hematemesis** (hee–mah–**TEM**–eh–sis; 토혈, 혈액구토)는 피를 토하는 것이다(**hemat**는 혈액을, **–emesis**는 구토를 뜻한다). 구토되는 물질은 종종 커피 찌꺼기와 비슷하다.
- **Hyperemesis** (high–per–**EM**–eh–sis; 입덧, 과다구토)는 극심하고 지속적인 구토를 말한다(**hyper–**는 과다한을, **–emesis**는 구토를 뜻한다). 임신 초기 단계에 이것은 *morning sickness* (입덧)로 알려져 있다.
- **Nausea** (**NAW**–see–ah; 구역, 욕지기, 오심)은 구토하고 싶은 느낌이다.
- **Regurgitation** (ree–**gur**–jih–**TAY**–shun; 역류)는 삼킨 음식을 입으로 되돌려 보내는 것이다.

장질환 Intestinal Disorders

- **Celiac disease** (**SEE**–lee–ak, 셀리악병)은 글루텐 함유 식품에 대한 심각한 반응을 특징으로 하는 유전적 자가면역질환이다. *Gluten* (글루텐)은 밀, 보리, 호밀과 같은 곡물에서 발견되는 단백질의 한 종류이다. 이러한 일반적인 질병은 작은창자의 융모를 손상시켜 흡수장애를 일으킬 수 있다.
- **Gluten intolerance** (**글루텐 불내성**)은 소화불량을 일으키는 글루텐에 대한 반응이지만, 셀리악병(Celiac disease)처럼 장조직 손상을 일으키지는 않는다*(non–celiac gluten sensitivity)*. 글루텐 불내성은 때때로 밀에 알레르기가 원인이다.
- **Food allergy** (**음식 알레르기**)는 특정 음식을 먹은 후에 발생하는 면역계 반응이다(6장 참조).
- **Lactose intolerance** (**유당 불내성**)은 효소 락타아제가 없기 때문에 유제품을 소화할 수 없다는 것을 의미한다. 이는 우유 및 기타 유제품에서 발견되는 설탕(락토오스)을 가공하는 데 필요한 효소인 락타아제가 없기 때문이다. 유당 불내증은 아프리카계 미국인과 동아시아인에게 특히 흔하다.
- **Colorectal carcinoma** (**잘록곧창자암**[결장직장암])은 잘록창자에서 발견되는 *colon cancer* (용종)가 그 존재의 첫 번째 증거가 되는 일반적인 형태이다(**그림 6.13**).
- **Polyp** (**POL**–up; 용종)은 점막 표면이 버섯 모양으로 성장한 것이다. 모든 용종은 악성이 아니다.
- **Diverticulosis** (dye–ver–tick–you–**LOH**–sis; 게실증)은 잘록창자 내에 게실이 많이 나타나는 것을 말한다(**diverticul**은 게실을, **–osis**는 비정상적 상태를 뜻한다).
- **Diverticulum** (dye–ver–**TICK**–you–lum; 게실, 곁주머니)은 잘록창자와 같은 관모양 기관(tubular organ)의 벽이나 내층에서 발견되는 pouch (또는 sac)이다(복수형, *diverticula*).
- **Diverticulitis** (dye–ver–tick–you–**LYE**–tis; 게실염)은 잘록창자에서 하나 또는 그 이상의 곁주머니의 염증(inflammation)을 말한다(**diverticul**은 게실을, **–itis**는 염증을 뜻한다). 게실염의 증상으로는 갑작스런 복통, 경련, 메스꺼움이 있다(**그림 8.13**).
- **Enteritis** (en–ter–**EYE**–tis; 창자염[장염])은 세균이나 바이러스 같은 병원체에 오염된 음식물에 의해 유발되는 작은창자의 염증을 말한다(**enter**는 작은창자를, **–itis**는 염증을 뜻한다).

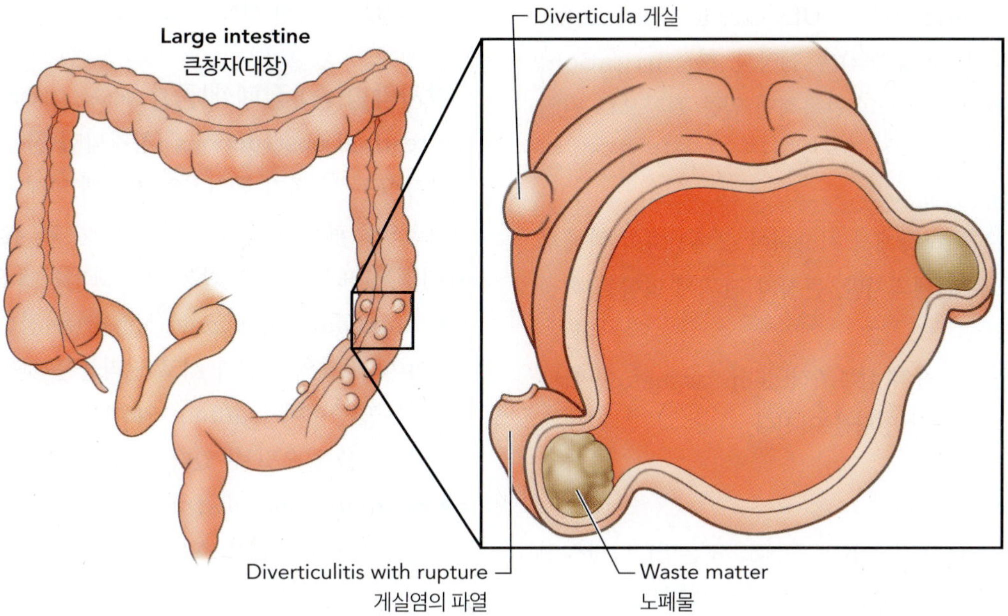

그림 8.13 **게실염은 큰창자에 있는 하나 이상의 게실의 염증이다.**

- **Ischemic colitis** (is−KEY−mick koh−LYE−tis; 허혈성 대장염)은 일부분의 큰창자에 분포하는 혈액이 부분적으로 또는 완전히 부족할 때 발생한다. 혈액 부족이 지속되면 염증과 감염된 지역의 영구적인 손상을 초래할 수 있다.

창자막힘증[장폐색증] Ileus

Ileus (ILL−ee−us; 창자막힘증[장폐색증])은 작은창자 또는 큰창자 또는 둘 다가 부분적으로 또는 전체적으로 막힌 것을 말한다. 이 질환은 또한 *paralytic ileus* (마비성 장폐색증)으로 알려져 있으며, 창자의 특정 부분에서 정상적인 연동 운동이 멈추어서 발생한다.증상으로는 심한 통증(pain)과 경련(cramping), 복부 팽창(abdominal distention), 구토를 비롯하여, 가스나 대변의 배출, 기능상실 등이 있다.

Postoperative ileus (수술 후 창자막힘증)은 복부수술에 대한 정상적인 반응으로 나타나는 창자운동의 일시적인 정지이다. 소화계통의 어느 부분이 치료되었는지에 따라 24시간에서 72시간까지 나타나는 경우가 많다.

과민성창자증후군 Irritable Bowel Syndrome

Irritable bowel syndrome (IBS, 과민성 창자증후군)은 간헐적인 경련과 복통, 변비나 설사 증상을 동반하는 원인불명의 흔한 질환이다. IBS는 스트레스로 더욱 악화되며, 병원체(바이러스 또는 세균)나 구조적인 변화에 의한 것은 아니다.

염증성창자질환 Inflammatory Bowel Diseases

Inflammatory bowel diseases (IBD, 염증성창자질환)은 창자의 염증에서 유발되는 질환의 일반적 명칭이다. 가장 흔한 두 개의 질환은 ulcerative colitis (궤양잘록창자염, 궤양성대장염)과 Crohn's disease (크론병)이다.

- 이들 증상은 둘 다 만성적이고(chronic), 치료 효과가 없으며(incurable), 작은창자와 큰창자에 영향을 끼칠 수 있기 때문에 같이 분류된다. 이것들은 또한 복통과 체중감소, 피로, 발열, 직장출혈, 설사 등과 같은 유사한 증상을 보인다.
- 이들 증상은 활동기(*flares*, 발적)와 완화기의 간격을 두고 나타나는 경향이 있다. 창자의 병변을 외과적으로 제거하거나 약물처치로 치료한다.

궤양성잘록창자염[궤양성대장염] Ulcerative Colitis

Ulcerative colitis (UC, UL–ser–**ay**–tiv koh–LYE–tis; 궤양성잘록창자염)은 궤양과 자극(irritation)을 유발하는 직장과 큰창자의 반복적인 염증 질환으로 원인 불명인 만성 질환이다(col은 잘록창자를, –itis는 염증을 뜻한다)(그림 8.14).

- 이 증상은 보통 직장에서 시작되어 잘록창자의 아래부위인 위쪽으로 진행되지만, 큰창자 전체에 영향을 끼칠 수 있다.
- 이 증상은 잘록창자의 심부조직(deep tissues)이 아니라 가장 안쪽 층에만 영향을 미친다.

크론병 Crohn's Disease

Crohn's disease (CD, KROHNZ; **크론병**)은 만성적인 자가면역 질환으로 소화관 어디에서든 발병할 수 있다. 그러나 ileum (돌창자)와 colon (잘록창자)에서 더욱 자주 볼 수 있다.

Ulcerative colitis가 발병한 조직 및 구조와 비교할 수 있다. 크론병은 발병한 부위의 모든 조직층에 침범할 수 있다. 이것은 일반적으로 발병한 부위의 벽에 흉터가 생기고 두꺼워지는 결과를 초래한다. 크론병의 가장 흔한 합병증은 종창과 손상으로 인한 장의 막힘이다.

창자막힘(증)[장폐쇄(증)] Intestinal Obstructions

Intestinal obstructions (창자막힘증)은 작은창자 또는 큰창자 또는 둘 다가 물리적인 막힘에 의해 부분적으로 또는 전체적으로 폐색이 생기는 것이다. 이 폐색은 scar tissue (흉터조직) 또는 종양과 같은 많은 요인들에 의해 발생한다.

- *Intestinal adhesions* (장유착)은 정상이라면 떨어져야 할 창자의 부위가 서로 달라붙은 것을 말한다. 이 상태는 염증이나 trauma (외상)에 의해 유발되는데 창자막힘증을 일으킬 수 있다.
- *Strangulating obstruction* (꼬임성 폐색)에 있어서, 창자부위로의 혈액 흐름을 막는다. 이것은 *gangrene* (괴저)와 *perforation* (천공)에 이르게 할 수도 있다. 괴저는 순환 결여와 관련되어 조직이 죽는 것이고, 천공은 어떤 구조의 벽에 구멍이 뚫리는 것이다.
- **Volvulus** (VOL–view–lus; 창자꼬임[장염전])은 창자 스스로 꼬여서 폐색을 유발하는 것이다. *Volvulus*는 말려올라가거나 뒤틀린다는 라틴어이다. 이 상태에

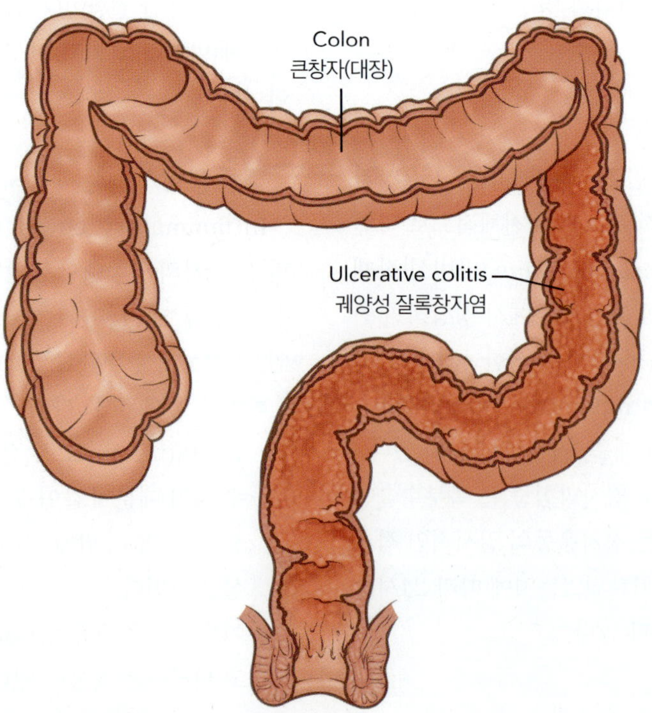

그림 8.14 **궤양성 대장염은 직장과 큰창자에서 궤양과 자극을 유발한다.**

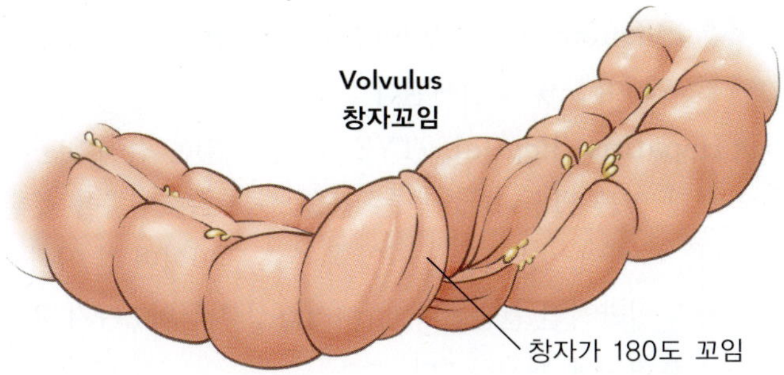

그림 8.15 **창자꼬임(volvulus)은 창자 스스로 꼬이는 것이다.**

서 손상을 받는 대장 부분에서 괴사가 일어날 수 있다 (그림 8.15).

- **Intussusception** (in–tus–sus–SEP–shun; 창자겹침증[장중첩증])은 작은창자의 한 부분이 바로 인접 부위의 틈 내로 망원경처럼 밀려들어가는 것이다(intus–suscept는 받아들이거나 받는 것을, –ion은 조건을 뜻한다). 이것은 3개월 된 영아부터 6세 이하 어린이에게서 간혹 볼 수 있으며 드문 경우이다.
- **Inguinal hernia** (ING–gwih–nal HER–nee–ah; 샅굴탈장)은 하복부 벽이나 groin (샅고랑부위)에 있는 약한 부위를 통하여 창자의 작은 loop (고리)가 돌출하여 들어가는 것이다(inguin은 사타구니를, –al은 관련된을 뜻한다). 이 상태는 비만, 임신, 무거운 짐을 싣기, 또는 배변 시 긴장감에 의해 발생할 수 있다.
- **Strangulated hernia (꼬임탈장)**은 창자의 한 부분이 탈장 내부에 갇힐 때 일어나며 혈액의 공급이 중단된다.

창자의 감염성 질환 Infectious Diseases of the Intestines

창자의 감염성 질환은 오염된 음식물과 식수 또는 빈약한 위생관념에 의하여 감염된다. 이 감염병 중 가장 흔한 것은 다음과 같다:

- ***Clostridium difficile*** (klos–TRID–ee–um dif–us–SEEL; 클로스트리디움 디피실)은 *C. diff*라고도 알려져 있으며 일반적으로 알려진 세균 치료를 위해 항생제를 사용했던 병원이나 장기요양시설의 노인들에게 발생되는 세균 감염이다. 이 질병은 설사를 일으키고 잘록창자의 염증을 유발할 수 있다. 손 씻기 또는 장갑 착용과 같은 감염 관리 대책이 전파를 예방하는 데 도움이 될 수 있다.
- **Dysentery** (DIS–en–ter–ee; 이질)은 열대 지방에서 가장 많이 발생하는 세균 감염이며 음식이나 물을 통해 사람의 배설물로 오염된다.
- ***Escherichia coli*** (*E. coli*, **대장균**)에 기인한 감염은 적절히 조리되지 않은 오염된 식품을 통해 감염된다.
- **Salmonellosis** (sal–muh–nel–LOH–sis; 살모넬라증)은 *salmonella*균에 의한 감염이며, 동물과 직접 접촉을 통해 대변에 의해 감염되거나 오염된 생고기나 덜 익힌 고기와 계란 또는 살균하지 않은 우유와 치즈 제품을 섭취하여 감염된다.

항문곧창자질환 Anorectal Disorders

- **Anal fissure (항문열창)**은 항문의 피부가 약간 찢어진 것으로 장운동 시 강한 통증이 있을 수 있다. 여기서 언급된 *fissure*는 고랑이나 균열 같은 피부의 궤양을 말한다.
- **Bowel incontinence** (in–KON–tih–nents; 실변)은 배변의 조절이 안 되는 것이다. Urinary incontinence (요실금)는 배뇨의 조절이 되지 않는 것이다(9장 참조).
- **Constipation (변비)**는 배변의 빈도가 감소하거나, 단단하고 건조한 대변의 통과가 어려운 것이다. 변비는 섬유질이 부족한 식이 요법, 질병, 특정 약물의 부작용 및 특히 여성에서는 골반바닥기능 부전으로 발생할 수 있다. *Pelvic floor dysfunction* (골반바닥 기능 장애)는 직장을 곧게 펴고 항문조임근을 이완시키는 데 필요한 근육이 조화를 이루지 못하는 것이다.
- **Diarrhea** (dye–ah–REE–ah; 설사)는 묽은 대변이나 물대변이 비정상적으로 자주 있는 것으로 탈수에 이를 수도 있다(dia는 ~을 통하여를, –rrhea는 흐름 또는 배설을 뜻한다).
- **Hemorrhoids** (HEM–oh–roids; 치핵)은 piles라고도 하며, 일단의 정맥, 근육, 조직들이 항문 개구부 가까이에 또는 통과하여 미끄러져 나오는 것이다. 정맥은 염증이 생겨 통증, 대변 누출, 출혈 등에 이르게 된다.
- **Rectocele** (RECK–toh–seel; 직장탈출)은 출산이나

임신의 결과로 직장 전면 벽이 질 속으로 불룩하게 되어 있다(rect/o는 직장을, -cele은 탈장을 뜻한다).

비정상 변 Abnormal Stools

- Hematochezia (hee-mat-oh-KEE-zee-uh; **혈변**)은 대변에 밝은 빛의 혈액이 존재하는 것이다. 이 밝은 붉은 색은 일반적으로 혈액이 위장관 하부에서 오는 것을 의미한다.
- Melena (meh-LEE-nah; 흑색변)은 혈변과는 달리 검은색, 타르 같은 악취의 대변이다. 이러한 모양의 대변은 소화된 혈액의 존재를 의미하고 위장관 상부의 출혈을 종종 나타낸다.
- Steatorrhea (stee-at-oh-REE-ah; 지방변)은 대변에 과도한 지방이 존재하는 것이다(steat/o는 지방을, -rrhea는 흐름 또는 배출을 뜻한다). 이러한 거품이 많고 냄새가 나는 대변은 이자질환, 쓸개의 제거 또는 흡수장애에 기인한다.

간 The Liver

간질환은 간의 기능이 소화과정에 필수적이므로 주요 관심사이다.

- Ascites (ah-SIGH-teez; 복수)는 복강에 비정상적으로 장액이 차는 것이다. 이 상태는 일반적으로 간 혈관에 압력을 가하는 심각한 간질환의 결과이다. 여기에서 사용된 용어 "*serous* (장액)"은 물 같은 물질을 의미한다.
- Hepatomegaly (hep-ah-toh-MEG-ah-lee; 간비대)는 간이 비정상적으로 커지는 것이다(hepat/o는 간을, -megaly는 확대를 뜻한다).
- Jaundice (JAWN-dis; 황달)은 혈액에 정상보다 많은 bilirubin (빌리루빈)이 나타나서 생기는 것으로, 피부와 눈이 노랗게 변색된다.
- Hepatitis (hep-ah-TYE-tis; 간염)은 간에 염증이 생긴 것을 말한다(hepa는 간을, -itis는 염증을 뜻한다). 바이러스성 간염은 간암의 주요 원인이며 간 이식의 가장 일반적인 원인이다. 바이러스성 간염의 3가지 유형을 **표 8-1**에 제시하였다.

경변(증) Cirrhosis

Cirrhosis (sih-ROH-sis; 경변)은 흉터조직이 정상조직을 대체하는 점진적 퇴행성 간질환이다(cirrh는 노란색 또는 주황색을, -osis는 비정상적 상태를 뜻한다). *Degenerative* (퇴행성)이란 점진적으로 악화되어 조직 또는 기관 기능을 상실하는 것을 의미한다.

- 간경변은 종종 과도한 알코올 남용이나 바이러스성 B형 간염 또는 C형 간염에 기인한다.
- 간경변의 진행은 지방으로 채워진 상처난 간 조직의 형성으로 특징지어진다. 간 손상은 다른 신체계통의 비정상적인 상태를 유발한다(그림 8.16).

비알콜성 지방성 간 질환 Nonalcoholic Fatty Liver Disease

비알코올성 지방간 질환(NAFLD)이란 알코올을 거의 또는 전혀 마시지 않는 사람들의 간에서 지방이 축적되는 것을 말한다. 보통 징후나 증상이 없는 이러한 상태에 있는 사람들은 비만이거나 제 2형 당뇨병 또는 고콜레스테롤 또는 이 병태가 복합적으로 나타나는 경우가 가장 흔하다.

Nonalcoholic steatohepatitis (NASH, stee-ah-

표 8-1

간염의 ABCs

HAV	**A형 간염 바이러스**가 가장 흔한 유형의 간염이다. 이러한 전염성이 높은 상태는 주로 음식과 물이 감염된 대변으로 오염되어 전파된다. HAV에 대한 내성을 제공하는 백신이 제공된다.
HBV	**B형 간염 바이러스**는 오염된 혈액 및 기타 체액과의 접촉을 통해 전파되는 혈액 매개 질환이다. HBV에 대한 내성을 제공하는 백신이 제공된다.
HCV	**C형 간염 바이러스**로 오염된 혈액 및 기타 체액과의 접촉을 통해 전파되는 혈액 매개 질환이다. HCV는 침묵의 전염병으로 묘사된다. 수년간 몸에서 잠복하고 어떤 증후든지 나타나기 전에 간을 파괴할 수있다. 이 형태의 간염을 예방할 수있는 백신은 없다.

toh-hep-ah-TYE-tis; 비알코올성 지방간염)은 지방 축적과 간손상성 염증으로 구성되어 있기 때문에 이러한 상태는 더 심각한 형태이다(steat/o는 지방, hepat는 간, -itis는 염증을 뜻한다). 어떤 경우에는 간경변, 돌이킬 수 없는 간 손상 또는 간암으로 진행된다.

쓸개 The Gallbladder

- Cholangitis (koh-lan-JIGH-tis; 쓸개관염[담관염])은 쓸개관의 급성 염증이며, 복부의 우측 상단 부분에 통증, 열, 황달(cholang은 쓸개관을, -itis은 염증을 뜻한다)을 특징으로 한다. 가장 흔한 원인은 박테리아 감염이다.
- Cholecystitis (koh-lee-sis-TYE-tis; 쓸개염[담낭염])은 쓸개의 염증으로, 보통 결석이 쓸개즙의 흐름을 막는 것과 관련 있다(cholecyst는 쓸개를, -itis는 염증을 뜻한다).
- Gallstone (**쓸개돌**[담석])은 *cholelith*라고도 하며, 쓸개와 쓸개관에서 만들어지는 단단한 침전물이다(복수형, *calculi*). 돌의 형성은 9장에서 언급될 것이다.
- Cholelithiasis (koh-lee-lih-THIGH-ah-sis, 쓸개돌증[담석증])은 쓸개나 쓸개관에 담석이 존재하는 것이다(chol/e은 쓸개를, -lithiasis는 돌이 존재한다는 것을 뜻한다).
- 담석이 쓸개관을 통과하여 발생하는 통증은 *biliary colic* (담석 산통)이라고 한다.

이자 The Pancreas

Pancreas (이자[췌장])는 13장에서 다룬다.

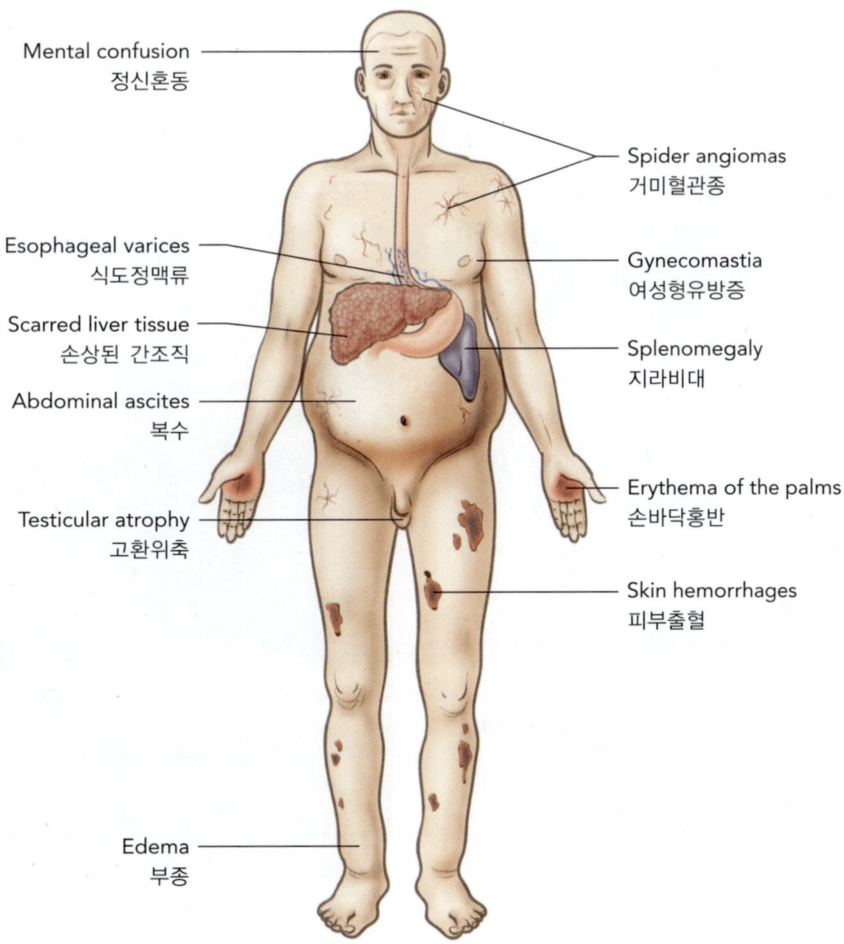

그림 8.16 간경변증과 관련된 임상적 특징

소화기계통의 진단방법
DIAGNOSTIC PROCEDURES OF THE DIGESTIVE SYSTEM

- Abdominal computed tomography(CT)는 방사선 검사법으로 복부 내의 조직구조를 상세한 횡단면으로 만들어 내어 종양이나 폐색 같은 것의 존재 여부를 보여준다. CT는 computerized tomography (전산화단층촬영술)의 약어이다. CT scan은 15장에서 자세히 살펴본다.
- Abdominal ultrasound (**복부초음파**)는 초음파를 이용하여 내부 장기를 영상화하기 위하여 사용되는 비침습성 검사이다. 초음파는 15장에서 자세히 살펴본다.
- Cholangiography (koh–LAN–jee–**og**–rah–fee; 쓸개관조영술)은 조영제(cholangi/o는 쓸개관을, –graphy는 기록 과정을 뜻한다)를 사용하여 쓸개관의 방사선 촬영검사이다. 이 검사는 간에서 담즙의 흐름을 느리게 하거나 차단하는 간이나 쓸개관의 장애를 확인하는 데 사용된다. 결과로 나타난 기록은 *cholangiogram* (쓸개관조영상)이다.
- Enema (EH–neh–ma; 관장)은 항문과 잘록창자에 용액을 넣어 창자 활동을 통해 아래 창자를 비우기 위한 것이다. 관장은 때때로 내시경 검사 준비의 일부이다. 그리고 심각한 변비를 치료하고 약물을 신체에 주사하는 수단으로 사용된다.
- Esophagogastroduodenoscopy (eh–**sof**–ah–goh–**gas**–troh–**dew**–oh–deh–NOS–koh–pee; 식도위샘창자내시경술)은 상부위장관인 식도, 위, 샘창자를 내시경으로 직접 들여다보는 검사이다(esophag/o는 식도, gastr/o는 위, duoden/o는 샘창자, –scopy는 육안 검사를 뜻한다). 여기에는 식도, 위 및 샘창자 상부가 포함된다.
- **상부 위장관촬영**(upper GI series)과 **하부 위장관촬영**(lower GI series)은 소화계통의 방사선학적 검사이다. 이러한 구조를 볼 수 있게 하려면 조영제가 필요하다. 상부 위장관촬영에는 *barium swallow* (바륨 연하)가 사용되며, 하부 위장관촬영에는 *barium enema* (바륨 관장)이 사용된다.
- Stool sample (**대변 시료**)는 대변에 포함된 성분과 특성을 검사하는 데 필요한 대변 표본이다. 예를 들어, 지방변은 이자에 문제가 있음을 나타낸다. 세균, 기생충 알, 기생충 등의 존재 여부를 알아보기 위하여 실험실에서 대변 시료를 배양하여 검사할 수도 있다.

내시경 검사 Endoscopic Procedures

Endoscope (EN–doh–**skope**; 내시경)은 내부 구조를 광학적으로 검사하는 데 필요한 도구이다(endo–는 내부를, –scope는 광학적 검사를 위한 도구를 뜻한다).

- Anoscopy (ah–NOS–koh–pee; 항문보개법, 항문경법)은 항문관과 직장 하부의 광학적 검사법이다(an/o는 항문을, –scopy는 광학적 검사를 뜻한다).
- Capsule endoscopy (**캡슐내시경검사**)는 환자가 삼키는 캡슐에 작은 비디오 카메라를 사용하는 것이다(그림 8.17). 약 8시간 동안 작은창자를 통과할 때, 이 카메라는 작은창자 벽의 이미지를 전송한다. 이미지는 환자의 복부에 부착된 센서 장치로 감지되어 환자의 벨트에 착용된 데이터 기록장치로 전송된다.

대장 암 검진 Screening for Colorectal Carcinoma

다음 진단 테스트는 암이 될 수 있는 용종의 조기 발견에

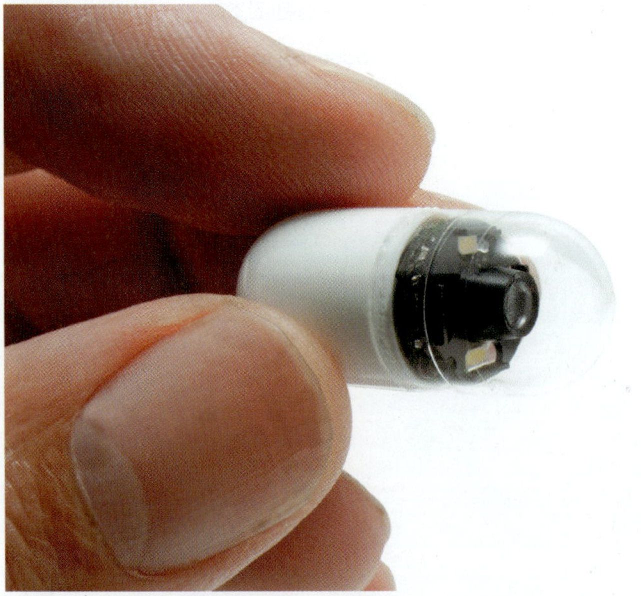

그림 8.17 캡슐 내시경 카메라는 환자가 삼키기 때문에 소장에서 센서 장치로 이미지를 전송할 수 있다.

사용된다.

- **Colonoscopy** (COL, **koh**-lun-**OSS**-koh-pee; 대장내시경검사)는 곧창자에서 막창자까지 잘록창자의 내부 표면을 광학적으로 검사하는 것이다(colon/o는 잘록창자를, -scopy는 광학적 검사를 뜻한다).
- *Virtual colonoscopy* (가상대장내시경검사)는 작고 유연한 튜브를 직장에 삽입하고 MRI 또는 CT 장비를 사용하여 잘록창자의 2차원 및 3차원 이미지를 생성한다. 장을 완전히 비우는 준비는 이러한 유형의 대장내시경검사와 S자 결장경검사 모두에 대해 동일하다.
- **Sigmoidoscopy** (sig-moi-**DOS**-koh-pee; 구불창자내시경검사)는 곧창자, 구불창자를 비롯하여 가능하면 내림창자의 일부도 그 내부를 내시경으로 검사할 수 있다(sigmoid/o는 구불창자, S자 결장을, -scopy는 광학적 검사를 뜻한다).
- **Hemoccult® test** (**HEE**-moh-kult; 분변잠혈검사)는 대변에 숨겨진 혈액을 검사하는 것이다(hem은 피를, -occult는 숨겨진 것을 뜻한다). 검사 키트를 이용하여 가정에서 표본을 얻고, 그 결과는 실험실에서 평가한다.
- *Cologuard®* 는 최근 개발된 집에서 하는 비침습적 대변검사이며, DNA 검사를 사용하여 숨겨진 혈액을 선별 검사하여 대장암의 잠재적 존재를 확인한다. **주의:** *Cologuard* 및 *Hemoccult* 는 브랜드 이름이기 때문에 대문자로 표기된다.

소화기계통의 치료방법

TREATMENT PROCEDURES OF THE DIGESTIVE SYSTEM

항산화제와 유산균 Antioxidants and Probiotics

- **Antioxidants** (an-tie-**OX**-ih-dants; 항산화 방지제)는 비타민 A, C, E, 카로틴(carotene), 루테인(lutein)과 같은 화학물질이다. 이들은 유리기(*free radicals*)라고 부르는 잠재적으로 유해한 화학물질의 활동을 차단함으로써 세포 손상을 방지하거나 지연시킬 수 있다. 산화 방지제는 과일, 콩, 딸기, 견과류 및 다크 초콜릿에 자연적으로 존재한다.
- **Probiotics** (pro-bye-**AH**-tics; 유산균)은 때로는 "좋은" 박테리아로 묘사되는 살아 있는 미생물이며, 소화를 돕고 해로운 박테리아로부터 몸을 보호하는 역할을 한다(pro-는 지지를, bio는 생명을, -ic은 관련된을 뜻한다).
- *Prebiotics* (프리바이오틱스)는 유산균이 먹는 소화할 수 없는 탄수화물이다. 요구르트, 유제품 음료 및 보충제와 같은 식품에는 유산균과 프리바이오틱스가 모두 들어 있다.

투약 Medications

- **Antacids** (**제산제**)는 위산을 중화시킴으로써 peptic ulcers (소화성궤양) 치료를 도와주거나 소화불량을 경감시켜준다.
- **Proton pump inhibitors** (**프로톤 펌프 억제제**)는 위산에 의해 생성되는 산의 양을 감소시킨다. 이 약물은 위식도 역류의 증상을 치료하는 데 사용된다.
- **Antiemetic** (an-tih-ee-**MET**-ick; 항구토제)는 구역질과 구토를 경감시키거나 막기 위하여 복용한다(anti-는 반대를, emet는 구토를, -ic은 관련된을 뜻한다).
- **Laxatives** (**설사제**)는 장운동을 자극하는 약물 또는 음식물이다. *Bulk-forming laxatives* (팽창설사제; 예겨, bran)는 대변이 장을 통과할 때, 수분을 함유하고 부드러운 상태를 유지하도록 도와 constipation (변비)를 치료한다.
- 설사와 위장을 치료하는 데 사용되는 처방전 없이 구입할 수 있는 약에는 *antimotility* (항운동성약제)와 *antacids* (제산제)가 있다.
- **Intravenous fluids** (IV, in-trah-**VEE**-nus; 정맥으로 주입하는 수액)은 탈수의 효과를 방지하기 위해 투여된다(intra-는 안을, ven/o는 정맥을 뜻하고, -us는 명사형 종결어미이다)(그림 8.18).
- **Oral rehydration therapy** (ORT, 경구용 수분 요법)은 설사를 동반할 수 있는 탈수증을 예방하기 위해, 특히 어린이에게 전해질 용액을 액체 제제로 투여하는 치료법이다(re-는 다시를, hydra는 물을, -tion는 과정을 뜻한다).

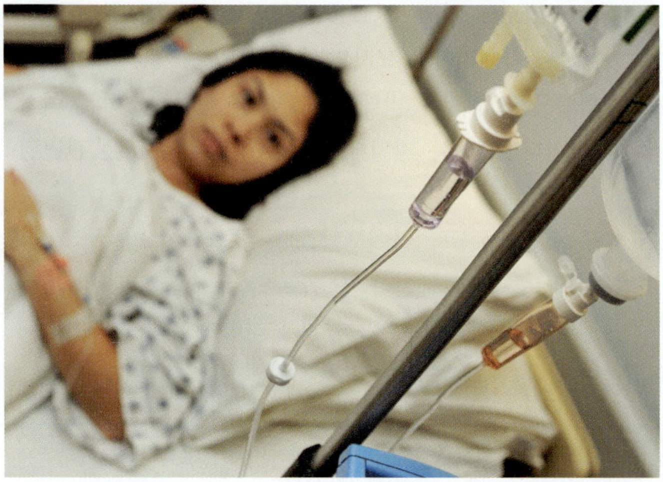

그림 8.18 **수액제제는 탈수 효과를 방지하기 위해 정맥으로 투여된다.**

입안과 식도 The Oral Cavity and Esophagus

- **Dental prophylaxis** (**proh**–fih–**LACK**–sis; 치과예방)은 plaque (치태)와 calculus (치석)을 제거하기 위하여 치아를 전문적으로 깨끗이 하는 것이다. *Prophylaxis* (예방)은 예방접종(vaccination)이나 콘돔(condom)과 같이 질병을 예방하거나 확산을 막기 위한 처치를 말한다.
- **Dental implant (치아 임플란트)**는 턱의 뼈에 크라운, 브릿지 또는 의치를 고정하는 것이다. 크라운(crowns), 브릿지(bridges) 및 의치(dentures)도 턱에 고정하지 않고 입에 넣을 수 있다.
  - *Crown* **(크라운)**은 손상된 치아 모양의 금속 또는 도자기성 합금 캡이며, 손상받지 않은 나머지 치아 구조 위에 시멘트로 고정되어 있다. CAD–CAM (computer–aided design and computer–aided manufacturing; 컴퓨터 이용 설계 · 제조) 장치는 외부 실험실에서 이 보철물을 만드는 전통적인 방법 대신에 치과 사무실에서 크라운을 만들 수 있다. **주의:** 용어 crown은 입안에서 볼 수 있는 치아의 부분을 의미한다.
  - *Bridge* **(브릿지)**는 하나 이상의 인공 치아를 인접한 치아에 연결하는 데 사용되는 고정형 치과 보철이다.
  - *Denture* **(의치, 틀니)**는 하나 이상의 교체 치아를 고정하는 판이다. 틀니의 전체 또는 부분 집합으로도 알려진 기존 틀니는 제거가 가능하다.
- **Root canal (치아뿌리관)**이란 용어는 치아뿌리의 치아속질공간(pulp cavity)이며, 이러한 용어는 치아뿌리관의 병이나 손상된 치아속질을 제거되는 과정을 의미하기도 한다. 감염이 없으면 구멍을 보호 물질로 채우고 밀봉한다.
- **Gingivectomy** (**jin**–jih–**VECK**–toh–mee; 치은 절제술)은 질병이 있는 잇몸 조직을 외과적으로 제거하는 것이다(**gingiv**은 치은 조직을, **–ectomy**는 수술 제거를 뜻한다).
- **Maxillofacial surgery** (mack–**sill**–oh–**FAY**–shul; 악안면수술, 턱얼굴수술)은 얼굴과 턱의 기형을 교정하거나 질병을 치료하며 손상을 치유하는 전문적인 외과 수술이다.
- **Palatoplasty** (**PAL**–ah–toh–**plas**–tee; 입천장성형술[구개성형술])은 cleft palate (입천장갈림증[구개열])의 외과적 치유술이다(**palat/o**는 입천장을, **–plasty**는 외과적 치유를 뜻한다)(**그림 8.10**).

위 The Stomach

- **Gastrectomy** (gas–**TRECK**–toh–mee; 위절제[술])는 위를 전체 또는 일부를 외과적으로 제거하는 것이다(**gastr**는 위를, **–ectomy**는 외과적 제거를 뜻한다).
- **Nasogastric intubation** (NG tube, **nay**–zoh–**GAS**–trick **in**–too–**BAY**–shun; 코위삽관)은 코를 통하여 위 내로 관을 삽입하는 것이다(**nas/o**는 코를, **gastr**은 위를, **–ic**는 관련된을 뜻한다). 이 튜브는 일시적으로 삽입되어 입으로 충분한 영양분을 섭취할 수 없는 환자에게 영양을 제공한다(**그림 8.19**).
- **Gastrostomy tube** (gas–**TROS**–toh–mee; 위루관)은 외과적으로 위장에 직접 배치된 급식관이다(**gastr/o**는 위를, **–stomy**는 외과적으로 개구부를 만드는 것을 뜻한다). 이것은 *G–tube*로도 알려져 있으며, 입안으로 삼킬 수 없거나 충분한 양분을 섭취할 수 없는 환자에게 영양을 제공하기 위해 영구적으로 배치된다(**그림 8.19**).
- **Total parenteral nutrition** (TPN, pah–**REN**–ter–al; 완전비경구적영양)은 식사를 통해 영양을 얻을 수 없거나 섭취해서는 안 되는 환자에게 투여된다. 환자

의 영양 요구 사항은 모두 전문화된 용액으로 정맥 내 투여한다. *Parenteral* (비경구)는 소화기계통을 통과하지 않음을 의미한다.

비만 수술 Bariatric Surgery

Bariatric surgery (비만 수술)은 위장에 들어가서 소화될 수 있는 음식의 양을 제한함으로써 병적 비만을 치료하기 위해 수행된다. 이 절차는 음식 섭취를 제한하고 체중 감량을 가능하게하는 식이 변화를 유발한다.

- *Gastric bypass surgery* **(위우회수술)**은 Roux-en-Y 위우회로 알려졌는데, 스테이플링하여 작은 주머니를 만들어서 위를 작게 만들거나 음식이 작은창자의 첫 번째 부분을 우회하도록 한다. 이것은 가장 일반적인 비만수술법이며, 원상태로 돌려놓지 못하고 합병증의 위험이 있다.
- *Lap-band adjustable gastric banding* (LAGB, **위밴딩수술**) 절차는 위의 외부를 감싸도록 팽창식 밴드를 배치하여 들어갈 수 있는 음식을 억제시키는 것이다 **(그림 8.20)**. 이 절차는 제거를 통해 되돌릴 수 있는 장점이 있다.
- *Endoscopic sleeve gastroplasty* (내시경적 위 소매성형술)은 전신 마취를 필요로 하는 내시경을 이용한 비만 수술 중 하나이다. 이 과정에서 위를 봉합하여 작은 관으로 만들고 용량을 크게 줄인다.

창자 The Intestines

- Colectomy (koh-LECK-toh-mee; 잘록창자절제술[결장절제술])은 잘록창자를 전체 또는 일부를 외과적으로 제거하는 것이다(col은 잘록창자를, -ectomy는 외과적 제거를 뜻한다).
- Colotomy (koh-LOT-oh-mee; 잘록창자절개술)은 잘록창자의 수술 절개이다(col/o은 잘록창자를, -tomy는 외과적 절개를 뜻한다).
- Diverticulectomy (dye-ver-tick-you-LECK-toh-mee; 곁주머니절제술[게실절제술])은 곁주머니를 외과적으로 제거하는 것이다(diverticul은 게실을, -ectomy는 외과적 제거를 뜻한다).
- Gastroduodenostomy (gas-troh-dew-oh-deh-NOS-toh-mee; 위샘창자연결술[위십이지장연결술])은 위의 pylorus (날문[유문])을 제거하고 위의 상부와 샘창자 사이를 연결하는 것이다(gastr/o는 위를, duoden/o은 작은창자의 앞부분을, -stomy는 외과적으

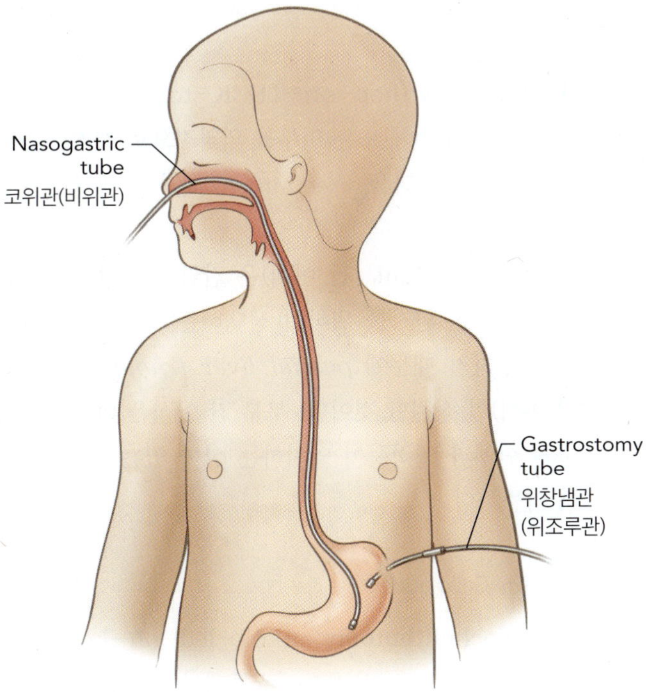

그림 8.19 코위관 혹은 위창냄관을 사용하여 입으로 먹을 수 없는 어린이에게 영양을 공급할 수 있다.

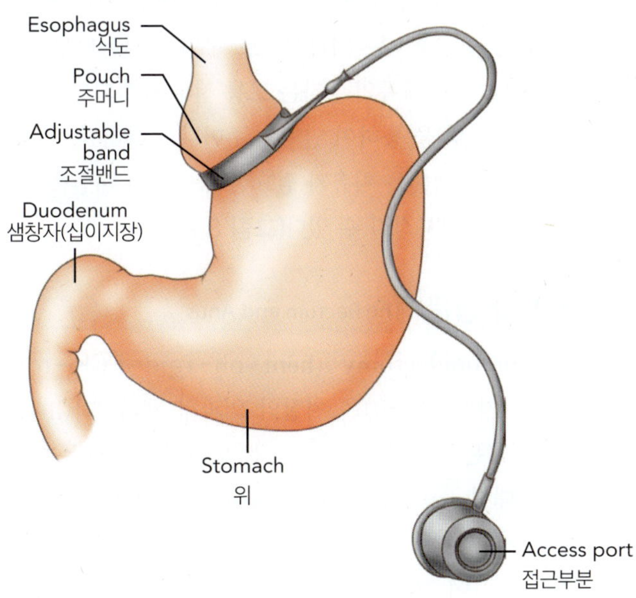

그림 8.20 랩 밴드 조절 위 밴딩(Lap-band adjustable gastric banding)은 비만 수술의 한 유형이다.

로 구멍을 만든다를 뜻한다). 이 시술은 위암 치료 또는 기능 이상의 날문판막(pyloric valve)을 제거하기 위해 실시한다.

- Anastomosis (ah-nas-toh-MOH-sis; 문합)은 두 개의 공간이 있는 구조 중 공 모양 또는 관 모양 구조 사이의 외과적 연결이다(복수형, *anastomoses*).
- Ileectomy (ill-ee-ECK-toh-mee; 돌창자절제술[회장절제술])은 돌창자를 외과적으로 제거하는 것이다(ile는 돌창자를, -ectomy는 외과적 제거를 뜻한다). **주의:** 이러한 용어에서 'e' 철자가 두 개이다.

창냄술[누설치술, 문합술] Stomies

Stomy (OSS-toh-mee; 창냄술)은 기관과 체표면 사이에 인공적으로 구멍을 내는 외과적 시술이다. 이 구멍을 *stoma* (STOH-mah)라 한다. *Ostomy*는 시술을 의미하는 명사 단독으로, 또는 어떤 기관이 연관되었다는 것을 설명하는 접미사로 쓰일 수 있다.

- Ileostomy (ill-ee-OS-toh-mee; 돌창자창냄술[회장창냄술])은 작은창자의 끝 부분인 돌창자와 복벽의 바깥 면 사이에 인공배설구멍을 내는 것이다(ile/o는 돌창자를, -stomy는 외과적으로 구멍을 만든다를 뜻한다).
- Colostomy (koh-LAHS-toh-mee; 잘록창자창냄술[결장창냄술, 대장창냄술])은 잘록창자와 체표면 사이에 인공적으로 배설 구멍을 만드는 것이다(col/o는 잘록창자를, -stomy는 외과적으로 구멍을 만든다를 뜻한다). 시술한 아래쪽의 창자는 보통 전부 제거되고 대변은 stoma (구멍)을 통하여 일회용 주머니로 흘러 들어간다. 잘록창자창냄술은 치유가 필요한 구역에서 대변을 전환시키는 데 일시적일 수 있다(**그림 8.21**).

곧창자와 항문 The Rectum and Anus

- Hemorrhoidectomy (hem-oh-roid-ECK-toh-mee; 치질 절제술)은 치질의 외과적 제거이다(hemorrhoid는 치질을, -ectomy는 외과적 제거를 뜻한다). 수술 대신 *rubber band ligation* (고무 밴드 결찰)이 자주 사용된다. 고무줄은 치질의 기저부에서 혈액 순환을 차단하여 결국 치질을 떨어져나가게 한다. *Ligation* (결찰)이란 혈관이나 관을 묶는 것을 의미한다.

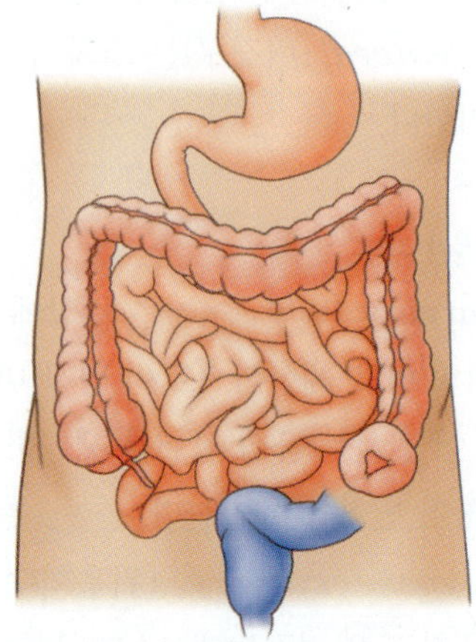

그림 8.21 **잘록창자창냄술의 위치는 제거된 창자 부위에 따라 이름을 붙인다. 여기에 나타낸 것은 구불창자창냄술(sigmoid colostomy)이다. 구멍(stoma)은 그림에서 갈색으로 나타낸 남아 있는 창자의 끝 부분에 위치한다. 제거된 부분은 파란색으로 보인다.**

- Proctopexy (PROCK-toh-peck-see; 곧창자고정술[직장고정술])은 탈출한 곧창자를 인접한 조직이나 기관에 외과적으로 고정시키는 것이다(proct/o는 곧창자를, -pexy는 외과적인 고정을 뜻한다). *Prolapse* (탈출증)은 장기 또는 내부 일부가 떨어지는 것을 의미한다.

간 The Liver

- Hepatectomy (hep-ah-TECK-toh-mee; 간절제[술])는 간의 전체 또는 일부를 외과적으로 제거하는 것이다(hepat는 간을, -ectomy는 외과적 제거를 뜻한다).
- Liver transplant (**간 이식**)은 간암이나 다른 이유로 간이 손상된 환자를 위하여 선택하는 것이다. 간 조직은 재생하기 때문에 *partial liver transplant* (부분 간 이식)이 적절할 것이다. 부분 간 이식은 환자와 공여자의 혈액과 조직형이 일치하는 살아 있는 기증자로부터 가능하다.

쓸개 The Gallbladder

- Choledocholithotomy (koh-led-oh-koh-lih-THOT-oh-mee; 온쓸개관돌제거술[총담관절석술])은 gallstone (쓸개돌[결석])의 제거를 위하여 온쓸개관

을 절개하는 것이다(choledoch/o는 온쓸개관을, lith/o는 돌을, -tomy는 외과적 절개를 뜻한다).

- Cholecystectomy (koh-lee-sis-TECK-toh-mee; 쓸개절제술[담낭절제술])은 쓸개를 외과적으로 제거하는 것이다(cholecyst는 방광을, -ectomy는 수술적 제거를 뜻한다). *Open cholecystectomy*는 복부 오른쪽 윗면을 절개하여 행한다. *Laparoscopic cholecystectomy* (복강경검사 쓸개절제술)은 *lap choley*라고도 하며, 복벽에 3~4군데 작은 절개를 하여 그것을 통하여 삽입한 laparoscope (복강경, 배안보개) 또는 다른 기구를 이용하여 쓸개를 외과적으로 제거하는 것이다.

소화기계통과 관련된 약어

ABBREVIATIONS RELATED TO THE DIGESTIVE SYSTEM

표 8-2에는 이 장에서 소개된 용어와 관련된 약어를 정리하였다. **주의:** 실수 또는 혼동을 피하기 위하여 항상 약어를 사용할 때 주의하여야 한다.

표 8-2

소화기계통과 관련된 약어

body mass index = BMI	**BMI** = body mass index 체중지수, 체질량지수
colonoscopy = COL	**COL** = colonoscopy 잘록창자내시경검사
esophagogastroduodenoscopy = EGD	**EGD** = sophagogastroduodenoscopy 식도위샘창자내시경검사법
gastroesophageal reflux disease = GERD	**GERD** = gastroesophageal reflux disease 위식도역류질환
gastrointestinal = GI	**GI** = gastrointestinal 위장관
inguinal hernia = IH	**IH** = inguinal hernia 샅굴탈장
inflammatory bowel disease = IBD	**IBD** = inflammatory bowel disease 염증성창자질환
irritable bowel syndrome = IBS	**IBS** = irritable bowel syndrome 과민성창자증후군
nasogastric tube = NG tube	**NG tube** = nasograstric tube 비위관
peptic ulcers disease = PUD	**PUD** = peptic ulcers disease 소화성궤양질환
total parenteral nutrition = TPN	**TPN** = total parenteral nutrition 완전 비경구영양법
ulcerative colitis = UC	**UC** = ulcerative colitis 궤양성큰창자염

연습문제

주요 단어 연결 1

밑줄 친 곳에 알맞은 답을 예에서 선택하여 쓰시오.

	정의	답	예
8.1.	anus	________	chol/e
8.2.	bile, gall	________	an/o
8.3.	large intestine	________	col/o
8.4.	swallowing	________	enter/o
8.5.	small intestine	________	-phagia

주요 단어 연결 2

밑줄 친 곳에 알맞은 답을 예에서 선택하여 쓰시오.

	정의	답	예
8.6.	stomach	________	cholecyst/o
8.7.	liver	________	esophag/o
8.8.	gallbladder	________	gastr/o
8.9.	esophagus	________	hepat/o
8.10.	presence of stones	________	-lithiasis

병원균 유형 연결

밑줄 친 곳에 알맞은 답을 예에서 선택하여 쓰시오.

	정의	답	예
8.11.	sigmoid colon	________	-pepsia
8.12.	anus and rectum	________	-emesis
8.13.	digestion	________	proct/o
8.14.	vomiting	________	rect/o
8.15.	rectum	________	sigmoid/o

용어 정의

알맞은 답을 선택하여 밑줄 친 부분에 쓰시오.

8.16. 항문관과 곧창자 하부의 광학적 검사는 ________________ 라 한다.

anoscopy　colonoscopy　proctoscopy　sigmoidoscopy

8.17. 용어 ________________ 는 곰팡이로 인한 입의 질병을 의미한다.

salmonellosis　stomatomycosis　stomatitis　steatorrhea

8.18. ________________ 은 작은창자의 마지막 부분이며, 가장 긴 부분이다.

cecum　ileum　jejunum　pylorus

8.19. 대변 배설을 통제할 수 없다는 것을 ________________ 이라고 한다.

bowel incontinence　constipation　anal fissure　hematochezia

8.20. 쓸개는 나중에 사용할 ________________ 을 저장한다.

bile　glycogen　insulin　pepsin

8.21. ________________ 잘록창자는 막창자로부터 간의 아래쪽을 향하여 위로 올라간다.

ascending colon　descending colon　sigmoid colon　transverse colon

8.22. 영양소에서 신체 세포와 물질을 만드는 과정을 ________________ 이라고 한다.

anabolism　catabolism　defecation　mastication

8.23. 맛의 수용기는 ________________ 에 위치하여 있다.

hard palate　rugae　tongue　uvula

8.24. 치아를 둘러싸고 지지하는 뼈와 연부조직은 ________________ 로 알려져 있다.

dentition　gingiva　occlusion　periodontium

8.25. 창자의 한 부분이 다른 부분 내로 망원경처럼 밀려들어가는 것을 특징으로 하는 상태를 ________________ 이라 한다.

borborygmus　flatus　intussusception　volvulus

주요 구조 연결

밑줄 친 곳에 알맞은 답을 예에서 선택하여 쓰시오.

	정의	답	예
8.26.	connects the small and large intestine	________________	cecum
8.27.	S-shaped structure of the large intestine	________________	duodenum
8.28.	widest division of the large intestine	________________	jejunum
8.29.	middle portion of the small intestine	________________	rectum
8.30.	first portion of the small intestine	________________	sigmoid colon

단어 선택

밑줄 친 곳에 알맞은 답을 선택하여 쓰시오.

8.31. 피를 토한다는 의미를 가진 용어는 ________________ 이다.

hematemesis   hyperemesis

8.32. 오염된 음식물과 물로 전파되는 간염의 유형은 ________________ 바이러스에 의해 유발된다.

hepatitis A   hepatitis B

8.33. ________________ 는 글루텐을 함유한 식품에 대한 심각한 반응이 특징이다.

celiac disease   Crohn's disease

8.34. 작은창자의 염증을 의미하는 용어는 ________________ 이다.

colitis   enteritis

8.35. 물렁입천장의 자유면에 매달려 있는 구조는 ________________ 이다.

rugae   uvula

철자 연습

각각의 문장에서 잘못된 철자를 찾아서 밑줄 친 부분에 올바르게 쓰시오.

8.36. An ilectomy is the surgical removal of the last portion of the small intestine. ________________

8.37. The bacterial infection disentary occurs mostly in hot countries and is spread through food or water contaminated by human feces. ________________

8.38. The chronic degenerative disease of the liver characterized by scarring is known as serosis. ________________

8.39. A proctoplexy is the surgical fixation of the rectum to some adjacent tissue or organ. ________________

8.40. The lack of adequate saliva due to the absence of or diminished secretions by the salivary glands is known as zerostomia. ________________

약어 정의

밑줄 친 부분에 약어를 풀어 쓰시오.

8.41. UC ________________

8.42. COL ________________

8.43. GERD ________________

8.44. IBS ________________

8.45. PUD ________________

용어 선택

알맞은 답을 선택하여 밑줄 친 부분에 쓰시오.

8.46. 위의 전부 또는 일부를 외과적으로 제거하는 것을 __________________ 이라 한다.

gastrectomy gastritis gastroenteritis gastrotomy

8.47. 삼키는 것이 곤란한 것을 __________________ 이라 한다.

anorexia dyspepsia dysphagia pyrosis

8.48. 무의식적인 치아갈이증 또는 이악물기를 __________________ 이라 한다.

bruxism edentulous malocclusion dental caries

8.49. 과도한 알코올 남용으로 인한 간장의 만성 퇴행성 변화를 __________________ 이라 한다.

cirrhosis hepatitis C hepatitis A hepatomegaly

8.50. 간에서 헤모글로빈이 파괴되어 생기는 색소를 __________________ 이라 한다.

bile bilirubin hydrochloric acid pancreatic juice

문장 완성

밑줄 친 곳에 알맞은 용어를 쓰시오.

8.51. 먹거나 마시는 동안 공기를 과도하게 삼키는 것은 __________________ 로 알려져 있다.

8.52. 삼킨 음식물이 입으로 되돌아오는 것을 __________________ 이라 한다.

8.53. 혈액에 정상보다 많은 양의 빌리루빈의 존재로 인해 피부가 노랗게 변색되는 것을 __________________ 이라 한다.

8.54. __________________ 은 위장에서 소장으로의 흐름을 조절하는 고리 모양의 근육이다.

8.55. 곧창자를 통하여 배출되는 고형의 배설물을 의학용어로 __________________ 이라 한다.

단어 조합

각각의 용어를 단어 요소들로 나누고, 밑줄 친 부분에 순서대로 쓰시오. 필요한 경우 결합 모음을 나타내기 위해 슬래시(/)를 사용하시오. 제시된 모든 선이 필요하지 않을 수도 있다.

8.56. An **esophagogastroduodenoscopy** is an endoscopic procedure that allows direct visualization of the upper GI tract.

__________ __________ __________ __________

8.57. A **periodontist** is a dental specialist who prevents or treats disorders of the tissues surrounding the teeth.

__________ __________ __________ __________

8.58. A **sigmoidoscopy** is the endoscopic examination of the interior of the rectum, sigmoid colon, and possibly a portion of the descending colon.

__________ __________ __________ __________

8.59. An **antiemetic** is administered to prevent or relieve nausea and vomiting.

__________ __________ __________ __________

8.60. A **gastroduodenostomy** is the establishment of an anastomosis between the upper portion of the stomach and the duodenum.

__________ __________ __________ __________

진실/거짓

문장이 맞으면 T를 쓰고, 틀리면 F를 쓰시오.

8.61. __________ 쓸개관염은 쓸개관의 급성 감염이며, 발열 및 황달 그리고 복부 오른위사분면에 통증이 나타나는 것이 특징이다.

8.62. __________ 쓸개관조영술은 내시경 진단 절차이다.

8.63. __________ 급성 괴사성 궤양성 치은염은 입안의 박테리아의 비정상적인 성장으로 인해 발생한다.

8.64. __________ 이갈기(bruxism)는 타고난 치아가 없는 것이다.

8.65. __________ 온쓸개관돌제거술(choledocholithotomy)은 쓸개돌을 제거하기 위해 온쓸개관을 절개하는 것이다.

임상 문제

밑줄 친 부분에 알맞은 답을 쓰시오.

8.66. James Ridgeview는 창자연동운동이 일시적으로 멈추어 치료를 받았다. 이러한 상태의 의학용어를 ____________________ 이라 한다.

8.67. Chang Hoon은 ____________________ 때문에 고통 받고 있다. 이러한 상태는 배안에 장액이 비정상적으로 고인 것이다.

8.68. Rita Martinez는 치과의사이다. 그녀는 환자 Mr. Espinoza를 ____________________ 으로 진단하였는데, 이것은 자연치아가 없는 상태를 말한다.

8.69. Baby Kilgore는 거의 계속 구토를 하고 있다. 이러한 과도한 구토를 의미하는 의학용어는 ____________________ 이라 한다.

8.70. ____________________ 은 잘록창자와 체표면 사이에 배설 구멍을 만들기 위해 Mr. Schmidt에게 행한 수술이었다.

8.71. 식사 후 Mike Delahanty는 가슴쓰림(heart burn)으로 고통 받고 있다. 이러한 상태를 의미하는 의학용어는 ____________________ 이다.

8.72. Catherine Baldwin에게 나타나는 증상은 소화된 혈액을 포함하는 검은 변의 배설이었다. 이러한 상태를 의미하는 의학용어는 ______________________ 이다.

8.73. Alberta Roberts는 하나 또는 그 이상의 곁주머니에 염증이 있다고 진단받았다. 이러한 상태를 의미하는 의학용어는 ______________________ 이다.

8.74. Carlotta Hansen은 입술과 인접한 얼굴 조직에 물집 같은 염증이 있다고 하였다. 그녀는 입술의 발진(cold sore)이라고 말한다. 그러나 이 상태에 대한 의학용어는 ______________________ 이다.

8.75. Lisa Wilson은 입에서 나는 불쾌한 냄새 때문에 걱정이 되어 치과의사를 찾았다. 의사는 그녀의 이러한 상태를 ______________________ 이라고 하였다.

의학용어 선택

밑줄 친 부분에 알맞은 답을 쓰시오.

8.76. ______________________ 검사는 대변에 숨겨진 혈액을 찾는 것이다.

anoscopy colonoscopy enema Hemoccult

8.77. ______________________ 은 두 개의 공동 또는 관형 구조물 사이의 외과적 연결이다.

anastomosis ostomy stoma sphincter

8.78. 턱의 뼈에 크라운, 브릿지 또는 의치를 고정하는 것을 ______________________ 이라 한다.

root canal dental implant dental prophylaxis gingivectomy

8.79. 주위 조직을 자극하는 치아에 붙은 경화된 침적물을 ______________________ 이라 한다.

dental calculus caries decay plaque

8.80. 곧창자를 외과적으로 교정하는 것을 ______________________ 이라 한다.

anoplasty palatoplasty proctopexy proctoplasty

단어 조합 연습

다음은 이 장의 주요 용어가 아니다. 그러나 다음과 같은 익숙한 단어로 구성된다. 용어 작성에 도움이 필요하면 의학사전을 참조하시오.

col/o	-algia
enter/o	-ectomy
esophag/o	-itis
gastr/o	-megaly
hepat/o	-ic
proct/o	-pexy
sigmoid/o	-rrhaphy

8.81. 위의 상처를 외과적으로 봉합하는 용어는 ______________________ 이다.

8.82. 식도의 통증을 의미하는 용어는 ______________________ 이다.

8.83. 구불창자(sigmoid colon)를 외과적으로 전부 또는 일부를 제거한다는 것을 의미하는 용어는 ______________________ 이다.

8.84. 항문과 곧창자의 내부와 주위의 통증을 의미하는 용어는 ______________________ 이다.

8.85. 위의 위치를 바로잡게 하기 위한 외과적으로 고정하는 것을 의미하는 용어는 ______________________ 이다.

8.86. 구불창자의 염증을 의미하는 용어는 ______________________ 이다.

8.87. 식도와 위의 전부 혹은 일부를 외과적으로 제거한다는 것을 의미하는 용어는 ______________________ 이다.

8.88. 간과 창자를 의미하는 용어는 ______________________ 이다.

8.89. 간의 비정상적 비대를 의미하는 용어는 ______________________ 이다.

8.90. 위, 작은창자, 큰창자의 염증을 의미하는 용어는 ______________________ 이다.

명칭 표기

다음 그림에서 숫자로 표시된 부위의 알맞은 명칭을 쓰시오.

8.91. ______________________ glands

8.92. ______________________

8.93. ______________________

8.94. ______________________

8.95. ______________________

8.96. ______________________

8.97. ______________________ intestine

8.98. vermiform ______________________

8.99. ______________________ intestine

8.100. ______________________ and anus

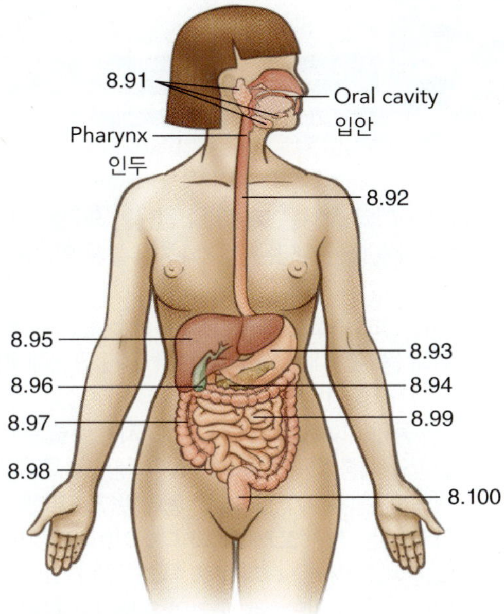

휴먼 터치

The Human Touch

비판적 사고력

다음의 사례와 질문은 토론이나 간단한 의견을 작성해 봄으로써 비판적 사고력을 키울 수 있도록 제시하였다. 토론 주제에 대한 정답은 없으니 자유롭게 의견을 제시하면 된다.

"비만정보: 화요일 오후 7시." Gabby는 위우회로 수술(gastric bypass surgery)에 대한 더 많은 정보를 얻기 위해 용기를 내는 게 이번 주가 될지 궁금해 하면서 주치의 대기실에서 전단지를 바라보았다. 그녀의 주치의는 그녀가 제2형 당뇨병을 앓고 있다는 사실과 함께 수술을 받기로 결정한다면 보험 혜택의 자격이 있을 것이라고 2년 동안 그녀에게 말해 왔다. 하지만 수술은 너무 극단적이고 돌이킬 수 없는 것처럼 보였다. 그녀는 최근에 한 여성의 체중감량 성공스토리에 대한 TV 특집방송으로 자극을 받았으나, 동료인 Tim은 그의 사촌이 수술 후 몇 년 만에 몸무게가 원래대로 돌아왔다고 말했다.

Gabby는 개인 트레이너와 다이어트 전문가와 함께 체중감량을 했음에도 불구하고 식이요법과 운동을 통해 많은 체중감량을 하지 못해 부끄러웠다. 그녀의 주치의는 수술에 적합한지를 알아보기 위해 정신의학 전문의와 만나는 것이 비만치료 평가의 일부라고 말했다. 그녀는 자신의 감정에 대해 누군가와 이야기하는 것을 좋아하지 않았는데, 특히 음식이 그녀의 삶에서 항상 해왔던 복잡한 역할에 대해서는 더욱더 그랬다. 그리고 수술 후 몇 주 동안 그녀가 지켜야 할 엄격한 식단과 평생 동안 유지해야 할 식습관의 변화는 어떨까? Gabby는 이미 너무 많은 다이어트에 실패해서 성공을 위한 의지력이 있을지 알 수 없었다. 그럼에도 불구하고 미래에 대해 생각할 때 그녀의 체중은 끊임없는 걱정거리였다.

토론 주제

1. Gabby는 분위기에 따라 먹는 것의 영향을 받는다. 배고픔 외에 어떤 이유로 사람들이 음식을 먹는가?
2. 체중이 건강상 문제를 일으키지 않는데, 더 매력적으로 보이기 위해 수술을 고려해야 하는가?
3. 비만 수술 후 매우 엄격한 식이요법을 해야 하며, 때로는 이 식이요법을 따르는 것이 왜 어려운가?
4. 비만 수술과 관련된 위험 요소는 무엇인가?

CHAPTER 9

비뇨기계통

THE URINARY SYSTEM

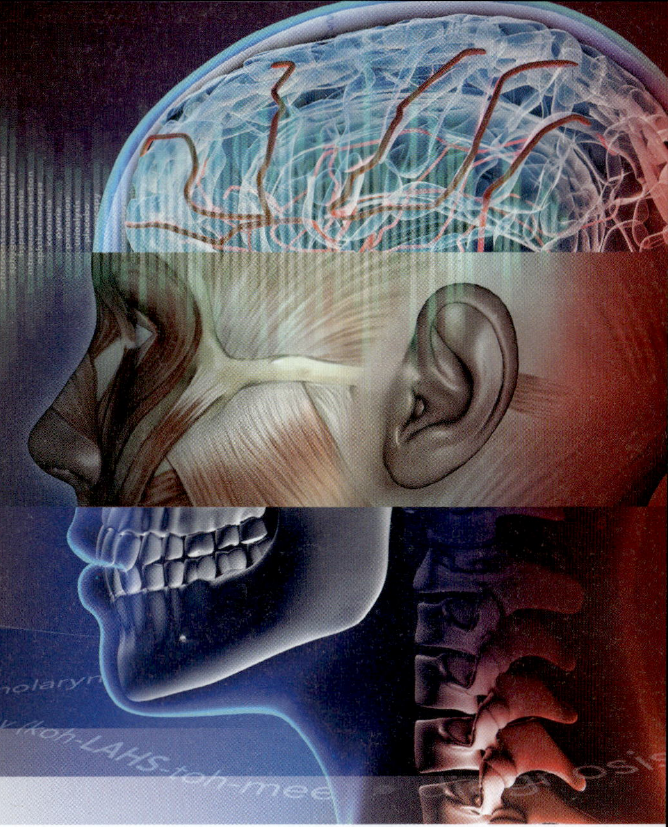

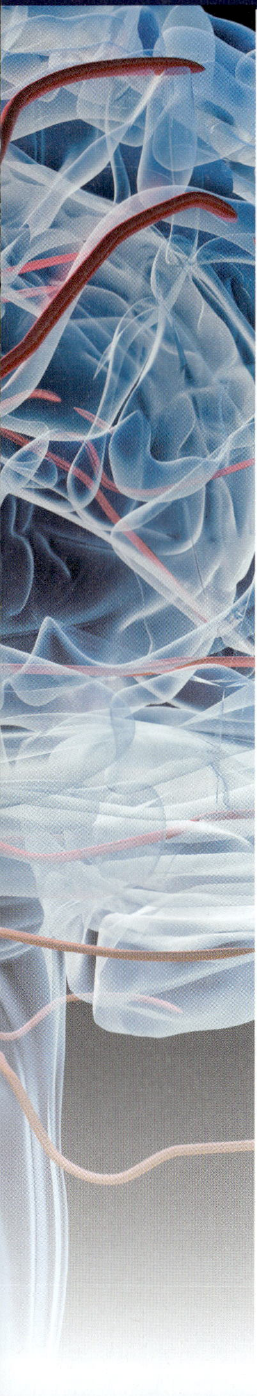

비뇨기계통의 구조와 기능 및 이와 관련된 연결형에 대한 개요

주요 구조	관련된 연결형	주요 기능
Kidneys 콩팥	**nephr/o**, **ren/o**	혈액을 여과하여 노폐물을 제거하고 전해질 농도를 유지하며 과도한 수분을 제거하여 체내 체액량을 유지
Renal Pelvis 콩팥깔때기	**pyel/o**	콩팥에서 생성된 소변을 모음
Urine 소변	**ur/o**, **urin/o**	액체성 노폐물로 배출
Ureters 요관	**ureter/o**	콩팥에서부터 방광까지 운반
Urinary Bladder 방광	**cyst/o**	배출될 때까지 소변을 저장
Urethra 요도	**urethr/o**	방광으로부터 요도를 통하여 소변을 운반하여 신체 외부로 배출
Prostate 전립샘	**prostat/o**	남성 요도를 둘러싸고 있는 남성 생식기계통의 샘. 이 분비샘의 장애는 소변의 흐름을 방해할 수 있음

용어 비뇨기계통과 관련된 어휘

이 목록에 있는 항목들은 이 장에서 중요한 용어와 어근만을 분류하였다. 그리고 이 장에서 중요한 단어는 **굵은 글씨**로 표시하였다. 청록색 이탤릭체로 나타나는 이차 용어는 일차 용어의 의미를 명확히 한다.

주요단어

- ☐ **-cele** 탈장, 헤르니아
- ☐ **cyst/o** 낭
- ☐ **dia-** 거쳐서, 사이, 떨어져, 완전히
- ☐ **-ectasis** 확장
- ☐ **glomerul/o** 토리[사구체]
- ☐ **lith/o** 돌[결석]
- ☐ **-lysis** 분해, 용해, 파괴
- ☐ **nephr/o** 콩팥[신장]
- ☐ **-pexy** 고정(술)
- ☐ **pyel/o** 콩팥깔때기[신우]
- ☐ **-tripsy** 분쇄술
- ☐ **ur/o** 뇨, 소변
- ☐ **ureter/o** 요관
- ☐ **urethr/o** 요도
- ☐ **-uria** 배뇨

의학용어

- ☐ **ablation** (ab-**LAY**-shun) 절제, 제거, 차단
- ☐ **anuria** (ah-**NEW**-ree-ah) 무뇨증
- ☐ **benign prostatic hyperplasia** (bee-**NINE** pros-**TAT**-ick **high**-per-**PLAY**-zee-ah) 양성 전립샘 비대증
- ☐ **chronic kidney disease** 만성 신장 질환
- ☐ **cystitis** (sis-**TYE**-tis) 방광염
- ☐ **cystocele** (**SIS**-toh-seel) 방광헤르니아
- ☐ **cystolith** (**SIS**-toh-lith) 방광돌[방광결석]
- ☐ **cystopexy** (**SIS**-toh-**peck**-see) 방광고정술
- ☐ **cystoscopy** (sis-**TOS**-koh-pee) 방광경검사법
- ☐ **dialysis** (dye-**AL**-ih-sis) 투석
- ☐ **diuresis** (**dye**-you-**REE**-sis) 이뇨
- ☐ **edema** (eh-**DEE**-mah) 부종
- ☐ **end-stage renal disease** 말기콩팥질환
- ☐ **enuresis** (**en**-you-**REE**-sis) 유뇨증
- ☐ **epispadias** (**ep**-ih-**SPAY**-dee-as) 요도위열림증[요도상열]
- ☐ **extracorporeal shockwave lithotripsy** (**ecks**-trah-kor-**POUR**-ee-al **shock**-wayv **LITH**-oh-**trip**-see) 몸밖충격파돌깸술[체외충격파쇄석(술)]
- ☐ **glomerulonephritis** (gloh-**mer**-you-loh-neh-**FRY**-tis) 토리콩팥염[사구체신염]
- ☐ **hemodialysis** (**hee**-moh-dye-**AL**-ih-sis) 혈액투석
- ☐ **hydronephrosis** (**high**-droh-neh-**FROH**-sis) 물콩팥증[수신증]
- ☐ **hydroureter** (**high**-droh-you-**REE**-ter) 물요관증[수뇨관증]
- ☐ **hyperproteinuria** (**high**-per-**proh**-tee-in-**YOU**-ree-ah) 고단백뇨증
- ☐ **hypoproteinemia** (**high**-poh-**proh**-tee-in-**EE**-mee-ah) 저단백혈증
- ☐ **hypospadias** (**high**-poh-**SPAY**-dee-as) 요도밑열림증[요도하열]
- ☐ **incontinence** (in-**KON**-tih-nents) 요실금
- ☐ **interstitial cystitis** (**in**-ter-**STISH**-al sis-**TYE**-tis) 사이질방광염[간질성방광염]
- ☐ **intravenous pyelography** (**in**-trah-**VEE**-nus **pye**-eh-**LOG**-rah-fee) 정맥깔때기조영사진[정맥 신우조영술]
- ☐ **nephrolith** (**NEF**-roh-lith) 콩팥돌[신장결석]
- ☐ **nephrolithiasis** (**nef**-roh-lih-**THIGH**-ah-sis) 콩팥돌증[신장결석증]
- ☐ **nephrolysis** (neh-**FROL**-ih-sis) 콩팥[신장]박리술
- ☐ **nephron** (**NEF**-ronz) 콩팥단위[신장단위]
- ☐ **nephropathy** (neh-**FROP**-ah-thee) 콩팥병(증)[신장병(증)]
- ☐ **nephroptosis** (**nef**-rop-**TOH**-sis) 콩팥처짐증[신장하수증]
- ☐ **nephropyosis** (**nef**-roh-pye-**OH**-sis) 콩팥화농증
- ☐ **nephrostomy** (neh-**FROS**-toh-me) 콩팥창냄술[신루형성술]
- ☐ **nephrotic syndrome** (neh-**FROT**-ick) 콩팥증후군
- ☐ **neurogenic bladder** (new-roh-**JEN**-ick) 신경성 방광
- ☐ **nocturia** (nock-**TOO**-ree-ah) 야뇨증, 야간다뇨증
- ☐ **nocturnal enuresis** (nock-**TER**-nal **en**-you-**REE**-sis) 야뇨증
- ☐ **oliguria** (**ol**-ih-**GOO**-ree-ah) 뇨감소증[핍뇨증]
- ☐ **percutaneous nephrolithotomy** (**per**-kyou-**TAY**-nee-us **nef**-roh-lih-**THOT**-oh-mee) 경피적 신쇄석술
- ☐ **peritoneal dialysis** (**pehr**-ih-toh-**NEE**-al dye-**AL**-ih-sis) 배막[복막]투석
- ☐ **polycystic kidney disease** (**pol**-ee-**SIS**-tick) 다낭성 콩팥병[다낭신증]
- ☐ **polyuria** (**pol**-ee-**YOU**-ree-ah) 다뇨증
- ☐ **prostatism** (**PROS**-tah-tizm) 전립샘증
- ☐ **pyelotomy** (**pye**-eh-**LOT**-oh-mee) 깔때기절개술[신우절개술]
- ☐ **suprapubic catheterization** (**soo**-prah-**PYOU**-bick **kath**-eh-ter-eye-**ZAY**-shun) 두덩위 도관 삽입[치골상부 도뇨관삽입]
- ☐ **uremia** (you-**REE**-mee-ah) 요독증
- ☐ **ureterectasis** (**you**-**reh**-ter-**ECK**-tah-sis) 요관확장
- ☐ **ureterolith** (you-**REE**-ter-oh-**lith**) 요관결석[요관돌]
- ☐ **ureterorrhagia** (you-**ree**-ter-oh-**RAY**-jee-ah) 요관출혈
- ☐ **ureterorrhaphy** (you-**ree**-ter-**RAOR**-ah-fee) 요관봉합술
- ☐ **urethritis** (**you**-reh-**THRIGH**-tis) 요도염
- ☐ **urethroplasty** (you-**REE**-throh-**plas**-tee) 요도성형(술)
- ☐ **urethrorrhagia** (you-**ree**-throh-**RAY**-jee-ah) 요도출혈
- ☐ **urethrostenosis** (you-**ree**-throh-steh-**NOH**-sis) 요도협착증
- ☐ **urethrotomy** (**you**-reh-**THROT**-oh-mee) 요도절개(술)
- ☐ **urinary catheterization** (**kath**-eh-ter-eye-**ZAY**-shun) 도뇨관삽입
- ☐ **vesicovaginal fistula** (**ves**-ih-koh-**VAJ**-ih-nahl **FIS**-tyou-lah) 방광질샛길[방광질루]
- ☐ **voiding cystourethrography** (**sis**-toh-you-ree-**THROG**-rah-fee) 배뇨중 방광요도조영술[배뇨방광요도조영검사법]
- ☐ **Wilms tumor** 윌름즈종양

학습목표

이 장을 학습하고, 다음을 할 수 있어야 한다.

1. 비뇨기계통의 주요 기능과 구조를 설명할 수 있어야 한다.
2. 비뇨기 질환의 장애를 치료하는 의료 전문가를 확인할 수 있어야 한다.
3. 비뇨기계통의 진단과 치료과정 및 질병과 관련된 용어를 발음하고, 철자를 쓰며, 정의할 수 있다.

비뇨기계통의 기능
FUNCTION OF THE URINARY SYSTEM

비뇨기계통은 신체가 일정한 내부 환경을 유지하도록 균형 잡힌 상태인 *homeostasis* (항상성)을 유지하는 데 있어서 중요한 많은 기능을 수행한다(home/o는 같은을, −stasis는 조절하다를 뜻한다). 이러한 상태를 유지하기 위하여 비뇨기계통은:

- 신체로부터 지나치게 많은 체액을 제거하거나 필요할 때 수분을 재흡수하여 체액 내에 들어 있는 물, 염 및 산의 균형을 유지시킨다.
- 혈액으로부터 요소와 다른 노폐물을 제거하기 위하여 항상 혈액을 여과한다. Urea (you−REE−ah; 요소)는 단백질대사의 주요 대사산물(노폐물)이다. *Creatinine* (크레아티닌)은 근육 신진대사의 노폐물이다.
- 이러한 노폐물과 지나치게 많은 체액을 콩팥에서 urine **(소변)**으로 바꾸며, 이들 물질을 방광을 경유하여 신체로부터 외부로 배출한다.

비뇨기계통의 구조
STRUCTURES OF THE URINARY SYSTEM

비뇨기계통 또는 *urinary tract* (요로)는 두 개의 콩팥(신장), 두 개의 요관, 한 개의 방광과 요도로 구성되었다(그림 9.1, 그림 9.4). 부신(콩팥위샘)은 내분비계통으로서 콩팥 위에 위치한다.

요로는 생식기관에 매우 근접해 있기 때문에 이 두 신체 계통은 때때로 *genitourinary tract* (비뇨생식기관)이라고도 한다.

콩팥[신장] The Kidney

Kidney **(콩팥)**은 지나치게 많은 체액과 염류 및 노폐물을 제거하기 위하여 항상 혈액을 여과한다. 여과된 물질은 소변으로서 95%가 물이며, 5%가 노폐물로 구성되었다.

약 200 L의 혈액이 매일 처리되어 평균 약 2 L의 소변이 생성된다. 콩팥은 또한 신체가 적절한 수준의 체액을 유지하고 혈압을 조절하고 적혈구를 생성시키는 호르몬을 생성하며 건강한 뼈를 유지하기 위해 비타민 D를 활성화시킨다.

- Renal (REE−nal; 콩팥의[신장의])라는 용어는 콩팥을 의미한다(ren은 콩팥을, −al 은 관련된을 뜻한다).
- 두 개의 콩팥은 가로막 아래의 척주 양쪽에 한 개씩 배막 뒤쪽(retroperitoneal) 공간에 위치한다. *Retroperitoneal* 은 배막 뒤쪽을 의미하는 용어이다. Peritoneum은 배안을 둘러싸고 있는 막을 의미한다.
- Renal cortex (REE−nal KOR−tecks; 콩팥겉질)은 콩팥의 바깥쪽 가장자리를 의미하며 이 부위에는 1백만 개 정도의 현미경적 단위인 nephron (콩팥단위[신단위])가 위치한다. *Cortex* (겉질)이라는 용어는 장기의 바깥 부분을 의미한다.
- Medulla (meh−DULL−ah; 콩팥속질[콩팥수질])은 콩팥의 안쪽 부위로서 대부분 소변을 수집하는 세관으로 구성된다. *Tubule* 이라는 용어는 세관이라는 의미이다.

콩팥단위[신단위] Nephron

Nephron (NEF−ronz; 콩팥단위)는 콩팥의 기능적 단위이다. 이 단위는 여과, 재흡수 및 분비과정에 의하여 소변을 만들어낸다(그림 9.2). *Reabsorption* (재흡수)는 여과 중에 제거된 일부 물질을 혈액으로 복귀하는 과정이다.

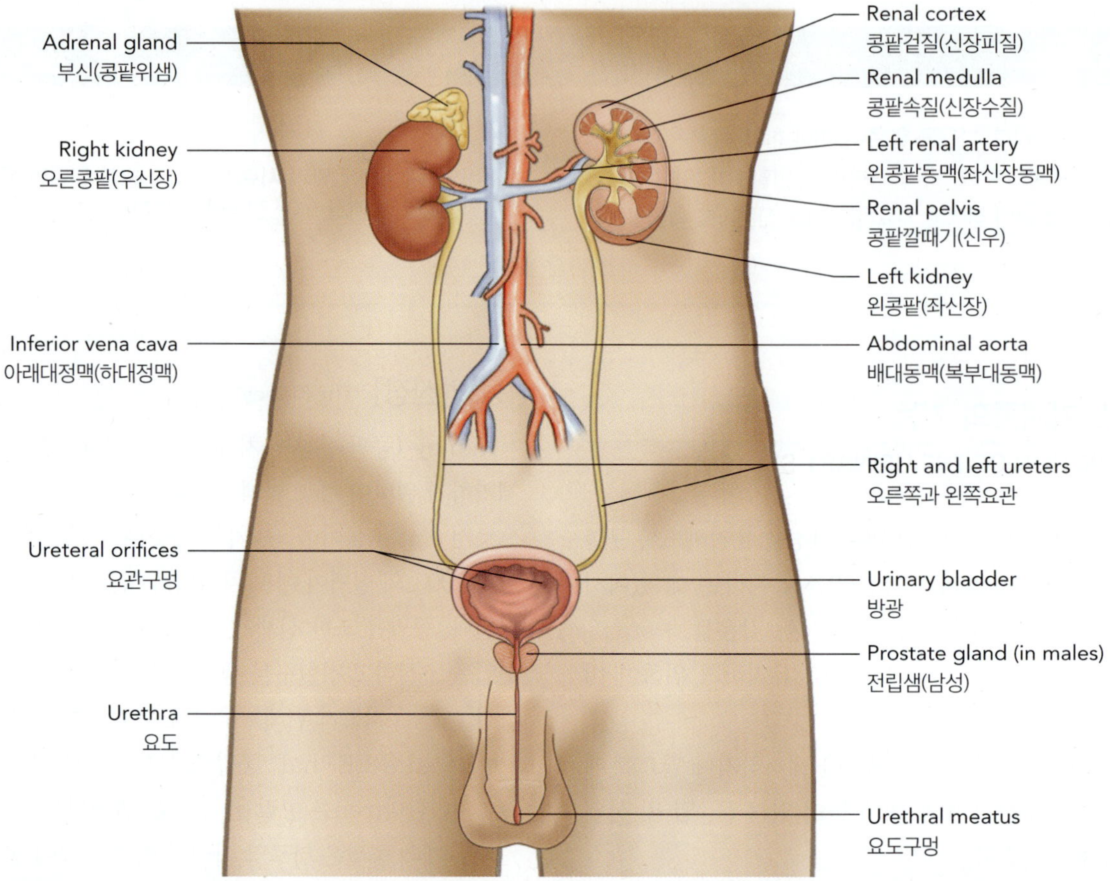

그림 9.1 남성의 비뇨기계통의 주요 구조는 신장, 요관, 방광 및 요도이다. 각 신장의 꼭대기에 위치한 부신은 내분비계통의 구조이다. 남성생식계통의 일부인 전립샘은 요도를 둘러싸고 있다.

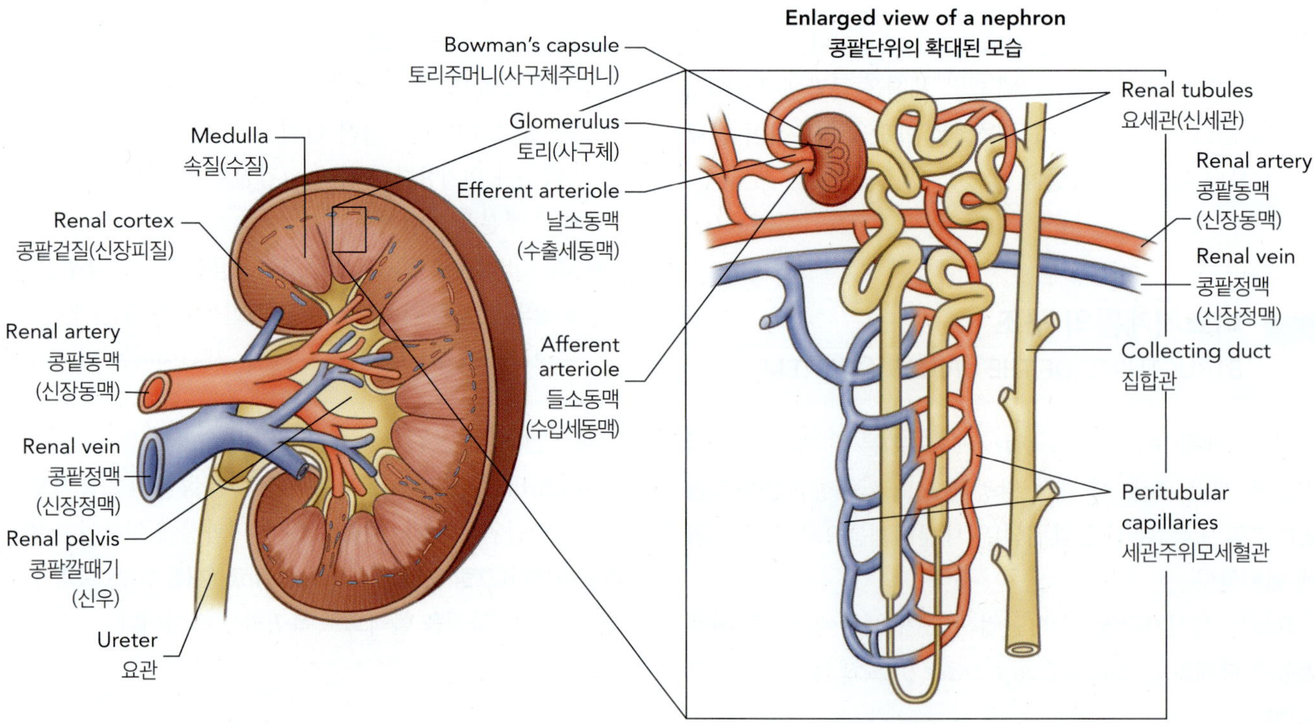

그림 9.2 콩팥단위와 관련 구조를 보여주는 확대된 도식도

- 각각의 콩팥단위에는 컵 모양의 막인 보우만주머니에 둘러싸인 모세혈관 덩어리인 glomerulus (gloh–MER–you–lus; 토리[사구체])와 renal tubule (**요세관**)이 위치한다(복수형, *glomeruli*).
- 혈액은 renal artery (**콩팥동맥**)을 통하여 콩팥으로 들어가 콩팥단위로 흐른다.
- 사구체의 여과 시스템을 통과한 후 단백질과 혈액 세포를 함유한 여과된 혈액은 콩팥에서 나와 renal vein (**콩팥정맥**)을 통해 혈류로 되돌아온다.
- 남아 있는 여과액은 요세관으로 흘러 들어가서 물, 당 및 염을 포함한 성분이 근처 모세혈관을 통해 혈류로 되돌아간다.
- 남은 찌꺼기는 계속해서 소변으로 변환되어 콩팥깔때기로 옮겨져 요관으로 들어간다. 노폐물이 혈류에서 효율적으로 제거되지 않으면 몸은 항상성을 유지할 수 없으며 염과 다른 물질의 균형이 안정적이어야 한다.

콩팥깔때기 The Renal Pelvis

콩팥깔때기(renal pelvis)는 콩팥겉질과 속질로 둘러싸인 깔때기 모양의 영역이다. 이것은 콩팥단위(nephron)에서 새로 형성된 소변이 요관으로 유입되기 전에 수집되는 곳이다.

요관 The Ureters

- Ureters (you–REE–ters; 요관)은 콩팥 양쪽에 있는 좁은 관으로서 길이는 25~30 cm이다. 각각의 요관은 소변을 콩팥에서 방광까지 운반한다. *Peristalsis* (연동운동)에 의하여 소변은 방광쪽을 향하여 아래로 이동한다.
- 소변은 방광벽의 요관구멍을 통해 방광으로 배출된다(그림 9.1). *Orifice* 는 구멍을 의미한다.

방광 The Urinary Bladder

방광은 내강이 빈 근육성 기관으로서 체외로 배설하기 전 소변을 저장한다(그림 9.3).

- 방광은 두덩결합 뒤쪽에 있는 골반강의 앞쪽에 위치한다. 보통 성인의 방광은 470 mL의 소변을 저장한다.
- 위처럼 방광은 팽창과 수축을 가능하게 하는 *rugae* (주름)인 점막주름으로 둘러싸여 있다.

요도 The Urethra

Urethra (you–REE–thrah; 요도)는 방광에서부터 신체의 외부까지 연결된 도관이다. **주의:** *ureter*와 *urethra*의 철자가 매우 유사하다. Ureter가 해부학적으로 혹은 알파벳순으로 먼저 나옴을 기억하는 것이 도움이 될 수 있다.

- 2개의 *urinary sphincters* (요도조임근[요도괄약근])은 요도의 양쪽 끝에 한 개씩 위치하여 방광으로부터 요도까지의 뇨의 흐름을 조절하고 바깥요도구를 통하여 외부로 배출하는 소변을 조절한다. *Sphincter* (괄약근)은 통로를 닫는 역할을 하는 고리모양의 근육이다(그림 9.3).
- Urethral meatus (you–REE–thrahl mee–AY–tus; 외요도구)는 *urinary meatus* 라고도 하며, 요도의 외부에 열린 구멍을 의미한다. *Meatus* 는 도관의 열린 구멍을 의미한다.
- Female urethra (**여성의 요도**)는 길이가 3.8 cm이다. 외요도구는 음핵과 질구 사이에 위치한다(14장 참조). 여성에서 요도는 소변만을 운반한다(그림 9.4).
- Male urethra (**남성의 요도**)는 길이가 약 20.3 cm로서 외요도구는 음경의 끝에 열려 있다(그림 9.1). 남성에서 요도는 소변과 정액을 운반한다.
- Prostate gland (PROS–tayt; 전립샘)은 남성 생식기관의 일부로 요도를 둘러싼다(그림 9.3). 전립샘에서 일어나는 대부분의 장애는 남성의 소변 능력에 영향을 준다. 생식에서 전립샘의 역할에 대한 자세한 내용은 14장을 참조한다.

소변의 배출
THE EXCRETION OF URINE

Urination (배뇨)는 *micturition* (mick–too–RISH–un) 또는 *voiding* 이라고도 하며 소변을 배출하는 정상적인 과정이다.

- 방광에 소변이 차면 요도의 저부를 압박하면서 urinate (또는 *micturate*; 배뇨) 충동을 느낀다.
- 배뇨는 방광 근육은 수축하고 괄약근은 이완하는 협동작업에 의해 이루어진다. 이러한 작용에 의하여 소변은 요도를 지나 바깥요도구를 통하여 배출하게 된다.

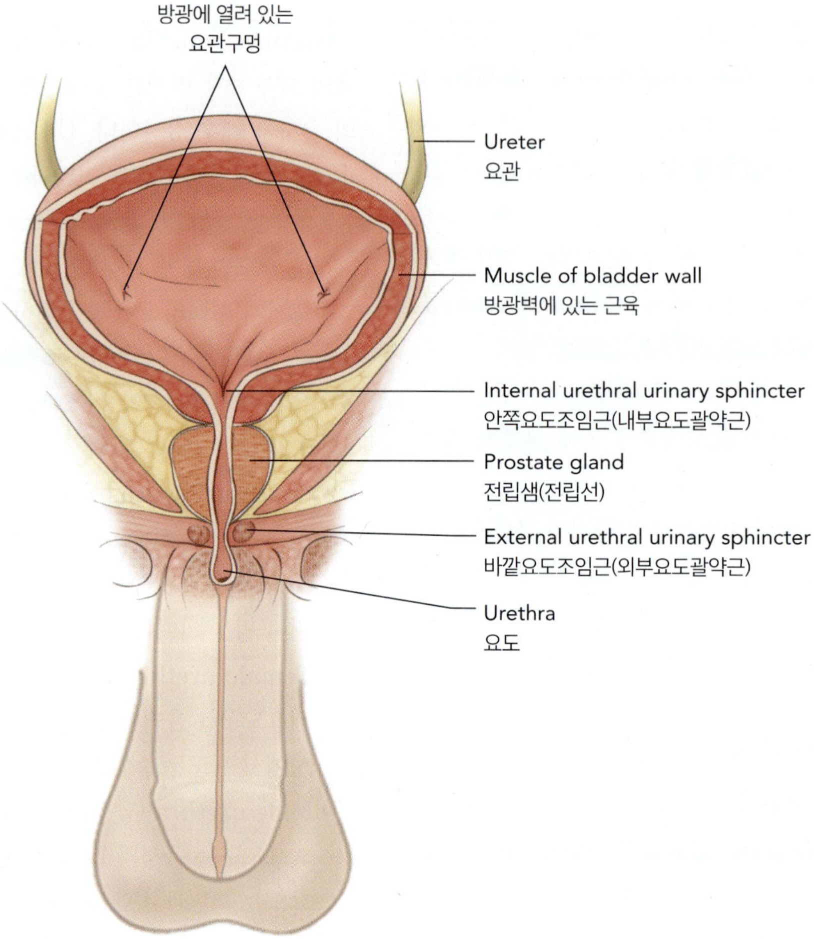

그림 9.3 남성 방광의 해부학적 구조

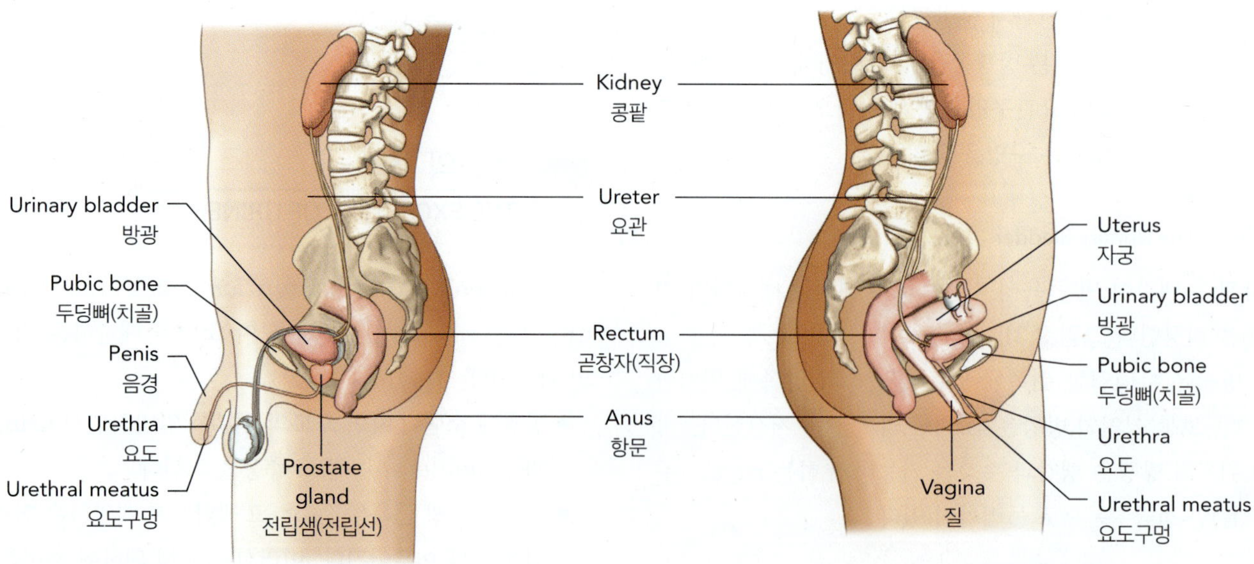

그림 9.4 남성, 여성의 비뇨기계통의 횡단면

비뇨기계통과 관련된 전문의료인

MEDICAL SPECIALTIES RELATED TO THE URINARY SYSTEM

- **Nephrologist** (neh-FROL-oh-jist; 신장내과 전문의)는 콩팥질환을 진단하고 치료하는 전문의사이다(nephr/o는 콩팥을, -logist는 전문적인 사람을 뜻한다).
- **Urologist** (you-ROL-oh-jist; 비뇨기전문의)는 여성의 비뇨기계통과 남성의 비뇨생식기계통의 질환을 진단하고 치료하는 전문의사이다(ur/o는 뇨를, -logist는 전문가를 뜻한다).

비뇨기계통의 질환

PATHOLOGY OF THE URINARY SYSTEM

신장병 Nephropathy

Nephropathy (neh-FROP-ah-thee; 신장병)은 콩팥의 질환을 의미한다(nephr/o는 콩팥을, -pathy는 질병을 뜻한다). 퇴행성질환과 염증질환을 포함한다. *Diabetic nephropathy* (당뇨병성 신장병)은 고단백뇨를 특징으로 하는 콩팥질환으로서 장기간의 당뇨병에 의하여 토리가 두꺼워지고 딱딱해진다.

콩팥기능상실 Renal Failure

Renal failure (콩팥기능상실[신부전])은 *kidney failure*라고도 하며, 두 개 또는 한 개의 콩팥의 기능을 제대로 하지 못하는 것을 의미한다. 인체에서 손상된 콩팥단위는 교체할 수 없다. 많은 콩팥단위가 파괴되었을 때를 콩팥기능상실이라고 한다.

- **Azotemia** (ay-zoh-TEE-mee-ah; 질소혈증)은 각 콩팥으로의 혈류 부족으로 인한 혈액 요소 질소(blood uera nitrogen, BUN)의 상승이다. 요독증(uremia)은 독성이 과잉될 때 발생할 수 있다.
- **Uremia** (you-REE-mee-ah; 요독증)은 *uremic poisoning*이라고도 하며 혈류 내에 많은 양의 요소와 다른 노폐물에 의하여 야기되는 독성상태를 말한다(ur는 뇨를, -emia는 혈액의 상태를 뜻한다).
- **Acute renal failure** (ARF, 급성콩팥기능상실[급성신부전])은 갑자기 발생하며 요독증이 특징적으로 나타난다. 빠르게 치료하지 않으면 치명적이다. 이러한 상태는 외상, 화상, 심각한 감염에 의한 혈압과 혈액양의 감소와 같은 여러 가지 요인에 의하여 일어난다.
- **Chronic kidney disease** (CKD, 만성콩팥기능상실[만성신부전])은 *chronic renal disease* 또는 *kidney failure*라고도 하며, 콩팥질환, 당뇨병 및 고혈압과 같은 질환에 의하여 점진적으로 콩팥의 기능을 잃어가는 질환이다.
- 만성 신장 질환으로 인해 혈액에 노폐물이 축적되면 심장 마비와 뇌졸중의 원인이 될 수 있다.
- **End-stage renal disease** (**말기신질환**)은 만성 신장 질환의 마지막 단계로, 손상된 콩팥기능을 투석이나 신장 이식으로 대체하지 않으면 치명적이다.

콩팥증후군 Nephrotic Syndrome

Nephrotic syndrome (neh-FROT-ick; 콩팥증후군[신장증후군])은 *nephrosis*라고도 하는데, 소변을 통하여 많은 양의 단백질의 소실이 일어나므로 혈액 내 단백질의 양이 감소하는 질환이다(nephr/o는 콩팥을, -tic은 관련된을 뜻한다). 이 질환은 콩팥의 토리에 손상을 초래한다.

- **Edema** (eh-DEE-mah; 부종)은 콩팥증후군 및 다른 콩팥 질환의 증상으로 나타나며, 부종은 신체 조직에 과도한 체액 축적이다. 이러한 부기는 눈 주위, 복부 또는 다리와 발에 있을 수 있다.
- **Hyperproteinuria** (high-per-proh-tee-in-YOU-ree-ah; 고단백뇨증)은 소변 내에 비정상적으로 단백질의 농도가 높은 상태를 의미한다(hyper-는 지나치다를, protein은 단백질을, -uria는 소변의 상태를 뜻한다).
- **Hypoproteinemia** (high-poh-proh-tee-in-EE-mee-ah; 저단백혈증)은 혈액 내에 비정상적으로 단백질의 농도가 낮은 상태를 의미한다(hypo-는 부족하다를, protein은 단백질을, -emia는 혈액의 상태를 뜻한다). 이 상태는 종종 고단백뇨증(hyperproteinuria)과 연관이 있다.
- 콩팥증후군의 원인으로는 당뇨병, 감염 및 콩팥 질환이 있다. 조직검사에서는 콩팥단위가 정상적으로 보이기 때

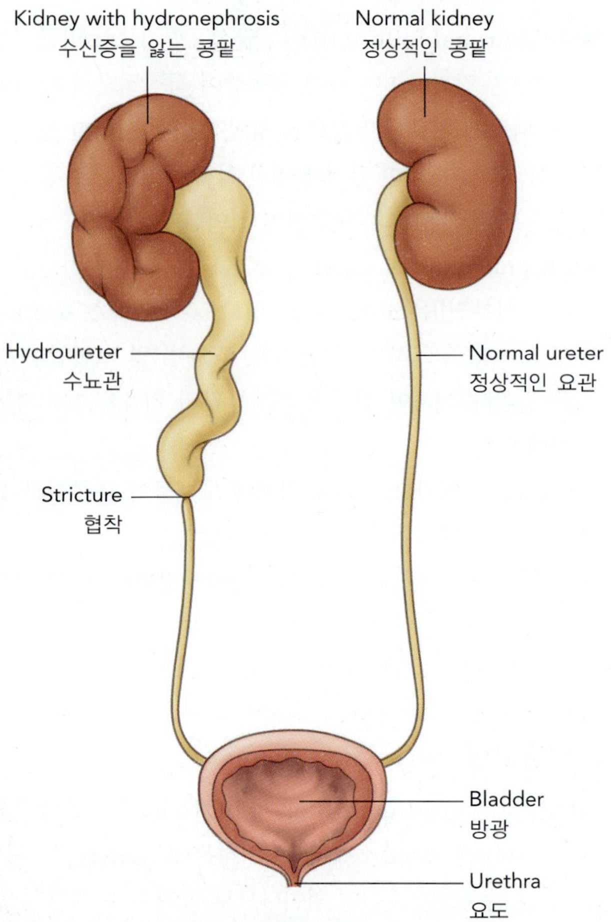

그림 9.5 요관협착에 의한 물요관증(hydroureter)과 물콩팥증(hydronephrosis)

문에 *minimal change disease* (미세변화병)으로 불리는 병이 소아에게 발생하는 콩팥증후군 중 가장 흔한 유형이다.

기타 콩팥병변 Additional Kidney Conditions

- **Hydronephrosis** (high-droh-neh-FROH-sis; 물콩팥증)은 한쪽 또는 양쪽 콩팥의 종창을 말한다(hydr/o는 물을, nephr는 콩팥을, -osis는 비정상적인 상태를 뜻한다). 이 상태는 콩팥돌 또는 요관의 협착과 같은 장애로 인하여, 소변이 역주행되는 문제로 인해 발생할 수 있다(그림 9.5).
- **Nephritis** (neh-FRY-tis; 콩팥염)은 콩팥의 염증을 말한다(nephr는 콩팥을, -itis는 염증을 뜻한다). 신장염의 가장 흔한 원인은 독소, 감염 또는 자가 면역 질환이다.
- **Glomerulonephritis** (gloh-mer-you-loh-neh-FRY-tis; 토리콩팥염, 사구체신염)은 신장염의 한 유형으로서 일차적으로 사구체에서 일어난다(glomerul/o는 토리를, nephr는 콩팥을, -itis는 염증을 뜻한다).
- **Nephroptosis** (nef-rop-TOH-sis; 콩팥처짐증[신하수증])은 *floating kidney*라고도 하며 콩팥이 아래쪽으로 이탈되는 병이다(nephr/o는 콩팥을, -ptosis는

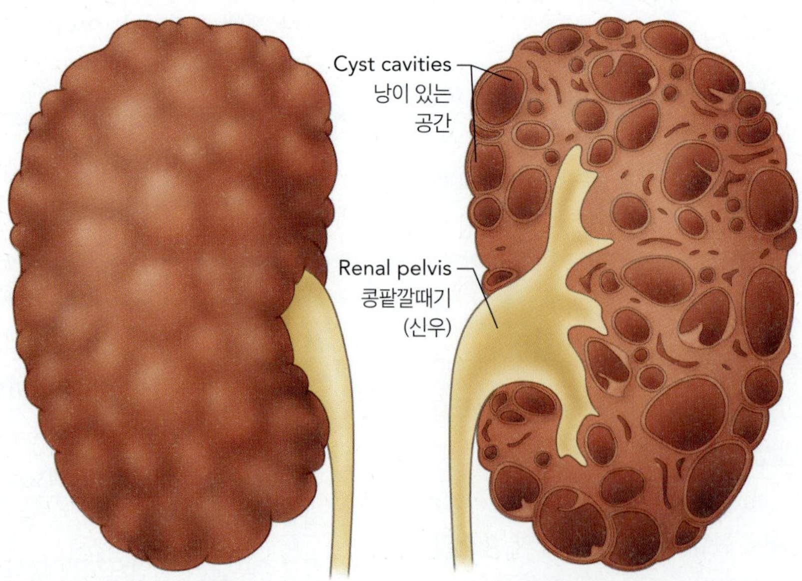

그림 9.6 다낭성 콩팥병(polycystic kidney disease)
왼쪽은 다낭성 질환이 있는 콩팥의 외형이다. 오른쪽은 다낭성 질환이 있는 콩팥의 횡단면이다.

아래로 처진을 뜻한다). *Prolapse*는 미끄러지거나 떨어지는 것을 의미한다.

- Nephropyosis (nef–roh–pye–OH–sis; 콩팥화농증)은 *pyonephrosis*라고도 하는데, 콩팥에 고름을 일으키는 병이다(nephr/o는 콩팥을, py는 농 또는 고름을, –osis는 비정상적인 상태를 뜻한다). *Suppuration*은 고름 형성 또는 배출을 의미한다.
- Polycystic kidney disease (PKD, pol–ee–SIS–tick; 다낭성 콩팥병)은 여러 개의 낭이 발생하는 선천성 콩팥병이다(poly–는 많다를, cyst는 낭을, –ic은 ~에 관련된을 뜻한다). 콩팥의 대부분을 서서히 대체하는 이러한 낭종은 신장 기능을 감소시키며 결국 콩팥부전을 일으킨다(**그림 9.6**).
- Renal colic (REE–nal KOLL–ick; 콩팥 산통)은 콩팥부위의 급성 통증으로서 콩팥돌에 의한 폐색에 의하여 일어난다. *Colic*은 복부의 경련성 통증을 의미한다. 콩팥 산통은 때때로 요관의 꿈틀운동으로 인해 파동에 의해 일어난다.
- Wilms tumor (윌름즈 종양)은 어린 아이에서 발생하는 드문 종류의 악성 종양이다. 즉시 치료를 받으면 생존율이 높다.

돌[결석] Stones

Stone (돌[결석])은 *calculus*라고도 하는데, 이 질환은 비정상적인 무기질의 침착에 의하여 발생한다(복수형, *calculi*). 이 결석의 크기는 작은 모래와 같은 과립형태에서부터 자갈 크기까지 다양하며, 결석이 위치하는 부위의 기관이나 조직의 이름을 붙여서 명명한다. 결석은 통증을 일으킨다.

- 비뇨기계에서 소변의 노폐물이 분리되고 결정화될 때 결석이 형성된다(**그림 9.7**). 일반적으로 결석이 생기지 않도록 소변에 화학물질이 포함되어 있다. 그러나 탈수 및 기타 요인으로 인해 이러한 균형이 깨질 수 있다.
- Nephrolithiasis (nef–roh–lih–THIGH–ah–sis; 콩팥돌증[신장결석증])은 콩팥내에 결석이 생기는 질환이다(nephr/o는 콩팥을, –lithiasis는 결석이 형성되다를 뜻한다). 이 돌들은 소변의 흐름과 함께 이동하기 때문에, 결석이 있는 위치에 따라 명칭을 부른다.
- Nephrolith (NEF–roh–lith; 콩팥돌[신장결석])은 *kidney stone* 또는 *renal calculus*라고도 하는데, 콩팥에서 발견된다(nephr/o는 콩팥을, –lith는 돌을 뜻한다).
- Ureterolith (you–REE–ter–oh–lith; 요관돌[요관결석])은 요관을 따라 어디에나 있는 돌이다(ureter/o는 요관을, –lith는 돌을 뜻한다).
- Cystolith (SIS–toh–lith; 방광돌[방광결석])은 방광내에 위치한 돌이다(cyst/o는 방광을, –lith는 돌을 뜻한다).

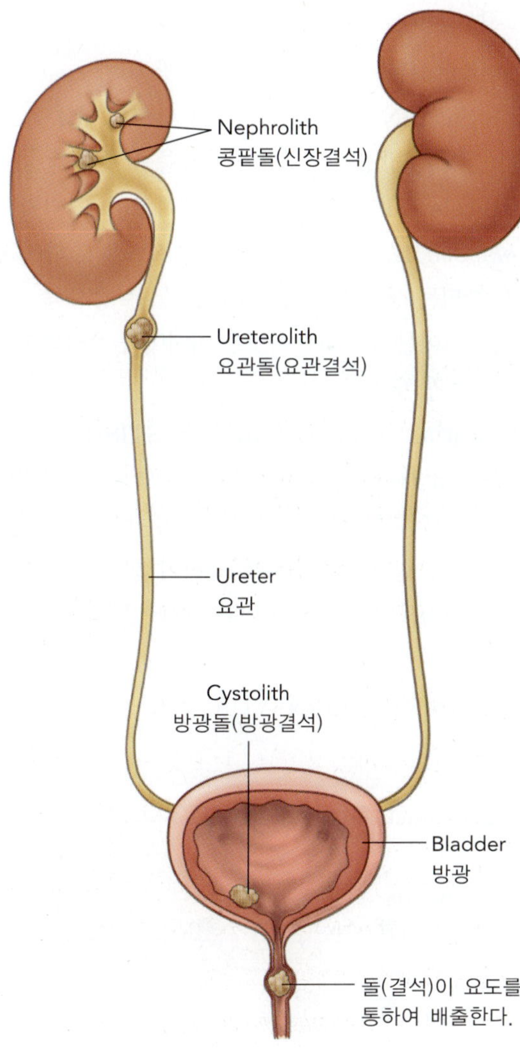

그림 9.7 비뇨기계통에서 결석이 발생할 수 있는 잠재적 위치

요관 The Ureters

- **Hydroureter** (high–droh–**YOUR**–eh–ter; 물요관증)은 요관의 폐색 때문에 소변이 흐르지 못하므로 요관이 확장되는 질환이다(**hydr/o**는 물을, **–ureter**는 요관을 뜻한다) **(그림 9.5)**. 물요관증은 이전에 논의된 물콩팥증(hydronephrosis)을 수반한다.
- **Ureterectasis** (you–**reh**–ter–**ECK**–tah–sis; 요관확장)은 요관의 확장이다(**ureter**는 요관을, **–ectasis**는 확장을 뜻한다).
- **Ureterorrhagia** (you–**ree**–ter–oh–**RAY**–jee–ah; 요관출혈)은 요관에서 혈액이 흘러나오는 증상을 의미한다(**ureter/o**는 요관을, **–rrhagia**는 출혈을 뜻한다).

방광 The Urinary Bladder

- **Cystalgia** (sis–**TAL**–jee–ah; 방광통)과 *cystodynia* (sis–toh–**DIN**–ee–ah)는 둘 다 방광의 통증을 의미한다(**cyst**는 방광을, **–algia**는 통증을 뜻한다).
- **Cystocele** (**SIS**–toh–seel; 방광헤르니아, 방광류)는 *prolapsed bladder*라고도 하며, 질벽을 통하여 방광이 탈장되는 상태를 의미한다(**cyst/o**는 방광을, **–cele**는 헤르니아를 뜻한다). 이것은 임신이나 출산의 결과로 때때로 발생한다.
- **Interstitial cystitis** (in–ter–**STISH**–al sis–**TYE**–tis; 사이질방광염[간질성방광염])은 방광벽의 만성 염증을 의미한다. 이 질환의 증상은 방광염과 유사하다; 그러나 일반적인 치료에 의하여 회복되지 않는다. *Interstitial*은 조직 또는 기관 내에 있는 공간을 의미한다.
- **Vesicoureteral reflex** (VUR, veh–sih–ko–you–**REE**–teh–ral; 방광요관 역류)는 방광에서 요관으로 소변이 역류하는 것이다(**vesic/o**는 방광을, **ureter**는 요관을, **–al**은 관련된을 뜻한다). 영유아에서 가장 흔하다.
- **Vesicovaginal fistula** (ves–ih–koh–**VAJ**–ih–nahl **FIS**–tyou–lah; 방광질 샛길[방광질루])은 방광과 질 사이에 비정상적인 구멍이 생기는 질환이다(**vesic/o**는 방광을, **vagin**은 질을, **–al**은 관련된을 뜻한다). *Fistula*는 두 개의 내부 기관 사이에 생긴 비정상적인 통로를 의미한다**(그림 9.8)**. 방광질 샛길은 자궁절제술과 같은 수술 혹은 출산 시 분만과정이 길어질 때 발생할 수 있다.

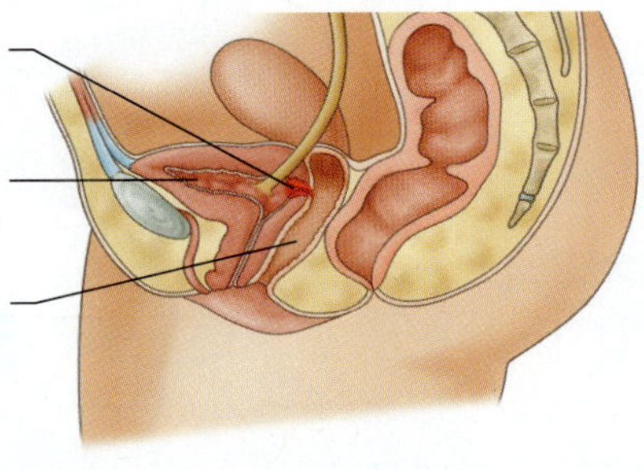

그림 9.8 **방광질루(vesicovaginal fistula)는 소변이 질 속으로 흘러 들어갈 수 있게 한다.**

신경성 방광 Neurogenic Bladder

Neurogenic bladder (new–roh–**JEN**–ick; 신경성 방광)는 배뇨와 관련된 정상적인 신경경로에 발생하는 문제로 야기되는 비뇨계통 문제이다(**neur/o**는 신경을, **–genic**은 형성을 뜻한다). 정상적인 비뇨기능은 방광이 가득 차 있을 때를 감지하고, 소변을 유지하거나 방광을 비울 수 있는 근육을 제어하는 신경에 의한다.

- 문제를 일으키는 신경학적 장애의 유형에 따라 방광이 자발적으로 비워져 요실금이 발생할 수 있다. 이는 나중에 설명된다.
- 반면에, 방광을 완전히 비우거나 완전히 비우는 것이 안 되는 것이 문제이다. 이로 인해 소변이 유출되어 누액이 발생할 수 있다.
- 이 질환의 원인 중 일부는 신경계의 종양, 외상, 신경병증 또는 다발성 경화증과 같은 염증성 질환이다. *Neuropathy* (신경병증)은 신경에 대한 어떤 질병이나 손상이다.

전립샘 The Prostate Gland

- **Benign prostatic hyperplasia** (BPH, bee–**NINE** pros–**TAT**–ick **high**–per–**PLAY**–zee–ah; 양성 전립샘 비대증) 또는 확대된 전립샘으로도 알려진 양성 전립샘 비대증은 50세 이상의 나이가 많은 환자에서 종종 발생하는 전립샘의 확장이다**(그림 9.9)**. 이 상태는 배뇨를 어렵게 만들 수 있고 남성의 다른 요로 문제를 일으

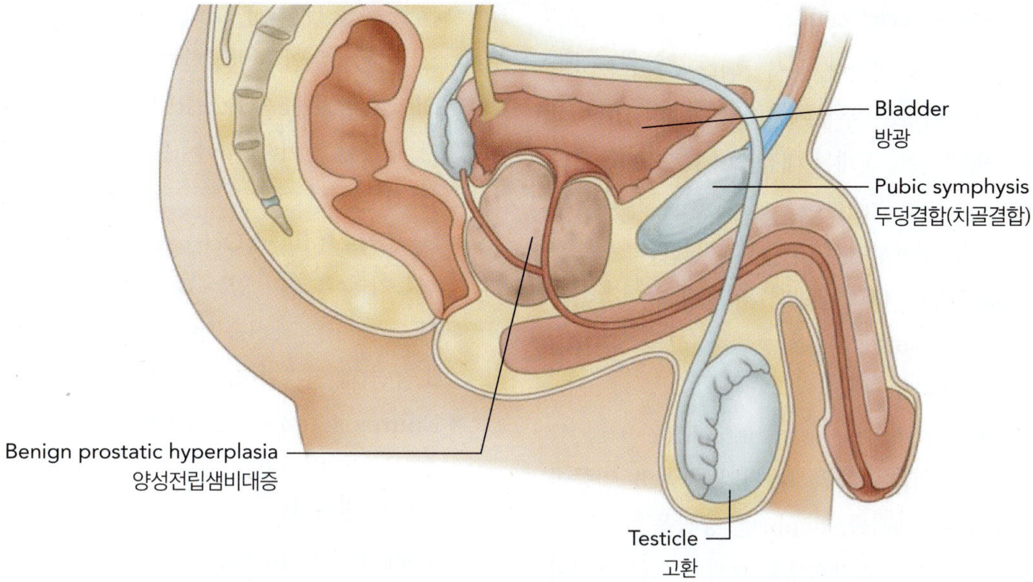

그림 9.9 **양성전립샘비대증에서 확대된 전립샘은 방광을 누르고 요도를 통한 소변의 흐름을 느리게 한다.**

킬 수 있다. *Hyperplasia*는 일반적으로 종양 성장과 관련된 세포 수의 증가이다. 그러나 이러한 경우 암이나 감염으로 인한 것이 아니다.

- Prostatism (PROS-tah-tizm; 전립샘증)은 양성 전립샘 비대증(prostat는 전립샘을, -ism은 상태를 뜻한다)으로 인한 요도의 압박 또는 폐색으로 인한 장애이다. 이것은 요정체(urinary retention)와 같은 배뇨곤란을 유발할 수 있다.
- Prostate cancer (전립샘암)은 남성에서 가장 흔한 암 중 하나이다. 질병은 아무런 증상없이 천천히 자라거나, 급격하게 자라서 몸 전체로 퍼질 수 있다.
- Prostatitis (pros-tah-TYE-tis; 전립샘염)은 전립샘의 염증을 특징으로 하는 질환이다(prostat는 전립샘을, -itis는 염증을 뜻한다).
- 가장 흔한 유형은 단일 원인이 알려지지 않은 *chronic nonbacterial prostatitis* (만성 비 세균성 전립샘염)이다.
- *Bacterial prostatitis* (세균성 전립샘염)은 대개 세균이 소변으로 운반되어 발생한다.

요도 The Urethra

- Urethrorrhagia (you-ree-throh-RAY-jee-ah; 요도출혈)은 요도의 출혈이다(urethr/o는 요도를, -rrhagia는 출혈을 뜻한다).
- Urethrorrhea (you-ree-throh-REE-ah; 요도분비물)은 요도에서 나오는 비정상적인 분비물이다(urethr/o는 요도를, -rrhea는 흐름이나 분비를 뜻한다). 이 상태는 일부 성병(14장 참조)과 관련이 있다.
- Urethrostenosis (you-ree-throh-steh-NOH-sis; 요도협착증)은 또는 *urethral stricture*는 요도가 좁아진 것이다(urethr/o는 요도를, -stenosis는 좁아진 것을 뜻한다). 이 상태는 거의 남성만 발생하며 감염이나 부상으로 인한 흉터로 발생한다.

비정상적인 요도의 구멍 Abnormal Urethral Opening

- Epispadias (ep-ih-SPAY-dee-as; 요도위열림증[요도상열])은 요도구멍의 선천성 이상이다. 요도위열림증이 있는 남성에서 요도의 구멍은 음경의 윗면에 있다. 요도위열림증이 있는 여성에서 요도의 구멍은 음핵부위에 있다.
- Hypospadias (high-poh-SPAY-dee-as; 요도밑열림증[요도하열])은 요도구멍의 선천성 이상이다. 요도밑열림증이 있는 남성에서 요도의 구멍은 음경의 아래면에 있다. 요도밑열림증이 있는 여성에서 요도의 구멍은 질로 열려 있다.

요로 감염 Urinary Tract Infections

요로 감염(UTI)은 보통 방광에서 시작된다. 그러나 이러한 감염은 비뇨기계통의 모든 부분에 영향을 줄 수 있다. 이러한 흔한 감염은 박테리아, 대개는 대장균이 요도를 통해 비뇨기계에 들어가기 때문에 발생한다. 요도가 짧고 직장 입구 근처에 위치하기 때문에 여성에서 더 자주 발생한다.

- Cystitis (sis–TYE–tis; 방광염)은 방광의 염증이다(cyst는 방광을, –itis는 염증을 뜻한다)(그림 9.10A). 앞의 "사이질방광염"을 참고한다.
- Pyelonephritis (pye–eh–loh–neh–FRY–tis; 깔때기콩팥염[신우신염])은 콩팥깔때기와 콩팥의 염증이다(pyel/o는 콩팥깔때기를, nephr는 콩팥을, –itis는 염증을 뜻한다). 이것은 일반적으로 방광의 세균 감염이 위쪽으로 확산되면서 발생한다(그림 9.10B).
- Urethritis (you–reh–THRIGH–tis; 요도염)은 요도의 염증이다(urethr는 요도를, –itis는 염증을 뜻한다).

배뇨 Urination

- Anuria (ah–NEW–ree–ah; 무뇨증)은 콩팥에서 소변이 형성되지 않을 때를 말한다(an–은 없다를, –uria는 소변을 뜻한다). 이 상태는 종종 콩팥기능상실 또는 요로 폐쇄로 인해 발생한다.
- Diuresis (dye–you–REE–sis; 이뇨)는 소변의 분비가 증가한 것이다(di–는 통과를, –uresis는 배뇨를 뜻한다).
- Dysuria (dis–YOU–ree–ah; 배뇨곤란[배뇨통])은 힘들거나 통증이 있는 배뇨이다(dys–는 곤란 또는 이상, –uria는 소변을 뜻한다). 이러한 상태는 UTIs (요로감염)과 연관된 경우가 많다.
- Enuresis (en–you–REE–sis; 유뇨증)은 불수의적으로 소변이 나오는 것이다(en–은 속으로, –uresis는 소변을 뜻한다).
- Nocturnal enuresis (nock–TER–nal en–you–REE–sis; 야간 유뇨증)은 잠자는 동안 일어나며 잠결에 소변을 보는 것으로 *bed–wetting*이라고도 한다. *Nocturnal*은 밤과 관련되을 의미한다.
- Nocturia (nock–TOO–ree–ah; 야간뇨증)은 밤동안 빈번하고 과도한 배뇨를 하는 것이다(noct는 밤을, –uria는 배뇨를 뜻한다).
- Oliguria (ol–ih–GOO–ree–ah; 소변감소증[핍뇨])은 매우 적은 배뇨를 의미한다(olig는 매우 적은 것을,

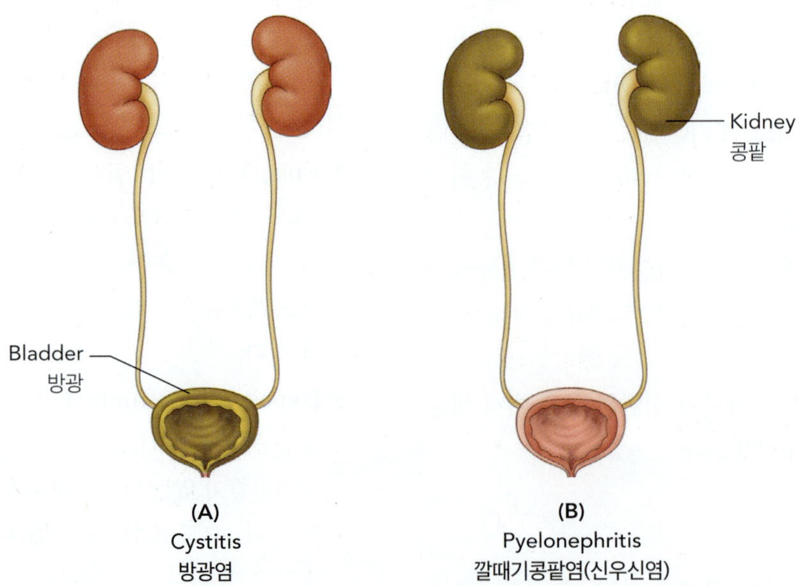

그림 9.10 요로 감염: 녹색으로 표시: (A) 방광염 및 (B) 깔때기콩팥염(신우신염)

−uria는 배뇨를 뜻한다). 이것은 탈수, 콩팥기능상실 또는 요로 폐쇄로 발생할 수 있다.

- Polyuria (pol−ee−YOU−ree−ah; 다뇨증)은 매우 많은 배뇨를 의미한다(poly−는 매우 많은 것을, −uria는 배뇨를 뜻한다).
- Urinary hesitancy (**배뇨지연**)은 소변보기 시작하는 것이 어려운 상태이다. 전립샘이 확장된 나이 든 남성에서 흔하다. 젊은 사람들에서 옆에 다른 사람이 있을 때 소변을 보지 못하는 것은 shy 또는 *bashful bladder syndrome* (수줍은 방광증후군)이라고 한다.
- Urinary retention (**요정체**)는 *ischuria*라고도 하며, 방광을 비우지 못하는 것이다. 이러한 상태는 남성에서 더 흔하고 전립샘이 확장된 것과 관련된 경우가 많다.

실금 Incontinence

Incontinence (in−KON−tih−nents; 실금)은 비우는 기능 조절이 안 되는 것을 의미한다.

- Urinary incontinence (**요실금**)은 배뇨조절이 안 되는 것이다.
- Overflow incontinence (**범람 요실금**)은 방광이 가득 차 있거나 완전히 비어 있지 않기 때문에 방광에서 지속적으로 누출된다. 대개 막힌 요도에 의해 발생하며 확대된 전립샘을 가진 노인에서 흔히 발생한다.
- Stress incontinence (**스트레스성 요실금**)은 달리기나 재채기, 웃음, 기침과 같은 물리적 스트레스가 있을 때 배뇨조절이 안 되는 것이다.
- Overactive bladder (OAB, 과활동성 방광)은 *urge incontinence* (절박요실금)이라고도 하며 방광벽의 방광배뇨근이 너무 활동적인 것이다. 증상은 갑자기 멈출 수 없이 소변이 나와서 소변을 자주 급하게 실수로 보는 것이다. 소변이 급하게 마려울 때에 대한 반응으로 비뇨기계통 괄약근의 이완은 증가된 빈뇨 또는 우발적인 배뇨를 초래할 수 있다. 이는 40세 이상의 성인에게 공통적인 증상이며 카페인이나 알코올, 요로 감염, 신경 질환 또는 방광이나 전립샘 문제의 과도한 섭취로 인해 발생할 수 있다.

비뇨기계통의 진단방법

DIAGNOSTIC PROCEDURES OF THE URINARY SYSTEM

- Urinalysis (you−rih−NAL−ih−sis; 소변검사[요검사])는 비정상적인 성분이 있는지 보기 위해 소변을 검사하는 것이다(urin은 소변을, −alysis는 분석을 뜻한다). 질병과 임신을 진단하고 약물과 같은 물질의 존재를 감지하는 데 사용되는 이 검사는 15장에서 더 자세히 논의된다.
- Bladder ultrasound (**방광 초음파**)는 확대된 전립샘을 통해 돌을 찾거나 방광의 크기를 확인하거나 배뇨 후 방광에 잔류하는 잔뇨량을 측정하기 위해 휴대용 초음파 변환기를 사용한다. 정상 방광에는 소변 300~400 mL가 들어 있다. 배뇨 후 이 양보다 더 많은 양이 남아 있으면 방광이 팽창되거나 확장된 것으로 설명한다.
- Urinary catheterization (kath−eh−ter−eye−ZAY−shun; **요도 카테터 삽입술**)은 진단 목적으로 무균 표본을 얻기 위해 튜브를 방광으로 삽입하는 것이다. 또한 환자가 다른 이유로 소변을 볼 수 없는 경우 방광에서 소변을 배출하는 데 사용된다. 또 다른 용도는 약물을 방광으로 주입하는 것이다("비뇨기계통의 치료방법"을 참조).
- Cystoscopy (sis−TOS−koh−pee; 방광경검사)는 cystoscope라고도 하며, 방광경을 사용해서 방광을 육안으로 검사하는 것이다(cyst/o는 방광을, −scopy는 육안검사를 뜻한다)(그림 9.11). *Endoscope*은 내부 구조물의 육안 검사에 사용되는 기구이다. 특수한 방광경은 또한 종양의 제거 또는 전립샘 비대증의 감소와 같은 치료 절차에 사용된다.
- Voiding cystourethrography (VCUG, sis−toh−you−ree−THROG−rah−fee; 배뇨중방광요도조영술)은 형광경(fluoroscope)을 사용하여 방광에서 요도를 통해 소변이 흐르는 것을 검사하는 진단방법이다(cyst/o는 방광을, urethr/o는 요도를, −graphy는 사진이나 기록을 만드는 과정을 뜻한다). 이 절차는 종종 방광조영술 후 수행된다.
- Computed tomography (CT 촬영, 전산화 단층 촬영술)은 신속하게 수행할 수 있고 복부의 추가적인 영상을 제공하여 환자의 증상에 대한 다른 잠재적 원인을 밝힐

수 있기 때문에 비뇨기계통의 평가를 위한 주요 도구로 더 많이 사용된다. *Nephrotomography*는 신장을 검사하기 위해 CAT 스캔을 사용하는 것이다.

- **Glomerular filtration rate** (GFR, 토리[사구체] 여과율)는 콩팥이 혈액 여과에 얼마나 효율적인지 확인하기 위한 혈액 검사이다. 이 검사는 만성 신장 질환 및 콩팥기능상실 진단에 도움이 된다. 콩팥 기능의 지표이기도 한 *blood urea nitrogen (BUN) test* (혈액 요소 질소 검사)는 15장에서 논의한다.

비뇨기계통의 방사선검사

Radiographic Examinations of the Urinary System

- **Cystography** (sis–TOG–rah–fee; 방광조영술)은 요도 도관을 통해 조영제로 방광을 채운 후 방사선학적으로 검사하는 것이다. 방광조영술에 의해 나온 영상을 *cystogram* (방광조영상)이라고 한다(cyst/o는 방광을, –graphy는 사진이나 기록하는 과정을 뜻한다).
- **Intravenous pyelography** (in–trah–VEE–nus pye–eh–LOG–rah–fee; 정맥 내 콩팥깔때기조영술[정맥 내 신우조영술])은 *excretory urography* 라고도 하는데, 콩팥과 요관을 방사선학적으로 검사하는 것이다(pyel/o는 콩팥깔때기를, –graphy는 사진 혹은 기록하는 과정을 뜻한다). 조영제를 정맥 주사하여 결과이미지에서 이러한 구조를 명확하게 판정한다. 이 이미지를 *intravenous pyelogram* (IVP, 정맥신우조영사진)이라고 한다. 콩팥돌이나 전립샘비대, 사고로 인한 손상, 종양과 같은 비뇨기계통의 변화를 진단하기 위해 조영제를 정맥으로 주입해서 이러한 구조들을 더 깨끗하게 관찰하는 방법이다(그림 9.12).
- **KUB** (kidneys, ureters, bladder; 콩팥요관방광단

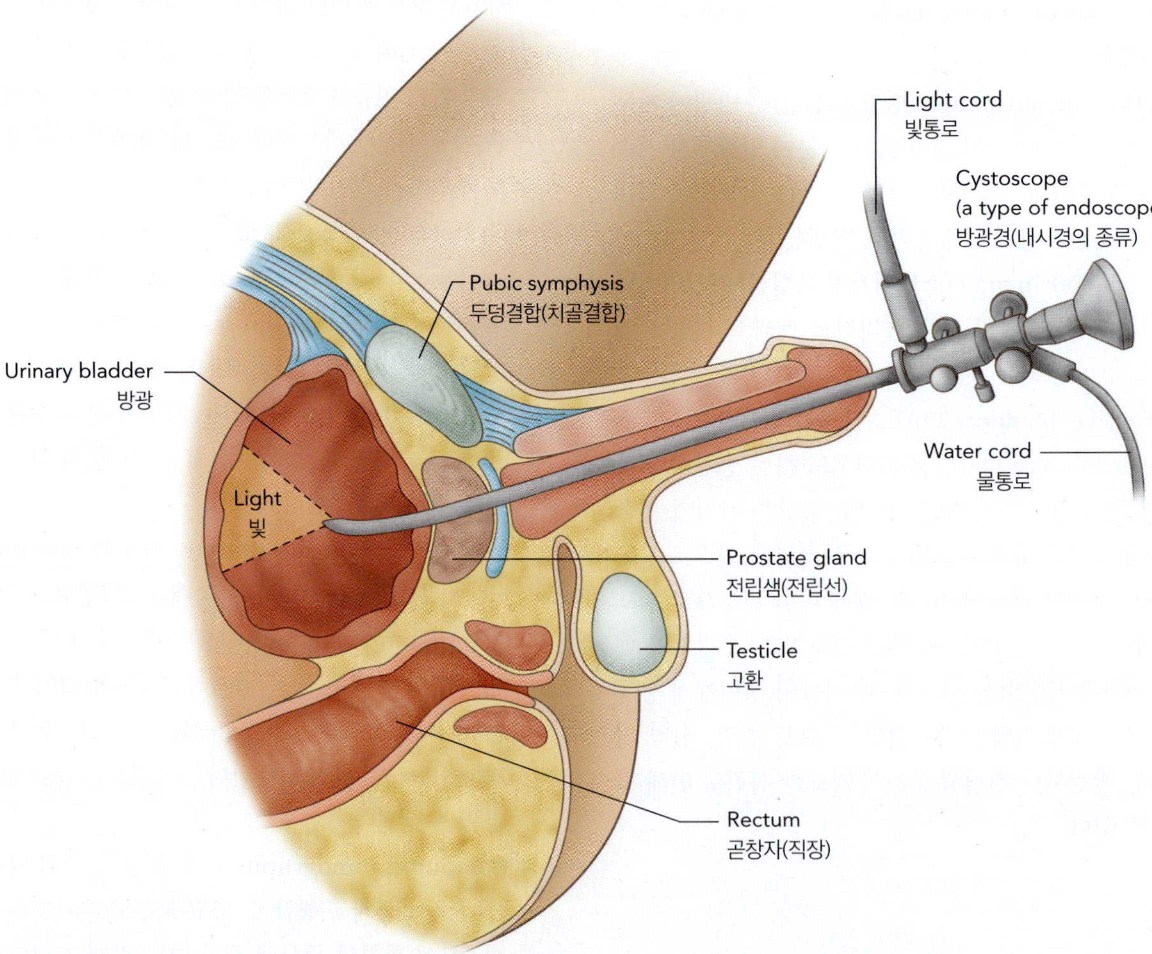

그림 9.11 남자에서 방광경을 사용해서 방광의 내부를 검사하는 모습

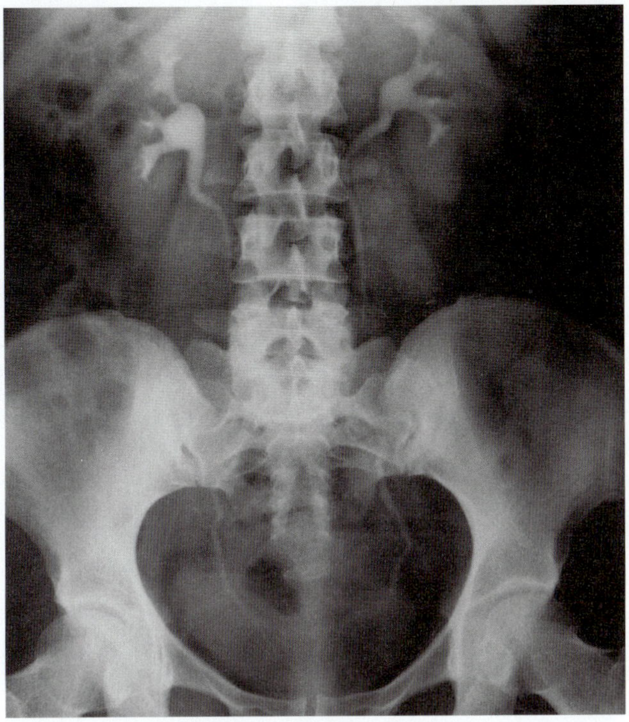

그림 9.12 **정상적인 정맥내 콩팥깔때기조영사진은 요관, 신장, 방광을 포함한 요도를 보여준다.**

순촬영)은 조영제 없이 이러한 구조를 방사선으로 검사하는 것이다. 이 방법은 *flat-plate of the abdomen* (단순복강사진)이라고도 하는데, 장폐색과 신장염을 감지하는 데 사용된다. 그 이름에도 불구하고 KUB X-선은 요관을 보여주지 않는다.

- Retrograde urography (you-ROG-rah-fee; 역방향요로조영술)는 무균성 도관을 요도에 넣어서 염료를 비뇨기계를 통해 거꾸로 올라가도록 한 후 비뇨기계통을 촬영하는 것이다(ur/o는 소변을, -graphy는 그림이나 기록을 만드는 과정을 뜻한다). *Retrograde*는 뒤로 움직이는 것을 의미한다.

전립샘의 진단 과정

Diagnostic Procedures of the Prostate Gland

- Digital rectal examination (**직장 손가락검사**)는 직장에 윤활 처리된 장갑을 낀 손가락을 사용하여 전립샘을 촉진하여 전립샘비대, 전립샘암 또는 직장 종양의 징후를 찾는다. 이 문맥에서, *digital* 이라는 용어는 손가락을 사용한다는 것을 의미한다. *Palpate* 는 신체 부위를 검사하기 위해 접촉을 사용함을 의미한다.
- Prostate-specific antigen (PSA, 전립샘 특이 항원)은 혈액 검사로 전립샘 암 검사에 사용한다. 이 검사는 혈액 표본에서 전립샘 특이 항원의 양을 측정한다. *Prostate-specific antigen* (전립샘 특이 항원)은 정액을 액화시키는 전립샘 세포에서 생성되는 단백질이다. PSA수치가 높은 사람이 암 발생 가능성도 높다.

비뇨기계통의 치료방법

TREATMENT PROCEDURES OF THE URINARY SYSTEM

약물치료 Medications

- Diuretics (dye-you-RET-icks; 이뇨제)는 몸의 과다한 나트륨과 물을 제거하기 위해 소변배출을 증가시키는 약물이다. 커피, 차, 알코올 음료와 같은 일부 음식 및 음료에는 이뇨 작용이 있다.
- 비뇨계통 문제를 치료하는 데 사용되는 기타 약물에는 요로 감염에 대한 *antibiotics* (항생제)와 요실금을 유발하는 신호를 차단하는 *antispasmodics* (진경제)가 포함된다.

영양적 중재 Nutritional Interventions

콩팥 질환을 앓고 있는 사람들을 위한 식이요법에서 중요한 고려사항은 식이 요법에서 나트륨, 칼륨, 단백질 및 인의 양을 점검하는 것이다.

투석 Dialysis

Dialysis (dye-AL-ih-sis; 투석)은 콩팥이 기능을 못하는 환자의 혈액에서 노폐물을 제거하는 방법이다(dia-는 완전한 혹은 통해서를, -lysis는 분리를 뜻한다). 흔히 사용되는 두 종류의 투석은 혈액투석*(hemodialysis)*과 복막투석*(peritoneal dialysis)*이다. 환자들은 때때로 그들이 선호하는 지속적인 투석의 유형을 선택할 수 있다.

혈액투석 Hemodialysis

Hemodialysis (hee-moh-dye-AL-ih-sis; 혈액투석)은 환자의 혈액에서 직접 노폐물을 거르는 것이다(hem/

o는 혈액을, dia는 완전한 혹은 통해서를, -lysis는 분리를 뜻한다). 치료는 *artificial kidney*라고도 하는 외부 혈액 투석 장치에서 수행된다(그림 9.13). 혈액 투석은 투석의 가장 일반적인 유형이다.

- 환자의 팔에 심어놓은 단락(shunt)을 인공신장기와 연결시키고 필터를 통해 동맥혈액을 흐르게 한다. *Shunt*는 인체와 혈액 투석 장치 사이에 혈액이 흐를 수 있게 하는 인공 통로이다.
- 필터는 물과 전해질로 만들어진 용액인 *dialysate* (투석액)을 가지고 있어서 혈액으로부터 과다한 체액과 노폐물을 제거한다.
- *Electrolytes* (전해질)은 전기를 전달하는 염분으로 체액, 조직 및 혈액에서 발견된다.
- 이들이 제거된 후 혈액은 정맥을 통해 몸으로 돌아간다.
- 이 치료법은 약 4시간이 소요되며 일주일에 세 번 정도 반복해야 한다. 병원, 투석 클리닉 또는 필요한 장비로 집에서 할 수 있다.

복막투석 Peritoneal Dialysis

Peritoneal dialysis (pehr-ih-toh-**NEE**-al dye-**AL**-ih-sis; 복막투석)은 배안을 필터로 사용하여 혈액으로부터 노폐물을 제거하는 것이다. 멸균된 투석액은 복벽에 이식된 카테터를 통해 창자주위의 배안으로 흐른다. 이 유체는 폐기물을 흡수하기 위해 일정 시간 동안 방치한 후 튜브를 통해 배출된다.

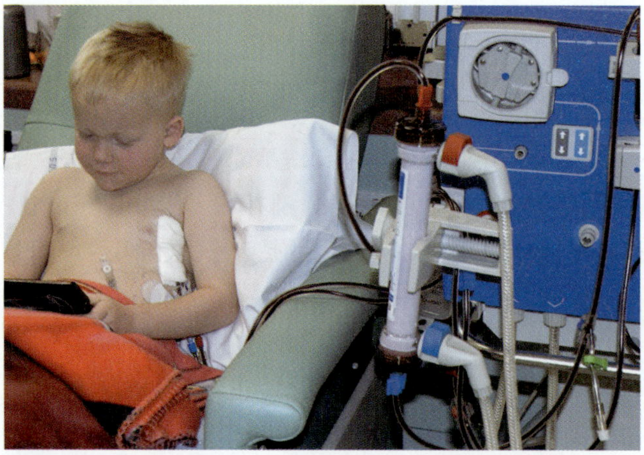

그림 9.13 혈액투석은 환자의 혈액에서 노폐물을 걸러낸다. 환자의 팔에 심어놓은 단락(shunt)을 통해 혈액이 몸을 빠져나와 투석기계에서 걸러지고, 정맥을 통해 돌아온다.

이 과정은 일반적으로 하루 동안 여러 번 반복되며 자동화된 시스템을 사용하여 수행할 수 있다. 이러한 유형의 투석에는 몇 가지 장점이 있다. 예를 들어 환자가 집에서 투석할 수 있다. 그러나 혈액 투석보다 덜 효과적이라고 여겨진다(그림 9.14).

- *Continuous ambulatory peritoneal dialysis* (CAPD, 지속외래복막투석)은 환자가 일상생활을 하는 동안에도 투석이 진행되도록 해 준다. 이 방법은 환자의 옷에 투석액이 들어 있는 플라스틱통을 가지고 다니는 것이다. 네 시간마다 한 번씩 사용된 투석액을 버린다. 그리고 새로운 주머니를 붙여서 투석을 진행한다.
- *Continuous cycling peritoneal dialysis* (CCPD, 지속순환복막투석) 또는 *automated peritoneal dialysis* (APD, 자동복막투석)은 밤에 환자가 잠자는 동안 투석액을 돌리는 기계를 사용한다.

콩팥 The Kidneys

- **Nephrolysis** (neh-**FROL**-ih-sis; 콩팥박리술)은 유착으로부터 콩팥을 떼어내는 것이다(nephr/o는 콩팥을, -lysis는 떼어내는 것을 뜻한다). *Adhesion* (유착)은 섬유다발이 비정상적으로 구조들을 붙들고 있는 것이다.
- **주의:** 접미사인 -lysis는 따로 떼어내는 것을 의미한다; 그러나 파괴를 의미하기도 한다. 그러므로 *nephrolysis*는 콩팥의 구성물이 파괴되는 병적인 상태를 의미할 수도 있다.
- **Nephropexy** (**NEF**-roh-**peck**-see; 콩팥고정술)은 *nephrorrhaphy* 라고도 하며, 떨어져 나온 콩팥을 수술적으로 고정하는 것이다(nephr/o는 콩팥을, -pexy는 수술적 고정을 뜻한다).
- **Nephrostomy** (neh-**FROS**-toh-mee; 콩팥창냄술[신루조성술])은 콩팥깔때기와 몸의 바깥 사이에 구멍을 만드는 것이다(nephr/o는 콩팥을, -stomy는 구멍을 만드는 것을 뜻한다). 이것은 물콩팥증(수신증, hydronephrosis)이 있는 콩팥에서 등으로 구멍을 낼 때 사용한다. 콩팥창냄술 튜브는 또한 진단 절차를 위해 콩팥에 접근하기 위해 사용된다.

- **Pyelotomy** (pye–eh–LOT–oh–mee; 깔때기절개술[신우절개술])은 콩팥깔때기를 수술적으로 절개하는 것이다(pyel/o는 콩팥깔때기를, –tomy는 수술적 절개를 뜻한다). 이 절차는 콩팥깔때기와 요관 사이의 교차점에 있는 돌과 같은 장애물을 제거하기 위해 수행된다.
- **Renal transplantation (콩팥이식)**은 *kidney transplant*라고도 하며, 생체 또는 사후 공여자로부터 콩팥을 기증받아 수혜자의 손상된 콩팥을 대체하기 위해 신체에 이식하는 것이다. 조직검사가 일치하면 성공률도 높아지지만, 콩팥공여자와 수혜자가 혈연관계일 필요는 없다. 한 개의 콩팥만 이식해도 모든 콩팥 기능을 적절하게 수행할 수 있으며 환자는 더 이상 투석 받을 필요가 없다 (그림 9.15).

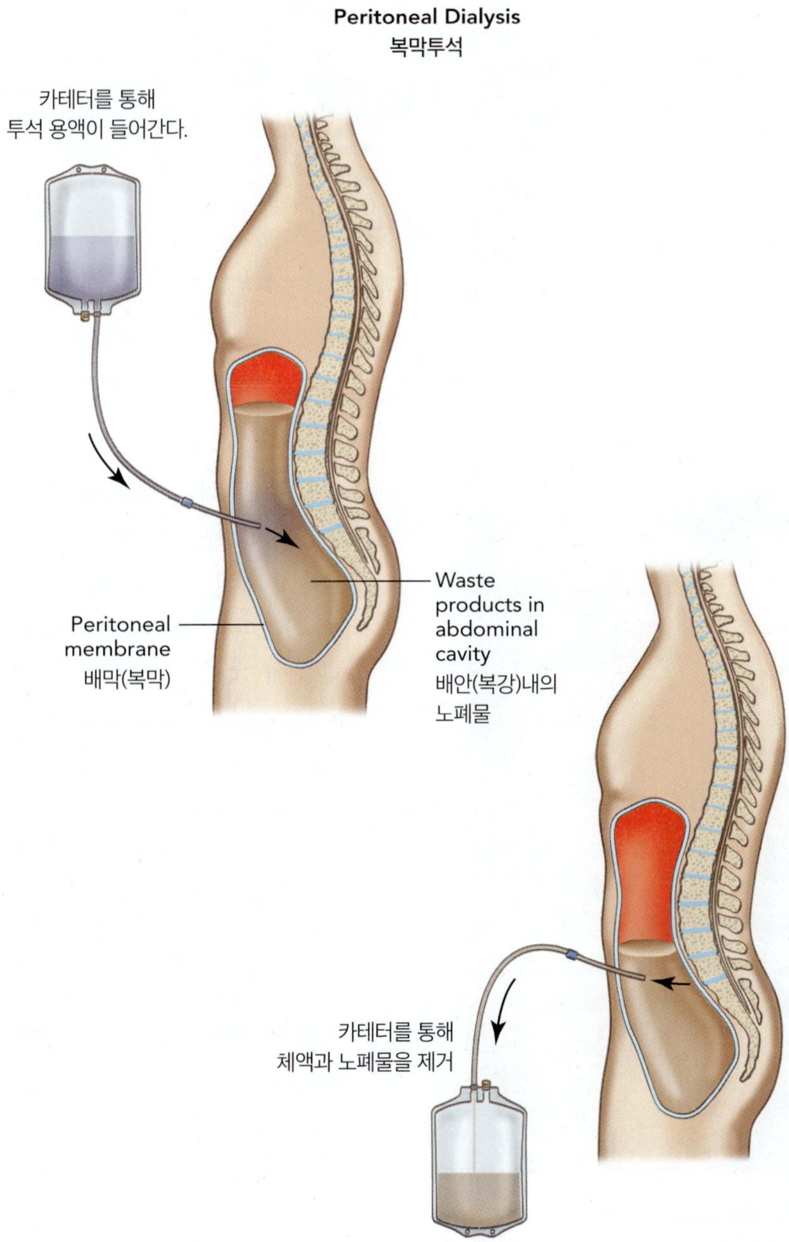

그림 9.14 **복막투석은 배안(복강)을 통해 노폐물을 제거하는 것이다.**

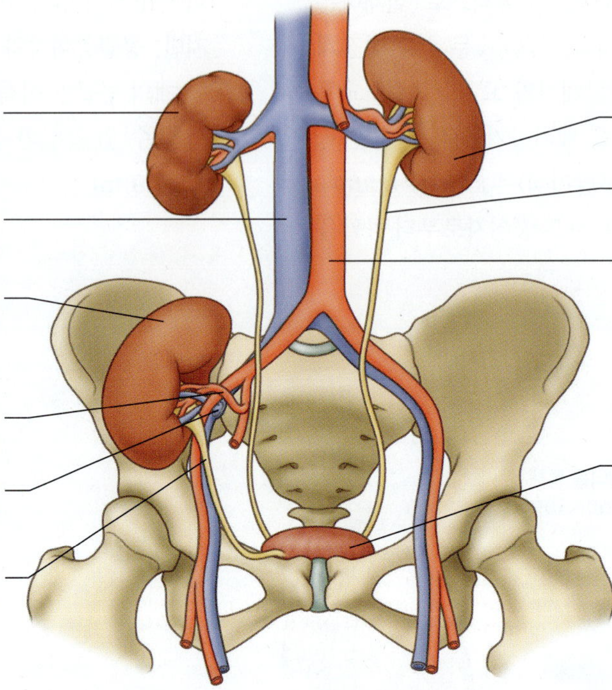

그림 9.15 콩팥이식에서 비 기능성 콩팥은 일반적으로 제거되지 않는다. 대신 공여자 콩팥을 아랫배 부위에서 엉덩정맥과 동맥을 연결한다.

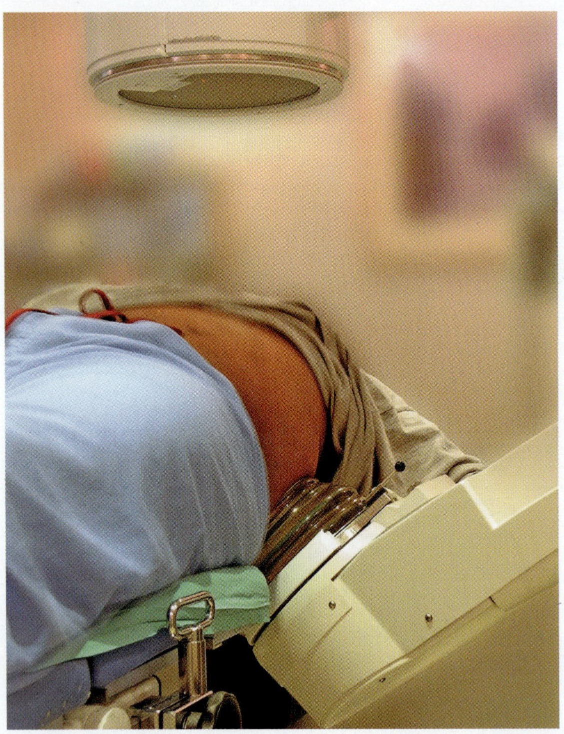

그림 9.16 몸밖충격파돌깸술(extracorporea shockwave lithotripsy)은 물이나 젤을 통해 이동하는 충격파를 사용하여 콩팥돌을 파괴한다.

콩팥돌의 치료 Treatment of Nephroliths

대부분의 작은 콩팥돌은 2일에서 3주에 걸쳐 자연적으로 요로에서 빠져 나간다. 이 과정은 매우 고통스러울 수 있으며 때때로 통증으로 인해 구토가 동반된다. 큰 돌은 외과적으로 제거한다.

- **Extracorporeal shockwave lithotripsy** (ESWL, **ecks**-trah-kor-**POUR**-ee-al **shock**-wayv **LITH**-oh-**trip**-see; 몸밖충격파돌깸술[체외충격파쇄석술])이라고도 하며, 콩팥돌 치료에 흔히 사용한다(lith/o는 돌을, -tripsy는 파괴를 뜻한다). 고에너지의 초음파를 사용하여 콩팥이나 비뇨기계 혹은 방광의 돌을 파괴한다. 돌조각들은 소변을 통해 배출된다. *Extracorporeal*은 몸 밖에서 라는 뜻이다(**그림 9.16**).
- Lithotripsy는 또한 요관, 방광 또는 요도에서 결석을 깨는 데 사용된다.
- **Percutaneous nephrolithotomy** (**per**-kyou-**TAY**-nee-us **nef**-roh-lih-**THOT**-oh-mee; 경피적 신쇄석술)은 등에 작은 절개를 가한 후 콩팥경을 넣어 콩

팥의 돌을 파괴하거나 제거하는 것이다(nephr/o는 콩팥을, lith/o는 돌을, -tomy는 수술 절개를 뜻한다). 작은 튜브가 일시적으로 절개를 통해 콩팥 안으로 삽입된다. 첫 번째 소변이 제거된다. 그후 돌이 부서지고 조각들이 제거된다. 이 절차는 ESWL이 성공적이지 않은 경우, 감염이 있는 경우 또는 돌이 특히 큰 경우 사용된다. *Percutaneous*는 피부를 통한 시술을 의미한다.

요관 The Ureters

- Ureterectomy (you-ree-ter-ECK-toh-mee; 요관절제술)은 요관을 수술적으로 제거하는 것이다(ureter는 요관을, -ectomy는 수술적 제거를 뜻한다).
- Ureterorrhaphy (you-ree-teh-ROAR-ah-fee; 요관봉합술)은 요관을 수술적으로 봉합하는 것이다(ureter/o는 요관을, -rrhaphy는 수술적 봉합을 뜻한다).
- Ureteroscopy (you-ree-teh-ROS-koh-pee; 요관경검사)는 요관에 들어 있는 콩팥돌 치료법이다(ureter/o은 요관을, -scopy는 육안 검사를 뜻한다). 요도를 통해 *ureteroscope*가 요도를 통해 삽입된다. 그리고 요관을 통해 방광으로 들어간다. 가능한 경우 콩팥돌은 요관경을 통해 그대로 제거된다. 돌이 너무 크면 레이저로 깨뜨리고 조각을 제거한다.

방광 The Urinary Bladder

- Cystectomy (sis-TECK-toh-mee; 방광절제술)은 방광 전체나 일부를 수술적으로 제거하는 것이다. 이 절차는 대개 방광암을 치료하기 위해 시행된다(cyst는 방광을, -ectomy는 수술적 제거를 뜻한다).
- Ileal conduit (ill-ee-al KON-doo-it; 돌창자통로[회장도관]), 또는 *urinary ileostomy* (회장루조성술)은 창자의 작은 부분을 사용하여 소변을 요관과 복강 내 요루(stoma)로 옮긴다(ile은 돌창자[회장] 또는 소장을, -al은 관계됨을 뜻한다).
- Cystopexy (sis-toh-peck-see; 방광고정술)은 방광을 배벽에 수술적으로 고정하는 것이다(cyst/o는 방광을, -pexy는 수술적 고정을 뜻한다).
- Cystorrhaphy (sis-TOR-ah-fee; 방광봉합술)은 방광을 수술적으로 봉합하는 것이다(cyst/o는 방광을, -rrhaphy는 수술적 봉합을 뜻한다).
- Lithotomy (lih-THOT-oh-mee; 돌제거술[결석제거술])은 수술적 절개를 가하여 방광에서 돌을 제거하

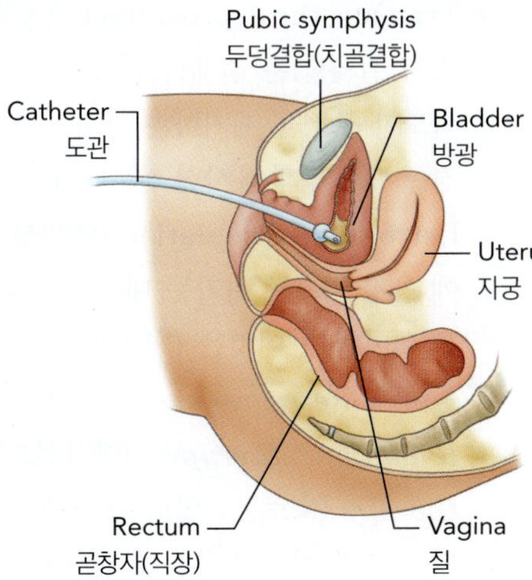

(A)
Indwelling catheter
유치도관

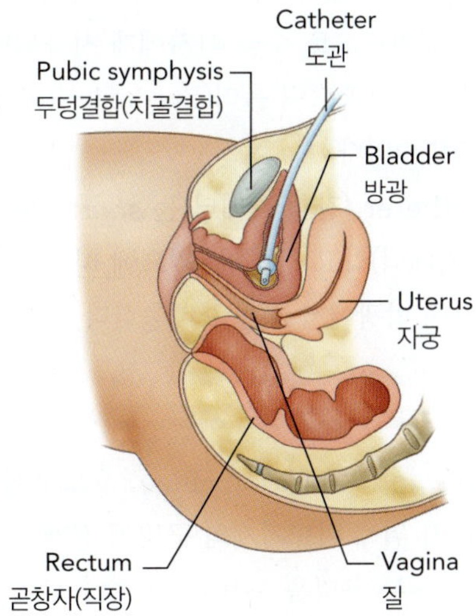

(B)
Suprapubic catheter
두덩위도관

그림 9.17 **비뇨기계 도관삽입**

는 것이다(lith/o는 돌을, -tomy는 수술적 절개를 뜻한다). 이 수술은 더 이상 흔하지는 않지만 골반과 하복부를 포함하는 수술에 대한 신체 검사 위치를 설명하는 데 여전히 사용된다(15장 참조).

도관삽입[카테터삽입] Urinary Catheterization

Urinary catheterization (**도관삽입**)은 *cathing*이라고도 하는데, 진단목적으로 소변을 채취하거나 요실금의 조절, 화학치료제와 같은 약물의 주입을 위해 방광으로 관을 넣는 것이다(**그림 9.17**). *Catheterization*이라는 용어는 튜브를 심장에 삽입하는 것을 의미할 수도 있다(5장 참조).

- Indwelling catheter (**유치도관**)은 오랜 기간 동안 몸 안에 남아 있는 도관이다(**그림 9.17A**). *Indwelling*은 그 안에 거주한다는 것을 의미한다. 이것은 요도 또는 두덩위 카테터일 수 있다.
- Urethral catheterization (**요도도관삽입법**)은 요도를 통해 방광으로 *catheter* (도관)을 넣는 것이다.
- Suprapubic catheterization (soo-prah-PYOU-bick kath-eh-ter-eye-ZAY-shun; 두덩위도관삽입[치골위도관삽입])은 두덩뼈위의 배벽에 작은 절개를 만들어 방광으로 도관을 넣는 것이다(**그림 9.17B**).
- Foley catheter (**폴리 카테터**)는 가장 흔한 내재성 카테터이다. 이 장치는 마지막에 멸균수로 채워진 풍선이 있는 유연한 관(tube)으로 만들어져 방광의 제자리에 고정시킨다. 그것은 일반적으로 수술 환자에게 사용되며, 그 발명자인 외과의사 프레드릭 폴리(Frederic Foley)의 이름을 따서 명명되었다.
- Intermittent catheter (**간헐 카테터**)는 *short-term catheter* (단기 카테터)라고도 하며, 필요에 따라 하루에 여러 번 삽입하여 방광에서 소변을 배출한다.

요도 The Urethra

- Meatotomy (mee-ah-TOT-oh-mee; 요도구절개술)은 구멍을 키우기 위해 비뇨기계의 구멍에 절개를 가하는 것이다(meat/o는 구멍을, -tomy는 수술적 절개를 뜻한다).
- Urethropexy (you-REE-throh-peck-see; 요도고정술)은 요도를 수술적으로 고정하는 것으로, 대개 스트레스성 요실금을 치료하기 위해 시행된다(urethr/o는 요도를, -pexy는 수술적 고정을 뜻한다).
- Urethrotomy (you-reh-THROT-oh-mee; 요도절개술)은 요도의 협착을 치료하기 위해 수술적 절개를 가하는 것이다(urethr/o는 요도를, -tomy는 수술적 절개를 뜻한다). *Stricture*이란 신체 통로가 비정상적으로 좁아지는 것을 말한다.

전립샘 치료 Prostate Treatment

- Ablation (ab-LAY-shun; 절제)는 전립샘암 치료의 몇 가지 유형을 나타내는 용어이다. 이 치료는 수술, 호르몬, 약물, 열, 화학 약품, 전기 소독 또는 다른 방법을 사용하여 신체 부위를 제거하거나 기능을 파괴한다. *Electrocautery* (전기소작법)은 조직을 파괴하기 위해 고주파 전류를 사용한다.
- Prostatectomy (pros-tah-TECK-toh-mee; 전립샘 절제술)은 전립샘의 일부 또는 전부를 수술적으로 제거하는 것이다(prostat은 전립샘을, -ectomy는 외과적 절제술을 뜻한다). 이 절차는 전립샘암을 치료하거나 전립샘 비대증을 줄이기 위해 시행된다. 그러나 이 치료방법은 발기부전을 유발할 수 있다. *Radical prostatectomy* (근치적 전립샘 절제술)은 암이 의심되는 경우 전립샘 전체를 수술적으로 제거하는 것이다.
- Transurethral prostatectomy (TURP, 경요도 전립샘 절제술)은 절제술을 사용하여 확대된 전립샘에서 과도한 조직을 제거하는 것이다. *Resectoscope* (절제경)은 방광경과 유사한 전문내시경 도구이다(**그림 9.18**). Retrograde ejaculation (**역행성 사정**)은 성적흥분 후에 음경 밖으로 나가는 대신에 방광으로 역류하는 정액을 의미한다. 이것은 TURP의 가장 일반적인 장기 합병증이다. *Retrograde*는 역방향으로 이동함을 의미한다.
- *Radiation therapy* (방사선요법) 및 *hormone therapy* (호르몬요법)은 전립샘암을 조절하는 데 사용되는 추가 치료법이다. *Watchful waiting*은 종종 이 질환이 천천히 진행되기 때문에 고령 환자에서 처방되는 과정이다.

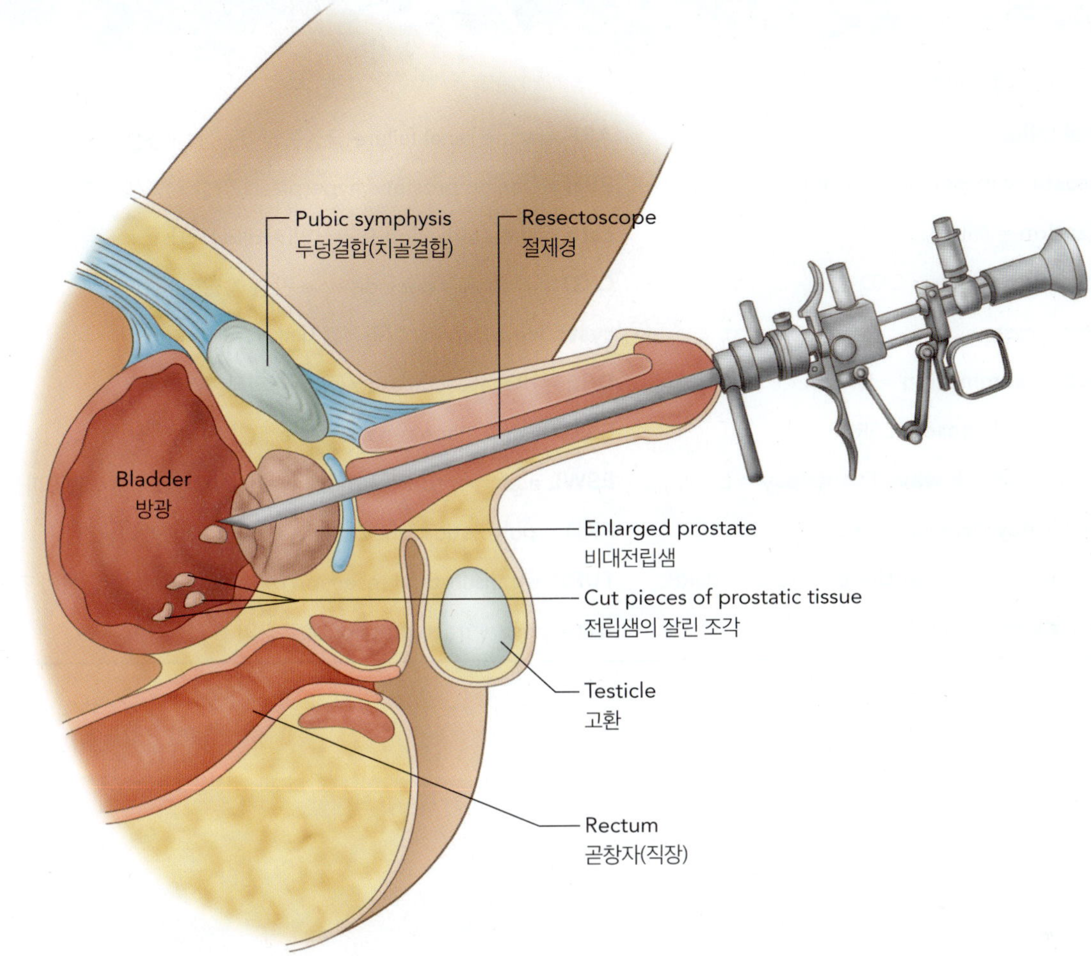

그림 9.18 경요도 전립샘 절제술(TURP)은 절제경을 사용하여 수행한다.

요실금 치료 Urinary Incontinence Treatment

- Kegel exercises (**케겔 운동**)는 Dr. Arnold Kegel이 골반 근육의 근육을 강화시키는 일련의 골반 근육 운동이다. 스트레스성 요실금을 조절하기 위해서 남녀 모두에게 적용할 수 있다. 남성에게는 전립샘의 통증과 부기를 치료하며, 여성에게는 근육을 훈련시켜서 출산 후 회복을 촉진시킨다.
- Bladder retraining (**방광 재훈련**)은 환자가 일정표에 따라 소변보는 것을 배우는 행동요법이며 방광의 용량이 증가할수록 시간 간격이 길어진다. 재훈련을 통해 절박 요실금에 따른 빈뇨와 긴급뇨가 발생하는 주기를 낮추고 수의적으로 방광을 통제하게 된다.

비뇨기계통과 관련된 약어

ABBREVIATIONS RELATED TO THE URINARY SYSTEM

표 9-1에는 이 장에서 소개된 용어와 관련된 약어를 정리하였다. **주의:** 실수 또는 혼동을 피하기 위하여 항상 약어를 사용할 때 주의하여야 한다.

표 9-1

비뇨기계통과 관련된 약어

acute renal failure = ARF	**ARF** = acute renal failure 급성콩팥기능상실[급성신부전(증)]
benign prostatic hyperplasia = BPH	**BPH** = benign prostatic hyperplasia 양성 전립샘 비대증
catheterization = cath	**cath** = catheterization 도관삽입[카테터삽입]
chronic kidney disease = CKD	**CKD** = chronic kidney disease 만성 콩팥질환
cystoscopy = cysto	**cysto** = cystoscopy 방광경검사
digital rectal examination = DRE	**DRE** = digital rectal examination 직장손가락검사
end-stage renal disease = ESRD	**ESRD** = end-stage renal disease 말기 콩팥[신장]병
extracorporeal shock wave lithotripsy = ESWL	**ESWL** = extracorporeal shock wave lithotripsy 몸밖충격파돌깸술
polycystic kidney disease = PKD	**PKD** = polycystic kidney disease 다낭성콩팥병[다낭신증]
transurethral resection of the prostate = TURP	**TURP** = transurethral resection of the prostate 전립샘의 경요도절제술
urinary tract infection = UTI	**UTI** = urinary tract infection 요로감염

연습문제

주요 단어 연결 1

밑줄 친 곳에 알맞은 답을 예에서 선택하여 쓰시오.

	정의	답	예
9.1.	bladder	______________	-cele
9.2.	glomerulus	______________	cyst/o
9.3.	hernia, tumor	______________	glomerul/o
9.4.	kidney	______________	lith/o
9.5.	stone, calculus	______________	nephr/o

주요 단어 연결 2

밑줄 친 곳에 알맞은 답을 예에서 선택하여 쓰시오.

	정의	답	예
9.6.	urine, urinary tract	______________	-tripsy
9.7.	renal pelvis	______________	pyel/o
9.8.	setting free, separation	______________	ur/o
9.9.	surgical fixation	______________	-pexy
9.10.	to crush	______________	-lysis

병원균 유형 연결

밑줄 친 곳에 알맞은 답을 예에서 선택하여 쓰시오.

	정의	답	예
9.11.	complete, through	______________	-uria
9.12.	enlargement, stretching	______________	urethr/o
9.13.	ureter	______________	ureter/o
9.14.	urethra	______________	-ectasis
9.15.	urination, urine	______________	dia-

용어 정의

알맞은 답을 선택하여 밑줄 친 부분에 쓰시오.

9.16. 신체 조직에 과도한 체액 축적은 ______________________ 이라 한다.

uremia　　edema　　nephritis　　hyperproteinuria

9.17. 방광에 생긴 돌을 ______________________ 이라 한다.

cholelith　　cystolith　　nephrolith　　ureterolith

9.18. 소변의 증가된 배설을 ______________________ 이라 한다.

anuria　　diuresis　　dysuria　　oliguria

9.19. 요관으로 들어가기 전에 소변은 ______________________ 모아진다.

glomeruli　　renal cortex　　renal pelvis　　urinary bladder

9.20. ______________________ 의 장애는 남성이 소변을 볼 수 있는 능력에 영향을 미친다.

prostate　　kidney　　ureter　　urethra

9.21. 소변은 ______________________ 이라고 불리는 각 신장의 미세 기능 단위에서 생산된다.

uremia　　ureters　　urethra　　nephrons

9.22. 남성에서 ______________________ 은 소변과 정액을 수송한다.

prostate gland　　renal pelvis　　ureter　　urethra

9.23. 남성의 비뇨생식기계통을 치료하는 전문의료인을 ______________________ 이라 한다.

gynecologist　　nephrologist　　neurologist　　urologist

9.24. ______________________ 에서 요도구멍은 음경의 위쪽에 있다.

epispadisa　　hyperspadias　　hypospadias　　urethritis

9.25. ______________________ 이라는 용어는 신체 일부가 제거되거나 기능이 파괴되는 치료를 의미한다. 이러한 유형의 치료방법은 전립샘암 치료에 자주 사용된다.

ablation　　adhesion　　lithotomy　　meatotomy

주요 구조 연결

밑줄 친 곳에 알맞은 답을 예에서 선택하여 쓰시오.

	정의	답	예
9.26.	소변이 몸을 떠나는 통로	______________	urethral meatus
9.27.	소변여과에 있어 능동적인 콩팥단위의 부분	______________	urethra
9.28.	신장의 바깥 영역	______________	ureters
9.29.	방광에서 신체외부까지 뻗은 도관	______________	renal cortex
9.30.	소변을 콩팥에서 방광으로 수송	______________	glomerulus

단어 선택

밑줄 친 곳에 알맞은 답을 선택하여 쓰시오.

9.31. 콩팥깔때기의 절개수술을 ______________________ 이라 한다.

pyelotomy pyeloplasty

9.32. 요관의 혈액유출을 ______________________ 이라 한다.

ureterorrhagia urethrorrhagia

9.33. 과다한 배뇨를 의미하는 용어는 ______________________ 이라 한다.

incontinence polyuria

9.34. 방광염증을 의미하는 용어는 ______________________ 이라 한다.

cystitis urethritis

9.35. 단백질대사의 주된 노폐물은 ______________________ 이라 한다.

urea urine

철자 연습

각각의 문장에서 잘못된 철자를 찾아서 밑줄 친 부분에 올바르게 쓰시오.

9.36. A Willms tumor is a malignant tumor of the kidney that occurs in children. ______________________

9.37. Being unable to control excretory functions is known as incontinance. ______________________

9.38. The process of withdrawing urine from the bladder is known as urinary cathaterization.
____

9.39. Keagel exercises are a series of pelvic muscle exercises used to strengthen the muscles of the pelvic floor to control urinary stress incontinence. ______________________

9.40. A vesicovaginel fistula is an abnormal opening between the bladder and vagina. ______________________

약어 정의

밑줄 친 부분에 약어를 풀어 쓰시오.

9.41. **BPH** ______________________

9.42. **ESRD** ______________________

9.43. **ESWL** ______________________

9.44. **GFR** ______________________

9.45. **OAB** ______________________

용어 선택

알맞은 답을 선택하여 밑줄 친 부분에 쓰시오.

9.46. 콩팥에 의한 소변형성이 없음을 의미하는 용어는 ______________________ 이라 한다.

anuria nocturia oliguria polyuria

9.47. 방광의 봉합수술을 의미하는 용어는 ______________________ 이라 한다.

cystorrhaphy cystorrhagia cystorrhexis nephrorrhaphy

9.48. 유착에서 콩팥을 자유롭게 하다 라는 의미의 용어는 ______________________ 이라 한다.

nephrolithiasis nephrolysis anuria pyelonephritis

9.49. 불충분한 배뇨를 의미하는 용어는 ______________________ 이라 한다.

diuresis dysuria enuresis oliguria

9.50. 환자의 혈액에서 인공적으로 노폐물을 여과시키는 과정을 ______________________ 이라 한다.

diuresis hemodialysis homeostasis hydroureter

문장 완성

밑줄 친 곳에 알맞은 용어를 쓰시오.

9.51. 가장 일반적으로 독소, 감염 또는 자가 면역 질환으로 인한 신장의 염증을 ______________________ 이라 한다.

9.52. 요관을 따라 어디에나 있는 돌은 ______________________ 로 알려져 있다.

9.53. 두덩뼈 바로 위의 배벽을 통해 만들어진 작은 절개를 통해 방광으로 카테터를 배치하는 것을 ______________________ 이라 한다.

9.54. 복벽에 대한 방광의 수술 고정은 ______________________ 이다.

9.55. ______________________ (TURP)는 절제경을 사용하여 전립샘에서 과도한 조직을 제거하는 것이다.

단어 조합

각각의 용어를 단어 요소들로 나누고, 밑줄 친 부분에 순서대로 쓰시오. 필요한 경우 결합 모음을 나타내기 위해 슬래시(/)를 사용하시오. 제시된 모든 선이 필요하지 않을 수도 있다.

9.56. **Hyperproteinuria** is abnormally high concentrations of protein in the urine.

________ ________ ________ ________

9.57. **Hydronephrosis** is the dilation of the renal pelvis of one or both kidneys.

________ ________ ________ ________

9.58. Voiding **cystourethrography** uses a fluoroscope to examine the flow of urine from the bladder and through the urethra.

__________ __________ __________ __________

9.59. A percutaneous **nephrolithotomy** is the surgical removal of a kidney stone through a small incision in the back.

__________ __________ __________ __________

9.60. **Ureterorrhaphy** means the surgical suturing of a ureter.

__________ __________ __________ __________

진실/거짓

문장이 맞으면 T를 쓰고, 틀리면 F를 쓰시오.

9.61. __________ 스트레스성 요실금은 달리기, 재채기, 웃음 또는 기침과 같은 신체적 스트레스에 의해 소변 배설을 조절할 수 없다는 것을 의미한다.

9.62. __________ 전립샘증은 전립샘의 악성 종양이다.

9.63. __________ 요도루는 요도의 출혈이다.

9.64. __________ 콩팥산통은 콩팥돌이 통과하는 동안 막힘에 의한 신장 영역의 급성 통증이다.

9.65. __________ 급성콩팥기능상실(급성신부전증)은 갑작스레 발병하고 요독증을 특징으로 한다.

임상 문제

밑줄 친 부분에 알맞은 답을 쓰시오.

9.66. Mr. Baldridge은 밤에 다량의 배뇨로 인해 고통을 받고 있다. 이것의 의학용어는 ____________________ 이다.

9.67. Rosita LaPinta는 ____________________ 콩팥질환을 유전 받았다. 지금 그녀의 콩팥은 다낭종에 의해 확대되어 있다.

9.68. Doris Volk는 방광벽의 염증을 가진 만성적인 방광상태이다. 이것은 ____________________ 로 알려져 있다.

9.69. John Danielson은 전립샘이 확장되어 있다. 이로 인해 요도가 좁아졌는데 이는 ____________________ 으로 알려져 있다.

9.70. Norman Smith는 음경의 위쪽 표면에 요도구멍이 있는 채로 태어났다. 이것은 ____________________ 라고 알려졌다.

9.71. Henry Wong의 콩팥은 기능을 상실했다. 그는 배안의 체액교환을 통하여 혈액에서 노폐물을 제거하는 ____________________ 로 치료 중이다.

9.72. Roberta Gridley는 손상된 요도의 복원수술이 잡혀있다. 이 과정을 ____________________ 라고 한다.

9.73. Lenny Nowicki의 내과의사는 유치 ____________________ 카테터를 주문하였다. 이것은 두덩뼈 바로 위 배벽의 소절개를 통하여 방광내로 삽입된다.

9.74. Dr. Morita는 콩팥에 염증이 있다고 진단받았다. 이런 상태를 의학용어로 ________________ 라 한다.

9.75. Mrs. Franklin은 ________________ 을 가지고 있다. 콩팥이 정상위치에서 아래로 이탈한 이런 상태를 뜬콩팥(유주신)이라 한다.

의학용어 선택

밑줄 친 부분에 알맞은 답을 쓰시오.

9.76. 급성 콩팥기능상실은 갑자기 나타났으며 ________________ 을 특징으로 한다. 이 상태는 상해 또는 수술로 인한 혈액량의 갑작스러운 감소 또는 혈압을 비롯한 많은 요인들로 인해 발생할 수 있다.

anuria   dysuria   enuresis   uremia

9.77. 용어 ________________ 은 수면 중 요실금을 의미한다. 그것은 또한 야뇨로 알려져 있다.

nocturnal enuresis   overactive bladder   stress incontinence   urinary incontinence

9.78. 요관의 확장을 의미하는 용어는 ________________ 이다.

ureteritis   ureterectasis   ureterolith   ureterostenosis

9.79. 혈액내 단백질의 농도가 비정상적으로 낮은 상태를 ________________ 라 한다.

hypocalcemia   hyperproteinuria   hyperlipidemia   hypoproteinemia

9.80. 콩팥의 질환이나 장애를 진단하고 치료하는 전문의료인은 ________________ 이다.

gynecologist   nephrologist   proctologist   urologist

단어 조합 연습

다음은 이 장의 주요 용어가 아니다. 그러나 다음과 같은 익숙한 단어로 구성된다. 용어 작성에 도움이 필요하면 의학사전을 참조하시오.

cyst/o	-cele
nephr/o	-itis
pyel/o	-lysis
ureter/o	-malacia
urethr/o	-sclerosis
	-stomy
	-tomy
	-plasty
	-ptosis
	-rrhexis
	-sclerosis

9.81. 방광과 신체 외부 사이에 인위적으로 구멍을 만드는 것을 의미하는 용어는 ______________________ 이다.

9.82. 콩팥의 절개수술을 의미하는 용어는 ______________________ 이다.

9.83. 콩팥의 비정상적인 단단함을 의미하는 용어는 ______________________ 이다.

9.84. 방광의 요관내로의 탈출증을 의미하는 용어는 ______________________ 이다.

9.85. 여성 요도 탈출증은 ______________________ 이다.

9.86. 요도 주위의 유착을 분리하는 과정은 ______________________ 이다.

9.87. 콩팥의 비정상적인 연화증을 나타내는 용어는 ______________________ 이다.

9.88. 요관의 외과 수술은 ______________________ 로 알려져 있다.

9.89. 요도에서 외부로 배설하는 구멍을 생성하는 수술은 ______________________ 이다.

9.90. 방광의 복원수술을 의미하는 용어는 ______________________ 이다.

명칭 표기

다음 그림에서 숫자로 표시된 부위의 알맞은 명칭을 쓰시오.

9.91. ______________________ gland

9.92. exterior view of the right ______________________

9.93. inferior ______________________

9.94. ______________________

9.95. renal ______________________

9.96. renal ______________________

9.97. abdominal ______________________

9.98. right and left ______________________

9.99. urinary ______________________

9.100. urethral ______________________

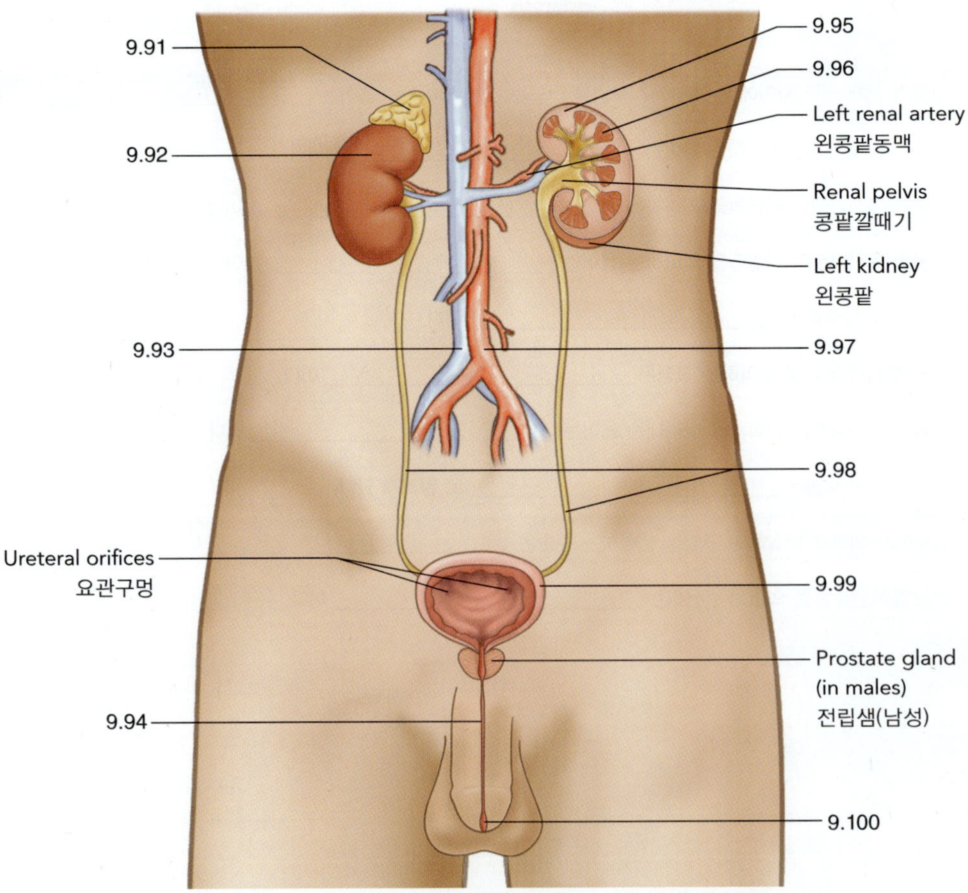

휴먼 터치

The Human Touch

비판적 사고력

다음의 사례와 질문은 토론이나 간단한 의견을 작성해 봄으로써 비판적 사고력을 키울 수 있도록 제시하였다. 토론 주제에 대한 정답은 없으니 자유롭게 의견을 제시하면 된다.

"엄마, 내가 전국 여자 하키리그에서 선수로 뛸 수 있게 됐어!" Josie가 거실로 달려와 소리쳤다. Josie가 막 연습을 끝냈을 때, 스카우트는 Josie의 동작에 대해 얼마나 감명받았는지를 그녀에게 말했다. 드디어 캐나다를 위해 올림픽 금메달을 따고자 하는 그녀의 평생 꿈이 실제로 실현될지도 모른다! 그녀는 고등학교 졸업 후 집에서 생활하는 것과 같이 약간의 희생을 감수해야 했지만, 이 모든 것을 보상받은 것 같았다. 하지만, 부모의 얼굴 표정을 보자마자 그녀의 미소는 사라졌다.

"얘야, 방금 의사선생님을 만나고 왔어. 오빠의 깔때기콩팥염이 재발하여 콩팥은 회복이 불가능할 만큼 심하게 손상되었다는구나. 신장내과의사가 Xavier가 콩팥이식 수술을 받아야 한다고 했어." 그녀의 엄마는 고통스러운 표정으로 설명했다. "가족 중 누군가에게 이식받으면 가장 좋은데, 그렇지 않다면 뇌사자에게 기증받을 때까지 혈액투석을 하면서 기다려야 한다는구나."

Josie는 하키선수의 꿈이 사라지는 것을 느꼈다. Xavier에게 콩팥증후군이 3번째 발병했을 때 콩팥이식 수술을 대비해서 온 가족이 조직적합성 검사를 받았다. 가족 중에 Josie만 콩팥이식이 가능했다. 그 당시에 의사들은 Josie가 콩팥 하나를 기증하게 된다면 어떻게 되는지 설명했지만, Josie는 오빠가 회복될 것이라고 믿으며 그 설명을 흘려들었다. 이제 의사들의 목소리가 귓가에 들려오기 시작했다. "콩팥절제술 후에는 신체적인 접촉이 격렬한 스포츠는 안 됩니다. 남아 있는 신장이 파열될 위험이 너무 큽니다."

Josie는 가장 어려운 결정에 직면했다. 그녀는 Xavier를 사랑했지만, 하키는 그녀의 인생이었다.

토론 주제

1. 장기 기증자가 되는 것의 장기적인 영향에 대해 토론하시오.
2. Josie의 부모 입장이 돼서, 자녀 중 한 명이 다른 아이의 생명을 살릴 수 있는 기회가 있다고 상상해 보자. 장기 기증을 권하겠는가?
3. Josie가 신장 기증을 결정한 다음 나중에 하키를 계속하기로 선택하면 그녀의 부모는 어떤 조언을 해야 하는가?
4. Josie의 오빠는 Josie의 신장 기증 외에도 어떤 선택권이 있는가?

CHAPTER 10

신경계통

THE NERVOUS SYSTEM

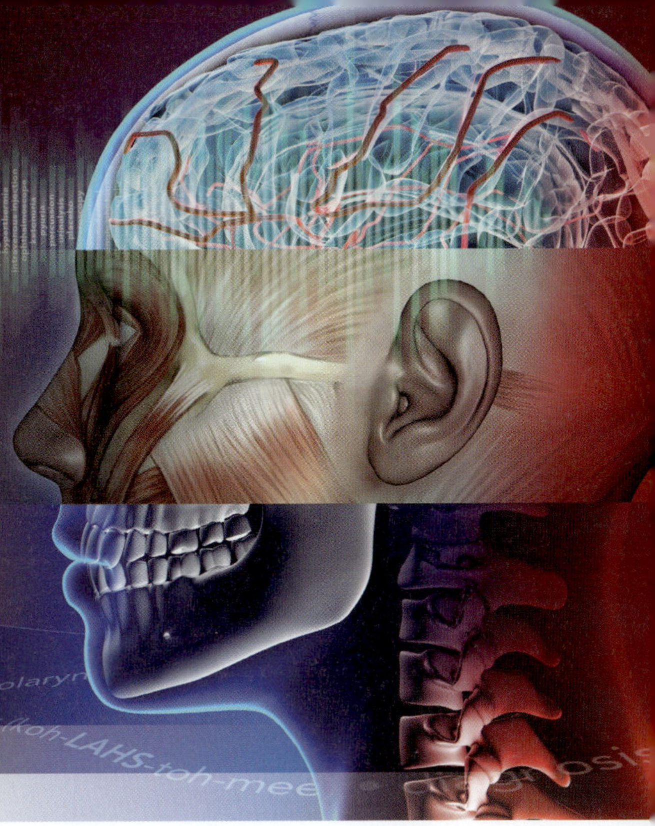

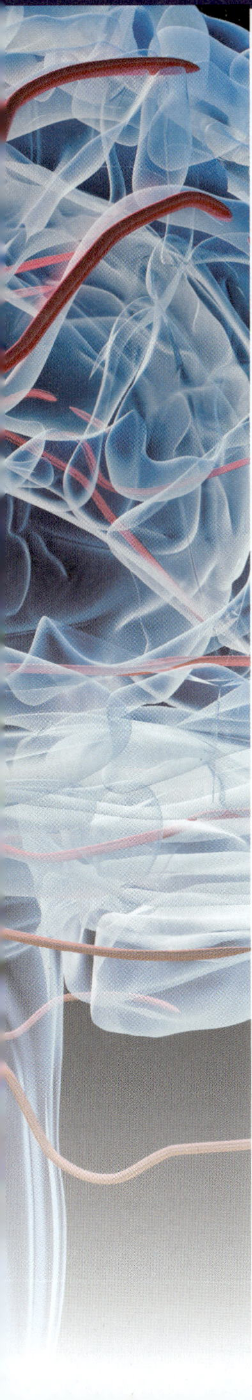

신경계통의 구조와 기능 및 이와 관련된 연결형에 대한 개요

주요 구조	관련된 연결형	주요 기능
Brain 뇌	**cerebr/o**, **encephal/o**	신체에서 신호를 전달하고 받음으로써 신체의 모든 활동을 조절
Spinal cord 척수	**myel/o**	뇌, 팔다리 및 신체의 아래 부분 사이에서 신경자극을 전달
Nerves 신경	**neur/i**, **neur/o**	신체의 모든 부분으로부터 전신으로 신호를 주고받음
Sensory Organs and Receptors 감각기관과 수용기		감각신경세포가 외부자극을 받아서 전달
Eyes (sight) 눈[시각]		11장 참조
Ears (hearing) 귀[청각]		11장 참조
Nose (smell) 코[후각]		7장 참조
Skin (touch) 피부[촉각]		12장 참조
Tongue (taste) 혀[미각]		8장 참조

용어 신경계통에 관련된 어휘

이 목록에 있는 항목들은 이 장에서 중요한 용어와 어근만을 분류하였다. 그리고 이 장에서 중요한 단어는 **굵은 글씨**로 표시하였다. 청록색 이탤릭체로 나타나는 이차 용어는 일차 용어의 의미를 명확히 한다.

주요단어

- ☐ **caus/o** 불에 타는 듯한
- ☐ **cerebr/o** 대뇌, 뇌
- ☐ **concuss/o** 진탕
- ☐ **contus/o** 타박
- ☐ **encephal/o** 뇌
- ☐ **-esthesia** 감각
- ☐ **esthet/o** 느낌, 신경 감각, 지각 감각
- ☐ **-graphy** 그림이나 기록을 만드는 과정
- ☐ **mening/o** 수막
- ☐ **myel/o** 척수, 골수
- ☐ **neur/i**, **neur/o** 신경
- ☐ **phobia** 공포증
- ☐ **psych/o** 정신
- ☐ **radicul/o** 신경뿌리[신경근]
- ☐ **-tropic** 변화 경향을 가지는, 친화력을 가지는

의학용어

- ☐ **acrophobia** (**ack**-roh-**FOH**-bee-ah) 고소공포증
- ☐ **Alzheimer's disease** (**ALTZ**-high-merz) 알츠하이머병
- ☐ **amyotrophic lateral sclerosis** (ah-**my**-oh-**TROH**-fick **LAT**-er-al skleh-**ROH**-sis) 근육위축가쪽경화증[근위축성측삭경화증]
- ☐ **anesthetic** (**an**-es-**THET**-ick) 마취
- ☐ **anesthetist** (ah-**NES**-theh-tist) 마취전문의
- ☐ **anorexia nervosa** (**an**-oh-**RECK**-see-ah ner-**VOH**-sah) 거식증, 신경성식욕부진
- ☐ **anxiety disorders** 불안 장애
- ☐ **autism** (**AW**-tizm) 자폐증
- ☐ **Bell's palsy** (**PAWL**-zee) 벨 마비, 특발성 얼굴신경마비
- ☐ **carotid ultrasonography** (kah-**ROT**-id **ul**-trah-son-**OG**-rah-fee) 목동맥초음파검사
- ☐ **causalgia** (kaw-**ZAL**-jee-ah) 작열통
- ☐ **cerebral contusion** (**SER**-eh-bral kon-**TOO**-zhun) 뇌진탕
- ☐ **cerebral palsy** (**seh-REE**-bral **PAWL**-zee) 뇌성마비
- ☐ **cerebrovascular accident** (**ser**-eh-broh-**VAS**-kyou-lar) 뇌졸중, 뇌혈관손상
- ☐ **cervical radiculopathy** (rah-**dick**-you-**LOP**-ah-thee) 목뼈신경뿌리병증[경추신경근병증]
- ☐ **claustrophobia** (**klaws**-troh-**FOH**-bee-ah) 폐쇄공포증
- ☐ **cognition** (kog-**NISH**-un) 인지
- ☐ **coma** (**KOH**-mah) 혼수
- ☐ **concussion** (kon-**KUSH**-un) 진탕
- ☐ **cranial hematoma** (**hee**-mah-**TOH**-mah) 두개혈종
- ☐ **delirium** (deh-**LEER**-ee-um) 섬망
- ☐ **delirium tremens** (deh-**LEER**-ee-um **TREE**-mens) 떨림섬망[진전섬망]
- ☐ **delusion** (dee-**LOO**-zhun) 망상
- ☐ **dementia** (dee-**MEN**-shah) 치매
- ☐ **dura mater** (**DOO**-rah **MAH**-ter) 경질막
- ☐ **dyslexia** (dis-**LECK**-see-ah) 읽기 장애, 실독증
- ☐ **echoencephalography** (**eck**-oh-en-**sef**-ah-**LOG**-rah-fee) 뇌초음파검사
- ☐ **electroencephalography** (ee-**leck**-troh-en-**sef**-ah-**LOG**-rah-fee) 뇌파검사, 뇌전도검사
- ☐ **encephalitis** (en-**sef**-ah-**LYE**-tis) 뇌염
- ☐ **epidural anesthesia** (**ep**-ih-**DOO**-ral **an**-es-**THEE**-zee-ah) 경질막바깥마취[경막외 마취]
- ☐ **epilepsy** (**EP**-ih-**lep**-see) 뇌전증
- ☐ **factitious disorders** (fack-**TISH**-us) 인위성 장애
- ☐ **Guillain–Barré syndrome** (gee-**YAHN**-bah-**RAY SIN**-drohm) 길랑–바레 증후군
- ☐ **hallucination** (hah-**loo**-sih-**NAY**-shun) 환각
- ☐ **hemorrhagic stroke** (**hem**-oh-**RAJ**-ick) 출혈성 뇌졸중
- ☐ **hydrocephalus** (**high**-droh-**SEF**-ah-lus) 수두증
- ☐ **hyperesthesia** (**high**-per-es-**THEE**-zee-ah) 감각과민
- ☐ **ischemic stroke** (iss-**KEE**-mick) 허혈성 뇌졸중
- ☐ **lethargy** (**LETH**-ar-jee) 졸음증[기면]
- ☐ **meningitis** (**men**-in-**JIGH**-tis) 수막염
- ☐ **meningocele** (meh-**NING**-goh-**seel**) 수막탈출증
- ☐ **migraine headache** (**MY**-grayn) 편두통
- ☐ **multiple sclerosis** (skleh-**ROH**-sis) 다발성경화증
- ☐ **myelitis** (**my**-eh-**LYE**-tis) 척수염, 골수염
- ☐ **myelography** (**my**-eh-**LOG**-rah-fee) 척수조영술
- ☐ **narcolepsy** (**NAR**-koh-**lep**-see) 발작수면
- ☐ **neurotransmitters** (**new**-roh-trans-**MIT**-erz) 신경전달물질
- ☐ **obsessive-compulsive disorder** 강박장애
- ☐ **panic attack** 공황발작
- ☐ **paresthesia** (**pair**-es-**THEE**-zee-ah) 감각이상
- ☐ **Parkinson's disease** 파킨슨병
- ☐ **peripheral neuropathy** (new-**ROP**-ah-thee) 말초신경병증
- ☐ **post-traumatic stress disorder** 외상성 스트레스 장애
- ☐ **Reye's syndrome** (**RIZE SIN**-drohm) 라이증후군
- ☐ **schizophrenia** (**skit**-soh-**FREE**-nee-ah) 조현병
- ☐ **sciatica** (sigh-**AT**-ih-kah) 궁둥신경통
- ☐ **seizure** (**SEE**-zhur) 발작
- ☐ **shaken baby syndrome** 흔들린 (아이) 증후군
- ☐ **syncope** (**SIN**-koh-pee) 실신
- ☐ **trigeminal neuralgia** (try-**JEM**-ih-nal new-**RAL**-jee-ah) 삼차신경통

학습목표

이 장을 학습하고, 다음을 할 수 있어야 한다.

1. 신경계통의 기능과 구조를 설명할 수 있다.
2. 신경계통의 주요 부분을 확인하고, 위치와 기능에 따라 각각의 구조들을 설명할 수 있다.
3. 신경계통 장애를 다루는 의학적 전문가를 설명할 수 있다.
4. 신경계통의 병태생리학적, 진단적, 그리고 치료과정과 관련된 용어를 발음하고, 철자를 쓰며, 정의하고 이해할 수 있다.
5. 정신건강 장애의 병태생리학적, 진단적, 그리고 치료과정과 관련된 용어를 발음하고, 철자를 쓰며, 정의하고 이해할 수 있다.

신경계통의 기능
FUNCTIONS OF THE NERVOUS SYSTEM

뇌를 중심으로 하는 신경계통(nervous system)은 모든 신체 움직임을 조정하고 통제한다. 뇌가 기능을 멈추면 인체는 죽음에 이르게 된다.

신경계통의 구조
STRUCTURES OF THE NERVOUS SYSTEM

신경계통의 주요 구조는 신경, 뇌, 척수, 감각기관이다. 눈, 귀, 코, 피부, 혀의 감각기관은 다른 장에서 다룬다.

신경계통의 구성 Divisions of the Nervous System

신경계통은 두 개의 주요 부분으로 구분된다: 중추와 말초신경계(그림 10.1).

- **Central nervous system** (CNS, 중추신경계)는 뇌와 척수를 포함하며, 정보를 받아 처리하고 신체의 모든 활동을 조절한다.
- **Peripheral nervous system** (PNS, 말초신경계)는 뇌로부터 뻗은 12쌍의 뇌신경과 척수로부터 뻗은 31쌍의 척수신경을 포함한다. 말초신경계의 기능은 중추신경계로 신경 신호를 주고받는 것이다.

신경 The Nerves

Nerve (신경)은 신체의 여러 부분들과 뇌, 척수를 연결시켜주는 *neurons* (신경세포; 신호를 전달하는 섬유)의 하나 또는 그 이상의 집합이다. **Tract (신경로)**는 뇌 또는 척수 내에 위치한 신경섬유의 다발 또는 집합이다.

- *Ascending tracts* (오름신경로[상행신경로])는 뇌의 방향으로 신경자극을 전달한다.

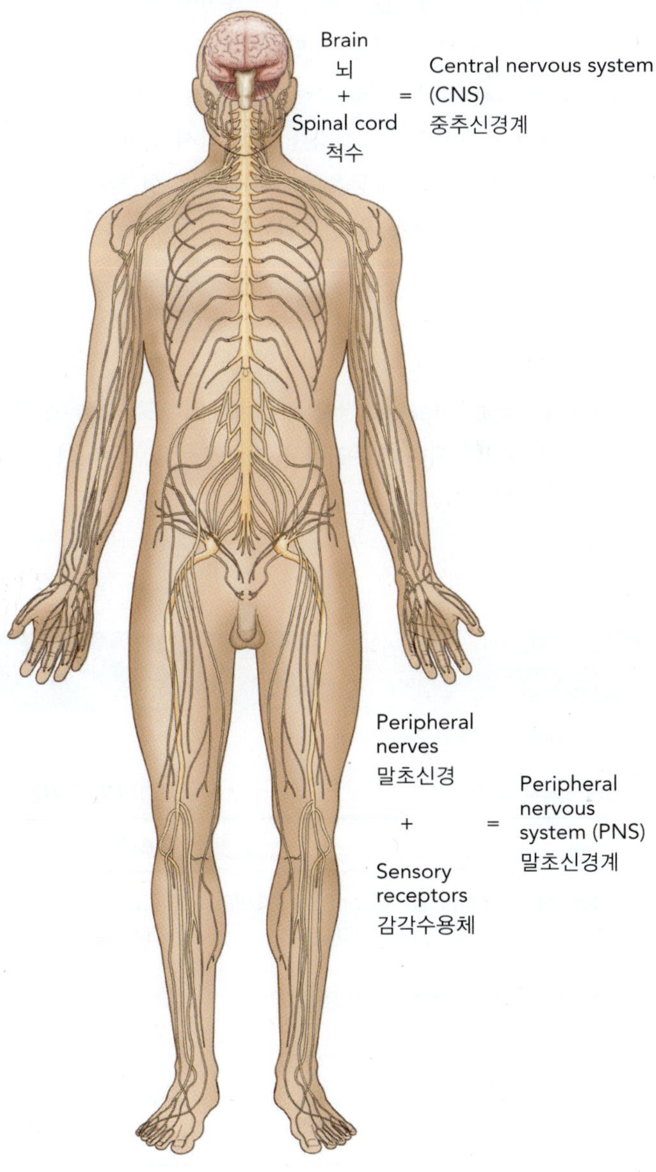

그림 10.1 중추와 말초신경계의 구조적 구성

- *Descending tracts* (내림신경로[하행신경로])는 뇌로부터 멀어지는 방향으로 신경자극을 전달한다.
- Ganglion (GANG-glee-on; 신경절)은 중추신경계 바깥에 있는 신경세포체의 집단이다(복수형, *ganglia* 또는 *ganglions*). **주의:** 또한 이 용어는 낭포성 종양(양성 종양)인 '결절종'이란 의미로도 사용된다.
- Innervation (in-err-VAY-shun; 신경지배)는 특정 신체부위의 신경을 지배하는 것이다.
- Plexus (PLECK-sus; 얼기[신경총])는 교차하는 신경들(복수형, *plexuses*)의 회로망이다(**그림 10.8A**). 또한 얼기는 혈관이나 림프관들이 교차하는 회로망으로 묘사된다.
- Receptors (**수용기**)는 외부자극을 받아들이는 감각장기(눈, 귀, 피부, 코와 혀의 맛봉오리)의 부위이다. 수용기는 자극을 감각신경을 통해 뇌로 전달하여 해석한다.
- Stimulus (**자극**)은 신경을 활성화시키거나 흥분시키는 어떤 것, 즉 충동을 일으킨다(복수형, *stimuli*). *Impulse* (흥분충동)은 신경섬유와 신경세포를 통한 흥분성 전달파이다.

반사 The Reflexes

Reflex (REE-flecks; 반사)는 신체 내부 또는 외부에 발생한 어떤 변화에 대한 자동적이고 불수의적인 반응이다. 반사작용에 대한 예는 다음과 같다.

- 심박수의 변화, 호흡수, 혈압
- 기침, 재채기
- 통증자극 반응
- 심부힘줄 반사(4장 참조)

신경세포 The Neurons

Neurons (NEW-ronz; 신경세포)는 인체의 다른 부분이 서로 소통할 수 있게 해 주는 신경계통의 기본 세포이다.

- 인체에는 전기화학적인 과정을 통해 전신으로 흥분충동을 전달하는 수십억 개의 신경세포가 있다. 뇌에서는 이런 전기화학적인 과정이 신경세포의 전기적 활동패턴을 만들어내며 이를 뇌파라고 부른다. 뇌파는 활발한 활동기, 휴식기, 수면기 동안 다양한 형태로 나타난다.
- 신경세포는 기능에 따라 세 가지 유형으로 분류된다. 신경세포의 명명체계는 **표 10-1**에 요약되어 있다. A-C-E는 이름을 기억하는 데 도움을 줄 수 있고, S-A-M은 그것들의 기능을 기억하는 데 도움을 줄 것이다.

신경세포의 부분 Neuron Parts

각각의 신경세포는 세포체, 여러 개의 가지돌기, 축삭, 종말 섬유로 구성된다(**그림 10.2**).

- Dendrites (DEN-drytes; 가지돌기[수상돌기])는 세포체의 전도와 흥분충동을 받아들이는 뿌리와 같은 돌기이다. 세포체에서 외부로 돌출된 가지돌기와 축삭을 *process* (돌기)라고 한다.

표 10-1

신경세포의 형태와 기능

신경세포의 유형	신경세포의 기능
"ACE"	**"SAM"**
Afferent neurons (**AF**-er-ent) 들신경세포 *Afferent* 는 "가까이"라는 의미이다.	*Sensory neurons* (감각신경세포)라고 불리며, 이 신경세포들은 감각기관과 피부에서 나와 감각기관으로부터 뇌와 척수로 자극을 전달한다.
Connecting neurons 연결신경세포	*Associative neurons* (연합신경세포)라고 불리며, 이 신경세포들은 들신경과 날신경세포를 연결한다.
Efferent neurons (**EF**-er-ent) 날신경세포 *Efferent* 는 "멀리 떨어진"이라는 의미이다.	*Motor neurons* (운동신경세포)라고 불리며, 이 신경세포들은 뇌와 척수로부터 근육과 분비샘을 향해 자극을 전달한다.

- Axon (ACK-son; 축삭)은 세포체로부터 멀리 뻗어 있으며 신경세포로부터 자극을 전달한다. 축삭은 92 cm보다 긴 것도 있다. 그러나 대개의 축삭들은 백색지방조직에 의해 덮여 보호되며 이것을 myelin sheath (말이집)이라 부른다.
- Terminal end fibers **(종말섬유)**는 신경흥분충동으로 인해 축삭에서 연접하게 되는 축삭의 끝에 있는 가지섬유이다.
- Synapse (SIN-apps; 연접)은 두 개의 신경세포 또는 한 개의 신경세포와 한 개의 수용체 사이의 공간을 말한다. 신경세포는 소수의 연접이나 수백 개의 연접을 가지고 있다.

신경전달물질 Neurotransmitters

Neurotransmitters (new-roh-trans-MIT-erz; 신경전달물질)은 목표하고자 하는 수용기에 신경세포로부터 연접교차에 의해 신호를 전달하는 화학적인 물질이다. 이것은 200~300개 정도가 있다. 각각의 신경전달물질은 신경축삭 말단에 위치해 있으며, 특별한 기능을 가지고 있다.

- *Acetylcholine* (ass-eh-til-KOH-leen; 아세틸콜

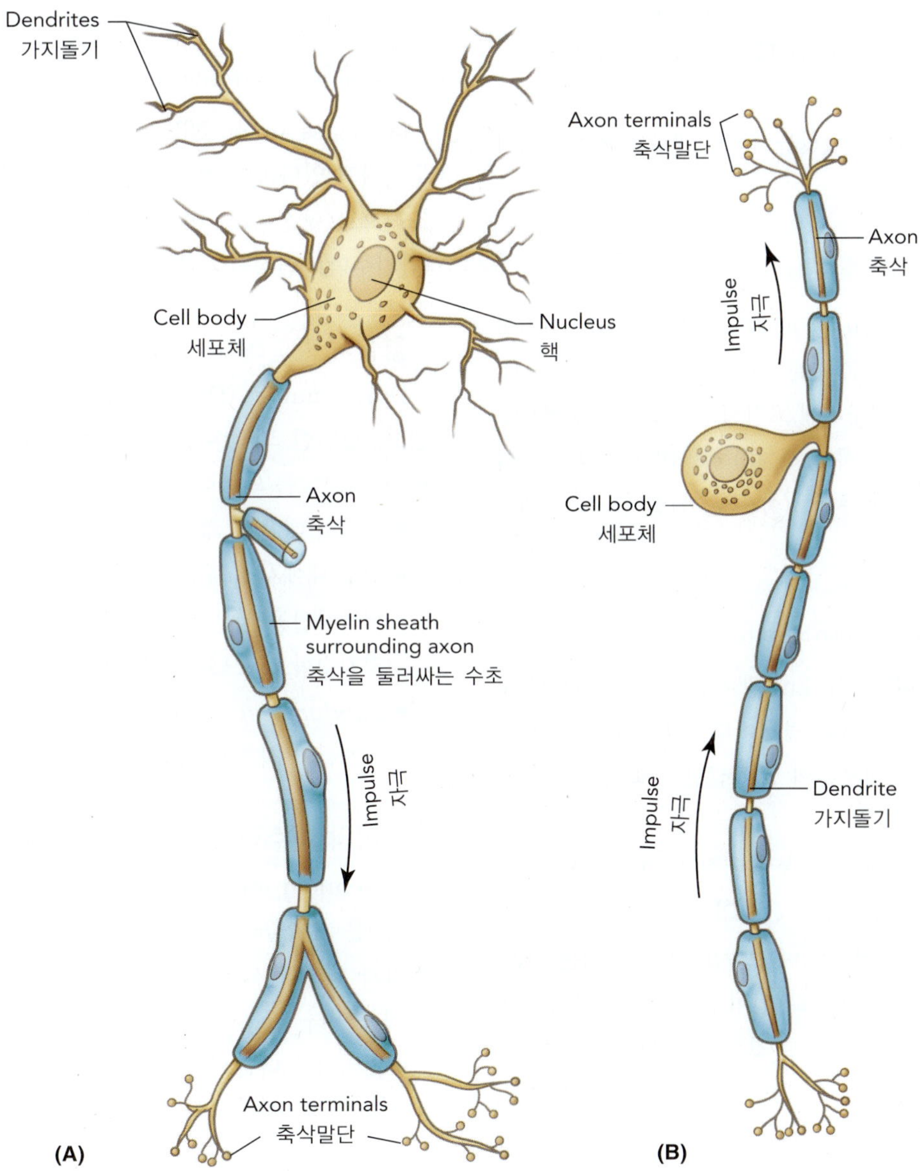

그림 10.2 두 신경세포의 구조. (A) 날(운동)신경세포 (B) 들(감각)신경세포

린)은 척수 중 일부 연접에서 또는 신경근육 연접에서 분비된다. 근육활동에 영향을 준다.

- *Dopamine* (DOH-pah-meen; 도파민)은 뇌에서 분비된다. 도파민의 과다분비는 조현병, 기분 및 사고장애, 파킨슨병과 같은 비정상적인 움직임과 관련이 있다.
- *Endorphins* (en-DOR-fins; 엔돌핀)은 통증을 완화하기 위해서 자연적으로 뇌에서 분비되는 물질이다.
- *Norepinephrine* (nor-ep-ih-NEF-rin; 노르에피네프린)은 스트레스요인에 대한 반응으로 저장된 포도당을 방출시키고, 혈압 및 심박동수를 증가시켜 각성과 흥분을 일으킨다. 또한 신체의 싸움-도주반응의 일환으로 부신에서 분비되는 호르몬이기도 하다(13장 참조).
- *Serotonin* (sehr-oh-TOH-nin 또는 seer-oh-TOH-nin; 세로토닌)은 뇌에서 방출된다. 수면, 배고픔, 기쁨을 인식하는 역할을 한다. 때로는 기분장애와도 관련이 있다.

아교세포 Glial cell

Glial cells (GLEE-ul; 아교세포)는 신경세포를 지지하고 보호하는 기능으로 다음과 같이 4가지의 기능을 한다. (1) 신경세포를 둘러싸고 제자리에 고정시키는 것, (2) 신경세포에 영양소와 산소를 공급하는 것, (3) 하나의 신경세포를 다른 신경세포와 분리시키는 것, (4) 죽은 신경세포를 파괴하고 제거한다.

말이집[수초] The Myelin Sheath

Myelin sheath (MY-eh-lin; 말이집)은 아교세포로 구성된 축삭을 보호하기 위한 덮개이다. 뇌의 백색질과 척수의 일부분, 그리고 대부분의 말초신경의 축삭을 감싼다 (그림 10.2).

- *White matter* (백색질)은 말이집을 가지고 있는 신경섬유의 부분이다. 막은 흰색의 섬유로 되어 있다. *Myelinated* (말이집 형성[수초화])이라는 용어는 myelin sheath (말이집)으로 덮여 있음을 의미한다. 이 신경섬유를 흰색으로 만드는 것은 이 말이집의 색이다.
- *Gray matter* (회색질)은 말이집이 없는 신경 부분이고, 회색이다. *Unmyelinated* (민말이집)이라는 용어는 말이집이 없다는 것을 의미한다. 말이집이 없는 부분은 대뇌와 소뇌의 피질 그리고 척수의 중심부로 색깔이 갈색빛 회색(brownish-gray)을 띤다.

중추신경계 THE CENTRAL NERVOUS SYSTEM

Central nervous system (CNS, 중추신경계)는 뇌와 척수로 구성되어 있다. 뇌와 척수는 머리뼈와 척추뼈에 의해 외부로부터 보호되고 있으며, 3장에서 설명하였다. 골격 내부의 뇌와 척수는 뇌척수막과 척수액에 의해 보호되고 있다 (그림 10.3).

뇌척수막 The Meninges

Meninges (meh-NIN-jeez; 뇌척수막)은 뇌와 척수를 둘러싸고 있다(단수형, *meninx*). 뇌척수막은 세 층의 결합조직으로 구성된다. 이것은 바깥쪽에서부터 경질막, 거미막[지주막], 연질막이 있다(그림 10.3).

경질막 The Dura Mater

Dura mater (DOO-rah MAH-ter; 경질막)은 두껍고, 단단한 뇌척수막의 바깥막이다. *Dura*는 단단함을, *mater*는 막을 의미한다.

- 머리뼈 내에서, 경질막은 머리뼈의 내면을 덮고 있다.
- 척주 내에서 *epidural space* (ep-ih-DOO-ral; 경질막바깥공간)은 척주와 경질막 사이의 공간으로 지방과 지지결합조직으로 이루어져 경질막에 쿠션역할을 한다.
- *Subdural space* (sub-DOO-ral; 경질막밑공간)은 두개골과 척추에서 경질막과 거미막 사이에 위치한다.

거미막[지주막] The Arachnoid Membrane

Arachnoid membrane (ah-RACK-noid; 거미막[지주막])은 거미줄과 유사하며, 뇌척수막의 두 번째 층으로 경질막과 연질막 사이에 위치해 있다. *Arachnoid*는 거미와 관계가 있다.

- 거미막은 다른 수막에 느슨하게 붙어 있는 막으로서 막과 막 사이에 뇌척수액이 흐를 수 있는 공간을 가지고 있다.
- *Subarachnoid space* (거미막밑공간[지주막하공간])

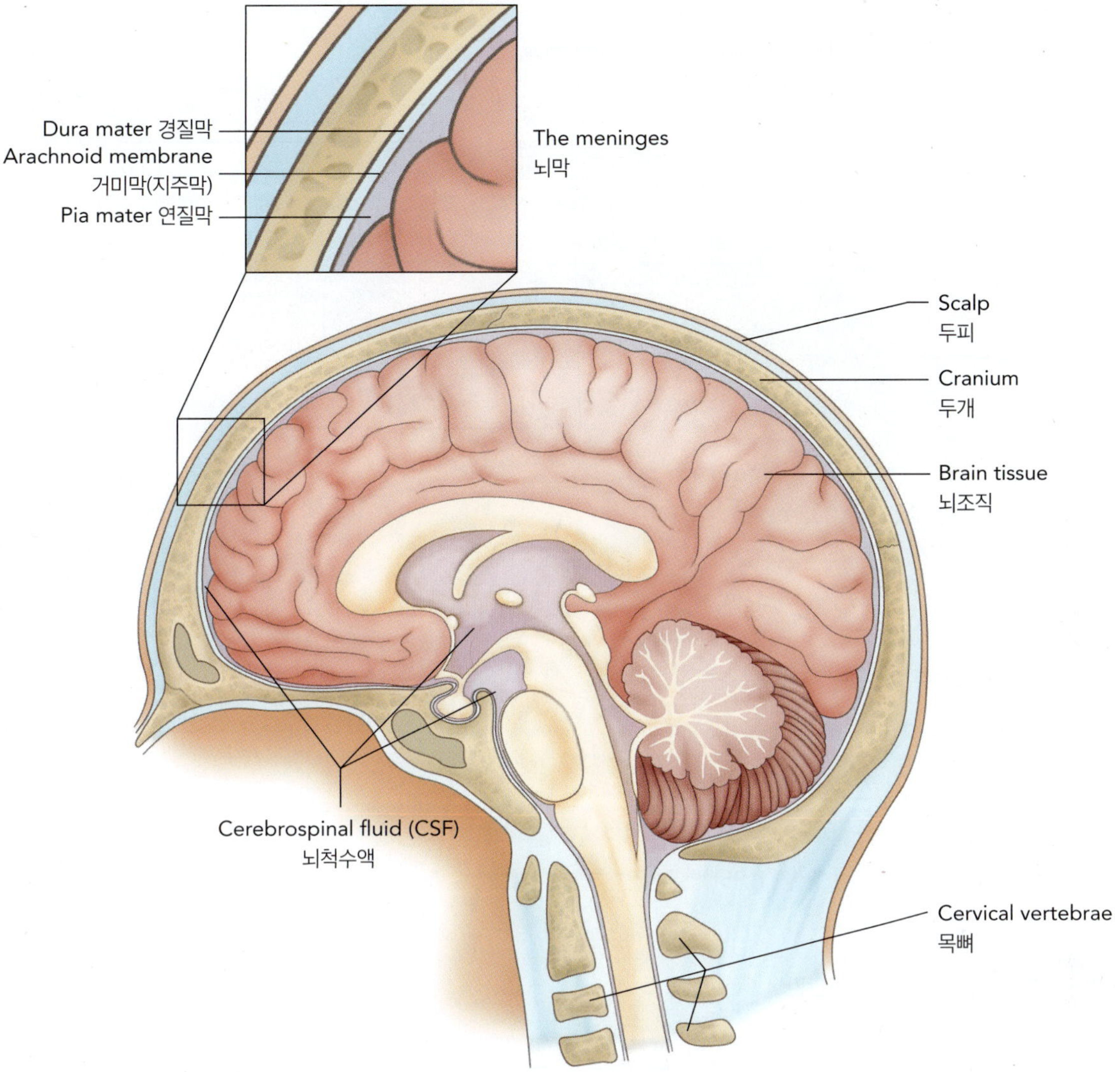

그림 10.3 **보호 덮개막을 보여주는 뇌의 횡단면. 뇌척수액은 보라색으로 표시하였다.**

은 거미막 아래와 연질막 위에 위치해 있으며 뇌척수액을 함유하고 있다.

연질막 The Pia Mater

뇌척수막의 세 번째 층인 pia mater (PEE−ah MAH−ter; 연질막)은 뇌와 척수에 가장 가까이 있다. 혈관에 풍부하고 정교한 결합조직으로 구성되어 있다. *Pia*는 '부드럽거나 정교한'이라는 의미이고, *mater*는 막이라는 의미이다.

뇌척수액 Cerebrospinal Fluid

Cerebrospinal fluid (ser−eh−broh−SPY−nal; 뇌척수액)은 *spinal fluid*라고도 하는데, 대뇌와 뇌줄기의 중앙에 위치한 4개의 뇌실에 특수한 모세혈관에서 생산되며 (그림 10.3, 그림 10.4), 이것은 투명하고, 무색이며, 물과 유사한 액체로 뇌와 척수 주변에 흐르고 있다. 뇌척수액의 기능은:

- 손상과 충격으로부터 장기를 보호하는 완충역할을 한다.
- 뇌와 척수에 영양소와 화학물질을 운반한다.

뇌의 부분들 The Parts of the Brain

뇌 부분은 그림 10.4와 그림 10.6에 보여주고 있다. 뇌의 부분들에 의해 조절되는 신체기능은 **표 10−2**에 요약되어 있다. 생명과 관련된 가장 필수적인 기능은 뇌에서 가장 보호되는 부분에 위치해 있다.

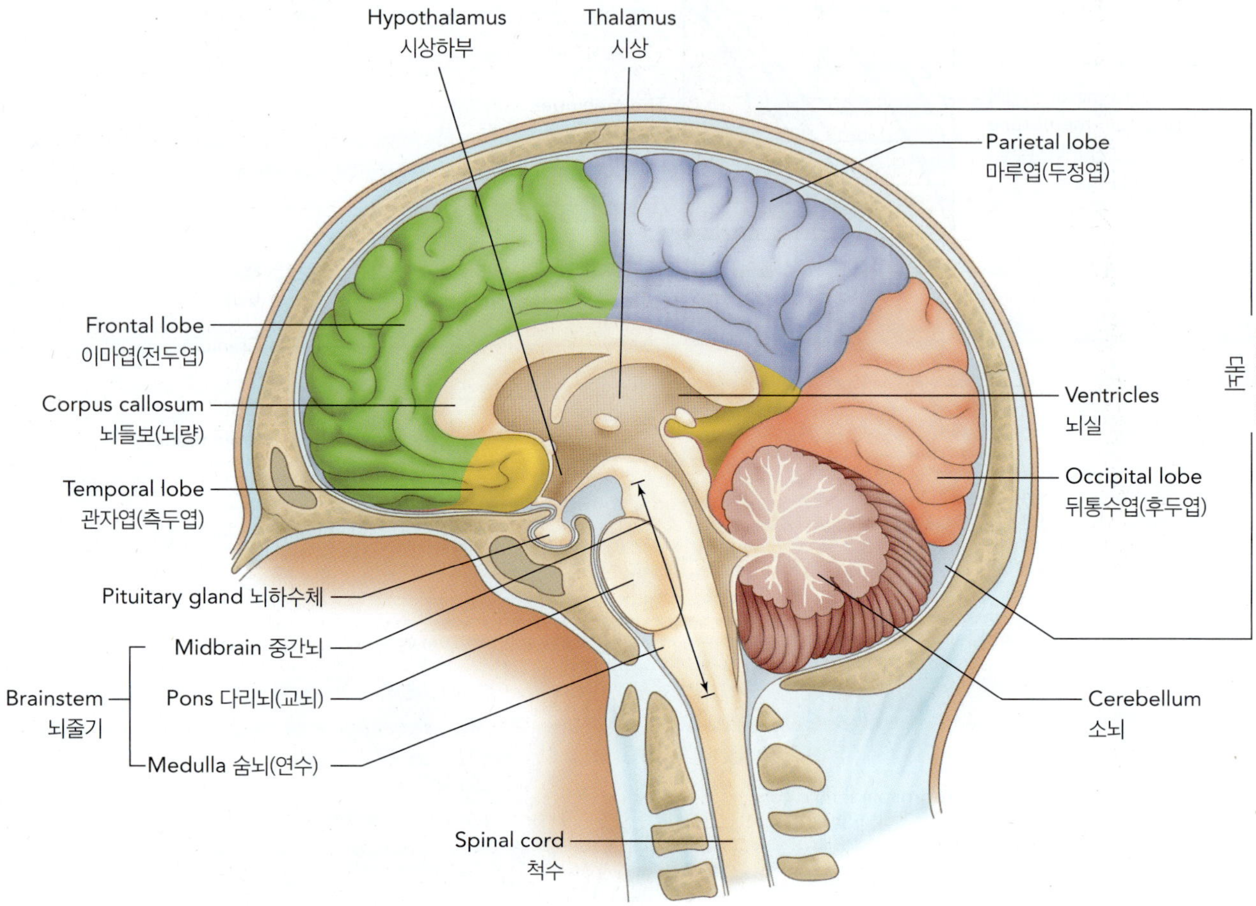

그림 10.4 뇌의 주요 부위를 보여주는 횡단면

표 10-2

뇌의 부분과 그 기능

뇌의 부분	기능
Cerebrum 대뇌–가장 크고 뇌의 가장 윗부분에 위치하며 4개의 엽으로 구성되어 있다.	판단, 기억, 연상과 비판적 사고를 포함한 가장 높은 수준의 사고를 통제한다. 또한 감정처리와 모든 수의근 활동을 조절한다.
Thalamus 시상–대뇌 아래에 위치해 있다.	척수와 중간뇌에서 대뇌겉질로 감각자극을 중계하며, 일부 자극을 억제하거나 확대한다.
Hypothalamus 시상하부–시상의 아래에 위치해 있다.	생명과 관련된 신체기능을 조절한다(표 10–3).
Cerebellum 소뇌–대뇌 아래 뒷쪽에 위치해 있다.	원활하고 안정적인 움직임을 위해 근육활동과 균형을 조정한다.
Brainstem 뇌줄기–중간뇌, 다리뇌, 숨뇌로 구성되어 있다. 뇌의 가장 아래쪽에 위치하며, 뇌와 척수를 연결해 준다.	생존에 필요한 기능(호흡, 소화, 심박동, 혈압)과 의식회복을 조절하는 기능을 한다.

대뇌 The Cerebrum

Cerebrum (seh-REE-brum; 대뇌)는 가장 크고, 뇌의 가장 윗부분에 위치한다. 사고, 판단과 기억과 감정의 모든 부분을 담당하고 있을 뿐만 아니라 운동 및 감각기능을 제어하고 통합하는 역할을 한다. 대뇌(*cerebrum*)와 소뇌(*cerebellum*)는 유사한 단어이지만 뇌의 다른 부분을 말하고 있음을 명심해야 한다. **기억 도움:** 소뇌(*cerebellum*)는 대뇌(*cerebrum*)의 아래(below)에 있다.

- Cerebral (seh-REE-bral; 대뇌)라는 말은 대뇌(cerebrum)와 뇌(brain)를 의미하는 용어이다(**cerebr**는 뇌를, **-al**은 관련된을 뜻한다).
- Cerebral cortex (**대뇌겉질**[대뇌피질])은 회색질로 구성되며, 대뇌의 바깥층이고 틈새(fissure)라고 알려진 깊은 주름이 배열되어 있다(그림 10.6).
  - *Gyri* (이랑; 단수는 *gyrus*)은 대뇌겉질부위인 회색질의 불룩한 주름을 의미한다.
  - *Sulci* (고랑, 단수는 *sulcus*)은 대뇌겉질의 틈새 혹은 *fissure* (열)이다. 여기에서 사용된 것과 같이 틈새는 정상적으로 발생하는 깊은 홈이다. 피부틈새와 같은 갈라짐 궤양은 12장에서 논의된다.

대뇌반구 The Cerebral Hemispheres

두 개의 **대뇌반구**는 *corpus callosum* (KOR-pukah-LOH-sum; 뇌들보)에 의해 하부 중간지점에서 연결되어 있다(그림 10.5).

- *Left cerebral hemisphere* (왼쪽 대뇌반구)는 신체의 오른쪽에 있는 기능의 대부분을 제어한다. 왼쪽 반구의 손상은 신체의 오른쪽에 감각과 운동 장애를 일으킨다.
- *Right cerebral hemisphere* (오른쪽 대뇌반구)는 신체의 왼쪽에 있는 대부분의 기능을 제어한다. 오른쪽 반구의 손상은 신체의 왼쪽에 감각과 운동 장애를 일으킨다.
- 이 현상을 가능하게 하는 신경 섬유의 교차는 뇌줄기에서 일어난다(그림 10.4).

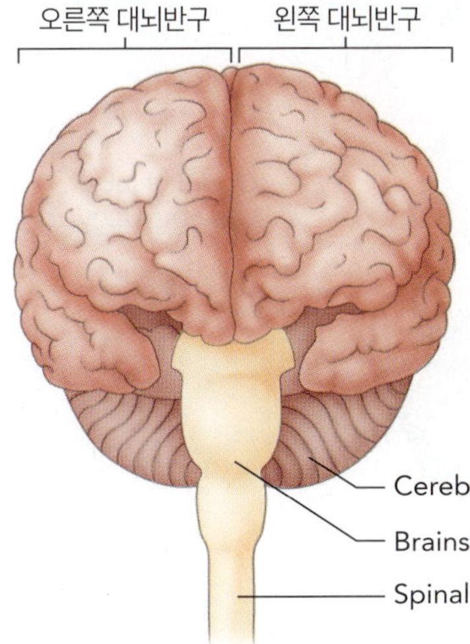

그림 10.5 **좌 · 우 대뇌반구가 나뉘는 것을 앞에서 본 모습**

대뇌의 엽 The Cerebral Lobes

대뇌의 각 반구는 4개의 엽(lobes)으로 나뉘고, 각각의 엽은 뇌를 덮는 뼈 이름을 따서 명명되었다(그림 10.6).

- *Frontal lobe* (이마엽[전두엽])은 숙련된 운동기능, 기억과 행동을 조절한다.
- *Parietal lobe* (마루엽[두정엽])은 혀, 피부와 근육의 감각수용기로부터 신경흥분충동을 해석하고 받아 들인다.
- *Occipital lobe* (뒤통수엽[후두엽])은 시력을 조절한다.
- *Temporal lobe* (관자엽[측두엽])은 청각과 후각을 조절하고 새로운 정보를 창조, 저장, 접속하는 능력을 갖는다.

시상 The Thalamus

Thalamus (THAL-ah-mus; 시상)은 대뇌의 아래에 위치해 있으며, 신체의 감각기관에서 대뇌로 흥분을 전달하여 감각을 만든다.

시상하부 The Hypothalamus

Hypothalamus (high-poh-THAL-ah-mus; 시상하부)는 시상 아랫쪽에 위치하며(그림 10.4), 7가지 주요 조절 기능이 있다. 이는 **표 10-3**에 요약되어 있다.

소뇌 The Cerebellum

Cerebellum (ser-eh-BELL-um; 소뇌)는 뇌에서 두 번째 큰 부분이다. 머리 뒷부분이며, 대뇌의 뒤쪽 아래에 위치한다(그림 10.4, 그림 10.6).

- 소뇌는 신체 자세, 근육긴장도, 관절 내 움직임에 관련하여 유입된 정보를 받는다. 유입된 정보는 뼈대근육의 움직임을 뇌의 다른 부분으로 전달한다.

- 소뇌의 일반적인 기능은 정상 자세를 지탱하고 평형을 유지하며, 매끄럽고 조정된 운동을 형성한다.

뇌줄기[뇌간] The Brainstem

Brainstem (**뇌줄기[뇌간]**)는 뇌의 줄기와 같은 부분으로 대뇌반구와 척수를 연결한다. 이는 중간뇌, 다리뇌, 숨뇌의 세 부분으로 구성된다(그림 10.4).

- Midbrain (**중간뇌**)과 pons (**다리뇌[교뇌]**)는 뇌의 상부와 하부 중추의 전도 경로를 제공한다. 또한 시각 및 청각 자극에 반응하여 눈과 머리 움직임에 대한 반사를 제어한다. Pons는 다리를 뜻하는 라틴어이다.
- **Medulla oblongata** (meh-DULL-ah ob-long-GAH-tah; 숨뇌)라고도 알려져 있으며, 뇌줄기의 가장 아래 부분에 위치하며, 척수와 연결되어져 있다. 호흡, 심박수, 혈압을 조절하는 기본적인 생존기능은 물론 기침, 재채기, 삼키기, 구토 등에 대한 반사작용도 조절한다.

척수 The Spinal Cord

Spinal cord (**척수**)는 뇌줄기의 끝 부분에서 시작하여 거의 척추의 바닥까지 계속 이어지는 길고 부서지기 쉬운 관 모양의 구조이다(그림 10.1).

- 척수에는 팔다리와 신체의 하부에 영향을 미치는 모든 신경이 들어 있으며 뇌를 오가는 자극의 통로 역할을 한다.
- 척수는 뇌척수액과 뇌수막으로 둘러싸여 보호된다.

표 10-3

시상하부의 조절 기능

1. 자율신경계의 조절과 통합으로 심박수, 혈압, 호흡률, 소화관 활동 등을 조절	5. 갈증을 관리함으로써 수분균형을 조절
2. 기쁨과 공포를 포함한 정서 반응을 조절	6. 수면-각성주기 조절
3. 체온 조절	7. 뇌하수체와 내분기계통 활동을 조절(13장 참조)
4. 공복감을 관리함으로써 음식섭취 조절	

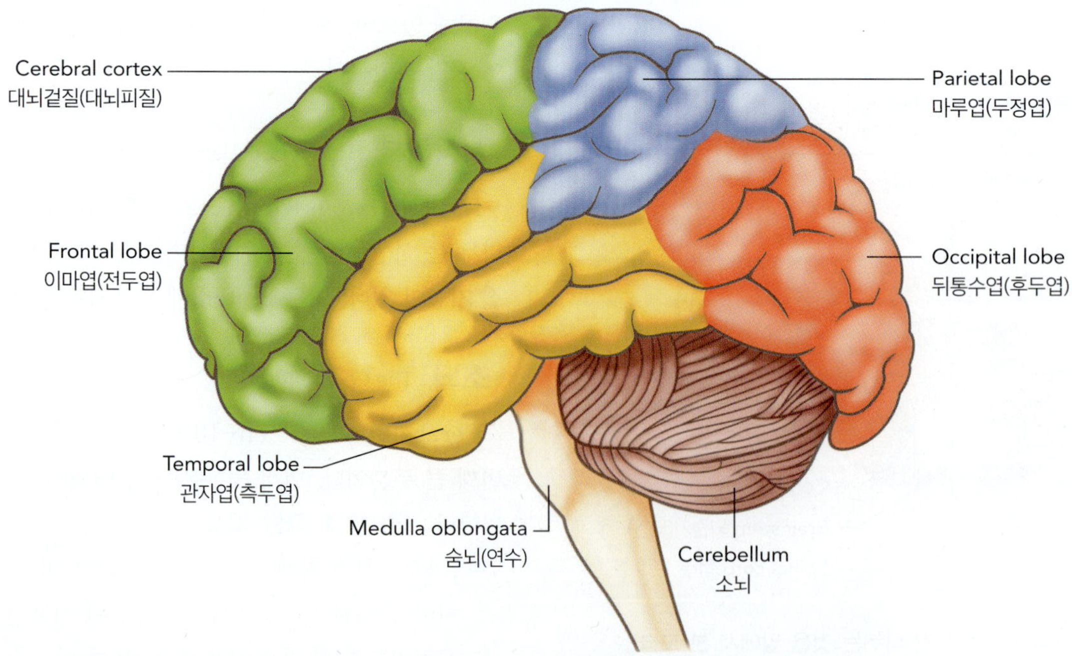

그림 10.6 대뇌의 4개의 엽과 숨뇌외 소뇌를 보여주는 왼쪽 측면의 뇌의 외형. 대뇌피질은 대뇌의 바깥층이다.

말초신경계
THE PERIPHERAL NERVOUS SYSTEM

Peripheral nervous system **(말초신경계)**는 12쌍의 뇌신경(뇌로부터 뻗어 나옴)과 31쌍의 척수신경(척수로부터 뻗어 나옴)으로 구성된다. *Peripheral*는 신체의 중심에서 멀리 떨어져 있는 신체부위를 의미한다.

3가지 형태의 특성화된 말초신경은 중추신경계와 신호를 주고받는다. 이들은 자율신경섬유, 감각신경섬유, 체성신경섬유이다.

- *Autonomic nerve fibers* (자율신경섬유)는 자율신경계로부터 신체기관과 분비샘으로 지시를 전달한다.
- *Sensory nerve fibers* (감각신경섬유)는 물질의 감촉 등과 같은 외부 자극을 받아서, 이 정보를 해석하는 뇌에 전달한다.
- *Motor nerve fibers* (운동신경섬유)라고도 알려진 *Motor nerve fibers* (체성신경섬유)는 신체의 수의적 근육움직임을 제어하는 정보를 전달한다.

뇌신경 The Cranial Nerves

12쌍의 cranial nerves **(뇌신경)**는 뇌의 아래 부분에서 기시한다. 한 쌍의 신경은 좌우 신체에 각각 분포되며 두 신경의 기능과 구조는 같다. 뇌신경은 로마자로 표시되며, 이들이 분포되는 부분이나 기능에 따라 이름이 붙여졌다**(그림 10.7)**.

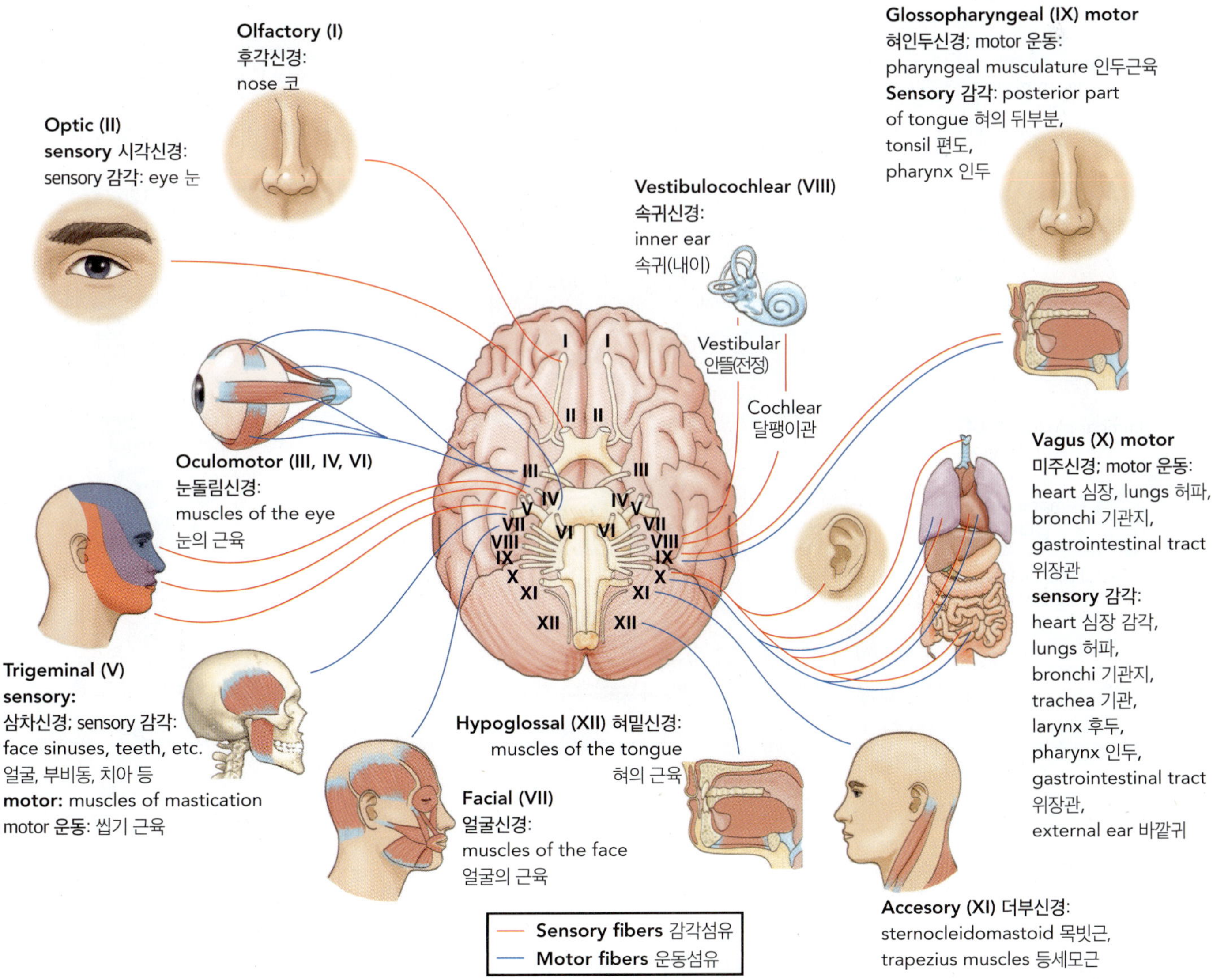

그림 10.7 뇌신경들은 로마숫자로 표시하였으며 분포하는 영역이나 기능에 따라 명명된다.

말초척수신경 The Peripheral Spinal Nerves

31쌍의 **peripheral spinal nerve (말초척수신경)**은 신체에 분포되는 부분을 토대로 보통 그룹화된다.

- 각 부분 내에서 신경은 숫자화 되어져 있다. 목신경은 C1–C8, 가슴신경은 T1–T12, 허리신경은 L1–L5, 엉치신경은 S1–S5이다(그림 10.8B).
- 척수신경은 간혹 다른 신경들이 합해져 특정 부분에 분포하는 신경얼기(plexus)를 형성한다. 그림 10.8A에서 보는 허리신경얼기는 처음 4개의 허리신경(L1–L4)으로 구성되고 등 아래 부분으로 전달된다.

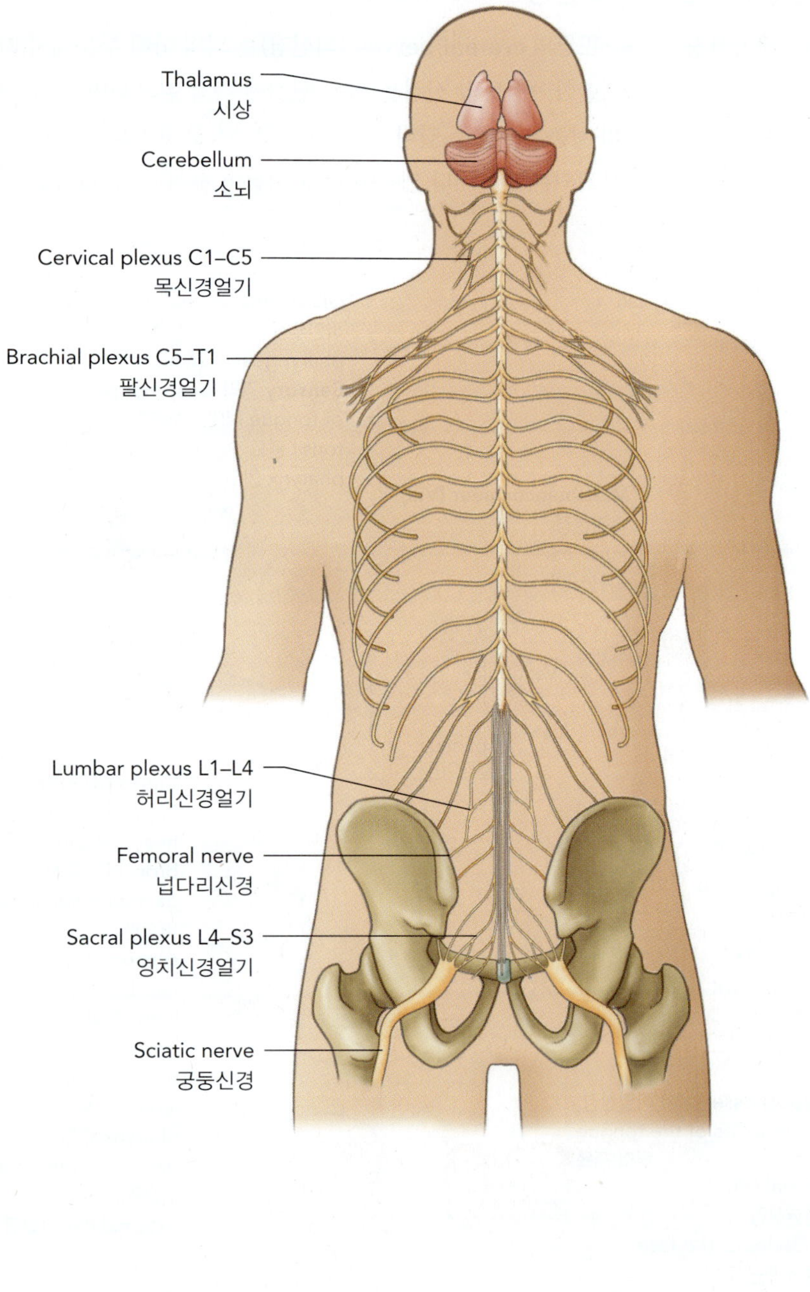

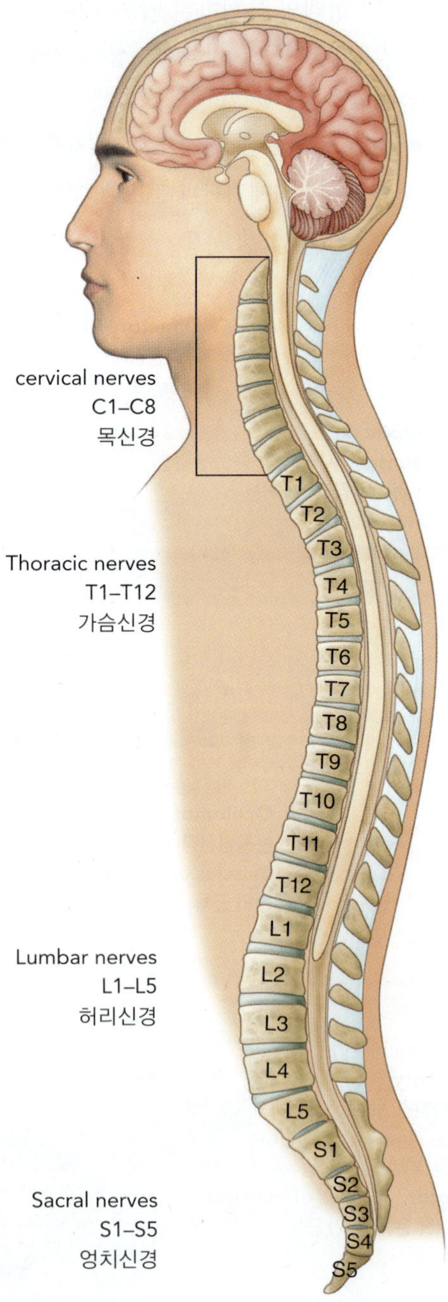

그림 10.8 (A) 대부분 척수신경얼기는 상응하는 척추뼈에 따라 명명된다. (B) 각 척추위치에 따라 신경은 명명된다.

자율신경계
THE AUTONOMIC NERVOUS SYSTEM

Autonomic nervous systems **(자율신경계)**는 내장기관의 기능과 같은 신체의 불수의적 활동을 조절한다. 자율신경계는 교감신경계와 부교감신경계로 구성된다. 항상성을 유지하기 위해 교감신경계와 부교감신경계는 균형을 이룬다. *Homeostasis* (hoh−mee−oh−STAY−sis; 항상성)은 신체의 내부 환경을 일정하게 유지하는 과정이다.

- Sympathetic nervous system (SNS, 교감신경계)는 위급한 상황이나 스트레스 시 호흡률, 심박수 및 근육의 혈류량을 증가시켜 신체를 준비하게 한다. 이 신경은 실제 또는 가상의 위험에 대한 신체의 자연스런 반응인 *fight−or−flight response* (싸움−도주반응)의 일부로 자극을 받는다.
- Parasympathetic nervous system (PNS, 부교감신경계)는 스트레스 반응 이후 신체반응이 정상으로 돌아가는 것이다. 정서적이나 물리적인 스트레스가 아닌 정상환경에서 정상적인 신체기능을 유지하게 한다.

신경계통 및 정신건강과 관련된 전문의료인
MEDICAL SPECIALTIES RELATED TO THE NERVOUS SYSTEM AND MENTAL HEALTH

- Anesthesiologist (an−es−thee−zee−OL−oh−jist; 마취전문의)는 수술 전이나 수술 동안에 마취약을 투여하는 의사이다(an−은 없다를, esthesi/o는 감각을, −logist는 전문가를 뜻한다).
- Anesthetist (ah−NES−theh−tist; 마취사)는 의사는 아니지만 마취를 돕는 훈련된 사람이며, 예를 들어 마취간호사가 있다(an−은 없다를, esthet는 감각을, −ist는 전문가를 뜻한다).
- Neurologist (new−ROL−oh−jist; 신경과의사)는 신경계통의 장애와 질병을 다루고 진단하는 전문가이다(neur/o는 신경을, −logist는 전문가를 뜻한다).
- Neurosurgeon **(신경외과의사)**는 신경계통 수술을 전문으로 하는 의사이다.
- Psychiatrist (sigh−KYE−ah−trist; 정신과의사)는 화학물 의존, 정서적 문제 그리고 정신 장애의 진단과 치료를 전문으로 하는 의사이다(psych는 정신을, −iatrist는 전문가를 뜻한다). 정신과의사는 약물을 처방할 수 있다.
- Psychologist (sigh−KOL−oh−jist; 심리학자)는 박사학위를 가지고 있지만 의사가 아닌 전문가로, 정서적 문제와 정신 장애를 평가하고 치료한다(psych/o는 정신을, −logist는 전문가를 뜻한다).
- *Social worker* (사회복지사)는 일반적으로 석사 학위(MSW)를 가진 훈련된 치료사이다.

신경계통 병리학
PATHOLOGY OF THE NERVOUS SYSTEM

뇌와 수막 Conditions of the Head and Meninges

- Cephalalgia (sef−ah−LAL−jee−ah; 두통)은 *headache*로도 알려져 있으며, 머리의 통증을 말한다(cephal은 머리를, −algia는 통증을 뜻한다).
- Migraine headache (MY−grayn; 편두통)은 한쪽 머리에서만 쑤시는 듯한 통증을 보이는 것이 특징이며, 전조 증상이 선행되는 경우가 있다. 편두통은 여성에게 잘 생기며 가끔 구역질, 구토, 그리고 빛과 소리에 예민함을 동반한다. *Warning aura* (전조증상)은 편두통이나 간질 발작에 앞서 환자가 인지하는 시각 장애이다.
- Cluster headache **(군발성 두통)**은 머리의 한쪽 면에 영향을 주며 눈이 찢어지는 듯한 그리고 코 막힘이 발생할 수있는 격렬한 고통스런 두통이다. 주로 남성에게 많이 발생하고 이런한 두통이 집단적으로, 반복적으로 나타나서 붙여진 이름이다.
- Encephalocele (en−SEF−ah−loh−seel; 뇌탈출, 뇌류)는 *craniocele*로도 알려져 있으며, 뇌조직이 머리뼈 내 틈새를 통해서 탈출하는 선천성 질환이다(encephal/o는 뇌를, −cele는 탈출을 뜻한다). *Congenital* (선천성)의 의미는 출생 시부터 존재하는 것이고, *herniation* (탈출)은 정상 위치에서 빠져나옴(protrusion)을 의미한다.
- Meningocele (meh−NING−goh−seel; 뇌척수막탈출증)은 머리뼈나 척주의 결함으로 인하여 선천적으로 뇌척수막이 탈출된 것이다(mening/o는 수막을, −cele는 탈출을 뜻한다).

- **Hydrocephalus** (high–droh–**SEF**–ah–lus; 물뇌증[수두증])은 뇌실 내에 뇌척수액이 비정상적으로 증가한 상태이다(**hydr/o**는 물을, **cephal**은 머리를 뜻하고, **–us**는 단수 명사형 종결어미이다). 이 상태는 출생 시에 생기거나 수막염, 뇌종양 또는 기타 원인에 의해 폐쇄로 발생한다.
- **Meningioma** (meh–**nin**–jee–**OH**–mah; 수막종)은 일반적으로 천천히 자라며, 보통 양성 종양이다(**mening/i**는 수막을, **–oma**는 종양을 뜻한다).
- **Meningitis** (men–in–**JIGH**–tis; 뇌척수막염)은 ***infectious meningitis***라고 불리는데, 뇌나 척수수막의 염증이다(**mening**은 수막을, **–itis**는 염증을 뜻한다). 신체 내 세균 감염 또는 바이러스 감염에 의해 발생할 수 있으며 심한 두통 및 독감 유사 증상(flu–like symptoms)이 특징이다. 세균성 수막염은 흔하지는 않지만 때때로 치명적이다.

뇌의 장애 Disorders of the Brain

- **Cognition** (kog–**NISH**–un; 인지)는 사고, 학습 그리고 기억과 관련한 정신적 활동이다. ***Mild cognitive impairment*** (경증 인지 장애)는 주로 최근에 습득한 정보에 대한 기억장애로, 알츠하이머병을 조기에 예견하는 데 도움이 될 수 있다.
- **Dementia** (dih–**MEN**–shah; 치매)는 기억, 사고, 판단과 성격변화를 동반하고, 기억력이 서서히 감소되는 것이다. ***Senile dementia*** (노인성 치매)는 노인의 치매이다. ***Sundowning*** (일몰증후군)은 해질 무렵 치매 환자에게 나타나는 혼돈상태의 일련의 증상을 말한다.
- **Vascular dementia (혈관성 치매)**는 뇌졸중이나 뇌혈류의 허혈로 인해 발생하는 치매의 한 형태이다. 알츠하이머병이 치매의 주요 원인이지만 혈관성 치매도 전체 치매의 약 10~20%를 차지한다.
- **Encephalitis** (en–**sef**–ah–**LYE**–tis; 뇌염)은 뇌의 염증이다(**encephal**은 뇌를, **–itis**는 염증을 뜻한다). 뇌염은 광견병(rabies)과 같은 바이러스 감염으로 발생한다.
- **Reye's syndrome** (RS, **RIZE SIN**–drohm; 라이증후군)은 어린이에서 구토와 정신착란을 일으키는 위험한 질환으로 바이러스질환 치료를 위해 아스피린을 복용한 경우 발생할 수 있다.
- **Tetanus** (**TET**–ah–nus; 파상풍)은 ***lockjaw*** (입벌림장애)로도 알려져 있으며 깊은 상처를 통해 침범된 파상풍 세균에 의해 독소가 생성되므로 중추신경계의 급성질환이며, 치명적인 질환이다. 파상풍은 예방접종을 통해 예방할 수 있다.
- **Tourette syndrome** (TS, tuh–**RET SIN**–drohm; 뚜렛증후군)은 복잡한 신경 장애로 불수의적 틱, 과격한 말, 때때로 외설적인 말을 포함하는 강박적인 말이 나타난다.

신경 퇴행성 질환 Neurodegenerative Diseases

Neurodegenerative disease (new–roh–deh–**JEN**–er–ah–tiv; 신경 퇴행성 질환)이라는 용어는 신경세포의 구조 또는 기능이 점진적으로 상실되는 장애를 가리키는 용어이다.

- **Alzheimer disease** (AD, **ALTZ**–high–merz; 알츠하이머병)은 뇌구조 내의 퇴행성 변화와 관련된 장애의 하나로 진행성 기억상실, 인지 장애와 성격변화를 가져온다(**그림 10.9**). 이 병은 치매로 이어지며 개인의 기억 능력과 추론 능력에 영향을 미치는 점진적인 악화를 특징으로 한다.
- ***Huntington's disease*** (헌팅턴병)은 신경 퇴행성 질환으로 분류되는 유전질환이다(2장 참조).
- **Parkinson's disease** (PD, 파킨슨병)은 만성, 퇴행성 중추신경계질환으로 점차적으로 근육떨림(tremor), 경직(rigidity), 운동저하(hypokinesia), 종종걸음(festinating gait)이 특징이다. 이러한 느린 동작과 종종걸음은 뇌에 신경전달물질인 도파민의 양이 감소하면서 점차적으로 심해진다.
- 두 번째로 흔한 유형의 치매인 ***Lewy body dementia*** (루이소체치매)는 비정상적인 단백질이 뇌의 세포 기능을 방해 할 때 발생한다. 그것은 신경학자 Frederic Lewy의 이름을 따서 명명하였다.
- **Amyotrophic lateral sclerosis** (ALS, ah–my–oh–**TROH**–fick **LAT**–er–al skleh–**ROH**–sis; 근육위축가쪽경화증[근위축측삭경화증])은 ***Lou Gehrig's disease*** (루게릭병)이라고도 하며, 수의적 근육 조절을

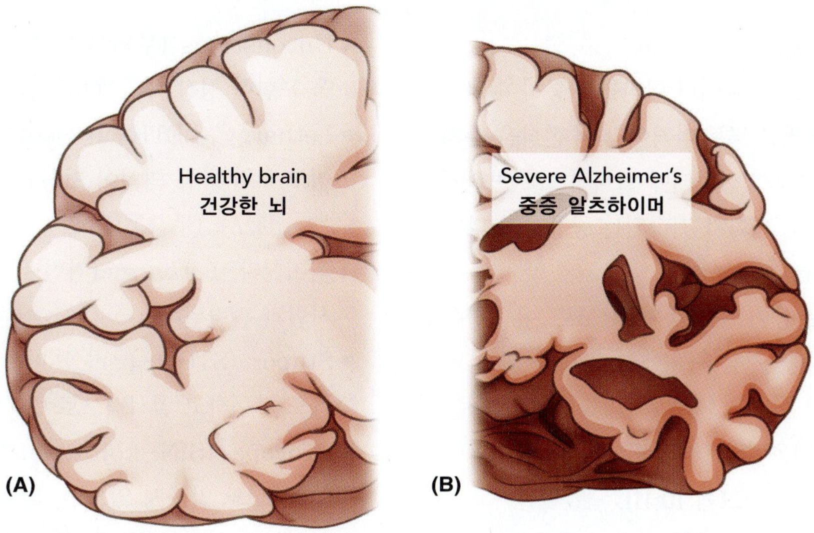

그림 10.9 (A) 건강한 뇌 (B) 중증 알츠하이머

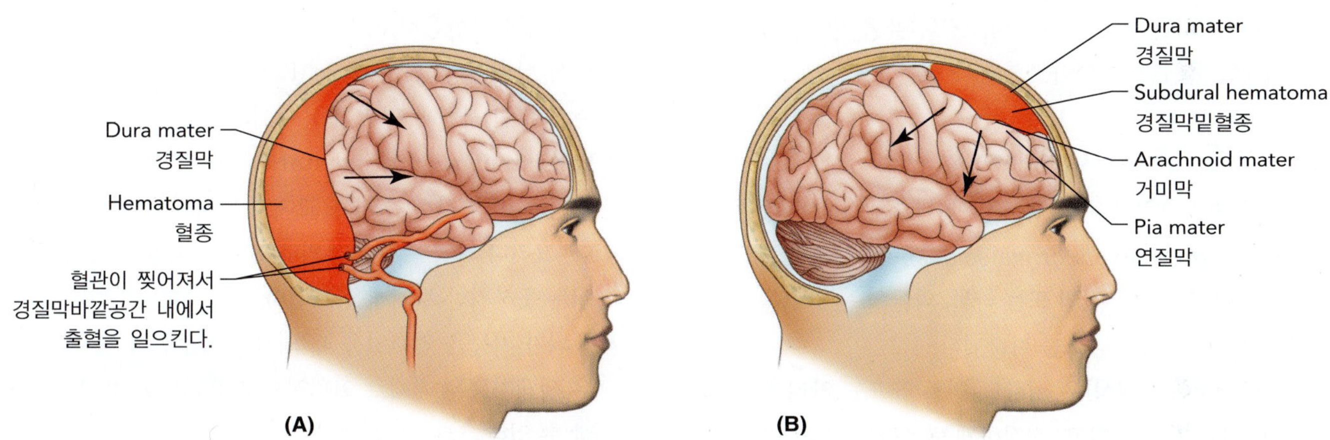

그림 10.10 뇌혈종. (A) 경질막바깥혈종 (B) 경질막밑혈종

담당하는 운동신경세포를 공격하여 급속도로 진행되는 신경질환이다. 이 상태에 영향을 받은 환자들은 점차적으로 약해져서 완전히 마비되어 사망하게 된다.

뇌의 손상 Brain Injuries

- **Amnesia** (am−NEE−zee−ah; 기억상실증)은 뇌손상, 질병 또는 심리적 장애로 인하여 과거 경험의 회상이 부분적 또는 전체적으로 기억 장애가 나타나는 증상이다.
- **Concussion** (kon−KUSH−un; 뇌진탕)은 뇌의 격렬한 진동이나 흔들림이다(concuss는 흔들림을, −ion은 상태나 조건을 뜻한다). 뇌진탕은 일시적 각성이나 기능의 소실이 생긴다. 뇌좌상(*cerebral contusion*)과 비교한다.
- **Cerebral contusion** (SER−eh−bral kon−TOO−zhun; 뇌좌상)은 뇌손상 결과로 입은 뇌조직의 타박상으로 가끔 뇌의 부종을 유발한다(contus는 타박이나 멍듦을, −ion은 상태나 조건을 뜻한다). 뇌진탕(*cerebral contusion*)과 비교한다.
- **Cranial hematoma** (hee−mah−TOH−mah; 두개혈종)은 뇌 조직내 혈액이 모여 있는 것을 의미한다(hemat는 혈액을, −oma는 종양을 뜻한다). 경질막(epidural)을 포함하여 두개혈종의 형태가 이들의 위치에 따라 이름이 붙여진다: *epidural hematoma* (경질막바깥혈종)과 *subdural hematoma* (경질막밑혈종) **(그림 10.10)**. 두개혈종은 크거나 작은 두부 손상으로 인해 발생할 수 있다.

외상성 뇌 손상 Traumatic Brain Injury

외상성 뇌 손상은 머리에 타격이나 머리를 관통하여 뇌가 손상되는 것이다. 머리에 맞은 모든 타격이 뇌에 손상을 주지는 않는다. 손상이 발생하면 정신상태에 일시적으로 변화가 오는 경증부터, 장기적으로 변화가 지속되는 중증까지 다양한 상태가 나타날 수 있다.

- *Coup* (타격)이라는 용어는 자동차 사고로 유리창을 때리는 것과 같은 충돌 지점 근처에서 두개골 내에 발생하는 부상을 나타낸다. *Counterblow*라고도 하는 *contrecoup* (맞충격)은 충격 영역 반대쪽의 두개골 아래에서 발생하는 부상이다(그림 10.11).
- Shaken baby syndrome (**흔들린 아기 증후군**)은 아이의 머리가 누군가에 의해 심하게 흔들린 결과로 발생한다. 이러한 행동은 뇌 손상, 실명, 골절, 발작, 마비 및 사망을 유발할 수 있다.

의식수준 Levels of Consciousness

의식수준(LOC)은 각성 및 자극에 대한 반응의 측정을 나타낸다. *Altered levels of consciousness* (ALOC, 의식수준의 변화)는 손상, 질병 또는 약물, 약물 또는 알코올과 같은 물질로 인한 의식 감소를 나타낸다.

- Conscious (**의식**)은 alert (명료)라고도 알려져 있으며, 의식이 깨어 있고, 적절하게 반응하는 상태이다.
- Unconscious (**무의식**)은 깨어 있지 못한 상태로 통증을 포함한 정상 자극에 반응할 수 없다.
- Lethargy (LETH–ar–jee; 기면)은 무기력, 졸음 그리고 무감각 등 의식이 저하된 수준이다. 여기서 사용되는 *apathy* (무감동)은 활동성 수준의 감소와 무관심을 의미한다. *Lethargy* (기면)은 이러한 의식수준을 가진 사람과 관련된다.
- Stupor (STOO–per; 혼미)는 강하고 반복적인 시도에도 불구하고 일시적으로 반응하는 무의식 상태이다.
- Syncope (SIN–koh–pee; 실신)은 또한 *fainting* (기절)로도 알려져 있으며, 뇌로 가는 혈류 감소로 인해 단시간 의식이 소실되는 것이다.
- Coma (KOH–mah; 혼수)는 자발적인 눈 움직임과 통증자극에 무반응하고, 발성(말, speech)도 없이 깊은 무의식 상태이다. *Comatose* (KOH–mah–tohs; 혼수의)는 혼수인 사람과 관련된 용어이다.
- Persistent vegetative state (**지속적 식물상태**)의 환자는 수면과 각성 주기가 교대로 나타나는 혼수 형태이다. 그러나 뇌의 특정 부분의 심한 손상 때문에 각성이 보이는 듯하지만 무의식을 보인다.
- 두뇌가 기능을 멈추었을 때 뇌사로 간주한다. 호흡과 같은 생체기능은 때때로 인위적으로 유지되어 장기기증을 할 수 있다.

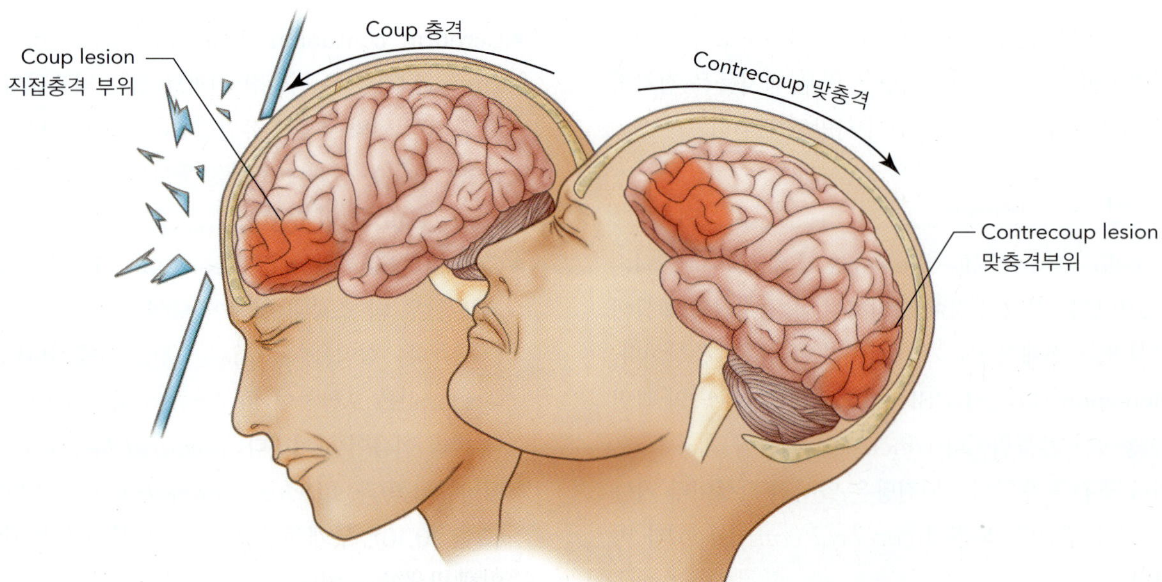

그림 10.11 뇌손상을 일으키는 직접적인 충격과 간접적인 맞충격

섬망 Delirium

Delirium (dee-LEER-ee-um; 섬망)은 혼란, 지남력 상실, 혼란스러운 생각 및 기억, 동요 및 환각의 급성 질환이다.

이 질환은 대개 고열과 같은 치료할 수 있는 신체 질환으로 발생한다. 이 질환으로 고통받는 사람은 *delirious* (섬망)으로 묘사된다.

뇌종양 Brain Tumors

Brain tumors **(뇌종양)**은 비정상적인 종양이 뇌 안에서 자라나는 것이다**(그림 10.12)**.

- 침습적인 *malignant brain tumor* (악성 뇌종양)은 뇌 조직을 파괴한다. 이 암이 뇌에서 유래한 경우 일차 부위로 간주된다. 이 암이 다른 신체부위에서 뇌로 전이되었다면 이차 부위로 간주된다.
- *Benign brain tumor* (양성 뇌종양)은 뇌 조직을 침범하지 않는다. 그러나 종양 주변이 딱딱한 뼈에 둘러싸여 있기 때문에 종양이 커지면서 조직에 압력을 가하고 두개내압을 증가시켜 뇌 조직을 손상시킬 수 있다.
- Intracranial pressure **(두개내 압력)**은 머리뼈 내부의 압력이다(intra-는 안쪽을, crani는 머리뼈를, -al은 관련된을 뜻한다). 머리뼈 내부의 압력이 증가하는 것은 종양, 상해 또는 뇌척수액의 배출이 안 되기 때문이다. 이 압력은 잠재적으로 뇌로 가는 혈액의 흐름을 제한하여 산소를 감소시킨다.

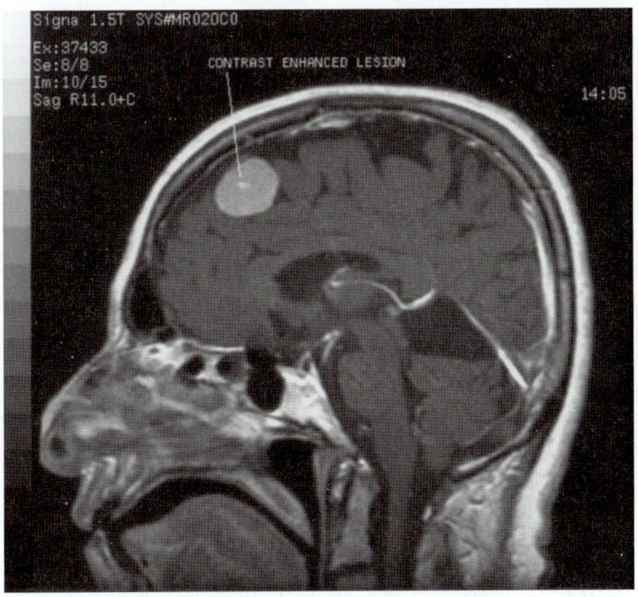

그림 10.12 **자기공명영상(MRI)으로 보여지는 뇌종양**

뇌졸중 Strokes

Cerebrovascular accidents (ser-eh-broh-VAS-kyou-lar; 뇌혈관 손상)은 stroke (뇌졸중)이라고도 알려져 있다. 뇌혈관 손상은 뇌혈관에 공급되는 혈관이 막히거나 혈관이 파손되어 뇌의 혈액 공급이 안 될 때 발생하며 뇌에 손상을 입힌다. 뇌졸중은 현재 세 번째로 주요 사망 원인이며 장기간 지속되는 신체장애의 주된 원인이다. *Cincinnati Prehospital Stroke Scale*은 뇌졸중을 감별하기위해 사용하는 3가지 질문으로 구성된 척도이며, 기억하기 쉽게 *FAST*라고 표현한다. 이 검사는 응급구조사뿐만 아니라 일반인도 뇌졸중이 발생하는지 확인할 수 있다.

- *Facial droop* (얼굴 처짐)은 얼굴의 한쪽 면이 처지거나 사람이 미소를 지을 때 동등하게 움직이지 않는다.
- *Arm drift* (팔 떨어뜨림)은 몸의 한쪽면의 약한 부위를 확인하기 위해서 두 팔을 펼 때 한쪽 팔이 아래로 떨어지는 것으로 나타난다.
- *Speech abnormality* (언어이상)은 불명확한 발음, 잘못된 말을 사용하거나, 말을 할 수 없다.
- *Time* (시간). 상기 징후가 있는 경우, 혈전용해 같은 긴급치료를 받을 수 있도록 응급실로 즉시 이송하는 것이 매우 중요하다(5장 참조).

손상 부위에 따라 증상이 나타나는 부위가 결정된다.

- 두뇌 오른쪽의 손상은 신체의 왼쪽에 증상을 일으킨다 **(그림 10.13A, B)**.
- 두뇌 왼쪽의 손상은 신체의 오른쪽에 증상을 일으킨다 **(그림 10.13A, B)**.

허혈성 뇌졸중 Ischemic Strokes

Ischemic strokes (iss-KEE-mick; 허혈성 뇌졸중)은 노령의 사람들에게서 뇌혈류의 흐름에 장애가 생겼을 때 일어나는 가장 흔한 형태의 뇌졸중이다. 허혈성 뇌졸중은 보통 목동맥이 좁아졌거나 뇌 혈전 때문에 일어난다. *Ischemic* (허혈)이란 혈액의 공급이 줄어드는 것을 포함하는 뜻이다(5장 참조). 허혈성 뇌졸중의 한 유형은 혈전이 목동맥에 형성되어

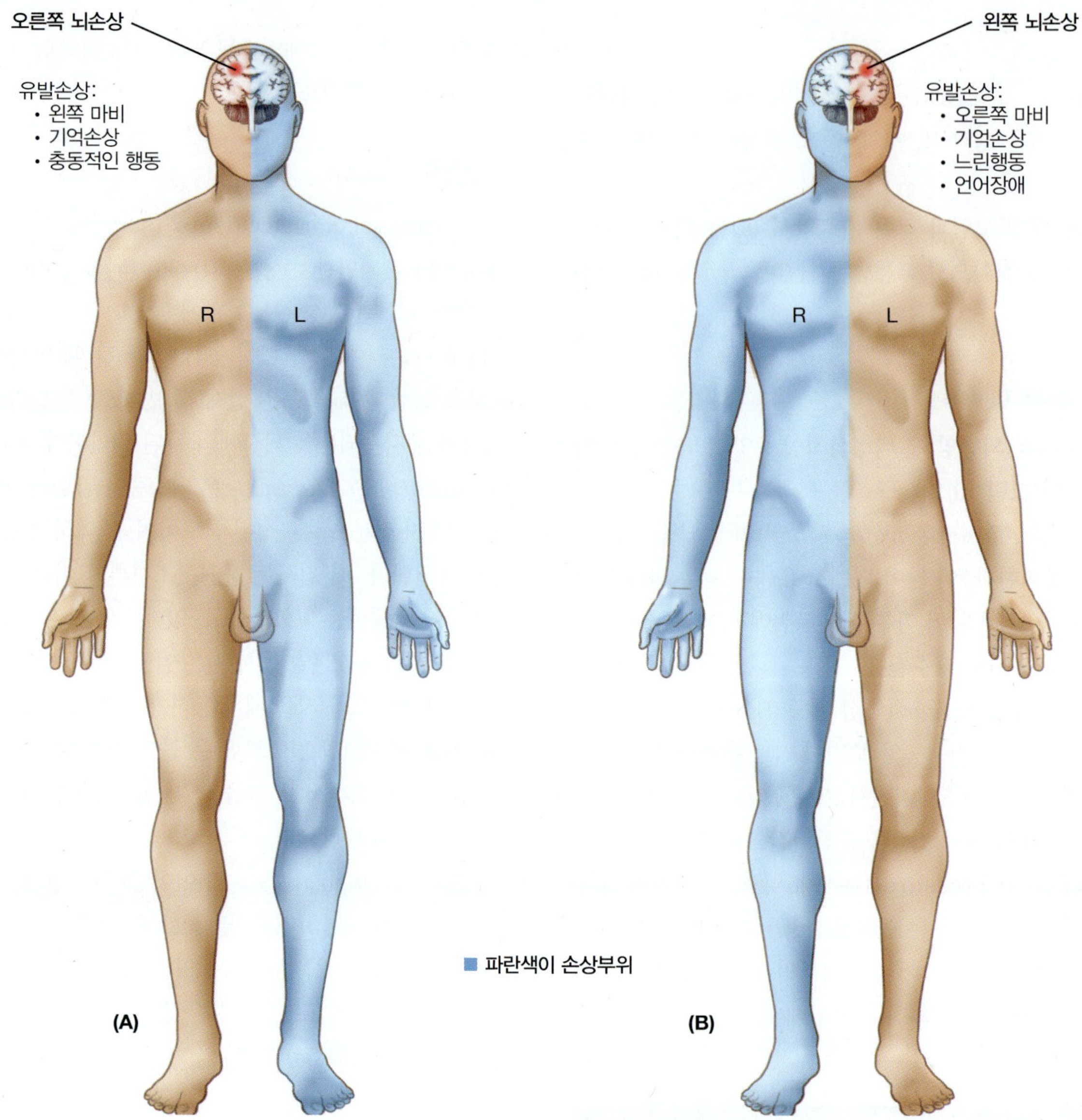

그림 10.13 **뇌혈관 손상에 따른 장애발생 부위는 뇌의 어느 부분이 영향을 받는지에 달려 있다.**

동맥을 막을 때 발생하는 *thrombotic stroke* (혈전증성 뇌졸중)이다. 다른 하나는 *embolic stroke* (색전증성 뇌졸중)으로 뇌 혈관이나 다른 부위의 혈관에서 형성된 고체, 액체, 기체 상태의 색전물질이 혈관을 막아서 발생한다.

- **Transient ischemic attack** (TIA, iss–KEE–mick; 일과성 허혈발작)은 작은 뇌졸중으로 불리며 일시적으로 뇌에 혈류공급이 중단되어 발생한다. *Transient*는 단기간 발생한다는 뜻이다. TIA의 증상으로는 무감각 저림, 흐려보임, 현기증, 균형의 상실 등이 있다. TIA는 한 시간 이내에 사라지지만 이러한 경우가 빈번히 일어나면 매우 심각한 뇌졸중의 위험신호로 볼 수 있다.
- **Aphasia** (ah–FAY–zee–ah; 실어증)은 뇌졸중과 연관되어 생기는 뇌 손상으로 말하거나, 쓰거나, 언어를 이해하는 능력이 장애를 받는다(**a–**는 ~없이, 상실을, **–phasia**는 말, 말하다를 뜻한다).

출혈성 뇌졸중 Hemorrhagic Stroke

Hemorrhagic stroke (hem–oh–RAJ–ick; 출혈성 뇌졸중)은 *bleed* (뇌출혈)이라고도 하며, 뇌 속의 혈관에 누출이나 혈관의 찢어짐이 생겼을 때 발생한다. 이 형태의 뇌졸중은 때때로 동맥류 때문일 수 있다. *Aneurysm* (동맥류)는 동맥벽의 국소적으로 약한 풍선 모양으로 확대되는 것이다.

종종 태아에게도 일어난다. 출혈성 뇌졸중은 혈액의 누출로 인한 뇌손상 부위에 장애를 가져온다(그림 10.14, 그림 10.15).

Arteriovenous malformation (AVM, ar−tee−ree−oh−VEE−nus; 동정맥 기형)은 출혈성 뇌졸중의 원인 중 하나이다. 뇌의 동맥과 정맥 사이의 비정상적인 연결로 일반적으로 선천적이며 모든 연령대에서 갑자기 파열될 수 있다(arteri/o는 동맥을, ven은 정맥을, −ous는 ~에 관련된을 뜻한다).

수면 장애 Sleep Disorders

- Insomnia (**불면증**)는 지속적이거나 비정상적으로 수면을 방해한다. 이러한 상태는 대개 우울증, 통증 또는 과다한 카페인의 복용에 의하여 일어난다(in−은 ~없이를, somn는 수면을, −ia는 비정상 상태를 뜻한다).
- Narcolepsy (NAR−koh−lep−see; 발작성 수면)은 하루 동안 갑자기 조절할 수 없는 짧은 수면에 빠지는 수면장애이다(narc/o는 혼미를, −lepsy는 발작을 뜻한다).
- Sleep deprivation (**수면 부족**)은 장기간의 수면부족으로 인해 육체적 또는 정신적 증상을 일으키고 일상적인 활동이나 업무에 영향을 미친다.
- Somnambulism (som−NAM−byou−lizm; 몽유병)은 *noctambulism* 또는 *sleepwalking*이라고도 하는데, 잠에서 깨지 않은 상태에서 걷거나 어떤 일상적 활동을 수행하는 것이다(somn는 수면 또는 잠을, ambul은 보행을, −ism은 상태를 뜻한다).

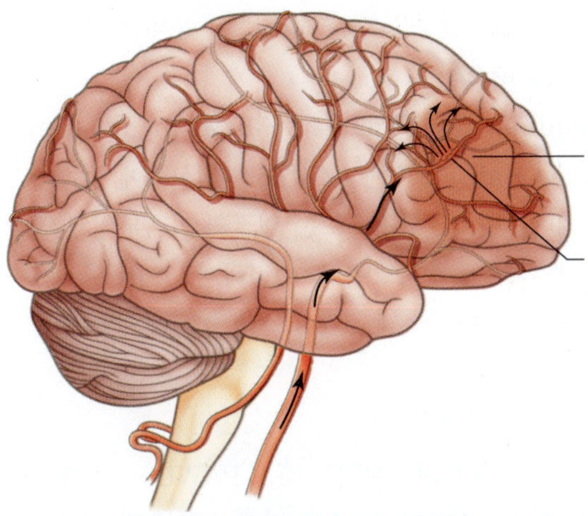

그림 10.14 출혈성 뇌졸중에서 혈관의 파열은 뇌 조직 영역으로의 혈액 흐름을 감소시킨다. 경색은 혈액 부족으로 인한 국소화된 죽은 조직이다(5장 참조).

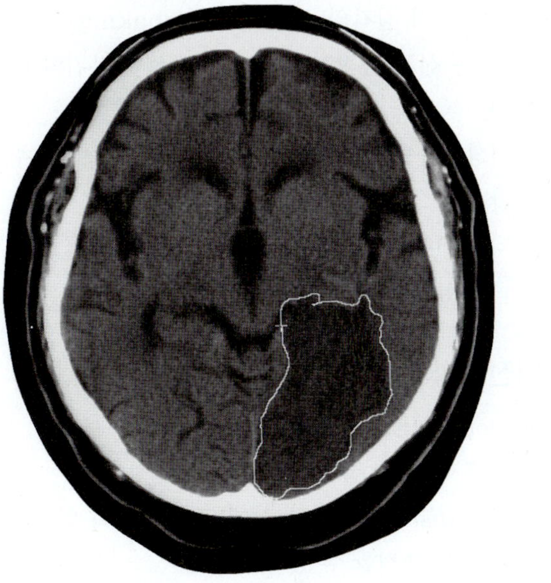

그림 10.15 오른쪽 아래에 출혈 영역을 보여주는 뇌의 자기공명영상

척수 The Spinal Cord

- Myelitis (my−eh−LYE−tis; 척수염)은 척수의 염증을 말한다(myel은 척수[골수]를, −itis는 염증을 뜻한다). *Myelitis*는 골수의 염증을 의미하기도 한다.
- Myelosis (my−eh−LOH−sis; 척수증)은 척수의 종양을 말한다(myel은 척수[골수]를, −osis는 비정상 상태를 뜻한다). *Myelosis* 또한 골수조직의 비정상적 증식을 의미하기도 한다.
- Poliomyelitis (poh−lee−oh−my−eh−LYE−tis; 회색질척수염, 소아마비)는 *polio*라고도 하며, 뇌줄기와 척수에 발생하는 전파성이 매우 높은 바이러스성 감염이며, 때로는 마비를 초래하기도 한다(poli/o는 회색질을, myel은 척수를, −itis는 염증을 뜻한다). Polio는 예방접종에 의하여 예방할 수 있다.
- *Post−polio syndrome* (소아마비후 증후군)은 polio의 증상 중 하나로 소아기 때 회색질척수염을 앓고 회복하고 난 환자에서 재발하는 증상이다.
- Spinal cord injuries (**척수손상**)은 4장의 마비에서 언급하였다.

조여진 신경 Pinched Nerves

Radiculitis (rah-**dick**-you-**LYE**-tis; 신경근염)는 *pinched nerve* (조여진 신경)라고도 하는데, 척수신경근의 염증이며, 통증과 마비가 신경을 따라 말단으로 방사되는 것이다(**radicul**은 뿌리 또는 신경절을, **-itis**는 염증을 뜻한다). 이 용어는 대개 척수와 척추사이구멍 사이에 있는 신경뿌리 부위를 의미한다. 3장의 **그림 3.18**은 이 질병을 유발하는 원인 중 한 가지를 보여준다.

- **Cervical radiculopathy** (rah-**dick**-you-**LOP**-ah-thee; 목뼈 신경뿌리병증)은 목 부위의 척수신경뿌리가 압박을 받아 유발된 신경 통증을 말한다(**radicul/o**는 신경뿌리를, **-pathy**는 질병을 뜻한다).
- **Lumbar radiculopathy (허리뼈 신경뿌리병증)**은 허리부위에서 근의 경직 또는 척추사이원반 탈출 같은 디스크의 압박으로 신경뿌리가 자극받았을 때 일어나는 신경통증을 말한다.

다발성 경화증 Multiple Sclerosis

Multiple sclerosis (MS, skleh-**ROH**-sis; 다발성 경화증)은 진행성 자가면역질환으로 말이집의 탈수초화로 생기는 염증을 특징으로 한다. 이것은 뇌, 척수 및 시각신경에 상처를 남겨서 신경 자극의 전달을 방해한다. 손상 정도에 따라 다양한 강도의 통증뿐만 아니라 신체적, 인지적 문제를 유발할 수 있다.

- *Demyelination* (말이집탈락)은 보호기능을 하는 말이집이 손상되는 것을 뜻한다.
- 이 질병은 증상이 매우 심각해지는 시기인 *exacerbations* (악화기간)이 있는 것이 특징이다. 악화기간이 끝나면 환자상태가 완화될 수 있다. 완화기간이란 증상이 좋아지는 시기를 의미한다. 단 질병이 완치된다는 것은 아니다.

신경 Nerves

- **Bell's palsy (벨 마비)**는 7번 뇌신경의 일시적인 마비로 손상받은 쪽 신경이 지배하는 얼굴근육이 마비된다. 추가적인 벨 마비의 증상으로는 통증, 눈물, 침흘림, 눈을 감을 수 없음, 그리고 침범부위의 귀에서 소리에 대한 과민감각성, 미각의 손상 등이 있다. 삼차신경통과 구분하여야 한다.
- **Guillain-Barré syndrome** (gee-**YAHN**-bah-**RAY**; 길랑-바레 증후군)은 *infectious polyneuritis* (감염성 다발신경염)이라고도 한다. 말초신경 말이집의 염증으로 일시적인 탈수초화에 의하여 근육이 급속도로 마비되는 특징을 가지고 있다. 이러한 상태는 어떠한 바이러스성 감염이나 면역질환 후에 발생하는 자가면역의 반응이다.
- **Neuritis** (new-**RYE**-tis; 신경염)은 통증과 기능소실을 동반하는 신경의 염증이다(**neur**는 신경을, **-itis**는 염증을 뜻한다).
- **Sciatica** (sigh-**AT**-ih-kah; 궁둥신경통)은 궁둥신경의 염증으로 통증, 타는 듯한 통증, 허벅지와 다리를 따라 통과하는 신경을 따라 저리는 것 등의 결과로 나타난다(**그림 10.8A**).
- **Trigeminal neuralgia** (try-**JEM**-ih-nal new-**RAL**-jee-ah; 삼차신경통)은 5번 뇌신경에 염증이 있을 때의 질환이다. 특징으로는 얼굴의 침범부위의 입술, 잇몸, 뺨 부위에 급작스럽고, 격렬하며 날카로운 통증이 발생한다.

뇌성마비 Cerebral Palsy

Cerebral palsy (seh-**REE**-bral **PAWL**-zee; 뇌성마비)는 근육 조절능력의 장애, 강직, 말하기 장애, 그리고 대뇌손상으로 인한 다양한 신경학적 증상을 보인다. *Spasticity* (강직)은 특정 근육이 지속적으로 수축되는 상태이다. *Palsy* (마비)는 흔히 감각의 상실과 떨림(shaking)과 같은 통제되지 않는 신체 움직임을 수반하는 신체 부위의 마비를 의미한다.

- 뇌성마비는 조산아 또는 저체중 신생아에서 주로 발생한다.
- 뇌성마비는 임신 기간 중에, 출생 시 또는 출생 후 곧바로 손상을 입었을 때 항상 발생한다.

뇌전증과 발작 Epilepsy and Seizures

Epilepsy (**EP**-ih-lep-see; 뇌전증)은 만성 신경학적 질환으로 다양한 정도의 발작이 재발하는 것이 특징이다. *Seizure disorder* (발작 장애)로도 알려져 있는 뇌전증은 대개 약물로 조절할 수 있다.

Seizure (SEE-zhur; 발작)은 뇌의 전기 활동이 갑자기 급증하여 짧은 시간 동안 사람의 느낌과 행동에 영향을 미친다. 일부 발작은 거의 알아 차릴 수 없지만 다른 발작은 잠깐 동안 의식의 손실을 일으킨다. 발작은 뇌에 영향을 줄 수 있는 다양한 질환의 증상이며 극심한 고열, 뇌 손상으로 인해 발생할 수 있다.

- Tonic-clonic seizure (**강직간대성 발작**)은 *grand mal seizure* (대발작)이라고도 하며, 전신에 나타난다. 발작 중 강직기(tonic phase)에는 몸이 경직되고 간대성기(clonic phase)에서는 조절되지 않는 경련이 있다.
- Absence seizure (결신 발작)은 *petit mal seizure* (소발작)이라고도 하며, 뇌 기능의 짧은 장애를 의미, 멍하니 쳐다보는 것으로 묘사되는 의식소실 시기가 있다.

비정상적인 감각들 Abnormal Sensations

- Causalgia (kaw-ZAL-jee-ah; 작열통)은 감각신경 손상 후 지속적이고 심한 타는 듯한 통증을 느낀다(**caus**는 화상을, **-algia**는 통증을 뜻한다).
- Hyperesthesia (high-per-es-THEE-zee-ah; 감각과민)은 촉각, 통증 혹은 다른 감각자극이 비정상적이나 과도하게 느껴지는 상태이다(**hyper-**는 과다 또는 항진을, **-esthesia**는 감각 또는 느낌을 뜻한다).
- Paresthesia (par-es-THEE-zee-ah; 감각이상)은 타는 듯하거나, 찌르는 듯한 비정상적인 감각이 손, 다리, 발뿐만 아니라 신체의 다른부위에 나타난다(**par-**는 비정상적인을, **-esthesia**는 감각 또는 느낌을 뜻한다). 이러한 감각은 말초 신경 병증의 첫 징후이거나 약물 부작용일 수 있다.
- Peripheral neuropathy (new-ROP-ah-thee; 말초신경병증)는 peripheral neuritis (new-RYE-tis; 말초신경염)이라고도 하며, 뇌와 척수에 정보를 전달하는 말초 신경의 장애이다(**neur/o**는 신경을, **-pathy**는 질병을 뜻한다). 말초신경의 손상으로 특히 손과 발에 통증, 감각소실, 근육조절능력 감소를 보인다.
  - *Neuropathy* (신경병증)은 신경에 대한 질병이나 손상이다.
  - *Mononeuropathy* (단일신경병증)은 수근관 증후군(carpal tunnel syndrome)과 같이 단일 말초신경 손상이다(4장 참조).
  - *Polyneuropathy* (다발신경병증)은 여러 개의 말초신경이 손상된 경우이다. 당뇨병은 외상, 비타민 결핍 및 알코올 중독과 함께 다발성 신경 병증의 흔한 원인이다.
- Restless leg syndrome (RLS, **하지 불안 증후군**)은 다리에 불편한 느낌을 특징으로 하는 신경학적 장애, 다리의 움직임을 강하게 유발한다. 증상은 야간이나 휴식을 취할 때 가장 잘 나타난다.

신경계통의 진단 방법

DIAGNOSTIC PROCEDURES OF THE NERVOUS SYSTEM

- Magnetic resonance imaging (MRI, 자기공명영상)과 computed tomography (CT, 컴퓨터 단층촬영)은 신경영상진단 도구로 뇌와 척수의 연부조직 질환을 진단하는 중요한 방법으로 사용된다(**그림 10.12, 그림 10.15**). 이러한 진단 기술은 15장에서 설명한다.
- Functional MRI (fMRI, 기능적 MRI)는 환자가 특정 작업을 수행할 때 뇌의 혈류 변화를 감지한다. 특정 작업을 수행하는 데 관련된 뇌조직의 명확한 영상을 확인할 수 있다.
- Carotid ultrasonography (kah-ROT-id ul-trah-son-OG-rah-fee; 목동맥초음파검사법)은 목동맥에 대한 초음파진단으로 허혈성 뇌졸중의 진단과 예측에 사용한다. 동맥벽에 쌓인 프라그의 두께를 확인할 수 있다(**ultra-**는 넘어를, **son/o**는 소리를, **-graphy**는 그림이나 기록을 만드는 과정을 뜻한다).
- Echoencephalography (eck-oh-en-sef-ah-LOG-rah-fee; 뇌초음파검사)는 초음파 영상을 이용하여 뇌의 질환을 진단할 수 있는 장비이다(**ech/o**는 초음파를, **encephal/o**는 뇌를, **-graphy**는 영상 처리된 기록을 뜻한다).
- Electroencephalography (ee-leck-troh-en-sef-ah-LOG-rah-fee; 뇌파검사)는 두피에 전극을 붙여 뇌의 전기활동을 기록하는 방법이다. 그 결과를 *electroencephalogram* (EEG, 뇌파도)라고 한다

(electr/o는 전기를, encephal/o는 뇌를, -graphy는 영상처리된 기록을 뜻한다). 이러한 전기적 활동을 모니터에 나타낸 것이 뇌파이다.

- Myelography (my-eh-LOG-rah-fee; 척수 조영술)은 허리부위 천공을 하여 조영제를 주입 후 척수신경을 방사선 촬영하는 방법이다. 그 결과를 기록한 것이 *myelogram* (척수 조영상)이다(myel/o는 척수를, -graphy는 영상처리된 기록을 뜻한다).
- Electromyography (EMG, 근전도)는 말초신경에서 전기 신호가 근육으로 전달되는 것을 측정하기 위해 피부에 전극을 부치거나 바늘을 직접 근육에 삽입하여 사용한다.
- Lumbar puncture (LP, 허리부위 천자)는 *spinal tap*이라고도 하며, 뇌척수액을 검사하기 위해 허리부위의 거미막밑공간에 바늘을 삽입하는 것이다. 뇌척수액의 구성성분의 변화가 온 것은 손상, 감염, 질병의 징조가 될 수 있다.

신경계통의 치료 방법

TREATMENT PROCEDURES OF THE NERVOUS SYSTEM

진정제와 수면제 Sedative and Hypnotic Medication

- Hypnotic (**수면제**)는 중추신경계를 억제하여 수면을 유도하는 약물이다.
- Anticonvulsant (an-tih-kon-VUL-sant; 항경련제)는 뇌전증과 관련된 경련을 방지한다.
- Barbiturate (bar-BIT-you-rayte; 바르비투르산염)은 중추신경계에 진정과 억제효과를 위해 사용되는 주요 약물이다.
  - *Amobarbital*은 진정제와 수면제로 사용된다.
  - *Phenobarbital*은 진정제와 항경련제로 사용된다.
- Sedative (**진정제**)는 수면을 유발하지 않으면서 중추신경계를 진정시키고, 반응을 감소시킨다. *Sedation* (진정 작용)은 진정제에 의해 생성되는 효과이다.

마취 Anesthesia

Anesthesia (an-es-THEE-zee-ah; 마취)는 마취제 투여로 정상 감각이 없도록 하는 것으로 특히 통각을 없도록 한다(an-은 없다를, -esthesia는 감각을 뜻한다).

- Anesthetic (an-es-THET-ick; 마취제)는 마취를 위한 약물이다. 마취제는 표면마취제, 국소마취제, 부위마취제, 전신마취제로 사용할 수 있다(an-은 없음을, esthet는 느낌을, -ic은 관하여를 뜻한다).
- Epidural anesthesia (ep-ih-DOO-ral an-es-THEE-zee-ah; 경질막바깥마취[경막외마취])는 허리뼈 또는 꼬리뼈의 경질막바깥공간에 국소마취제를 주사하여 국부 마취를 일으킨다. 출산하는 동안 투여하면, 분만에 영향을 주지 않으면서 자궁과 산도에 있는 신경을 마비시킬 수 있다(**그림 10.16**).
- *General anesthesia* (전신 마취)는 마취제를 흡입하거나 정맥주사를 통해 투입하며 전신에 감각과 의식을 없게 한다.
- *Local anesthesia* (국소 마취)는 마취 용액을 주사한 부위에 제한적으로 감각의 소실을 가져온다.
- *Regional anesthesia* (부위 마취)는 마취 용액을 주사한 주변의 신경전도를 일시적으로 중단한다.
- Spinal anesthesia (**척수 마취**)는 척수를 둘러싸고 있는 거미막 아래에 위치하는 거미막밑공간 안에 마취제를 주사하는 부위마취이다. 경질막바깥마취처럼 환자는 의식을 갖고 있다. 척추 마취는 발가락부터 허리 또는 가슴 아래까지 무감각하게 된다.
- *Topical anesthesia* (표면 마취)는 단지 조직 표면을 무감각하게 만들며 용액이나 연고, 스프레이로 유발할 수 있다.

뇌 The Brain

- Deep brain stimulation (DBS, 심부뇌 자극)은 근긴장이상, 떨림 및 파킨슨질환 치료에 사용되는 신경외과적 수술이다. 가벼운 전기 신호로 뇌를 자극하는 장치가 뇌에 이식되어 빗장뼈 근처에 이식된 자극기에 연결된다. *Dystonia* (근긴장이상)은 수의적 근육 운동의 장애이다(4장 참조).
- Gamma knife surgery (**감마 나이프 수술**)은 칼이나 절개 없이 뇌종양을 치료하는 일종의 방사선 치료법이다. 외과의사는 종양 주변의 건강한 조직을 보존하면서

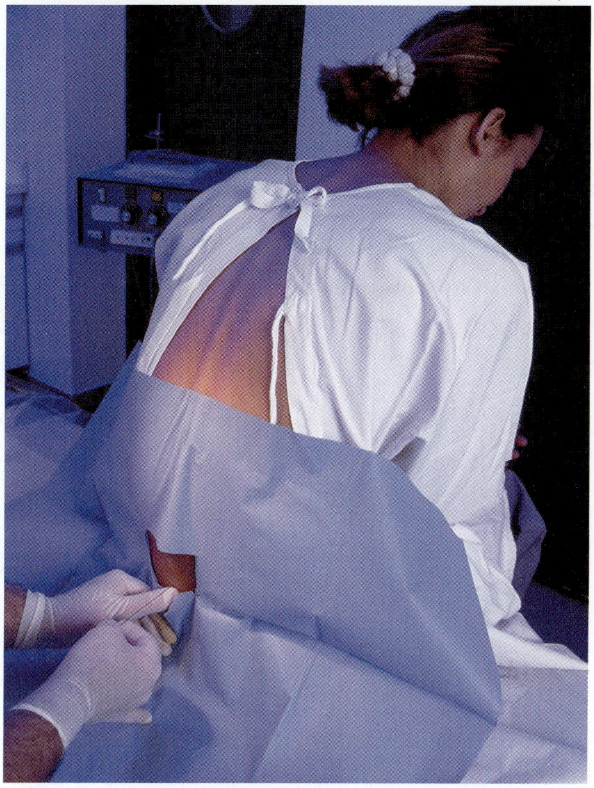

그림 10.16 출산 중 경질막바깥마취는 분만에 영향을 주지 않으면서 자궁과 산도에 있는 신경을 마비시킬 수 있다.

감마 방사선을 사용하여 병든 조직을 파괴한다. 고 에너지와 단파장을 특징으로 하는 *Gamma radiation* (감마 방사선)은 핵 의학에서도 사용된다(15장 참조).

- Electroconvulsive therapy (ECT, ee−**leck**−troh−kon−**VUL**−siv; 전기경련요법)은 *electroshock therapy* (전기충격요법)이라고도 하며, 뇌에 소량의 전류를 흘려준다. ECT는 특정 정신질환의 증상을 회복시키기 위해 짧은 발작을 유발하는 것이다.
- Lobectomy (loh−**BECK**−toh−mee; 뇌엽절제술)은 뇌의 종양이나 발작 질환에 대해 약만으로는 조절이 가능하지 않아 뇌의 일부를 제거하는 수술이다.
- Thalamotomy (thal−ah−**MOT**−oh−mee; 시상파괴술)은 시상을 수술적으로 절개를 한 것이다(thalam/o는 시상을, −tomy는 수술적인 절개를 뜻한다). 뇌 세포를 파괴하는 이러한 과정은 파킨슨병의 떨림을 막기 위해 실시한다.
- Transcranial magnetic stimulation (TMS, **경두개 자기자극술**)은 뇌의 전기적 경로를 바꾸기 위해 짧고 강력한 전기파동을 사용한다.

신경 Nerves

- Neuroplasty (**NEW**−roh−**plas**−tee; 신경성형술)은 신경 또는 신경들의 수술적인 복원술이다(neur/o는 신경을, −plasty는 성형을 뜻한다).
- Neurorrhaphy (new−**ROR**−ah−fee; 신경봉합술)은 손상이 심한 신경을 외과적(수술적)으로 봉합하는 것이다(neur/o는 신경을, −rrhaphy는 수술적 봉합을 뜻한다).
- Neurotomy (new−**ROT**−oh−mee; 신경절개술)은 신경의 절단 또는 수술적인 분리를 말한다(neur/o는 신경을, −tomy는 수술적 절개를 뜻한다).

정신건강
MENTAL HEALTH

정신건강 질환은 선천적 기형, 신체의 변화, 약물 오남용, 외상 혹은 이러한 요인이 복합되어 나타나는 질환을 말한다. 현재 제5판에 있는 DSM (Diagnostic and Statistical Manual of Mental Disorders)은 이러한 질환을 진단하는 데 있어 중요한 표준이다.

불안 장애 Anxiety Disorders

- Anxiety disorders (**불안 장애**)는 일상적인 상황에 대한 과도하고 비합리적인 공포나 실제 두려움보다 심한 공포를 느끼는 정신질환이다. 치료가 없으면 불안 장애는 만성화될 수 있다.
- Generalized anxiety disorder (GAD, 범불안장애)는 만성적이고 과도한 걱정이 주 증상이다. 근육긴장, 수면장애, 과민반응, 집중력 장애, 불안감 같이 신체증상을 동반한다.
- Panic attack (**공황 발작**)은 위험이 없는 상황에서 심장 두근거림, 숨가쁨, 가슴압박감, 어지러움, 발한, 구역질, 비현실적 감정, 숨막힘 같은 신체적인 증상을 동반하는 예기치않거나 갑작스런 공포감이다. 공황발작은 신체

의 싸움–도주 반응의 불필요한 활동으로 야기된다.

- Panic disorder (**공황 장애**)는 반복되는 공황발작(panic attack: 갑작스런 공포상태의 발병)과 신경과민을 나타내는 경우를 말한다.
- Post–traumatic stress disorder (PTSD, 외상 후 스트레스 장애)는 개인이나 다른 누군가에게 실제 또는 위협적인 죽음이나 상해를 동반한 사건 이후에 심해지는 두려움, 무력감 또는 공포감을 느끼는 상태이다(post–는 이후를, trauma는 상처를, –tic은 관련된을 뜻한다). 전쟁, 자연 재해, 생명이 위협받는 상황도 이 반응들을 나타낼 수 있다. 감정마비, 과다각성, 불안, 수면장애, 사고에 대한 지속적인 상상이 증상으로 나타난다.

공포증 Phobias

Phobia (FOH–bee–ah; 공포증)은 특정 사물이나 상황에 대한 지속적이고 비합리적인 두려움으로 곤란을 겪고, 기능을 방해하고, 반응을 일으키는 사물이나 상황의 회피로 이어진다. 많은 공포증이 있다. 그것들은 사물의 이름과 –phobia의 결합으로 명명된다. 예를 들면, 거미에 대한 공포는 거미공포증(arachnophobia)이다.

- Acrophobia (ack–roh–FOH–bee–ah; 고소공포증)은 높은 장소에 대한 과도한 두려움이다(acr/o는 꼭대기를, –phobia는 비정상적인 공포를 뜻한다).
- Agoraphobia (ag–oh–rah–FOH–bee–ah; 광장공포증)은 광장이나 넓은 장소에 나가거나 그런 장소에 있게 되는 것을 두려워하는 신경증의 하나이다. 혼자 있는 것의 두려움, 도망가기 어렵거나 도움을 청하기 곤란한 장소에 있는 두려움으로 특징적인 복합 공포증이다. 이러한 증상이 심하면 현실 상황의 많은 것을 피하고 싫어하게 되며 집 밖으로 나갈 수 없게 되는 경우도 있다(agor/a는 광장을, –phobia는 비정상적인 공포를 뜻한다).
- Claustrophobia (klaws–troh–FOH–bee–ah; 폐소공포증)은 좁거나 둘러싸인 장소에 대한 비정상적인 두려움이다(claustr/o는 울타리를, –phobia는 비정상적인 공포를 뜻한다).
- Social anxiety disorder (**사회불안 장애**)는 *social phobia* (사회공포증)이라고도 하는데, 타인의 부정적인 평가를 두려워하고 다른 사람 앞에서 자신이 당황하게 하는 사회적 상황에 대한 과도한 두려움을 보이는 공포증이다.

강박반응성 장애

Obsessive-Compulsive and Related Disorders

- Obsessive–compulsive disorder (OCD, 강박장애)는 재발되는 *obsession* (강박증; 반복되고, 신경에 거슬리며, 괴로운 생각이나 충동)과 *compulsion* (충동증; 손 씻기, 기도하기 같은 것을 계속해서 반복하는 행동)이 특징이며, 두 가지 모두 나타나기도 하고 한 가지만 나타나기도 한다. 즉 강박반응성 장애는 강박을 멈추거나 위험을 예방하기 위해서 어떤 행동을 반복하게 만든다. 강박행동을 하더라도 일시적으로 안도감을 느낄 뿐이며, 불안감이 완전히 없어지지 않지만, 강박행동을 하지 않으면 불안감이 더 증가된다.
- Hoarding disorder (**저장 장애**)는 일상생활을 방해할 정도로 물건을 과도하게 모으는 것을 특징으로 한다. 주거지가 안전하지 못하고 비위생적이 될 수 있다.

신경발달 장애 Neurodevelopmental Disorders

- Attention deficit/hyperactivity disorder (ADHD, 주의력 결핍/과잉 행동 장애)는 발달연령에 비해 적절하지 못한 짧은 집중력과 충동적 행동이 특징이다. *Hyperactivity* (과잉행동)는 불안스럽고 또는 지속적인 과도한 활동이다. *Attention deficit disorder* (ADD, 주의력 결핍 장애)라는 용어는 때때로 과잉행동이 없을 때 사용한다. 이러한 상태는 성인기까지 지속될 수 있다.
- Dyslexia (dis–LECK–see–ah; 실독증)은 *developmental reading disorder* (읽기 발달 장애)라고도 알려져 있고, 뇌에서 기호 처리 능력의 부족 때문에 기준 이하의 읽기능력으로 학습에 어려움을 갖는 것이 특징이다.
- Learning disability (**학습 장애**)는 언어 처리나 수학 개념 파악과 같은 특정 기술을 배우기가 어려우며 정상 지능을 가진 어린이에게서 나타나는 장애이다.
- Intellectual developmental disorder (**지적 발달 장**

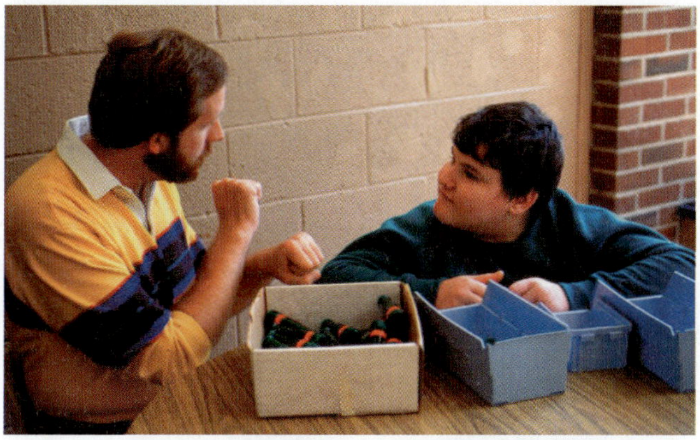

그림 10.17 **치료사는 자폐증 아동의 의사소통 기술을 향상시키기 위해 노력한다.**

애)라고도 하는 지적 장애는 출생 시 또는 유아기 초기에 나타나는 현저한 평균 이하의 지적 및 적응 기능의 진단이다.

- Autistic spectrum disorder (ASD, aw–TIS–tic; **자폐증 스펙트럼 장애**)는 어린 아이가 정상적인 사회적 관계 및 의사 소통 기술을 개발하는 데 어려움을 겪고, 강박적으로 일과를 반복적으로 수행하고 집중력이 부족하며 비정상적으로 관심있는 것에만 집착한다. Autism (AW–tizm; 자폐증) 아동은 말하기 및 언어를 포함하여 발달 지연이 현저하다. 대부분의 자폐증 아동은 언어 구사력이 한정적이고 정상적인 사회적 관계가 부족하다 (그림 10.17). *Asperger's syndrome* (아스퍼거 증후군)은 자폐증 스펙트럼의 또 다른 유형이다. 아스퍼거 증후군을 앓고 있는 사람들은 일반적으로 평균 또는 평균 이상의 지능을 가지고 있지만 사회적 상호 작용과 비언어적인 의사소통에는 장애가 있다.

해리성 장애 Dissociative Disorders

Dissociative disorders (**해리성 장애**)는 정상적인 사고에서 의식이 분리될 때 발생한다.

- Dissociative identity disorders (**해리정체성 장애**)는 *multiple personality disorder* (다중인격장애)라고도 알려져 있으며, 동일한 개인이 두 개 이상의 분명하고 분화된 성격 구조를 가지며, 특정한 상황에 따라 하나의 성격이 우세해지는 것을 말한다.

분열 및 충동 조절 장애

Disruptive and Impulse Control Disorders

Impulse control disorders (**충동 조절 장애**)는 부정적인 결과가 발생할 수 있음에도 불구하고 충동을 주체하지 못하는 정신질환이다. 다음에 나열된 예 이외에도 이 장애에는 강박적인 쇼핑과 도박이 포함된다. 접미사 –mania는 광기를 의미한다.

- *Kleptomania* (klep–toh–MAY–nee–ah; 병적도벽)은 개인적인 필요나 화폐의 가치와 상관없이 반복적으로 물건을 훔치는 것으로 특징되는 병이다.
- *Pyromania* (pye–roh–MAY–nee–ah; 방화벽)은 반복적이고 고의적으로 불을 지르는 것으로 특징되는 병이다.
- *Oppositional defiant disorder* (반항적 장애)는 아동이나 청소년이 일상의 활동을 방해할 정도로 지속적으로 분노하고 비협조적이며 파괴적인 행동을 하는 것을 특징으로 한다.

양극성 장애와 우울 장애

Bipolar and Depressive Disorders

- Bipolar disorder (**양극성 장애**)는 사람의 태도, 에너지 및 기능에 영향을 미치는 최고(조증, 때로는 *euphoria* [행복감], 강렬한 행복과 흥분을 의미) 및 심한 최저(우울증) 사이에서 심각한 기분 변화가 반복되는 것을 특징으로 하는 상태이다.
- Manic behavior (조증 행동)에는 부적절한 기분 고양 상태, 과민성 증가, 심한 불면증, 판단력 부족 및 부적절한 사회적 행동 등 비정상적으로 높은 행복감의 기분이 포함된다.
- Depression (**우울증**)은 정상적인 활동에서 관심이나 만족을 잃었을 때 나타나는 무기력함과 슬픔을 특징으로 하는 기분 장애이다. 심각한 우울증의 경우 자신이 쓸모가 없다고 느끼고 죽음이나 자살을 생각하기도 한다. *Suicide* (자살)은 자신의 목숨을 스스로 의도적으로 없애는 것이다.
- Persistent depressive disorder (**지속적인 우울 장애**)는 *dysthymia* (기분저하증)이라고도 하는데, 심각한 우울증보다 가벼운 증상의 만성 우울증이다. 우울증

은 2년 이상 대다수의 날에 나타난다.

- *Disruptive mood dysregulation disorder* (DMDD, 파괴적 기분조절곤란 장애)는 만성적으로 예민하며, 자주 심하게 폭발적으로 성질을 내는 어린이에게 내리는 새로운 진단이다.
- Seasonal affective disorder (SAD, **계절성 정동 장애**)는 겨울철에 낮 시간의 감소와 관련된 계절적 우울증이다.

섭식 장애 Eating Disorders

- Anorexia nervosa (an–oh–RECK–see–ah ner–VOH–sah; 신경성 식욕부진)은 신체의 외모에 대한 잘못된 인식이 특징이다. 이것은 살이 찌는 것과 건강한 몸을 유지할 수 없는 것이라는 강한 두려움을 유발한다. 자발적인 단식 및 과도한 운동으로 인해 종종 환자가 쇠약하게 된다. *Emaciated* (쇠약한, 야윈)은 비정상적으로 마른 것을 의미한다(**그림 10.18**).
- Bulimia nervosa (byou–LIM–ee–ah ner–VOH–sah; 신경성 식욕항진, 폭식증)은 빈번한 폭식 증상과 자기 유도 구토, 과도한 운동 또는 설사제, 이뇨제의 오용과 같은 보상 행동에 의해 특징지어지는 식이 장애이다.
- *Binge eating disorder* (BED, 폭식 장애)는 빈번하게 다량을 음식을 폭식하고 통제력을 잃었다는 죄책감이나 수치심이 생기는 감정 상실감을 동반한다.

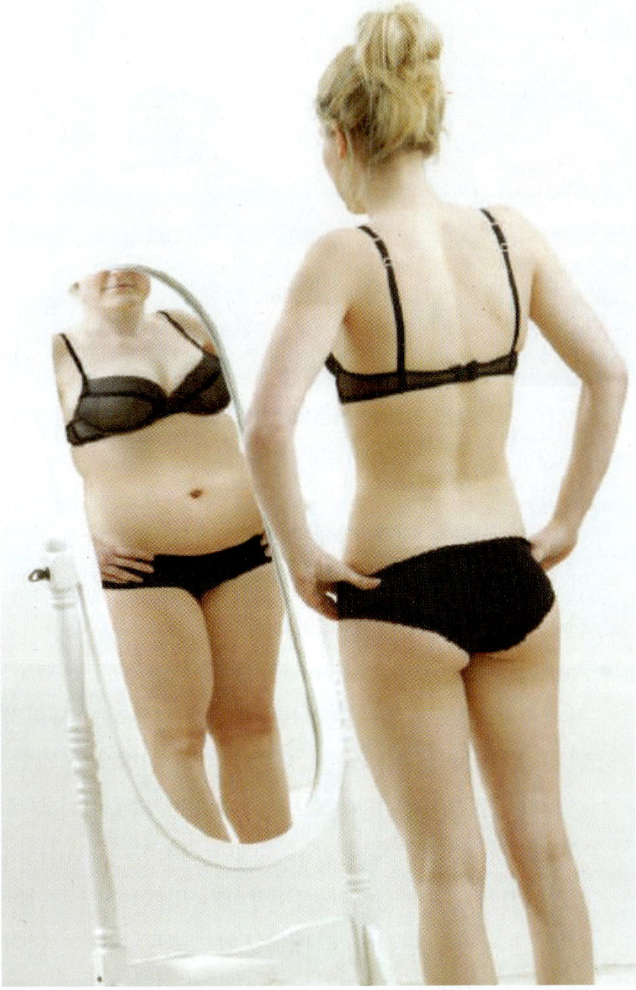

그림 10.18 **신경성 식욕 부진은 신체의 외모에 대한 잘못된 인식, 체중 증가에 대한 강한 두려움, 자발적인 단식을 특징으로 한다.**

인격 장애 Personality Disorders

Personality disorder (**인격 장애**)는 대인관계와 사회생활에 심각한 문제를 일으키는 내면의 경험과 행동이 만성적인 패턴으로 나타나는 장애이다. 이 패턴은 깊게 체질화되어 있고 확고하여 융통성이 없으며, 사춘기 또는 초기 성인기에 발병하고, 시간이 지나도 불변하며 장애를 유발하기도 한다.

- *Antisocial personality disorder* (반사회적 인격 장애)는 타인의 권리를 무시하고 위반하는 경향이다. 이 경향은 개인이 사회와 지속적인 갈등을 유발한다.
- *Borderline personality disorder* (경계성 인격 장애)는 충동적인 행동 또는 잠재적인 자해와 불안정하고 혼란한 사회관계가 특징이다.
- *Narcissistic personality disorder* (자기애성 인격 장애)는 자기 자신에게만 극단적인 집착과 타인에 대한 공감능력은 전혀 없는 성향을 보인다. *Empathy* (공감)은 직접 관련되지 않았음에도 타인의 정서적, 정신적 상황을 이해할 수 있는 능력이다.

정신병적 장애 Psychotic Disorders

Psychotic disorder (sigh–KOT–ick; 정신병적 장애)는 정상적인 사회기능 저하와 현실과 접촉을 끊는 것이 특징이다.

- Catatonic behavior (kat–ah–TON–ick; 긴장성 행동)은 반응성 부족, 혼미, 고정된 자세를 유지하려는 경향을 보이는 장애이다.

- **Delusion** (dee-LOO-zhun; 망상)은 명백한 증거에도 불구하고 바로 잡을 수 없는 지속적이고 잘못된 개인의 신념이다. 그 신념은 개인의 문화나 종교적 신앙이 다른 구성원들에 의해 일반적으로 받아들여지지 않는다.
- **Hallucination** (hah-loo-sih-NAY-shun; 환각)은 외적 자극이 없는 상태에서 느껴지는 지각(시각, 촉각, 청각, 후각, 미각)이다.
- **Schizophrenia** (skit-soh-FREE-nee-ah; 조현병)은 현실로부터의 도피 그리고, 사고, 망상 및 환각의 비논리적인 경향과 정서적, 행동적 또는 지적 장애가 다양한 형태로 동반되는 정신병적 장애이다.

신체 증상 장애 Somatic Symptom Disorders

Somatic symptom disorder (soh-MAT-ick; **신체 증상 장애**)는 질병 여부나 검사결과와 상관없이 자신의 신체에 대한 과도한 걱정이나 불만이 특징이다.

Factitious disorder (fack-TISH-us; 허위성 장애, 꾀병)은 실제로 아프지 않아도 신체적 또는 심리적으로 아픈 것처럼 행동하는 상황이다. *Factitious*는 인공의, 스스로 유도한, 자연스럽게 일어나지 않은 이라는 뜻이다. *Munchausen syndrome* (뮌하우젠증후군)이라고도 하는 대부분의 꾀병은 관심과 동정을 얻기 위한 환자의 시도이다.

- *Factitious disorder by proxy* (대리에 의한 허위성 장애, 인위장애)는 아동학대의 일종이다. 아이가 건강함에도 불구하고, 정신질환을 가진 가짜로 증상을 만들고 스스로 치료법을 찾고 수술까지도 강행할 수 있다.
- **전환 장애(conversion disorder)**는 신체적인 원인보다는 심리적인 요인에 의해 유발되는 마비, 실명과 같은 일시적 또는 지속적인 기능변화를 특징으로 한다.
- **Malingering** (mah-LING-ger-ing; 꾀병)은 의식적으로 자기가 원하는 목적을 위해서 신체적, 심리적 증상을 만들어 내는 것이다. 허위성 장애와 달리 이 상태는 상황을 모면하는 것과 이득을 위해 유발된다.

물질과 관계된 장애 Substance-Related Disorders

Substance abuse (물질 · 약물남용)은 담배, 알코올, 약물 또는 불법적인 마약의 습관적인 사용이다. 이런 남용은 기능 장애, 자기 자신이나 타인에 대한 위험, 반복되는 법적 문제 또는 대인 관계에 심각한 장애를 초래한다.

- **Alcoholism** (AL-koh-hol-izm; 알코올 중독)은 특별한 징후나 금단증세를 가지는 만성 알코올 의존을 말한다. *Withdrawal* (금단증세)란 알코올이나 약의 사용을 갑자기 정지해서 생기는 정신적 또는 육체적 증후군(혹은 둘 다)이다.
- **Delirium tremens** (DTs, dee-LIR-ee-um TREE-mens; 진전섬망)은 알코올의 금단증세로 갑작스럽고 심한 정신변화나 발작이 생긴다.
- **Drug abuse (약물 남용)**은 불법 또는 오락약물의 과도한 사용 또는 처방약의 오용이다. *Recreational drug* (오락약물)은 의학적 목적보다는 개인의 쾌락 또는 만족을 위해 일반적으로 사용되는 약물이다.
- **Drug overdose (약물 과다 복용)**은 안전하거나 정상적인 것보다 많은 양의 불법 약물 또는 처방약을 치명적, 우발적 또는 의도적으로 사용하는 것이다.

성 주체성 Gender Identity

Gender dysphoria (JEN-der dis-FOR-ee-ah; 성별 불쾌감)은 출생 시의 성별이 현재 식별하고 있는 성별과 일치하지 않아 잠재적으로 상당한 스트레스의 원인이 되는 상태이다. *Dysphoria* 란 불만을 의미한다. 이러한 감정은 어린 시절부터 시작될 수 있다.

Transgender (trans-JEN-der; 트랜스젠더)라는 용어는 출생 시 자신의 성 정체성이 성별과 일치하지 않는 사람을 말한다.

정신적인 질환을 치료하기 위한 약물 Medications to Treat Mental Disorders

Psychotropic drugs (sigh-koh-TROP-pick; 정신작용 약물)은 심리, 감정, 행동에 영향을 미치는 데 유용하고, 정신질환의 치료에 사용된다(psych/o는 정신을, -tropic은 친화력을 뜻한다). 이러한 약물은 통증을 조절하고 기면증 및 주의력 장애를 치료하는 약물로 사용된다.

- **Antidepressant drugs (항우울제)**는 우울증을 막고 경감시키기 위해 투여된다. 어떤 것들은 강박신경증, 사회적 불안 장애, 일반적 불안 장애에도 사용된다.
- **Antipsychotic drugs** (an-tih-sigh-KOT-ick;

항정신병약물)은 *neuroleptic* (신경이완제)라고도 하는데, 조현병, 조증 및 망상 장애와 같은 신경 및 정신 질환과 관련된 사고 및 기분의 중대한 장애 증상을 치료하기 위해 사용된다(anti-는 반대를, psych/o는 정신을, -tic은 관여함을 뜻한다).

- *Antianxiety drugs* (**항불안제**) 또는 *tranquilizers* (신경안정제)라고도 하는 anxiolytic drug (ang-zee-oh-LIT-ick; 항불안제)는 일시적으로 불안을 억제하기 위해서 처방된다(anxi/o는 불안을, -lytic은 파괴를 뜻한다).
- 리튬 같은 mood-stabilizing drugs (**기분안정제**)는 감정 불안정과 양극성 장애를 치료하는 데 사용된다.
- Stimulants (**각성제**)는 뇌의 특정영역의 활동성을 증가시킨다. 따라서 증가된 집중력과 각성상태를 보인다. 각성제를 사용한 약물치료는 ADHD나 발작수면을 치료하는 데 효과적이다. 카페인을 포함한 각성제의 남용은 불면증과 심장 두근거림을 야기시킬 수 있다.

정신적인 질환을 치료하기 위한 심리치료

Psychological Therapies to Treat Mental Disorders

약물치료에 더하여, 정신질환은 종종 심리치료사에 의해 개인 또는 그룹 치료가 이루어진다.

- Psychoanalysis (sigh-koh-ah-NAL-ih-sis; 정신분석)은 정신질환은 유년 시절에 유래되는 근본적인 원인을 가지고 있다는 생각과 그들의 감정과 행동 양식을 통찰함으로써 극복될 수 있다는 생각에 기초한다.
- Behavioral therapy (**행동요법**)은 문제 행동을 확인함으로써 행동을 변화시키는 것으로, 그들에게 적합한 행동을 대체하는 것, 보상 또는 변화를 만드는 다른 행동을 사용하는 것에 초점을 맞춘다.
- Cognitive behavioral therapy (CBT, 인지행동요법)은 스스로 강박증을 극복하는 치료로 두려움을 유발하는 상황, 생각, 이미지에 대한 노출과 강박적 행동에 대한 의도적인 차단을 하는 치료이다. *Dialectical behavior therapy* (DBT, 변증법적 행동 치료)라고 불리는 CBT의 변형된 버전은 자살 충동, 자해 또는 경계성격 장애를 가진 사람들을 치료하는 데 사용된다.
- Hypnotherapy (**최면요법**)은 최면을 사용하여 환자가 적극적으로 제안을 믿고 행동할 수 있는 주의 집중 상태를 만들어내는 치료이다. 이런 치료는 통증경감, 불안감소, 행동조정을 위해 사용된다(그림 10.19).

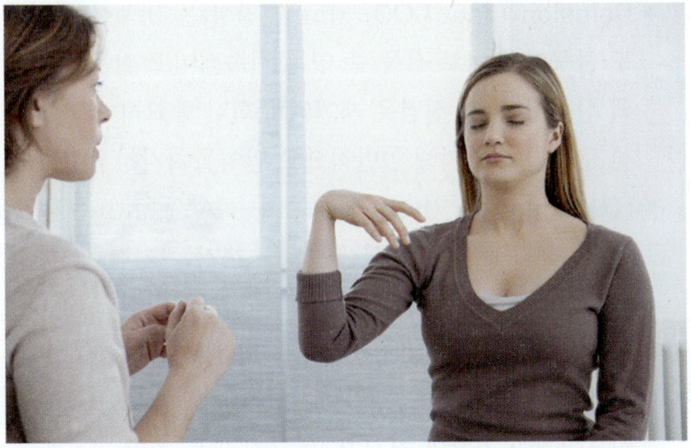

그림 10.19 **최면요법은 통증 완화, 불안감 감소 및 행동 수정을 위해 정신 건강 전문가와 연습한다.**

신경계통과 관련된 약어

ABBREVIATIONS RELATED TO THE NERVOUS SYSTEM

표 10-4에는 이 장에서 소개된 용어와 관련된 약어를 정리하였다. **주의:** 실수 또는 혼동을 피하기 위하여 항상 약어를 사용할 때 주의하여야 한다.

표 10-4

신경계통과 관련된 약어

Alzheimer's disease = AD	**AD** = Alzheimer's disease 알츠하이머 병
amyotrophic lateral sclerosis = ALS	**ALS** = amyotrophic lateral sclerosis 근위축성 축삭경화증
attention-deficit hyperactivity disorder = ADHD	**ADHD** = attention-deficit hyperactivity disorder 주의력결핍과잉행동장애
cerebral palsy = CP	**CP** = cerebral palsy 뇌성마비
cerebrospinal fluid = CSF	**CSF** = cerebrospinal fluid 뇌척수액
electroencephalography = EEG	**EEG** = electroencephalography 뇌전도검사, 뇌파검사
intracranial pressure = ICP	**ICP** = intracranial pressure 두개내압
level of consciousness = LOC	**LOC** = level of consciousness 의식수준
lumbar puncture = LP	**LP** = lumbar puncture 허리천자
multiple sclerosis = MS	**MS** = multiple sclerosis 다발성 경화증
obsessive-compulsive disorder = OCD	**OCD** = obsessive-compulsive disorder 강박반응성 장애
posttraumatic stress disorder = PTSD	**PTSD** = posttraumatic stress disorder 외상 후 스트레스 장애
seizure = Sz	**Sz** = seizure 발작
transient ischemic attack = TIA	**TIA** = transient ischemic attack 일과성 뇌허혈 발작

연습문제

주요 단어 연결 1

밑줄 친 곳에 알맞은 답을 예에서 선택하여 쓰시오.

	정의	답	예
10.1.	feeling	______________	psych/o
10.2.	brain	______________	encephal/o
10.3.	bruise	______________	contus/o
10.4.	mind	______________	concuss/o
10.5.	shaken together	______________	esthet/o

주요 단어 연결 2

밑줄 친 곳에 알맞은 답을 예에서 선택하여 쓰시오.

	정의	답	예
10.6.	membrane covering the brain	______________	-esthesia
10.7.	process of producing a picture	______________	-graphy
10.8.	sensation, feeling	______________	radicul/o
10.9.	spinal cord	______________	mening/o
10.10.	nerve root	______________	myel/o

병원균 유형 연결

밑줄 친 곳에 알맞은 답을 예에서 선택하여 쓰시오.

	정의	답	예
10.11.	abnormal fear	______________	-tropic
10.12.	burning sensation	______________	-phobia
10.13.	brain	______________	neur/o
10.14.	nerve, nerves	______________	cerebr/o
10.15.	having an affinity for	______________	caus/o

용어 정의

알맞은 답을 선택하여 밑줄 친 부분에 쓰시오.

10.16. 두 신경세포 사이의 공간 혹은 신경세포와 수용기 사이를 의미하는 용어를 __________________ 라고 한다.

dendrite ganglion plexus synapse

10.17. 척수의 일부와 대부분의 말초 신경의 축삭을 덮고 있는 흰색 보호 덮개는 __________________ 이다.

myelin sheath neuroglia neurotransmitter pia mater

10.18. 자극을 받아들이고 세포체로 자극을 전달하는 신경의 돌기와 같은 구조물은 __________________ 이다.

axons dendrites ganglions neurotransmitters

10.19. 뇌나 척수에 가장 가깝게 위치한 뇌척수막의 층은 __________________ 이다.

arachnoid membrane dura mater meninx pia mater

10.20. 일곱 가지의 생명과 관련된 기능은 __________________ 에 의해 조절된다.

cerebral cortex cerebellum hypothalamus thalamus

10.21. 스트레스 상황에서 신체 기능에 관여하는 자율신경계의 부분은 __________________ 신경계이다.

afferent parasympathetic peripheral sympathetic

10.22. 신경이 교차하며 다발을 이루는 것을 __________________ 라고 한다.

ganglion plexus synapse tract

10.23. 뇌신경은 __________________ 신경계의 일부이다.

autonomic central cranial peripheral

10.24. __________________ 은 중간뇌와 척수로 부터 받는 감각 자극을 대뇌로 전달하는 부분이다.

cerebellum hypothalamus medulla oblongata thalamus

10.25. __________________ 신경은 뇌와 척수로부터 자극을 받아 전달한다.

afferent associative efferent sensory

주요 구조 연결

밑줄 친 곳에 알맞은 답을 예에서 선택하여 쓰시오.

	정의	답	예
10.26.	connects the brain and spinal cord	__________________	medulla oblongata
10.27.	controls vital body functions	__________________	hypothalamus
10.28.	coordinates muscular activity	__________________	cerebrum
10.29.	controls basic survival functions	__________________	cerebellum
10.30.	uppermost layer of the brain	__________________	brainstem

단어 선택

밑줄 친 곳에 알맞은 답을 선택하여 쓰시오.

10.31. 마취를 전문으로 하는 의사는 ______________________ 이다.

anesthetist anesthesiologist

10.32. ______________________ 은 자발적인 안구 운동의 부재, 통증 자극에 대한 반응 없음, 그리고 언어능력의 부재로 특징지어지는 의식 상태이다.

coma stupor

10.33. ______________________ 약은 또한 신경안정제로 알려져 있다.

antipsychotic anxiolytic

10.34. 외부 자극 없이 발생하는 지각을 ______________________ 라고 한다.

delusion hallucination

10.35. 높은 곳에 대한 과도한 두려움을 ______________________ 라고 한다.

acrophobia agoraphobia

철자 연습

각각의 문장에서 잘못된 철자를 찾아서 밑줄 친 부분에 올바르게 쓰시오.

10.36. A migrane headache is characterized by throbbing pain on one side of the head.

____

10.37. Alzhiemer's disease is a group of disorders involving the parts of the brain that control thought, memory, and language. ______________________

10.38. An anasthetic is the medication used to induce anesthesia. ______________________

10.39. Epalepsy is a chronic neurological condition characterized by recurrent episodes of seizures of varying severity.

____

10.40. Siatica is a nerve inflammation that results in pain, burning, and tingling through the thigh, leg, and foot.

____

약어 정의

밑줄 친 부분에 약어를 풀어 쓰시오.

10.41. **CP** ______________________

10.42. **CSF** ______________________

10.43. **OCD** ______________________

10.44. **PTSD** ______________________

10.45. **TIA** ______________________

용어 선택

알맞은 답을 선택하여 밑줄 친 부분에 쓰시오.

10.46. 혼동, 지남력 상실, 판단장애, 기억장애, 환각 등을 특징으로하는 급성 질환은 ______________________ 이다.

delirium　　dementia　　lethargy　　stupor

10.47. 척수의 염증을 의미하는 용어는 ______________________ 이다. 또한 이 용어는 골수의 염증도 의미한다.

encephalitis　　myelitis　　myelosis　　radiculitis

10.48. 좁은 장소나 둘러싸인 장소에서의 비정상적인 공포를 의미하는 의학용어는 ______________________ 이다.

acrophobia　　claustrophobia　　kleptomania　　pyromania

10.49. ______________________ 은 제5뇌신경의 감염으로 인해 발생하는 심하고 급작스런 통증이 특징이다.

Bell's palsy　　Guillain-Barre syndrome　　Lou Gehrig's disease　　trigeminal neuralgia

10.50. 일반적으로 읽기 장애로 알려진 의학용어는 ______________________ 라고 한다.

autism　　dissociative disorder　　dyslexia　　intellectual disability

문장 완성

밑줄 친 곳에 알맞은 용어를 쓰시오.

10.51. 두부손상의 결과로 뇌조직의 타박상을 설명하는 데 사용되는 용어를 ______________________ 이라고 한다.

10.52. 일상적인 상황에 대한 과도하고 비합리적인 공포나 실제 두려움보다 심한 공포를 느끼는 정신질환을 ______________________ 라고 한다.

10.53. 심한 우울증보다 경미한 증상으로 만성 우울증이 2년 이상 지속되는 경우 ______________________ 라고 한다.

10.54. 체중 증가에 대한 심한 두려움으로 인해 의도적인 단식을 하는 것을 ______________________ 라고 한다.

10.55. 조현병, 조증, 섬망장애와 같은 신경 정신질환과 관련된 기분 및 사고 장애 증상을 치료하기 위해 투여하는 약물을 ______________________ 라고 한다.

단어 조합

각각의 용어를 단어 요소들로 나누고, 밑줄 친 부분에 순서대로 쓰시오. 필요한 경우 결합 모음을 나타내기 위해 슬래시(/)를 사용하시오. 제시된 모든 선이 필요하지 않을 수도 있다.

10.56. An **anesthetic** is the medication used to induce anesthesia.

__________　__________　__________　__________

10.57. **Somnambulism** is commonly known as sleepwalking.

__________　__________　__________　__________

10.58. **Electroencephalography (EEG)** is the process of recording the electrical activity of the brain through the use of electrodes attached to the scalp.

________ ________ ________ ________

10.59. **Paresthesia** refers to a burning or prickling sensation that is usually felt in the hands, arms, legs, or feet.

________ ________ ________ ________

10.60. **Poliomyelitis** is a contagious viral infection of the brainstem and spinal cord, which sometimes leads to paralysis.

________ ________ ________ ________

진실/거짓

문장이 맞으면 T를 쓰고, 틀리면 F를 쓰시오.

10.61. ________ 출혈성 뇌졸중은 뇌혈관에 손상이 있을 때 발생한다.

10.62. ________ 결신 발작은 인지 기능 상실이 있는 뇌 기능의 일시적인 장애이다.

10.63. ________ 간질과 관련된 발작을 예방하기 위해 진정제가 투여된다.

10.64. ________ 지속적인 식물인간상태의 환자는 밤에 잠을 자며 낮에는 깨어 의식적이다.

10.65. ________ 향정신성약물은 일차적으로 중추 신경계에 작용하여 정신, 감정 및 행동에 영향을 미치는 일시적인 변화를 일으킨다.

임상 문제

밑줄 친 부분에 알맞은 답을 쓰시오.

10.66. Harvey Ikeman은 감정기복이 심해서 그의 태도나 기능에 영향을 미치고 있어서 주치의는 ________________ 라고 차트에 기록하였다.

10.67. 자동차 사고에서 Anthony DeNicola는 머리를 차유리에 머리를 부딧혔고, 구급대원은 ________________ 인한 뇌 부상이라고 하였다.

10.68. George Houghton은 ________________ 발작(TIA)을 경험했다. 때때로 이것은 심각한 뇌졸중의 경고이다.

10.69. Ted Duncan은 파킨슨병 환자이다. 떨림을 조절하기 위해 의사는 ________________ 을 실시하였다. 이것은 외과적으로 시상을 절개하는 것이다.

10.70. Mary Beth Cawthorn은 ________________ 로 진단받았다. 이 자가면역질환은 말이집의 탈수초화가 원인인 염증질환이다.

10.71. Joanne Ladner는 몇달간 잠을 잘 자지 못했고 의사는 이 상태를 ________________ 로 진단했다.

10.72. 뇌졸중 이후, Rosita Valladares는 문자를 이해하지 못하고 단어를 말할 수가 없었다.
이 상태를 ________________ 라 부른다.

10.73. Jill Beck은 실신했다고 말했다. 뇌의 혈류감소가 원인이 되어 단시간 의식을 잃어버리는 데 대한 의학용어는 ________________ 이다.

10.74. Baily는 ________________ 로 태어났다. 이것은 뇌 안에서 뇌척수액의 양이 비정상적으로 증가한 것이다.

10.75. 사고 이후 MRI 촬영 결과, Hoshi 부인의 뇌에서 혈액 덩어리가 발견되었다. 이것을 뇌 ________________ 라 부른다.

의학용어 선택

밑줄 친 부분에 알맞은 답을 쓰시오.

10.76. 감각신경세포 손상 이후 격렬하고 타는 듯한 통증을 묘사하는 용어는 ________________ 이다.

causalgia　　hyperesthesia　　hypoesthesia　　paresthesia

10.77. 중추신경계에 작용하여 대개 수면을 일으키는 약물의 분류는 ________________ 로 알려져 있다.

anesthetic　　barbiturate　　hypnotic　　sedative

10.78. ________________ 장애는 신체적인 원인이 아닌 심리적 요인에 의해 유발되며, 마비나 실명과 같은 심각하고도 일시적인 증상, 또는 기능의 지속적인 변화가 특징이다.

anxiety　　conversion　　factitious　　panic

10.79. 출산 중 ________________ 마취는 분만에 영향을 주지 않으면서 자궁과 산도에 있는 신경을 마비시키기 위해 투여한다.

epidural　　local　　regional　　topical

10.80. ________________ 로 불리며, 자발적인 근육을 조절하는 역할을 하는 신경세포를 공격하는 급속 진행성 신경질환이다.

amyotrophic lateral sclerosis　　cerebral palsy　　epilepsy　　multiple sclerosis

단어 조합 연습

다음은 이 장의 주요 용어가 아니다. 그러나 다음과 같은 익숙한 단어로 구성된다. 용어 작성에 도움이 필요하면 의학사전을 참조하시오.

poly-	encephal/o	-algia
	mening/o	-itis
	myel/o	-malacia
	neur/o	-oma
		-pathy

10.81. 신경 및 척수의 염증을 의미하는 용어는 ______________________________ 이다.

10.82. 뇌척수막이 비정상적으로 연화되는 것을 나타내는 용어는 ______________________________ 이다.

10.83. 신경조직에 형성된 양성 종양을 설명하는 데 사용되는 용어 ______________________________ 이다.

10.84. 뇌의 퇴행성 질환을 의미하는 용어는 ______________________________ 이다.

10.85. 많은 신경에 영향을 미치는 통증은 ______________________________ 로 알려져 있다.

10.86. 신경조직의 비정상적인 연화를 의미하는 용어는 ______________________________ 이다.

10.87. 뇌척수막과 뇌의 염증을 의미하는 용어는 ______________________________ 이다.

10.88. 척수의 병적 상태를 의미하는 용어는 ______________________________ 이다.

10.89. 뇌의 비정상적인 연화를 의미하는 용어는 ______________________________ 이다.

10.90. 뇌척수막, 뇌, 척수의 염증을 의미하는 용어는 ______________________________ 이다.

명칭 표기

다음 그림에서 숫자로 표시된 부위의 알맞은 명칭을 쓰시오.

10.91. ______________________ cortex

10.92. ______________________ lobe

10.93. ______________________ lobe

10.94. ______________________ lobe

10.95. ______________________ lobe

10.96. ______________________

10.97. ______________________

10.98. ______________________

10.99. ______________________ cord

10.100. ______________________

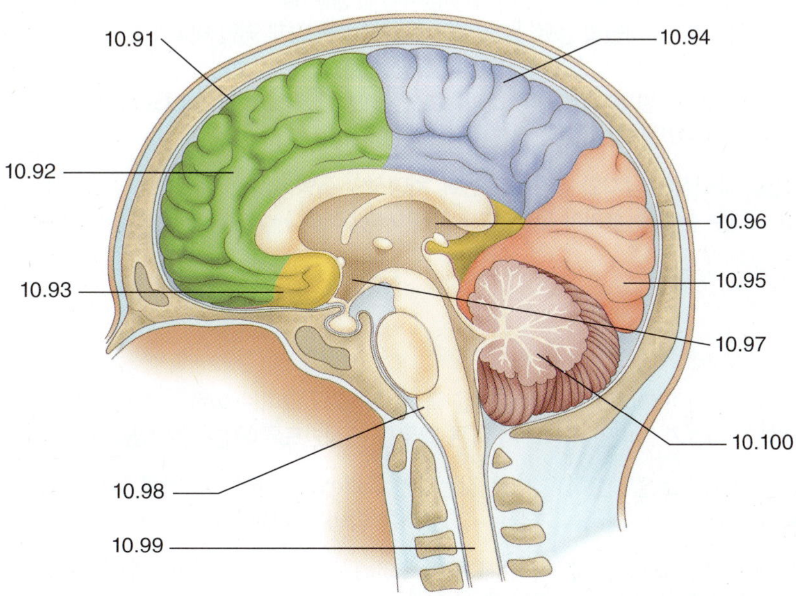

휴먼 터치
The Human Touch

비판적 사고력

다음의 사례와 질문은 토론이나 간단한 의견을 작성해 봄으로써 비판적 사고력을 키울 수 있도록 제시하였다. 토론 주제에 대한 정답은 없으니 자유롭게 의견을 제시하면 된다.

Calle Washington은 Thakker 박사가 그녀에게 준 정보를 읽었다. "다발성 경화증(MS)은 뇌와 척수에서 신경 섬유의 탈수초화를 특징으로 하는 신경장애이다. 이 질환은 무감각, 마비, 운동 실조, 통증 및 실명을 포함할 수 있는 증상 때문에 점진적으로 쇠약해질 수 있다. 일부 환자는 생명을 위협하는 합병증을 경험한다. 이 질병은 젊은 성인에서 발생한다. 이 질환은 남성보다 여성에게 더 많은 영향을 미친다."

"글쎄, 나는 위의 증상하고 비슷한데."라고 Calle는 씁쓸하게 생각했다. 그녀는 심호흡을 하면서 차분하려고 노력했다. 어떻게 지금 이런 일이 일어날 수 있을까? 모든 것이 너무 완벽했다. 그녀는 웨딩드레스를 마지막 수선을 하고 있었고, 자메이카행 신혼여행 티켓은 책상 서랍에 있었다. Gabe는 함께 살 집을 마지막으로 손질하고 있다. 그녀는 Gabe가 휠체어를 탄 자신을 보면 미래에 대한 희망을 버릴 거라고 생각했다. 갑자기 그녀의 생활이 악몽으로 바뀌고 있었다.

Calle는 때때로 균형 감각을 잃어 버렸다. 만약 그녀가 갑자기 균형을 잃는다면 근무하는 유치원에서 아이들을 위험에 빠뜨릴 수 있지 않을까? 유치원의 동료 선생님들이 그 사실을 알게 되면 어떻게 될까? 그녀는 아이들 중 누군가가 다칠 수 있다는 위험을 무릅쓰고 싶지 않지만, 직장을 잃으면 건강보험을 잃게 될 것이다. Thakker 박사는 MS의 새로운 약이 있다고 말했지만, 매우 비싸다고 언급했다. 그리고 그녀와 Gabe가 모두 아이를 원하는데? 그녀는 아기를 낳을 수 있을까?

"아마도 '25세의 여성이 매력적인 남자와 결혼하기 전에 치명적인 질병에 대한 치료법을 찾는다'는 광고를 해야 할지도 모르겠다."고 그녀는 눈물을 흘리며 웃으려고 애쓰면서 생각했다.

토론 주제

1. Calle의 상태 중 어떤 증상이 그녀의 직업에 영향을 줄 수 있는가? 그녀는 어린 아이들과 함께 일해 왔다. 그녀는 사직을 고려해야 하는가 아니면 직장에서 다른 업무를 배정받도록 요청할 수 있을까?
2. Calle과 Gabe는 결혼하기로 결정했다. 자녀를 갖는다면 Calle의 질환이 아이에게 유전될 위험이 있는가? Calle가 아이를 가질 수 없다면, 가족을 가질 수 있는 다른 방법은 무엇인가?
3. 결혼 후에 Calle는 남편의 건강보험 혜택을 받게 된다. Calle은 이 보험을 적용받기 위해 신청서를 작성하는데 다발성 경화증(MS)을 진단받았다고 솔직하게 기록했다. 하지만, 그녀는 의문이 있다. Calle는 보험 회사가 이 질병에 대한 비싼 의약품을 보험 적용해 줄지에 대한 정보를 어디서 얻을 수 있을까?
4. Calle는 훌륭한 교사이고, 아이들은 그녀를 사랑한다. 과거 동료들은 "너처럼 이 일을 잘 할 수 있는 방법을 배울 수 있었으면 좋겠다."라고 평했다. MS가 있다고 하더라도 Calle는 다른 교사들을 훈련시키는 일을 할 수 있을까? 그녀가 선택할 수 있는 다른 긍정적인 조치들은 어떤 것이 있을까?

CHAPTER 11

감각계통: 눈과 귀

SPECIAL SENSES:
THE EYES AND EARS

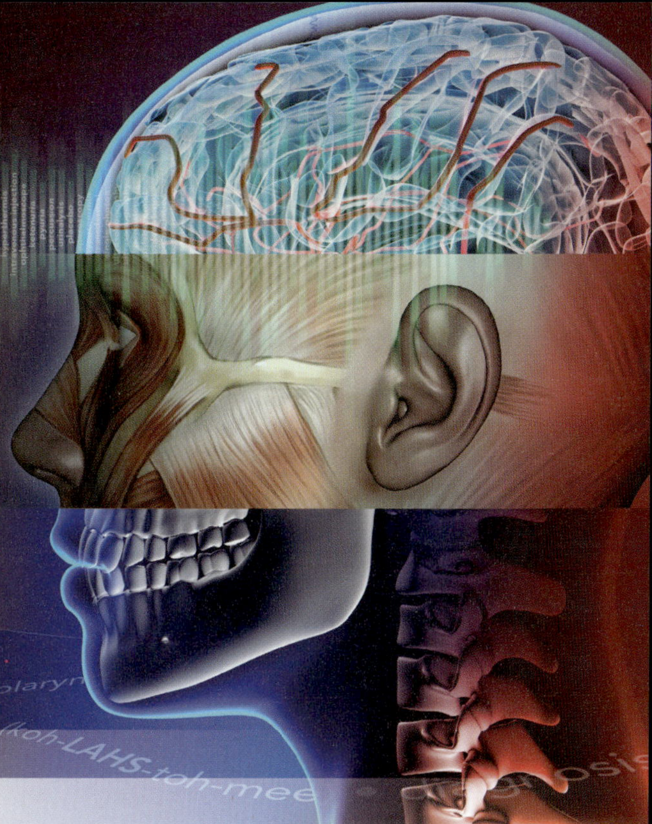

감각계통(눈과 귀)의 구조와 기능 및 이와 관련된 연결형에 대한 개요

주요 구조	관련된 연결형	주요 기능
Eyes 눈	**opt/i**, **opt/o**, **optic/o**, **ophthalm/o**	시각을 담당하는 수용기관
Iris 홍채	**ir/i**, **ir/o**, **irid/o**, **irit/o**	눈으로 들어오는 빛의 양을 조절
Lens 수정체	**phac/o**, **phak/o**	빛이 망막 위로 초점을 맞추도록 함
Retina 망막	**retin/o**	빛의 이미지를 전기 흥분으로 전환시키고 뇌로 전송
Lacrimal Apparatus 눈물장치	**dacryocyst/o**, **lacrim/o**	눈의 부속 구조로 눈물의 생산, 저장 및 제거
Ears 귀	**acous/o**, **acoust/o**, **audi/o**, **audit/o**, **ot/o**	청각을 담당하는 수용기관; 또한 균형을 유지하도록 도움
Outer Ear 바깥귀[외이]	**pinn/i**	음파를 가운데귀로 전송
Middle Ear 가운데귀[중이]	**myring/o**, **tympan/o**	음파를 속귀로 전송
Inner Ear 속귀[내이]	**labyrinth/o**	소리의 진동을 수신하여 뇌로 전송

용어 감각계통과 관련된 어휘

이 목록에 있는 항목들은 이 장에서 중요한 용어와 어근만을 분류하였다. 그리고 이 장에서 중요한 단어는 **굵은 글씨**로 표시하였다. 청록색 이탤릭체로 나타나는 이차 용어는 일차 용어의 의미를 명확히 한다.

주요단어

- ☐ **blephar/o** 눈꺼풀
- ☐ **-cusis** 난청
- ☐ **irid/o** 홍채
- ☐ **kerat/o** 각막
- ☐ **myring/o** 고막
- ☐ **ophthalm/o** 눈
- ☐ **-opia** 시력(vision)
- ☐ **opt/o** 시각
- ☐ **ot/o** 귀
- ☐ **phak/o** 수정체
- ☐ **presby/o** 노인
- ☐ **retin/o** 망막
- ☐ **scler/o** 공막, 굳은
- ☐ **trop/o** 회전
- ☐ **tympan/o** 고막

의학용어

- ☐ **adnexa** (ad-**NECK**-sah) 부속기관
- ☐ **amblyopia** (**am**-blee-**OH**-pee-ah) 약시
- ☐ **ametropia** (**am**-eh-**TROH**-pee-ah) (굴절)이상시
- ☐ **anisocoria** (**an**-ih-so-**KOH**-ree-ah) 동공부동
- ☐ **astigmatism** (ah-**STIG**-mah-tizm) 난시
- ☐ **audiometry** (**aw**-dee-**OM**-eh-tree) 청력측정검사
- ☐ **blepharoptosis** (**ble**-faro-**TOH**-sis) 눈꺼풀처짐증[안검하수증]
- ☐ **cataract** (**KAT**-ah-rakt) 백내장
- ☐ **chalazion** (kah-**LAY**-zee-on) 콩다래끼[산립종]
- ☐ **cochlear implant** (**KOCK**-lee-ar) 달팽이 이식
- ☐ **conjunctivitis** (kon-**junk**-tih-**VYE**-tis) 결막염
- ☐ **dacryoadenitis** (**dack**-ree-oh-ad-eh-**NIGH**-tis) 눈물샘염[누선염]
- ☐ **diplopia** (dih-**PLOH**-pee-ah) 겹보임[복시]
- ☐ **ectropion** (eck-**TROH**-pee-on) 눈꺼풀겉말림[안검외번]
- ☐ **emmetropia** (em-eh-**TROH**-pee-ah) 정시(안)
- ☐ **entropion** (en-**TROH**-pee-on) 눈꺼풀속말림[안검내번]
- ☐ **esotropia** (**es**-oh-**TROH**-pee-ah) 내사시
- ☐ **exotropia** (**eck**-soh-**TROH**-pee-ah) 외사시
- ☐ **fluorescein angiography** (**flew**-oh-**RES**-ee-in **an**-jee-**OG**-rah-fee) 형광안저조영술
- ☐ **glaucoma** (glaw-**KOH**-mah) 녹내장
- ☐ **hemianopia** (**hem**-ee-ah-**NOH**-pee-ah) 반맹증
- ☐ **hordeolum** (hor-**DEE**-oh-lum) 다래끼[맥립종]
- ☐ **hyperopia** (**high**-per-**OH**-pee-ah) 원시
- ☐ **infectious myringitis** (**mir**-in-**JIGH**-tis) 감염성 고막염
- ☐ **iridectomy** (**ir**-ih-**DECK**-toh-mee) 홍채절제술
- ☐ **iritis** (eye-**RYE**-tis) 홍채염
- ☐ **keratitis** (**ker**-ah-**TYE**-tis) 각막염
- ☐ **labyrinthectomy** (**lab**-ih-rin-**THECK**-toh-mee) 미로절제술
- ☐ **laser trabeculoplasty** (trah-**BECK**-you-loh-**plas**-tee) 레이저섬유주성형술
- ☐ **mastoidectomy** (**mas**-toy-**DECK**-toh-mee) 꼭지돌기절제술
- ☐ **mydriasis** (mih-**DRY**-ah-sis) 동공확대, 산동
- ☐ **myopia** (my-**OH**-pee-ah) 근시
- ☐ **myringotomy** (**mir**-in-**GOT**-oh-mee) 고막절제술
- ☐ **nyctalopia** (**nick**-tah-**LOH**-pee-ah) 야맹증
- ☐ **nystagmus** (nis-**TAG**-mus) 안구진탕
- ☐ **ophthalmoscopy** (**ahf**-thal-**MOS**-koh-pee) 검안경
- ☐ **optometrist** (op-**TOM**-eh-trist) 검안사
- ☐ **otitis media** (oh-**TYE**-tis **MEE**-dee-ah) 가운데귀염(중이염)
- ☐ **otomycosis** (**oh**-toh-my-**KOH**-sis) 귀진균증
- ☐ **otopyorrhea** (**oh**-toh-**pye**-oh-**REE**-ah) (농성)이루
- ☐ **otorrhea** (**oh**-toh-**REE**-ah) 귓물, 이루
- ☐ **otosclerosis** (**oh**-toh-skleh-**ROH**-sis) 귀경화증
- ☐ **papilledema** (**pap**-ill-eh-**DEE**-mah) 유두부종
- ☐ **periorbital edema** (**pehr**-ee-**OR**-bih-tal eh-**DEE**-mah) 눈확주위 부종
- ☐ **photophobia** (**foh**-toh-**FOH**-bee-ah) 눈부심, 광선눈통증
- ☐ **presbycusis** (**pres**-beh-**KOO**-sis) 노인성 난청
- ☐ **presbyopia** (**pres**-bee-**OH**-pee-ah) 노안
- ☐ **ptosis** (**TOH**-sis) 처짐
- ☐ **radial keratotomy** (**ker**-ah-**TOT**-oh-mee) 방사상각막절개술
- ☐ **retinopexy** (**RET**-ih-noh-**peck**-see) 망막유착술
- ☐ **scleritis** (skleh-**RYE**-tis) 공막염
- ☐ **sensorineural hearing loss** (sen-suh-ree-**NOOR**-al) 감각성 청각손실
- ☐ **stapedectomy** (**stay**-peh-**DECK**-toh-mee) 등자뼈절제술
- ☐ **strabismus** (strah-**BIZ**-mus) 사시
- ☐ **tarsorrhaphy** (tahr-**SOR**-ah-fee) 눈꺼풀봉합술
- ☐ **tinnitus** (tih-**NIGH**-tus) 이명
- ☐ **tonometry** (toh-**NOM**-eh-tree) 안압검사
- ☐ **tympanometry** (**tim**-pah-**NOM**-eh-tree) 고실계측
- ☐ **vertigo** (**VER**-tih-go) 어지러움
- ☐ **vitrectomy** (vih-**TRECK**-toh-mee) 유리체절제술
- ☐ **xerophthalmia** (**zeer**-ahf-**THAL**-mee-ah) 안구건조증

학습목표

이 장을 학습하고, 다음을 할 수 있어야 한다.

1. 눈과 부속기관의 기능과 구조를 기술한다.
2. 눈과 시각의 병리와 진단적 및 치료적 절차와 관련된 용어들을 알고, 정의를 내리며, 철자를 쓰고, 발음한다.
3. 귀의 기능과 구조를 기술한다.
4. 귀와 청각의 병리와 진단적 및 치료적 절차와 관련된 용어들을 알고, 정의를 내리며, 철자를 쓰고, 발음한다.

눈의 기능
FUNCTIONS OF THE EYES

눈은 시각을 담당하는 수용기관으로 그 기능은 이미지를 수용하여 뇌로 전달한다.

눈에 대해 기술하는 데 사용되는 약어들이 **표 11-1**에 제시되어 있다. 'O'는 눈의 라틴어인 oculus를 나타낸다(복수형, oculi). **참고:** 건강 관리 분야에서 가장 큰 미국 표준 설정 및 인정 기관인 **공동위원회**(Joint Commission)는 약어를 사용하는 대신 이 용어를 쓰도록 권장한다.

표 11-1

눈과 관련된 약어

OD	오른쪽 눈 [right eye *(oculus dexter)*]
OS	왼쪽 눈 [left eye *(oculus sinister)*]
OU	양쪽 눈 [each eye *(oculus uterque)* or both eyes *(oculi uterque)*]

눈의 구조
STRUCTURES OF THE EYES

눈의 구조에는 안구 및 안구를 부착하거나 안구를 감싸는 부속기가 포함된다(**그림 11.1**).

눈의 부속기관 The Adnexa of the Eyes

Adnexa of the eyes (**눈의 부속기관**)은 *adnexa oculi* 라고도 하는데, 안구 바깥의 구조물들이다: 눈확(orbit), 안구근육(eye muscles), 안검/눈꺼풀(eyelids), 속눈썹(eyelashes), 결막(conjunctiva) 및 눈물기관(lacrimal apparatus). Adnexa (ad-NECK-sah)라는 용어는 기관의 부속 조직 또는 구조를 의미한다(복수형, *adnexa*).

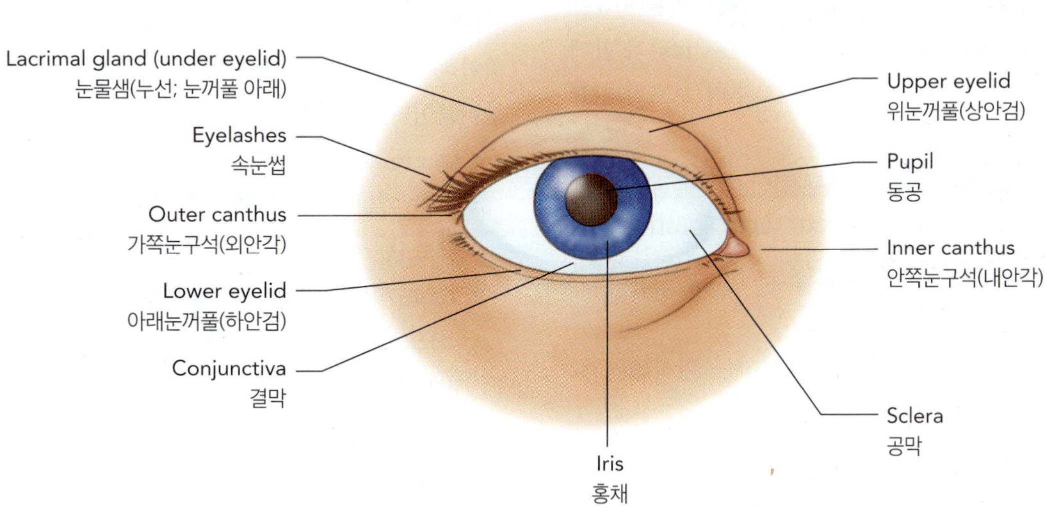

그림 11.1 눈의 주요 구조와 부속기관

눈확[안와] The Orbit

Orbit (**눈확**)은 *eye socket* 이라고도 하는데, 안구와 관련된 근육, 혈관, 신경을 포함하고 보호하는 머리뼈의 안쪽 공간이다.

안구근육 The Eye Muscles

여섯 개의 주요 eye muscle (**눈 근육**)들이 각 눈에 붙어 있으며 세 쌍으로 배열된다(**그림 11.2**).

- Superior and inferior oblique muscles (위빗근[상사근] 및 아래빗근[하사근])
- Superior and inferior rectus muscles (위곧은근[상직근] 및 아래곧은근[하직근])
- Lateral and medial rectus muscles (가쪽곧은근[외직근] 및 안쪽곧은근[내직근])

이들 근육은 매우 정확한 눈 움직임을 가능하게 한다. *Oblique*라는 것은 기울어진 것을 의미하고 수직이나 평행하지 않은 각도를 나타낸다. *Rectus*는 곧은 것을 의미한다.

양쪽 눈의 근육들은 통합된 움직임으로 동시에 작동하여 정상적인 **양안 시력**(binocular vision)을 가능하도록 한다(bin-은 둘을, ocul은 눈을, -ar는 ~에 관련된을 뜻한다). *Depth perception* (깊은 인식)은 사물을 3차원으로 보는 능력이다.

눈꺼풀[안검], 눈썹과 속눈썹
The Eyelids, Eyebrows, and Eyelashes

각 눈의 **위눈꺼풀**(upper eyelids)과 **아래눈꺼풀**(lower eyelids)은 **눈썹**(eyebrows)과 **속눈썹**(eyelashes)과 함께 안구를 이물질, 과도한 빛 또는 충격으로부터 보호한다(**그림 11.1**).

- Canthus (KAN-thus; 눈구석[안각])는 위눈꺼풀과 아래눈꺼풀이 만나는 각이 진 부분을 말한다(복수, *canthi*) (canth는 눈의 모서리를 뜻하고, -us는 단수 명사형 종결어미이다).
- 눈꺼풀의 가장자리에는 기름을 생성하는 피지샘이 있다. 이 샘은 12장에서 논의된다.
- 작은 털인 **섬모**(cilia, SIL-ee-ah)는 눈썹과 속눈썹에 분포한다. 또한 이물질이 흡입되는 것을 막기 위해 섬모가 코 속에도 있다.

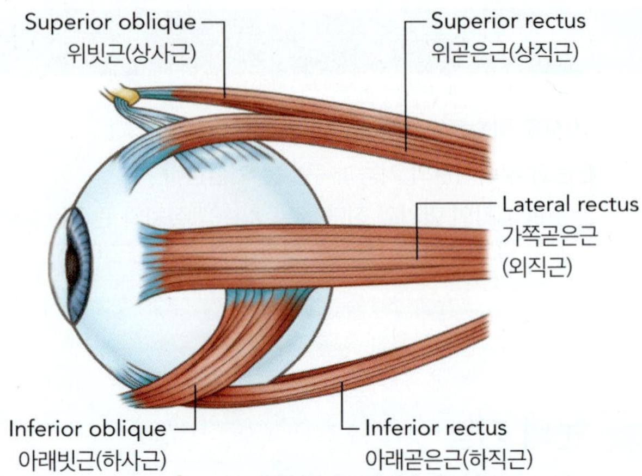

그림 11.2 **세 쌍으로 배열된 여섯 개의 근육은 안구 움직임이 가능하도록 한다. 안쪽곧은근은 이 그림에서 보이지 않는다.**

- Tarsus (THAR-suhs; 눈꺼풀판)은 *tarsal plate* 라고도 하는데, 눈꺼풀의 강도와 형태를 제공하는 위눈꺼풀과 아래눈꺼풀 내 판 같은 틀을 말한다(복수형, *tarsi*) (tars는 눈꺼풀의 가장자리를 뜻하고, -us는 단수 명사형 종결어미이다.). **주의:** *Tarsus*는 발등의 7개 발허리뼈를 일컫기도 한다.

결막 The Conjunctiva

Conjunctiva (kon-junk-TYE-vah; 결막)은 각 눈꺼풀의 안쪽과 안구의 노출된 외면을 덮는 투명한 점막이다(복수형, *conjunctivae*)(**그림 11.1**).

눈물기관 The Lacrimal Apparatus

Lacrimal apparatus (LACK-rih-mal; 눈물기관[누기])은 *tear apparatus*라고도 하는데, 눈물을 생산, 저장, 제거하는 구조들로 구성되어 있다. *Lacrimation*은 눈물의 분비물이다.

- Lacrimal glands (**눈물샘[누선]**)은 눈물을 분비하며, 각 눈의 바깥쪽 구석 바로 위의 눈꺼풀 아래쪽에 있다(**그림 11.1**).
- *Tears* 라고 일반적으로 알려진 눈물은 lacrimal fluid (**누액**)으로 안구의 앞쪽 표면의 습기를 유지시켜준다. 깜박거림(blinking)은 눈 전체에 눈물이 퍼지도록 한다.
- Lacrimal canal (LACK-rih-mal; 눈물소관)은 각 눈의 안쪽 모퉁이에 위치하며 두 개의 관으로 구성되어 있다. 이 관들은 눈물이 모여 눈물주머니로 흘러가도록 한다. 우는 것은 눈물관으로부터 눈물이 넘치는 것이다.

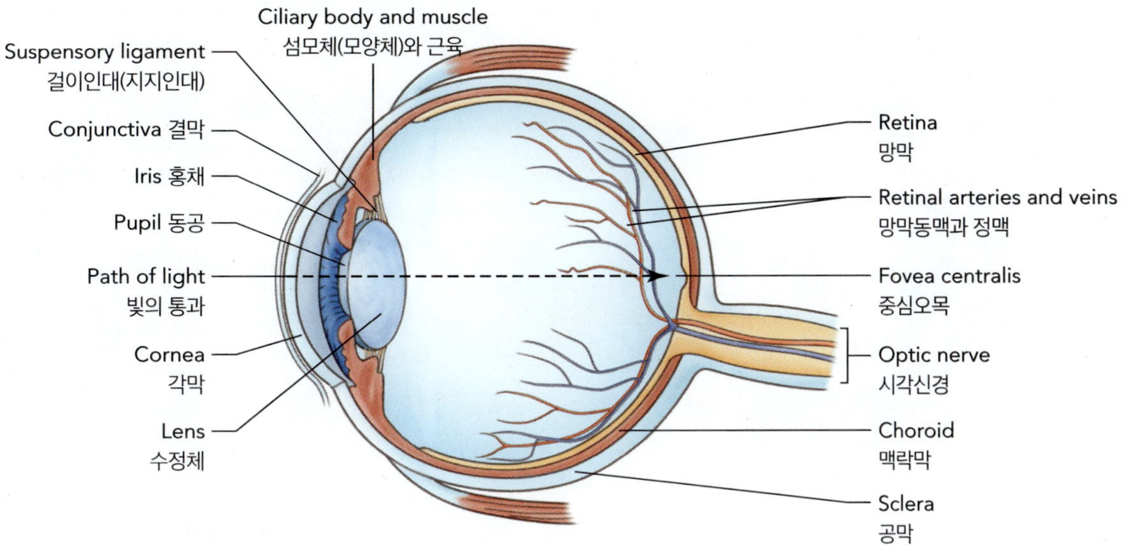

그림 11.3 **안구의 구조를 나타내는 단면도**

- **Lacrimal sac (눈물주머니)**는 *tear sac* 이라고도 하는데, 눈물관 상부의 확장된 곳이다.
- **Lacrimal duct (눈물관)**은 *nasolacrimal duct* (코눈물관)이라고도 하며, 과도한 눈물을 코로 배출시키는 통로이다.

안구 The Eyeball

Eyeball (안구)는 *globe* (구)라고도 하는데 약 2.5 cm의 구면으로 표면의 약 1/6만 볼 수 있다(**그림 11.3**).

- **Optic** (OP–tik; 시각)이라는 용어는 눈이나 시력과 관련이 있다(**opt**는 시력을, **–ic**은 관련된을 뜻한다).
- **Ocular** (OCK–you–lar; 안구)는 눈에 관한 것을 의미한다(**ocul**은 눈을, **–ar**는 관련된을 뜻한다).
- **Extraocular** (eck–strah–OCK–you–lar; 외안)은 안구 바깥쪽을 의미한다(**extra–**는 바깥쪽을, **ocul**은 눈을, **–ar**는 관련된을 뜻한다).
- **Intraocular** (in–trah–OCK–you–lar; 안구 내)는 안구의 안을 의미한다(**intra–**는 안쪽을, **ocul**은 눈을, **–ar**는 관련된을 뜻한다).

안구의 벽 Walls of the Eyeball

안구의 벽은 세 층으로 구성된다: sclera (공막), choroid (맥락막) 및 retina (망막) (**그림 11.4**).

- **Sclera** (SKLEHR–ah; 공막)은 눈의 *white of the eye* (흰자위)라고도 하며, 각막으로 덮인 부분을 제외한 안구의 바깥층을 형성하는 질긴 섬유조직이다. 눈의 형태를 유지하고 섬세한 내부 구조를 보호한다. **주의:** **scler/o**는 눈의 흰색 부분을 의미하며, 역시 굳은, 견고한(hard)의 의미도 있다.
- **Choroid** (KOH–roid; 맥락막)은 *choroid coat*라고도 하는데, 안구의 불투명한 중간층으로 많은 혈관을 포함하고 눈 전체에 혈액을 공급한다. 불투명함*(opaque)*은 빛이 이 표면을 통해 통과할 수 없음을 의미한다.

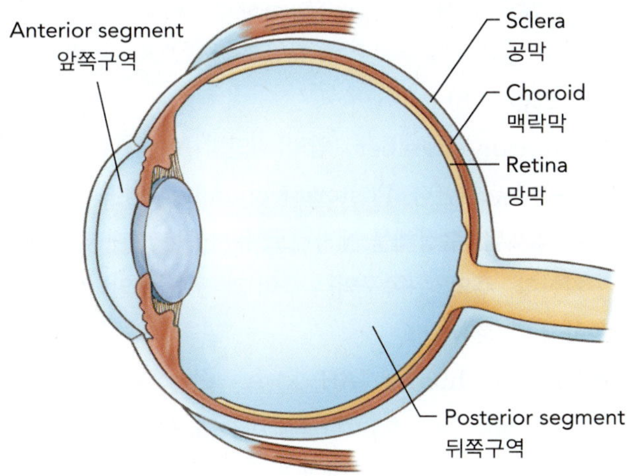

그림 11.4 **안구의 벽은 공막, 맥락막 및 망막으로 구성된다.**

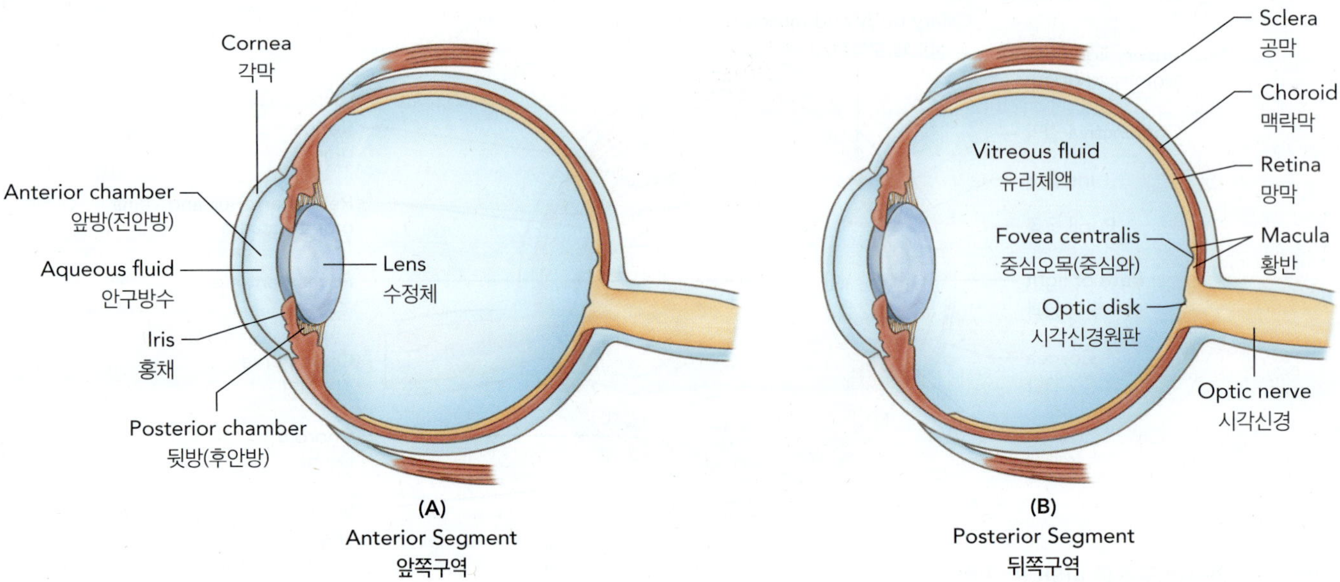

그림 11.5 **눈의 구역. (A) 눈의 앞쪽구역은 앞방과 뒷방으로 나뉜다. (B) 뒤쪽구역**

- Retina (RET–ih–nah; 망막)은 가장 민감한 내층으로 눈의 후반부에 위치한다. 망막은 신경 자극을 받아 *optic nerve* (시신경)을 통해 뇌에 전달한다. 이것은 *second cranial nerve* (제2뇌신경)으로도 알려져 있으며 10장에서 논의된다.

안구의 구역 Segments of the Eyeball

눈의 내부는 앞쪽구역과 뒤쪽구역으로 나뉜다(**그림 11.4, 그림 11.5A, B**).

눈의 앞쪽구역 Anterior Segment of the Eye

안구의 앞쪽 1/3 부분으로 앞방과 뒷방으로 나뉜다(**그림 11.5A, 그림 11.6**).

- Anterior chamber (앞방[전안방])은 각막 뒤, 홍채 앞쪽에 위치한다. Posterior chamber (뒷방[후안방])은 홍채뒤, 수정체를 제자리로 유지하는 인대 앞쪽에 위치한다. **주의:** 뒤쪽구역[후구역]과 뒷방[후안방]을 혼동하지 말 것.
- Aqueous humor (AH–kwee–uhs; 눈방수[안구방수])는 *aqueous fluid*라고도 하는데, 두 개의 안방을 채운다. *Aqueous*는 물성 또는 물을 함유한을 의미한다. *Humor*는 맑은 체액 또는 반유동체 물질을 의미한다.
- 눈방수는 눈 형태를 유지하도록 도우며 안구내 구조물을 조성한다. 이 액체는 지속적으로 여과되고 *trabecular meshwork* (기둥모양의 망상구조)와 *canal of Schlemm* (슐렘관)을 통해 배출된다(**그림 11.6**).
- Intraocular pressure (IOP, **안압**)은 안구 내부의 유체 압력으로 측정된다. 이 압력은 눈방수(aqueous humor)가 눈에 들어가고 떠나는 속도로 조절된다.

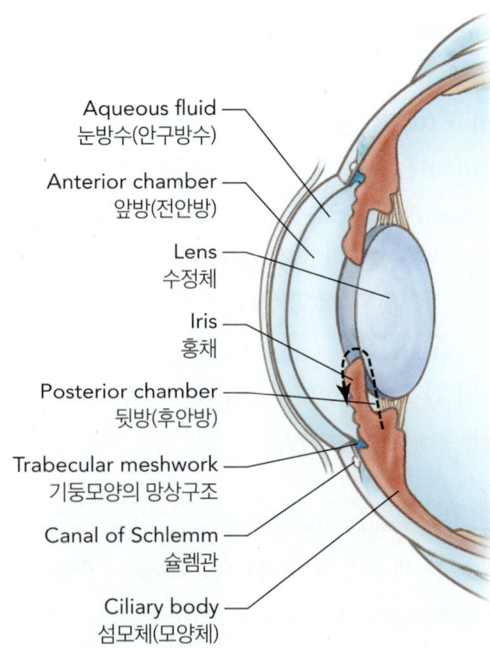

그림 11.6 **눈의 앞쪽구역에서 안구방수의 흐름**

눈의 뒤쪽구역 Posterior Segment of the Eye

Posterior Segment (**뒤쪽구역**)은 안구의 뒤쪽 2/3를 일컫는다. Vitreous humor (VIT–ree–us; 유리체액)는 *vitreous gel*이라고도 하는데, 연하고 맑은 젤과 같은 덩어리로, 눈의 형태를 유지하도록 뒤쪽구역을 채우고 있다. 뒤쪽구역은 망막 및 망막 관련 구조물들과 연결되어 있다(그림 11.3, 그림 11.4, 그림 11.5B).

망막의 구조 Structures of the Retina

- 망막의 **막대**세포(rod cells)와 **원뿔**세포(cone cells)는 눈의 수정체를 통과한 이미지를 받아들이고 자극으로 변환되어, 이 정보가 시각신경을 거쳐 뇌로 전달되도록 한다. 망막은 *rod* cell (막대세포: 흑백의 수용체)과 *cone* cell (원뿔세포: 색조 수용체)이라 부르는 특수 감광성 세포를 포함한다.
- Macula (MACK–you–lah; 황반)은 *macula lutea*라고도 하는데, 정확한 중심시야를 담당하며, 망막 중심에 위치한 감광 영역이다. *Macula*라는 용어는 작은 지점을 의미한다. 황반(macule)이라고도 알려져 있는 macula는 주근깨와 같이 피부의 작고 변색된 부분을 나타내는 용어로 쓰이기도 한다(12장 참조).
- Fovea centralis (FOH–vee–ah sen–TRAH–lis; 중심오목[중심와])은 황반의 중앙에 오목하게 들어간 바닥부분이다. 색조감각이 이 영역에서 가장 좋은데, 이는 막대세포는 없고 원뿔세포만 밀집해 있기 때문이다.
- Optic disk (**시신경원판**)은 *blind spot* (맹점)이라고도 하며, 망막의 신경말단이 시각신경으로 들어가는 작은 부위이다. 맹점이라고 하는 이유는 상을 신경 자극으로 변환시키는 막대세포나 원뿔세포가 없기 때문이다.
- 제2뇌신경인 optic nerve (**시각신경**)은 신경 자극을 망막에서 뇌로 전달한다.

포도막 The Uvea

Uvea (YOU–vee–ah, 포도막)은 눈의 색소층이다. 풍부한 혈액 공급이 관찰되며 맥락막, 섬모체, 홍채로 구성된다(그림 11.3).

섬모체 The Ciliary Body

Ciliary body (SIL–ee–ehr–ee; 섬모체)는 맥락막 안에 위치하며, 망막 위로 광선의 초점을 맞추도록 수정체의 두께를 조절하는 근육과 걸이인대의 집합체이다(그림 11.6).

- 섬모체는 전 안방을 채우는 눈방수(aqueous humor)를 생성한다.
- 가까운 물체에 초점을 맞추기 위해 이 근육들은 수정체가 두꺼워지도록 조정한다.
- 먼 물체에 초점을 맞추기 위해 이 근육들은 수정체가 얇아지도록 늘어난다.

홍채 The Iris

Iris (**홍채**)는 동공을 둘러싸고 있는 착색된(채색된) 원형 구조이다(그림 11.3). 홍채 내의 근육은 동공을 통해 눈에 들어올 수 있는 빛의 양을 조절한다.

- 눈에 들어오는 빛의 양을 줄이기 위해 홍채의 근육이 수축하여 동공을 더 작게 만든다.
- 눈에 들어오는 빛의 양을 늘리려면 홍채의 근육이 *dilate* (이완)되거나 넓어져 동공이 더 크게 열린다. 다음의 "눈과 시력의 진단방법"을 참고한다. *Dilate*란 용어는 출산 중에 자궁 경관이 확장되는 것과 같이 신체의 어떤 구멍을 확장시키는 것을 의미한다(14장 참조).

각막, 동공 및 수정체 The Cornea, Pupil, and Lens

- Cornea (KOR–nee–ah; 각막)은 홍채와 동공을 덮는 안구 앞쪽의 투명한 바깥층이다. 눈 안으로 들어오는 광선을 모으는 일차적 구조이다(그림 11.3).
- Pupil (**동공**)은 홍채 중심부에 있는 검은 원형의 개구부로 눈으로 들어오는 빛을 통과시킨다.
- Lens (**수정체**)는 동공을 통해 들어오는 빛을 모아 망막에 초점을 만들기 위해 투명하고 유연하며 볼록한 모양의 구조물이다. 수정체는 홍채와 동공 뒤에 위치한 투명한 캡슐 안에 포함되어 있다.

눈의 정상적인 기능 Normal Action of the Eyes

- Accommodation (ah–kom–oh–DAY–shun; 조절)은 다양한 거리에서 물체를 보기 위해 눈이 적응하는 과정이다. 적응은 동공의 수축(좁힘)과 확장(넓힘), 눈의 움직임, 수정체의 형태 변화 등을 포함한다.
- Convergence (kon–VER–jens; 수렴)은 물체가 가까이 다가옴에 따라 단일 양안시를 유지하기 위한 노력

으로 한 초점을 향해 각 눈이 안쪽으로 동시에 움직이는 것을 말한다.

- **Emmetropia** (em–eh–TROH–pee–ah; 정시안)은 광선이 정확하게 망막 위에 맺힐 수 있도록 하는 눈의 굴절력과 안구 형태 간의 적절한 관계를 일컫는다(emmetr는 적절한 수단을, –opia는 시력 상태를 뜻한다).
- **Refraction (굴절)**은 *refractive power*라고도 하는데, 광선이 망막 위에 맺힐 수 있도록 구부리는 수정체의 능력을 말한다(그림 11.10A).
- **Visual acuity** (ah–KYOU–ih–tee; 시력)은 일정거리에서 물체의 세부 사항과 모양을 구별할 수 있는 능력이다. *Acuity* (시력)은 선명도를 의미한다(그림 11.8A).

눈 및 시각과 관련된 전문의료인

MEDICAL SPECIALTIES RELATED TO THE EYES AND VISION

- **Ophthalmologist** (ahf–thal–MOL–oh–jist; 안과의사)는 눈과 시력의 장애와 질병에 대한 진단과 치료를 전문으로 다루는 의사를 말한다(ophthalm/o는 눈을, –logist는 전문가를 뜻한다).
- **Optometrist** (op–TOM–eh–trist; 검안사)는 검안사(Doctor of Optometry degree) 학위를 받은 사람으로 교정렌즈가 필요한지를 결정하기 위하여 시력의 정확도를 측정하는 것을 전문으로 다룬다(opt/o는 시력을, –metrist는 측정하는 사람을 뜻한다). 공인된 *paraoptometric*은 종종 안과의사를 돕는 역할을 한다.
- **Optician** (op–TISH–uhn; 안경사)는 시력 교정을 위해 렌즈를 디자인, 장착 및 판매하는 의료 종사자이다.

눈과 시력의 질환

PATHOLOGY OF THE EYES AND VISION

눈꺼풀[안검] The Eyelids

- **Blepharoptosis** (ble–faro–TOH–sis; 눈꺼풀처짐증[안검하수증])은 보통 마비나 눈꺼풀올림근의 기능저하로 인해 위눈꺼풀이 처지는 것을 말한다(blephro는 눈꺼풀을, ptosis는 처짐 또는 늘어짐을 뜻한다). *Ptosis*는 같은 의미이다.
- **Chalazion** (kah–LAY–zee–on; 콩다래끼[산립종])는 기름샘의 어느 한 곳의 폐쇄로 인한 눈꺼풀 내부의 결절이나 낭종을 말한다. Chalazion의 복수는 *chalazia*이다. Chalazion은 육아종의 한 종류이다(12장 참조).
- **Hordeolum** (hor–DEE–oh–lum; 다래끼[맥립종])는 *stye* (맥립종)이라고도 하며, 기름샘의 급성 감염으로 인한 눈꺼풀의 화농성 병변이다.
- **안검염(blepharitis)**은 종종 속눈썹 모낭의 위치에서 눈꺼풀이 부어오르는 것이다(blephar는 눈꺼풀을, –itis는 염증을 뜻한다).
- **Ectropion** (eck–TROH–pee–on; 눈꺼풀겉말림)은 눈꺼풀 가장자리의 겉말림이다(ec–는 밖을, trop은 회전 및 돌아감을, –ion은 상태를 뜻한다). *Eversion* (외전)은 바깥쪽으로 돌리는 것을 의미한다. 보통 아래눈꺼풀이 영향받으며, 내부 표면이 노출되어 자극되고 눈물 배출을 방해한다(그림 11.7A).
- **Entropion** (en–TROH–pee–on; 눈꺼풀속말림)은 눈꺼풀 가장자리의 속말림이다(en–은 안을, trop은 회전 및 돌아감을, –ion은 상태를 뜻한다). *Inversion* (내전)은 내부로 돌리는 것을 의미한다. 보통 아래눈꺼풀이 영향받으며, 속눈썹이 각막을 마찰시킨다(그림 11.7B).
- **Periorbital edema** (pehr–ee–OR–bih–tal eh–DEE–mah; 눈확주위부종)은 눈이나 눈을 감싸는 조직의 팽창이다(peri–는 주변을, orbit는 안구를, –al은 관련된을 뜻한다). 이것은 얼굴에 부은 모습을 줄 수 있고 눈이 부어 오른 눈꺼풀에 부분적으로 덮일 수 있다. 이와 같은 팽창은 알레르기 반응(6장 참조), 신증후군(9장 참조) 또는 봉와직염(12장 참조)과 같은 상태와 관련된다.

기타 부속기관의 병리 Additional Adnexa Pathology

- **Conjuctivitis** (kon–junk–tih–VYE–tis; 결막염)은 *pinkeye*라고도 하는데, 결막의 염증으로 보통 감염이나 알레르기에 의한다(conjunctiv는 결막을, –itis는 염증을 뜻한다).
- **Dacryoadenitis** (dack–ree–oh–ad–eh–NIGH–

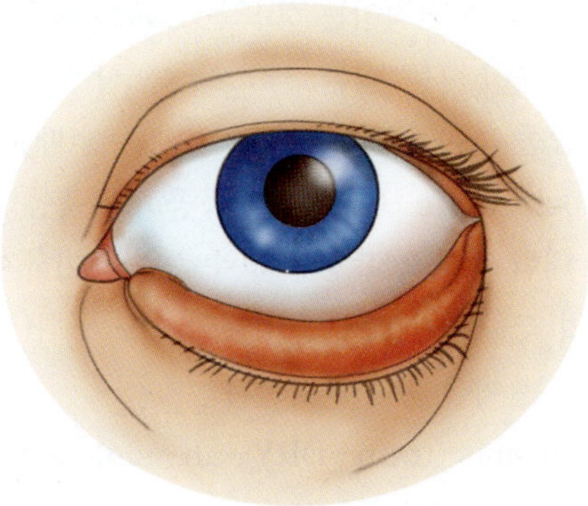

(A)

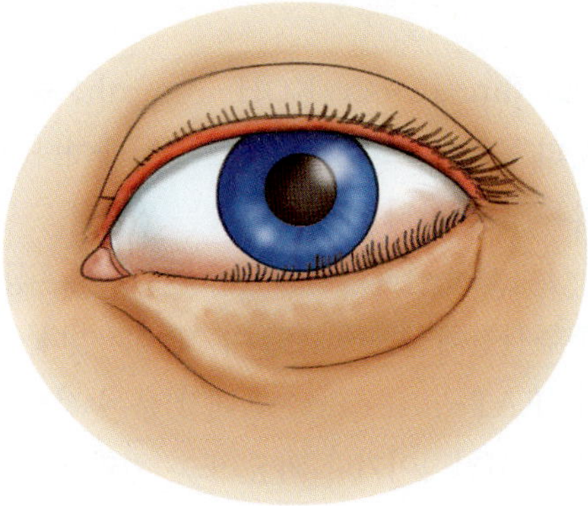

(B)

그림 11.7 **눈꺼풀의 장애.** (A) 눈꺼풀겉말림 (B) 눈꺼풀속말림

tis; 눈물샘염[누선염])은 세균, 바이러스 또는 곰팡이 감염에 의해 유발된 누선의 염증이다(dacry/o는 눈물을, aden은 샘을, -itis는 염증을 뜻한다). 이 상태의 징후와 증상에는 갑자기 심한 통증, 발적, 안구의 압박감이 포함된다.

- **Subconjunctival hemorrhage** (sub-kon-junk-TIH-val HEM-or-idj; 결막하 출혈)은 결막과 공막 사이의 출혈이다. 흔한 경우로 보통 상해로 인하며 흰자위에 붉은 부분이 생긴다.
- **Xerophthalmia** (zeer-ahf-THAL-mee-ah; 안구건조증)은 *dry eye* 라고도 하는데, 비타민 A 섭취 부족 또는 질병으로 인해 발생되는 결막을 포함한 표면의 건조이다(xer는 건조를, ophthalm는 눈을, -ia는 비정상적인 상태를 뜻한다). 이 상태는 종종 노화와 관련이 있다. 또한 류마티스 관절염과 같은 전신 질환이나 비타민 A의 부족으로 인한 것일 수도 있다.

포도막, 각막, 홍채 및 공막

Uvea, Cornea, Iris and Sclera

- **Uveitis** (you-vee-EYE-tis; 포도막염)은 포도막의 부기와 자극에 의한 염증이다(uve는 포도막을, -itis는 염증을 뜻한다). 포도막염으로 인한 합병증으로 인해 시력상실이 발생할 수 있다.
- **Iritis** (eye-RYE-tis; 홍채염)은 포도막염의 가장 흔한 형태이다. 이러한 포도막(uvea)의 염증은 주로 눈 앞의 구조에 영향을 미친다(ir는 홍채를, -itis는 염증을 뜻한다). 이 상태는 갑자기 시작되며 6주에서 8주가 걸릴 수 있다.
- **Corneal abrasion** (ah-BRAY-zhun; 각막박리)는 긁힘 또는 자극과 같은 상해로 각막이 외층이 떨어져 나간 것이다(corne은 각막을, -al은 관련된을 뜻한다).
- **Corneal ulcer (각막궤양)**은 감염 또는 손상으로 야기되는 각막의 패임이다. 이러한 궤양은 치료로 고쳐지지만 시력을 훼손하는 탁한 자국이 남을 수 있다.
- **Diabetic retinopathy (당뇨병성 망막증)**은 조절되지 않는 당뇨병의 합병증으로 나타나는 망막 손상이다. 이것은 13장의 "당뇨병 합병증"절에서 논의된다. 당뇨병성 망막증이 진행됨에 따라 *diabetic macular edema* (당뇨병성 황반종)이 발생할 수 있다.
- **Keratitis** (ker-ah-TYE-tis; 각막염)은 각막의 염증이다(kerat는 각막을, -itis는 염증을 뜻한다). 이 상태는 박테리아, 바이러스 또는 곰팡이 감염을 비롯한 많은 원인으로 인해 발생할 수 있다. **주의:** kerat/o는 굳은, 견고한의 의미도 있다.
- **Keratoconus** (ker-uh-toh-KOH-nus; 원추각막)은 각막이 불규칙하고 원추형이 되어 시각이 흐려지고 왜곡될 때 발생한다.
- **Scleritis** (skleh-RYE-tis; 공막염)은 공막의 염증이다(scler는 눈의 흰자위를, -itis는 염증을 뜻한다). 이 질환은 보통 감염, 화학적 손상 또는 자가면역질환과 관련된다.

눈 The Eye

- **Anisocoria** (an-ih-so-KOH-ree-ah; 동공부등)은 양쪽 눈의 동공이 크기가 같지 않은 상태이다(anis/o는 같지 않은, 동등하지 않은을, cor는 동공을, -ia는 비정상적인 상태를 뜻한다). 선천적이거나 두부손상, 동맥류 또는 중추신경계질환에 의해 야기될 수 있다.
- **Cataract** (KAT-ah-rakt; 백내장)은 수정체의 투명도 상실이다. 선천적이거나 외상 또는 질환으로 야기될 수 있으나 대부분의 백내장의 형성은 노화와 관련된다 (그림 11.8B).
- **Floaters** (비문증)은 *vitreous floaters* 라고도 하는데, 유리체액에 부유하며 망막 위에 그림자를 내리는 세포성 파편의 미립자이다. 부유물은 정상적으로 노화로 생기거나 유리체 분리, 망막의 찢김 또는 안구내 염증과 관련된다.
- **Photopsia** (foh-TOP-see-ah; 광시증[광선눈통증])은 빛의 번쩍이는 것 또는 *flashers* (점멸기)가 있는 것이다(phot는 빛을, -opsia는 시야를 뜻한다). 이들은 종종 눈이나 편두통으로 인한 손상 때문에 발생한다.
- **Miosis** (mye-OH-sis; 동공축소[축동])는 빛의 노출에 대한 반응으로 동공의 수축을 의미하지만 처방이나 불법 약물 사용으로 인한 것일 수도 있다(mio- 작음을, -sis는 이상 상태를 뜻한다).
- **Mydriasis** (mih-DRY-ah-sis; 동공확대[산동])는 동공 확장을 의미하고, 축동과 반대이다(mydrias는 동공 확장을, -is는 비정상 상태를 뜻한다). 동공확대의 원인에는 질병, 외상(부상) 및 약물이 포함된다.
- **Nystagmus** (nis-TAG-mus; 안구진탕증)은 안구의 불수의적이고 지속적이며 리듬 있는 움직임이다. 선천적이거나 신경학적 손상 또는 약물사용에 의해 야기될 수 있다.
- **Papilledema** (pap-ill-eh-DEE-mah; 유두부종)은 *choked disk* 라고도 하는데, 시각신경 원판을 통과

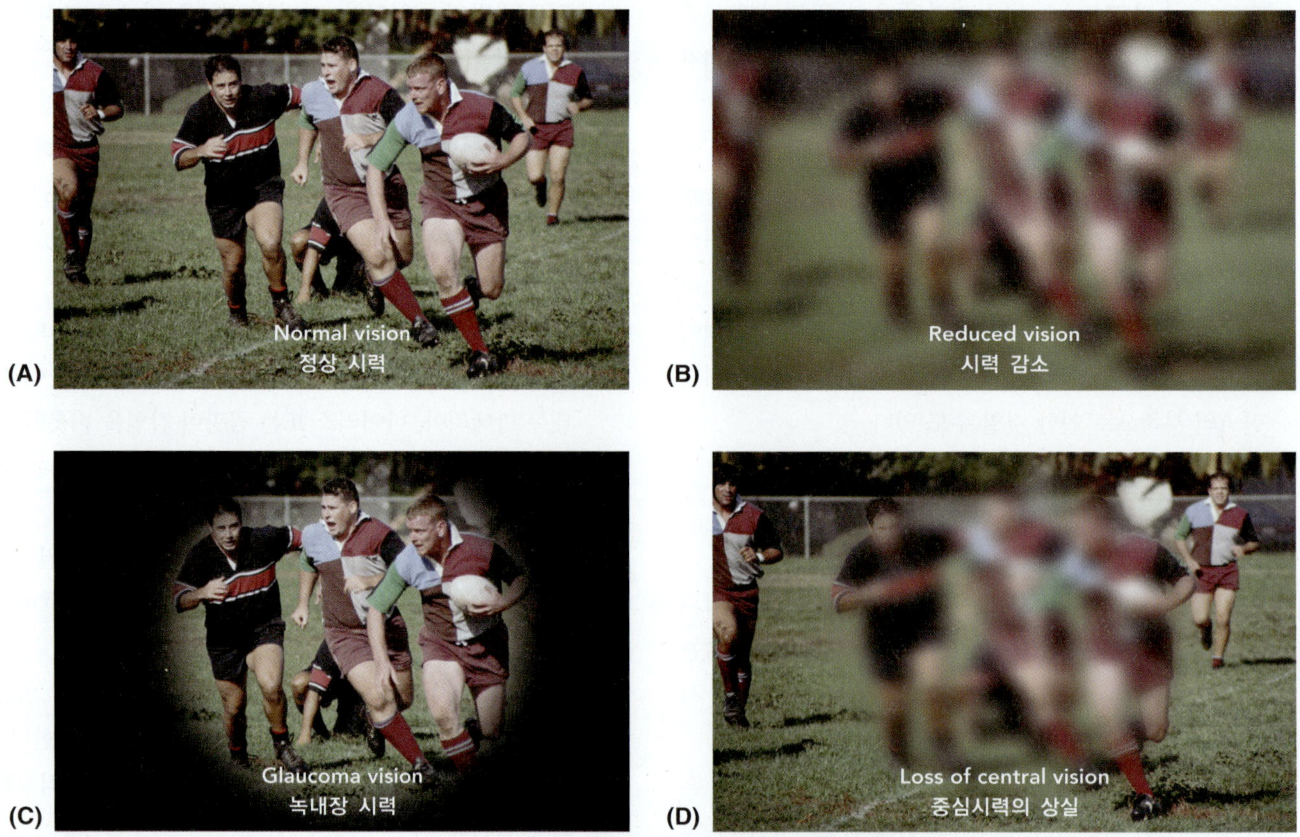

그림 11.8 정상 시력과 병리적 시력 변화. (A) 정상 시력 (B) 백내장으로 약화된 시력 (C) 치료하지 않은 녹내장으로 인한 주변시력의 상실 (D) 황반퇴행으로 인한 중심시력의 상실

하여 눈 안으로 들어가는 지점에 생긴 시각신경의 종창과 염증이다(papill은 유두와 같은을, -edema는 종창을 뜻한다). 종창은 두개내압 상승에 의해 야기되며 시각신경을 압박하는 종양 때문일 수도 있다.

- Retinal detachment (**망막박리**)는 *detached retina* 라고도 하는데, 눈의 뒷부분에서 맥락막과 부착되어 있는 정상 위치로부터 망막이 분리되는 것이다. Retina tear (**망막찢김**)은 망막이 정상 위치로부터 분리됨에 따라 망막에 틈이 생길 때 발생한다. 이러한 상태는 두부 외상, 노화 또는 망막으로부터 유리체가 분리되어 발생할 수 있다(**그림 11.9**).
- Retinitis pigmentosa (ret-ih-NIGH-tis pig-men-TOH-sah; 색소성 망막염)은 야간 및 주변 시력에 영향을 주는 망막의 점진적인 변성이다. 그것은 망막의 어두운 색소 반점의 존재에 의해 확인될 수 있다.
- *Temporal arteritis* (측두 동맥염)은 보통 한쪽 눈에서 갑작스런 시력상실을 일으킬 수 있는 혈관염의 한 형태이다(5장 참조).

녹내장 Glaucoma

Glaucoma (glaw-KOH-mah; 녹내장)은 망막신경섬유 및 시각신경의 손상으로 이어지는 안구내 압력(intraocular pressure, IOP) 상승의 특징이 있다(**그림 11.8C**). 안구방수의 흐름 차단으로 인해 압력상승이 야기된다. 치료되지 않은 채로 있으면 안압상승은 말초시력상실을 일으킬 수 있으며 결국에는 시력을 잃게 된다.

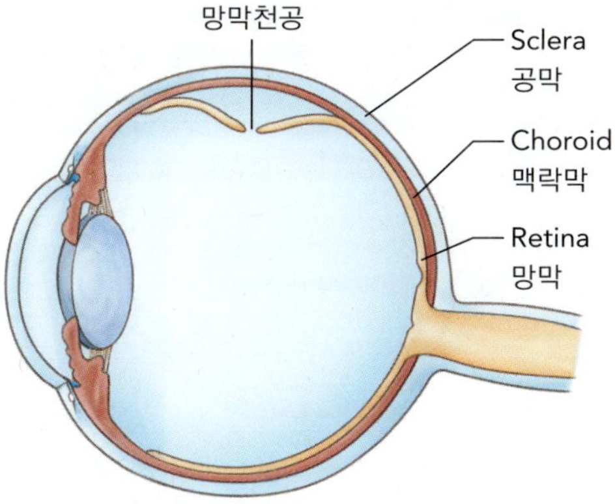

그림 11.9 **망막박리**

- Open-angle glaucoma (**개방각 녹내장**)은 *chronic glaucoma*라고도 하며, 가장 흔한 형태이다. 기둥모양의 섬유망 조직이 점차 막혀 압력이 상승한다. 시각신경이 손상될 때까지 뚜렷한 증상이 나타나지 않는다; 그러나 안압 측정과 시야 측정을 포함한 정규적인 눈 검진을 통해 조기에 발견될 수 있다. 눈과 시력의 진단방법을 참고한다.
- Closed-angle glaucoma (**폐쇄각 녹내장**)은 *acute glaucoma*라고도 하며, 각막과 홍채 사이의 틈이 좁아져 안구방수가 기둥모양의 망상구조(trabecular meshwork)에 도달할 수 없는 것이다. 이 좁아짐은 심한 통증, 오심, 눈의 충혈 및 희미한 시야 등을 일으키는 안구압의 갑작스런 증가를 야기할 수 있다. 즉각적으로 치료하지 않으면 이틀 내 시력상실이 발생할 수도 있다.

황반변성 Macular Degeneration

Macular degeneration (MD, MACK-you-lar; 황반변성)은 망막의 중심에 있는 황반이 점차적으로 손상되는 과정으로 완전 시력상실이 아닌 중심 시각상실로 귀결된다(macul은 점 및 반을, -ar는 ~에 관련된을 뜻한다) (**그림 11.8D**).

- *Age-related macular degeneration* (노화에 따른 황반 변성)은 노년층에서 가장 많이 발생하며 60세 이상에서 심한 시력상실의 주요 원인이다.
- *Dry type macular degeneration* (건조형 황반변성)은 사례의 90%에 달하며 황반세포의 황폐로 발생한다.
- *Wet type macular degeneration* (습윤형 황반변성)은 신생 혈관 형성으로 인해 발생하는데, 이는 황반을 손상시키는 소출혈을 일으킨다.

기능 결손 Functional Defects

- Diplopia (dih-PLOH-pee-ah; 복시)는 *double vision*이라고도 하는데, 단일 물체에 대해 두 개의 상을 지각하는 것이다(dipl은 이중의를, -opia는 시력을 뜻한다). 복시는 때때로 다발성 경화증이나 뇌종양과 같은 심각한 기저장애의 징후이다.
- Hemianopia (hem-ee-ah-NOH-pee-ah; 반맹증)은 시야의 반이 손상된 시력상실이다(hemi-는 반

을, an-은 ~없이를, -opia는 시력을 뜻한다).

- Monochromatism (mon-oh-KROH-mah-tizm; 색맹)은 *color blindness* (색맹)이라고도 하며, 특정 색을 구별할 수 없다(mon/o는 하나를, chromat는 색을, -ism은 비정상적인 상태를 뜻한다). 대개 유전에 의하며, 망막의 원뿔세포 결손으로 인해 발생한다.
- Nyctalopia (nick-tah-LOH-pee-ah; 야맹증)은 *night blindness* (야맹증)이라고도 하며, 낮에는 정상 시력이나 밤에는 잘 보지 못하는 상태이다(nyctal은 밤을, -opia는 시력을 뜻한다).
- Photophobia (foh-toh-FOH-bee-ah; 눈부심[광선눈통증])은 빛에 과도한 감수성을 의미하며 편두통, 콘텍트 렌즈의 과도한 마모, 마약 사용 또는 염증의 결과일 수 있다(phot/o은 빛을, -phobia는 비정상적인 공포를 뜻한다).
- Presbyopia (pres-bee-OH-pee-ah; 노안)은 노화에 따른 눈의 일반적인 변화이다(presby는 노화를, -opia는 시력을 뜻한다). 약 40세 이후 수정체의 굴곡성이 적어지며 섬모체의 근육이 약해짐에 따라 시력이 현저하게 감퇴한다. 결국 더 이상 망막 위에 초점을 정확하게 맞출 수 없다.

사시 Strabismus

Strabismus (strah-BIZ-mus; 사시)는 눈 근육이 동시에 초점을 맞출 수 없기 때문에 눈이 서로 다른 방향을 가리키거나 바르게 정렬되지 않는 장애이다.

- Esotropia (es-oh-TROH-pee-ah; 내사시)는 *cross-eye*라고도 하는데, 한쪽 눈 또는 양쪽 눈이 안쪽으로 향해 있는 상태이다(eso-눈 안으로를, trop은 회전을, -ia는 비정상적인 상태를 뜻한다).
- Exotropia (eck-soh-TROH-pee-ah; 외사시)는 *walleye* 라고도 하는데, 안구가 바깥쪽으로 편향된 상태이다(exo-는 바깥쪽으로를, trop은 회전을, -ia는 비정상적인 상태를 뜻한다).

굴절 장애 Refractive Disorders

Refractive disorder (**굴절 장애**)는 망막에 정확하게 초점을 맞출 수 있도록 수정체와 각막이 빛을 굴절시키지 못할 때 발생하는 초점장애이다(**그림 11.10**).

- Ametropia (am-eh-TROH-pee-ah; 굴절이상시, 비정시안)는 상이 망막 위에 정확하게 초점을 맞추지 못할 때 나타나는 굴절의 이상이다(ametr는 균형이 맞지 않는을, -opia는 시력을 뜻한다). Astigmatism (난시), hyperopia (원시), myopia (근시) 등은 모두 ametropia의 한 형태이다.
- Astigmatism (ah-STIG-mah-tizm; 난시)은 각막의 균일하지 않은 만곡 때문에 눈이 정확하게 초점을 맞출 수 없는 상태이다.
- Hyperopia (high-per-OH-pee-ah; 원시)는 *farsightendness* 라고도 하며, 광선이 망막 뒤로 초점을 맞추는 상태이다(hyper-는 과도한을, -opia는 시력을 뜻한다). 아동기에 발생할 수 있으나 대체로 40세 이후에 나타난다(**그림 11.10B**).

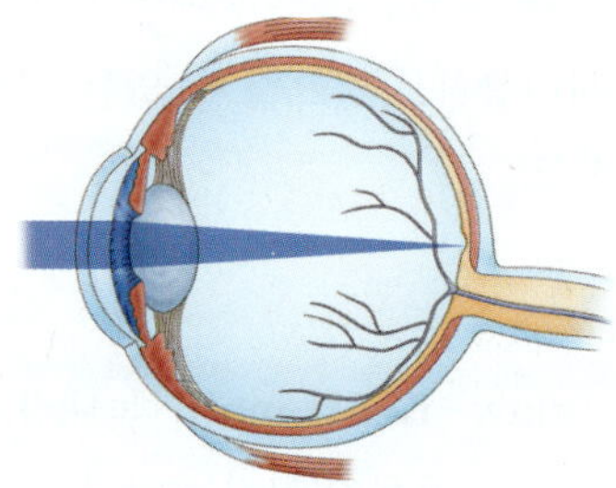

(A) Normal vision 정상눈
광선이 망막 위에 초점을 맞춘다.

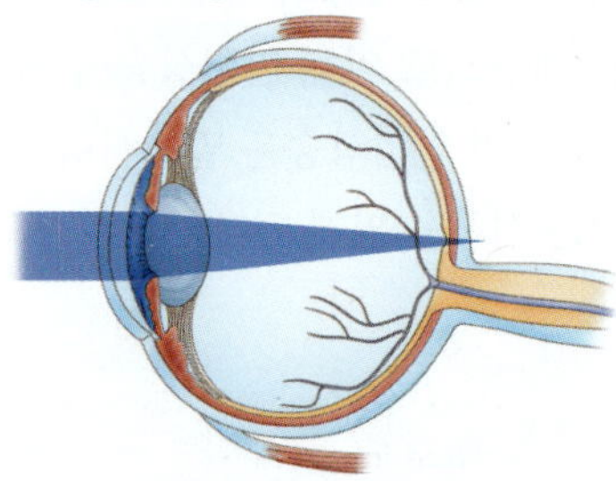

(B) Hyperopia (farsightedness) 원시
광선이 망막 뒤에 초점을 맞춘다.

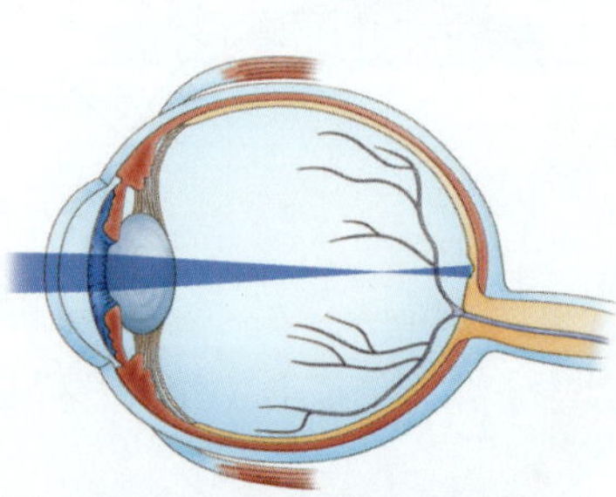

(C) Myopia (nearsightedness) 근시
광선이 망막 앞에 초점을 맞춘다.

그림 11.10 **굴절.** (A) 정상적인 눈 (B) 원시 (C) 근시

- Myopia (my–OH–pee–ah; 근시)는 *nearsightedness* 라고도 하며, 광선이 망막 앞으로 초점을 맞추는 상태이다(my는 그리스어로 짧은시야를, –opia는 시각 조건을 뜻한다). 대부분 사춘기에 흔히 나타난다(그림 11.10C).

실명 Blindness

실명은 볼 수 없는 것이다. *Legal blindness* (법적 시각상실)은 일부 시력이 남아 있긴 하지만 법에서 정한 범위에 따라 맹인으로 간주한다. 일반적으로 사용하는 기준은 시력이 좋은 쪽 눈의 최대 시력이 교정 뒤에도 20/200 이하일 때이다.

- Amblyopia (am–blee–OH–pee–ah; 약시)는 간파할 정도의 시력의 저하, 특히 한쪽 눈은 감지할 수 있는 부분적인 시력상실이다(ambly는 어두운 및 희미한을, –opia는 시력을 뜻한다).
- Scotoma (skoh–TOH–mah; 암점)은 *blind spot* 이라고도 하며, 정상 시력 영역으로 둘러싸여 있는 시력 결여 또는 결손이 있는 비정상적인 영역이다.

눈과 시력의 진단방법 DIAGNOSTIC PROCEDURES FOR VISION AND THE EYES

시력 진단방법 Diagnostic Procedures for Vision

- Snellen chart(SC, **스넬렌 차트**)는 시력을 측정하는 데 사용된다(그림 11.11). 각 눈에 대한 결과는 분수로 기록되며, 20/20은 평균 시력을 위한 기준이 된다.
  - 첫 번째 숫자는 차트에서 20피트(약 6미터) 떨어진 표준 거리를 나타낸다.
  - 두 번째 숫자는 차트에서 글자의 점진적으로 작은 글자를 읽을 수 있는 능력을 기준으로 정상과의 편차를 나타낸다.
- Refraction test **(굴절력)**은 눈의 굴절 오차를 측정하여 가장 알맞은 렌즈를 처방하기 위한 검진 절차이다. 이 용어는 또한 광선이 굴절되어 망막에 초점을 맞출 수 있는 렌즈의 기능을 의미한다.
- Diopter (dye–AHP–tur; 디옵터)는 렌즈의 굴절률을 나타내는 단위이다.
- Cover test **(가림검사)**는 두 눈이 어떻게 움직이는지를 검사하고 양안 시력을 평가하는 데 사용된다. 환자가 한 방에 있는 물체에 초점을 맞추는 동안 한 번에 한 눈씩 가림막으로 한다.
- 주변 시야의 손실을 측정하기 위해 *perimeter* 라고 하는 **시야 검사**(visual field testing)가 수행된다. 주변이라는 의미는 중심에서 멀리 떨어짐을 의미한다. 시야의 빈 부분은 녹내장이나 시신경 장애의 증상으로 나타난다. 이 검사는 환자가 똑바로 보이도록 하여 주변에 제시된 빛이나 물체를 볼 수 있는지 여부를 표시함으로써 수행된다.

눈 진단방법 Diagnostic Procedures for the Eyes

- Ophthalmoscopy (ahf–thal–MOS–koh–pee; 검안경검사법)은 *funduscopy* 라고도 하며, 검안경으로 안저부를 검진하는 방법이다(그림 15.8). Fundus (기

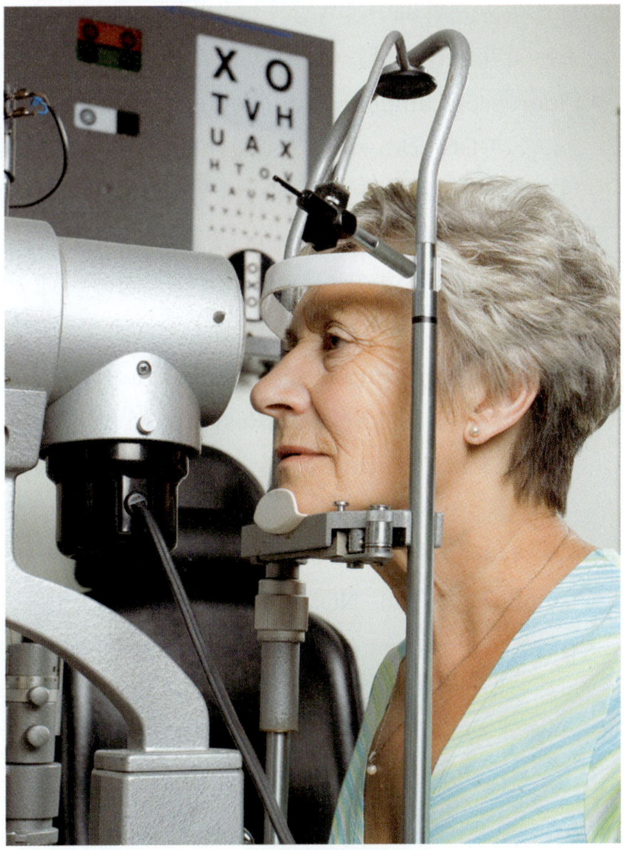

그림 11.11 **환자 위에 있는 벽에 스넬렌 차트가 있는 세극등을 사용하는 기본적인 시력검사**

저)는 유강기관의 입구 쪽 반대 또는 먼쪽 부분이다. 이 검사에는 망막, 시신경 유두, 맥락막 및 혈관 검사가 포함된다.

- **Dilation** (dye−LAY−shun; 확장)은 눈 안쪽의 검안경 검사를 준비하기 위해 필요하다. 동공의 인위적인 확대는 동공확대 점액제 사용을 통해 이루어진다.
- **Mydriatic drops** (mid−ree−AT−ick; 동공확대 점적제)는 일시적 마비를 일으키는 점안제의 형태로 눈 안에 투여하는 약물이다. 이 마비는 밝은 빛이 비추어도 동공이 확장된 상태로 유지되도록 한다.
- **Slit-lamp ophthalmoscopy** (ahf·thal−MOS−koh−pee; 세극등 검안경검사법)은 안과의사가 눈의 앞쪽에서 각막, 홍채, 수정체 등을 포함한 구조를 검진할 수 있도록, 좁은 통로로 고강도의 빛을 투사하여 검진하는 진단적 절차이다(**그림 11.11**). 종종 fluorescein (형광) 염색법은 이물질이나 감염되거나 손상된 눈 부위를 감지하는 데 사용된다.
- **Fluorescein staining** (flew−oh−RES−ee−in; 형광염색)은 눈의 표면에 형광색소를 바르는 것으로 이 색소는 각막 마찰이 있을 때 일시적으로 밝은 녹색을 띤다.
- **Fluorescein angiography** (flew−oh−RES−ee−in an−jee−OG−rah−fee; 형광혈관조영술)은 조영제로 형광색소를 정맥주사한 후 망막에 있는 혈관을 검사하는 방사선법이다. *Angiograms* (혈관조영상)은 망막혈관에서 적절한 순환이 이루어지는지를 사정하는 데 이용된다.
- **PERRLA**는 동공(Pupils)이 크기가 같고(Equal), 원형(Round)이며, 빛에 반응하고(Responsive to Light), 조절(Accommodation)한다는 것을 의미하는 약어이다. 이것은 진단적 관찰방법이며, 여기에 어떤 이상이 보이면 두부 손상 또는 두뇌 손상을 나타낼 수 있다.
- **Tonometry** (toh−NOM−eh−tree; 안압측정법)은 안압을 측정한다(**ton/o**는 장력을, **−metry**는 측정하는 것을 뜻한다). 비정상적으로 높은 압력은 녹내장의 징후가 될 수 있다.

눈과 시력의 치료방법

TREATMENT PROCEDURES OF THE EYES AND VISION

눈확과 눈꺼풀 The Orbit and Eyelids

- **Orbitotomy** (or−bih−TOT−oh−mee; 눈확[안와]절개술)은 생검, 농양배출 또는 종양이나 이물질의 제거를 위한 눈확 내부의 외과적 절개이다(**orbit/o**는 눈확을, **−tomy**는 외과적 절개를 뜻한다).
- **Tarsorrhaphy** (tahr−SOR−ah−fee; 눈꺼풀판봉합술)은 위·아래눈꺼풀의 외과적 봉합수술로 부분적 또는 완전봉합술이 있다. 눈꺼풀마비로 눈을 정상적으로 감을 수 없을 때 눈을 보호하기 위해 수행된다(**tars/o**는 눈꺼풀을, **−rrhaphy**는 외과적 봉합술을 뜻한다).
- 눈꺼풀과 관련된 미용시술은 12장에서 논의된다.

결막과 눈[안구] The Conjunctiva and Eyeball

- **Corneal transplant** (**각막이식**)은 **keratoplasty** (KER−ahtoh−plas−tee)라고도 하며, 상처가 난 또는 질병이 있는 각막을 공여자의 깨끗한 각막 조직으로 대치하는 외과적 시술이다.
- **Enucleation** (ee−new−klee−AY−shun; **안구적출술, 탈핵**)은 안구를 떼어내고 눈 근육을 그대로 둔다(**e−**은 밖으로를, **nucle**는 핵을, **−ation**은 행동을 뜻한다).
- **Ocular prosthesis** (pros−THEE−sis; 안구보철)은 *artificial eye* 라고도 하는데, 기형적인 눈 위에 착용하기 위하여 선천적으로 결손되거나 외과적으로 제거된 안구를 대처하기 위하여 안구보철을 맞출 수도 있다. *Prosthesis* (보철)은 병이 있거나 결손된 신체 부위를 인공적으로 대체한 것이다.
- **Iridectomy** (ir−ih−DECK−toh−mee; 홍채절제술)은 홍채 조직의 일부를 외과적으로 절제하는 것이다(**irid**는 홍채를, **−ectomy**는 외과적 제거를 뜻한다). 이 시술은 폐쇄각 녹내장 치료에 가장 자주 시행된다.
- **Radial keratotomy** (ker−ah−TOT−oh−mee; 방사상각막절개술)은 근시를 교정하기 위한 외과적 시술이다(**kerat/o**는 각막을, **−tomy**는 외과적 절개를 뜻한다). 수술 동안, 각막을 평평하게 하기 위한 부분적인 절

개가 각막을 통해 이루어진다. 이러한 절개에 의해 각막의 측면이 외부로 팽창하여 각막의 중앙 부분이 평평하게 된다. 이것은 눈의 초점을 망막에 더 가깝게 가져와 원거리 시력을 향상시킨다.

- **Scleral buckle** (SKLER-al; 공막 조임술)은 분리된 망막을 치료하는 데 사용되는 실리콘 밴드 또는 스펀지이다. 이 밴드를 안구의 공막 또는 외벽에 부착하여 눈 안쪽에 버클 효과를 만들어 분리된 레이어를 서로 가깝게 만든다.
- **Vitrectomy** (vih-**TRECK**-toh-mee; 유리체절제술)은 유리체액을 제거하고 맑은 용액으로 대치한다(**vitr**는 유리체액을, **-ectomy**는 외과적 제거를 뜻한다). 이 절차는 망막박리 또는 당뇨성 망막증을 치료하기 위해 시행된다.

백내장 수술 Cataract Surgery

- **Lensectomy** (len-**SECK**-toh-mee; 수정체절제술)은 cataract-clouded (백내장으로 흐려진)한 수정체의 외과적 제거술에 사용되는 일반적인 용어이다(**lens**는 수정체를, **-ectomy**는 외과적 제거를 뜻한다).
- **Phacoemulsification** (fack-koh-ee-**mul**-sih-fih-**KAY**-shun; 수정체유화)는 초음파 진동을 사용하여 백내장으로 흐려진 수정체를 분해 및 제거하고, 매우 작은 동일한 구멍을 통해 수정체가 있던 안쪽자리로 인공렌즈를 삽입한다.
- **Intraocular lens** (IOL, 안구내 렌즈)는 자연 수정체를 제거하고, 외과적으로 이식된 인공수정체를 의미한다(**intra-**는 ~안을, **ocul**은 눈을, **-ar**는 ~에 관련된을 뜻한다). 단초점(*monofocal*) 및 다초점(*multifocal*)의 두 가지 유형의 IOL이 있는데, 추가 교정렌즈를 사용할 필요가 없도록 설계되었다.

교정렌즈 Corrective Lenses

굴절 오차는 광선이 각막에 도달하기 전 광선의 각도를 변경시키는 렌즈로 교정될 수 있다. *Concave lenses* (오목렌즈)는 근시, *convex lenses* (볼록렌즈)는 원시 교정을 위해 사용된다.

- 교정렌즈는 내려다볼 때 가까운 곳이, 올려다볼 때 먼 곳이 잘 보이도록 둘 또는 세 개의 다른 굴절력을 결합시킬 수 있다. *Bifocals* (쌍초점)은 두 개의 굴절력을 가진 렌즈이고, *trifocals* (삼중초점)은 세 개의 굴절력을 가진 렌즈이다.
- **Strabismus** (**사시**)는 강한 눈을 감싸고 약한 눈의 근육을 강화시키는 교정렌즈나 안대로 치료될 수 있다.
- *Contact lenses* (접안렌즈)는 눈 앞 눈물 필름 위에 직접적으로 부착하는 굴절렌즈이다. 단단한 투과성 렌즈는 각막의 중심부분을 덮으며 일회용 소프트 렌즈는 각막 전체를 덮는다.

눈의 레이저 치료 Laser Treatments of the Eyes

안구 질환의 치료에서 레이저는 많은 용도로 사용된다. 레이저 작동 방식에 대한 자세한 내용은 12장에서 확인할 수 있다.

- **Laser iridotomy** (ir-ih-**DOT**-oh-mee; 레이저 홍채절개술)은 안방수의 배액 유도를 위해 홍채에 눈물구멍을 만듦으로써 급성 또는 폐쇄성 녹내장을 치료하는 데 이용된다(**irid/o**는 홍채를, **-tomy**는 외과적 절개를 뜻한다). 이 절차는 안방수가 눈 앞부분의 전방과 후방 사이로 흐르는 것을 허용하는 개구부를 만들어 폐쇄각 녹내장을 치료하기 위해 수행된다.
- **Laser trabeculoplasty** (trah-**BECK**-you-loh-**plas**-tee; 레이저 섬유주성형술)은 안방수의 적절한 배출 유도를 위해 기둥모양의 망상구조에 눈물구멍을 만듦으로써 만성 또는 개방각 녹내장을 치료하는 데 이용된다.
- **LASIK**(레이저 각막상피절삭성형술)은 *Laser-Assisted in Situ Keratomileusis*의 약어이다(**kerat/o**는 각막을, **-mileusis**는 조각을, *in situ*는 제자리를 뜻한다). LASIK은 각막의 모양에 의해 야기되는 근시와 같은 시력 상태를 치료하는데 이용된다. 수술 시 조직판(flap)이 각막 표면 안에서 개방되고 레이저가 각막 심층의 모양을 변화시키기 위해 사용된다.
- **Photocoagulation** (foh-toh-koh-**ag**-you-**LAY**-shun; 광응고법)은 손상된 혈관 또는 누출을 밀봉함으로써 황반 퇴행 형성을 치료하는 레이저의 사용을 말한다. 이 기술은 구멍을 밀봉하기 위해 의도적으로 흉터 조직을 형성하여 작은 망막 손상을 치료하는 데도 사용된다.

- **Retinopexy** (RET–ih–noh–**peck**–see; 망막고정)은 망막박리에서 분리된 부분을 다시 부착시키는 데 이용된다(retin/o는 망막을, –pexy는 수술적 고정을 뜻한다).
- *Pneumatic retinopexy* (기체망막고정술)은 가스 거품을 유리체 안에 주입하여 치유되는 동안 망막부위에 압력을 가한다. 그후 거품이 서서히 사라진다.
- 백내장 적출 후 수정체 피막 뒷부분에 형성되는 조직을 제거하는 데 사용된다.

귀의 기능

FUNCTIONS OF THE EARS

귀는 청력의 수용기이며, 기능은 소리자극을 받아서 뇌에 전달하는 것이다. 속귀는 균형을 유지하는 데 도움이 된다.

귀와 관련하여 기술하는 데 사용하는 약어들이 라틴어와 함께 **표 11–2**에 제시되어 있다(**참고:** 공동위원회는 약어를 사용하는 대신 이 용어를 쓰도록 권장한다).

- **Auditory** (AW–dih–**tor**–ee; 청력)은 청력에 관한 것을 의미한다(audit는 듣기 또는 청각을, –ory는 ~에 관련된을 뜻한다).
- **Acoustic** (ah–KOOS–tick; 청력의)는 소리 또는 청력과 관계되는 것을 의미한다(acous는 듣기 또는 소리를, –tic은 ~에 관련된을 뜻한다).

표 11–2

귀와 관련된 약어

AD	오른쪽 귀 (right ear; *auris dexter*)
AS	왼쪽 귀 (left ear; *auris sinister*)
AU	양쪽 귀 (each ear or both ears; *auris uterque or auris unitas*)

귀의 구조

STRUCTURES OF THE EARS

귀는 바깥귀, 가운데귀, 속귀로 나눈다(그림 11.12).

바깥귀[외이] The Outer Ear

- **Pinna** (PIN–nah; 귓바퀴[이개])는 *auricle* 또는 *outer ear*라고도 하며, 귀의 바깥 부분으로 음파를 모아서 바깥귀길 내로 전달한다.
- **External auditory canal** (**바깥귀길[외이로]**)은 귓바퀴로부터 가운데귀까지 음파를 전달한다.
- **Cerumen** (seh–ROO–men; 귀지)는 *earwax*라고도 하며, 바깥귀길에 분포된 귀지샘에서 분비된다. 끈적거리고 황갈색인 물질은 작은 곤충, 먼지, 파편 및 세균 등이 가운데귀 안으로 들어가지 못하도록 보호하는 기능을 한다.

가운데귀[중이] The Middle Ear

바깥귀와 속귀 사이에 위치한 **가운데귀**는 이 두 부분 사이의 공간을 가로질러 소리를 전달한다(그림 11.12).

- **Tympanic membrane** (tim–PAN–ick; 고막)은 *eardrum*이라고도 하며, 바깥귀와 가운데귀 사이에 위치한다(그림 11.13). 용어의 myring/o와 tympan/o는 고막을 뜻한다. 고막은 바깥귀길의 안쪽 끝에 위치하고, 음파가 고막에 닿으면, 고막이 진동하여 소리를 전달한다.
- **Mastoid process** (꼭지돌기)는 가운데귀를 둘러싸는 공기 공간을 포함하는 관자뼈이다. 여기에서 사용되는 돌기는 뼈와 같은 구조의 돌출부이다.

귓속뼈 The Auditory Ossicles

Auditory ossicles (OSS–ih–kulz; 귓속뼈)는 가운데귀에 있는 세 개의 작은 뼈이다(그림 11.12). 이 뼈들은 진동에 의해 고막에서 속귀로 음파를 전달한다. 이 뼈들은 그 모양을 묘사하는 라틴어의 이름을 따서 명명되었다.

- **Malleus** (MAL–ee–us; 추골): 망치뼈 *(hammer)*
- **Incus** (ING–kus; 침골): 모루뼈 *(anvil)*
- **Stapes** (STAY–peez; 등골): 등자뼈 *(stirrup)*

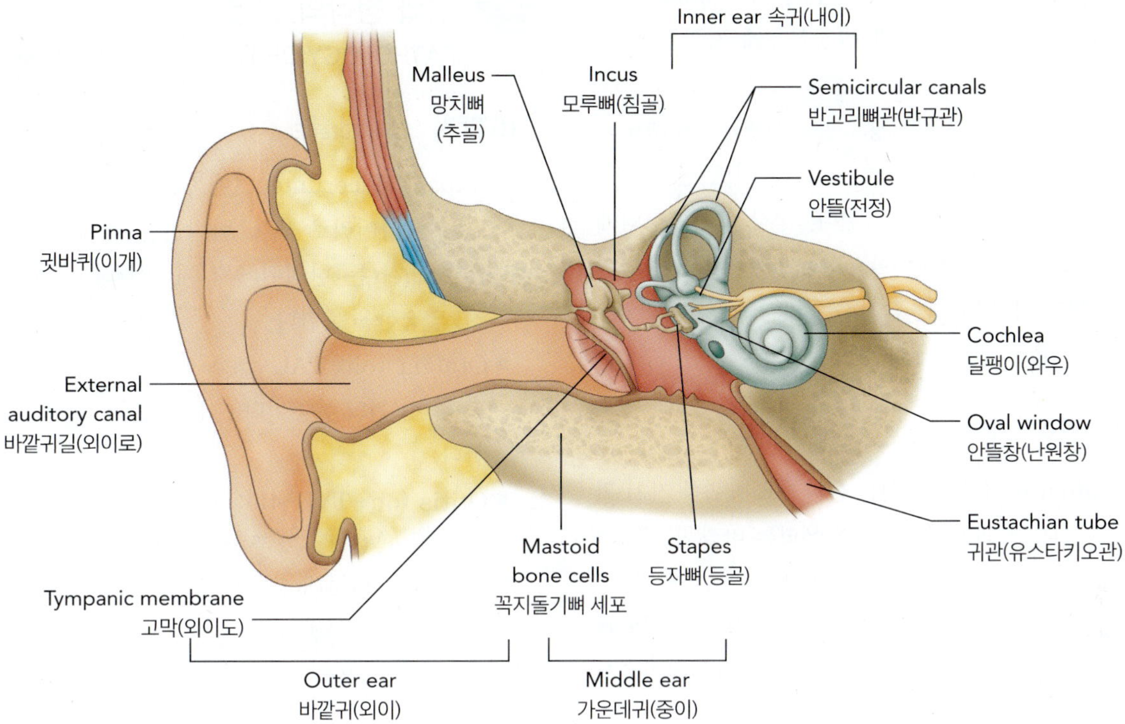

그림 11.12 **귀의 구조**

귀관 The Eustachian Tubes

Eustachian tubes (you–STAY–shun; 귀관[이관])은 *auditory tubes*라고도 하는데, 가운데귀에서 코안과 인후까지 이르는 좁은 관이다. 이 관은 가운데귀의 공기압력을 외부 대기 공기압력과 같도록 한다.

속귀[내이] The Inner Ear

Inner ear **(속귀)**는 labyrinth (LAB–ih–rinth; 미로)라고도 하는데, 청각과 균형을 위한 감각 수용기관을 포함한다(그림 11.12).

- 등자뼈 바닥 밑에 위치하는 oval window **(안뜰창)**은 속귀와 가운데귀를 분리하는 막이다. 진동은 이곳을 거쳐 속귀로 들어간다.
- Cochlea (KOCK–lee–ah; 달팽이)는 속귀의 달팽이 모양의 구조로 소리진동이 신경자극으로 변환되는 곳이다. 달팽이 내에 cochlear duct (달팽이관)는 코르티기관, 반고리뼈관, 청각신경이 위치한다. *Cochlea*는 그리스어 달팽이에서 유래하였다.
- Organ of Corti **(코르티기관)**은 달팽이관으로부터 진동을 수용하여 청각신경섬유에 전달한다. 청각신경섬유는 소리자극을 대뇌겉질의 청각중추로 전송하는 데 청각중추는 소리를 인지하고 해석한다.
- *Vestibule* (안뜰)에 의해 달팽이와 연결되는 세 개의 semicircular canals **(반고리뼈관)**은 *endolymph* (속림프)와 민감한 털세포(hair cell)들을 포함한다. 머리 움

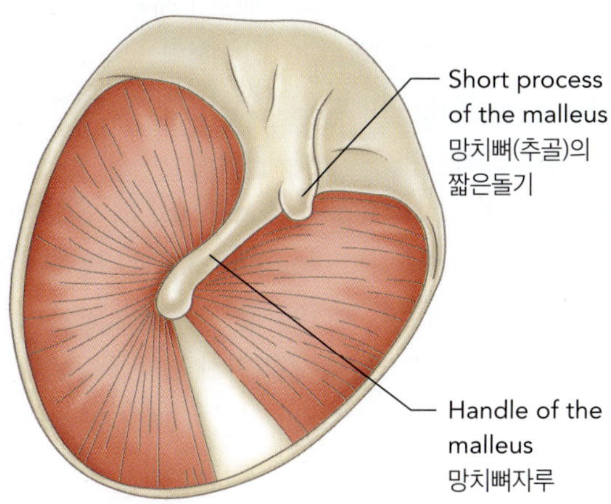

그림 11.13 **바깥귀길에서 본 정상적인 고막의 도식**

직임에 반응하여 털세포들의 구부러짐은 *equilibrium*(평형상태)를 유지하기 위해 신경섬유에 자극을 일으킨다.

- Acoustic nerves (**청각신경**, 제8뇌신경)은 *auditory nerves*라고도 하는데, 이러한 정보를 뇌로 전송한다. 청각신경은 두 부분으로 구성된다. 청각신경은 청력에 관여하여 소리를 전달하는 *cochlear nerves* (달팽이신경)과 균형과 머리 위치를 감지하는 *vestibular nerves* (안뜰신경)이다. 신경은 10장에서 논의된다.

귀의 정상적인 기능 Normal Action of the Ears

- Air conduction (**공기전도**)는 음파가 귓바퀴를 거쳐 귀 안으로 들어오는 과정이다. 그 후 음파는 바깥귀길로 전해져 바깥귀와 가운데귀 사이의 고막에 부딪힌다.
- Bone conduction (**뼈전도**)는 고막이 진동하고 귓속뼈를 움직일 때 발생한다. 그 다음 이 뼈들은 가운데귀에서 속귀로 음파를 전도한다.
- Sensorineural conduction (sen–suh–ree–NOOR–al; 감각신경 전도)는 소리 진동이 안뜰창을 거쳐 속귀에 이를 때 발생한다. 속귀의 구조들은 음파를 수용하여 뇌로 전송하기 위해 청각신경으로 전달한다.

귀 및 청력과 관련된 전문의료인
MEDICAL SPECIALTIES RELATED TO THE EARS AND HEARING

- Audiologist (aw–dee–OL–oh–jist; 청각전문가)는 청각기능을 측정하고 청력장애자의 재활을 위해 일하는 의료전문가를 말한다(audi/o는 청력을, –logist는 전문가를 뜻한다). 이비인후과 의사(귀, 코, 인후 의사)는 7장에서 논의한다.
- Speech–language pathologist (SLP, **음성 언어 병리학자**)는 청력학(audiology)을 포함한 다양한 의학 분야에 관여될 수 있다. 이 종사자는 삼킴 및 언어 장애, 의사소통 장애와 관련된 문제를 가진 환자를 돕는다.

귀와 청각의 질병
PATHOLOGY OF THE EARS AND HEARING

바깥귀 The Outer Ear

- Impacted cerumen (**매복된 귀지**)는 축적된 귀지가 딱딱한 덩어리로 되어 바깥귀길 벽에 부착된 것이다. *Impacted*는 한정된 공간에 빽빽하고 단단하게 끼워진, 밀집한을 뜻한다.
- Otalgia (oh–TAL–gee–ah; 귀통)은 *earache*라고도 하며, 귀의 통증이다(ot는 귀를, –algia는 통증을 뜻한다).
- Otitis (oh–TYE–tis; 귀염)은 귀의 염증이다(ot는 귀를, –itis는 염증을 뜻한다). 용어의 두 번째 부분은 염증 부위를 나타낸다. 예를 들어, *otitis externa* (바깥귀길염)은 바깥귀길의 염증을 의미하는데 *swimmer's ear*라고도 한다.
- Otomycosis (oh–toh–my–KOH–sis; 귀진균증)은 바깥귀길의 곰팡이 감염이다(ot/o는 귀를, myc는 곰팡이를, –osis는 비정상적인 상태를 뜻한다).
- Otopyorrhea (oh–toh–pye–oh–REE–ah; 농성이루)는 귀에서의 농의 흐름이다(ot/o는 귀를, py/o는 농을, –rrhea는 흐름 또는 분비물을 뜻한다).
- Otorrhea (oh–toh–REE–ah; 귓물[이루])은 귀에서 나오는 모든 분비이다(ot/o는 귀를, –rrhea는 분비를 뜻한다). 드물게 뇌척수액이 새어 나올 수 있다.
- Otorrhagia (oh–toh–RAY–jee–ah; 귀출혈)은 귀에서의 출혈이다(ot/o는 귀를, –rrhagia는 출혈을 뜻한다).

가운데귀 The Middle Ear

- Barotrauma (bar–oh–TRAW–mah; 기압외상)은 비행, 등산 또는 잠수할 때 귀관이 막혀 압력 변화에 의해 발생하는 압력과 관련된 귀의 불편함이다(bar/o는 압력을, –trauma는 손상을 뜻한다).
- Cholesteatoma (koh–les–tee–ah–TOH–mah; 진주종)은 *pearly tumor*라고도 하는데, 가운데귀와 꼭지돌기에 존재하는 파괴적 표피낭종이며, 상피세포와 콜레스테롤로 구성된다(cholesteat는 콜레스테롤을,

-oma는 종양을 뜻한다). 이것은 선천성으로 나타나거나 만성 중이염의 심각한 합병증일 수 있다(이 절의 뒤에서 논의한다).

- Mastoiditis (mas-toy-DYE-tis; 꼭지돌기염)은 꼭지돌기뼈 중 일부의 감염이다(mastoid는 꼭지돌기를, -itis는 염증을 뜻한다). 이 상태는 항생제로 조절할 수 없는 급성 중이염이 꼭지돌기로 퍼질 때 발생할 수 있다.
- Infectious myringitis (mir-in-JIGH-tis; 감염성 고막염)은 고막에 통증을 일으키는 감염성 염증이다(myring은 고막을, -itis는 염증을 뜻한다). 이 상태는 중이염과 관련이 있다. 뇌와 척수의 염증인 전염성 뇌막염(10장 참조)과 혼동해서는 안 된다.
- Otitis media (oh-TYE-tis MEE-dee-ah; 가운데귀염)은 가운데귀의 염증이다.
  - *Acute otitis media* (oh-TYE-tis MEE-dee-ah; 급성 가운데귀염)은 대체로 상기도 감염과 관련 있으며 소아기에 흔히 볼 수 있다. 이 상태는 가운데귀에 고름 또는 액체의 조성으로 인한 고막 파열이 될 수 있다.
  - *Serous otitis media* (SEER-us oh-TYE-tis MEE-dee-ah; 장액성 가운데귀염)은 급성 가운데귀염 다음에 오거나 귀관 폐쇄에 의해 초래되는 가운데귀 안에 액체가 차는 것이다.
- Otosclerosis (oh-toh-skleh-ROH-sis; 귀경화증)은 전도성 청력상실을 초래하는 가운데귀에 있는 뼈의 강직이다(ot/o는 귀를, -sclerosis는 비정상적인 경화를 뜻한다). *Ankylosis* (강직)은 서로 융합되는 것을 의미한다. 이러한 상태는 등자뼈절제술로 치료된다.

속귀 The Inner Ear

- Labyrinthitis (lab-ih-rin-THIGH-tis; 미로염)은 어지러움과 난청을 초래할 수 있는 미로의 염증이다(labyrinth는 미로를, -itis는 염증을 뜻한다).
- Vertigo (VER-tih-goh; 어지러움)은 가끔 구역질과 구토를 동반하는 빙글빙글 도는 느낌, 현기증 및 균형상실감이다. 여러 장애의 증상일 수도 있지만, 재발되는 어지러움은 Ménière's syndrome과 같은 속귀 문제와 관련이 있을 수 있다.
- Benign paroxysmal positional vertigo (BPPV, 양성 자세 현훈, 이석증)은 반고리관의 작은 결정의 위치가 변할 때 발생하는 현기증의 일반적인 원인이다. BPPV, 미로염(labyrinthitis) 및 메니에르병은 *vestibular disorder* (전정장애)의 예이다. 전정장애는 속귀의 전정 체계의 신체균형조절 장애이다.
- Ménière's syndrome (men-YEHRS; 메니에르 증후군)은 속귀 내에 있는 액체의 양이 간헐적으로 증가하는 흔하지 않는 만성 장애로서 이명, 청각 소실(대개 한쪽 귀) 및 어지럼증을 동반한다.
- Tinnitus (tih-NITE-us 또는 TIN-uh-tus; 이명)은 울림, 윙윙거림 또는 그르렁거리는 소리가 한쪽 또는 양쪽 귀에서 들리는 것이다. 청력상실과 관련이 있으나 대부분은 시끄러운 소음에 장시간 노출되었을 때 발생한다.

청력상실 Hearing Loss

- Acoustic neuroma (new-ROH-mah; 청신경종양)은 뇌에서 속귀에 이르는 뇌신경에 인접하여 발생하는 뇌종양이다(acous는 청각을, -tic은 관련된을, neur는 신경을, -oma는 종양을 뜻한다). 이것은 가장 일반적인 유형의 뇌종양 중 하나이며 청력상실, 현기증 및 이명을 유발할 수 있다.
- Deafness (**난청, 청력상실**)은 부분적 또는 완전한 청각상실 상태이다. 어떤 한 음조를 듣지 못하는 정도에서 완전한 청각상실까지 나타날 수 있다.
  - Presbycusis (pres-beh-KOO-sis; 노인성 난청)은 나이가 들면서 발생하는 점차적인 감각신경성 청각상실이다(presby는 노화를, -cusis는 청각을 뜻한다).
  - Conductive hearing loss (**전도성 청력상실**)은 음파가 공기에서 액체로 찬 속귀까지 통과하는 데 방해받을 때 발생한다. 이러한 청각상실의 원인들은 귀지 증대, 감염, 가운데귀의 액체 등을 포함한다.
  - Sensorineural hearing loss (sen-suh-ree-NOOR-al; 감각신경 청력상실)은 *nerve deafness* 라고도 하는데, 속귀에 있는 청각신경 또는 털세포들(hairlike cells)이 손상받았을 때 발생한다. 이 청각

상실의 원인은 속귀, 속귀에서 뇌에 이르는 신경 또는 뇌에 있을 수 있다.

소음성 난청 Noise-Induced Hearing Loss

Noise-induced hearing loss (NIHL, 소음성 난청)은 항공기 엔진, 시끄러운 장비 또는 큰소리의 음악 등과 같은 매우 강도 높은 소음에 반복적으로 노출되어 생긴 손상으로 인한 신경성 난청의 유형이다.

- 이 소음은 달팽이의 유모세포에 영구적인 손상을 줄 수 있으며, 적어도 부분적으로 난청이 발생한다.
- 불행히도 이러한 청력상실은 대개 청력이 영구적으로 파괴될 때까지는 잘 알지 못한다. 85데시벨(dB)을 초과하는 소리는 노출이 길어지면 약간의 난청을 일으킬 수 있다(그림 11.14). 대부분의 휴대용 뮤직 플레이어와 스마트폰은 잔디 깎는 기계나 전기톱보다 소리가 큰 105 dB까지 소리를 낼 수 있으며 구급차 사이렌과 동일하다.
- **Decibel** (DES-ih-bell; 데시벨)은 일반적으로 소리의 크기를 측정하는 데 사용된다.

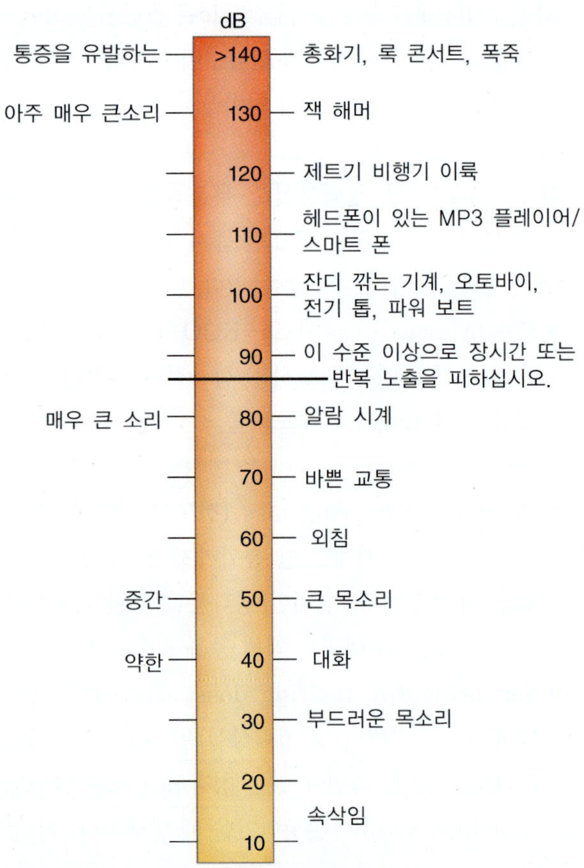

그림 11.14 **자주 들리는 사운드의 데시벨 척도**

귀와 청력의 진단방법

DIAGNOSTIC PROCEDURES OF THE EARS AND HEARING

- **Audiological evaluation** (**청력검사**)는 *speech audiometry* (어음청력검사)라고도 하는데, 그들의 음조 및 소리 크기에 따라 음성 소리를 듣고 이해하는 능력을 측정한다. 이 검사는 이어폰이 있는 방음실에서 수행될 때 가장 효과적이다. 그러한 결과 그래프는 *audiogram* (청력도)이며, 이것은 다양한 소리 크기에서 다양한 소리를 들을 수 있는 능력을 나타낸다.
- **Audiometry** (aw-dee-OM-eh-tree; 청력측정검사)는 청력을 측정하기 위한 청력계의 사용이다(**audi/o**는 청각을, **-metry**는 측정을 뜻한다). *Audiometer* (청력측정기)는 정해진 빈도와 강도의 음향 자극을 생산하는 전기장치이다.
- 소리는 헤르츠와 데시벨의 두 가지 다른 방법으로 측정된다. **Hertz** (Hz)는 음조의 높고 낮음을 결정하는 소리 주파수의 척도이다. 단수형과 복수형 모두 *hertz*이다.
- 바깥귀길을 검사하는 데 사용되는 도구인 **이경**(**otoscope**)은 15장에서 논의한다(그림 11.15). *Pneumatic otoscope* (공기 이경)에는 공기로 채워진 구가 부착되어 있으며, 이경 내시경 검사를 하는 동안 구는 눌려져 고막이 움직이지 않는지 여부를 시각화하여 중이염을 확인한다.
- **Monaural testing** (mon-AW-rahl; 단청력 검사)는 한쪽 귀에 적용한다(**mon-**은 한 개를, **aur**는 청각을, **-al**은 ~에 관련된을 뜻한다).
- **Binaural testing** (bye-NAW-rul 또는 bin-AW-rahl; 다청력 검사)는 양쪽 귀에 적용한다(**bin-**는 두 개를, **aur**는 청각을, **-al**은 ~에 관련된을 뜻한다).
- **Tympanometry** (tim-pah-NOM-eh-tree; 고실측정법)은 바깥귀길에 탐침을 삽입하여 가운데귀에 의해 흡수되거나 반사되는 음향 에너지를 측정한다(**tym-pan/o**는 고막을, **-metry**는 측정을 뜻한다). 전도청각상실의 경우, 가운데귀에서 소리를 비교적 덜 흡수하고 더 반사한다. 이 검사는 가운데귀 삼출액 또는 귀관 폐쇄를 검사하는 데 활용된다. 결과 기록은 *tympanogram* (고실도)라고 한다.

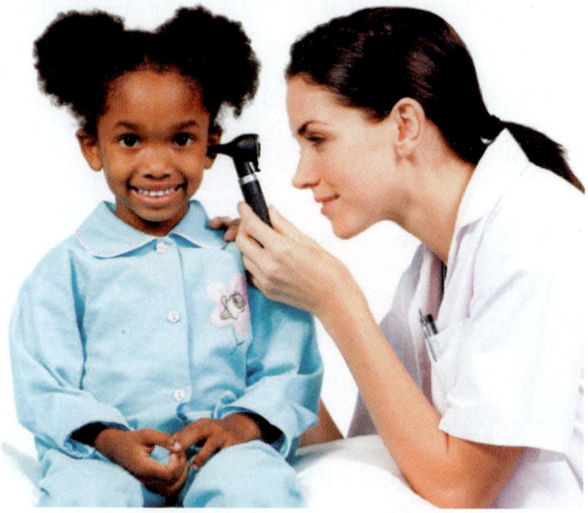

그림 11.15 **이경은 외이도를 검사하는 데 사용된다.** (참고: 의료 전문가는 모든 의료 절차 중에 장갑을 착용해야 한다.)

- **Acoustic reflectometry (청각 반사 측정법)**은 고막에서 얼마나 많은 소리가 반사되는지를 측정한다. 이는 가운데귀에 있는 액체량을 확인하여 중이염을 진단할 수 있는 방법이다.
- **Weber and Rinne tests** (웨버 및 린네검사)는 전도성 및 감각 신경성 난청을 구분하기 위해 튜닝 포크(tuning fork)를 사용한다. 환자의 음차 진동에 대한 인식은 뼈 전도와 비교하여 공기 전도에 의한 청각 능력을 평가하는 데 도움이 된다.

귀와 청력의 치료방법
TREATMENT PROCEDURES OF THE EARS AND HEARING

바깥귀 The Outer Ear

- **Otoplasty** (OH-toh-plas-tee; 귀성형술)은 귓바퀴의 외과적 복원이다(ot/o는 귀를, -plasty는 외과적인 복원을 뜻한다). 이것은 돌출된 귀를 머리에 가깝게 하기 위해 *ear pinning* (귀 고정)이라고 하는 성형외과 수술로 종종 수행된다.

가운데귀 The Middle Ear

- **Ear tube (귀관)**은 *tympanostomy tube* (고막 튜브)라고도 하는데, 고막을 관통하여 유년기의 귀 감염 후 축적될 수 있는 체액을 지속적으로 배액하고 압력을 완화시키는 작은 통풍관이다(그림 11.16).
- **Mastoidectomy** (mas-toy-DECK-toh-mee; 꼭지돌기절제술)은 꼭지돌기 부분의 외과적인 제거이다(mastoid는 꼭지돌기를, -ectomy는 외과적인 제거를 뜻한다). 이 절차는 항생제로 조절될 수 없는 유양돌기 감염을 치료하기 위해 수행된다.
- **Myringotomy** (mir-in-GOT-oh-mee; 고막절개술)은 고막에 작은 외과적 절개로 과도한 고름이나 액체로부터 압력을 완화하거나 귀큐브를 배치하기 위한 개구부를 만드는 것이다(myring/o 은 고막을, -tomy 는 외과적인 절개를 뜻한다).

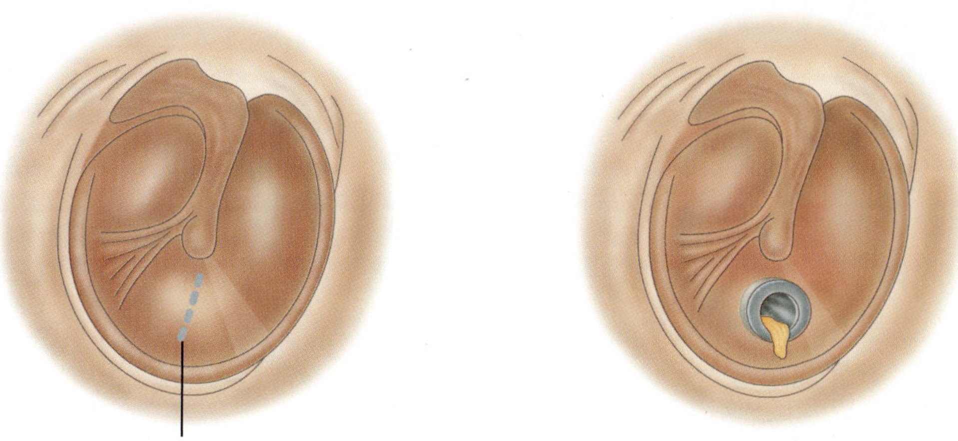

그림 11.16 **고막성형술 및 소아의 귀관의 위치**

- **Stapedectomy** (stay-peh-DECK-toh-mee; 등자뼈절제술)은 등자뼈 윗부분의 외과적인 제거와 작은 인공 보형물의 삽입이다(staped는 귓속뼈를, -ectomy는 외과적 제거를 뜻한다).
- **Tympanoplasty** (tim-pah-noh-PLAS-tee; 고실성형술)은 만성 염증을 치료하거나 기능을 복원시키기 위한 손상된 가운데귀의 외과적인 교정이다(tympan/o는 고막을, -plasty는 외과적인 복원을 뜻한다).

속귀 The Inner Ear

- **Labyrinthectomy** (lab-ih-rin-THECK-toh-mee; 미로적출술)은 미로의 전부 또는 일부를 외과적으로 제거하는 것이다(labyrinth는 미로를, -ectomy는 외과적 제거를 뜻한다). 이 절차는 제어할 수 없는 현기증을 완화하기 위해 수행된다. 그러나, 영향을 받은 귀는 완전한 청력상실을 유발한다.
- **Vestibular rehabilitation therapy** (VRT, ves-TIB-you-lar; 전정 재활치료)는 대개는 속귀 및 안뜰신경의 문제로 인해 발생한 다양한 균형 장애를 치료하기 위해 고안된 물리치료의 한 형태이다(vestibul은 현관 및 출입구를, -ar을 관련된을 뜻한다).

청력 상실 치료 Treatments for Hearing Loss

- **Assistive listening device** (ALD, 보조 청취 장치)는 소리를 전송, 처리 또는 증폭하며 보청기의 유무와 상관없이 사용할 수 있다. ALD는 혼란스러운 배경 소음을 제거하는 데 도움이 될 수 있다. 미국 장애인법(Americans with Disabilities Act, ADA)은 많은 공공장소에서 보조 청취 장치를 제공할 것을 요구한다.
- **Cochlear implant** (KOCK-lee-ar; 달팽이 임플란트)는 귀의 손상된 부분을 우회하여 청각신경을 직접 자극하는 전자 장치이다(그림 11.17). 외부 음성 프로세서는 소리를 수집하여 디지털 신호로 변환한다. 달팽이에 이식된 전극은 신호를 수신하고 청각신경을 자극한다.

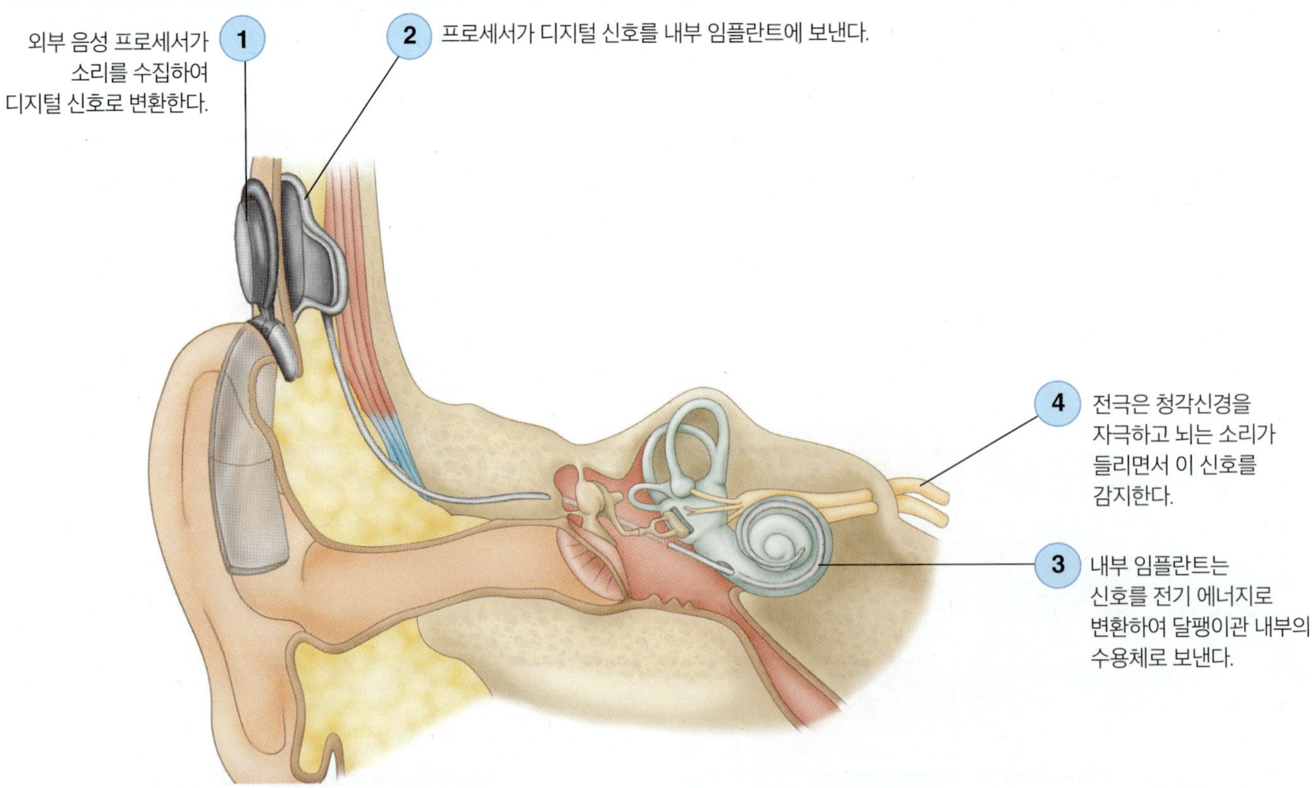

그림 11.17 달팽이관 임플란트는 달팽이관에 이식된 전극으로 신호를 전송한다. 이것은 출생 이후 청각 장애가 있거나 청력상실이 심한 성인을 위한 제한된 청력을 제공한다.

두뇌는 이 신호를 받아 소리로 인식한다. 그러나 이런 방법으로 음성이 수신될 때 음성의 차이를 조정하는 데 몇 개월이 걸릴 수 있다.

- Fenestration (fen–es–TRAY–shun; 천공술)은 잃은 청력을 회복하기 위해 미로에 새로운 개구부를 만드는 수술이다(fenestr/a는 창을, –tion은 과정을 뜻한다).

보청기 Hearing Aids

보청기는 청력상실을 교정하기 위해 착용하는 전자 장치이다. 때로는 청각 보조 장치로 감각 신경성 난청을 교정할 수 있다.

- *Analog hearing aid* (아날로그 보청기)는 마이크를 사용하여 소리를 감지하고 증폭하는 외부 전자 장치이다.
- *Digital hearing aid* (디지털 보청기)는 컴퓨터 칩을 사용하여 들어오는 소리를 증폭되기 전에 필터링할 수 있는 코드로 변환한다. 이는 특정 유형의 청력상실을 가장 잘 보완하도록 설계되었다. 보청기 기술은 꾸준히 발전했으며 일부는 스마트 폰이나 태블릿에서 프로그래밍 할 수 있다.
- 보청기는 귀뒤(*behind the ear*, BTE), 귀안(*in the ear*, ITE), 관속(*in the canal*, ITC) 또는 완전히 관속(*completely in the canal*, CIC)에 착용된다.

특수감각과 관련된 약어

ABBREVIATIONS RELATED TO THE SPECIAL SENSES

표 11–3에는 이 장에서 소개된 용어와 관련된 약어를 정리하였다. **주의:** 실수 또는 혼동을 피하기 위하여 항상 약어를 사용할 때 주의하여야 한다.

표 11–3

특수감각과 관련된 약어

air conduction = AC	**AC** = air conduction 공기를 통한 전달
assistive listening device = ALD	**ALD** = assistive listening device 보조청각장치
astigmatism = AS	**AS** = astigmatism 난시
cataract = CAT	**CAT** = cataract 백내장
conjunctivitis = CI	**CI** = conjunctivitis 결막염
decibel = dB	**dB** = decibel 전력(음향)측정단위
emmetropia = EM, em	**EM, em** = emmetropia 정시
fluorescein angiography = FA, FAG	**FA, FAG** = fluorescein angiography 형광안저혈관촬영술
glaucoma = G, glc	**G, glc** = glaucoma 녹내장
macular degeneration = MD	**MD** = macular degeneration 황반변성
radial keratotomy = RK	**RK** = radial keratotomy 방사상각막절개술
retinal detachment = RD	**RD** = retinal detachment 망막박리
slit-lamp examination = SLE	**SLE** = slit-lamp examination 세극등검사
visual acuity = VA	**VA** = visual acuity 시력
visual field = VF	**VF** = visual field 시야

CHAPTER 11

연습문제

주요 단어 연결 1

밑줄 친 곳에 알맞은 답을 예에서 선택하여 쓰시오.

	정의	답	예
11.1.	cornea, hard	________________	opt/o
11.2.	eyelid	________________	-metry
11.3.	eyes, vision	________________	kerat/o
11.4.	hearing	________________	-cusis
11.5.	to measure	________________	blephar/o

주요 단어 연결 2

밑줄 친 곳에 알맞은 답을 예에서 선택하여 쓰시오.

	정의	답	예
11.6.	eardrum	________________	presby/o
11.7.	eye, vision	________________	-opia
11.8.	iris of the eye	________________	ophthalm/o
11.9.	old age	________________	myring/o
11.10.	vision condition	________________	irid/o

MATCHING TYPES OF PATHOGENS

밑줄 친 곳에 알맞은 답을 예에서 선택하여 쓰시오.

	정의	답	예
11.11.	ear	________________	tympan/o
11.12.	eardrum	________________	trop/o
11.13.	hard, white of eye	________________	scler/o
11.14.	retina	________________	retin/o
11.15.	turn	________________	ot/o

용어 정의

알맞은 답을 선택하여 밑줄 친 부분에 쓰시오.

11.16. 눈의 형태를 유지하고 섬세한 내부 조직을 보호하는 구조는 ______________ 이다.

choroid conjunctiva cornea sclera

11.17. 속귀의 안뜰창에 이르는 나선형 통로인 구조는 ______________ 이다.

cochlea incus tarsus stapes

11.18. 맹점으로 알려진 구조는 ______________ 이다.

fovea centralis macula optic disk optic nerve

11.19. 바깥귀와 가운데귀 사이에 위치한 구조는 ______________ 이다.

mastoid cells oval window posterior segment tympanic membrane

11.20. 속귀로부터 가운데귀를 분리하는 구조는 ______________ 이다.

eustachian tube inner canthus oval window tympanic membrane

11.21. 모루뼈로 알려진 귓속뼈는 ______________ 이다.

incus labyrinth malleus stapes

11.22. 노화에 따라 정상적으로 발생하는 수정체 조절의 감퇴를 의미하는 용어는______________ 이다.

ametropia amblyopia presbyopia presbycusis

11.23. 레이저를 이용하여 박리된 망막의 재부착을 기술하는 용어는 ______________ 이다.

keratoplasty photocoagulation retinopexy trabeculoplasty

11.24. 눈꺼풀 가장자리의 속말림(내번)을 의미하는 용어는 ______________ 이다.

ectropion emmetropia entropion esotropia

11.25. ______________ 은 가운데귀에 염증이 있는 상태이다.

mastoiditis otitis media infectious myringitis otalgia

주요 구조 연결

밑줄 친 곳에 알맞은 답을 예에서 선택하여 쓰시오.

	정의	답	예
11.26.	cross-eyes	______________	exotropia
11.27.	double vision	______________	myopia
11.28.	farsightedness	______________	hyperopia
11.29.	nearsightedness	______________	esotropia
11.30.	walleye	______________	diplopia

단어 선택

밑줄 친 곳에 알맞은 답을 선택하여 쓰시오.

11.31. ______________________ 는 렌즈의 굴절력을 측정하는 단위이다.

decibel   diopter

11.32. 귀로부터 출혈을 의미하는 용어는 ______________________ 이다.

otorrhagia   otorrhea

11.33. 삼출물의 배출을 위해 고막을 통해 환기 튜브를 배치하는 외과적인 시술을 ______________________ 라고 한다.

myringotomy   tympanoplasty

11.34. 말초시력상실을 규명하기 위해 주변시야계법을 사용하는 것은 ______________________ 를 진단하기 위함이다.

cataracts   glaucoma

11.35. 부기와 과민으로 포도막의 염증 일으키는 것을 ______________________ 이라고 한다.

corneal abrasion   uveitis

철자 연습

각각의 문장에서 잘못된 철자를 찾아서 밑줄 친 부분에 올바르게 쓰시오.

11.36. The euctachian tubes lead from the middle ear to the pharynx. ______________________

11.37. Cerunem, which is also known as earwax, is secreted by glands that line the external auditory canal. ______________________

11.38. Astegmatism is a condition in which the eye does not focus properly because of unequal curvatures of the cornea. ______________________

11.39. Laberinthitis is an inflammation of the labyrinth that can result in vertigo and deafness. ______________________

11.40. A Snellan chart is used to measure visual acuity. ______________________

약어 정의

밑줄 친 부분에 약어를 풀어 쓰시오.

11.41. **CI** ______________________

11.42. **IOL** ______________________

11.43. **OD** ______________________

11.44. **IOP** ______________________

11.45. **MD** ______________________

용어 선택

알맞은 답을 선택하여 밑줄 친 부분에 쓰시오.

11.46. 방사상 각막 절개술을 시행하여____________________ 을 치료한다.

cataracts　　hyperopia　　myopia　　strabismus

11.47. 양쪽 눈의 동공 크기가 동일하지 않은 상태를 기술하는 용어는____________________ 이다.

anisocoria　　choked disk　　macular degeneration　　astigmatism

11.48. 귓바퀴의 외과적인 복원술을 말하는 용어는____________________ 이다.

keratoplasty　　labyrinthectomy　　mastoidectomy　　myringoplasty

11.49. 맥립종으로도 알려진 상태는____________________ 이다.

blepharoptosis　　chalazion　　hordeolum　　subconjunctival hemorrhage

11.50. 바깥귀길의 곰팡이 감염은____________________ 이다.

otalgia　　otitis　　otomycosis　　otopyorrhea

문장 완성

밑줄 친 곳에 알맞은 용어를 쓰시오.

11.51. 광선이 망막 위에 초점을 잘 맞출 수 있도록 수정체를 조절하는 능력을 ____________________ 라고 한다.

11.52. 빙글빙글 도는 느낌, 현기증 및 균형상실감을 ____________________ 라고 한다.

11.53. 시력의 정확도를 측정하는 전문가는 ____________________ 이다.

11.54. 박테리아, 바이러스 또는 곰팡이 감염을 비롯한 여러 원인으로 인해 발생할 수 있는 각막 염증을 ____________________ 이라고 한다.

11.55. 색맹에 대한 의학용어는 ____________________ 이다.

단어 조합

각각의 용어를 단어 요소들로 나누고, 밑줄 친 부분에 순서대로 쓰시오. 필요한 경우 결합 모음을 나타내기 위해 슬래시(/)를 사용하시오. 제시된 모든 선이 필요하지 않을 수도 있다.

11.56. **Anisocoria** is a condition in which the pupils are unequal in size.

________ ________ ________ ________

11.57. **Emmetropia (EM)** is the normal relationship between the refractive power of the eye and the shape of the eye that enables light rays to focus correctly on the retina.

________ ________ ________ ________

11.58. **Otopyorrhea** is the flow of pus from the ear.

________ ________ ________ ________

11.59. **Presbycusis** is a gradual loss of sensorineural hearing that occurs as the body ages.

________ ________ ________ ________

11.60. **Xerophthalmia** is drying of eye surfaces, including the conjunctiva, that is often associated with aging.

________ ________ ________ ________

진실/거짓

문장이 맞으면 T를 쓰고, 틀리면 F를 쓰시오.

11.61. ________ 망막 내부의 막대세포는 색조 수용체이다.

11.62. ________ 안구방수는 슐렘관을 통해 배출된다.

11.63. ________ 시야 검사는 백내장의 유무를 결정하기 위해 수행된다.

11.64. ________ 눈물샘의 염증은 세균성, 바이러스성 또는 곰팡이 감염에 의한 눈물샘의 염증이다.

11.65. ________ 눈꺼풀판봉합술은 위눈꺼풀과 아래눈꺼풀을 함께 봉합하는 것이다.

임상 문제

밑줄 친 부분에 알맞은 답을 쓰시오.

11.66. 복싱경기 결과, Jack Lawson은 손상된 귓바퀴의 치료를 위해 ____________________ 가 요구되었다.

11.67. 스쿠버 다이빙 원정 중에 Jose Ortega는 압력으로 인해 귀에 불편을 겪었다. 이 상태에 대한 의학용어는 ____________________ 이다.

11.68. Margo Spencer는 왼쪽눈에 영향을 미치는 폐쇄각 녹내장으로 진단 받았다. 그녀는 이 상태를 치료하기 위해 수행된 ____________________ 을 가질 예정이다.

11.69. Edward Cooke는 ____________________ 을(를) 가지고 있다고 진단되었다. 이 상태는 시야의 절반에 실명이 생기는 것을 특징으로 한다.

11.70. 폭풍 이후에 나무가지를 모으는 동안 Vern Passman은 눈의 각막을 긁혔다. 손상을 진단하기 위해 안과 의사는 ____________________ 염색을 시행하여 각막 찰과상을 밝은 녹색으로 표시했다.

11.71. Ted Milligan은 말벌에게 쏘이는 것에 대한 알레르기 반응으로 치료 받았다. 그의 반응은 그의 눈 주위의 조직이 부어오르는 것이었고, 이것은 ____________________ 부종으로 알려져 있다.

11.72. Adrienne Jacobus 양은 밤에 보이지 않는 것으로 인해 고통받고 있다. 의학용어로 이러한 상태를 ____________________ 라 한다.

11.73. James Escobar은 그녀의 귀에서 소리가 울리는 ____________________ 로 인해 불안해하고 있다.

11.74. 기름샘이 막히면 Ingrid Clareus의 위 눈꺼풀에 ____________________ 이 형성된다.

11.75. Susie Harris는 ____________________ 을(를) 가지고 있다고 진단되었다. 그녀의 어머니는 이 상황을 핑크아이(pinkeye)라고 불렀다.

의학용어 선택

밑줄 친 부분에 알맞은 답을 쓰시오.

11.76. Choked disk라고도 잘 알려진 상태를 의학용어로 ____________________ 라 한다.

dilation papilledema tinnitus xerophthalmia

11.77. 빛의 번쩍이는 것으로 나타나는 것은 ____________________ 로 알려져 있다.

blind spot retinal detachment floaters photopsia

11.78. 용어 ____________________ 는 이미지가 망막에 적절하게 초점을 맞추지 못하는 굴절 오류를 나타낸다.

ametropia diplopia esotropia hemianopia

11.79. ____________________ 은 위쪽 및 아래쪽 눈꺼풀이 만나는 각도이다.

canthus lacrimal glands conjunctiva tarsus

11.80. 바깥귀길에 귀지가 축적된 것을 나타내는 용어는 ____________________ 이다.

canthus impacted cerumen otitis externa mastoiditis

단어 조합 연습

다음은 이 장의 주요 용어가 아니다. 그러나 다음과 같은 익숙한 단어로 구성된다. 용어 작성에 도움이 필요하면 의학사전을 참조하시오.

blephar/o	**-algia**
irid/o	**-ectomy**
lacrim/o	**-edema**
ophthalm/o	**-itis**
labyrinth/o	**-logy**
retin/o	**-pathy**
	-tomy

11.81. 홍채의 통증을 나타내는 용어는 ______________________ 이다.

11.82. 눈꺼풀의 전부 또는 일부 제거는 ______________________ 로 알려져 있다.

11.83. 눈물샘의 염증은 ______________________ 이다.

11.84. 단어 부분에 기초를 두어, 그러한 용어 ______________________ 는 눈꺼풀의 어떤 질병을 의미한다.

11.85. 눈, 그것의 질병 및 굴절과 관련된 의학 전문가는 ______________________ 로 알려져 있다.

11.86. 눈꺼풀의 종창을 의미하는 용어는 ______________________ 이다.

11.87. 눈물샘의 외과적인 절개를 의미하는 용어는 ______________________ 이다.

11.88. 속귀에 있는 미로의 외과적인 제거를 ______________________ 이다.

11.89. 홍채의 질환을 의미하는 용어는 ______________________ 이다.

11.90. 망막의 외과적 제거는 ______________________ 로 알려져 있다.

명칭 표기

다음 그림에서 숫자로 표시된 부위의 알맞은 명칭을 쓰시오.

11.91. ______________________

11.92. anterior ______________________

11.93. crystalline ______________________

11.94. ______________________

11.95. ______________________ centralis

11.96. ______________________ or auricle

11.97. external ______________________ canal

11.98. ______________________ membrane

11.99. ______________________ tube

11.100. ______________________

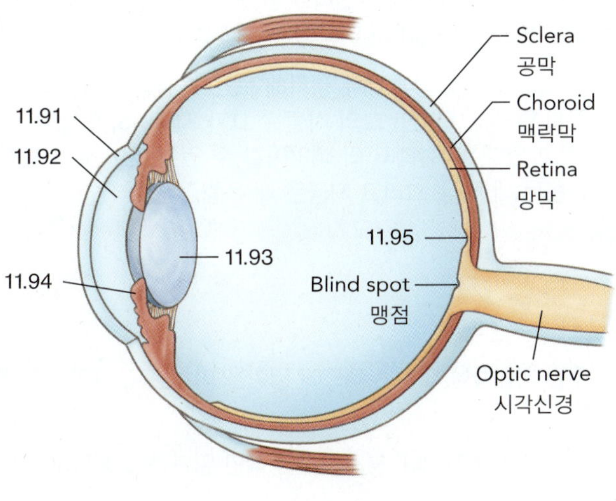

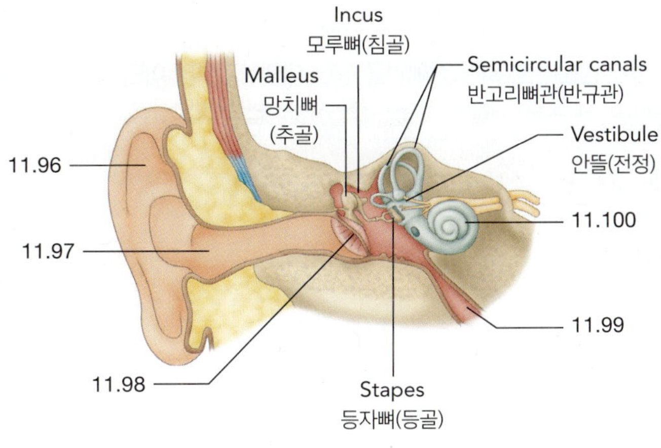

휴먼 터치

The Human Touch

비판적 사고력

다음의 사례와 질문은 토론이나 간단한 의견을 작성해 봄으로써 비판적 사고력을 키울 수 있도록 제시하였다. 토론 주제에 대한 정답은 없으니 자유롭게 의견을 제시하면 된다.

William Davis는 62세로 시력저하로 인해 몇 달 전 조기 퇴직을 할 때까지 우체국 직원으로 일했다. 그의 아내 Mildred는 당뇨성 망막병증으로 인해 장기 입원으로 많은 비용이 들었지만, 결국 작년에 세상을 떠났다. Davis 씨는 의료계를 신뢰하지 않으며 이런 불신 때문에 아내가 죽은 뒤로 의사를 찾은 적이 없었다.

Davis는 법적 시각장애인은 아니지만, 그의 노안과 오른쪽 눈에 진행 중인 백내장은 자신을 돌볼 수 있는 능력에 지장을 주기 시작했다. 그는 여전히 일주일에 한 번 꼴로 차를 몰고 시장에 나오지만, 다른 운전자들은 화를 내며 경적을 울린다. 그가 실수로 잘못된 청구서를 주면 계산원이 그를 속일까 봐 두려워서 신용카드로 식료품비를 지불한다. 그는 가사도우미가 물건을 숨기고 고의적으로 가구를 제자리에 두지 않는다고 불평한다. 가사도우미가 돌아간 후 슬리퍼나 재떨이를 찾을 수 없었다. 어제는 실수로 담뱃대를 나무 그릇에 내려놓은 일도 있었다.

그의 아들은 아내의 당뇨병성 망막병증을 치료했던 안과 의사를 만나라고 권유했다. Hsing 박사는 Davis가 백내장 수술을 하면 오른쪽 눈의 시력이 개선될 수 있다고 믿었다. Davis는 의사가 설명할 때 두려운 마음으로 귀를 기울였다. "이 수술을 하지 않으면 시력이 더 나빠질 수밖에 없지."

Davis는 Mildred가 견뎌낸 모든 치료과정에 대해 생각해 보았고, 결국 그녀는 죽음을 맞았다. 그는 병원에 가는 것도, 수술도 모두 원하지 않았다. 하지만 그의 아들은 그가 시력저하에 대한 치료를 하지 않는다면, 그의 차를 빼앗아 가겠다고 말하고 있다. "나한테서 더 빼앗아갈 수 있는 것이 뭐가 있겠어?" 그는 골똘히 생각한다. "처음은 내 아내, 그 다음은 내 직장, 그리고 지금은 내 독립."

토론 주제

1. Davis의 시력 저하가 주변 사람들을 대하는 태도에 영향을 미치는지, 그리고 주변 사람들을 다루는 방식에 대해 토론하시오.
2. Davis는 당신이 일하는 병원의 환자이다. 평소의 일상적인 일과를 조정하여 그의 요구를 충족시키는 방법에 대해 토론하시오.
3. Davis는 백내장 수술이 왜 무서운지, 그리고 Hsing 박사와 직원들이 그의 걱정을 덜어주기 위해 무엇을 할 수 있는지 토론하시오.
4. Davis가 수술을 하지 않는다면, 시각 장애인을 위한 대행사로부터 어떤 도움을 받을 수 있는가? 그의 슬픔과 우울증을 해결하는 데 도움이 될 수 있는 다른 서비스는 무엇인가?

CHAPTER 12

피부: 외피계통

SKIN: THE INTEGUMENTARY SYSTEM

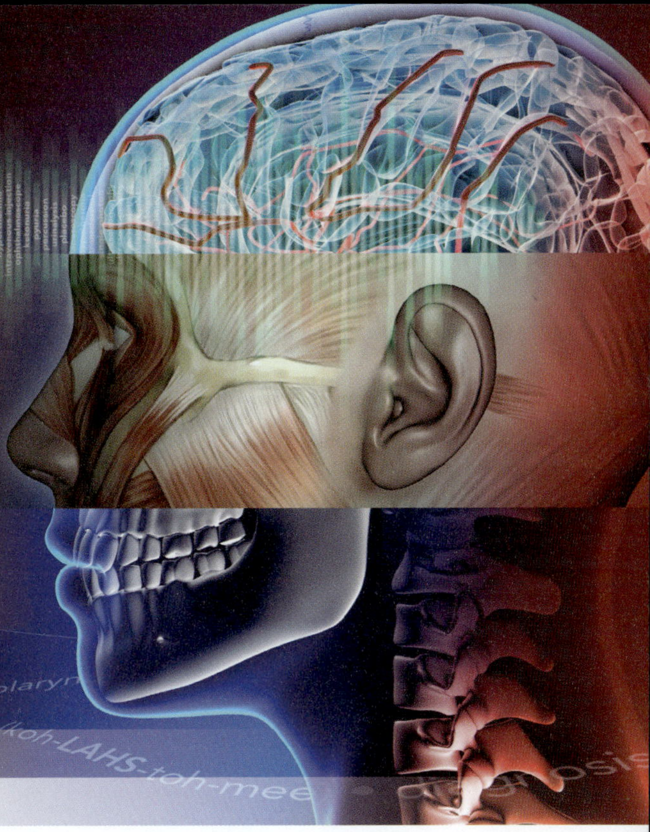

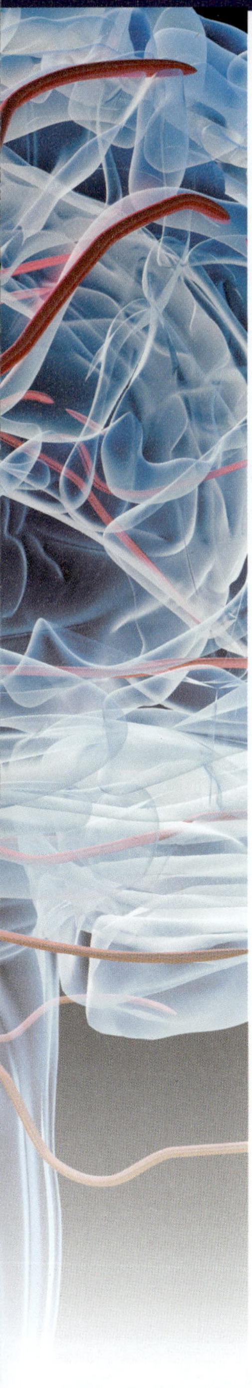

피부의 구조와 기능 및 이와 관련된 연결형에 대한 개요

주요 구조	관련된 연결형	주요 기능
Skin 피부	**cutane/o**, **dermat/o**, **derm/o**	피부는 면역계통의 첫 번째 방어벽이다. 피부는 신체를 보호하고 촉각 감각의 수용기관
Sebaceous Glands 기름샘[피지선]	**seb/o**	기름(피지)을 분비하며, 피부를 윤이 나게 하며, 세균성장을 억제
Sweat Glands 땀샘[한선]	**hidr/o**	체온을 조절하기 위하여 땀을 분비하며, 물로 구성되어 있고 대사성 찌꺼기 물질을 분비
Hair 털[모발]	**pil/i**, **pil/o**	체열의 소실을 조절하고 도움
Nails 손(발)톱	**onych/o**, **ungu/o**	손가락과 발가락의 가장 끝 뼈의 등쪽 표면에서 보호하는 기능

용어 피부: 외피계통과 관련된 어휘

이 목록에 있는 항목들은 이 장에서 중요한 용어와 어근만을 분류하였다. 그리고 이 장에서 중요한 단어는 **굵은 글씨**로 표시하였다. *청록색* 이탤릭체로 나타나는 *이차 용어*는 일차 용어의 의미를 명확히 한다.

주요단어

- ☐ **cutane/o** 피부
- ☐ **derm/o**, **dermat/o** 피부
- ☐ **hidr/o** 땀
- ☐ **hirsut/o** 털이 있는, 거친
- ☐ **kerat/o** 딱딱한, 각질
- ☐ **lip/o** 지방
- ☐ **melan/o** 검은, 흑색
- ☐ **myc/o** 진균
- ☐ **onych/o** 손톱, 발톱
- ☐ **pil/i**, **pil/o** 털
- ☐ **py/o** 고름
- ☐ **rhytid/o** 주름
- ☐ **seb/o** 기름, 피지
- ☐ **urtic/o** 가려움
- ☐ **xer/o** 마른, 건조한

의학용어

- ☐ **actinic keratosis** (ack-**TIN**-ick **kerr**-ah-**TOH**-sis) 광선각화증
- ☐ **albinism** (**AL**-bih-**niz**-um) 백피증
- ☐ **alopecia** (al-oh-**PEE**-shee-ah) 털빠짐증[탈모증]
- ☐ **blepharoplasty** (**BLEF**-ah-roh-**plas**-tee) 눈꺼풀 성형술[안검성형술]
- ☐ **bulla** (**BULL**-ah) 큰물집[대수포]
- ☐ **capillary hemangioma** (**KAP**-uh-**ler**-ee hee-**man**-jee-**OH**-mah) 모세혈관 혈관종
- ☐ **carbuncle** (**KAR**-bung-kul) 큰종기
- ☐ **cellulitis** (**sell**-you-**LYE**-tis) 연조직염, 봉소염
- ☐ **chloasma** (kloh-**AZ**-mah) 기미[갈색반]
- ☐ **cicatrix** (sick-**AY**-tricks) 흉터[반흔]
- ☐ **comedo** (**KOM**-eh-doh) 면포
- ☐ **debridement** (dah-**BREED**-ment) 죽은조직제거술[좌멸괴사조직제거술]
- ☐ **dermatitis** (**der**-mah-**TYE**-tis) 피부염
- ☐ **diaphoresis** (**dye**-ah-foh-**REE**-sis) 발한
- ☐ **dysplastic nevi** (dis-**PLAS**-tick **NEE**-vye) 형성이상모반
- ☐ **ecchymosis** (**eck**-ih-**MOH**-sis) 반상출혈
- ☐ **eczema** (**ECK**-zeh-mah) 습진
- ☐ **erythema** (**er**-ih-**THEE**-mah) 홍반
- ☐ **erythroderma** (eh-**rith**-roh-**DER**-mah) 홍색피부증
- ☐ **exanthem** (eck-**ZAN**-thum) 발진, 꽃돋이
- ☐ **exfoliative dermatitis** (ecks-**FOH**-lee-**ay**-tiv **DER**-mah-**TYE**-tis) 벗음피부염, 박탈피부염
- ☐ **folliculitis** (foh-**lick**-you-**LYE**-tis) 모낭염
- ☐ **furuncles** (**FYOU**-rung-kulz) 부스럼, 종기, 절
- ☐ **granuloma** (**gran**-you-**LOH**-mah) 과립종
- ☐ **hematoma** (**hee**-mah-**TOH**-mah) 혈종
- ☐ **hirsutism** (**HER**-**soot**-izm) 다모증
- ☐ **ichthyosis** (**ick**-thee-**OH**-sis) 비늘증
- ☐ **impetigo** (**im**-peh-**TYE**-goh) 고름딱지증[농가진]
- ☐ **keloid** (**KEE**-loid) 켈로이드[해족종]
- ☐ **keratosis** (**kerr**-ah-**TOH**-sis) 각화증
- ☐ **koilonychia** (**koy**-loh-**NICK**-ee-ah) 숟가락손톱
- ☐ **lipedema** (lip-eh-**DEE**-mah) 지방부종
- ☐ **lipoma** (lih-**POH**-mah) 지방종
- ☐ **macule** (**MACK**-youl) 반점
- ☐ **malignant melanoma** (mel-ah-**NOH**-mah) 악성 흑색종
- ☐ **necrotizing fasciitis** (**NECK**-roh-**tiz**-ing **fas**-ee-**EYE**-tis) 괴사성 근막염
- ☐ **onychocryptosis** (**on**-ih-koh-krip-**TOH**-sis) 손(발)톱내성[조내생]
- ☐ **onychomycosis** (**on**-ih-koh-my-**KOH**-sis) 손톱진균증
- ☐ **papilloma** (**pap**-ih-**LOH**-mah) 유두종
- ☐ **papule** (**PAP**-youl) 구진
- ☐ **paronychia** (**par**-oh-**NICK**-ee-ah) 손톱주위염
- ☐ **pediculosis** (pee-**dick**-you-**LOH**-sis) 이기생증, 슬증
- ☐ **petechiae** (pee-**TEE**-kee-ee) 점상출혈
- ☐ **pruritus** (proo-**RYE**-tus) 가려움증
- ☐ **psoriasis** (soh-**RYE**-uh-sis) 마른비늘증[건선]
- ☐ **purpura** (**PUR**-pew-rah) 자반
- ☐ **purulent** (**PYOU**-roo-lent) 화농성
- ☐ **rhytidectomy** (**rit**-ih-**DECK**-toh-mee) 주름절제술, 얼굴성형술
- ☐ **rosacea** (roh-**ZAY**-shee-ah) 딸기코, 장미여드름
- ☐ **scabies** (**SKAY**-beez) 옴, 개선
- ☐ **scleroderma** (**sklehr**-oh-**DER**-mah) 피부경화증[경피증]
- ☐ **seborrhea** (**seb**-oh-**REE**-ah) 기름흐름[지루]
- ☐ **squamous cell carcinoma** (**SKWAY**-mus) 편평세포암종
- ☐ **systemic lupus erythematosus** (sis-**TEH**-mik **LOO**-pus er-ih-**thee**-mah-**TOH**-sus) 전신성 홍반성 낭창
- ☐ **tinea** (**TIN**-ee-ah) 윤선, 백선
- ☐ **urticaria** (**ur**-tih-**KARE**-ee-ah) 두드러기[담마진]
- ☐ **verrucae** (veh-**ROO**-see) 사마귀
- ☐ **vitiligo** (**vit**-ih-**LYE**-goh) 백반증
- ☐ **wheal** (**WHEEL**) 팽진[두드러기]
- ☐ **xeroderma** (zee-roh-**DER**-mah) 피부마름증[피부건조증]

학습목표

이 장을 학습하고, 다음을 할 수 있어야 한다.

1. 외피계통의 기능과 구조를 알아야 한다.
2. **외피**계통과 관련된 의료 전문가를 구별할 수 있어야 한다.
3. 피부와 관련된 구조와 기능, 병리학, 진단학, 치료과정에 사용되는 용어의 정의, 철자, 발음을 알아야 한다.
4. 털, 손톱과 발톱, 기름샘과 관련된 병리학, 진단학, 치료과정에 사용되는 용어의 정의, 철자, 발음을 알아야 한다.

외피계통의 기능

FUNCTIONS OF THE INTEGUMENTARY SYSTEM

Integumentary system (in-teg-you-MEN-tah-ree; 외피계통)은 신체를 덮고 있는 가장 바깥층으로 많은 중요한 기능을 가지고 있다. *Integument*라는 용어는 가리거나 감싸는 의미의 라틴어에서 유래되었다.

피부의 기능 Functions of the Skin

Skin (**피부**)는 몸 전체의 외부 표면을 덮는 보호 외부 층을 형성한다.

- 피부는 신체의 방어벽이며 수분의 소실을 막는다.
- 손상되지 않은 피부(intact skin)는 병원균의 신체 내 유입을 차단함으로써 면역체계에 중요한 역할을 한다(6장 참조).
- 피부는 촉각(sense of touch)의 주요 수용체(receptor)이다.
- 피부는 태양의 자외선으로부터 비타민 D를 체내에 합성하는 데 도움을 주며, 해로운 자외선은 차단해 준다.
- 성인은 평균 1.7 m^2의 피부를 가지며, 가장 큰 신체기관이다.

구조와 관련된 기능 Functions of Related Structures

외피계통은 피부(skin)와 부속기관인 기름샘(sebaceous glands), 땀샘(sweat glands), 털(hair), 손 · 발톱(nails)으로 구성되어 있다(그림 12.1).

- Sebaceous glands (seh-BAY-shus; 피지샘)는 기름샘(oil glands)이라고도 하며, 피지(sebum)를 분비하고 피부의 윤활제 역할을 하며, 피부의 세균성장을 억제한다.
- Sweat glands (**땀샘**[한선])은 땀을 분비함으로써 체온과 수분함량을 조절하며, 소량의 대사성 노폐물(waste)을 배설한다.
- Hair (**털**)은 체온의 소실을 조절한다.
- Nails (**손톱, 발톱**)은 손가락과 발가락의 가장 끝 뼈의 등쪽 표면을 보호한다.

외피계통의 구조

THE STRUCTURES OF THE SKIN AND ITS RELATED STRUCTURES

피부 The Skin

피부는 표피(*epidermis*), 진피(*dermis*), 피부밑조직(피하조직, *subcutaneous*) 세 개의 기본 바닥층(basic layers)으로 구성된 특수조직의 복잡한 시스템이다(그림 12.1). 용어 cutaneous (kyou-TAY-nee-us)인데 둘 다 피부를 뜻한다(cutane는 피부를, -ous는 ~에 관계하다를 뜻한다).

표피 The Epidermis

Epidermis (ep-ih-DER-mis; 표피)는 피부의 가장 바깥층으로 몇 개의 상피조직으로 구성되어 있다(epi-는 위 또는 위에, derm은 피부를 뜻하고, -is는 명사형 종결어미이다).

표피에는 혈관이나 결합 조직이 포함되어 있지 않다. 그러므로 영양공급은 하부 피부층에 의존한다.

- Epithelial tissue (ep-ih-THEE-lee-al; 상피조직)은 신체의 내면과 외면을 모두 덮고 있다.

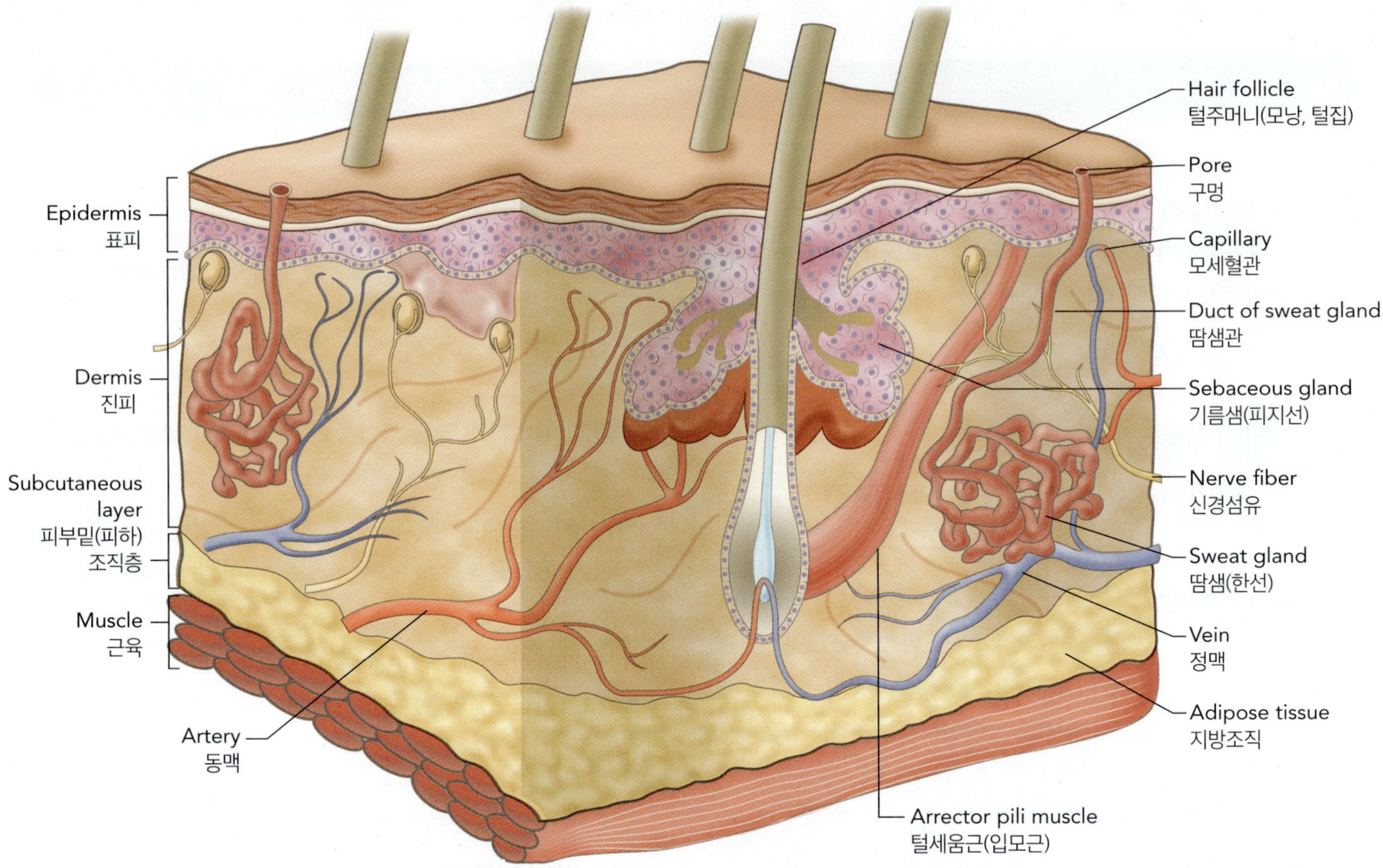

그림 12.1 **피부의 구조**

- **Squamous epithelial tissue** (SKWAY-mus; 편평상피조직)은 표피의 가장 위층으로 편평한 비늘 모양의 세포이다. *Squamous*는 비늘 같은 이란 뜻이다. 이 층은 연속적으로 흘러 나가는 편평한 비늘 모양의 세포로 구성된다.
- **Basal layer** (BAY-suhl; 기저층)은 표피의 가장 아래 층이다. 이곳에서 새로운 세포가 형성된 후에 위로 이동된다. 새롭게 형성된 세포들이 표면에 도달하면 기존의 세포들은 각질로 변화된다.
- **Keratin** (KER-ah-tin; 케라틴, 각질)은 섬유성 물질로 발수성 단백질로 구성되어 있다. 부드러운 케라틴은 표피의 주요성분이다. 딱딱한 케라틴(keratin)은 털(hair)과 손 · 발톱(nails)에서 볼 수 있다.
- **Melanocytes** (meh-LA-noh-sites; 멜라닌 세포)는 기저세포 층에서 발견되는 특수 세포이다. 이 세포들은 멜라닌으로 알려진 암갈색에서 검은색 색소를 생성하고 함유하고 있다.
- **Melanin** (MEL-ah-nin; 멜라닌) 색소의 종류와 양에 따라 피부의 색을 결정하게 된다(**그림 12.2**). 멜라닌은 주근깨 및 검버섯(age spots)과 같은 색 반점을 생성하는데, 이는 이후 절에서 논의된다.

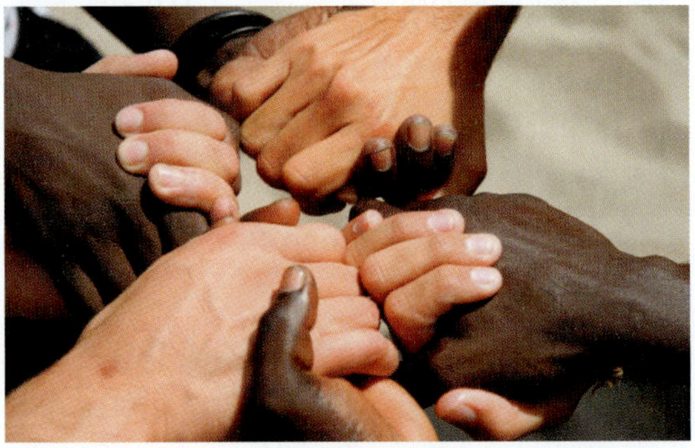

그림 12.2 **멜라닌의 양은 피부색을 결정한다.**

- **Melanin** (흑색소)은 태양의 자외선 같은 해로운 물질로부터 피부를 보호한다. *Ultraviolet* (UV, 자외선)은 가시광선의 끝에서 볼 수 있는 빛이다. 일부 자외선은 비타민 D 생산을 도와주기도 하지만 대부분은 피부에 해를 끼치는 원인이 될 수도 있다.

진피 The Dermis

Dermis (DER–mis; 진피)는 *corium*이라고도 하며 표피 바로 아래층의 살아 있는 두꺼운 조직층이다. 결합조직(connective tissue), 혈액(blood), 림프관(lymph vessels), 신경섬유(nerve fivers)가 위치하고 있다. 또한 피부조직과 관련된 털주머니(모낭, *hair follicles*), 기름샘(*sebaceous glands*), 땀샘(*sweat glands*)으로 구성되어 있다.

진피의 sensory nerve endings (감각신경종말)은 촉각, 체온, 통증, 압력 같은 감각자극을 인식하는 감각수용체이다.

진피 내 조직 Tissues Within the Dermis

- Collagen (KOL–ah–jen; 교원질)은 아교를 뜻하며 질기고 유연성이 있는 섬유성 단백질이다. 콜라겐은 피부는 물론 뼈, 연골, 힘줄, 인대에서 볼 수 있다.
- Mast cell (**비만세포**)는 진피의 결합조직에서 발견되며 손상, 감염, 알레르기에 반응하며 헤파린과 히스타민을 포함한 물질을 생산하며 방출한다.
- Heparin (HEP–ah–rin; 헤파린)은 손상(injury) 반응에 방출하는 항응고제이다. *Anticoagulant* (항응고제)는 혈액응고를 방지한다.
- Histamine (HISS–tah–meen; 히스타민)은 알레르기 유발 물질(allergen)에 반응해 방출되며, 가려움증, 점액 분비증가 등 알레르기 반응 징후의 원인이다.

피부밑층[피하층] The Subcutaneous Layer

Subcutaneous layer (sub–kyou–TAY–nee–us; 피부밑층)은 피부 아래에 위치하며 근육표면과 피부를 연결한다.

- 피부밑층은 성긴 결합조직과 adipose tissue (AD–ih–pohs; 지방조직)으로 구성되어 있다. *Adipose*는 지방을 의미한다.
- *Cellulite* (셀룰라이트)는 엉덩이와 허벅지 주변에서 멍울로 발견되는 지방 물질을 말한다. 이것은 의학용어가 아니며 단순히 전형적인 지방조직을 말한다. **참고:** cellulite와 *cellulitis*를 혼동하면 안 된다. Cellulitis는 이 장의 뒷부분에서 설명한다.
- Lipocytes (LIP–oh–sights; 지방세포)는 *fat cells*라고도 하며, 피부밑층에 널리 퍼져 있고 많은 양의 지방을 만들며 저장한다(lip/o는 지방을, –cytes는 세포를 뜻한다).

기름샘[피지선] The Sebaceous Glands

Sebaceous glands (seh–BAY–shus; 기름샘[피지선])은 피부의 진피층에 위치하며 털주머니(hair follicles)와 관련이 있다(그림 12.1).

- 기름샘은 sebum (SEE–bum; 피지)를 분비하며 털주머니의 열린 관을 통하여 방출한다. 기름샘으로부터 피지는 표면으로 이동하며 피부를 윤기나게 해 준다.
- 피지는 약산성이기 때문에 피부에서 세균이 성장하는 것을 억제해 준다.

땀샘[한선] The Sweat Glands

Sweat glands (**땀샘**)은 *sudoriferous glands* (땀샘)이라고도 하며, 작고 나선형으로 모든 신체의 표면에 있다. 모낭에는 아포크린 땀샘(*apocrine* glands)이 있고, 손바닥, 발바닥, 이마에서는 에크린 땀샘(*eccrine* glands)이 있다.

- Pore (**모공**)ㅇ땀샘의 관 역할을 하는 피부 표면의 구멍이다.
- *Sweat* (땀)은 perspiration (**발한**)이라고도 하며, 땀샘을 통하여 분비된다. 99%의 물과 약간의 염분(salt), 대사성 노폐물(metabolic waste)로 구성되어 있다.
- Perspiring (**발한**)은 일반적으로 땀으로 알려진 *sweat*는 땀샘에 의해 분비되며 99%의 물과 약간의 소금 및 신진 대사 노폐물로 구성된다.
- Perspiring (발한)은 신체가 여분의 수분을 배출하는 한 가지 방법이다. 일반적으로 약 1 L의 액체가 매일 땀으로 배출된다.
- 땀이 공기 중에 증발함에 따라 몸이 식혀진다. 땀과 관련된 체취는 땀과 피부 표면의 박테리아와의 상호작용에서 비롯된다.
- Hidrosis (high–DROH–sis; 발한)은 땀의 생성과 배출을 의미한다.
- 변형된 땀샘인 mammary glands (젖샘[유선])은 때로는 피부계통으로 분류된다. 젖샘은 또한 생식기관의 일부이며 14장에서 논의된다.

털[모발] The Hair

Hair (털) 섬유는 딱딱한 케라틴으로 채워진 단단히 융합된 죽은 단백질 세포로 구성된 막대모양의 구조이다. 털의 색깔은 털줄기(hair shaft)의 핵에 둘러싸여 있는 멜라닌 세포(melanocytes)에서 생산되는 멜라닌의 양에 따라서 결정된다.

- **Hair follicles** (FOL−lick−kulz; 털주머니)는 털섬유의 root (뿌리)를 가지고 있는 주머니이다. 털주머니의 형태에 따라 털이 직선 또는 곡선으로 자랄지 결정된다.
- 털은 죽은 조직으로 털주머니의 바닥 세포들이 위로 올라가면서 자라는 것처럼 보인다. 세포들은 위로 올라오면서 딱딱해지고 색소가 침착된다.
- **Arrector pili** (ah−RECK−tor PYE−lye; 털세움근[입모근])은 erector muscles라고도 하며 털주머니에 작은 근육섬유로 붙어 있기 때문에 털이 서 있다. 추위나 공포감을 느낄 때 소름이 돋으며 털이 서는 반응은 피부로부터 열의 손실을 감소시키기 위한 반응이다.

손 · 발톱 The Nails

Nail (손 · 발톱)은 **unguis** (UNG−gwis; 손발톱)이라고도 하며, 손가락이나 발가락 끝의 등쪽 표면을 덮고 보호하는 케라틴 판이다(복수형, *ungues*). 손 · 발톱의 구성은 다음과 같다(그림 12.3).

- *Nail body* (손 · 발톱 몸통)은 반투명체로 조직아래 표면에 밀착되어 형성되며, 표피세포의 단단한 케라틴 판으로 이루어진다.
- *Nail bed* (손 · 발톱 바닥)은 결합조직의 아래로 손 · 발톱 몸통을 연결하는 부위이며 손(발)톱에 영양을 공급한다. 손톱의 혈관이 이곳에 분포하여 손톱 끝이 분홍색으로 보인다.
- *Free edge* (손 · 발톱 자유연)은 손 · 발톱의 일부분으로 손 · 발톱 바닥에 붙어 있지는 않으며, 손가락이나 발가락의 끝에서 자라난다.
- Lunula (LOO−new−lah; 손톱반달[조반월])은 손 · 발톱 뿌리밑의 하얀 반달 형태로 있으며, 손 · 발톱은 계속 자라나게 된다(lun은 달을, −ula는 작은을 뜻한다). 일반적으로 엄지손 · 발톱에서 가장 쉽게 볼 수 있다.
- Cuticle **(껍질; 손 · 발톱위 허물)**은 표피의 좁은 띠로, 뿌리 바로 앞의 손 · 발톱 표면에 붙어 있으며 새로운 케라틴 세포를 보호한다.
- Nail Root **(손 · 발톱 뿌리)**는 피부의 홈으로 손가락, 발가락의 손 · 발톱을 고정시키는 부위이다.

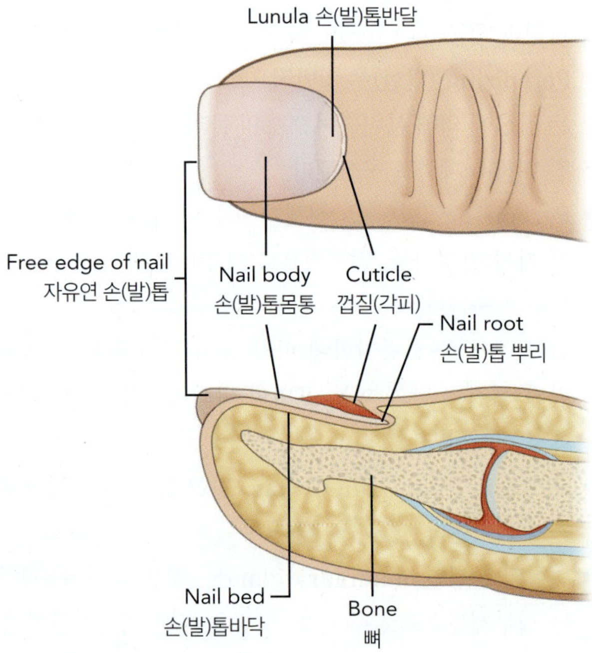

그림 12.3 **손톱과 발톱의 구조**

외피계통과 관련된 전문의료인

MEDICAL SPECIALTIES RELATED TO THE INTEGUMENTARY SYSTEM

- Dermatologist (der−mah−TOL−oh−jist; 피부과 전문의)는 피부 장애의 진단 및 치료를 하는 전문가를 말한다(dermat/o는 피부를, −logist는 전문가를 뜻한다).
- Plastic surgeon **(성형외과 전문의)**라고도 하며 신체 구조의 외과적 복원과 재건하는 것을 말한다. *Plastic*은 발달과 관련된을, −plasty는 외과적 수복(surgical repair)을 뜻한다.
- *Cosmetic surgeons* (미용 성형외과의사)는 성형외과 의사로 유방 확대 수술, 지방 흡입 수술, 얼굴 교정 수술 등을 주로 하는 의학적 이유가 아닌 미용 목적으로 수행한다.

외피계통의 질환

PATHOLOGY OF THE INTEGUMENTARY SYSTEM

기름샘[피지선] The Sebaceous Glands

- Acne vulgaris (ACK–nee vul–GAY–ris; 보통 여드름)은 *acne*라고도 하는데, 피지의 과잉생산으로 인한 농포성 발진이 특징인 만성 염증성 질환이다. 사춘기와 청년기의 호르몬 자극과 관련되며 성인이 될 때까지 발생하기도 한다. *Vulgaris*는 라틴어로 common (보통)을 뜻한다.
- Comedo (KOM–eh–doh; 면포)는 털주머니의 피지와 케라틴의 형성으로 생기는 비감염성 병변이다(복수형, *comedones*). 폐쇄된 개구부를 가진 면포는 *whitehead* (흰색면포)라고 불린다. 피지 마개가 공기에 노출되면 산화되어 *blackhead* (흑색면포)가 된다.
- Epidermoid cyst (ep–ih–DER–moyd SIST; 유표피낭종)은 *sebaceous cyst* (피지낭)이라고도 하는데, 피부 바로 아래에서 발견된다. 이 낭종은 노란색의 지방성 물질을 함유하고 있으며 대개 얼굴, 목 또는 몸통에 있다.
- Seborrhea (seb–oh–REE–ah; 지루)는 기름샘의 과잉활동으로 많은 양의 피지가 생성될 것이다(seb/o는 기름을, –rrhea는 흐르다 또는 배출하다를 뜻한다).
- Seborrheic dermatitis (seb–oh–REE–ick der–mah–TYE–tis; 지루성 피부염)은 피부 또는 두피의 상층부에 인설과 가려움이 특징인 염증성 질환이다. 지루성 피부염의 한 형태인 광범위한 *dandruff* (두부지루성피부염)은 유아의 두피발진으로 *cradle cap*(유아 지방관)이라고도 한다. 반면에 경미한 두부지루성 피부염은 두피에 효모 같은 곰팡이가 원인이 되어 발생한다.
- Seborrheic keratosis (seb–oh–REE–ick kerr–ah–TOH–sis; 지루성 각화증)은 밀랍(waxy) 같은 양성 성장물로 밝은 갈색에서 검은색의 다양한 성장물로 일반적으로 노인층에서 발생한다.

땀샘[한선] The Sweat Glands

- Anhidrosis (an–high–DROH–sis; 무한증)은 열에 반응하는 땀의 분비가 비정상적으로 부족한 상태이다(an–는 없는을, hidr는 땀을, –osis는 비정상적 상태를 뜻한다).
- Diaphoresis (dye–ah–foh–REE–sis; 발한)은 많은 양의 땀을 분비하는 것을 말하며 평소에는 정상이나 감정적, 신체적 스트레스에 대한 신체적 반응이다(dia–는 ~을 통하여를, phor는 운동을, –esis는 비정상적 상태를 뜻한다).
- Heat rash **(열 발진)**은 *prickly heat* (가시 발열, 땀띠)라고도 하는데, 박테리아와 죽은 세포에 의한 땀샘의 막힘으로 인한 가려운 발진이다.
- Hyperhidrosis (high–per–high–DROH–sis; 다한증)은 신체의 한 부위 또는 전체에서 과도하게 땀이 나는 상태를 말한다(hyper는 과도한, hidr는 땀을, –osis는 비정상적 상태를 뜻한다).
- Sleep hyperhidrosis **(수면 다한증)**은 일반적으로 *night sweats* (야간발한, 식은땀)이라고도 하는데, 수면 중 다한증의 발생이다. 폐경기, 특정 약물 및 일부 감염병을 포함하여 이 상태는 많은 잠재적인 원인이 있다.

털[모발] The Hair

- Folliculitis (foh–lick–you–LYE–tis; 털주머니염)은 털주머니의 염증으로 특히 사지나 남성의 턱수염에 흔히 발생한다(follicul은 털주머니를, –itis는 염증을 뜻한다). 모낭염의 원인 중 하나는 염소(Cl)살균처리가 되지 않은 온수 욕조나 월풀에서 발견되는 박테리아다. 이것은 *hot tub folliculitis* (뜨거운 욕조 모낭염)이라 불린다.
- Trichomycosis axillaris (try–koh–my–KOH–sis ak–sih–LAR–is; 겨드랑털진균증[액와모반진균증])은 겨드랑과 같이 광범위한 땀샘이 있는 부위의 모발 표면의 세균 감염이다(trich/o는 모발을, myc는 곰팡이를, –osis는 비정상 상태를 뜻한다). Axillaris는 겨드랑에 대한 라틴어이다(axill은 겨드랑이를, –ary는 관련된을 뜻한다).

과도한 털 Excessive Hairiness

Hirsutism (HER-soot-izm; 다모증)은 여성의 얼굴과 몸에 남성처럼 과도하게 털이 나는 것으로 유전적이며 호르몬의 불균형으로 생긴다(**hirsut**는 털의, **-ism**은 병적인 상태를 뜻한다).

비정상적 털 소실 Abnormal Hair Loss

- **Alopecia** (al-oh-PEE-shee-ah; 탈모증)은 *baldness* (대머리)라고도 하는데, 머리털이 부분적으로 또는 완전히 소실되는 것을 말하며, 대부분 두피에서 발생한다(**alopec**은 대머리를, **-ia**는 병적인 상태를 뜻한다).
- **Alopecia areata** (ah-ree-AY-tuh; 원형탈모증)은 두피나 신체의 다른 곳에서 명확한 탈모가 나타나며, 털 주머니에 대한 자가면역 장애이다(그림 12.4). 종종 유년기에 시작되며 *areata*는 조각(patch)이 발생하는 것을 뜻한다.
- **Alopecia totalis** (AT, toh-TAL-is; 전체 탈모증, 온머리 탈모증)은 두피의 모든 털이 소실되는 질환으로 흔치 않은 형태이다.

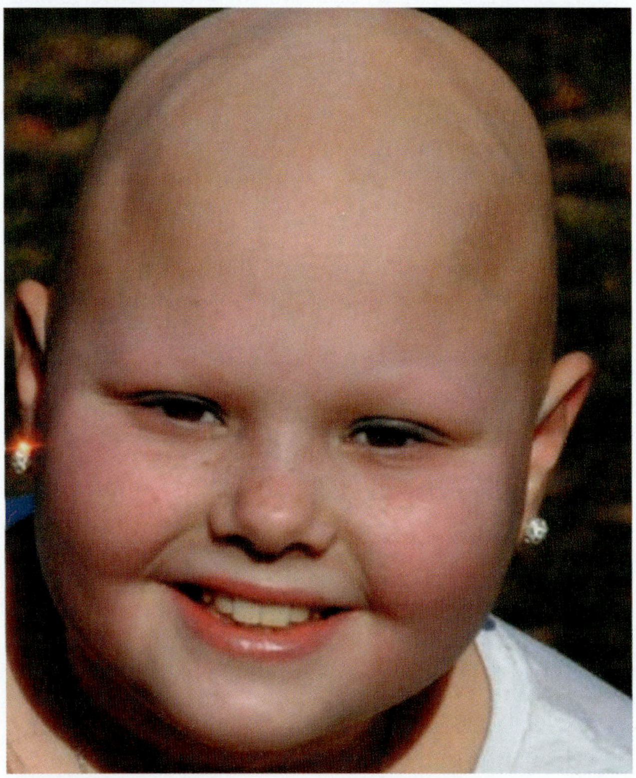

그림 12.4 **탈모증은 종종 어린 시절부터 시작되는 자가면역질환이다.**

- **Alopecia universalis** (AU, yoo-nih-vers-AHL-is; 범탈모증, 전신성탈모증)은 신체의 모든 털이 소실되는 형태이다. *Universalis*는 전체를 뜻한다.
- **Androgenic alopecia** (an-DROH-jen-ik al-oh-PEE-shee-ah; 안드로겐 탈모증)은 탈모의 가장 일반적인 유형이다. Androgenic은 남성 호르몬 *androgen*(안드로겐)을 의미하며 이 호르몬은 남성 특징의 발달과 유지에 관여한다(13장 참조).
  - *Male pattern baldness* (남성형 대머리)는 일반적으로 남성에게 발생하며 앞에서 뒤쪽으로 소실되어 뒤쪽이나 관자부위에만 머리카락이 남는 말굽형태로 된다.
  - *Female pattern baldness* (여성형 대머리)는 두피의 측면과 앞면의 머리카락이 소실되는 병태로 때때로 왕관 형태를 보이며, 드물게는 전체 머리카락이 소실되기도 한다.

손 · 발톱 The Nails

- **Clubbing** (**곤봉지**)는 손 · 발톱이 비정상적으로 구부러지며 손가락 끝이 확대되는 증상이 동반하기도 한다. 유전적 병태이고 관상동맥 질환이나 또는 폐암과 같은 허파질환과 관련된 산소결핍이 원인이다.
- **Koilonychia** (koy-loh-NICK-ee-ah; 숟가락 손 · 발톱)은 *spoon nail*이라고도 하며, 숟가락처럼 손톱의 바깥쪽 표면이 오목하게 되는 기형이 나타나는 질환으로 철 결핍성 빈혈일 때 나타나는 징후이다(**koil**은 오목을, **onych**는 손톱과 발톱을, **-ia**는 병적인 상태를 뜻한다). 이 상태는 흔히 철결핍성 빈혈의 징후이다(5장 참조).
- **Onychia** (oh-NICK-ee-ah; 손 · 발톱염)은 *onychitis*라고도 하며, 손 · 발톱에 염증이 생기는 것이다(**onych**는 손톱, 발톱을, **-ia**는 병적인 상태를 뜻한다).
- **Onychocryptosis** (on-ih-koh-krip-TOH-sis; 조내성, 손 · 발톱내성)은 *ingrown toenail*이라고도 하며, 손 · 발톱이 살로 파고드는 것으로 주로 엄지발톱의 가장자리에서 피부 안쪽으로 파고들어 염증이나 감염이 생긴다(**onych/o**는 손톱, 발톱을, **crypt**는 숨다를, **-osis**는 비정상적 상태를 뜻한다).
- **Onychomycosis** (on-ih-koh-my-KOH-sis; 손

· 발톱진균증)은 손 · 발톱의 진균감염으로 진균의 종류에 따라 손 · 발톱이 하얀, 노란, 녹색, 검은색으로 변하며 두꺼워지거나 쉽게 부서지는 병태가 나타난다(onych/o는 손톱, 발톱을, myc는 진균을, -osis는 비정상적 상태를 뜻한다).

- Paronychia (par-oh-NICK-ee-ah; 손톱주위염)은 손 · 발톱주위 피부주름에 급성 또는 만성의 감염을 말한다(par-는 주위를, onych는 손톱, 발톱을, -ia는 병적인 상태를 뜻한다).

피부 색소착색 Skin Pigmentation

- Acanthosis nigricans (ak-an-THO-sis NIG-rih-kans; 흑색가시세포증)은 피부의 하나 이상의 부위가 검고 사마귀 같은 패치가 생기는 질환이다. 이것은 암이나 2형 당뇨병과 같은 질병의 징후일 수 있고, 약물 반응일 수도 있다. 약물 치료반응과 같은 질병의 징후일 수 있다.
- Age spots (**검버섯**)은 *solar lentigines* (일광흑자) 또는 *liver spots* (간반)이라고도 하는데, 태양 광선에 의한 변색이다. 비록 무해하지만, 이 반점들은 때때로 피부암의 성장과 유사하다.
- Albinism (AL-bih-niz-um; 백피증)은 멜라닌 생산에 필요한 효소가 부족하여 피부, 털, 홍채의 피부 착색이 결여되거나 부족한 유전성 질환이다. *Albino* (알비노)라고도 한다(albin는 하얀색을, -ism은 병적인 상태를 뜻한다).
- Chloasma (kloh-AZ-mah; 기미[갈색반])는 *melasma* 또는 *mask of pregnancy*라고도 한다. 얼굴에 갈색점이 특징인 색소착색 장애이다. 검은 머리카락을 가지고 있는 여성에게서 많이 발생하며 분만 후에는 없어진다.
- Vitiligo (vit-ih-LYE-goh; 백반증)은 원인 불명의 멜라닌세포 파괴로 인한 피부 상태이다. 백반증은 *depigmentation*으로 알려진 하얀 피부의 불규칙한 패치를 일으킨다. 감염된 부위에서 자란 모발도 흰색으로 변할 수 있다.

피부 출혈 Bleeding into the Skin

- Contusion (kon-TOO-zhun; 타박상, 멍)은 손상으로 인하여 통증과 함께 피부의 변색(discoloration)이 특징이나 피부가 벗겨지지는 않으며, 변색은 피부의 출혈 때문에 발생한다(contus는 타박상을, -ion은 상태를 뜻한다).
- Ecchymosis (eck-ih-MOH-sis; 반상출혈)은 *bruise*라고도 하는데, 피부아래 출혈로 인한 자주색의 불규칙한 변색을 말하며 때로 혈액장애 때문에 올 수 있다(ecchym은 주스를 따르다를, -osis는 비정상적인 병적인 상태를 뜻한다) **(그림 12.5)**. 복수형은 *ecchymoses*이다.
- Purpura (PUR-pew-rah; 자반)은 피부 아래 출혈이 생겨 피부에 여러 가지 자주색 변색이 생기는 현상이다(purpur는 자주색을, -a는 명사형 종결어미이다). 이러한 변색 영역은 반상출혈보다 작고 점상출혈보다 크다.

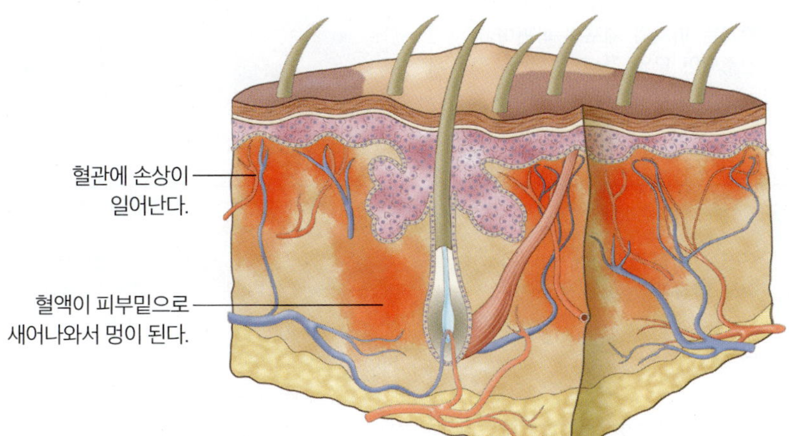

그림 12.5 **피부 밑의 출혈을 보여주는 피부의 단면으로 반상출혈의 원인이다.**

- **Petechiae** (pee–TEE–kee–ee; 점상출혈)은 직경 2 mm 미만의 매우 작은 핀포인트 출혈을 말한다. 때로 심한 열 때문에 출혈이 올 수 있다(단수형, *petechia*).
- **Hematoma** (hee–mah–TOH–mah; 혈종)은 손상으로 인해 혈관 밖으로 나온 혈액이 조직에서 국소적인 혈액덩어리를 만드는 것으로, 이 혈액은 결국은 체내로 흡수된다(hemat는 혈액을, –oma는 종양을 뜻한다). 혈종은 발생하는 곳에 따라 이름이 붙여지는데 만약 *subungual hematoma*라 하면 손(발)톱 밑에 혈종이 생기는 것을 말한다.

표면 병변 Surface Lesions

Lesion (LEE–zhun; 병변, 병소)는 손상이나 질병으로 인한 조직의 병리학적 변화이다. 피부 병변은 위치, 색깔, 크기로 설명하며 센티미터(cm)로 측정한다.

- **Crust (가피, 딱지)**는 *scab*라고도 하며, 피지와 세포의 파편이 건조되어 모인 것을 말한다(그림 12.6A).
- **Erosion** (eh–ROH–zhun; **미란, 까짐**)은 피부의 표피 또는 점막의 바깥층과 같은 표면의 마모이다. 이 용어는 또한 치아 에나멜의 점진적 손실을 나타낼 수 있다.
- **Macule** (MACK–youl; **반점**)은 *macula*라고도 하며, 직경 1 cm 미만의 변색된 편평한 점이다. 예로 주근깨(freckles), 편평한 기태(flat moles) 등을 들 수 있다(그림 12.6B).
- **Nodule** (NOD–youl; **결절**)은 직경 0.5 cm 이상인 고형화된 융기병변으로 구진보다 깊다. Acne vulgaris (보통 여드름)과 결절은 반흔(scar)이 남을 수도 있다.
- **Papule** (PAP–youl; 구진)은 직경 0.5 cm 미만의 작고 빨갛게 융기된 병변을 말한다. 구진의 종류로는 벌레에 물리거나 작은 뾰루지(pimples)를 들 수 있다. 구진은 고름이 차 있지 않으며 pustule (농포)와 비교할 수 있다(그림 12.6C).
- **Plaque** (PLACK; 판, 플라크)는 비늘이 있으면서 구진과 밀접한 고형화된 융기이다. 예를 들어, 건선의 병변이 plaque이다(그림 12.11). **참고:** *plaque*라는 용어는 동맥의 지방 축적(5장 참조)과 치아에 형성되는 부드러운 물질(8장 참조)을 의미한다.
- **Scales** (**비늘**[인설])는 죽은 표피세포가 과도하게 만들어진 조각(flake) 또는 건조된 조각(dry patch)이다. 어떤 비늘의 허물(shedding)은 정상이나 건선(psoriasis)은 피부 장애와 관련된 과도한 허물이다.
- **Verrucae** (veh–ROO–kee; 사마귀)는 *warts*라고도 하며 인간유두종 바이러스(human papilloma virus, HPV)가 원인으로 작고 딱딱한 피부 병변이다(단수형, *verruca*). *Plantar warts*는 발바닥에 발생하는 것을 말한다. 인간유두종 바이러스는 14장을 참조한다.
- **Wheal** (WHEEL; 팽진, 두드러기)는 *welt*라고도 하며 가려움을 유발하는 작은 융기로 알레르기 반응에 의해 증상이 나타날 수도 있다(그림 12.6D).

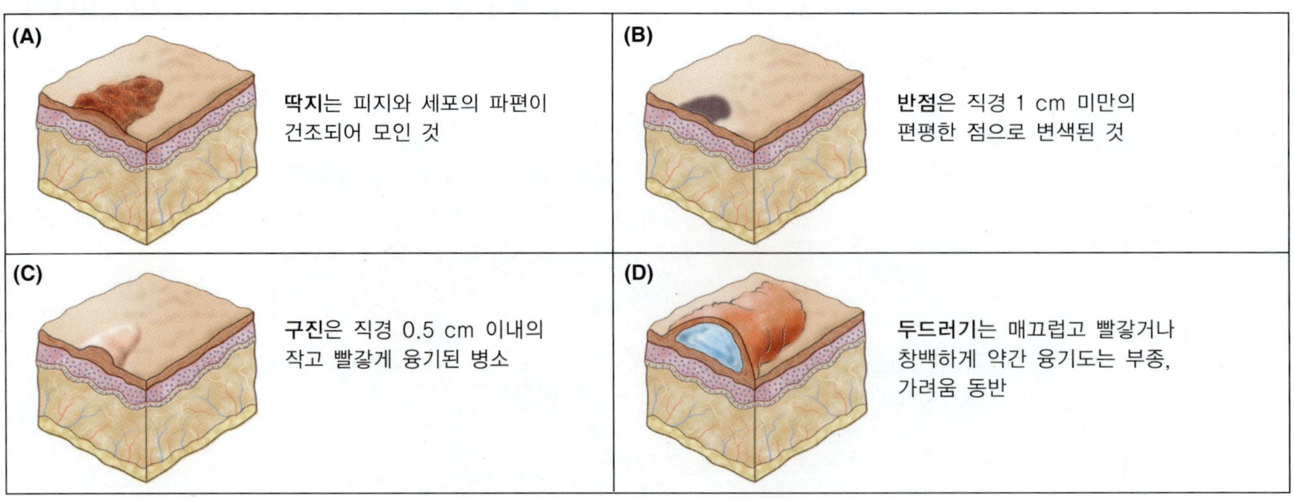

그림 12.6 **피부 표면의 병변.** (A) 딱지(가피) (B) 반점 (C) 구진 (D) 두드러기(팽진)

액체로 채워진 병변 Fluid-Filled Lesions

- Abscess (AB-sess; 고름집[농양])은 화농성 세균 감염에 의해 농으로 채워진 주머니이다. 고름집은 피부 또는 신체의 다른 곳에서 나타날 수 있다.
- Purulent (PYOU-roo-lent; 화농성)은 고름을 생성하거나 함유하는 것을 의미한다.
- Exudate (ECKS-you-dayt; 삼출액)은 감염된 상처에서 누출되는 고름과 같은 액체이다.
- Cyst (SIST; 낭종)은 부드러운 또는 반고형 물질로 채워진 피부 아래의 비정상적인 주머니(sac)이다(그림 12.7A). *Cyst* (낭종)은 신체 다른 곳의 sac 또는 수포(vesicle)와 관련된 용어로 가장 일반적인 것이 피지낭종(sebaceous cyst)이다.
- Pustule (PUS-tyoul; 농포)는 *pimple*이라고도 하며 작고 농으로 채워진 병변을 말한다(그림 12.7B). *Circumscribed*는 제한된 영역에 포함된 것을 의미한다. 농포의 원인은 보통 여드름(acne vulgaris), 농가진(impetigo), 천연두(small pox), 감염(infection) 등이다.
- Vesicle (VES-ih-kul; 소수포, 잔물집)은 직경 0.5 cm 미만의 물 같은 용액이 구성물인 작은 물집이다(그림 12.7C). 예로 덩굴옻나무의 발진은 소수포로 이루어져 있다(그림 12.10).
- Bulla (BULL-ah; 대수포, 큰물집)은 직경 0.5 cm 이상의 큰 물집을 말한다(복수형, *bullae*)(그림 12.7D).

피부를 통한 병변 Lesions Through the Skin

- Abrasion (ah-BRAY-zhun; 찰과상)은 피부 표피층의 손상으로 인해 긁히거나, 문질러서 살이 벗겨진 것을 말한다.
- Fissure (FISH-ur; 균열, 갈라진 틈)은 피부에 홈 또

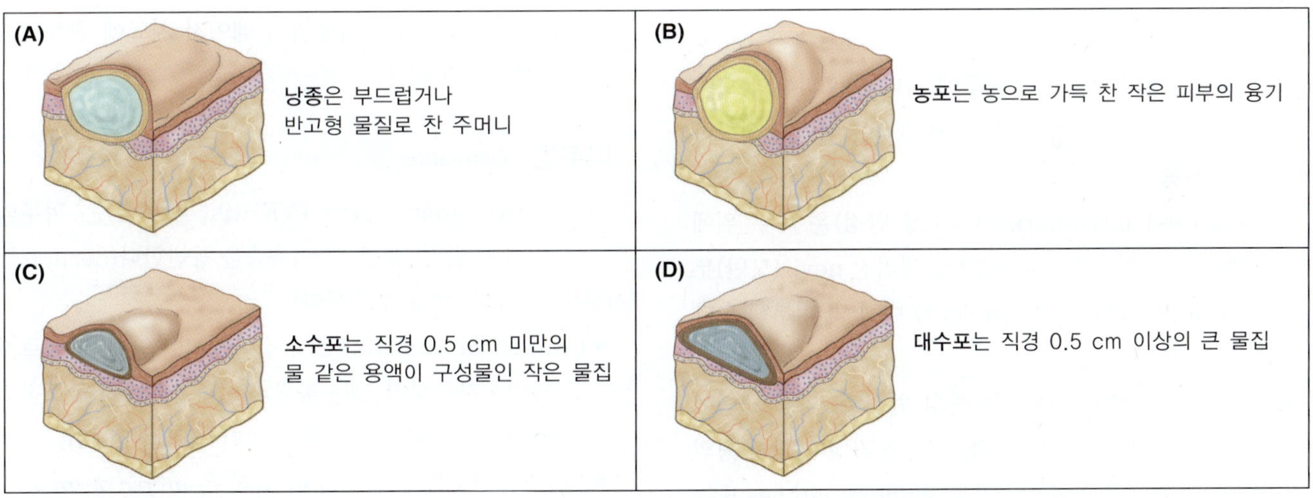

그림 12.7 피부에 액체로 채워진 병변. (A) 낭종 (B) 농포 (C) 소수포(잔물집) (D) 대수포(큰물집)

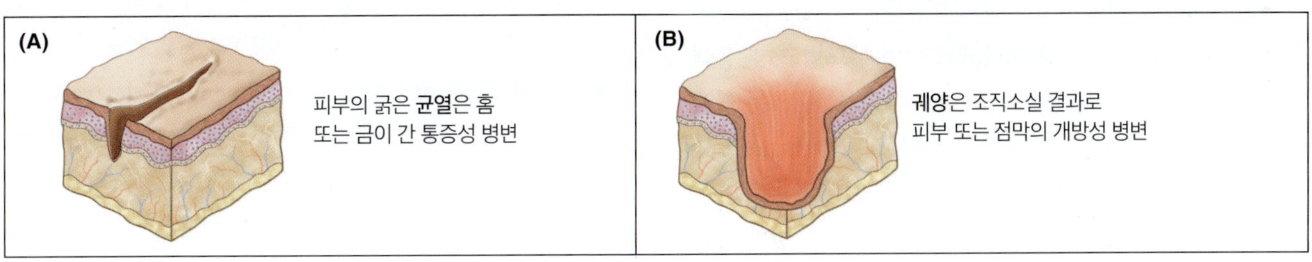

그림 12.8 피부를 통해 확장되는 병변. (A) 균열 (B) 궤양

는 금이 간 통증성 병변이다(그림 12.8A). 또한 *fissure*는 뇌의 정상적인 주름(fold)을 말하기도 한다.

- Laceration (lass-er-AY-shun; 열상, 찢긴 상처)는 찢어진 상처나 사고로 베인 것을 말한다.
- 이전에 *decubitus ulcer* (욕창)이나 *bedsore*로 알려진 pressure sore (압박궤양)은 피부 부위에 장기간의 압력이 가해지는 궤양이 있는 열린 상처이다. 적절한 치료를 받지 않으면 이러한 염증이 빠르고 심각한 감염으로 조직괴사를 초래할 수 있다.
- Needlestick injury (**주사바늘 손상**)은 사용된 피하주사바늘에 우발적으로 찔린 상처로 감염 가능성이 있다. *Puncture wound* (찔린 상처)는 피부를 관통하는 뾰족한 물체에 의한 손상이다.
- Ulcer (UL-ser; 궤양)은 가장자리의 조직소실 결과로 피부 또는 점막의 개방성 병변이다(그림 12.8B). **참고:** 궤양은 또한 신체 내부에서 발생한다. 소화계통과 관련된 것은 8장에서 논의 되었다.

출생점 Birthmarks

출생점은 출생 시 또는 그 직후에 나타나는 피부의 모반(mole) 또는 흠(blemish)이다. 어떤 반점은 아이가 성장하면서 사라진다.

- Pigmented birthmarks (**색소성 반점**)은 피부 위에 작게 돋은 진갈색점(moles)으로 알려진 nevi (**모반**)뿐만 아니라 담갈색(café-au-lait) 반점 및 피부색의 다른 불규칙성을 포함한다.
- Vascular birthmarks (**혈관성 반점**)은 피부 표면에 가까운 혈관에 의해 발생한다. 이들은 가장 흔한 유형의 반점이며 때때로 연어 반점 또는 *salmon patches* 또는 *red birthmarks* (빨간 반점)이라고 한다.
- Capillary hemangioma (KAP-uh-ler-ee-hee-man-jee-OH-mah; **모세혈관종**)은 *strawberry birthmark*(딸기 모반)이라고도 하며 부드럽고, 분홍색 또는 적색의 혈관 반점이다(hem은 혈액을, angi는 혈액 또는 림프를, -oma는 종양을 뜻한다). *Hemangioma* (혈관종)은 새롭게 형성된 작은 혈관으로 구성된 양성 조직 종괴이며, 모반에서 피부를 통해 볼 수 있다(그림 12.9)(5장의 혈관종 참조).
- Port-wine stain (**포도주색 반점**)은 얼굴 또는 목에 생기며 크고 붉은 자주색으로 변색되는 것을 말하며, 변색(discoloration)은 치료하지 않으면 낫지 않는다. 피부의 Laser로 치료 가능하며 레이저 치료에 관해서는 뒤에서 설명하겠다.

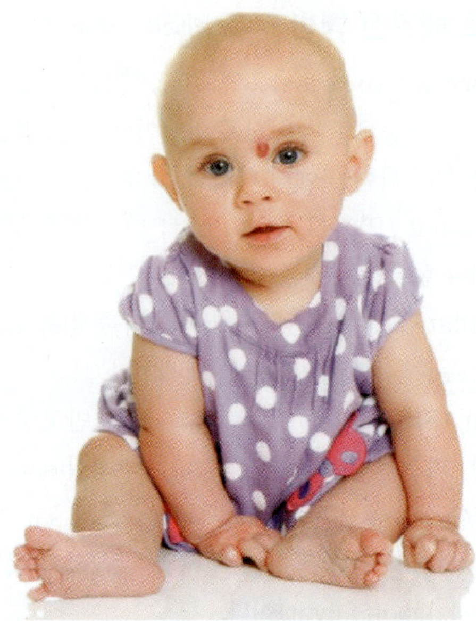

그림 12.9 **모세혈관종은 새로 형성된 작은 혈관으로 구성된 돌출된 혈관 모반이다.**

피부염 Dermatitis

Dermatitis (der-mah-TYE-tis; 피부염)은 피부의 염증을 말하며 발적, 부종, 가려움증을 동반한다(dermat는 피부를, -itis는 염증을 뜻한다).

- Contact dermatitis (CD, 접촉성 피부염)은 알레르기 물질이나 자극성이 있는 물질과 접촉함으로써 국소적으로 발생하는 알레르기 반응을 말한다(그림 12.10).
- Eczema (ECK-zeh-mah; 습진)은 *atopic dermatitis* 라고도 하는데, 피부염의 한 형태로 심한 가려움증을 동반한다. 만성적인 상태는 영아와 어린이에서 가장 흔하게 볼 수 있는데, 신체의 면역 체계가 오작동한 것으로 보인다.
- Exfoliative dermatitis (ecks-FOH-lee-ay-tiv der-mah-TYE-tis; 박탈성 피부염)은 피부에 광범위하게 비늘이 퍼져 있는 상태이다. 종종 가려움증, 홍반 및 탈모가 동반된다. 습진, 건선 및 알레르기 반응을 포함한 많은 일반적인 피부 상태의 심각한 경우에 발생할 수 있다.

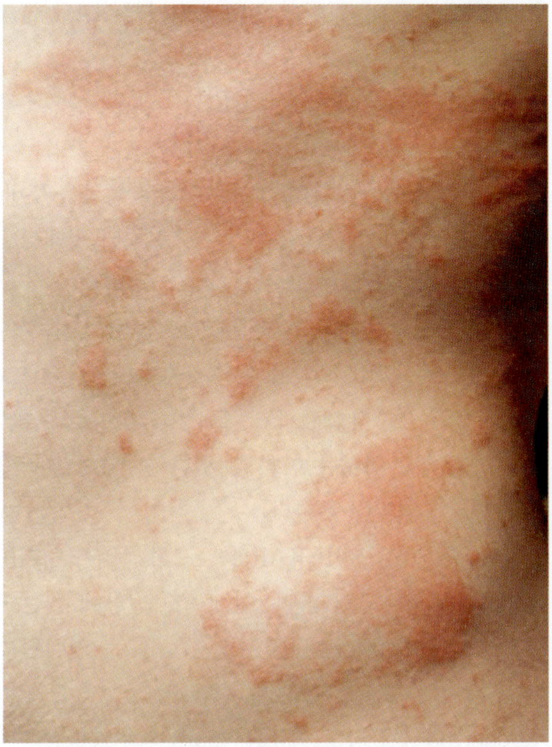

그림 12.10 담쟁이덩굴(ivy) 독에 의한 젊은 남성의 몸통에 발생된 접촉성 피부염

- Pruritus (proo–RYE–tus; 가려움증[소양증])은 *itching* 이라고도 하며, 피부염과 관련이 있다(prurit는 가려움을 뜻하고, –us는 끝의 단수 명사형 종결어미이다). 이러한 용어는 *–is*가 아닌 *–us*로 끝난다.

홍반 Erythema

Erythema (er–ih–THEE–mah; 홍반)은 모세혈관이 이완되어서 피부가 붉게 되는 것이다(erythem은 홍조를 뜻하고, –a는 명사형 종결어미이다). *Dilation*은 모세혈관의 확장을 의미한다.

- *Erythema infectiosum* (감염성 홍반)은 *fifth disease* (제5병)이라고도 하며, 어린 시절에 흔히 나타나는 약한 감염성이 있는 바이러스 감염이다. 이 감염은 아이의 얼굴에 뺨을 맞은 듯 붉어지는 레이스 모양의 발진을 생성한다. 광범위한 발진(exanthem)을 일으킬 수 있는 홍역과 풍진을 포함한 여섯 가지 일반적인 유아기 질병의 목록에 있는 것으로 "제5병"이라고 한다. 다른 것은 홍역과 풍진이다.
- *Erythema multiforme* (다형홍반)은 질병, 감염 또는 약물에 대한 알레르기 반응으로 인한 피부 질환이다. 피부, 점막 또는 양쪽 모두에 영향을 주는 이 반응은 결절(nodules)이나 구진(papules; 붉은 융기가 일어남), 반점(macules; 평평한 변색 구역) 또는 소수포(vesicles) 또는 대소포(bullae)로 나타날 수 있는 발진이 특징이다.
- *Erythema pernio* (홍진)는 *chilblains* (홍반)이라고도 하는데, 추위와 습기 찬 날씨에 노출될 때나 피부 밑의 작은 혈관이 손상되어 발생하는 자주색의 염증이다. 온기가 순환을 완전히 회복시키면 감염된 부위가 가렵기 시작한다. 그러나 대개 치료 없이 치유된다.
- *Sunburn* (일광 화상)은 태양 빛의 자외선으로 피부가 손상을 입어 홍반이 나타나는 것이며, 자주 손상을 받으면 피부암으로 진행될 가능성이 높다.
- Erythroderma (eh–rith–roh–DER–mah; 홍색피부증)은 전체 피부가 비정상적으로 붉은 상태이다(erythr/o는 빨간색, –derma는 피부를 뜻한다).
- Exanthem (eck–ZAN–thum; 발진)은 대개 어린이들에게서 널리 나타나는 발진이다. *Rash* (발진)은 피부의 색이나 질감을 변화시키는 분출이다.
- **손, 발** 및 **구강 질환**은 5세 미만의 어린이에게 흔한 경미한 바이러스 감염이다. 입과 목에 염증이 생기고, 손과 발에 발진이 나타나는 것이 특징이다.

일반적 피부 병태 General Skin Conditions

- Dermatosis (der–mah–TOH–sis; 피부병증)은 염증과 관련이 없는 피부에 생기는 모든 유형의 피부병변을 나타내는 일반적인 용어이다(dermat는 피부를, –osis는 비정상적인 병적 상태를 뜻한다).
- Ichthyosis (ick–thee–OH–sis; 비늘증)은 피부에 비늘이 생기며 건조하고 두꺼워지는 것이 특징인 유전적 장애이다(ichthy는 건조 또는 비늘을, –osis는 비정상적인 병적 상태를 뜻한다). 원인은 피부세포 생산이 빠르게 증가되거나 피부의 자연적 탈피과정이 느려져서 발생한다.
- Lipedema (lip–eh–DEE–mah; 지방부종)은 *painful fat syndrome* 이라고도 하는데, 엉덩이와 다리 피부아래 지방이나 체액이 모여서 만성 부종이 나타나는 것을

말한다(lip는 지방을, -edema는 부종을 뜻한다). 주로 여성에게 발생하며 체중 감량에도 불구하고 과도하게 형성된 지방은 사라지지 않는다. **참고:** 6장에서 논의한 림프부종과 이 상태를 혼동하면 안 된다.

- **Systemic lupus erythematosus** (SLE, sis-TEH-mik LOO-pus er-ih-thee-mah-TOH-sus; 전신성 홍반성 낭창)는 *lupus* 라고도 하며, 얼굴과 상체에 붉어지며 비늘성 발진이 특징인 자가면역장애이다. 이는 다른 신체계통의 결합조직, 관절 등에도 발병한다.
- **Psoriasis** (soh-RYE-uh-sis; 건선)은 붉은 구진과 은빛 비늘이 피부를 덮는 것이 특징인 피부 장애로 주로 팔꿈치, 무릎, 두피, 등, 엉덩이에 많이 발생한다(그림 12.11).
- **Rosacea** (roh-ZAY-shee-ah; 딸기코, 장미 여드름)은 *adult acne*라고도 하는데, 원인불명의 만성 질환으로 작은 붉은 여드름과 파열된 혈관이 특징이다. 주로 30세에서 60세 사이의 연령에서 나타나고 얼굴의 중앙에 발생한다.

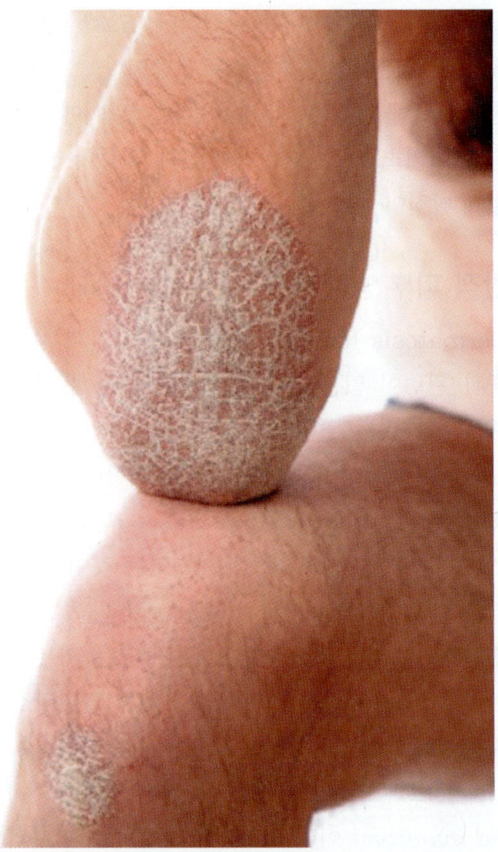

그림 12.11 건선은 은색 비늘로 덮인 붉은 구진(papules)이 특징이다.

- **Rhinophyma** (rye-noh-FIGH-muh; 딸기코종)은 *bulbous nose*라고도 하며, 코의 조직이 과잉 증식하여 발생한다(rhin/o는 코, -phyma는 성장을 뜻한다). Rosacea (딸기코, 장미 여드름)이 진행된 상태로 주로 나이 많은 남성들에게 많이 생긴다.
- **Scleroderma** (sklehr-oh-DER-mah; 경피증, 피부경화증)은 결합조직에 발생하는 자가면역장애로 피부가 두꺼워지고, 딱딱해지고, 부어오른다. 주로 관절과 내부 기관에도 영향을 미칠 수 있다(scler/o는 딱딱한, -derma는 피부를 뜻한다).
- **Urticaria** (ur-tih-KARE-ee-ah; 두드러기[담마진])는 *hives*라고도 하며, 알레르기 반응에 의한 팽진(wheals)이다(urtic은 붉은을, -aria는 연결된을 뜻한다).
- **Xeroderma** (zee-roh-DER-mah; 피부마름증[피부건조증])은 *xerosis*라 하며 과도하게 피부가 건조한 것을 말한다(xer/o는 건조를, -derma는 피부를 뜻한다).

세균성 피부감염 Bacterial Skin Infections

- **Carbuncle** (KAR-bung-kul; 큰 종기)는 furuncles (부스럼, 종기, 절)의 집단을 말한다.
- **Cellulitis** (sell-you-LYE-tis; 연조직염)은 결합조직 내에 퍼지는 급성 세균감염으로 불쾌감(malaise), 부종, 온기(warmth), 붉은 줄무늬가 특징인 질환이다. **참고:** 이 장의 앞 부분에서 설명한 *cellulite*와 cellulitis를 혼동하면 안 된다.
- **Furuncle** (FYOU-rung-kulz; 부스럼, 종기, 절)은 *boils* 라고도 하며, 털주머니 또는 기름샘 주위에 포도상구균(staphylococcal)의 감염이 원인이며 크고, 통증, 부종이 특징이다.
- **Gangrene** (GANG-green; 괴저)는 조직이 죽은 것으로 조직의 순환이 결핍되어 발생한다. 세균의 침입에 의해 괴사가 나타나며 부패의 원인이 된다. 만약 이 감염이 혈류로 들어가면, 치명적일 수 있다. *Putrefaction* (부패)란 생산물이 썩어서 악취가 나는 것을 말한다.
- **Impetigo** (im-peh-TYE-goh; 고름딱지증[농가

진])은 어린이에게 흔히 발생하는 매우 전염성이 높은 세균성 피부감염으로 고름(pustules)이 생기고 가피(crust)가 된 후 파열된다.

- Necrotizing fasciitis (NF, NECK-roh-tiz-ing fas-ee-EYE-tis; 괴사성 근막염)은 *flesh-eating bacteria* (육식성 세균)이라고도 하며, 원인균은 Group A strep이다. *Necrotizing*은 조직이 죽음을 의미하고, 근막염은 근막의 염증이다. 이 박테리아는 일반적으로 피부에 무해하다. 그러나 피부 상처를 통해 몸에 들어가면 심각한 감염이 발생할 수 있다. 치료하지 않으면 감염된 신체 조직이 파괴되고 질병이 치명적일 수 있다.
- Pyoderma (pye-oh-DER-mah; 고름피부증[화농피부증])은 고름딱지증(impetigo) 같이 고름을 형성하는 세균성 피부감염으로 급성 염증이다(py/o는 고름을, -derma는 피부를 뜻한다).

진균의 피부 감염 Fungal Skin Infections

- Mycosis (my-KOH-sis; 진균증)은 곰팡이로 인한 비정상적인 상태 또는 질병을 말한다(myc는 곰팡이를, -osis는 비정상적인 상태 또는 질병을 뜻한다).
- Tinea (TIN-ee-ah; 윤선, 백선)은 피부, 털, 손(발)톱에 곰팡이(fungus)감염에 의한 질환이다. *Ringworm*으로도 알려져 있으며, 벌레가 관련되어 있기 때문이 아니라 곰팡이가 피부에서 자라면서 벌레모양의 원으로 퍼진다(**그림 12.12**). 윤선(백선)은 손톱 위에서 자랄 때 이런 모양을 형성하지 않는다.
- *Tinea capitis* (머리 백선)은 어린이의 두피에 생기는 곰팡이증으로, *capitis*는 머리를 뜻한다.
- *Tinea corporis* (체부 백선)은 몸의 피부에 곰팡이감염이 되는 것으로 *corporis*는 몸을 의미한다.
- *Tinea cruris* (샅 백선)은 *jock itch* (성기 가려움)라고도 하며 생식기 부위에 발생한다.
- *Tinea pedis* (발 백선, 무좀)은 *athlete's foot*라고도 하며 발가락과 발 사이에 발생한다. *Pedis*는 발을 의미한다.
- *Tinea versicolor* (어루러기)는 *pityriasis versicolor*라고도 하며, 통증 없이 피부의 변색만 일어나는 진균성 감염 질환이다. *Versicolor*는 색깔 변화를 의미한다.

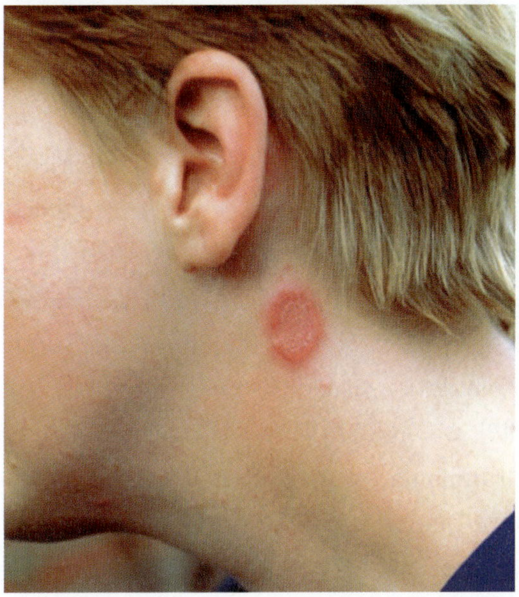

그림 12.12 **백선은 ringworm으로도 알려진 곰팡이감염이다.**

기생충의 피부침입 Parasitic Skin Infestations

Infestation (**침입**)은 조직 표면 외부에 작은 기생충이 사는 것을 말한다. 어떤 기생충은 피부에 살고 알을 낳으면서 번식한다.

- Pediculosis (pee-dick-you-LOH-sis; 이 기생증[슬증])은 *lice* (이)가 침입하는 질환이다(pedicul은 이를, -osis는 비정상 상태를 뜻한다). 이의 알을 *nits*라고도 부르며 3가지 형태가 있다.
  - *Pediculosis capitis* (머리 이 기생증)은 머리에 침입하는 것이다.
  - *Pediculosis corporis* (몸통[체부] 이 기생증)은 몸에 침입하는 것이다.
  - *Pediculosis pubis* (두덩부[치골부] 이 기생증)은 음모와 두덩 부위에 침입하는 것이다.
- Scabies (SKAY-beez; 옴)은 *itch mite* (옴진드기)가 침입하여 옮기는 피부 감염으로 가려운 발진과 갈색선이 특징이다. 작은 진드기는 알을 낳기 위해 인간의 피부의 맨 윗부분에 구멍을 뚫어 작고 가려운 요철(bumps)과 물집(blisters)을 만든다. 피부에 적용된 약물은 진드기를 죽인다. 그러나 가려움증은 몇 주 동안 지속될 수 있다.

피부 성장물 Skin Growths

- Callus (KAL–us; 굳은살)은 지속적인 마찰로 손이나 발의 피부가 두꺼워지는 것을 말한다. *Clavus* 또는 *corn*이라 하며 발가락 관절을 덮고 있는 피부의 케라틴 층으로 일반적으로는 발에 맞지 않는 신발에 의해 생긴다.
- Cicatrix (sick–AY–tricks; 흉터[반흔])는 상처가 치유된 후 남는 정상적인 흉터이다(복수형, *cicatrices*).
- Granulation tissue (**육아조직**)은 상처 치유 중의 정상적인 조직형태로 이 조직이 반흔(scar) 조직으로 된다.
- Granuloma (gran–you–LOH–mah; 육아종)은 표피의 육아조직으로 이루어진 작은 결절로서 염증, 손상, 감염으로 인해 생긴다(granul은 육아를, –oma는 종양을 뜻한다).
- Keloid (KEE–loid; 켈로이드[흉터종])는 외과적 처치에 의해 생긴 흉터가 과다하게 성장하고 두꺼워진 것으로 유전적이며 흑인들에게서 많이 발생한다(kel은 성장물 또는 종양을, –oid는 닮은을 뜻한다).
- Keratosis (kerr–ah–TOH–sis; 각화증)은 사마귀(wart) 또는 굳은살(callus) 같은 피부 성장물로 피부가 두꺼워지는 것이다(kerat는 딱딱한 또는 각질을, –osis는 비정상적인 병적인 상태를 뜻한다)(복수형, *keratoses*). 입안에 각화증의 패치가 *leukoplakia*로 알려져 있다. **참고:** kerat/o는 눈의 각막을 의미한다(11장 참조).
- Lipoma (lih–POH–mah; 지방종)은 피부와 근육층 사이에 위치한 양성으로, 느리게 성장하는 지방 종양이다(lip는 지방을, –oma는 종양을 뜻한다). 지방종은 대개 무해하며 종양이 괴롭거나 고통스럽거나 급속하게 성장하지 않는 한 치료는 거의 필요하지 않는다.
- Nevus (NEE–vus; 모반)은 *moles* (기태)라고도 하며, 피부에 멜라닌 세포로부터 발전된 작고 검은 피부 성장물을 말한다(복수형, *nevi*). 일반적으로 양성이다.
- Dysplastic nevi (dis–PLAS–tick NEE–vye; 이형성 모반)은 비 전형적인 기태로 피부암으로 진행될 수 있다.
- Papilloma (pap–ih–LOH–mah; 유두종)은 양성이며 상피조직 또는 방광 같은 곳의 표면에 생기는 성장물이다(papill은 유두를 닮은, –oma는 종양을 뜻한다).
- Polyp (POL–ip; 폴립, 용종)은 버섯같이 생긴 성장물이라 설명하며 코의 폴립인 경우 점막의 표면에서 자란다. 많은 원인이 있으며 악성으로 진행되는 경우도 있다.
- Skin tags (**피부연성섬유종[쥐젖]**)은 작은 살색 또는 밝은 갈색의 폴립으로 몸에 가는 줄기로 매달려 있다. 양성이며 나이가 들수록 커지는 경향이 있다.

피부암 Skin Cancer

피부암은 반복적인 심한 일광 화상이나 장기간 태양에 노출되는 것을 포함하여 많은 원인을 가질 수 있는 피부의 악성 종양이다. 피부암은 매우 흔해지고 있으며 평생 동안 미국인 5명 중 1명에게 영향을 준다. 피부암은 크게 3가지 유형으로 기저세포암, 편평세포암, 흑색종이 있다.

- Actinic keratosis (ack–TIN–ick kerr–ah–TOH–sis; 광선각화증)는 *solar keratosis*라고도 하는데, 태양에 과도하게 노출되어 생기는 전암성 피부성장이다. 종종 붉은색, 황갈색 또는 분홍색의 비늘 조각처럼 보이고 사포(sandpaper)처럼 느껴진다. *Precancerous*는 아직 악성이 아닌 종양을 의미한다. 그러나 치료를 받지 않으면 악성이 될 수 있다.
- Basal cell carcinoma (BAYS–al; 기저세포암종)은 표피의 기저세포층에 생기는 악성종양으로 피부암 중 가장 흔하고 위험이 낮다. 주로 얼굴과 목에 생기며 성장속도는 늦고 다른 부위로 전이가 잘 되지는 않는다. 병변은 분홍색이며 매끄럽고 중앙부위가 함몰되어 있으며 쉽게 출혈이 생기는 경향이 있다(6장 입술의 암종, **그림 6.12** 참조).
- Squamous cell carcinoma (SKWAY–mus; 편평세포암종)은 상피(epithelium)의 편평세포에서 발생하는 악성종양으로 다른 계통으로 전이가 빠르다. 치유되지 않는 가피, 궤양이 나타나는 피부 손상으로 시작된다 **(그림 12.13)**.
- Malignant melanoma (MM, mel–ah–NOH–mah; 악성 흑색종)은 *melanoma*라고도 하며, 멜라닌 세포에서 발생하는 피부암이다(melan은 검은을, –oma는 종양을 뜻한다). 흑색종의 징후는 moles(기태)의 크기 형태, 색깔 변화로 알 수 있다. 흑색종은 림프계, 혈액을 통하여 전이되며 일반적인 피부암은 아니지만 때

로는 매우 위험하며 치명적일 수도 있다(그림 12.14).

화상 Burns

Burn (화상)은 열, 불꽃, 전기, 태양, 화학물질, 방사선에 의하여 조직이 손상을 입는 것을 말한다. 화상의 범위는 전체 신체 피부 표면의 용적률(15% 이상이면 심각)과 피부 층의 깊이에 따라 나눈다(표 12-1, 그림 12.15).

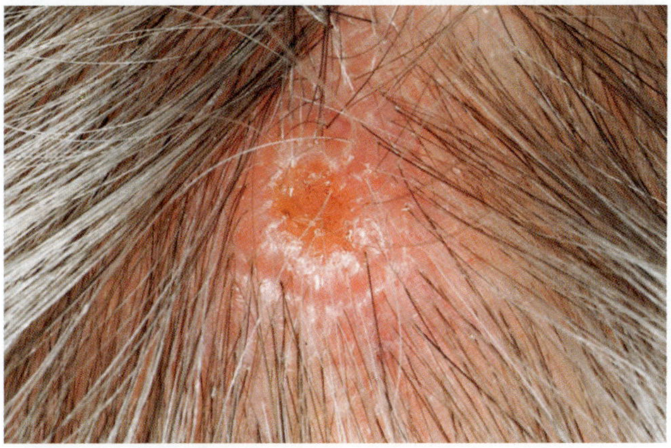

그림 12.13 두피에 발생한 편평세포암종

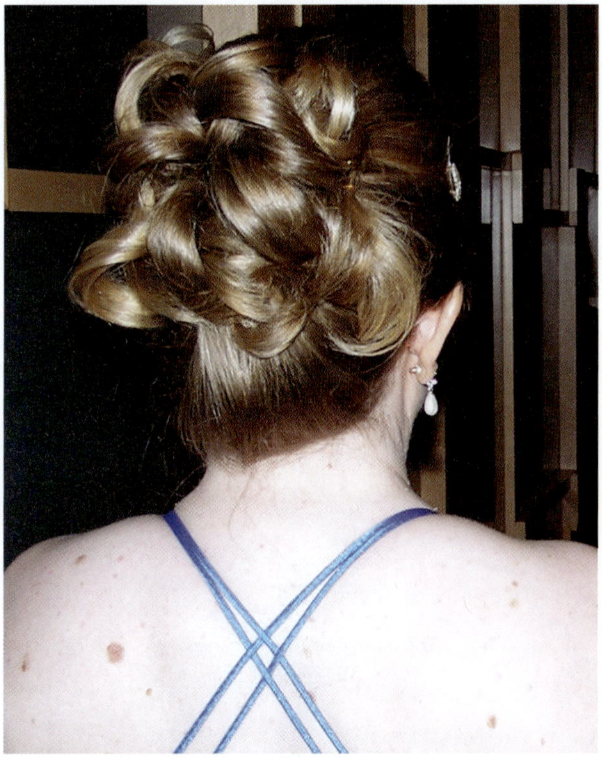

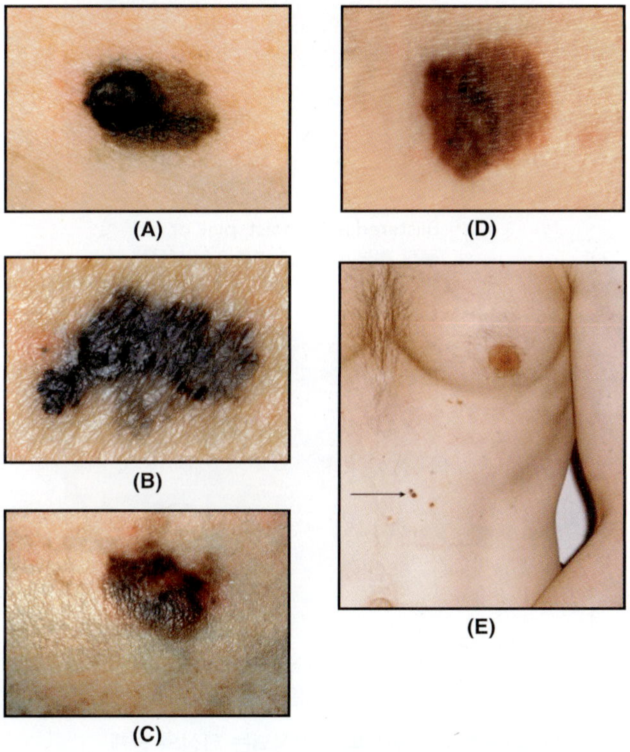

그림 12.14 왼쪽: 흑색종이 왼쪽 어깨에 보인다. 오른쪽: 흑색종의 ABCDE 징후 – (A) 비대칭 (B) 경계 불규칙 (C) 색 변이 (D) 연필 지우개보다 큰 지름 (E) 점진적, 크기, 모양 또는 색의 음영 변화

표 12-1

화상의 분류

화상의 유형	손상된 부위	손상된 피부의 층
1도 화상	*Superficial burn* 표피화상, 일광화상	물집 없음, 표피 손상
2도 화상	*Partial thickness burn* 부분적 피부 화상	물집생김, 표피와 진피 손상
3도 화상	*Full thickness burn* 전층 피부 화상	표피, 진피, 피부밑층 손상과 근육 아래층 손상 가능

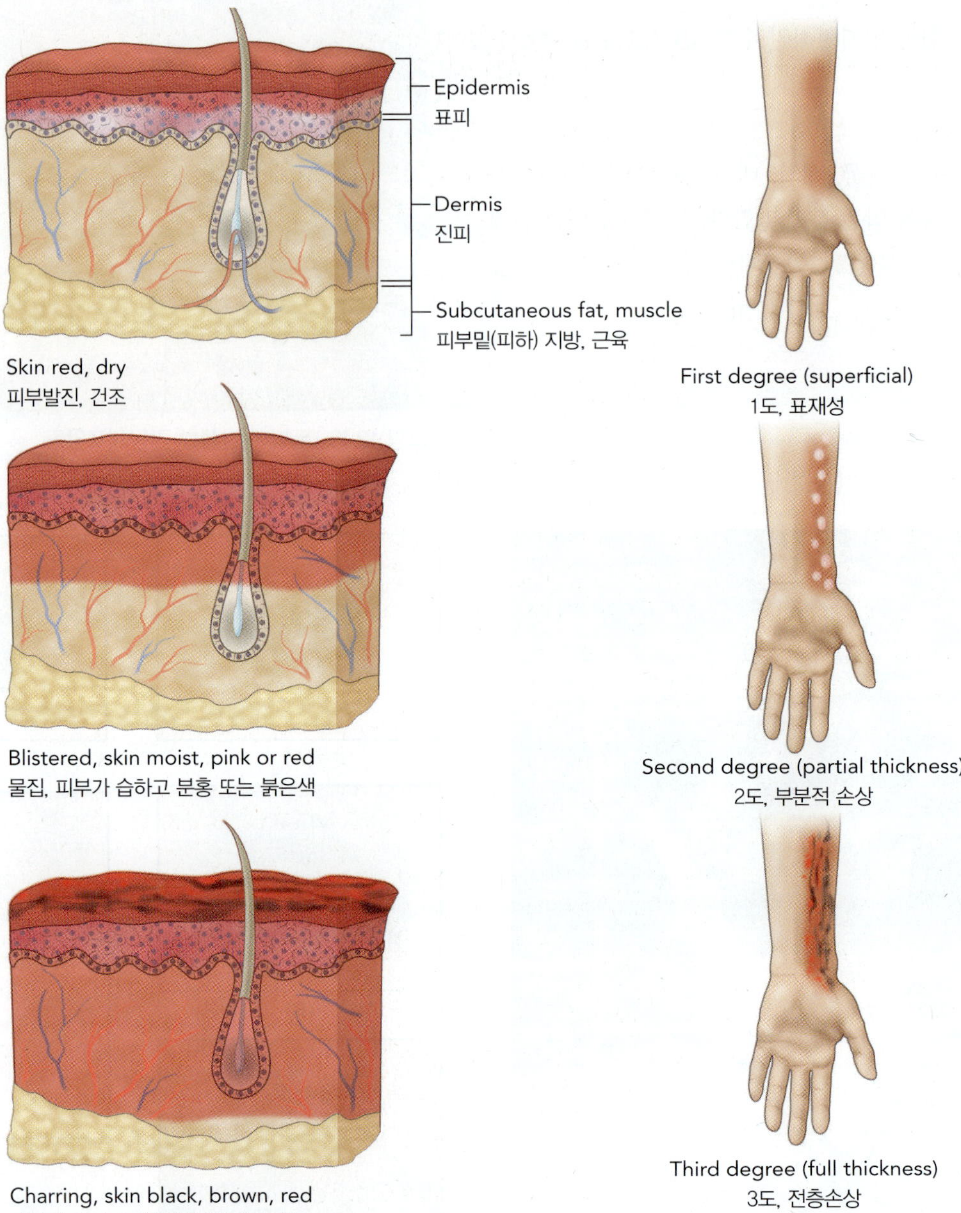

그림 12.15 **피부층의 관계에 따라 결정되는 화상의 단계**

외피계통의 진단방법

DIAGNOSTIC PROCEDURES OF THE INTEGUMENTARY SYSTEM

Biopsy (BYE−op−see; 생검)은 진단을 확실히 하기 위하여 살아 있는 작은 조직을 떼어내서 검사하는 방법을 말한다(bi는 생명을, −opsy는 보다를 뜻한다).

- *Incisional biopsy* (절개적 생검)은 종양 또는 병변의 전체가 아닌 작은 조각을 떼어내는 것을 말한다. *Incision*은 자르다를 뜻한다.
- *Excisional biopsy* (절제적 생검)은 조직을 둘러싸고 있는 가장자리 또는 병변, 종양 전체를 떼어내는 것을 말한다. *Excision*은 병변 또는 기관을 완전히 떼어내는 것을 말한다.
- *Needle biopsy* (바늘 생검)은 검사를 위하여 조직의 핵을 떼어내는 데 바늘을 사용하는 것을 말한다.

- **Exfoliative cytology** (ecks-**FOH**-lee-**ay**-tiv sigh-**TOL**-oh-jee; 박피성 세포학 검사)는 *skin scraping* (피부 긁기)라고도 하는 이 기술은 세포를 조직에서 긁어내어 현미경으로 검사하는 기술이다. *Exfoliation* (박리)는 사포 또는 화학 요법(종종 다음 절에서 논의 된다)을 통해 죽은 표피 세포를 제거하는 것이며, 때로는 미용 목적을 위해 수행된다.

외피계통의 치료방법
TREATMENT PROCEDURES OF THE INTEGUMENTARY SYSTEM

예방 방법 Preventive Methods

Sunscreen (일광 차단제)는 해로운 자외선 B (UVB)를 차단하는 것으로 *sun protection factor* (SPF, 일광 보호 요인)의 강도를 측정할 때 사용한다. 자외선 A (UVA)로부터 보호해 주는 일광 차단제도 있다.

화상치료 Burn Treatment

화상치료의 유형은 그 정도와 관련된 신체 표면의 비율에 따라 다르다. 병원 화상센터(*burn center*)에서는 통증 완화, 죽은조직제거술, 피부성형술(피부이식술), 수액공급, 영양 보충제, 항생제, 미용 재건, 재활을 통하여 심각한 화상을 치료한다.

조직 제거 Tissue Removal

- **Cauterization** (kaw-ter-eye-**ZAY**-zhun; 소작술)은 부식물질로 조직을 파괴하는 것이다.
- **Chemabrasion** (kem-ah-**BRAY**-shun; 화학적 박피)는 *chemical peel* (화학적 박피)라고도 하며, 피부의 바깥층을 제거하는 것으로 여드름 반흔, 주름살 제거, 각화증의 치료로 사용한다.
- **Cryosurgery** (krye-oh-**SIR**-jur-ee; 냉동외과[냉동술])는 매우 낮은 저온을 사용하여 국소적으로 냉동시키고 불필요한 조직을 제거한다. 사마귀나 종양의 치료로 사용한다(cry/o는 차가운을, -surgery는 수술을 뜻한다).
- **Curettage** (kyou-reh-**TAHZH**; 소파술)은 날카로운 도구로 긁어냄으로써 피부의 표면을 제거하는 것으로 기저세포종양에서 많이 사용한다.
- **Debridement** (dah-**BREED**-ment; 죽은조직제거술)은 상처로부터 감염을 예방하기 위하여 파편, 이물질, 손상된 조직을 제거하는 것이다.
- **Irrigation and debridement** (I & D, 세척 및 죽은조직제거술)의 처치는 압력을 가한 액체로 죽은 상처조각을 제거하는 것이다.
- **Dermabrasion** (**der**-mah-**BRAY**-zhun; 피부찰상법[박피술])은 솔(wire brash)이나 사포(sand-paper)를 사용하여 제거하는 것으로, 여드름 반흔, 수두 반흔 등 얼굴의 피부를 젊어지게 하는 데 사용한다. *Microdermabrasion* (미세박피술)은 피부의 미세한 층만을 제거하므로 결과는 일시적이다.
- **Electrodesiccation** (ee-**leck**-troh-des-ih-**KAY**-shun; 전기건조법)은 전기 스파크를 사용하여 조직을 파괴하는 수술 기법이다. 주로 작은 표면 성장을 제거하고 혈관을 봉쇄하는 데 사용된다.
- **Incision (절개)**는 수술용 기구로 자른면이다. *Incision and drainage* (I & D, 절개 및 배농술)은 병변의 잘린 통로로 고름 같은 내용물을 제거한다.
- **Mohs surgery (모스 수술법)**은 냉동된 여러 층에 대한 현미경적 진단을 하면서 한 층 한 층 악성 신생물을 제거하는 것이다.

피부병태의 레이저 치료
Laser and Light Source Treatments of Skin Conditions

Laser (레이저)는 피부와 신체의 많은 곳을 치료하는 데 사용된다. Laser는 light amplification by stimulated emission of radiation의 머리글자를 합친 용어이다.

레이저관은 고체, 액체, 가스물질들을 채워서 파장을 통한 빛으로 치료를 하는 것으로 모든 조직을 파괴할 수도 있고, 특별한 색깔의 표적조직만 제거할 수도 있다.

- *Port-wine stain* (포도주색 반점)은 출생점을 laser 빛의 짧은 파장을 사용하여 치료한다. 한 번에 작은 부위(section)를 치료해야 하기 때문에 많은 작업시간(session)이 필요하다.
- *Rhinophyma* (딸기코) 치료에 레이저를 사용하여 코의 과도한 조직을 없애는 데 사용한다.

- Tattoos(문신)은 표적 색깔을 제거하는 데 사용하는 레이저이다.
- Lasers는 피부암, 입술의 전암, 사마귀, 손(발)톱 주위와 발바닥의 치료에도 사용한다.
- **Photodynamic therapy** (PDT, **foh**–toh–dye–NAH–mik; 광역학요법)은 다양한 유형의 암뿐만 아니라 손상되고 전암이 있는 피부를 치료하는 데 사용되는 기술이다.
  - *Photosensitizing drug* (감광성 약물)은 국소 투여되거나 주사 투여된다. 배양 기간은 외부 또는 내시경으로 투여되는 특정 파장의 광에 따른다.
  - 감광제가 활성화되면 근처의 세포를 죽이는 산소의 형태를 생성한다. PDT는 피부의 표면 또는 표면 근처 또는 폐 및 식도와 같은 내부 장기의 속에서 종양을 치료하는 데 사용된다.

피부 치료를 위한 약물

Medications for Treatment of the Skin

Retinoids (RET–ih–noydz; 레티노이드)는 피부 관리 및 치료에 사용되는 비타민 A에서 유래 된 화학 화합물의 한 종류로, 상피 세포 성장에 영향을 미친다. 그러나 레티노이드를 사용하면 피부가 더 쉽게 타는 것이 가능하다.

- Accutane의 상표명으로 알려진 *isotretinoin* (이소트레티노인)은 심한 여드름 치료를 위한 알약 형태의 강력한 레티노이드이다.
- *Tretinoin* (트레티노인)은 햇빛에 손상된 피부, 여드름 및 주름을 치료하는 데 사용되는 Retin–A 및 Renova의 유효 성분이다.

Topical steroids (국소 스테로이드)에는 hydrocortisone이 있는데, 다양한 피부질환 및 질병의 치료에 사용한다. 이 약물은 부신에 의해 생성되는 천연 코르티코스테로이드 호르몬의 유도체이며, 회복되지 않는 피부의 얇아짐과 같은 잠재적 부작용을 일으키기 때문에 신중하게 사용해야 한다.

여드름 치료에 권장되는 많은 처방전 없이 살 수 있는 세안제는 살리실산이나 벤조일 과산화물을 함유하고 있다. 이들은 여드름 유발성분 없는*(noncomedogenic)* 것으로 간주되어 모공을 막지 않는다.

성형 시술 Cosmetic Procedures

- **Blepharoplasty** (BLEF–ah–roh–**plas**–tee; 눈꺼풀성형술[안검성형술])은 *lid lift* 라고도 하며, 눈꺼풀의 아래나 위쪽의 과도한 지방, 피부, 근육을 제거하거나 외과적으로 복원하는 것을 말한다(**blephar/o**는 눈꺼풀을, **–plasty**는 외과적 회복을 뜻한다) (**그림 12.16**). 환자의 허벅지나 엉덩이의 소량의 지방을 때로는 눈의 아래쪽 구멍으로 주입하여 외모를 개선한다.
- **Botox (보톡스)**는 보툴리늄 독소 제제로 보툴리누스 중독으로 알려진 식중독의 원인이 되는 것과 동일한 신경독이다. 작고 살균된 용량을 이마의 근육에 주사하면 일시적으로 주사된 근육에 대한 신경 신호를 최대 3~4개월 동안 차단하여 눈썹 사이의 중등도에서 중증의 찡그림을 줄일 수 있다. 보톡스는 또한 편두통, 과민성 방광, 사시 및 근육 경련을 치료하기 위해 치료적으로 사용된다.
- **Collagen replacement therapy (콜라겐 대체요법)**은 부드러운 조직 증가물로 안면선, 흉터를 부드럽게 해주거나 입술을 더 충만하게 만드는 데 사용된다. 콜라겐의 작은 양을 선, 흉터 아래 주사해 주면 피부의 자연적 콜라겐 공급이 증가된다. 보통 효과는 3~12개월 지속된다.

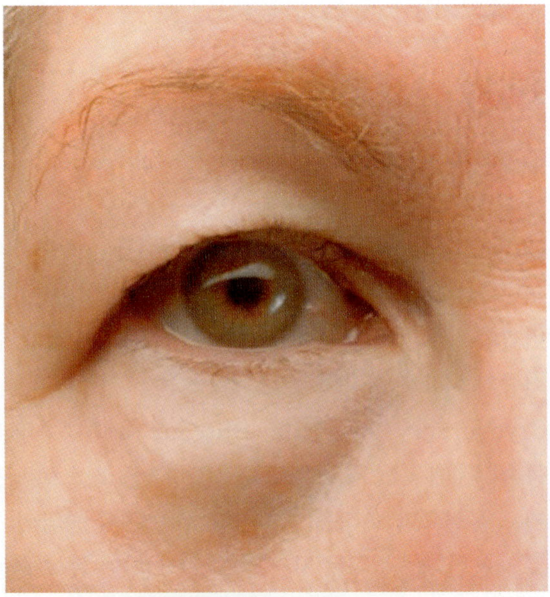

그림 12.16 **안검성형술은 시야를 방해할 수 있는 처진 피부를 제거하여 수술로 눈꺼풀을 감소시킨다.**

- Dermatoplasty (DER–mah–toh–**plas**–tee; 피부성형술)은 *skin graft* (피부이식술)이라고도 하며, 환자의 손상입은 피부에 공여자로부터 건강한 조직을 교체하는 것을 말한다(dermat/o는 피부를, –plasty는 외과적 회복을 뜻한다).
- Electrolysis (ee–leck–**TROL**–ih–sis; 전기분해술)은 전기를 사용하여 모낭을 파괴하는 것으로 원하지 않는 털을 제거할 때 사용한다(electr/o는 전기를, –lysis는 파괴를 뜻한다).
- Lipectomy (lih–**PECK**–toh–mee; 지방 절제술)은 피부아래 지방을 외과적으로 제거하는 것이다(lip는 지방을, –ectomy는 외과적 제거를 뜻한다).
- Liposuction (**LIP**–oh–**suck**–shun; 지방흡입술)은 *suction–assisted lipectomy*라고도 하며, 흡입과 관련된 지방제거술로 피부아래의 지방을 흡입에 의해 제거하는 것이다.
- Rhytidectomy (rit–ih–**DECK**–toh–mee; 주름살제거술)은 *facelift*라고 하며, 주름을 펴기 위하여 지방과 과도한 피부를 외과적으로 제거하는 것이다(rhytid는 주름을, –ectomy는 외과적 제거를 뜻한다).
- Sclerotherapy (sklehr–oh–**THER**–ah–pee; 경화치료법)은 *spider vein* (거미 정맥)의 치료에 사용된다. 거미 정맥이란 피부에 보이는 불필요한 작은 정맥을 뜻한다. 정맥에 식염수 경화용액을 주입하여 치료하는데, 용액이 조직을 자극시키므로 정맥이 붕괴(collapse)되고 사라진다. *Spider veins* (거미 정맥)은 피부에 보이는 불필요한 정맥으로 종종 다리에서 볼 수 있다.

외피계통과 관련된 약어

ABBREVIATIONS RELATED TO THE INTEGUMENTARY SYSTEM

표 12–2에는 이 장에서 소개된 용어와 관련된 약어를 정리하였다. **주의:** 실수 또는 혼동을 피하기 위하여 항상 약어를 사용할 때 주의하여야 한다.

표 12–2

외피계통과 관련된 약어

basal cell carcinoma = BCC	**BCC** = basal cell carcinoma 기저세포 암종
cauterization = caut	**caut** = cauterization 소작술
eczema = Ecz, Ez	**Ecz, Ez** = eczema 습진
incision and drainage; irrigation and debridement = I & D	**I & D** = incision and drainage; irrigation and debridement 절개 및 배농술; 세척 및 죽은조직제거술
malignant melanoma = MM	**MM** = malignant melanoma 악성 흑색종
necrotizing fasciitis = NF	**NF** = necrotizing fasciitis 괴사성 근육염
photodynamic therapy = PDT	**PDT** = photodynamic therapy 광역학요법
psoriasis = Ps	**Ps** = psoriasis 건선
scleroderma = SCD	**SCD** = scleroderma 피부경화증
squamous cell carcinoma = SCC	**SCC** = squamous cell carcinoma 편평세포 암종
subcutaneous = SC, subq	**SC, subq** = subcutaneous 피부밑[피하]
systemic lupus erythematosus = SLE	**SLE** = systemic lupus erythematosus 전신성 홍반성 낭창

연습문제

주요 단어 연결 1

밑줄 친 곳에 알맞은 답을 예에서 선택하여 쓰시오.

	정의	답	예
12.1.	skin	______________	utric/o
12.2.	rash	______________	rhytid/o
12.3.	red	______________	hidr/o
12.4.	sweat	______________	erythr/o
12.5.	wrinkle	______________	cutane/o

주요 단어 연결 2

밑줄 친 곳에 알맞은 답을 예에서 선택하여 쓰시오.

	정의	답	예
12.6.	black, dark	______________	pedicul/o
12.7.	fat, lipid	______________	melan/o
12.8.	horny, hard	______________	lip/o
12.9.	lice	______________	kerat/o
12.10.	skin	______________	dermat/o

병원균 유형 연결

밑줄 친 곳에 알맞은 답을 예에서 선택하여 쓰시오.

	정의	답	예
12.11.	dry	______________	xer/o
12.12.	fungus	______________	seb/o
12.13.	hairy, rough	______________	onych/o
12.14.	nail	______________	myc/o
12.15.	sebum	______________	hirsut/o

용어 정의

알맞은 답을 선택하여 밑줄 친 부분에 쓰시오.

12.16. 결합조직의 산발적 감염을 설명한 용어는 ______________ 이다.

abscess | cellulitis | fissure | ulcer

12.17. 피부암으로 발전할 수 있는 비정형성 진갈색점은 ______________ 알려져 있다.

dysplastic nevi | lipomas | malignant keratoses | papillomas

12.18. 자가면역장애로 명확한 대머리 부위가 나타나는 것은 ______________ 이다.

alopecia areata | alopecia capitis | alopecia universalis | psoriasis

12.19. ______________ 는 조직에 갇힌 응고된 혈액의 부기이다.

abscess | contusion | hematoma | petechiae

12.20. '땀이 많이 나는'을 뜻하는 용어는 ______________ 이다.

anhidrosis | diaphoresis | hidrosis | ecchymosis

12.21. 상처에 의해 남은 정상적 흉터를 나타낸 용어는 ______________ 이다.

cicatrix | keloid | keratosis | papilloma

12.22. 직경이 0.5 cm 이상인 큰 물집은 ______________ 로 알려져 있다.

abscess | bulla | pustule | vesicle

12.23. 상처로부터 더러운, 외부 물질, 손상된 조직, 세포의 조직 파편을 제거하는 것을 ______________ 라 한다.

cauterization | curettage | debridement | dermabrasion

12.24. 물집이 없고, 단지 표피에만 표재성 손상이 있는 화상을 ______________ 화상이라고 한다.

first-degree | fourth-degree | second-degree | third-degree

12.25. 인간 유두종 바이러스가 원인인 병변으로, 일반적으로 사마귀로 알려진 것은 ______________ 이다.

nevi | petechiae | scabies | verrucae

주요 구조 연결

밑줄 친 곳에 알맞은 답을 예에서 선택하여 쓰시오.

	정의	답	예
12.26.	fibrous protein found in hair, nails, and skin	______________	unguis
12.27.	fingernail or toenails	______________	sebaceous glands
12.28.	glands secreting sebum	______________	mammary glands
12.29.	milk-producing glands	______________	keratin
12.30.	the layer of skin below the epidermis	______________	dermis

단어 선택

밑줄 친 곳에 알맞은 답을 선택하여 쓰시오.

12.31. 발톱이 살로 파고드는 증상을 의학용어로 ________________ 라 한다.

onychomycosis onychocryptosis

12.32. 전염성 표피의 감염으로 주로 어린아이들에게 발생하는 질환은 ________________ 이다.

impetigo xeroderma

12.33. 사고로 잘려서 상처가 찢어지거나 지그재그로 되는 것은 ________________ 이다.

laceration lesion

12.34. ________________ 암의 병변은 쉽게 출혈하는 경향이 있다.

basal cell squamous cell

12.35. 육식성 세균으로 알려진 Group A strep이 원인인 질환은 ________________ 이다.

lupus erythematosus necrotizing fasciitis

철자연습

각각의 문장에서 잘못된 철자를 찾아서 밑줄 친 부분에 올바르게 쓰시오.

12.36. Psoriasis is a disease of the skin characterized by itching and by red papules covered with silvery scales.
____

12.37. Exema is an inflammatory skin disease with possible blistering, cracking, oozing, or bleeding.
____

12.38. An absess is a localized collection of pus. ________________

12.39. Onichia is an inflammation of the nail bed that usually results in the loss of the nail.
____

12.40. Schleroderma is an autoimmune disorder in which the connective tissues become thickened and hardened, causing the skin to become hard and swollen. ________________

약어 정의

밑줄 친 부분에 약어를 풀어 쓰시오.

12.41. **BCC** ________________

12.42. **I & D** ________________

12.43. **SLE** ________________

12.44. **MM** ________________

12.45. **SCC** ________________

용어 선택

알맞은 답을 선택하여 밑줄 친 부분에 쓰시오.

12.46. 작고 과립조직의 부종으로 결절 같으며, 염증, 상처, 감염의 결과로 나타나는 것은 ______________ 이다.

cicatrix　　granuloma　　keratosis　　petechiae

12.47. 몸에 이의 침입을 뜻하는 용어는 ______________ 이다.

pediculosis　　itch mites　　cicatrix　　scabies

12.48. 피부가 빨갛게 되는 것을 뜻하는 용어는 ______________ 이다.

dermatitis　　ecchymosis　　erythema　　urticaria

12.49. 죽은 표피세포가 과도하게 만든 마른 작은 조각은 ______________ 이다.

bullae　　macules　　plaques　　scales

12.50. 부스럼의 집단은 ______________ 이다.

acne vulgaris　　carbuncle　　comedo　　furuncle

문장 완성

밑줄 친 곳에 알맞은 용어를 쓰시오.

12.51. 농을 포함하거나 생산하는 것을 뜻하는 용어는 ______________ 이다.

12.52. 손 · 발톱의 진균 감염을 뜻하는 용어는 ______________ 이다.

12.53. 세균의 침입과 부패에 의해 조직이 죽는 것은 ______________ 이다.

12.54. 검은색의 색소침착이 생기는 증상은 ______________ 이다.

12.55. 일반적으로 두드러기를 뜻하는 의학용어는 ______________ 이다.

단어 조합

각각의 용어를 단어 요소들로 나누고, 밑줄 친 부분에 순서대로 쓰시오. 필요한 경우 결합 모음을 나타내기 위해 슬래시(/)를 사용하시오. 제시된 모든 선이 필요하지 않을 수도 있다.

12.56. A **rhytidectomy** is the surgical removal of excess skin for the elimination of wrinkles.

__________ __________ __________ __________

12.57. **Onychomycosis** is any fungal infection of the nail.

__________ __________ __________ __________

12.58. **Folliculitis** is an inflammation of the hair follicles that is especially common on the limbs and in the beard area on men.

__________ __________ __________ __________

12.59. **Pruritus**, which is commonly known as itching, is associated with most forms of dermatitis.

__________ __________ __________ __________

12.60. **Ichthyosis** is a group of hereditary disorders that are characterized by dry, thickened, and scaly skin.

__________ __________ __________ __________

진실/거짓

문장이 맞으면 T를 쓰고, 틀리면 F를 쓰시오.

12.61. __________ 부패는 악취가 나며 썩는 것이다.

12.62. __________ 피부 꼬리표는 나이가 들수록 커지면서 악성이다.

12.63. __________ 털세움근은 털이 서 있기 때문에 작은 근육에 있다.

12.64. __________ 흉터가 비정상적으로 융기된 것은 각화증이다.

12.65. __________ 지방종은 성숙된 지방세포로 만들어지는 양성 종양이다.

임상 문제

밑줄 친 부분에 알맞은 답을 쓰시오.

12.66. Carmella Espinoza는 거미상 정맥치료를 위하여 ____________ 을 받았다.

12.67. Jordan Caswell은 멜라닌 생산의 이상으로 피부, 털, 눈의 색소침착이 결여되거나 부족한 유전적 질환을 가지고 있다. 이 장애를 ____________ 라 한다.

12.68. Ying Li은 망치로 엄지손가락을 치자 곧 손톱 밑에 혈액이 모였다. 이것을 ____________ 라 한다.

12.69. Trisha Bell이 자전거에서 떨어졌을 때 그녀의 무릎 표재층 피부가 벗겨졌다. 이런 상처를 ____________ 라 한다.

12.70. Molly Malone은 심한 열병을 앓았으며 피부에 아주 작은 작은 출혈을 일으켰다. 의사는 이것을 ____________ 로 설명했다.

12.71. 해피 아워 데이 케어 센터(Happy Hours Day Care Center)의 많은 어린이들은 가려운 진드기에 감염되어 피부 감염으로 인한 ____________ 치료를 받아야 했다.

12.72. Dr. Liu는 지네테 이센버그에게서 태양의 과도한 노출로 인한 피부이상 병변을 발견하였다. 이것을 의학용어로 ____________ 라 한다.

12.73. Mrs. Garrison은 눈꺼풀을 올리기 위해 성형수술을 받았다. 이러한 치료를 의학용어로 ____________ 라 한다.

12.74. Manuel Fernandez은 붓고 변색되는 상처로 통증을 느꼈지만 피부가 벗겨지지는 않았다. 이 증상을 의학용어로 ____________ 라 한다.

12.75. Agnes Farrington은 운동으로 인한 통증을 예방하기 위해 첩부(제)를 사용한다. 이것을 ____________ 관리라 한다.

의학용어 선택

밑줄 친 부분에 알맞은 답을 쓰시오.

12.76. 손 · 발톱 가장자리 피부주름에 급성 감염과 관련된 용어는____________ 이다.

onychia onychocryptosis paronychia vitiligo

12.77. ____________ 의 피지가 공기에 노출되었을 때 산화되면서 여드름이 생겼다.

chloasma comedo macule pustule

12.78. ____________ 로 알려진 상태는 은색 비늘로 덮인 붉은 구진의 뾰루지가 특징인 피부 질환이다.

chloasma eczema psoriasis rosacea

12.79. 손 · 발톱의 기형과 관련된 의학용어는____________ 이다. 증상을 숟가락 손 · 발톱이라고 한다.

clubbing koilonychia onychomycosis paronychia

12.80. 기태로 알려져 있으며____________ 은 피부 멜라닌세포로부터 발달된 작고 검은 피부 성장물이다.

keloids nevus papilloma verrucae

단어 조합 연습

다음은 이 장의 주요 용어가 아니다. 그러나 다음과 같은 익숙한 단어로 구성된다. 용어 작성에 도움이 필요하면 의학사전을 참조하시오.

an-	**dermat/o**	**-ia**
hypo-	**hidr/o**	**-ectomy**
	melan/o	**-itis**
	myc/o	**-malacia**
	onych/o	**-oma**
	py/o	**-derma**
		-osis
		-pathy
		-plasty

12.81. 손 · 발톱이 비정상적으로 부드러워지는 것을 의미하는 용어는 ______________________ 이다.

12.82. 발한의 감소결과로 나오는 비정상적인 증상을 의미하는 용어는 ______________________ 이다.

12.83. 코의 크기나 형태를 바꾸는 성형외과 수술을 의미하는 용어는 ______________________ 이다.

12.84. 손 · 발톱 바닥으로부터 융기되는 종양을 의미하는 용어는 ______________________ 이다.

12.85. 피부에 농이 생기는 질환을 의미하는 용어는 ______________________ 이다.

12.86. 손톱 또는 발톱을 제거하는 외과적 수술을 의미하는 용어는 ______________________ 이다.

12.87. 손톱 또는 발톱의 결여와 관련된 것을 의미하는 용어는 ______________________ 이다.

12.88. 피부의 질환을 의미하는 용어는 ______________________ 이다.

12.89. 진균 때문에 생기는 질환을 의미하는 용어는 ______________________ 이다.

12.90. 피부의 감염부위가 있으면서 멜라닌의 과잉으로 생기는 것을 의미하는 용어는 ______________________ 이다.

명칭 표기

다음 그림에서 숫자로 표시된 부위의 알맞은 명칭을 쓰시오.

12.91. ______________________

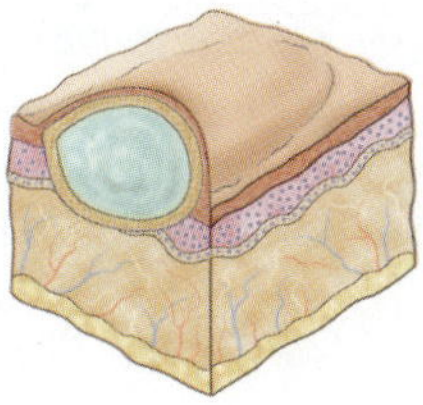

12.94. ______________________

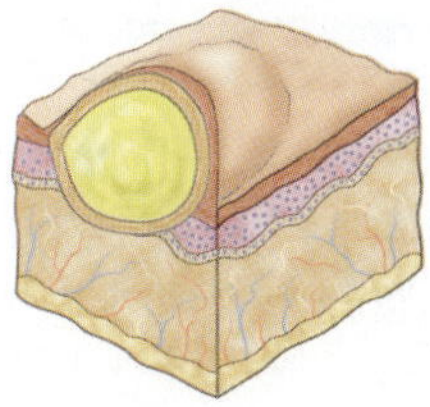

12.92. ______________________

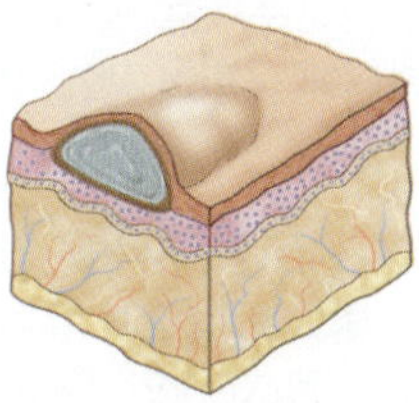

12.95. ______________________

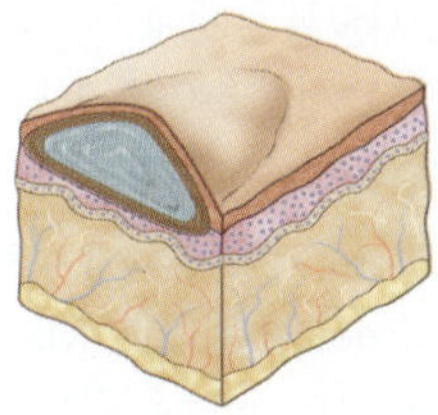

12.93. ______________________

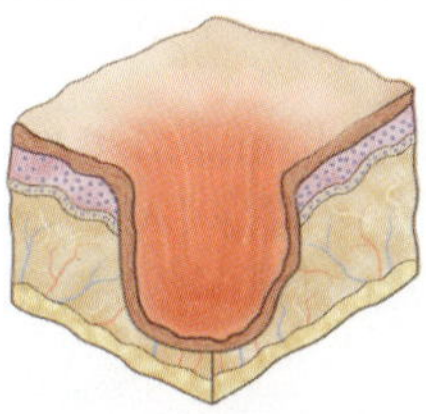

12.96. ______________ layer

12.97. ______________ layer

12.98. ______________ layer

12.99. ______________ layer

12.100. ______________ layer

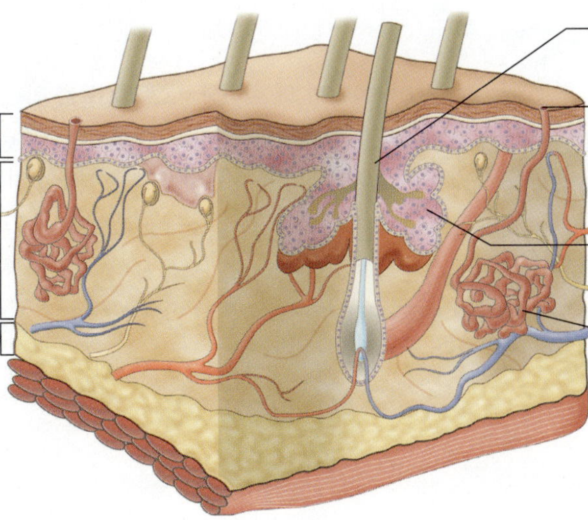

휴먼 터치

The Human Touch

비판적 사고력

다음의 사례와 질문은 토론이나 간단한 의견을 작성해 봄으로써 비판적 사고력을 키울 수 있도록 제시하였다. 토론 주제에 대한 정답은 없으니 자유롭게 의견을 제시하면 된다.

"좋아, 얘들아, 또 늦었어." Shaylene Boulay는 그녀의 두 명의 아들인 10살 Nathan과 12살 Carl에게 소리쳤다. Nathan이 점심도시락을 집어 들고 뒷문으로 걸어 나간다. "자, Michael, 학교 갈 시간이야!" Shaylene은 그녀의 5살 아들이 있는 현관 아래를 바라본다. 그들의 집은 해안가에서 겨우 1.6 km밖에 떨어져 있지 않고, 5살 아들은 현관 아래의 시원한 모래에서 강아지 Bubba의 커다란 발 사이에서 자동차 경주하는 것을 좋아한다. "너 좀 봐!" Shaylene이 먼지를 털어주고 픽업 트럭으로 향할 때, 그녀는 Michael의 다리에 물집이 생긴 것이 여전히 밝은 빨간색이라는 것을 알아차린다. "개미 때문이야."라고 그녀는 생각한다.

"좋은 하루 보내!" Shaylene은 중학교에 도착해 트럭에서 뛰어내리는 Nathan과 Carl에게 점심도시락을 건넸다. 다음 정거장, Oak Creek 초등학교. Michael이 갈색 도시락 가방을 꽉 움켜쥐고 차 밖으로 나오자 유치원 선생님이 달려온다. "Michael, 오늘 여기서 뭐하니? 간호사에게서 받은 메모를 엄마한테 전하지 않았니?"라고 반문했다. "무슨 메모? Michael, 엄마한테 학교에서 받은 뭔가를 주는 것을 잊었니?" Michael은 수줍게 미소를 지으며 반바지에 손을 넣어 끈적끈적한 종잇조각을 보여준다. 이 메모는 다음과 같다. "우리는 Michael이 농가진이 있다고 봅니다. 이 질환은 전염성이 매우 높으므로 최대한 빨리 의사와 상담하세요. Michael이 수업에 다시 참여하려면 의사의 진단서가 필요합니다."

"오, 안 돼!"라고 Shaylene은 생각한다. "15분 뒤에 식당에서 교대하기로 했어. 아무도 Michael을 지켜보지 못해. 우리는 Gaines 박사에게 다시 진료를 받을 만한 비용이 없어. 그리고 내 팔에 있는 이 발진이 Michael이 가지고 있는 발진과 같은 거라면?" 그녀는 낡은 픽업 트럭의 핸들을 움켜쥐고 앉아 스스로에게 "어떻게 하지?"라고 계속 물었다.

토론 주제

1. 학교에서 왜 Michael이 수업에 참여하기 전에 치료를 마쳤으면 하는지에 대해 토론하시오.
2. 당신은 Gaines 박사의 사무실에서 일하며, 오늘 Boulay의 약속은 잠재적인 전염성 발진에 관한 것이라는 것을 알고 있다. 가족이 도착하면 어떤 예방책을 취해야 하는가?
3. Shaylene에게 농가진은 무엇인지, 어떻게 퍼지는지, 그녀의 다른 아이들에게 전염되는 것을 예방하려면 어떻게 해야 하는지 설명하시오.
4. Shaylene은 매우 어렵고, 너무나 흔히 일어날 수 있는 상황에 처해 있다. 그녀의 질문에 대한 가능한 대답을 토론하시오.

CHAPTER 13

내분비계통

THE ENDOCRINE SYSTEM

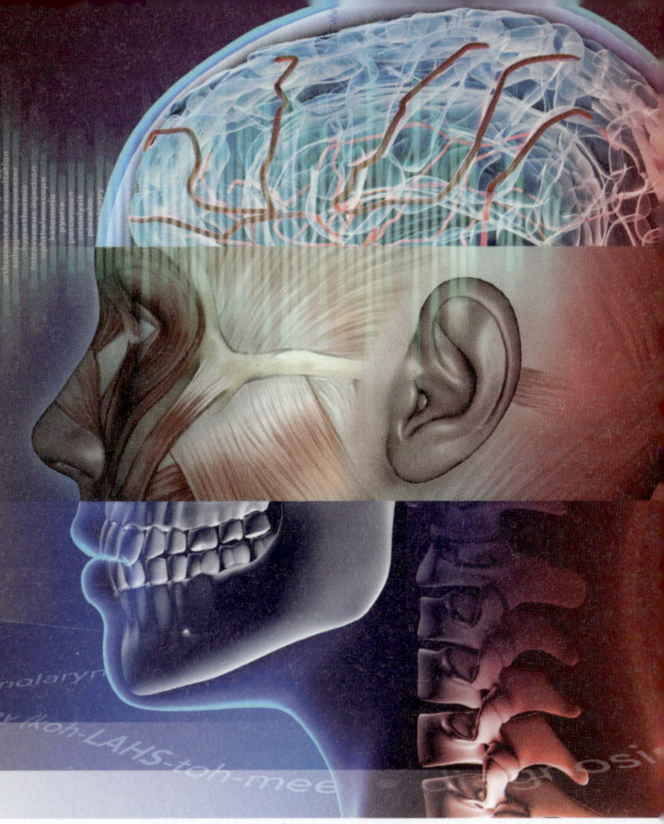

내분비계통의 구조와 기능 및 이와 관련된 연결형에 대한 개요

주요 구조	관련된 연결형	주요 기능
Adrenal Glands 콩팥위샘[부신]	**adren/o**	전해질농도, 조절대사에 영향, 스트레스 응답
Gonads 생식샘[성선]	**gonad/o**	생식자 생성
Male: testicles 남성 고환	**testic/o**	정자형성
Female: ovaries 여성 난소	**ovari/o**	난자형성
Pancreatic Islets 이자섬[췌도]	**pancreat/o**	혈당농도 조절과 포도당 대사
Parathyroid Glands 부갑상샘[부갑상선]	**parathyroid/o**	체내의 칼슘농도 조절
Pineal Gland 솔방울샘[송과선]	**pineal/o**	수면–기상 주기의 영향
Pituitary Gland 뇌하수체(선)	**pituit/o**, **pituitar/o**	다른 내분비샘의 활성을 조절하는 호르몬 분비자극
Thymus 가슴샘[흉선]	**thym/o**	면역반응에 주요한 역할
Thyroid Gland 갑상샘[갑상선]	**thyr/o**, **thyroid/o**	대사, 성장, 신경계통활성의 자극

용어 내분비계통과 관련된 어휘

이 목록에 있는 항목들은 이 장에서 중요한 용어와 어근만을 분류하였다. 그리고 이 장에서 중요한 단어는 **굵은 글씨**로 표시하였다. 청록색 이탤릭체로 나타나는 이차 용어는 일차 용어의 의미를 명확히 한다.

주요단어

- ☐ **acr/o** 사지말단
- ☐ **adren/o** 콩팥위샘[부신]
- ☐ **crin/o** 분비
- ☐ **-dipsia** 갈증
- ☐ **glyc/o** 당
- ☐ **gonad/o** 생식샘[성선]
- ☐ **-ism** 상태(명사형 어미)
- ☐ **pancreat/o** 이자[췌장]
- ☐ **parathyroid/o** 부갑상샘, 부갑상샘[부갑상선]
- ☐ **pineal/o** 솔방울샘[송과선]
- ☐ **pituitar/o** 뇌하수체(선)
- ☐ **poly-** 다수, 과잉
- ☐ **somat/o** 신체
- ☐ **thym/o** 가슴샘[흉선]
- ☐ **thyr/o, thyroid/o** 갑상샘[갑상선]

의학용어

- ☐ **acromegaly** (**ack**-roh-**MEG**-ah-lee) 사지말단거대증
- ☐ **Addison's disease** (**AD**-ih-sonz) 애디슨병
- ☐ **adrenalitis** (ah-**dree**-nal-**EYE**-tis) 콩팥위샘염[부신염]
- ☐ **aldosteronism** (al-**DOSS**-teh-roh-**niz**-em) 알도스테론증
- ☐ **antidiuretic hormone** (**an**-tih-dye-you-**RET**-ick) 항이뇨호르몬
- ☐ **calcitonin** (**kal**-sih-**TOH**-nin) 칼시토닌, 혈중 칼슘과 인 저하호르몬
- ☐ **Conn's syndrome** (**KONS**) 콘증후군
- ☐ **cortisol** (**KOR**-tih-sol) 코티솔
- ☐ **cretinism** (**CREE**-**tin**-izm) 크레틴병
- ☐ **Cushing's syndrome** (**KUSH**-ingz) 쿠싱증후군
- ☐ **diabetes insipidus** (**dye**-ah-**BEE**-teez in-**SIP**-ih-dus) 요붕증
- ☐ **diabetes mellitus** (**dye**-ah-**BEE**-teez **MEL**-ih-tus) 당뇨병
- ☐ **diabetic retinopathy** (**ret**-ih-**NOP**-ah-thee) 당뇨성 망막병
- ☐ **electrolytes** (ee-**LECK**-troh-lytes) 전해질
- ☐ **epinephrine** (**ep**-ih-**NEF**-rin) 에피네프린
- ☐ **estrogen** (**ES**-troh-jen) 에스트로겐(여성호르몬)
- ☐ **exophthalmos** (**eck**-sof-**THAL**-mos) 안구돌출증
- ☐ **follicle-stimulating hormone** (**FOL**-lick-kul) 난포자극호르몬
- ☐ **fructosamine test** (fruck-**TOHS**-ah-meen) 프룩토사민 검사
- ☐ **gestational diabetes mellitus** (jes-**TAY**-shun-al **dye**-ah-**BEE**-teez **MEL**-ih-tus) 임신성 당뇨병
- ☐ **gigantism** (jigh-**GAN**-tiz-em) 거인증
- ☐ **glucagon** (**GLOO**-kah-gon) 글루카곤, 혈당상승의 항인슐린물질
- ☐ **glucose** (**GLOO**-kohs) 당
- ☐ **Graves' disease** (**GRAYVZ**) 그레이브스병
- ☐ **growth hormone** 성장호르몬
- ☐ **gynecomastia** (**guy**-neh-koh-**MAS**-tee-ah) 여성유방증
- ☐ **Hashmoto's disease** (hah-shee-**MOH**-tohz) 하시모토병
- ☐ **hypercalcemia** (**high**-per-kal-**SEE**-mee-ah) 과칼슘혈증
- ☐ **hyperglycemia** (**high**-per-glye-**SEE**-mee-ah) 과혈당증
- ☐ **hyperinsulinism** (**high**-per-**IN**-suh-lin-izm) 과인슐린증
- ☐ **hyperpituitarism** (**high**-per-pih-**TOO**-ih-tah-rizm) 뇌하수체기능항진증
- ☐ **hyperthyroidism** (**high**-per-**THIGH**-roid-izm) 갑상샘항진증[갑상선기능항진증]
- ☐ **hypocalcemia** (**high**-poh-kal-**SEE**-mee-ah) 저칼슘혈증
- ☐ **hypothyroidism** (**high**-poh-**THIGH**-roid-izm) 갑상샘저하증[갑상선기능저하증]
- ☐ **insulin** (**IN**-suh-lin) 인슐린
- ☐ **insulinoma** (**in**-suh-lin-**OH**-mah) 인슐린종
- ☐ **ketosis** (kee-**TOH**-sis) 케톤증
- ☐ **laparoscopic adrenalectomy** (**lap**-ah-roh-**SKOP**-ick ah-**dree**-nal-**ECK**-toh-mee) 복강경 부신절제술
- ☐ **leptin** (**LEP**-tin) 렙틴
- ☐ **luteinizing hormone** (**LOO**-tee-in-eye-zing) 황체형성호르몬
- ☐ **myxedema** (**mick**-seh-**DEE**-mah) 점액수종
- ☐ **norepinephrine** (**nor**-ep-ih-**NEF**-rin) 노르에피네프린
- ☐ **oxytocin** (**ock**-sih-**TOH**-sin) 옥시토신, 자궁수축호르몬
- ☐ **pancreatitis** (**pan**-kree-ah-**TYE**-tis) 이자염
- ☐ **parathyroidectomy** (**par**-ah-**thigh**-roi-**DECK**-toh-mee) 부갑상샘절제술
- ☐ **pituitary adenoma** (pih-**TOO**-ih-**tair**-ee **ad**-eh-**NOH**-mah) 뇌하수체선종
- ☐ **polydipsia** (**pol**-ee-**DIP**-see-ah) 다음, 다갈증
- ☐ **polyphagia** (**pol**-ee-**FAY**-jee-ah) 광식, 과식
- ☐ **polyuria** (**pol**-ee-**YOU**-ree-ah) 다뇨증
- ☐ **prediabetes** (pree-**dye**-ah-**BEE**-teez) 당뇨병전기
- ☐ **progesterone** (proh-**JES**-ter-ohn) 황체호르몬
- ☐ **prolactinoma** (proh-**lack**-tih-**NOH**-mah) 유선 친화성 종양
- ☐ **puberty** (**PYU**-ber-tee) 사춘기
- ☐ **radioactive iodine treatment** 방사선요오드치료
- ☐ **steroids** (**STEHR**-oidz) 스테로이드
- ☐ **testosterone** (tes-**TOS**-teh-rohn) 테스토스테론(남성호르몬)
- ☐ **thymectomy** (thigh-**MECK**-toh-mee) 가슴샘절제술
- ☐ **thymitis** (thigh-**MY**-tis) 가슴샘염
- ☐ **thymosin** (**THIGH**-moh-sin) 티모신, 호르몬이라고 믿어지는 체액성분
- ☐ **thyroxine** (thigh-**ROCK**-sin) 티록신, 아미노산의 일종

학습목표

이 장을 학습하고, 다음을 할 수 있어야 한다.

1. 항상성 유지를 위한 내분비샘의 역할을 이해할 수 있다.
2. 내분비샘에서 분비하는 주요 호르몬의 이름과 기능을 이해할 수 있다.
3. 내분비계통의 진단과 치료과정 및 질병과 관련된 용어를 발음하고, 철자를 쓰고, 정의하고 이해할 수 있다.

내분비계통의 기능
FUNCTIONS OF THE ENDOCRINE SYSTEM

내분비계통은 항상성을 유지하기 위해 함께 작용하는 호르몬을 생산하는 중요한 기능이 있다. *Homeostasis* (항상성)은 신체가 일정한 내부 환경을 유지하는 과정이다(2장 참조).

- hormone (**호르몬**)은 내분비샘에 의해 혈류로 직접 분비되는 화학 전달체이다(2장 참조). 호르몬은 혈류를 통하여 몸 전체의 표적세포와 및 기관에 도달한다.
- 각 호르몬은 특정 세포, 장기 또는 둘 다의 활동을 조절하는 특수 기능을 가지고 있다. 내분비계의 호르몬은 신체의 거의 모든 기관과 세포에 영향을 미친다.
- 혈액이나 소변 검사는 호르몬 수치를 측정하는 데 사용한다. 이 검사는 15장에서 살펴본다.

내분비계통의 구조
STRUCTURES OF THE ENDOCRINE SYSTEM

Endocrine glands (EN–doh–krin; **내분비샘**)은 관을 가지지 않는다(endo–는 속[안]을, –crine은 분비를 뜻한다).

내분비계통에는 13개의 주요 내분비샘이 있다(그림 13.1).

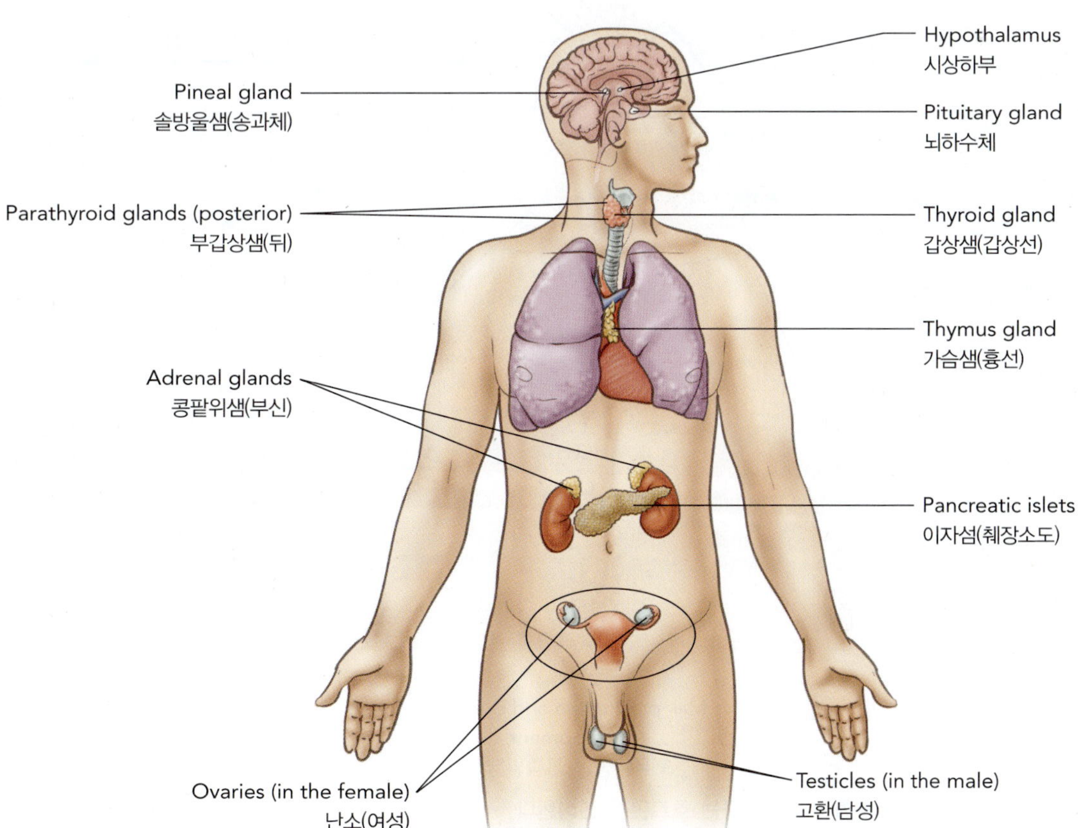

그림 13.1 내분비계통의 구조

- **뇌하수체**(1개, 두 엽으로 나뉨)
- **솔방울샘**(1개)
- **갑상샘[갑상선]** (1개)
- **부갑상샘[부갑상선]**(4개)
- **가슴샘**(1개)
- **이자**(1개, 이자섬)
- **콩팥위샘[부신]**(2개)
- **생식샘**(2개, 여성의 난소, 남성의 고환)

뇌하수체
THE PITUITARY GLAND

완두콩 크기의 **pituitary gland** (pih−TOO−ih−tair−ee; 뇌하수체)는 *hypophysis* 라고도 하는데, 뇌저부의 시상하부 바로 아래에 위치하고 앞엽과 뒤엽으로 나눈다. 이러한 엽들은 뇌의 시상하부 아래에 있는 줄기 모양의 구조에서 매달려 있다(**그림 13.2**). 시상하부는 많은 신체 기능을 조절하는 호르몬을 생산하는 신경계의 일부이다(10장 참조).

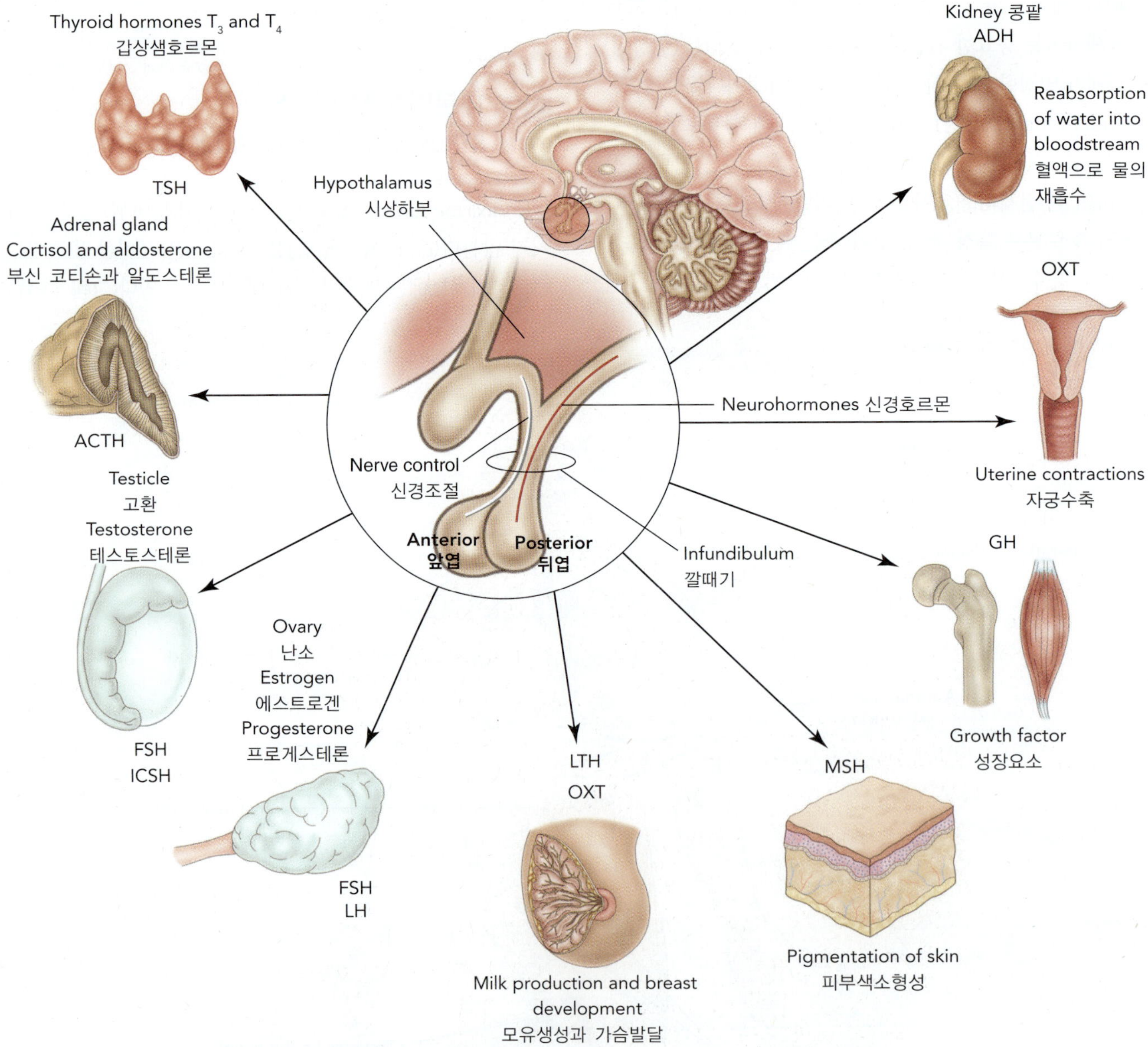

그림 13.2 뇌하수체는 다른 내분비샘의 활성을 조절하는 호르몬을 분비한다.

뇌하수체 기능 Functions of the Pituitary Gland

뇌하수체의 주요한 기능 다른 내분비샘의 활성을 조절하는 호르몬을 분비하는 것이다.

뇌하수체는 시상하부에 의해 분비되는 신경호르몬의 자극에 반응하여 작용한다. 이것은 각 호르몬의 적절한 혈액농도를 유지하기 위한 확인과 균형시스템을 만든다.

뇌하수체 분비: 앞엽

Secretions of the Pituitary Gland: Anterior Lobe

- Adrenocorticotropic hormone (ACTH, ah-DREE-noh-**kor**-tih-koh-TROP-ik; **부신피질자극호르몬**)은 부신겉질의 자극과 성장 및 분비를 자극한다(adren/o는 콩팥위샘을, cortic/o는 겉질을, trop은 변하다를, -ic은 ~와 관련된을 뜻한다).
- Follicle-stimulating hormone (FSH, **여포자극호르몬**)은 follitropin이라고도 하고, 여성에겐 에스트로겐 분비와 난소에서 난자의 성장을 자극한다. 남성에서는 고환에서 정자의 생산을 자극한다.
- Growth hormone (GH, **성장호르몬**)은 *somatotropic hormone*으로도 알려져 있고 뼈, 근육, 다른 조직의 성장을 조절한다(somat/o는 몸을, trop은 변하다를, -ic은 관련된을 뜻한다).
- Lactogenic hormone (LTH, **젖샘자극호르몬**)은 *prolactin* (프로락틴)이라고도 하며, 분만 후 모유의 분비와 유지를 자극한다(lact/o는 모유를, gen은 생산을, -ic은 관련된을 뜻한다).
- Intestitial cell-stimulating hormone (**사이질세포자극호르몬**)은 luteinizing hormone (LH, LOO-tee-in-**eye**-zing; 황체형성호르몬) 또는 luteotropin이라고도 하며, 여성에선 배란을 남성에선 testosterone (남성호르몬)의 분비를 자극한다.
- Melanocyte-stimulating hormone (MSH, meh-LAN-oh-site; 멜라닌세포자극호르몬)은 melanotropin이라고도 하며, 피부의 색소형성을 증가시킨다(12장 참조). MSH 생산은 대개 임신 중에 증가한다.
- Thyroid-stimulating hormone (TSH, **갑상샘자극호르몬**)은 thyrotropin이라고도 하며, 갑상샘의 분비와 성장을 자극한다.

뇌하수체의 분비: 뒤엽

Secretions of the Pituitary Gland: Posterior Lobe

- Antidiuretic hormone (ADH, an-tih-dye-you-RET-ick; **항이뇨호르몬**)은 신장을 통한 물의 재흡수를 증진시켜 신체의 수분 균형을 유지한다. 이것은 9장에서 논의하였다. 항이뇨호르몬이 더 분비되면 오줌이 덜 생산되고, 반대로 *diuretic* (이뇨제)는 소변 생산을 증가시킬 때 투여할 수 있는 약물이다.
- Oxytocin (OXT, ock-sih-TOH-sin; **옥시토신**)은 분만 중 자궁수축을 자극한다(oxy-는 신속한을, -tocin은 노동을 뜻한다). 분만 후 옥시토신은 유선의 유즙 분비를 자극한다. *Pitocin*은 분만을 유도하거나 빠르게 진행하기 위해 투여되는 옥시토신의 합성 형태다.

솔방울샘

THE PINEAL GLAND

Pineal gland (PIN-ee-al; 솔방울샘[송과선])은 매우 작은 내분비샘으로 *pineal body*라고도 한다. 솔방울샘은 솔방울 같은 모양으로 뇌의 중앙부에 위치한다.

솔방울샘의 기능과 분비

Functions and Secretions of the Pineal Gland

솔방울샘의 기능은 분명하지 않으나 수면 주기와 관련이 있는 것으로 알려져 있다(그림 13.3).

- Melatonin (mel-ah-TOH-nin; 멜라토닌) 호르몬은 순환주기(*circadian cycle*, 생체주기)의 수면과 각성에 영향을 준다. 순환주기란 용어는 24시간 동안 발생하는 생리학적 기능이다.

갑상샘[갑상선]

THE THYROID GLAND

나비모양의 thyroid gland (**갑상샘[갑상선]**)은 후두 양옆으로 방패연골의 아래에 위치한다(그림 13.4).

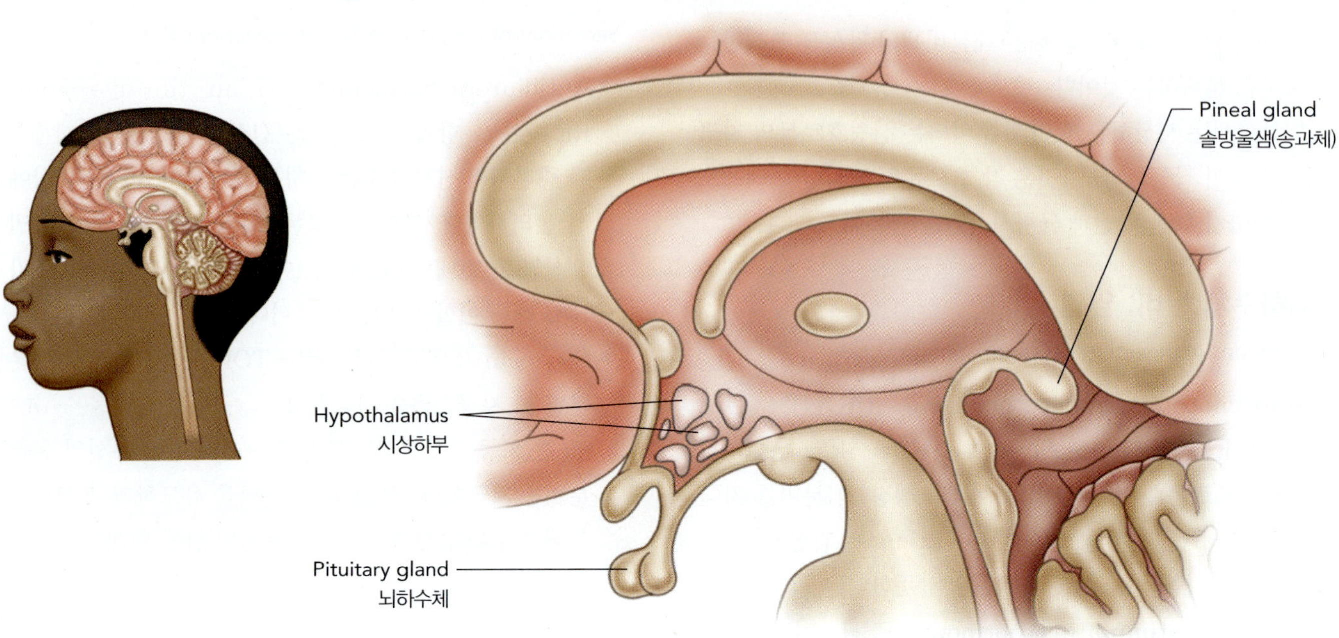

그림 13.3 **솔방울샘은 뇌에 위치한다.**

갑상샘[갑상선]의 기능과 분비

Functions and Secretions of the Thyroid Gland

갑상샘의 주요기능 중의 하나는 신체의 신진대사를 조절한다. *Metabolism* (신진대사)란 신체의 영양소 사용과 관련된 모든 과정을 말한다. 갑상샘 분비는 성장과 신경계의 기능에도 영향을 준다.

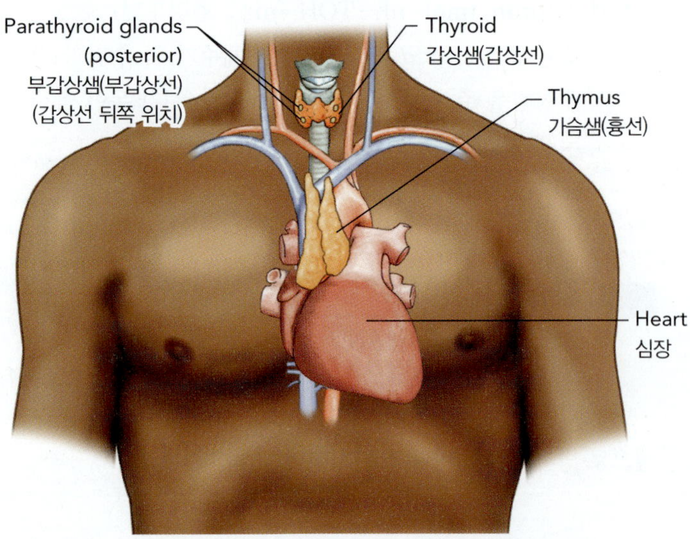

그림 13.4 **갑상샘[갑상선], 부갑상샘[부갑상선], 가슴샘[흉선]**

- 두 가지 주요 갑상샘호르몬은 신진대사율을 조절하고 다른 많은 신체계통의 기능 및 성장 속도에 영향을 미친다. 그 호르몬은 다음과 같다.
  - **thyroxine** (thigh–ROCK–sin; T_4) 티록신
  - **triiodothyronine** (try–eye–oh–doh–THIGH–roh–neen; T_3) 트리요오드타이로닌
- 이 두 호르몬의 분비율은 뇌하수체 전엽에서 생성되는 갑상샘자극호르몬에 의해 조절된다.
- **Cacitonin** (kal–sih–TOH–nin; 칼시토닌)은 thyro–calcitonin으로도 알려져 있고 칼시토닌은 부갑상선호르몬과 함께 작용하여 뼈와 치아에 저장된 칼슘을 이동시켜 혈액과 조직의 칼슘농도를 감소시키는 호르몬이다.

부갑상샘[부갑상선]

THE PARATHYROID GLANDS

4개의 쌀알모양의 parathyroid glands (**부갑상샘호르몬**)은 갑상샘의 뒤에 위치한다(**그림 13.4**).

부갑상샘호르몬의 기능과 분비

Functions and Secretions of the Parathyroid Glands

부갑상샘의 주된 기능은 인체의 칼슘농도를 조절하는 것이다. 칼슘농도 조절은 근육과 신경계의 기능 조절에 중요하다.

- Parathyroid hormone (PTH)은 parathormone이라고도 하고, 갑상선에 의해 분비되는 칼시토닌 호르몬과 함께 혈액과 조직의 칼슘농도를 조절한다.
- 부갑상샘호르몬은 뼈나 치아에 저장된 칼슘을 방출시켜 혈액의 칼슘농도를 증가시킨다.

가슴샘

THE THYMUS

- Thymus (THIGH–mus; 가슴샘[흉선])은 가슴안의 앞쪽 부분의 중간 부위에 위치한다. 복장뼈의 뒤쪽에 있고 심장의 약간 위쪽에 있다(그림 13.4).

가슴샘의 기능과 분비

Functions and Secretions of the Thymus

가슴샘은 면역계통의 일부로 기능하는 호르몬을 분비하여, 출생 전과 유아기에에 신체의 면역 체계를 발전시키는 데 도움을 줌으로써 내분비계통의 일부로도 기능한다. 그것의 기능은 사춘기 후에 크게 감소하고 천천히 지방조직으로 변한다. 가슴샘의 분비호르몬은 다음과 같다.

- Thymosin (THIGH–moh–sin; 티모신)은 림프구의 T세포의 성숙을 자극하여 면역계의 중요한 역할을 한다(6장 참조).

이자[췌장](이자섬)

THE PANCREAS (PANCREATIC ISLETS)

Pancreas (PAN–kree–as; 이자)는 위의 뒤쪽에 위치한 깃털모양의 기관이다. 주로 소화기계통으로서의 주요 기능이 있다(그림 13.1).

Pancreatic islets (pan–kree–AT–ick EYE–lets; 이자섬)은 내분비 기능을 가지고 있는 이자의 일부분이다. 이자섬은 다른 유형의 커다란 덩어리 안에 있는 있는 하나의 작은 고립된 조직이다.

이자섬의 기능과 분비

Functions and Secretions of the Pancreatic Islets

이 장기의 기능은 인체에서 혈당농도와 당대사를 조절하는 것이다. 이자섬의 분비는 다음과 같다.

- Glucose (GLOO–kohs; **포도당**, 글루코스)는 신체가 사용하는 에너지의 기본 형태이다. 혈류의 포도당은 *blood sugar* (혈당)이라고도 한다.
- Glucagon (GCG, GLOO–kah–gon; 글루카곤)은 낮은 혈당농도에 대한 반응으로 이자섬의 *alpha cells* (알파세포)에서 분비되는 호르몬이다. 글루카곤은 간을 자극하여 글리코겐을 혈류로 방출하기 위해 글루코스로 전환시켜 혈액의 글루코스양을 증가시킨다. 글리코겐은 간에서 과도한 글루코스를 저장하는 형태이다. 글루코스는 혈당으로 알려져 있고 인체의 에너지원의 기본 형태이다(**참고:** *Glucagon* (글루카곤)과 *glycogen* (글리코겐)은 비슷한 단어로 접미사 gluc/o와 glyc/o 둘 다 글루코스 또는 당을 뜻한다. 글루카곤은 췌장에서 분비되는 호르몬이고 글리코겐은 췌장에서 분비되는 과량의 탄수화물이라는 것을 기억하는 데 도움이 될 수 있다).
- Insulin (IN–suh–lin; 인슐린)은 높은 혈당농도에 반응하는 이자섬의 *beta cell* (베타세포)에서 분비되는 것이다. 두 가지 기능이 있다.
  1. 에너지원으로 사용하기 위해 인슐린은 포도당이 세포에 들어가 에너지원으로 사용하게 한다.
  2. 필요하지 않은 포도당이 증가되면 인슐린은 간을 자극하여 포도당을 저장하기 위해 글리코겐으로 전환한다.

콩팥위샘[부신]

THE ADRENAL GLANDS

Adrenal glands (**콩팥위샘**)은 *suprarenals* 라고도 알려져 있고, 각각 콩팥의 꼭대기에 위치한다. 각 콩팥위샘은 부신피막으로 싸여 있고 두 부분으로 구성되어 있다. *Adrenal cortex* (부신겉질)은 바깥쪽, *adrenal medulla* (부신속질)은 안쪽 부분이다(그림 13.5).

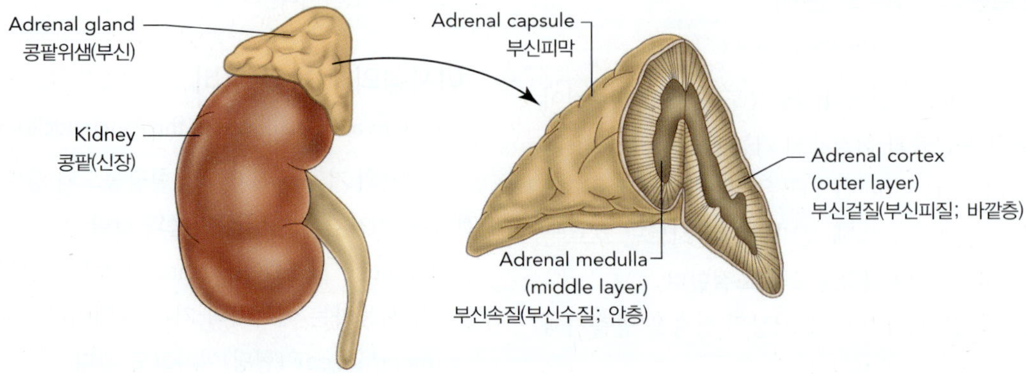

그림 13.5 콩팥의 각 윗부분에 콩팥위샘이 위치한다. 각각의 콩팥위샘은 부신피막으로 싸여 있는 부신겉질과 부신속질로 되어 있다.

콩팥위샘[부신]의 기능 Functions of the Adrenal Glands

콩팥위샘의 주요 기능 중 하나는 인체의 전해질 농도를 조절하는 것이다.

- **Electrolytes** (ee-**LECK**-troh-lytes; 전해질)은 혈액과 다른 체액에서 정상적으로 존재하는 칼슘, 염화물, 나트륨, 칼륨, 인, 마그네슘과 같은 무기질이다.
- 콩팥위샘의 또 다른 중요한 기능은 신진대사 조절을 돕는 것과 스트레스에 반응하여 교감신경계와 상호작용한다(10장 참조).

부신겉질의 분비 Secretions of the Adrenal Cortex

- **Androgen (안드로겐)**은 생식샘, 부신겉질 및 지방세포에서 분비되는 성호르몬이다.
- **Corticosteroids** (kor-tih-koh-**STEHR**-oidz; 코르티코스테로이드)는 부신겉질에서 생성되는 스테로이드호르몬 중의 하나이다. 약물로 투여되는 인공적으로 만들어진 스테로이드와 같은 용어이다.
  - **Aldosterone** (**ALD**, al-**DOSS**-ter-ohn; 알도스테론)으로 콩팥의 나트륨 재흡수와 칼륨 배설을 증가시켜 신체의 나트륨 농도를 조절한다. *Reabsorption* (재흡수)는 물질을 혈류로 되돌려 보내는 것을 의미한다.
  - **Cortisol** (**KOR**-tih-sol; 코티솔)은 *hydrocortisone*이라고도 하는데, corticosteroid는 항염증 작용을 한다. 인체의 탄수화물, 지방, 단백질의 대사를 조절한다.

부신속질의 분비 Secretions of the Adrenal Medulla

- **Epinephrine** (Epi, EPI, ep-ih-**NEF**-rin; 에피네프린)은 *adrenaline* (ah-**DREN**-uh-lin; 아드레날린)이라고도 하며, 신체 손상 또는 공포와 같은 정신적 스트레스에 반응하여 교감신경계를 자극한다. 이것은 심장을 빠르게 뛰고 혈압을 높일 수 있다. 또한 간에서 포도당을 방출하고 인슐린 분비를 제한하는 데 도움이 된다.
- **Norepinephrine** (**nor**-ep-ih-**NEF**-rin; 노르에피네프린)은 noradrenaline (nor-ah-DREN-uh-lin; 노르아드레날린)이라고도 하며, 신경호르몬이다. 부신속질에 의해 호르몬으로 방출되고 교감신경계에 의해 신경호르몬으로 방출된다. 혈압상승, 심장 박동을 증가하고, 근육 수축을 자극하여 "싸움-도주 반응"의 중요한 역할을 한다.

생식샘

THE GONADS

Gonads (GOH-nadz; 생식샘)은 여성의 난소와 남성의 고환을 뜻하며, 생식세포를 생산하는 샘이다.

생식샘의 기능 Functions of the Gonads

생식샘은 사춘기 동안에 이차성징의 발전과 유지를 맡고 있는 호르몬을 분비한다. *Secondary sex characteristics* (이차성징)은 남녀를 구별하지만 생식과 직접적인 관련이 없는 특징을 말한다. 생식샘의 추가 기능은 14장에서 논의한다.

- **Puberty** (PYU−ber−tee; 사춘기)는 성인으로의 신체적 변화과정으로 재생산의 첫 성적능력이 있음을 말한다(그림 13.6). 생식기의 성숙에 의해 이차성징의 발달과 여성에서는 첫 월경이 나타난다. 사춘기의 시기는 평균연령이 소년은 11세이며, 소녀는 12세이다(미국기준).
- *Precocious puberty* (사춘기 조숙) 성조숙은 사춘기의 변화가 일찍 시작한다. 여아는 8세 이전에, 남아는 9세 이전이다. *Precocious*는 예외적으로 발달이나 발생의 이른 시작을 의미한다.

생식샘의 분비 Secretions of the Gonads

- **Estrogen** (E, ES−troh−jen; 여성호르몬)은 여성의 이차성징의 발달 유지와 월경 주기의 조절에 중요하다.
- **Progesterone** (proh−JES−ter−ohn; 황체호르몬)은 난소의 황체에 의한 월경주기의 후반기 동안 방출하는 호르몬이다. 이 호르몬의 기능은 임신의 준비를 완벽하게 하는 것이다(14장 참조).
- **Gamete** (GAM−eet; 생식세포)는 재생산을 위한 세포로, 남성은 정자(*sperm*), 여성은 난자(*ova*; egg)이다.
- **Gonadotropin** (gon−ah−doh−TROH−pin; 생식샘 자극호르몬)은 생식샘을 자극하는 호르몬이다(gonad/o는 생식샘을, −tropin은 자극을 뜻한다).
- **Androgens** (AN−droh−jenz; 남성호르몬, 안드로겐)은 남성의 성 특성에 영향을 주는 호르몬으로 생식샘에서 분비되는 테스토스테론이다. 성인에서 부신겉질에서 안드로겐의 생성은 미약하지만 대신에 이 호르몬은 남성의 생식샘에서 생산된다.
- **Testosterone** (tes−TOS−teh−rohn; 테스토스테론)은 고환과 부신겉질에서 분비되는 스테로이드 호르몬으로 남성의 이차성징의 발달을 자극한다.
- 에스트로겐과 테스토스테론은 남성과 여성 모두에 존재하지만 성에 따라 현저히 다른 양으로 존재한다.

특별한 유형의 호르몬 Specialized Types of Hormones

몇몇 특별한 유형의 호르몬은 화학 구조 또는 내분비샘에 의해 혈류로 직접 분비되지 않기 때문에 전통적 호르몬 정의에 적합하지 않다.

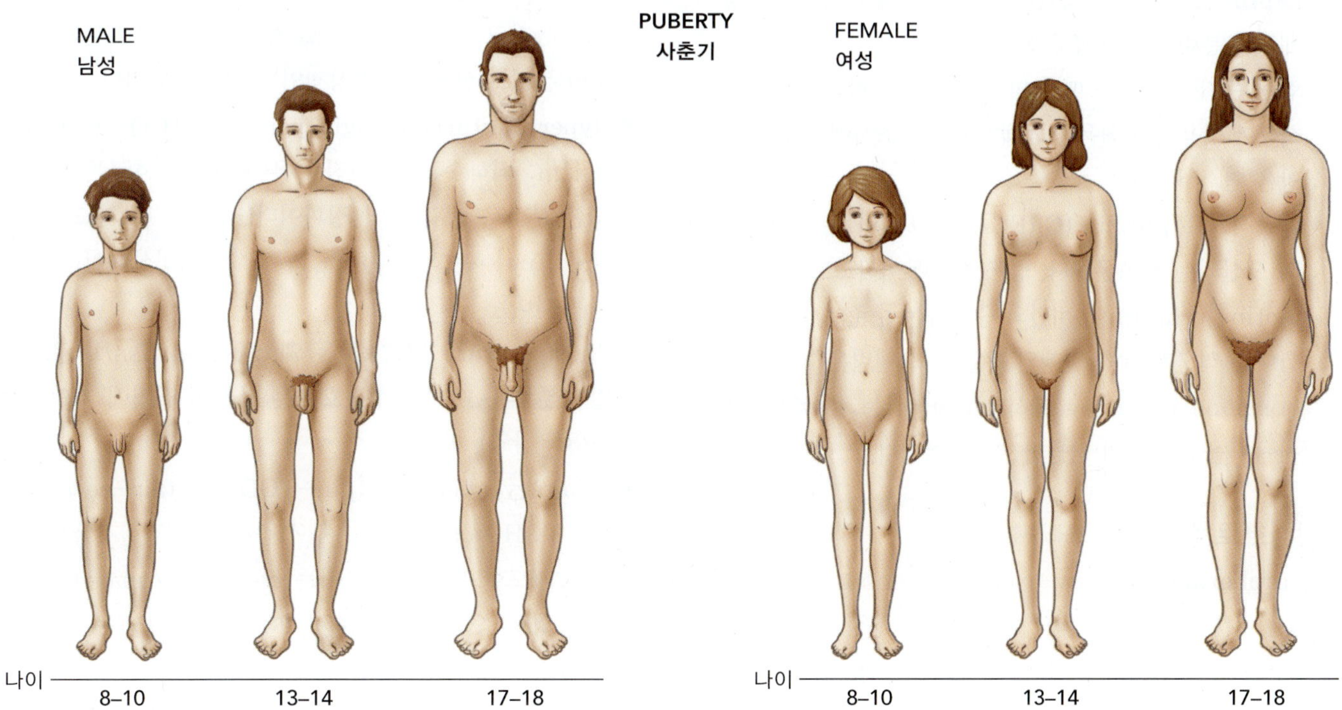

그림 13.6 사춘기는 이차성징이 점차적으로 발전하는 과정이다.

스테로이드 Steroids

Steroids (STEHR–oidz; 스테로이드)는 동일한 지용성 화학 구조를 공유하는 호르몬 유사 물질의 종류이다. 스테로이드의 예에는 콜레스테롤, 테스토스테론 및 프레드니손과 같은 항염증제인 코르티코스테로이드가 포함된다.

- 스테로이드는 내분비샘에 의해 분비되거나 천식과 같은 증상에서 부종과 염증을 완화하기 위한 약물로 인위적으로 생산된다.
- Anabolic steroids (an–ah–BOL–ick STEHR–oidz; 단백동화 스테로이드)는 남성호르몬인 테스토스테론과 관련된 화학적 합성물질로 운동선수들에게 불법적으로 힘과 근육량을 증가시키기 위해서 사용된다. 이것은 몸에 지속적인 손상을 입힐 수 있는 위험한 관행이다.

지방 세포가 분비하는 호르몬 Hormones Secreted by Fat Cells

지방조직은 일반적으로 내분비샘으로 간주되지 않는다. 그러나 연구에 따르면 지방 세포가 신체의 균형과 건강에 중요한 역할을 하는 적어도 하나 이상의 호르몬을 분비한다는 사실이 밝혀졌다.

- Leptin (LEP–tin; **렙틴**)은 식욕 조절에 관여하는 지방 세포가 분비하는 단백질 호르몬이다.
- 렙틴은 지방 세포를 떠나 혈류에서 뇌로 이동하여 시상하부에 작용하여 식욕을 억제하고 지방조직에 저장된 지방을 연소시킨다.
- 대조적으로, **ghrelin** (GREL–in; 그렐린)은 위장관에서 생산되는 호르몬이다. 공복 호르몬이라고도 불리며, leptin과 ghrelin이 비만의 증가하는 수준에서 역할을 한다는 연구가 계속 진행되고 있다. 그렐린은 "growth hormone releasing"에서 ghrel이라는 용어와 접미사 –in을 합성하여 만들어진 신용어이다.

신경호르몬 Neurohormones

Neurohormones (new–roh–HOR–mohnz; 신경호르몬)은 내분비샘이 아닌 뇌의 뉴런에 의해 생성되고 방출되어 혈류를 통해 장기와 조직으로 전달된다. 한 예는 뇌하수체 분비를 조절하는 시상하부에 의해 분비되는 신경호르몬이다(**그림 13.2**).

내분비계통과 관련된 전문의료인

MEDICAL SPECIALTIES RELATED TO THE ENDOCRINE SYSTEM

- Endocrinologist (en–doh–krih–NOL–oh–jist; 내분비학자)는 내분비샘의 질병과 기능부전 등을 진단 처치하는 전문인을 의미한다(endocrin/o는 안에 분비하다를, –logist는 전문가를 뜻한다).
- Certified diabetes educator (CDE, **인증된 당뇨병 교육자**)는 당뇨병 환자에게 자신의 질병을 관리하는 방법을 가르치는 자격을 갖춘 건강관리 전문가이다.

내분비계통의 질환

PATHOLOGY OF THE ENDOCRINE SYSTEM

뇌하수체의 질환 Pathology of the Pituitary Gland

- Acromegaly (ack–roh–MEG–ah–lee; 말단비대증)은 사춘기 이후에 성장호르몬의 과도한 분비에 의해 말단이 비대해지는 것이다(acr/o는 말단을, –megaly는 비정상적인 비대를 뜻한다).
- Gigantism (jigh–GAN–tiz–em; 거인증)은 acromegaly라고 알려져 있고 사춘기 전에 성장호르몬의 과도한 분비로 신체의 비정상적인 과성장을 말한다.
- Hyperpituitarism (high–per–pih–TOO–ih–tah–rizm; 뇌하수체기능항진증)은 뇌하수체 호르몬의 과도한 분비로 생긴 이상 질환이다(hyper–는 과도하다를, pituitar는 뇌하수체를, –ism은 비정상적인 상태를 뜻한다).
- Short stature (**소인증**)은 왜소증(*dwarfism*)으로도 알려졌는데, 때때로 성장호르몬의 분비 결핍에 기인한다(3장 참조).
- Pituitary adenoma (pih–TOO–ih–tair–ee ad–eh–NOH–mah; 뇌하수체 선종)은 부신겉질자극호르몬의 과도한 분비를 일으키는 *pituitary tumor* (뇌하수체 양성 종양)이다. 뇌하수체의 양성 종양에는 두 가지 유형이 있다.
  - 호르몬 분비성 뇌하수체 종양은 종종 많은 양의 호르몬을 생산한다.

- 호르몬 비분비성 뇌하수체 종양은 과도한 양의 호르몬을 생성하지 않는다.
- **Galactorrhea (젖분비과다)**는 출산으로 인한 것이 아니라 과다한 프로락틴(prolactin)으로 인해 유방에서 자발적으로 유즙을 생산하게 하는 상태이다(14장 참조).
- **Prolactinoma** (proh-**lack**-tih-**NOH**-mah; 프로락틴종)은 유즙분비 호르몬의 과잉 생산을 일으키는 뇌하수체의 양성 종양으로, 여성에서는 과잉생산이 불임과 무월경 증후군을, 남성에서는 성욕감퇴를 일으킨다(pro-는 ~전에, 앞에를, lactin은 유즙을, -oma는 종양을 뜻한다).

항이뇨호르몬 조건 Antidiuretic Hormone Conditions

- **Diabetes Insipidus** (DI, dye-ah-**BEE**-teez in-**SIP**-ih-dus; 요붕증)은 항이뇨호르몬의 결핍이나 콩팥이 이 호르몬에 적절하게 반응하지 못하여 생기는 흔치 않은 질환이다.
  - ADH가 부족하면 너무 많은 양의 체액이 신장으로 배출된다. 이것은 다음다갈증*(polydipsia)*과 다뇨증*(polyuria)*을 일으키며, 극단적인 경우에 하루에 약 20 L에 도달할 수 있다. 이 문제가 통제되지 않으면 심한 탈수증을 유발할 수 있다.
  - *Insipidus* (요붕증)은 '맛이 없다'라는 라틴어에서 유래되었는데, 요붕증 환자의 소변에서는 비교적 적은 나트륨이 관찰되기 때문이다.
- **Syndrome of inappropriate antidiuretic hormone** (SIADH, 항이뇨호르몬부적절분비증후군)은 항이뇨호르몬인 ADH의 과다 생산으로 인해 발생한다. 이것은 종종 암이나 그 치료의 결과이다. 다량의 ADH는 신장에서 수분배출을 억제시켜 혈액을 희석할 수 있는 수분의 양이 증가되어 전해질 불균형, 특히 저나트륨혈증을 일으킨다.

솔방울샘의 질환 Pathology of the Pineal Gland

- **Pinealoma** (pin-ee-ah-**LOH**-mah; 솔방울샘종)은 솔방울샘의 종양으로 멜라토닌 생산을 방해할 수 있다(pineal은 솔방울을, -oma는 종양을 뜻한다). 또한 순환주기(생체주기)를 파괴함으로써 불면증을 일으킬 수 있다.

갑상샘[갑상선] The Thyroid Gland

Thyroid carcinoma (갑상샘암종)은 내분비계의 가장 흔한 암이며 미국에서 가장 빠르게 증가하는 암이다. 높은 생존율을 보이는 갑상샘암종은 남성보다 여성에게 영향을 미치며 20세에서 55세 사이에 흔히 진단된다.

갑상샘[갑상선] 분비의 결핍 Insufficient Thyroid Secretion

- **Hashimoto's disease** (hah-shee-**MOH**-tohz; 하시모토병)은 *chronic lymphocytic thyroiditis* (만성 림프구성 갑상선염)이라고도 하는데, 자가항체가 갑상선 세포를 공격하고 파괴하는 자가면역질환이다. 이 염증은 갑상선기능저하증을 자주 일으킨다.
- **Hypothyroidism** (high-poh-**THIGH**-roid-izm; 갑상선기능저하증)은 *underactive thyroid*라고도 하는데, 부족한 갑상선의 작용으로 알려져 있고 갑상선호르몬 분비의 결핍이다(hypo-는 부족한을, thyroid는 갑상선을, -ism은 비정상적인 상태를 뜻한다). 증상은 피로, 우울증, 추위에 민감하고 대사율이 감소한다.
- **Cretinism** (**CREE**-tin-izm; 크레틴병)은 선천적인 갑상선기능저하증이다. 출생 직후 바로 치료를 시작하지 않는다면 신체적, 정신적 발달이 지연된다.
- **Myxedema** (mick-seh-**DEE**-mah; 점액 부종)은 *adult hypothyroidism*이라고도 하는데, 성인에게서 일어나는 심한 갑상선기능저하증의 증세이다. 증상은 눈과 뺨 주위의 부종, 피로, 체온저하 등을 일으킨다.

과도한 갑상선 분비 Excessive Thyroid Secretion

- *Thyroid nodules* (갑상선 결절)은 갑상선의 덩어리로 갑상선종을 일으킬 정도로 커질 수 있다("그레이브스병" 참조). 대부분의 결절은 양성이다; 일부는 악성이거나 티록신을 과다 생성한다.
- *Thyrotoxic crisis* (갑상선중독발작)이라고도 알려진 **thyroid storm**은 과다한 갑상선기능항진증으로 인해 비교적 드물게 생명을 위협하는 상태이다. 갑상선중독발작을 경험하는 환자는 발열, 흉통, 심계항진, 호흡곤란, 떨림, 땀증가, 방향 감각 상실 및 피로감을 호소할 수 있다.

- Hyperthyroidism (high–per–THIGH–roid–izm; 갑상선기능항진증)은 *thyrotoxicosis* 라고도 하는데, 갑상선호르몬의 과잉 분비는 신진대사의 불균형을 유발한다(hyper–는 과다한을, thyroid는 갑상선을, –ism은 비정상적인 상태를 뜻한다). 대사율 증가를 포함한 증상으로, 땀, 신경질, 체중이 감소한다. 갑상선기능항진증의 가장 흔한 원인은 그레이브스병이다.

그레이브스병 Graves' Disease

Graves' disease (GRAYVZ)는 갑상선종이나 안구 돌출증의 특징이 있는 갑상선기능항진증의 하나인 자가면역질환이다(그림 13.7). 이 병은 갑상선기능항진증을 유발하고 갑상선종, 안구돌출증 또는 이 둘을 유발할 수 있다. **참고:** 하시모토병(갑상선기능저하증)과 그레이브스병(갑상선기능항진증)의 차이점을 기억하는 간단한 방법은 하시모토의 경우에는 hypo–에서 *o*가 있고 그레이브의 경우에는 hyper에서 *e*가 있음을 기억하는 것이다.

- Goiter (GOI–ter; 갑상선종)는 *thyromegaly* 라고도 하는데, 갑상선비대로 목 앞쪽이 팽창되는 갑상선의 비정상적인 비후를 말한다(thyr/o는 갑상선을, –megaly는 비정상적인 비대를 뜻한다). 갑상선종은 그레이브스병이라고도 한다. 갑상선에서 신체가 필요로 하는 충분한 갑상선호르몬을 생성할 수 없는 경우, 다른 의학적 상태, 요오드의 결핍으로 발생한다.

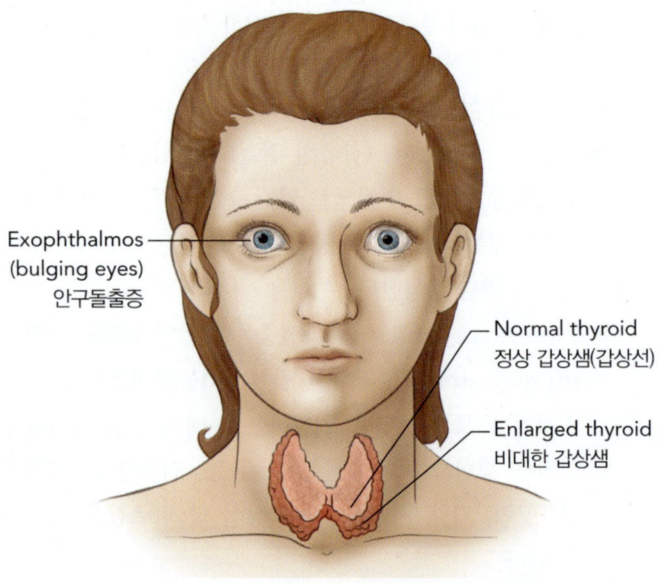

그림 13.7 **그레이브스병은 안구돌출증을 유발할 수 있다.**

- Exophthalmos (eck–sof–THAL–mos; 안구돌출증)는 비정상적인 눈의 돌출을 말한다(ex–는 밖을, ophthalm/o는 눈을 뜻하고, –s는 명사형 종결어미이다).

부갑상샘[부갑상선] The Parathyroid Glands

- Hyperparathyroidism (high–per–par–ah–THIGH–roid–izm; 부갑상선항진증)은 부갑상선호르몬의 과다 생산이다. 그러한 결과로 고칼슘혈증으로 알려진 상태를 유발한다(hyper–는 과다증을, parathyroid는 부갑상선을, –ism은 비정상적인 상태를 뜻한다). 부갑상선항진증은 부갑상선의 장애 또는 콩팥 질환과 같은 신체의 다른 곳의 장애에 의해 초래될 수 있다.
- Hypoparathyroidism (high–poh–par–ah–THIGH–roid–izm; 부갑상선기능항진증)은 부갑상선이 부족하거나 분비의 부재에 의해 일어난다(hypo–는 부족한을, parathyroid는 부갑상선을, –ism은 비정상적 상태를 뜻한다). 이 질환은 보통 저칼슘증을 동반하고 심한 경우는 강직성 경련을 초래한다. *Tetany*는 주기적인 고통스러운 근육 경련과 떨림의 상태이다.
- Hypercalcemia (high–per–kal–SEE–mee–ah; 고칼슘혈증)은 칼슘이 뼈와 치아에 저장되는 대신에 혈액에 비정상적으로 높은 칼슘 농도를 특징으로 한다(hyper–는 과도한을, calc은 칼슘을, –emia는 혈액상태를 뜻한다). 이것은 약화된 뼈와 신장 결석의 형성을 초래할 수 있다.
- Hypocalcemia (high–poh–kal–SEE–mee–ah; 저칼슘혈증)은 혈액의 비정상적인 저칼슘 농도가 특징이다(hypo–는 부족한을, calc은 칼슘을, –emia는 혈액의 상태를 뜻한다).

가슴샘 The Thymus

- Thymitis (thigh–MY–tis; 가슴샘염)은 가슴샘의 감염이다(thym은 가슴샘을, –itis는 염증을 뜻한다).

이자 The Pancreas

- Insulinoma (in–suh–lin–OH–mah; 인슐린종)은 과다한 인슐린 분비로 저혈당증을 일으키는 이자의 양성 종양이다(insulin은 인슐린을, –oma는 종양을 뜻한다).

- Pancreatitis (pan–kree–ah–TYE–tis; 이자염)은 이자의 염증을 말한다(pancreat는 이자를, –itis는 염증을 뜻한다). 이자염의 주요 원인은 장기간의 알코올 남용이다.

비정상적인 혈당치 Abnormal Blood Glucose Levels

- Hyperglycemia (high–per–glye–SEE–mee–ah; 고혈당증)은 혈액에 비정상적으로 당의 농도가 높아지는 것이다(hyper–는 과도한을, glyc은 당을, –emia는 혈액의 상태를 뜻한다). 고혈당증은 특히 당뇨병 환자들에게서 나타난다. 다음다갈, 다식, 다뇨 등의 증상을 포함한다.
- Polydipsia (pol–ee–DIP–see–ah; 다음다갈증)은 과도한 갈증증세이다(poly–는 많은을, –dipsia는 갈증을 뜻한다).
- Polyphagia (pol–ee–FAY–jee–ah; 다식증)은 과도한 배고픔 증세이다(poly–는 많은을, –phagia는 먹다를 뜻한다).
- Polyuria (pol–ee–YOU–ree–ah; 다뇨증)은 과도한 배뇨증세이다(poly–는 많은을, –uria는 배뇨를 뜻한다).
- Hyperinsulinism (high–per–IN–suh–lin–izm; 고인슐린증)은 인슐린의 과도한 분비가 뚜렷한 질환이다(hyper–는 과도한을, insulin은 인슐린을, –ism은 비정상적인 상태를 뜻한다). 과인슐린증은 저혈당증을 일으킨다.
- Hypoglycemia (high–poh–glye–SEE–mee–ah; 저혈당증)은 혈액에서 비정상적으로 포도당 농도가 낮은 상태를 말한다(hypo–는 부족한을, glyc은 당을, –emia는 혈액의 상태를 뜻한다). 증상으로는 신경질과 불안, 혼란, 땀, 불안 또는 위약감이 있다.

당뇨 Diabetes Mellitus

Diabetes mellitus (DM, dye–ah–BEE–teez MEL–ih–tus; 당뇨)는 가장 일반적인 내분비계통 질환이며, 신체의 인슐린 생산(제1형) 결함이나 적절한 사용 능력 결함(제2형)으로 인한 고혈당으로 특징 지어지는 대사성 질환이다. 당뇨병(*diabetes mellitus*)은 요붕증(*diabetes insipidus*)과 관련이 없다.

- 이러한 상태는 유형 1, 유형 2 및 성인의 잠복성 자가면역 당뇨병(유형 1.5)으로 분류된다.
- 과거에 아동이 당뇨병을 앓았을 때, 이 상태를 *juvenile diabetes* (청소년 당뇨병)이라고 부르지만 어린이의 상태는 이제 1형 또는 2형으로 설명된다.
- 일부 환자는 두 가지 유형의 당뇨병의 증상을 나타내며, 그에 따라 치료를 수정해야 한다. 당뇨병의 모든 유형에 대한 치료 목표는 효과적으로 혈당치를 조절하고 합병증을 예방하는 것이다.
- *Metabolic syndrome* (대사증후군)은 혈압 상승, 혈중 인슐린 수치 증가, 허리 둘레의 과도한 체지방 또는 비정상 콜레스테롤 수치를 포함하여 일반적인 병적 상태의 병합이다. 이 증후군은 심장병, 뇌졸중 및 제2형 당뇨병의 위험을 증가시킨다.

제1형 당뇨병 Type 1 Diabetes

제1형 당뇨병은 거의 인슐린 의존 당뇨병 또는 소아 당뇨로 알려져 있고 자가면역 *insulin deficiency* (인슐린결핍증)이다. 이 질환은 이자의 베타세포의 파괴로 인해 인체는 인슐린을 분비하지 않는다(자가면역질환 6장 참조).

- 제1형 당뇨병의 증상은 다음다갈, 다식, 다뇨, 체중저하, 시력 저하, 쉽게 피로, 상처치유의 지연이 포함된다.
- 제1형 당뇨병의 발병은 종종 바이러스 감염에 의해 유발된다.
- 제1형 당뇨병의 치료는 식이요법, 운동 및 주사 또는 인슐린 펌프로 관리하는 *insulin replacement therapy* (인슐린대체요법)을 포함한다(그림 13.8).

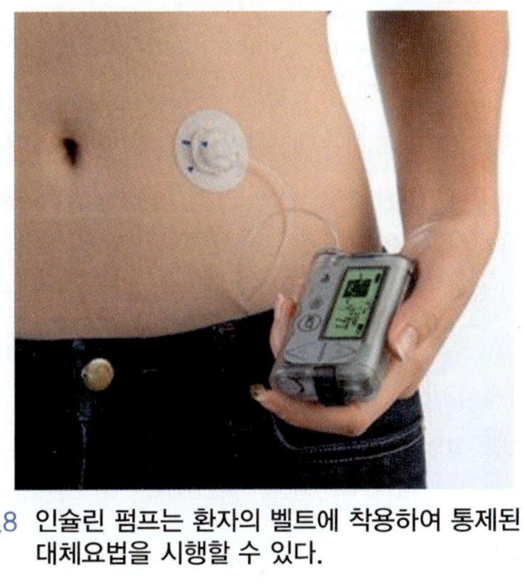

그림 13.8 인슐린 펌프는 환자의 벨트에 착용하여 통제된 인슐린 대체요법을 시행할 수 있다.

제2형 당뇨병 Type 2 Diabetes

제2형 당뇨병은 거의 비의존성 당뇨병으로 알려져 있고 *insulin resistance*(인슐린 저항) 장애이다. 인슐린이 생성되더라도 인체는 충분히 이용을 못한다. 그것을 보상하기 위해서 인체는 더 많은 인슐린을 분비한다. 소아 비만이 증가함에 따라 제2형 당뇨병이 어린이와 청소년에게 점점 흔하다. 비만한 성인도 이 질환에 걸릴 위험이 높다.

- **Prediabetes (전 당뇨병)**은 혈당치가 정상보다 높지만 제 2형 당뇨병으로 분류 될만큼 높지는 않은 상태이다. 그러나 이 상태는 제2형 당뇨병, 심장 질환 및 뇌졸중이 발생할 위험이 증가함을 나타낸다.
- 제2형 당뇨병은 몇 년 동안 무증상일 수 있다. *Asymptomatic*은 증상이 없음을 의미한다. 증상이 발생하면 제1형 당뇨병 증상을 포함하여 재발성 감염, 과민성, 손발의 따끔거리는 증상이 나타난다.
- 제2형 당뇨병은 일반적으로 식이요법과 운동, 경구약물 투여로 치료한다.
  - *Oral hypoglycemics* (경구 저혈당약)는 이자가 인슐린을 더 많이 방출하거나 인슐린에 대한 인체의 민감도를 증가시켜 혈당을 낮춘다.
  - *Glucophage* (metformin hydrochloride)와 유사 약물은 인슐린 저항성을 제거하고 세포 안으로 혈당을 넣기 위해 작용한다.
  - 증상의 중증도에 따라 제2형 당뇨병 환자에게 인슐린 대체요법을 처방할 수 있다.

성인의 잠복성 자가면역 당뇨병 Latent Autoimmune Diabetes in Adults

Latent Autoimmune Diabetes in Adults (LADA, 성인 잠복성 자가면역 당뇨병)는 제1.5형 당뇨병*(Type 1.5 diabetes)*이라고도 하는데, 성인에게 제1형 당뇨병이 발생하는 상태이다. 이와 같은 질환은 제2형 당뇨병의 많은 특징을 공유하지만, 자가면역항체를 가진다. *Latent* (잠복성)는 가지고 있지만 나타나지 않는 상태를 의미한다.

- LADA는 보통 제1형 당뇨병의 가족력과 정상 체중인 성인에게서 발생한다.
- 당뇨병 성인의 최소 10%가 LADA를 앓고 있는 것으로 추정된다. 식이요법, 운동, 경구 약물 및 인슐린으로 치료된다.

임신성 당뇨 Gestational Diabetes Mellitus

Gestational diabetes mellitus (jes-TAY-shun-al dye-ah-BEE-teez MEL-ih-tus; 임신성 당뇨)는 임신 기간에 발생하는 당뇨의 형태이다. 이 질환은 출산 후에는 대개 사라진다. 그렇지만 후에 임신 중 발병한 여성 중의 많은 수가 제2형 당뇨병으로 발전한다.

당뇨병의 응급처치 Diabetic Emergencies

당뇨병의 응급처치는 혈당 수치가 너무 높거나 낮기 때문이다. 응급처치는 원인을 정확히 진단하는 데 따른다(그림 13.9A, 그림 13.9B).

- **Diabetic coma** (당뇨병성 혼수)는 고혈당으로 인해 발생한다. *Diabetic ketoacidosis* (kee-toh-ass-ih-DOH-sis; 당 케톤산증)로 알려져 있고, 이 질환은 신속한 인슐린 투여로 치료된다.
- **Insulin shock** (인슐린 쇼크)는 저혈당(hypoglycemia)으로 인해 발생한다. *Oral glucose* (경구 글루코스)는 혈류에 빠르게 흡수되는 경구 당류로 혈액의 당 농도를 빠르게 올리는 데 투여된다.

당뇨 합병증 Diabetic Complications

대부분의 당뇨합병증은 장기간 과도한 혈당에 노출되어 모세혈관과 기타 혈관의 손상으로 발생한다.

- **Diabetic retinopathy** (ret-ih-NOP-ah-thee; 당뇨병성 망막병증)는 당뇨병이 망막의 작은 혈관을 손상시킬 때 발생한다. 이로 인해 혈액이 안구의 후방 부분으로 누출되어 시력 상실의 원인이 되는 손상이 생긴다(11장 참조).
- *Heart disease* (심장질환)는 과도한 혈당이 혈관벽을 끈적끈적하고, 단단하게 만들어서 일어난다. 이것은 고혈압과 죽상동맥경화증을 일으키고(5장 참조), 뇌졸중 위험률을 증가시킨다(10장 참조).
- **Ketosis** (kee-TOH-sis; 케톤증)는 다른 에너지원이 부족할 때 신체가 저장된 지방을 이용하는 데 도움이 되는 정상적인 대사 과정이다. 과도하게 높은 수준의 케톤증은 신체가 포도당을 에너지로 전환시키기에 충분한 인슐린을 생성하지 못한다.

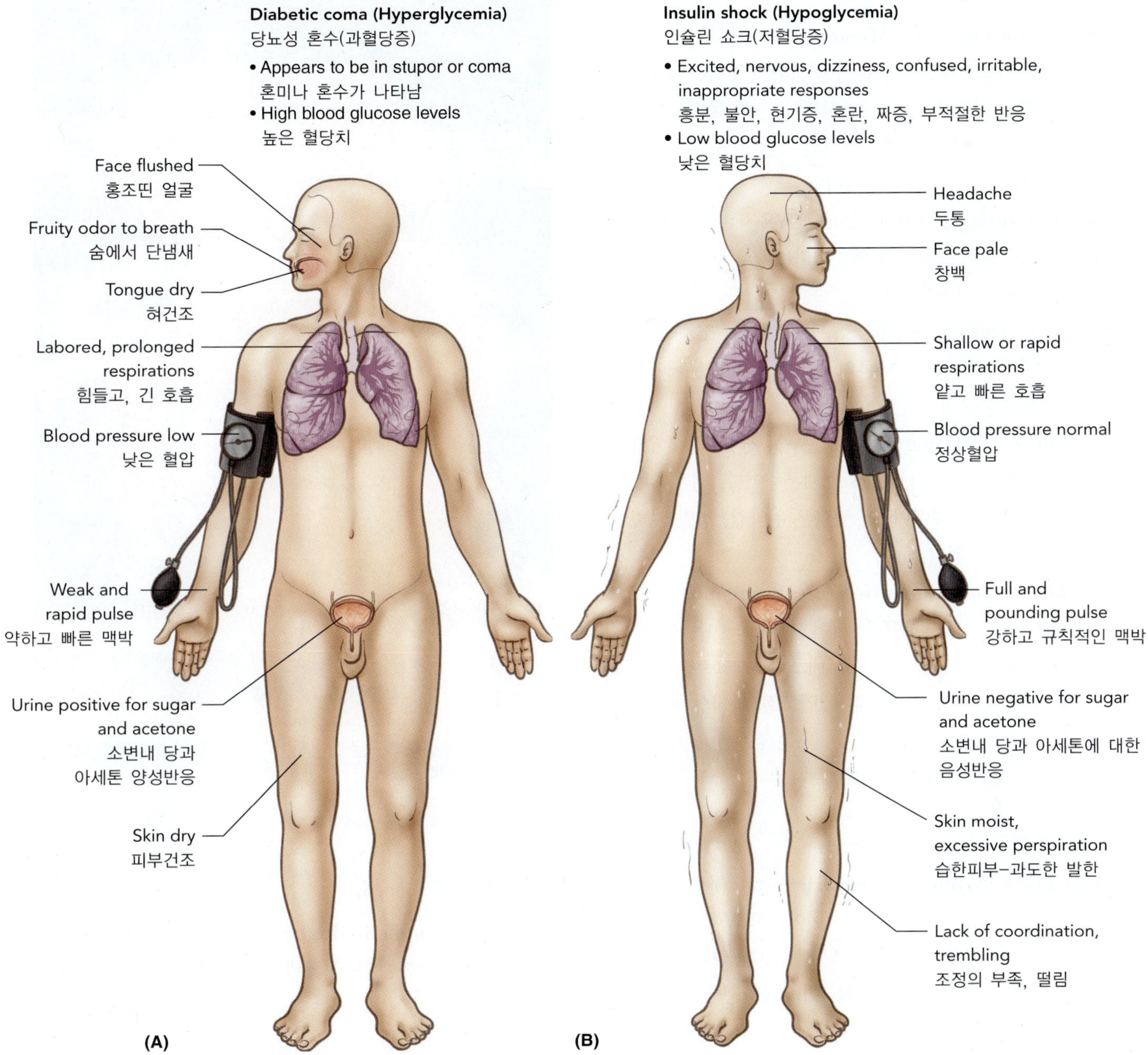

그림 13.9 (A) 당뇨병성 혼수(과혈당증) (B) 인슐린 쇼크(저혈당증)

- *Kidney disease* (콩팥질환)은 콩팥을 통과하는 혈관의 혈류가 감소하여 혈관의 손상을 일으켜 콩팥기능상실을 초래한다(9장 참조).
- *Peripheral neuropathy* (말초신경병증)은 신경손상을 말한다. 손이나 발에서 발생하면 말초신경장애로 통증과 떨림 무감각이 생긴다(10장 참조).
- 부적절하게 관리되는 혈당은 상처 치유를 늦추고 상처 감염의 가능성을 높인다. 이것은 경미한 손상을 악화시키고 궤양과 괴사로 진행될 수 있으며, 특히 심한 경우에는 발과 다리의 절단이 요구된다.

콩팥위샘[부신선] The Adrenal Glands

- **Addison's disease** (AD-ih-sonz; 애디슨병)은 코티솔이나 알도스테론을 충분히 생성하지 못하는 콩팥위샘의 질환을 말한다. 쉽게 피로하거나 근력저하, 식욕부진, 체중 감소 등이 급성 질환에서의 특징이다. 많은 환자들에서 어두운 피부 반점이 나타난다.
- **Adrenalitis** (ah-**dree**-nal-**EYE**-tis; 콩팥위샘염[부신염])은 콩팥위샘의 염증이다(adrenal은 콩팥위샘을, -itis는 염증을 뜻한다).
- **Aldosteronism** (al-**DOSS**-teh-roh-**niz**-em; 알도스테론증)은 알도스테론의 과도한 분비 때문에 생기는 전해질의 불균형이다.
- **Conn's syndrome** (KON; 콘 증후군)은 콩팥위샘의 부전에 의해 일어나는 알도스테론증이다. 일차 알도스테론증의 한 형태이며, 이 질환은 위약감, 경련 및 발작을 유발할 수 있다.
- **Pheochromocytoma** (fee-oh-**kroh**-moh-sigh-**TOH**-mah; 갈색세포종, 크롬친화세포종)은 부신속질의 드문 양성 종양으로 에피네프린과 노르에피네프린이 과다분비되어 심박수와 혈압조절의 이상이 발생한다(phe/o는 어두한을, chrom/o는 검은을, cyt는 세포를, -oma는 종양을 뜻한다).

쿠싱증후군 Cushing's Syndrome

Cushing's Syndrome (**KUSH**-ingz; 쿠싱증후군)은 *hypercortisolism* (코티솔과잉증)이라고도 하며, 고농도의 코티솔의 장기간 노출에 의해 일어난다. 코티솔은 항염증 작용을 하며 신체의 탄수화물, 지방 및 단백질의 대사를 조절한다. 쿠싱증후군의 증후로는 둥글고, 붉은 달덩이 얼굴(moon face)이다(그림 13.10).

이 상태는 신체에 의한 코티솔 과다 또는 코르티코 스테로이드의 장기간 사용으로 야기될 수 있다. 이러한 약물은 천식, 루푸스 및 류마티스 관절염과 같은 염증성 질환을 치료하고 이식된 장기나 조직을 거부하는 것을 방지하기 위해 사용된다.

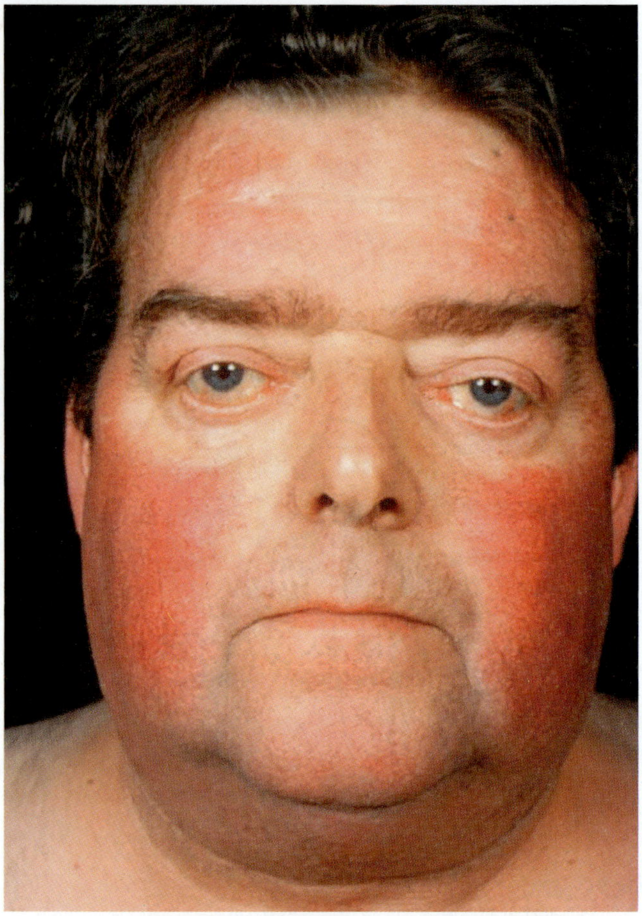

그림 13.10 **쿠싱증후군은 전형적인 '보름달'모양의 얼굴을 나타낸다.**

생식샘 The Gonads

- **Hypergonadism** (**high**-per-**GOH**-nad-izm; 생식샘기능항진증)은 생식샘에 의한 과도한 호르몬 분비로 발생한다(hyper-는 과도한을, gonad는 생식샘을, -ism은 비정상적인 상태를 뜻한다).
- **Hypogonadism** (**high**-poh-**GOH**-nad-izm; 생식샘기능저하증)은 생식샘에 의한 호르몬 분비 부족으로 발생한다(hypo-는 부족한을, gonad는 생식샘을, -ism은 비정상적인 상태를 뜻한다).
- **Gynecomastia** (**guy**-neh-koh-**MAS**-tee-ah; 여성유방증)은 남성에서 과도한 젖샘발달의 병적상태이다(gynec/o는 여성을, mast는 가슴을, -ia는 비정상적인 상태를 뜻한다). 이것은 테스토스테론의 감소로 인한 것이다.

내분비계통의 진단방법
DIAGNOSTIC PROCEDURES RELATED TO THE ENDOCRINE SYSTEM

갑상샘[갑상선] The Thyroid Gland

- Radioactive iodine uptake test (RAIU, **방사성 요오드 섭취 검사**)는 방사성 요오드를 경구 투여하여 갑상샘 기능을 측정한다. 갑상샘의 방사능 양은 6~24시간 후에 감마 프로브(gamma probe)라는 휴대용 장비를 사용하여 측정된다.
- Thyroid-stimulating hormone assay **(갑상선자극호르몬 분석법)**은 갑상선자극호르몬의 혈액 순환 시 농도를 측정하는 진단 검사이다. 이 검사는 뇌하수체의 과도한 자극에 의한 비정상적인 갑상샘의 활성을 검출하는 데 이용된다.
- Thyroid scan **(갑상선 스캔)**은 갑상샘 기능을 측정하고 15장에서 논의하는 핵의학의 한 형태이다.

당뇨 Diabetes Mellitus

- Fasting blood sugar test (FBS, **공복 시 혈당검사법**)은 *fasting plasma glucose test* 라고 하며, 환자가 8시간 내지 12시간 정도 금식한 후에 혈당농도를 측정한다. 이 검사는 당뇨 치료를 감시하거나 가려내기 위해 사용된다.
- Oral glucose tolerance test (OGTT, **경구 포도당 내성검사**)는 임신성 당뇨를 진단할 때 일반적으로 시행된다. 8시간 이상 금식한 후 고농도의 당을 함유한 액체를 마신다. 혈당수치는 1시간 후와 2시간 후에 반복 검사한다.
- Home blood glucose monitoring(가정용 혈당감시)는 한 방울의 혈액을 사용하여 현재 혈당 수준을 측정하며 종종 환자가 하루에 여러 번 수행한다.
- *Random blood glucose test* (무작위 혈당 검사)는 혈액 방울 표본을 사용하여 금식하지 않고 현재 혈당치를 측정하고 당뇨병을 진단하는 데 사용할 수 있다.
- Hemoglobin A1c testing(당화혈색소 검사)는 *HbA1c* 로도 알려져 있고 "H-B A-one-C"로 발음하며 3~4개월 동안의 평균 혈당치를 측정하는 혈액 검사이다. 검사를 통해 이 기간 동안 혈당이 어떻게 잘 조절되었는지를 평가할 때 이용된다. 당뇨를 확인하기 위해 가려내는 검사로도 사용된다.
- Fructosamine test (fruck-TOHS-ah-meen; 프룩토사민검사)는 지난 3주 동안의 평균 혈당 수치를 측정한다. 검사는 HbA1c보다 더 빠르게 변화를 확인할 수 있다.

내분비계통의 치료방법
TREATMENT PROCEDURES RELATED TO THE ENDOCRINE SYSTEM

뇌하수체 The Pituitary Gland

- Human growth hormone (HGH, **인간 성장호르몬**)은 성장호르몬의 자연공급이 정상적인 성장에 불충분할 때 성장을 촉진시키기 위해 투여하는 성장호르몬의 합성물질이다.
- Hypophysectomy (high-**pof**-ih-**SECK**-toh-mee; **뇌하수체절제술**)은 비정상적인 샘조직을 제거하는 것이다(hypophys는 뇌하수체를, -ectomy는 제거를 뜻한다). 이 수술은 코안을 통해 수행된다.

솔방울샘 The Pineal Gland

- Pinealectomy (pin-ee-al-**ECK**-toh-mee; 솔방울샘제거술)은 솔방울샘의 외과적 제거술이다(pineal은 솔방울샘을, -ectomy는 외과적 제거를 뜻한다).

갑상샘[갑상선] The Thyroid Gland

- Antithyroid drug **(항갑상샘 약물)**은 갑상선호르몬을 방출하는 갑상샘의 기능을 저하시키고자 할 때 투여하는 약물이다.
- Radioactive iodine treatment (RAI, **방사성 요오드 치료**)는 갑상샘 세포를 파괴하기 위한 방사성 요오드의 경구 투여이다. 최소한 일부의 갑상샘을 무력화시키는 핵의학 처치는 갑상선암 및 그레이브스병과 같은 만성 갑상선기능항진증을 치료하는 데 사용된다. 핵 의학에 대한 자세한 내용은 15장을 참고한다.
- Lobectomy (loh-**BECK**-toh-mee; 엽절제술)은 갑상샘의 하나의 엽을 제거하는 외과적 수술이다. 이 용어는 간, 뇌, 허파의 엽 제거에도 사용된다.

- Synthetic thyroid hormone (**합성 갑상선 호르몬**)은 갑상샘 기능이 상실된 경우에 대체하여 투여한다.

부갑상샘[부갑상선] The Parathyroid Glands

- Parathyroidectomy (par–ah–thigh–roi–DECK–toh–mee; **부갑상선절제술**)은 부갑상샘의 하나 또는 그 이상의 외과적 제거술이며 부갑상선기능항진증을 조절할 때 수행된다(parathyroid란 부갑상샘을, –ectomy는 외과적 제거를 뜻한다).

가슴샘 The Thymus

- Thymectomy (thigh–MECK–toh–mee; 가슴샘절제술)은 가슴샘의 외과적 제거술이다(thym은 가슴샘을, –ectomy는 외과적 제거를 뜻한다).

이자 The Pancreas

- Pancreatectomy (pan–kree–ah–TECK–toh–mee; **이자절제술**)은 이자의 외과적 제거이다(pancre–at는 이자를, –ectomy는 외과적 제거를 뜻한다). 이 처치는 이자암 치료에 수행된다. *Total pancreatectomy* (총췌장 제거술)로 언급된다. 침범된 장기(지라, 쓸개, 온쓸개관과 어느 정도의 작은창자와 위까지)를 포함해 이자의 제거를 말한다.

콩팥위샘[부신] The Adrenal Glands

- Laparoscopic adrenalectomy (lap–ah–roh–SKOP–ick ah–dree–nal–ECK–toh–mee; **복강경 부신절제술**)은 콩팥위샘을 하나 또는 모두를 외과적으로 제거하는 최소 침습적 수술 과정이다(adrenal은 콩팥위샘을, –ectomy는 외과적 제거를 뜻한다).
- Cortisone (KOR–tih–sohn; **코티손**)은 hydrocortisone이라고도 하고, 부신에서 생성된 코르티코스테로이드와 동일한 합성물질이다. 코르티손과 합성 코르티코스테로이드인 *prednisone* (프레드니손)은 염증을 억제하고 면역 억제제로서 투여된다(6장 참조).
- 부신호르몬인 에피네프린의 합성물질은 혈관을 수축시키는 혈관수축제로 사용된다. 알레르기반응, 쇼크, 심장정지와 같은 상태를 치료하는 데 사용된다. *Epiphrine autoinjector* (EpiPen®이라고도 함)는 측정된 양의 에피네프린을 주사하는 데 사용되는 장치이다.

내분비계통과 관련된 약어 ABBREVIATIONS RELATED TO THE ENDOCRINE SYSTEM

표 13–1에는 이 장에서 소개된 용어와 관련된 약어를 정리하였다. **주의:** 실수 또는 혼동을 피하기 위하여 항상 약어를 사용할 때 주의하여야 한다.

표 13-1

내분비계통과 관련된 약어

aldosterone = ALD	**ALD** = aldosterone 부신겉질호르몬의 일종
antidiuretic hormone = ADH	**ADH** = antidiuretic hormone 항이뇨 호르몬
diabetes insipidus = DI	**DI** = diabetes insipidus 요붕증
diabetes mellitus = DM	**DM** = diabetes mellitus 당뇨병
epinephrine = EPI, Epi	**EPI, Epi** = epinephrine 부신속질호르몬
fasting blood sugar = FBS	**FBS** = fasting blood sugar 공복 시 혈당
fructosamine tset = FA	**FA** = fructosamine tset 프룩사민 시험법
Graves' disease = GD	**GD** = Graves' disease 갑상선기능항진증
hypoglycemia = HG	**HG** = hypoglycocemia 저혈당증
latent autoimmune diabetes = LADA	**LADA** = latent autoimmune diabetes 잠복성 자가면역성 당뇨병
leptin = LEP, LPT	**LEP, LPT** = leptin 렙틴
thyroid-stimulating hormone = TSH	**TSH** = thyroid-stimulating hormone 갑상선자극호르몬

연습문제

주요 단어 연결 1

밑줄 친 곳에 알맞은 답을 예에서 선택하여 쓰시오.

	정의	답	예
13.1.	adrenal glands	______________	**acr/o**
13.2.	extremities	______________	**adren/o**
13.3.	ovaries or testicles	______________	**crin/o**
13.4.	thirst	______________	**-dipsia**
13.5.	to secrete	______________	**gonad/o**

주요 단어 연결 2

밑줄 친 곳에 알맞은 답을 예에서 선택하여 쓰시오.

	정의	답	예
13.6.	condition	______________	**pituitar/o**
13.7.	pancreas	______________	**pineal/o**
13.8.	parathyroid gland	______________	**parathyroid/o**
13.9.	pineal gland	______________	**pancreat/o**
13.10.	pituitary gland	______________	**-ism**

MATCHING TYPES OF PATHOGENS

밑줄 친 곳에 알맞은 답을 예에서 선택하여 쓰시오.

	정의	답	예
13.11.	body	______________	**thym/o**
13.12.	many	______________	**thyroid/o**
13.13.	sugar	______________	**somat/o**
13.14.	thyroid	______________	**poly-**
13.15.	thymus	______________	**glyc/o**

용어 정의

알맞은 답을 선택하여 밑줄 친 부분에 쓰시오.

13.16. 배란을 자극하는 호르몬을 ________________ 라 한다.

estrogen　follicle-stimulating　lactogenic　luteinizing

13.17. 다른 내분비샘의 활성을 조절하는 호르몬을 분비하는 내분비샘은 ________________ 이다.

adrenal　hypothalamus　pituitary　thymus

13.18. 부신겉질의 분비와 성장은 ________________ 호르몬에 의해 자극받는다.

adrenocorticotropic　growth　melanocyte-stimulating　thyroid-stimulating

13.19. ________________ 샘은 면역계통의 일부로 기능하는 호르몬을 분비하여 내분비계의 일부로 기능한다.

adrenal　parathyroid　pineal　thymus

13.20. 부갑상샘과 같이 혈액과 조직에서 칼슘농도를 조절하는 호르몬은 ________________ 이다.

aldosterone　calcitonin　glucagon　leptin

13.21. 코티솔은 ________________ 에 의해 분비된다.

adrenal cortex　adrenal medulla　pituitary gland　thyroid gland

13.22. 혈액의 혈당량은 ________________ 호르몬에 의해 증가된다.

adrenaline　glucagon　hydrocortisone　insulin

13.23. 노르에피네프린은 ________________ 에 의해 분비된다.

adrenal cortex　adrenal medulla　pancreatic islets　pituitary gland

13.24. 출산 중 자궁수축은 ________________ 호르몬에 의해 자극된다.

estrogen　oxytocin　progesterone　testosterone

13.25. 남성의 이차성징의 발달은 ________________ 호르몬에 의해 자극된다.

parathyroid　pitocin　progesterone　testosterone

주요 구조 연결

밑줄 친 곳에 알맞은 답을 예에서 선택하여 쓰시오.

	정의	답	예
13.26.	control blood sugar levels	________________	thyroid gland
13.27.	controls the activity of other endocrine glands	________________	pituitary gland
13.28.	influences the sleep-wakefulness cycle	________________	pineal gland
13.29.	regulate electrolyte levels	________________	pancreatic islets
13.30.	stimulates metabolism	________________	adrenal glands

단어 선택

밑줄 친 곳에 알맞은 답을 선택하여 쓰시오.

13.31. 성인에서 너무 많은 성장 호르몬으로 인한 호르몬 장애를 ______________ 이라고 한다.

acromegaly gigantism

13.32. 성장 호르몬은 뇌하수체 ______________ 엽(葉)에 의해 분비된다.

anterior posterior

13.33. 당뇨병 유형 2는 ______________ 장애이다.

insulin deficiency insulin resistance

13.34. ADH의 부족한 생성은 ______________ 을 일으킨다.

diabetes insipidus Graves' disease

13.35. ______________ 는 고농도의 코티솔에 장기간 노출되었을 때 발생한다.

Addison's disease Cushing's syndrome

철자연습

각각의 문장에서 잘못된 철자를 찾아서 밑줄 친 부분에 올바르게 쓰시오.

13.36. The lutinizing hormone stimulates ovulation in the female. ______________

13.37. Diabetes melletus is a group of diseases characterized by defects in insulin production, use, or both. ______________

13.38. Myxedemia is also known as adult hypothyroidism. ______________

13.39. The hormone progestarone is released during the second half of the menstrual cycle. ______________

13.40. Thymosin is secreted by the thymosin gland. ______________

약어 정의

밑줄 친 부분에 약어를 풀어 쓰시오.

13.41. **ACTH** ______________

13.42. **ADH** ______________

13.43. **DM** ______________

13.44. **FBS** ______________

13.45. **FSH** ______________

용어 선택

알맞은 답을 선택하여 밑줄 친 부분에 쓰시오.

13.46. 과장된 갑상선기능항진증으로 인해 드물게 생명을 위협하는 상태를 ________________ 라고 한다.

thyroid nodules　goiter　thyroid storm　Graves' disease

13.47. ________________ 으로 알려진 상태는 비정상적으로 높은 농도의 칼슘이 뼈에 저장되는 대신 혈액을 순환하는 것을 특징으로 한다.

hypercalcemia　hyperthyroidism　hypocalcemia　polyphagia

13.48. 쌀알 정도의 크기로 4개의 샘으로 이루어진 것은 ________________ 이다.

adrenals　pancreatic　parathyroid　pineal

13.49. ________________ 라고 알려진 유즙생성 선종은 뇌하수체의 양성 종양이다.

insuloma　pheochromocytoma　pituitary adenoma　prolactinoma

13.50. 지난 3주 동안의 평균혈당은 ________________ 혈액시험법으로 측정한다.

blood sugar monitoring　fructosamine　glucose tolerance　hemoglobin A1c

문장 완성

밑줄 친 곳에 알맞은 용어를 쓰시오.

13.51. 혈액에 있는 나트륨이나 칼륨과 같은 무기질은 ________________ 라 한다.

13.52. 갑상샘에 의해 분비되는 두 개의 주요 호르몬은 트리요오드타이로닌(T_3)과 ________________ (T_4)이다.

13.53. 당뇨에 의해 일어나는 눈 망막의 손상은 당뇨 ________________ 라 한다.

13.54. 과잉 기아를 의미하는 의학용어는 ________________ 이다.

13.55. 눈확에서 눈의 비정상적인 돌출이 ________________ 으로 알려져 있다.

단어 조합

각각의 용어를 단어 요소들로 나누고, 밑줄 친 부분에 순서대로 쓰시오. 필요한 경우 결합 모음을 나타내기 위해 슬래시(/)를 사용하시오. 제시된 모든 선이 필요하지 않을 수도 있다.

13.56. **Hyperpituitarism** is the excess secretion of growth hormone by the pituitary gland, causing acromegaly and gigantism.

_____ _____ _____ _____

13.57. **Hypoglycemia** is an abnormally low concentration of glucose in the blood.

_____ _____ _____ _____

13.58. **Hyperinsulinism** is the condition of excessive secretion of insulin in the bloodstream.

_____ _____ _____ _____

13.59. **Gynecomastia** is the condition of excessive mammary development in the male.

_____ _____ _____ _____

13.60. **Hypocalcemia** is characterized by abnormally low levels of calcium in the blood.

_____ _____ _____ _____

진실/거짓

문장이 맞으면 T를 쓰고, 틀리면 F를 쓰시오.

13.61. _____ 이자섬의 베타 세포는 저혈당에 반응하여 글루카곤을 분비한다.

13.62. _____ 갈색 세포종은 부신의 희귀한 양성 종양으로, 에피네프린과 노르에피네프린을 너무 많이 방출한다.

13.63. _____ 호르몬인 멜라토닌은 부신 피질에 의해 분비된다.

13.64. _____ 인슐린 종양은 인슐린을 분비하여 저혈당을 유발하는 췌장의 악성 종양이다.

13.65. _____ 다뇨증은 과도한 배뇨이다.

임상 문제

밑줄 친 부분에 알맞은 답을 쓰시오.

13.66. 간호학 공부 중에 Rodney Milne은 _____ 호르몬이 신장을 통해 배설되는 물의 양을 줄임으로써 혈압을 조절하는 데 도움이 된다는 것을 알게 되었다.

13.67. Eduardo Chavez는 항상 목이 마른다고 호소했다. 그의 의사는 이 차트에서 과도한 갈증이 _____ 이라고 지적했다.

13.68. Wei 부인의 증상으로는 만성 부작용, 피로 회복, 근육 약화, 식욕 부진, 체중 감소가 포함된다. 부신이 충분한 코티솔을 생성하지 않기 때문이다. 의사는 이 상태를 _____ 라고 진단했다.

13.69. Linda Thomas는 콩팥위샘이 충분한 점진적으로 코티솔을 생성하지 못하는 병을 앓고 있다. 이 질환을 __________________________ 라 한다.

13.70. Patrick Edward는 하시모토 __________________________ 라는 자가면역질환을 겪고 있다. 이런 상태에서 손상된 면역계는 갑상샘 조직을 침입하고 점진적인 분비샘의 파괴를 가져오는 감염 과정이 시작된다.

13.71. 운동선수가 올림픽을 위해 훈련하고 있을 때, 그는 힘과 근육을 강화시키려고 __________________________ 스테로이드 사용을 시도했었다.

13.72. Holly Yates는 지방 세포에서 분비된 호르몬인 이것이 뇌에 들어가 음식물 섭취와 에너지 소비의 균형을 조절하는 __________________________ 을 배우는 것에 놀라움을 금치 못했다.

13.73. 선천적으로 갑상샘 분비의 부족을 초래하는 것으로 Vaugh-Eames라는 어린이는 정신적 · 육체적으로 성장이 늦다. 이 질환의 의학용어는 __________________________ 라 한다.

13.74. Ray Grovenor는 지나치게 키가 크고 거대하다. 사춘기 전에 뇌하수체의 기능이 지나쳐 일어나서 생기는 병으로 __________________________ 라 한다.

13.75. Rosita DeAngelis는 이자의 외과적 제거를 진단받았다. 이 진단의 의학용어는 __________________________ 라 한다.

의학용어 선택

밑줄 친 부분에 알맞은 답을 쓰시오.

13.76. __________________________ 라고 하는 호르몬은 내분비샘이 아닌 뇌의 뉴런에 의해 생성되고 방출되며 혈류를 통해 장기와 조직으로 전달된다.

oxytocin   neurohormones   neurotransmitters   steroids

13.77. __________________________ 는 기능이 저하된 종양(분비 호르몬) 또는 기능하지 않는 종양(호르몬을 분비하지 않음)인 뇌하수체의 성장이 느린 양성 종양이다.

hyperpituitarism   hypopituitarism   pituitary adenoma   prolactinoma

13.78. 갑상선기능항진증에 의해 유발되는 자가면역질환인 __________________________ 병은 종종 갑상선종, 안구 돌출증 또는 이 둘 모두로 특징 지어진다.

Addison's   Cushing's   Graves'   Hashimoto's

13.79. 고혈당에 의해 일어나는 당뇨 응급처치는 __________________________ 라 한다.

diabetic coma   hypoglycemia   insulin shock   insuloma

13.80. __________________________ 호르몬은 수면과 일어남의 주기에 영향을 준다.

glucagon   melatonin   parathyroid   thymosin

단어 조합 연습

다음은 이 장의 주요 용어가 아니다. 그러나 다음과 같은 익숙한 단어로 구성된다. 용어 작성에 도움이 필요하면 의학사전을 참조하시오.

endo-	**adren/o**	**-emia**
	crin/o	**-itis**
	hyper-	**-megaly**
	insulin/o	**-logy**
	pancreat/o	**-oma**
	pineal/o	**-tomy**
	thym/o	**-pathy**
	thyroid/o	

13.81. 부신의 질병을 의미하는 용어는 ______________________________ 이다.

13.82. 내분비샘과 분비물들을 연구하는 것을 ______________________________ 라 한다.

13.83. 콩팥위샘의 비대를 의미하는 용어는 ______________________________ 이다.

13.84. 가슴샘의 질환을 의미하는 용어는 ______________________________ 이다.

13.85. 갑상샘의 감염을 의미하는 용어는 ______________________________ 이다.

13.86. 이자의 외과적 제거를 의미하는 용어는 ______________________________ 이다.

13.87. 콩팥위샘의 질병을 나타내는 용어는 ______________________________ 이다.

13.88. 솔방울샘의 종양을 의미하는 용어는 ______________________________ 이다.

13.89. 혈액의 비정상적인 인슐린 고농도를 의미하는 용어는 ______________________________ 이다.

13.90. 콩팥위샘의 감염을 의미하는 용어는 ______________________________ 이다.

명칭 표기

다음 그림에서 숫자로 표시된 부위의 알맞은 명칭을 쓰시오.

13.91. ______________________ gland

13.92. ______________________ glands

13.93. ______________________ gland

13.94. ______________________ of the female

13.95. ______________________

13.96. ______________________ gland

13.97. ______________________ gland

13.98. ______________________ glands

13.99. ______________________ islets

13.100. ______________________ of the male

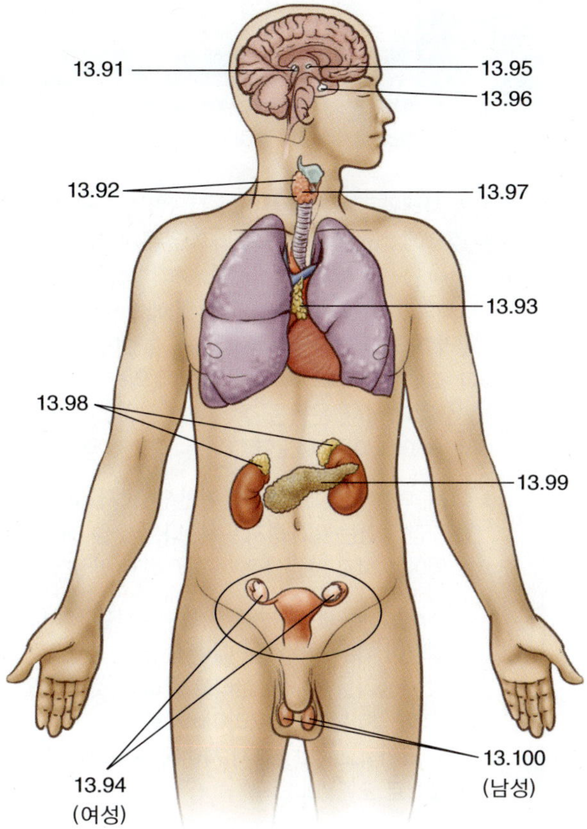

휴먼 터치

The Human Touch

비판적 사고력

다음의 사례와 질문은 토론이나 간단한 의견을 작성해 봄으로써 비판적 사고력을 키울 수 있도록 제시하였다. 토론 주제에 대한 정답은 없으니 자유롭게 의견을 제시하면 된다.

14세의 James Jacob Tuls는 집에 돌아 왔을 때, 엄마가 알아차릴 만큼 많이 아팠다. 가을 날씨가 시원했지만 떨리고, 의식이 불명확하고, 땀을 흘렸다. "Jake, 당장 주스 한잔을 마시자." 그의 엄마는 최대한 침착하게 말했다. 그녀는 Jake의 제1형 당뇨병에 의해 야기된 저혈당 증상이 너무 익숙했다. 그가 6세 때 진단을 받은 이후로 인슐린과 식사, 운동을 주의 깊게 관찰했다. 하지만, 그가 중학생이 된 지금은 운동장에서 축구를 하였고, 종종 땀범벅이 되어 돌아오면 그녀는 정말 걱정스러웠다.

"그래, 나는 너무 오래 공복이면 안 되지." Jake는 기분이 좋아지자 중얼거렸다.
"하지만 엄마는 이해하지 못해. 나는 다른 애들과 달라지고 싶지 않아."라고 말했다. 그가 학교를 마치기 전에 그의 엄마는 학교 보건실로 전화를 하고 있었다.

Jacob은 하루에 세 번씩 인슐린 주사를 맞아야 했다. 그는 혈당치가 너무 높거나 예정대로 식사를 하지 않아서 혈당이 너무 낮아졌을 때 무슨 일이 일어나는지 알고 있었다. 하지만 친구들과 함께 수학여행을 갔을 때, 그는 당장 뭔가를 먹어야 한다고 말하는 것이 싫었다. 그리고 그는 주사를 맞을 때 다른 아이가 들어오면 싫어했다. 그의 엄마는 그의 프라이버시를 위해 보건실로 가서 인슐린 주사를 맞을 수 있도록 보건교사와 약속을 했지만, 그가 4교시와 5교시 사이에 나타나지 않을 때마다 보건교사는 마치 아픈 병자와 같은 그를 데려오기 위해 교실로 오곤 했다.

그는 당뇨병을 앓으면서 주사를 맞는데 지쳤고, 다른 아이들처럼 늦잠을 자고, 식사를 거르지 못하는 것도 화가 났다. 그의 엄마가 보건교사와 전화 통화를 하는 동안 얼굴을 찌푸렸고, 친구 Joe를 찾으러 나가면서 뒷문을 쾅 닫았다.

토론 주제

1. Jacob이 초등학교 때보다 중학교에서 주사를 유지하는 것이 더 어려운 이유는 무엇인가?
2. 인슐린 주사를 맞을 시간을 놓치면 당뇨 혼수에 빠지고, 사망할 가능성이 있다는 것을 알고 있는데 왜 Jacob은 자기 관리를 하지 않는다고 생각하는가?
3. Jacob의 학교 친구들이 그에 대해 이야기한다고 생각하는가? 아니면 그가 그렇게 생각하는 걸까? 두 가지 가능성에 대해 모두 토론하시오. Jacob은 반 친구들이 그의 상태를 이해하도록 하기 위해 어떤 조치를 취할 수 있는가?
4. 인슐린 펌프는 Jacob의 선택사항일 수 있다. 주치의가 그것이 좋은 선택 후보인지 결정하는 데 도움이 될 요소들은 무엇인가?

CHAPTER 14

생식기계통

THE REPRODUCTIVE SYSTEM

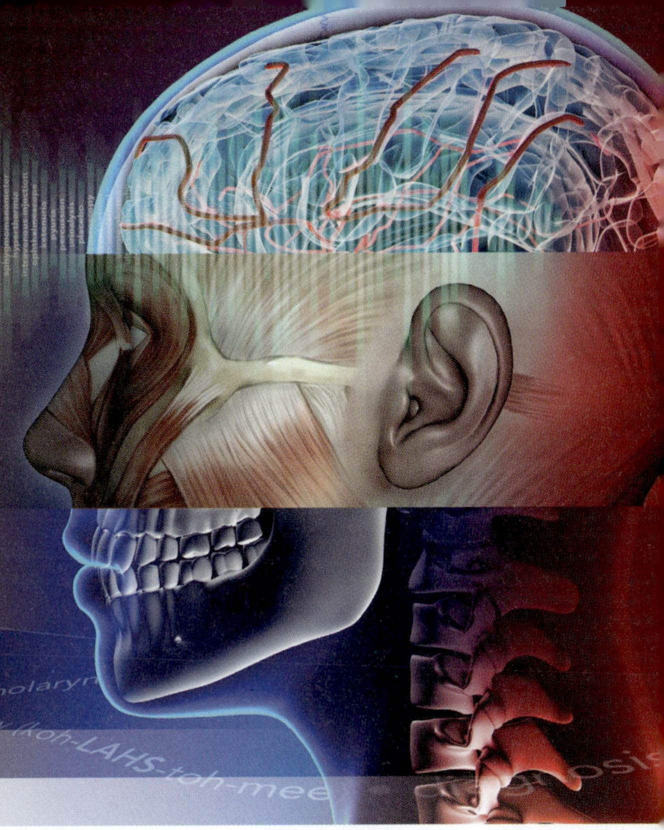

생식기계통의 구조와 기능 및 이와 관련된 연결형에 대한 개요

주요 구조	관련된 연결형	주요 기능
Male 남성		
Penis 음경	**pen/i**, **phall/i**	성교와 배뇨 시 이용
Testicles, Testes 고환	**orch/o**, **orchid/o**, **test/i**, **test/o**	정자와 남성호르몬인 테스토스테론을 생산
Female 여성		
Ovaries 난소	**oophor/o**, **ovari/o**	난자와 여성호르몬을 생산
Fallopian Tubes 자궁관	**salping/o**	성숙한 난자를 자궁으로 수송. 수정을 위한 장소
Uterus 자궁	**hyster/o**, **metr/o**, **metri/o**, **uter/o**	성장하는 아이를 보호하고 지지
Vagina 질	**vagin/o**, **colp/o**	성교, 생리 배출, 태아출산을 위한 통로
Placenta 태반	**placent/o**	임신 동안 태아와 모체 사이에 영양분과 노폐물의 교환

용어 생식기계통과 관련된 어휘

이 목록에 있는 항목들은 이 장에서 중요한 용어와 어근만을 분류하였다. 그리고 이 장에서 중요한 단어는 **굵은 글씨**로 표시하였다. 청록색 이탤릭체로 나타나는 이차 용어는 일차 용어의 의미를 명확히 한다.

주요단어

- ☐ **cervic/o** 목, 자궁목부
- ☐ **colp/o** 질
- ☐ **-gravida** 임신
- ☐ **gynec/o** 여성
- ☐ **hyster/o** 자궁
- ☐ **mast/o** 유방, 젖샘
- ☐ **men/o** 월, 월경
- ☐ **orchid/o** 고환
- ☐ **ov/o** 난자
- ☐ **ovari/o** 난소
- ☐ **-para** 출생
- ☐ **-pexy** 고정술
- ☐ **salping/o** 관, 나팔관
- ☐ **test/i** 고환
- ☐ **vagin/o** 질

의학용어

- ☐ **abruptio placentae** (ah-**BRUP**-shee-oh plah-**SEN**-tee) 태반조기박리
- ☐ **amenorrhea** (ah-**men**-oh-**REE**-ah) 무월경
- ☐ **amniocentesis** (**am**-nee-oh-sen-**TEE**-sis) 양수천자
- ☐ **andropause** (**AN**-droh-pawz) 남성갱년기
- ☐ **Apgar score** 아프가점수
- ☐ **azoospermia** (ay-**zoh**-oh-**SPER**-mee-ah) 무정자증
- ☐ **cervical dysplasia** (**SER**-vih-kal dis-**PLAY**-see-ah) 자궁목이형성[자궁경부이형성]
- ☐ **cervicitis** (**ser**-vih-**SIGH**-tis) 자궁목염[자궁경부염]
- ☐ **chlamydia** (klah-**MID**-ee-ah) 클라미디아(증)
- ☐ **chorionic villus sampling** (**kor**-ee-**ON**-ick **VIL**-us) 융모막융모채취
- ☐ **colostrum** (kuh-**LOS**-trum) 초유
- ☐ **colpopexy** (**KOL**-poh-**peck**-see) 질고정술
- ☐ **colporrhaphy** (kol-**POR**-ah-fee) 질봉합술
- ☐ **colposcopy** (kol-**POS**-koh-pee) 질확대경검사
- ☐ **dysmenorrhea** (**dis**-men-oh-**REE**-ah) 월경통
- ☐ **eclampsia** (eh-**KLAMP**-see-ah) 자간증
- ☐ **ectopic pregnancy** (eck-**TOP**-ick) 자궁외임신
- ☐ **endocervicitis** (**en**-doh-**ser**-vih-**SIGH**-tis) 자궁목점막염[자궁경관내막염]
- ☐ **endometriosis** (**en**-doh-**mee**-tree-**OH**-sis) 자궁내막증
- ☐ **epididymitis** (**ep**-ih-did-ih-**MY**-tis) 부고환염
- ☐ **episiotomy** (eh-**piz**-ee-**OT**-oh-mee) 외음절개술
- ☐ **fibroadenoma** (**figh**-broh-**ad**-eh-**NOH**-mah) 섬유샘종[섬유선종]
- ☐ **fibrocystic breast disease** (**figh**-broh-**SIS**-tick) 섬유낭성 유방질환
- ☐ **galactorrhea** (gah-**lack**-toh-**REE**-ah) 젖흐름증, 젖분비과다증, 유루증
- ☐ **gonorrhea** (**gon**-oh-**REE**-ah) 임질
- ☐ **hematospermia** (**hee**-mah-toh-**SPER**-mee-ah) 혈정액증
- ☐ **hydrocele** (**HIGH**-droh-seel) 물음낭증[음낭수종]
- ☐ **hypomenorrhea** (**high**-poh-men-oh-**REE**-ah) 과소월경
- ☐ **hysterectomy** (**hiss**-teh-**RECK**-toh-mee) 자궁절제술
- ☐ **hysterosalpingography** (**hiss**-ter-oh-**sal**-pin-**GOG**-rah-fee) 자궁자궁관조영술
- ☐ **hysteroscopy** (**hiss**-ter-**OSS**-koh-pee) 자궁경검사법
- ☐ **leukorrhea** (**loo**-koh-**REE**-ah) 백색질분비물, 백대하
- ☐ **mastalgia** (mass-**TAL**-jee-ah) 유방통증, 유선통
- ☐ **mastopexy** (**MAS**-toh-**peck**-see) 유방고정술
- ☐ **menarche** (**MEN**-ar-kee) 첫월경, 초경
- ☐ **menometrorrhagia** (**men**-oh-**met**-roh-**RAY**-jee-ah) 불규칙과다월경, 기능성월경출혈
- ☐ **neonate** (**NEE**-oh-nayt) 신생아
- ☐ **nulligravida** (**null**-ih-**GRAV**-ih-dah) 미임산부
- ☐ **nullipara** (nuh-**LIP**-ah-rah) 미산부
- ☐ **obstetrician** (**ob**-steh-**TRISH**-un) 산과의사
- ☐ **oligomenorrhea** (**ol**-ih-goh-**men**-oh-**REE**-ah) 희발월경, 과소월경
- ☐ **oophorectomy** (**oh**-ahf-oh-**RECK**-toh-mee) 난소절제술
- ☐ **orchidectomy** (**or**-kih-**DECK**-toh-mee) 고환절제술
- ☐ **orchiopexy** (**or**-kee-oh-**PECK**-see) 고환고정술
- ☐ **pelvic inflammatory disease** 골반염증성 질환
- ☐ **perimenopause** (pehr-ih-**MEN**-oh-pawz) 폐경준비기, 폐경전후기
- ☐ **Peyronie's disease** (pay-roh-**NEEZ**) 페이로니병
- ☐ **placenta previa** (plah-**SEN**-tah **PREE**-vee-ah) 전치태반
- ☐ **polycystic ovary syndrome** (**pol**-ee-**SIS**-tick) 다낭난소증후군
- ☐ **preeclampsia** (**pree**-ee-**KLAMP**-see-ah) 전자간증
- ☐ **priapism** (**PRYE**-ah-**piz**-em) 지속발기증, 음경강직
- ☐ **primigravida** (**prye**-mih-**GRAV**-ih-dah) 초임부
- ☐ **primipara** (prye-**MIP**-ah-rah) 초산부
- ☐ **pruritus vulvae** (proo-**RYE**-tus **VUL**-vee) 외음가려움증[외음소양증]
- ☐ **salpingo-oophorectomy** (sal-**ping**-goh oh-**ahf**-oh-**RECK**-toh-mee) 자궁관난소절제술
- ☐ **syphilis** (**SIF**-ih-lis) 매독
- ☐ **trichomoniasis** (**trick**-oh-moh-**NYE**-ah-sis) 트리코모나스증[질편모충증]
- ☐ **uterine prolapse** (**YOU**-ter-ihn proh-**LAPS**) 자궁탈출
- ☐ **varicocele** (**VAR**-ih-koh-**seel**) 덩굴정맥류[정삭정맥류]
- ☐ **vasovasostomy** (**vay**-soh-vah-**ZOS**-toh-mee) 정관정관이음술[정관문합술]

학습목표

이 장을 학습하고, 다음을 할 수 있어야 한다.

1. 남성 생식기계통의 구조와 주요 기능을 확인하고 설명할 수 있다.
2. 남성 생식기계통의 진단과 치료과정 및 질병과 관련된 용어를 발음하고, 철자를 쓰고, 정의하고, 이해할 수 있다.
3. 성매개질환을 6개 이상 설명할 수 있다.
4. 여성 생식기계통의 구조와 주요 기능을 확인하고 설명할 수 있다.
5. 여성 생식기계통의 진단과 치료과정 및 질병과 임신, 출산, 분만 후 기간 동안에 여성의 진단과 치료과정 및 질병과 관련된 용어를 발음하고, 철자를 쓰고, 정의하고 이해할 수 있다.

생식기계통 관련 용어

TERMS RELATED TO THE REPRODUCTIVE SYSTEMS OF BOTH SEXES

Genitalia (jen-ih-TAY-lee-ah; 생식기)는 생식기관 및 관련 구조이다.

- *External genitalia* (외부생식기)는 체강 밖에 위치한 생식기관이다.
- *Internal genitalia* (내부생식기)는 신체 내에서 보호되는 생식기관이다.

Perineum (pehr-ih-NEE-um; 샅, 회음)은 남성과 여성 모두에서 두덩결합과 꼬리뼈 사이의 외부 표면 영역이다.

- *Male perineum* (남성 샅)의 조직은 음낭에서 항문 주위의 영역까지이다.
- *Female perineum* (여성 샅)의 조직은 두덩결합에서 항문 주위의 영역까지이다(그림 14.6).

생식기계통의 기능

FUNCTIONS OF THE MALE REPRODUCTIVE SYSTEM

남성 생식기계통의 주된 기능은 수백만 개의 정자를 생산하여, 하나의 정자와 난자가 결합하여 새로운 생명을 만든다. 여성의 몸으로 전달하는 것이다. 남성 생식기계통의 일부 구조는 비뇨기계의 일부로 기능을 한다. 비뇨기계의 기능은 9장에서 논의되었다.

생식기계통의 구조

STRUCTURES OF THE MALE REPRODUCTIVE SYSTEM

- *External male genitalia* (외부 남성생식기)는 음경, 음낭 그리고 두 개의 고환을 포함한다.
- *Internal male genitalia* (내부 남성생식기)는 남성 생식 기관의 나머지 구조를 포함한다(그림 14.1, 그림 14.2).

음낭과 고환 The Scrotum and Testicles

Scrotum (SKROH-tum; 음낭)은 고환을 둘러싸고, 보호하고 지지하는 주머니모양이다. 음낭은 음경 뒤쪽에 있는 두덩활(골반궁)에 매달려 허벅지 사이에 위치한다.

Testicles (고환)은 *testes*라고도 하는데, 정자나 정자세포를 생산하는 두 개의 작은 계란모양의 생식샘이다(단수형, *testis*). 고환은 남자 태아의 복부 내에서 발달하며 일반적으로 출생 전이나 직후에 음낭으로 하강한다.

- 정자는 각각의 고환에 위치하는 seminiferous tubules (see-mih-NIF-er-us TOO-byouls; 정세관)에서 형성된다(그림 14.2).
- Epididymis (ep-ih-DID-ih-mis; 부고환)은 각각의 고환 위쪽에 위치한 꼬불꼬불한 생식관이다. 이 관은 고환의 길이를 따라 내려가다 몸통을 향해 위쪽으로 올라온다. 그곳에서 *vas deferens* (정관)이라 불리는 좁은 관을 형성한다(복수형, *epididymides*).
- Spermatic cord (정삭)은 부고환에서 위로 뻗어 각각의 고환에 붙어 있다. 정삭에는 각각의 고환에 필요로 하는 정관, 동맥, 정맥, 신경 및 림프관이 포함되어 있다.

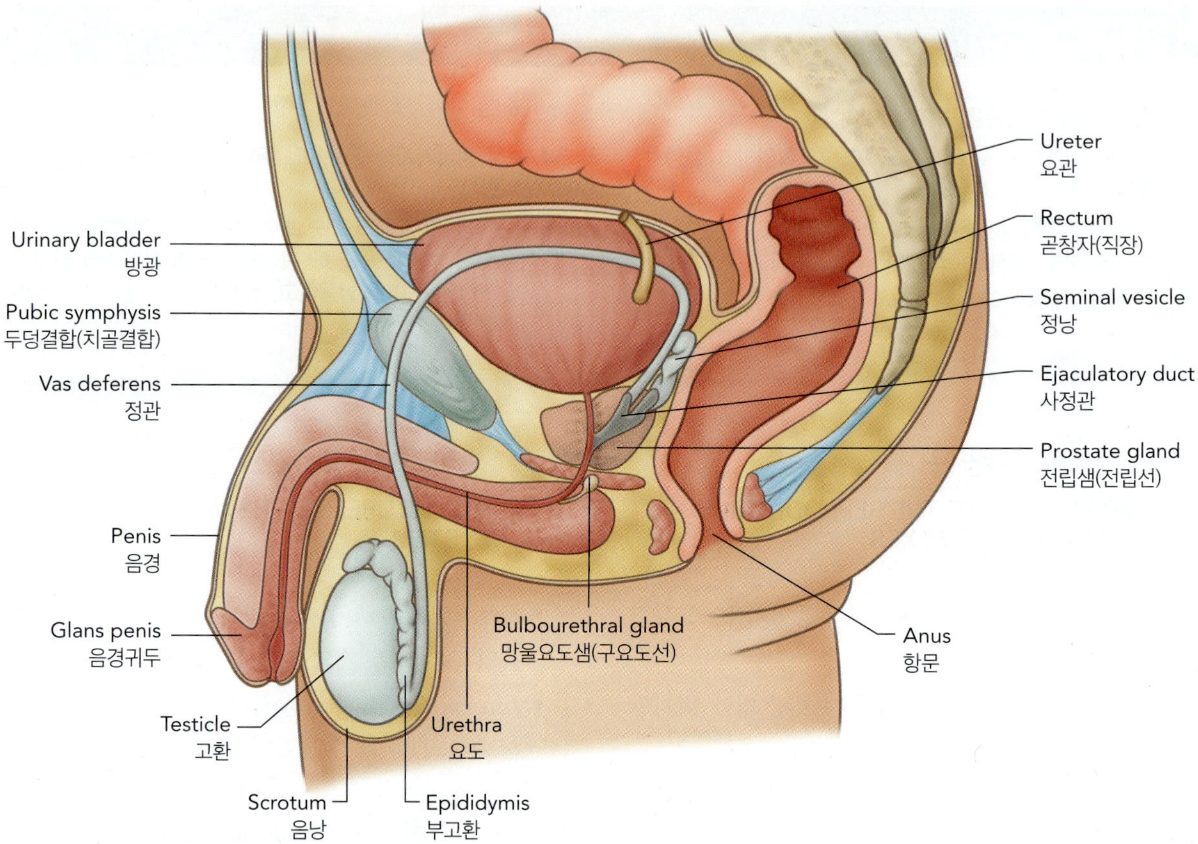

그림 14.1 남성 생식기계통의 측단면도

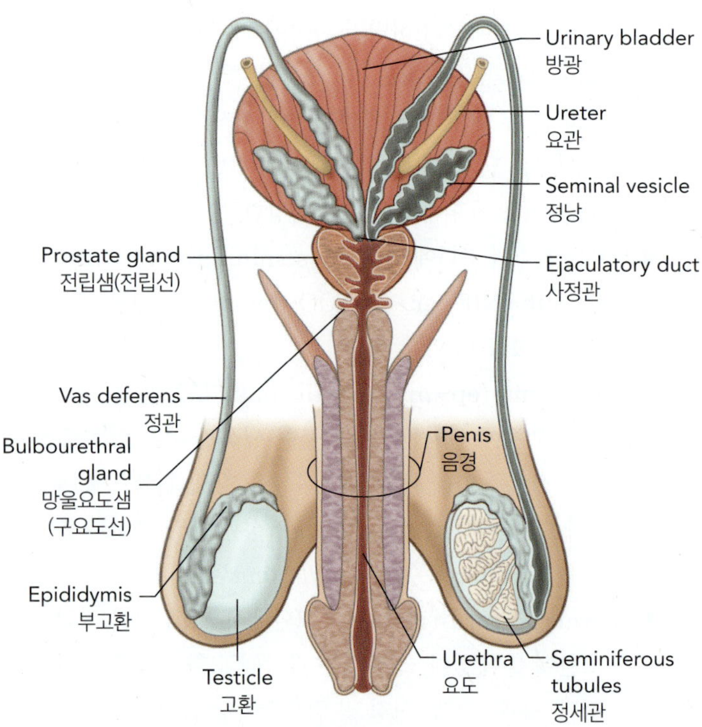

그림 14.2 앞쪽 횡단면에서 볼 수있는 남성생식기관의 구조

정액 형성 Semen Formation

*Spermatozoa*라고도 하는 sperm (**정자**)는 남성의 생식세포(성세포)이다. Semen (SEE-men; 정액)은 ejaculate (사정액)이라고도 하며, 성적 흥분이 절정에 도달할 때 요도를 통해 사정되는 정자와 여러 분비물이 혼합된 흰 액체이다. *Ejaculate* (사정)이라는 용어는 갑자기 분출한다는 의미이다.

- Spermatogenesis (sper-mah-toh-JEN-eh-sis; 정자 형성)은 정자형성과정을 의미한다(spermat/o는 정자를, -genesis는 생성, 창조를 뜻한다).
- 정자형성에 적합한 온도는 34℃이다. 음낭은 고환을 신체로 가깝게 붙어 있게 조절함으로써 온도를 유지한다.
- 정자는 고환의 정세관에서 형성된다.
- 형성된 정자는 부고환으로 이동하여 일시적으로 저장된다. *Motile*은 자발적인 움직임이 가능하다는 것을 의미한다.

- 부고환에서 정자는 몸 안의 위쪽 방향으로 이동하고 정관으로 들어간다. 여기에서, 정낭과 전립샘의 분비물이 추가되어 정액을 형성한다.

음경 The Penis

Penis (PEE–nis; 음경)은 정자를 여성의 질로 전달하는 남성 성기관이다. 음경은 발기조직으로 세 개의 기둥으로 구성되어 있다(그림 14.1, 그림 14.2).

- 성적인 자극 동안에 발기조직은 높은 압력하에 있는 혈액으로 채워져 있다. 이것은 *erection* (발기)라고 하고, 팽창하고, 단단하며, 경직된 상태를 유발한다.
- 음경과 관련된 두 개의 형용사가 있다: *penile* (음경의)과 *phallic* (음경의, 남근모양의)이다(pen/i, phall/i 둘 다 음경을 뜻한다).
- Glans penis (glanz PEE–nis; 음경귀두)는 *head of the penis* 라고도 하는데, 음경 끝에 위치하는 구근모양의 민감한 영역이다(그림 14.1).
- *Prepuce* (PREE–pyous; 음경꺼풀[포피])은 foreskin이라고도 하며, 음경귀두를 덮고 보호하는 피부와 점막의 겹쳐진 이중층이다. 음경꺼풀은 출생 후에 포경수술을 통하여 제거되기도 한다.

정관, 정낭 및 사정관

The Vas Deferens, Seminal Vesicles, and the Ejaculatory Duct

- Vas deferens (vas DEF–er–enz; 정관)은 *ductus deferens* 라고도 하는데, 각각의 부고환과 연결된 길고 좁은 연속된 관이다(그림 14.1, 그림 14.2). 이 구조는 위쪽으로 이어져 요도와 만난다.
- Seminal vesicles (SEM–ih–nal; 정낭)의 분비샘은 정액의 60%를 형성하고 정자세포에 영양분을 공급하는 걸쭉하고 노란 물질을 분비한다. 이 분비샘은 방광의 기저부에 위치하여 요도와 만나 정관 안으로 개구한다.
- Ejaculatory duct (**사정관**)은 정관과 정낭의 배출관이 합쳐져서 형성되고, 전립샘을 통과하여 요도에 이르게 된다. 사정하는 동안, 사정관의 반사 작용이 정액을 음경을 통해 요도로 전달하여 몸 밖으로 배출한다.

전립샘 The Prostate Gland

Prostate gland (PROS–tayt; 전립샘[전립선])은 방광 아래에 있으며, 정관이 요도로 이르는 부위에서 요도의 위쪽 끝을 둘러싸고 있다(그림 14.1, 그림 14.2).

사정 동안 전립샘은 정자의 운동성을 돕기 위하여 정액 내로 끈적이는 알칼리성 용액을 분비한다. *Motality*는 움직일 수 있는 능력을 의미한다. 전립샘의 질병과 치료는 9장에서 논의된다.

망울요도샘[팽대부요도샘] The Bulbourethral Glands

Bulbourethral glands (bul–boh–you–REE–thral; 망울요도샘[요도구선])은 *Cowper's glands*라고도 하며, 전립샘 바로 아래에 존재한다. 이러한 샘 중 하나는 요도의 양쪽에 위치하고 있으며 요도로 열린다(그림 14.1, 그림 14.2).

성적 흥분 동안에, 이 샘은 사전 사정*(pre–ejaculate)*으로 알려진 체액을 분비한다. 이 체액은 요도에 남아 있는 소변이나 이물질을 제거하는 데 도움이 된다. 또한 정자가 통과하도록 요도에 윤활 작용을 한다. 이 체액은 정자를 포함하고 있으며, 사정되지 않더라도 임신을 유발할 수 있다.

요도 The Urethra

Urethra (**요도**)는 음경을 통하여 신체 외부로 열려 있다. 남성에서 요도는 생식기계통과 비뇨기계통 둘 다의 기능을 가진다. 요도의 질환은 9장에서 논의되었다.

남성 생식기계통과 관련된 전문의료인

MEDICAL SPECIALTIES RELATED TO THE MALE REPRODUCTIVE SYSTEM

Urologist (you–ROL–oh–jist; 비뇨기전문의)는 남성의 비뇨생식기계통과 여성의 비뇨기계통 질환과 장애를 진단하고 치료하는 전문의사이다(ur/o는 소변을, –logist는 전문가를 뜻한다). *Genitourinary* (비뇨생식기)는 생식기관과 비뇨기관 모두를 의미한다.

남성 생식기계통의 질환
PATHOLOGY OF THE MALE REPRODUCTIVE SYSTEM

음경 The Penis

- **Balanitis** (bal–ah–NIGH–tis; 귀두염)은 주로 포경수술로 포피를 제거하지 않은 남성의 불량한 위생상태로 생기는 음경귀두의 염증이다(balan은 음경귀두를, –itis는 염증을 뜻한다).
- **Phimosis** (fih–MOH–sis; 포경)은 포피의 개구부가 좁아져 음경귀두 노출 시 포피가 뒤로 잡아당겨지지 않는 것이다. 이 증상은 출생 시에 존재하거나 유년기에 뚜렷해질 수 있다.
- **Erectile dysfunction** (ED, 발기 부전)은 *impotence*라고도 하며, 남성이 발기 능력이나 유지를 할 수 없는 것이다. 발기가 안 된 음경은 *flaccid* (축 늘어진)해 보인다.
- **Peyronie's disease** (pay–roh–NEEZ; **페이로니병**)은 *penile curvature* (음경 굴곡)이라고도 하며, 발기 시 음경이 구부러지거나 굽혀지는 성기능 장애의 한 형태이다.
- **Priapism** (PRYE–ah–piz–em; 발기지속증)은 4시간 이상 지속되는 고통스러운 발기로 성적 흥분을 동반하지 않거나 성적 자극이 끝나도 사라지지 않는다. 이와 같은 상태는 약물복용, 낫적혈구 빈혈 또는 백혈병과 같은 혈액 관련 질병에 의해 발생할 수 있다.
- **Premature ejaculation** (**조기사정**)은 남성이 너무나 빨리 성적 극치감에 도달하는 상태인데, 보통 삽입 전이나 직후에 발생한다.

고환과 이와 관련된 구조물
The Testicles and Related Structures

- **Andropause** (AN–droh–pawz; 남성갱년기)는 *ADAM* (*Androgen Decline in the Aging Male*, 고령 남성의 안드로겐 감소)이라고도 하는데, 남성 호르몬인 테스토스테론의 감소가 특징이다(andr/o는 남성을, –pause는 중지를 뜻한다). 보통 남자가 40대 후반부터 수십 년 동안 점차적으로 진행된다. *Androgen*은 남성 호르몬이다.
- **Cryptorchidism** (krip–TOR–kih–dizm; 잠복고환증)은 *undescended testis* (미하강고환)이라고도 하며, 한쪽 또는 양쪽 고환이 음낭 안으로 하강하지 못한 발생학적 결함이다(crypt/o는 숨겨진을, orchid는 고환을, –ism은 비정상적인 상태를 뜻한다).
- **Anorchism** (an–OR–kizm; 무고환증)은 한쪽 또는 양쪽 고환 모두가 선천적으로 결손된 상태이다(an–은 없는 상태를, orch는 고환을, –ism은 비정상적인 상태를 뜻한다).
- **Epididymitis** (ep–ih–did–ih–MY–tis; 부고환염)은 부고환염의 염증으로 확산에 의해 발생한다. 요도 또는 방광에서 감염되어 발생한다(epididym은 부고환을, –itis는 염증을 뜻한다) **(그림 14.3A)**.
- **Hydrocele** (HIGH–droh–seel; 물음낭증[음낭수종])은 고환에서 나오는 정삭을 따라 음낭에 액체로 채워진 주머니를 의미한다(hydr/o는 물과 관련된, –cele는 탈출증 또는 부종을 뜻한다). **주의:** 수종(*hydrocele*)이란 용어는 신체의 체강에 용액이 축적된 상태를 기술할 때 쓰이기도 한다.
- **Spermatocele** (sper–MAH–toh–seel; 정액류)는 부고환에서 발생하며 정자가 들어 있는 유백색 액체로 채워진 낭종이다(spermat/o는 정자를, –cele는 탈장, 종양 또는 부기를 뜻한다).
- **Testicular cancer** (**고환암**)은 보통 고환의 정자를 만들어내는 구조물에서 발생하고 조기에 진단하면 치료 효과가 높다.
- **Testicular torsion** (**고환꼬임**[고환염전증])은 고환으로 이어지는 정관과 혈관이 꼬임으로써 유발되는 음낭의 날카로운 통증이다. *Torsion*은 꼬임을 뜻한다.
- **Testitis** (test–TYE–tis; 고환염)은 *orchitis*라고도 하며, 한쪽 또는 양쪽 고환의 염증을 말한다(test와 orch는 고환을, –itis는 염증을 뜻한다) **(그림 14.3B)**.
- **Varicocele** (VAR–ih–koh–seel; 덩굴정맥류[정삭정맥류])는 음낭의 한쪽이 확대된 정맥의 결절이다(varic/o는 정맥류를, –cele는 탈출증 또는 부종을 뜻한다). *Varicose veins* (덩굴정맥류)는 비정상적으로 부풀어 오른 정맥이다**(그림 14.3C)**.

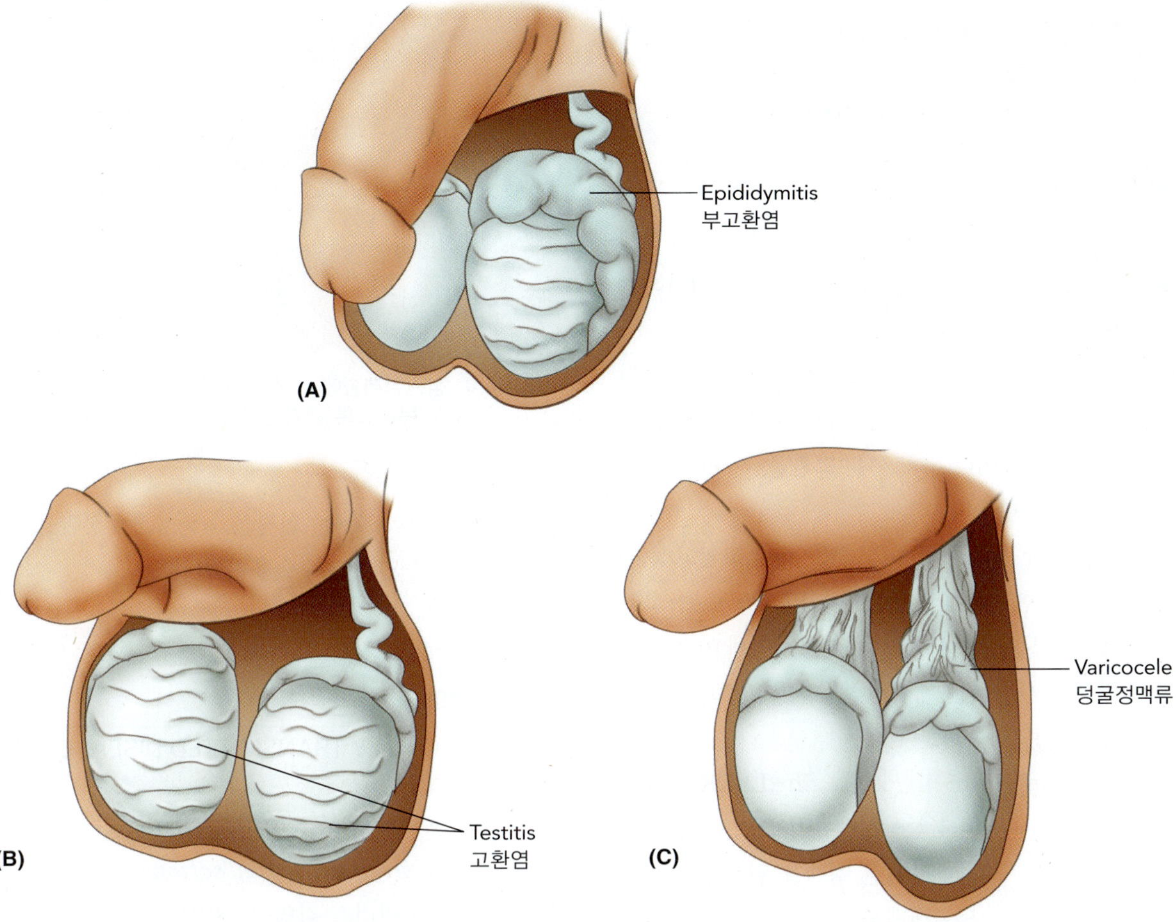

그림 14.3 **고환의 질환.** (A) 왼쪽 고환의 부고환염 (B) 양쪽 고환에 발생한 고환염 (C) 왼쪽 고환에 발병한 덩굴정맥류

정자 수 Sperm Count

정상적인 정자 수는 2천만~1억 2천만/mL 이다.

- **Azoosprmia** (ay-**zoh**-oh-**SPER**-mee-ah; 무정자증)은 정액 내에 정자가 없는 상태이다(a-는 없는을, zoo는 생명을, sperm은 정자를, -ia는 비정상적인 상태를 뜻한다).
- 정자수가 적은 상태를 **oligospermia** (ol-ih-goh-**SPER**-mee-ah; 정자부족증[감소정자증])이라고 하며, 정액 내에 정자의 수가 2천만/mL 미만으로 비정상적으로 적은 상태를 말한다(olig/o는 부족한을, sperm은 정자를, -ia는 비정상적인 상태를 뜻한다). 이것은 또한 *low sperm count* (적은 정자 수)로 알려져 있으며 *male infertility* (남성 불임)의 일반적인 원인이다.
- **Hematospermia** (hee-mah-toh-**SPER**-mee-ah; 혈정액증)은 정액 속에 혈액이 존재하는 것이다(hemat/o는 혈액과 관련된을, sperm은 정자를, -ia는 비정상 상태를 뜻한다). 이 상태는 정액의 감염, 전립샘염, 요도염 또는 요도 협착증에서 나타난다(9장 참조).

남성 생식기계통의 진단방법
DIAGNOSTIC PROCEDURES OF THE MALE REPRODUCTIVE SYSTEM

- **Sperm count (정자 수)**는 *sperm analysis* (정자분석)이라고 부르며, 정자의 수, 형태, 크기 및 운동력과 양을 측정하기 위해 신선한 사정액을 검사하는 것이다.
- **Testicular self-examination (고환자가진단법)**은 고환암의 초기 진단에 있어 중요한 자가진단법으로 음낭 피부의 변화나 부종, 덩어리에 의해 진단된다.

남성 생식기계통의 치료방법
TREATMENT PROCEDURES OF THE MALE REPRODUCTIVE SYSTEM

일반적인 치료방법 General Treatment Procedures

- Circumcision (ser–kum–SIZH–un; **음경꺼풀절제수술**[포경수술])은 음경의 음경꺼풀(포피)을 제거하는 수술로 보통 출생 후 며칠 내에 행해진다.
- Orchidectomy (or–kih–DECK–toh–mee; 고환절제술)은 *orchiectomy*라고도 하며, 한쪽이나 양쪽 고환을 제거하는 수술이다(orchid는 고환을, –ectomy는 수술적 제거를 뜻한다).
- Orchiopexy (or–kee–oh–PECK–see; 고환고정술)은 하강하지 못한 고환의 치료법이다(orchi/o는 고환을, –pexy는 고정수술을 뜻한다). 이것은 1세 이전의 영아를 대상으로 시행하는 내시경적 수술이며, 고환을 음낭의 정상 위치로 이동시킨다.
- Varicocelectomy(var–ih–koh–sih–LECK–toh–mee; 덩굴정맥류절제술[정삭정맥류절제술])은 덩굴정맥류를 완화시키기 위해 확대된 정맥을 일부 제거하는 수술이다(varic/o는 덩굴정맥을, cele는 부종을, –ectomy는 수술적 제거를 뜻한다).

남성 불임 Male Sterilization

Sterilization **(불임)**은 개인(남성 또는 여성)을 생식이 불가능하게 만드는 방법이다.

- Castration (kas–TRAY–shun; 거세술)은 *bilateral orchidectomy* (양측고환절제술)이라고도 하며, 양쪽 고환을 파괴시키거나 제거하는 수술이다.
- Vasectomy (vah–SECK–toh–mee; 정관절제술)은 남성 불임법으로 정관의 일부를 제거하는 수술이다(vas는 정관을, –ectomy는 수술적 제거를 뜻한다). 이 수술은 정자가 사정관으로 들어가는 것을 방지하나 정액의 양은 변하지 않는다(그림 14.4).
- Vasovasostomy (vay–soh–vah–ZOS–toh–mee; **정관정관이음술**[정관문합술])은 *vasectomy reversal* (정관절제술의 반대)라 하며, 정관절제술을 받은 남성에게 생식능력을 회복시켜 주기 위해 시도되는 방법이다(vas/o는 혈관을, vas/o는 정관을, –stomy는 구멍을 만드는 수술을 뜻한다).

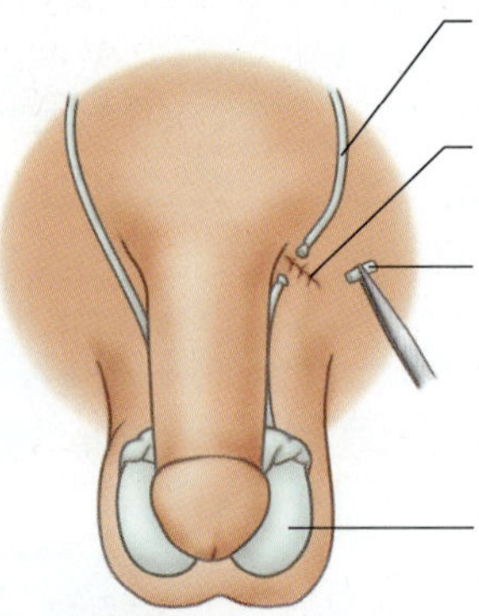

그림 14.4 정관절제술에서, 정관의 일부는 정자가 정액을 형성하지 못하도록 제거된다.

성매개질환
SEXUALLY TRANSMITTED DISEASES

Sexually transmitted diseases (STDs; **성매개질환**)은 *sexually transmitted infections* (STIs)라고도 하며, 박테리아나 바이러스 감염이 원인으로 남성과 여성 모두에게 감염된다. 이 질병은 성교나 다른 생식기 접촉을 통해 전파된다.

- 감염된 모체로부터 분만하는 동안 아이에게 성병을 전파할 수 있다. 모든 신생아는 출생 후 1시간 이내에 *ophthalmia neonatorum* (신생아 결막염)을 예방하기 위해 신생아의 눈에 항생제 연고를 주입한다. 눈의 감염은 chlamydia나 gonorrhea (임질)을 일으키는 박테리아에 의해 발생된다.

성매개질환에는 20가지 이상의 유형이 있다. 다음은 흔한 질병 중 몇 가지이다.

클라미디아 Chlamydia

Chlamydia (klah–MID–ee–ah; 클라미디아증)은 *Chlamydia trachomatis* 박테리아에 의해 감염되며, 가장 흔한 성매개질환이다. 감염성이 높고 항생제로 조기 치료하지 않으면 여성에게는 불임을 초래할 수도 있다.

- 여성에서, chlamydia는 생식기관에 손상을 줄 수 있다. 증상이 보통 경미하거나 없더라도 심각한 합병증에 의해 불임을 포함하여 돌이킬 수 없는 손상을 일으킬 수 있다.
- 남성에서, chlamydia는 urethritis (요도염)을 초래한다(9장 참조).

기타 성매개질환 Other Sexually Transmitted Diseases

- **Bacterial vaginosis** (BV, **vaj**–ih–**NOH**–sis; 세균성 질증[질이상증])은 여성 질에서 비정상적으로 과성장하는 박테리아 때문에 발생한다(vagin은 질을, –osis는 비정상적인 상태를 뜻한다). 이것은 임신 중 합병증을 일으키며 HIV 감염의 위험도를 증가시킨다. 증상으로는 때때로 고름, 악취, 통증, 가려움증 또는 타는듯한 통증이 포함된다.
- **Genital herpes** (**HER**–peez; 생식기포진)은 *herpes simplex virus type 1* 또는 *2* (단순포진바이러스–1 또는 2)에 의해 발생되며 생식기나 직장에 궤양형성 전의 가려움증 또는 작열감 등의 증상이 나타난다. 이 상태는 눈에 보이는 병변이 없을 때에도 감염성이 높다. 항바이러스 약물은 증상을 완화시키며 증상이 진행되는 것을 억제하나 현재 치료약은 없다.
- **Genital warts (생식기사마귀)**는 **human papilloma virus** (HPV, pap–ih–**LOH**–mah; 사람유두바이러스)의 만성 감염에 의해 유발되며, 감염성이 높고 자궁목암으로 발달될 위험성이 크다. 남성에서 이 바이러스가 요도에 감염된다. 여성에서는 외부 생식기, 자궁 경부 및 질에 감염된다. 자궁 경부암의 위험도 증가한다. HPV 백신은 이 질병의 확산을 예방할 수 있다. 11~12세에 접종이 권장된다. 여성은 26세까지, 그리고 남성은 21세까지 백신 접종을 받을 수 있다.
- **Gonorrhea** (gon–oh–**REE**–ah; 임질)은 *Neisseria gonorrhoeae* 세균에 의한 강한 전염성을 가진 질환이다. 여성의 경우, 이러한 상태는 자궁 경부, 자궁 및 난관에 영향을 준다. 남성의 경우 요도에 영향을 주어 통증이 있는 배뇨 및 비정상적인 고름배출을 발생시킨다. 남성과 여성 모두에서 입, 목, 항문에도 영향을 줄 수 있다.
- **Human immunodeficiency virus** (HIV, 인체면역결핍바이러스)는 감염된 체액의 노출을 통하여, 특히 감염된 상대자와의 성교를 통하여 전파된다. HIV와 AIDS는 6장에서 다루었다.
- **Syphilis** (**SIF**–ih–lis; 매독)은 *Treponema pallidum* 박테리아에 의해 유발되며 감염성이 높고, 치료되지 않으면 치명적이다. 매독은 감염성이 높으며 매독으로 인한 상처인 ***chancre*** (굳은궤양)을 통해 사람 사이로 전염된다. 증상이 나타나기 전에 매독은 VDRL (Venereal Disease Research Laboratory) 혈액 검사를 통하여 발견될 수 있다. RPR 테스트(Rapid Plasma Reagin)는 매독에 대한 또 다른 혈액 검사이다.
- **Trichomoniasis** (**trick**–oh–moh–**NYE**–ah–sis; 트리코모나스증[질편모충증])은 원생동물인 *Trichomonas vaginalis* 기생충에 의해 유발된다. 또한 ***trich***라고도 한다. 감염된 여성에서 가장 흔한 증상 중 하나는 얇고 거품이 많고 노란색이며 냄새가 나는 질 분비물이다. 감염된 남성은 종종 증상이 없다. 그러나 증상이 나타나면 고통스러운 배뇨 혹은 음경에서의 투명한 분비물이 배출된다.

여성 생식기계통의 기능

FUNCTIONS OF THE FEMALE REPRODUCTIVE SYSTEM

여성 생식기계통의 주된 기능은 새로운 생명을 유지하고 생산하는 것이다.

- 난소는 정자와 수정할 수 있는 성숙한 난자를 생산한다.
- 자궁은 성장하는 태아를 지지하는 환경을 제공한다.
- 출산 후, 유방은 수유를 위한 젖을 생산한다.

여성 생식기계통의 구조

STRUCTURES OF THE FEMALE REPRODUCTIVE SYSTEM

여성 생식기계통의 구조들은 여성의 외부생식기와 내부생식기로 서술하였다(그림 14.5).

외부 여성생식기 The External Female Genitalia

External female genitalia (외부 여성생식기)는 불두덩

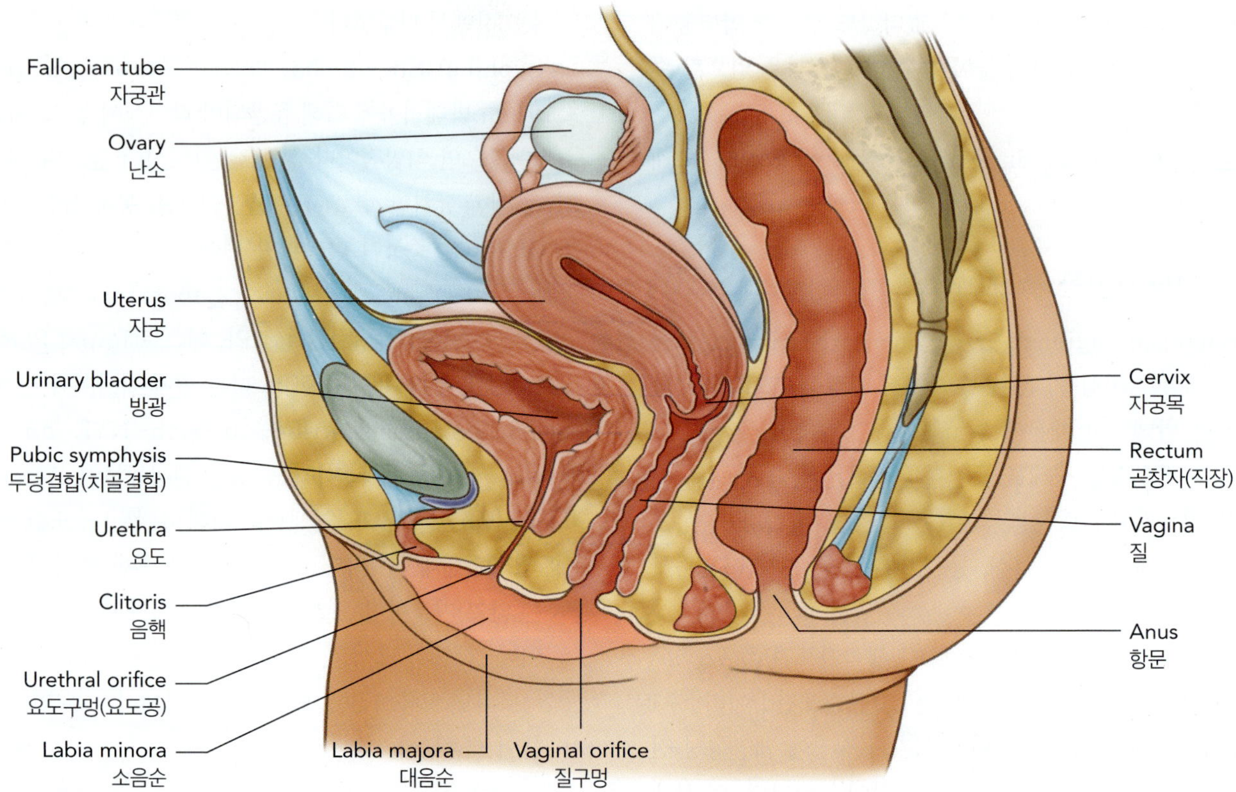

그림 14.5 **여성 생식기관의 가로 단면도**

바로 아래에 위치하고 있다. Mons pubis (monz PYOU-bis; 불두덩[치구])은 두덩결합 위에 둥글게 융기된 부분이다(그림 14.6). 여성의 바깥생식기 전체를 vulva (VUL-vah; 외음) 또는 *pudendum* (pyou-DEN-dum; 외음부)라 한다. 외음은 음순, 음핵, 바톨린샘 및 질구멍으로 구성되어 있다.

- Labia majora와 labia minora (LAY-bee-ah mah-JOR-ah, LAY-bee-ah mih-NOR-ah; 대음순과 소음순)은 질의 입술로서 다른 바깥생식기와 요도구를 보호한다(단수형, *labium*). *Urethral meatus* (요도구)는 요도의 외부구멍으로 9장에서 기술하였다.
- Clitoris (KLIT-oh-ris; 음핵)은 요도구와 질구 앞쪽에 위치하고 있는 민감한 발기성 조직의 기관이다.
- Bartholin's glands (**바톨린샘**)은 질구 양옆에 위치한 두 개의 작고 둥근 샘으로 질을 매끄럽게 하기 위해 점액 분비물을 생산한다.
- **질구**(vaginal orifice)는 질의 외부 개구부이다. *Orifice*는 개방을 의미한다. Hymen (HIGH-men; **처녀막**)은 부분적으로 이 개구부를 덮고 있으며 처음 성교 시 혹은 다른 활동 중에 찢어질 수 있는 얇은 점막이다.

유방 Breasts

Breasts (**유방**)은 지방, 결합조직 그리고 젖샘으로 구성된다(mamm/o와 mast/o는 모두 유방을 뜻한다). 각 유방은 현수인대에 의해 위로는 피부와, 아래로는 큰가슴근에 고정되어 있다(그림 14.7). 유방암과 진단 및 치료는 6장에서 살펴본다.

- Mammary glands (젖샘[유선])은 *lactiferous glands*라고도 하며, 사춘기가 되면서 발달하여 젖을 생산하는 샘이다.
- Lactiferous ducts (lack-TIF-er-us; 젖샘관[유관])은 *milk ducts*라고도 하며, 젖을 젖샘에서부터 유두까지 운반한다(lact는 젖을, -iferous는 운반을 뜻한다).

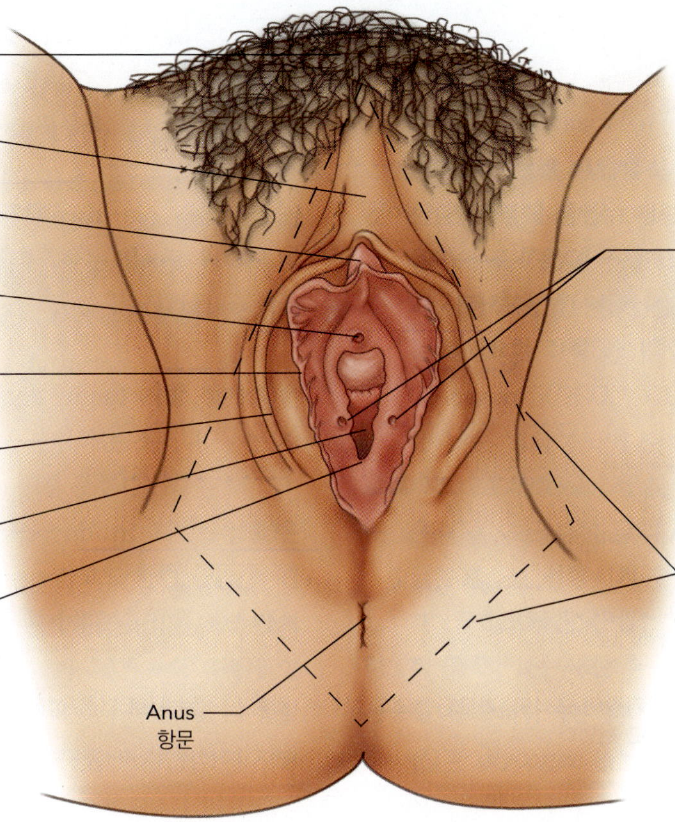

그림 14.6 **여성의 외부생식기**

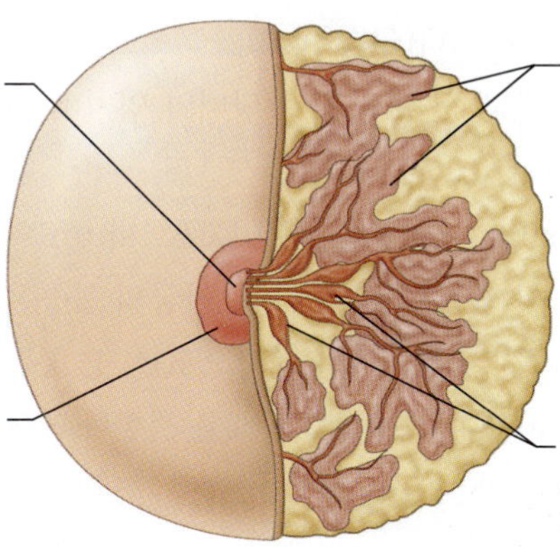

그림 14.7 **유방의 구조**

- **Areola** (ah–REE–oh–lah; 젖꽃판[유륜])은 **nipple** (젖꼭지[유두])를 둘러싸고 있는 검게 착색된 부분이다.

여성 내부생식기 The Internal Female Genitalia

여성의 주된 생식기관은 골반 안에 위치하고 있으며, 골반뼈(볼기뼈)에 의해 보호된다. 이들 기관에는 한 쌍의 난소와 한 쌍의 자궁관 그리고 자궁 및 질이 포함된다(그림 14.15, 그림 14.8).

난소 The Ovaries

Ovaries (OH–vah–rees; 난소)는 아랫배 자궁의 양옆에 위치한 한 쌍의 작은 아몬드모양의 기관이다.

- **Follicle** (FOL–lick–kul; 난포)는 하나의 난자를 가지고 있는 액체로 채워진 주머니이다. 난소의 내부에는 수천 개의 이런 주머니가 들어 있다.
- **Ova** (OH–vah; 난자)는 *eggs* 라고도 하며, 여성의 생식세포이다(단수형, *ovum*). 출생 당시 난자는 미성숙한 상태이다. 여성이 사춘기에 이르면, 정상적으로 하나의 난자가 성숙하여 매달 방출된다.

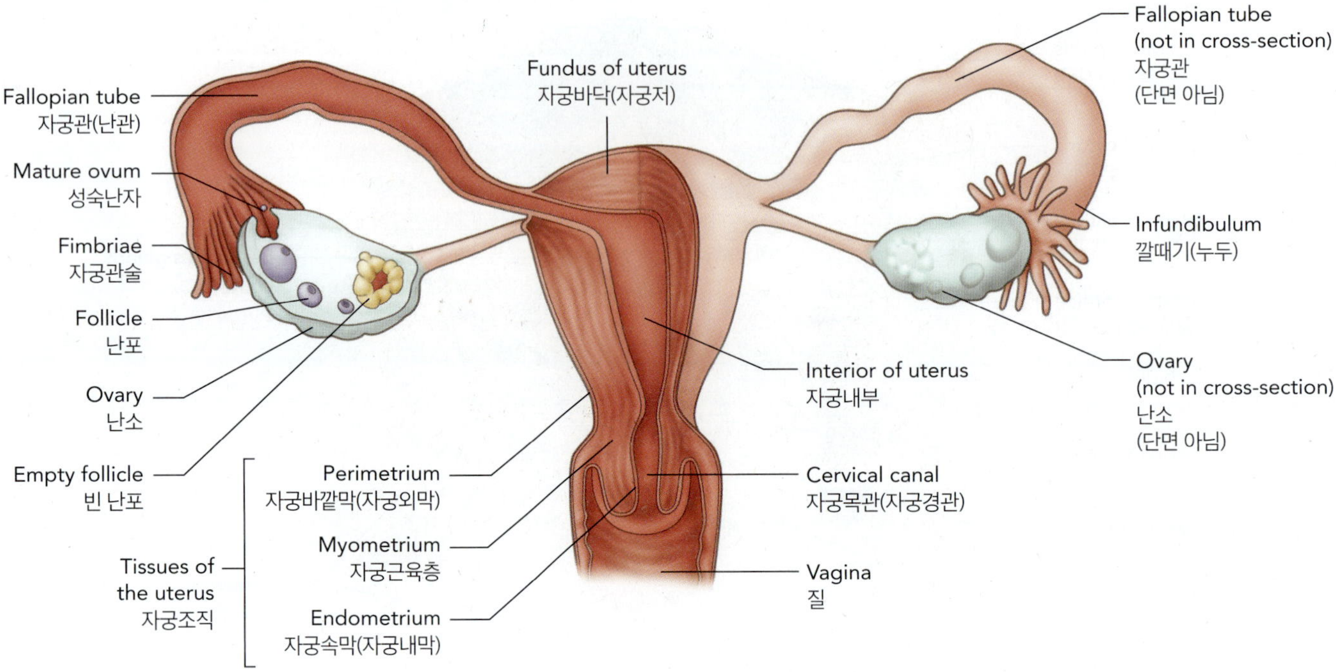

그림 14.8 **앞에서 바라본 여성 생식기관의 모식도. 가로단면으로 보이는 왼쪽 난소는 서로 다른 성장단계에 있는 발생 중인 난자를 가지고 있다. 배란되는 성숙난자도 보인다.**

- 난소들은 또한 성호르몬인 에스트로겐과 프로게스테론을 생산한다. 이는 13장에서 살펴보았다.

자궁관 The Fallopian Tubes

한 쌍의 **fallopian tubes** (fal–LOH–pee–an; 자궁관[나팔관])은 *uterine tubes*라고도 한다. 자궁의 위쪽 끝에서부터 난소와는 직접 닿지는 않지만 난소와 가까운 지점까지 뻗어 있다.

- **Infundibulum** (in–fun–DIB–you–lum; 깔때기[누두부])는 각 자궁관으로 향하는 깔때기 모양의 구멍이다.
- **Fimbriae** (FIM–bree–ee; 자궁관술[난관채])은 깔때기의 가장자리에 손가락모양의 돌기들로(단수형, *fimbria*), 난자가 난소에서 배출될 때 난자를 자궁관내로 끌어당긴다.
- 매월 자궁관 중 하나는 난소에서 자궁까지 성숙한 난자를 운반한다(**그림 14.8**). 이 관은 자궁에서 정자를 상행시켜 하강하는 성숙한 난자쪽으로 정자를 운반하여 수정이 일어날 수 있도록 한다.

자궁 The Uterus

Uterus (YOU–ter–us; 자궁)은 *womb*라고도 하며, 풍부한 혈관공급이 이루어진 점막의 속막과 근육층을 가진 서양 배 모양의 기관이다(**그림 14.8**).

- 자궁은 방광과 곧창자 및 두덩뼈와 엉치뼈 사이의 중간에 위치한다.
- **Anteflexion** (an–tee–FLECK–shun; 앞굽이[전굴])라고 하며, 정상적인 위치, 자궁의 몸통은 앞쪽으로 기울어져 있다(ante–는 전방으로를, flex는 구부러지다를, –ion은 비정상적인 상태를 뜻한다)(**그림 14.5**).

자궁의 구성 The Parts of the Uterus

자궁몸통은 3개의 주요 해부학적 영역으로 구성된다.

- **Fundus** (FUN–dus; 자궁바닥[자궁저])은 자궁관이 들어가는 윗부분의 불룩하고 둥근 부분이다. 임신 중에 자궁바닥이 올라 가기 때문에 두덩뼈를 기준으로 바닥 높이를 측정하면 아기의 성장을 결정하는 데 도움이 된다.
- **Corpus** (KOR–pus; 자궁몸통[자궁체])은 *body of*

the uterus 라고도 하며 가운데 부분이다.

- Cervix (SER-vicks; 자궁목[자궁경])은 *cervix uteri* 라고도 하며, 질로 들어가는 아래의 좁은 부분이다. 자궁경부 안에는 *cervical canal* (자궁 경관)이 있으며 질의 *cervical os* (자궁경관 입구)에서 끝난다.

자궁의 조직 The Tissues of the Uterus

자궁조직은 세 층으로 구성된다.

- Perimetrium (pehr-ih-MEE-tree-um; 자궁바깥막[자궁외막])은 *uterine serosa* 라고도 하며, 자궁의 가장 바깥층을 이루는 질긴 막이다(peri-는 둘러싸는을, metri는 자궁을 뜻하고, -um은 단수형 명사형 종결어미이다). *Membranous* (막)은 조직의 얇은 층에 속한 것을 의미한다.
- Myometrium (my-oh-MEE-tree-um; 자궁근육층)은 근육으로 이루어진 중간층이다(my/o는 근육을, metri는 자궁을 뜻하고, -um은 단수형 명사형 종결어미이다).
- Endometrium (en-doh-MEE-tree-um; 자궁속막[자궁내막])은 가장 안쪽 층으로, 혈관이 풍부한 특수화된 점막 상피로 구성된다(endo-는 ~의 안쪽을, metri는 자궁을 뜻하고, -um은 단수형 명사형 종결어미이다). *Mucosa* (점막)는 점막을 의미한다.

질 Vagina

Vagina (vah-JIGH-nah; 질)은 자궁목에서부터 몸의 바깥부로 뻗어 있는 점막으로 덮여 있는 근육성 관이다(colp/o와 vagin/o라는 단어는 모두 질을 뜻한다) **(그림 14.7, 그림 14.8)**.

월경 Menstruation

Menstruation (men-stroo-AY-shun; 월경)은 *menses*라고도 하며, 자궁으로부터 수정되지 않은 난자와 자궁 속 점막의 정상적이고 주기적인 배출이다. 평균 *menstrual cycle* (월경주기)는 28일로 구성된다. 요즘은 4단계로 분류되어 **표 14-1**에 요약되어 있다.

- Menarche (MEN-ar-kee; 첫월경[초경])은 처음 있는 월경으로, 사춘기 동안에 일어난다(men은 월경을, -arche는 처음을 뜻한다).
- Menopause (MEN-oh-pawz; 폐경기)는 매달 일어나는 월경의 정상적인 정지이다(men/o는 월경을, -pause는 정지를 뜻한다). 폐경기는 공식적으로 여성의 마지막 월경 12개월 후에 시작하며, 평균 52세에 발생한다.
- Perimenopause (pehr-ih-MEN-oh-pawz; 폐경준비기, 폐경전후기)는 규칙적인 월경주기와 폐경기 사이의 이행기를 말한다(peri-는 둘러싸는을, men/o는 월경을, -pause는 정지를 뜻한다). 이 기간 동안 적어도 10년 이상 지속되며, 호르몬생산의 변화는 불규칙한 월경주기, 홍조, 감정변화 및 수면장애와 같은 증상을 초래한다.

표 14-1

월경주기의 단계

제 1~5일	*Menstrual Phase* (월경기). 자궁속막의 내막이 질을 통하여 떨어져 나와 월경혈로서 질을 통하여 배출된다.
제 6~12일	*Postmentrual Phase* (월경후기). 월경기 이후, 난소에서 분비된 에스트로겐은 수정란 착상을 위해 자궁속막을 자극한다. 뇌하수체는 난자를 성숙시키는 난포자극호르몬을 분비한다.
제 13~14일	*Ovulatory Phase* (배란기). 주기 13일째 또는 14일째경에 성숙한 난자가 배출된다. 배란이 일어날 때, 난자는 난소를 떠나 자궁관을 향해 천천히 이동한다. 이 시기 동안 여성은 수정하여 임신할 수 있다.
제 15~28일	*Premenstrual Phase* (월경전기). 수정이 이뤄지지 않으면 호르몬 수치가 변하여 자궁속막이 파괴되고 새로운 월경주기가 시작된다.

임신과 출산과 관련된 용어
TERMS RELATED TO PREGNANCY AND CHILDBIRTH

배란 Ovulation

Ovulation (ov-you-LAY-shun; 배란)은 난포로부터 난소 표면으로 성숙한 난자의 분비이다. 생리주기의 약 13, 14일경에 배란이 일어난다.

- 배란된 후에 난자는 자궁관술(난관채)에 의해 흡입된다. 그리고 파동과 같은 연동운동은 난자를 자궁관에서 자궁을 향해 이동시킨다.
- 난자의 자궁관 이동은 5일 정도 걸린다. 만약 정자가 들어오면 자궁관 안에서 수정이 일어난다.
- 배란된 후에 파열된 난포는 확대되고 노란 지방물질을 함유함으로써 황체가 된다.
- **Corpus luteum** (KOR-pus LOO-tee-um; 황체)는 월경 후반기 동안 프로게스테론 호르몬을 분비한다. 이것은 수정된 난자가 착상할 수 있도록 자궁 내막의 성장을 유지한다.
- 만약 난자가 수정되지 않으면, 황체는 퇴화되고 자궁속막의 점막은 월경배출물로서 탈락한다. 만약 난자가 수정되면, 황체는 임신을 유지하기 위해 필요한 호르몬을 계속적으로 분비하게 된다.

수정 Fertilization

- **Coitus** (KOH-ih-tus; 성교)는 *sexual intercourse* 또는 *copulation*라고도 하며, 남성은 약 1억 개의 정자를 여성의 질로 사정한다. 이 정자는 질을 통하여 자궁과 자궁관을 향하여 이동한다.
- 정자가 하강하는 난자와 결합하였을 때, **conception (수태)**라고도 하는 fertilization (수정)이 일어나며 새로운 생명체가 생기게 된다. **Zygote** (ZYE-goht; 접합자)는 정자와 난자의 결합으로 형성된 단세포이다.
- 수정이 자궁관에서 일어난 후 접합자는 자궁을 향해 이동한다. *Implantation* (착상)은 접합자가 자궁 내막 안쪽에 자리잡는 것이다.
- 착상에서부터 임신 8주 동안, 발생하고 있는 아기를 **embryo** (EM-bree-oh; 배아)라고 한다.
- **Fetus** (FEE-tus; 태아)는 임신 9주부터 출생까지 자궁 안의 아기를 말한다(fet는 태어나지 않은 아이를 뜻하고, -us는 단수형 명사형 종결어미이다). *In utero* 라는 용어는 자궁 안이라는 의미이다(그림 14.9).

다태아 출산 Multiple Births

하나 이상의 난자가 자궁관을 통과할 때 정자와 만나게 되면, 하나 이상의 난자 수정이 일어날 수 있다.

- **Fraternal twins** (**이란성 쌍둥이**[이란성쌍생아])는 분리된 정자세포에 의해 분리된 난자의 수정 결과이다. 이들은 두 개의 분리된 배아들로 성장한다(그림 14.10).
- **Identical twins** (**일란성 쌍둥이**)는 하나의 정자에 의해 수정된 난자가 두개의 배아로 나누어져 형성된다. 이 두개의 배아는 부모로부터 똑같은 유전물질을 받는다.
- 둘 이상의 쌍둥이는 **multiple births** (다수출생[다태출산])이라는 용어를 사용한다.

융모막과 태반 The Chorion and Placenta

- **Chorion** (KOR-ee-on; 융모막)은 배아를 둘러싸고 있는 얇은 바깥 막이다. 이것은 태반을 형성한다(그림 14.9).
- **Placenta** (plah-SEN-tah; 태반)은 자궁 안에 형성된 일시적인 기관으로 태아의 혈액과 모체 혈액의 혼합이 없이 태아와 모체 사이의 영양분, 산소 및 노폐물의 교

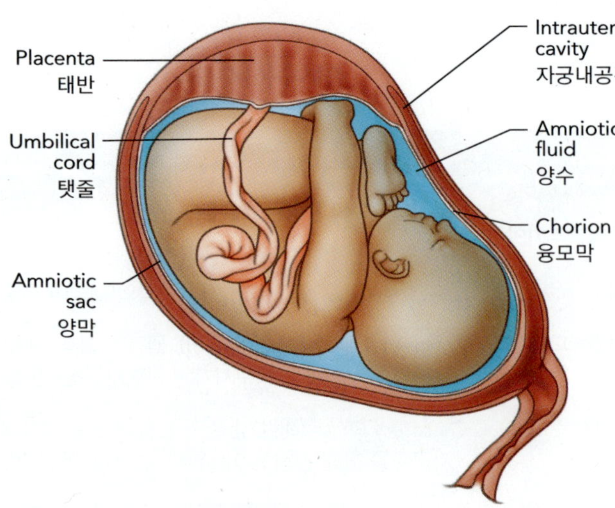

그림 14.9 **자궁 단면에서 본 정상 임신**

환이 이루어진다. 그러나 태반 장벽은 화학 물질이나 약물이 태아에 도달하지 못하게 한다.

- 태반은 또한 임신을 유지하기 위해 필요한 호르몬을 생산한다. 호르몬은 13장에서 기술되었다.
- 분만 시, 태반과 태아막은 **afterbirth** (후산, 태반만출)로 배출된다.

양막 The Amniotic Sac

Amniotic sac (am−nee−OT−ick; 양막)은 *amnion* (양막)이라고도 하며, 자궁 안에 있는 배아를 둘러싸고 있는 가장 안쪽에 있는 막이다(그림 14.9). 이 구조를 보고 *bag of waters* 라고도 한다.

- 성장 중인 태아는 **amniotic cavity** (양막강)에 둘러싸여 있다. 이것은 배아와 양막 사이의 양수가 채워진 공간이다.
- **Amnionic fluid** (am−nee−ON−ick; 양수)는 *amniotic fluid*라고도 하며, 태아가 떠있고 태아를 보호하는 액체이다.

탯줄 The Umbilical Cord

Umbilical cord (um−BILL−ih−kal; 탯줄)은 혈액, 산소 및 영양분을 태반에서 발달 중인 태아에게 전달하는 관이다. 또한 태아에서 나오는 노폐물은 모체의 배출 시스템을 통해 처리된다. 이 탯줄은 태아가 출생하고 태반이 배출되기 전에 자른다.

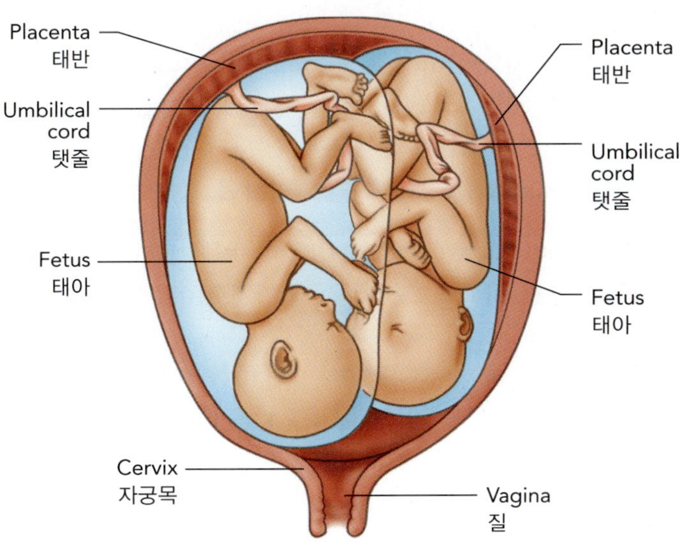

그림 14.10 **자궁에서 쌍둥이**

- **Navel (배꼽)**은 *belly button*이라고도 하며, 출생 후 탯줄이 태아와 부착된 곳에 형성된다.

임신 Gestation

Gestation (jes−TAY−shun; **임신**)은 280일(40주) 정도 지속되고, 모체의 자궁 안에서 태아의 발육 기간이다. 성장이 끝나면 태아는 *at term* (정상주기분만)으로 출산 준비를 해야 한다(그림 14.11).

- **Pregnancy (임신)**이라는 용어는 종종 *gestation* 과 바꿔 사용되며, 자궁 안에서 발육하고 있는 아이가 있는 상태를 의미한다.
- 임신은 임신 주수로 기술되거나(총 40주), 각 3개월씩 **trimesters (3분기)**로 나누기도 한다.
- **Due date (예정일)** 또는 *estimated date of confinement* (EDC, 분만예정일)은 last menstrual period (LMP, 최종월경기)의 시작일로부터 계산한다. *Confinement* 는 분만할 때 사용되는 출산을 뜻하는 구용어이다.
- **Quickening (태동)**은 자궁 안에서 느껴지는 태아의 첫 움직임이다. 태동은 임신 16주에서 20주 사이에 느껴진다.
- **Braxton Hicks contractions** (Broxton Hick의 수축)은 진짜 진통이 아닌 통증이 없는 자궁의 간헐적인 수축이다. 이러한 수축은 진통이 아니며 일반적으로 드문 경우이고, 불규칙하며 본질적으로 통증이 없다. 1872년 최초로 발견한 영국 산부인과 의사인 John Braxton Hicks의 이름에서 유래하였다.
- 태아가 자궁 밖에서 살 수 있을 때 **viable (생존할 수 있는)**이라고 기술한다. 생존능력은 발생시기, 출생 시 몸무게 그리고 태아 허파의 발달 단계에 의해 좌우된다.
- **Antepartum** (an−tee−PAHR−tum; 분만전)은 임신의 마지막 단계로서 분만이 시작되기 바로 직전이다.

모체 The Mother

- **Nulligravida** (null−ih−GRAV−ih−dah; 미임신부)는 임신을 한 번도 하지 않은 여성이다(**nulli−**는 전혀 ~않다를, **−gravida**는 임신을 뜻한다).
- **Nullipara** (nuh−LIP−ah−rah; 미산부)는 출산경력

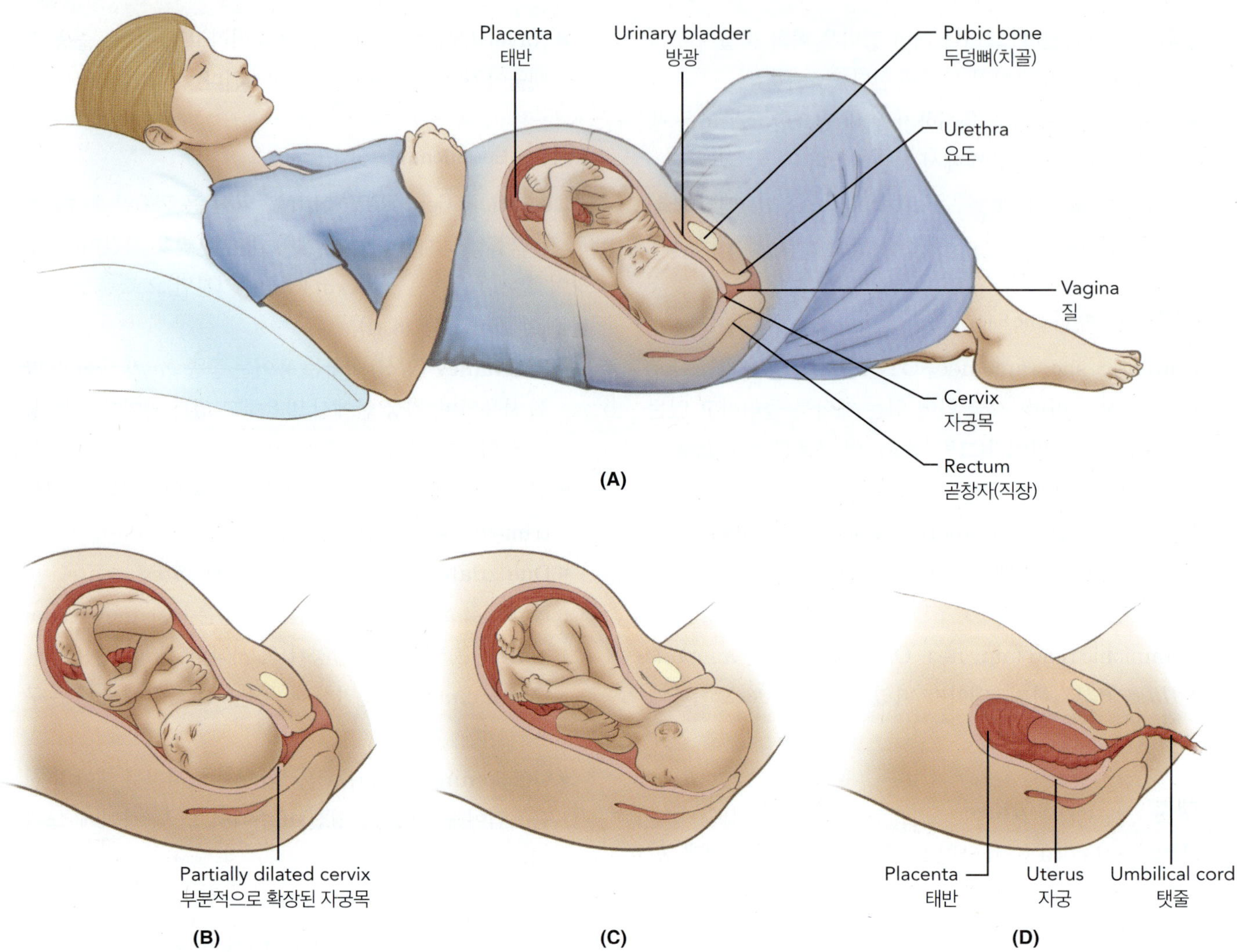

그림 14.11 분만단계
(A) 분만 전의 태아의 위치 (B) 분만 첫째 단계, 자궁목이 열림
(C) 분만 둘째 단계, 태아가 나옴 (D) 분만 셋째 단계, 태반이 나옴

이 없는 여성이다(nulli–는 전혀 않다를, –para는 낳다를 뜻한다).

- Primigravida (prye–mih–GRAV–ih–dah; 초임부)는 첫 번째 임신한 여성이다(primi–는 첫 번째를, –gravida는 임신을 뜻한다). 초산부(*primipara*)와 비교한다.
- Primipara (prye–MIP–ah–rah; 초산부)는 첫 번째 출산하는 여성이다(primi–는 첫 번째를, –para는 낳다를 뜻한다).
- Multiparous (mul–TIP–ah–rus; 경산부)는 2회 이상 출산 경력이 있는 여성이다(multi–는 다수의를, –parous는 한 명 이상의 어린이를 출산한을 뜻한다).

분만 Childbirth

Labor and delivery (L & D; 진통과 분만)은 *childbirth*와 *parturition*이라고도 하며, 세 단계로 이루어진다(**그림 14.11**).

1. 자궁경부 확장
2. 태아분만
3. 태반배출

첫째 단계 The First Stage

첫째 단계는 자궁의 수축과 자궁목의 점진적 **dilation** (dye–LAY–shun; 확장)을 시작한다. **Effacement** (eh–FAYS–mehnt; 소실, 자궁목이 얇아지고 짧아짐)은 자궁 경부가 점진적으로 부드럽고 짧아지고 얇아지는 과정이다 (그림 14.11B).

- **Fetal monitoring** (태아 감시)는 전자 장치를 사용하여 태아의 심장 박동과 출산 시 자궁 수축을 기록하는 것이다.

둘째 단계 The Second Stage

자궁 경부가 10 cm로 확장될 때 시작되는 두 번째 단계는 태아의 분만이다. 아이가 질이나 *birth canal* (산도)를 통하여 배출될 때까지 자궁 수축은 좀 더 강력하고 빈번하게 일어난다. **Cephalic presentation** (머리태위) 또는 *crowning* (크라우닝)은 태아가 처음에 머리를 내밀 때를 설명한다. 이 머리는 질 입구에서 볼 수 있다(그림 14.11C).

셋째 단계 The Third Stage

셋째 단계는 *afterbirth* (후산)으로써 태반배출이다(그림 14.11D).

분만후 Postpartum

Postpartum (pohst–PAR–tum; 분만후)는 분만 이후를 의미한다.

모체 The Mother

- **Puerperium** (pyou–er–PEE–ree–um; 산후기)는 분만 후 자궁이 정상 크기로 회복되는 6주 정도의 기간이다. 이 기간이 끝날 때까지 출산부의 신체 변화가 대부분 해결되고 신체는 임신하지 않은 상태로 되돌아 온다.
- **Lochia** (LOH–kee–ah; 오로)는 분만 후 4~6주 동안의 질 배출물이다. 오로는 혈액, 조직, 점액을 포함한다(loch는 분만을, –ia는 ~에 관련된을 뜻한다).
- **Uterine involution** (자궁 수축)은 자궁이 정상 크기와 이전의 상태로 되돌아가는 것이다. *Involution*은 확대된 기관이 정상 크기로 되돌아감을 의미한다.
- **Colostrum** (kuh–LOS–trum; 초유)는 분만 후 처음 며칠 동안에 유방에서 분비되는 액체이다. 초유는 신생아가 소화할 수 있는 필수 영양소와 항체를 전달하는 특수한 형태의 모유로 신생아에게 수동면역력을 제공한다.
- **Lactation** (lack–TAY–shun; 수유)는 영아에게 영양분을 공급하기 위해 유방에서 젖이 형성되거나 분비되는 과정이다. 모유는 초유를 대체하기 위해 출산하고 며칠 후에 발달된다.

아기 The Baby

신생아는 출생 후 첫 4주 동안의 **neonate** (NEE–oh–nayt; 신생아)이다.

- **Vernix** (VER–nicks; 태지)는 자궁과 산도에 있는 태아를 보호하는 매끄러운 물질이다.
- **Meconium** (meh–KOH–nee–um; 태변)은 신생아의 첫 대변으로 태아의 장 속에 있는 초록빛의 물질이다.

아프가 점수 Apgar score

Apgar 점수는 출생 후 1분과 5분에 신생아의 신체 상태를 평가하며, 1~10의 척도로 측정한다. Apgar 점수는 산부인과 마취 전문의인 Virginia Apgar의 이름이다.

- 신생아는 (1) 심장 박동률, (2) 호흡작용, (3) 근긴장도, (4) 자극에 대한 반응, (5) 피부색의 5가지 기준 각각에 숫자 값(0~2)을 할당하여 평가된다.
- 총 점수가 8~10 사이인 경우 최상의 상태를 나타낸다.

여성 생식기계통과 분만 관련된 전문의료인

MEDICAL SPECIALTIES RELATED TO THE FEMALE REPRODUCTIVE SYSTEM AND CHILDBIRTH

- **Gynecologist** (GYN, **guy–neh–KOL–oh–jist**; 부인과전문의)는 여성 생식기계통의 장애나 질병을 진단하거나 치료하는 전문의사이다(gynec/o은 여성을, –logist는 전문가를 뜻한다).
- **Obstetrician** (OB, **ob–steh–TRISH–un**; 산과전문의)는 임신, 분만, 분만 후 기간 동안 여성에 의학적 처치를 제공하는 전문의이다. 이와 관련된 전공을 *obstetrics* (산과학)이라 부른다.
- *Midwife* (조산사)는 분만과 출산을 돕는다. 공인 조산사(certified nurse midwife, CNM)는 정상 임신 및

출산 시 1차 진료를 제공하는 산부인과에서 전문교육을 이수한 간호사이다.

- **Neonatologist** (nee-oh-nay-TOL-oh-jist; 신생아전문의)는 신생아의 장애를 진단하고 치료하는 전문의이다(neo-는 새로운을, nat/o는 태어나다를, -logist는 전문의라는 뜻이다).
- **Infertility specialist (불임전문가)**는 *fertility specialist* 라고도 하며, 임신과 관련된 문제를 진단하고 치료함으로써 불임 부부를 돕는다.

여성 생식기계통의 질환

PATHOLOGY OF THE FEMALE REPRODUCTIVE SYSTEM

난소, 자궁관 및 배란

The Ovaries, Fallopian Tubes, and Ovulation

- **Anovulation** (an-ov-you-LAY-shun; 배란없음증[무배란])은 배란의 결여이다(an-은 없는 것을, ovulation (배란)은 성숙한 난자를 낳는다는 뜻이다). 이 상태는 스트레스, 부적절한 영양, 호르몬 불균형으로 인해 발생할 수 있다. 배란이 일어나지 않아도 월경은 지속된다.
- **Oophoritis** (oh-ahf-oh-RYE-tis; 난소염)은 난소의 염증이다(oophor는 난소를, -itis는 염증을 뜻한다). 이 상태는 종종 난관염이나 골반 염증성 질환이 있을 때 발생한다.
- **Ovarian cancer (난소암)**은 난소 안에 있는 세포에서 기원한다. 이 암세포는 난소에서 떨어져 나와 복부 내의 다른 조직과 기관으로 퍼지거나 (전이) 혈류를 통해 신체의 다른 부위로 이동할 수 있다
- **Pelvic inflammatory disease** (PID, **골반염증성질환**)은 임신이나 수술과 관련없는 여성생식기계통의 염증이다. 이런 상황은 빈번하게 성병의 합병증을 유발하며, 불임, 자궁관내 임신 및 기타 심각한 장애를 유발한다.
- **Polycystic ovary syndrome** (PCOS, pol-ee-SIS-tick; 다낭성 난소증후군)은 불완전하게 발생한 난포에 의해 형성된 많은 낭포로 인해 난소가 비대해지는 것을 의미하며, 호르몬의 불균형에 의해 유발된다.
- **Pyosalpinx** (pye-oh-SAL-pinks; 고름자궁관증[화농자궁관])은 자궁관 안에 화농의 축적이다(py/o는 농을, -salpinx는 자궁관을 뜻한다).
- **Salpingitis** (sal-pin-JIGH-tis; 자궁관염)은 자궁관의 염증이다(salping은 자궁관이나 유스타키오관, -itis는 염증을 뜻한다).

자궁 The Uterus

- **Endometriosis** (en-doh-mee-tree-OH-sis; 자궁속막증[자궁내막증])은 자궁속막조직의 일부가 자궁에서 이탈하여 골반 안에 있는 난소와 같은 구조물에 붙어 있는 상태이다(endo-는 ~안에를, metri는 자궁을, -osis는 비정상적인 상태를 뜻한다). 이것은 불임의 원인이 된다.
- **Endometrial cancer** (en-doh-MEE-tree-al; 자궁내막암)은 자궁 내막에서 발생하는 암의 성장을 포함한다. 폐경 후 자주 발생하는 이 암의 초기 증상 중 하나는 비정상적 자궁출혈이다.
- **Uterine fibroid (자궁 섬유종)**은 *myoma* (자궁 근종)이라고도 한다. 자궁 벽에서 발생하는 근육 및 섬유 조직으로 구성된 양성 종양이다(그림 14.12).
- **Uterine prolapse** (YOU-ter-ihn proh-LAPS; 자궁탈출)은 *pelvic floor hernia* 라고도 하며, 정상적

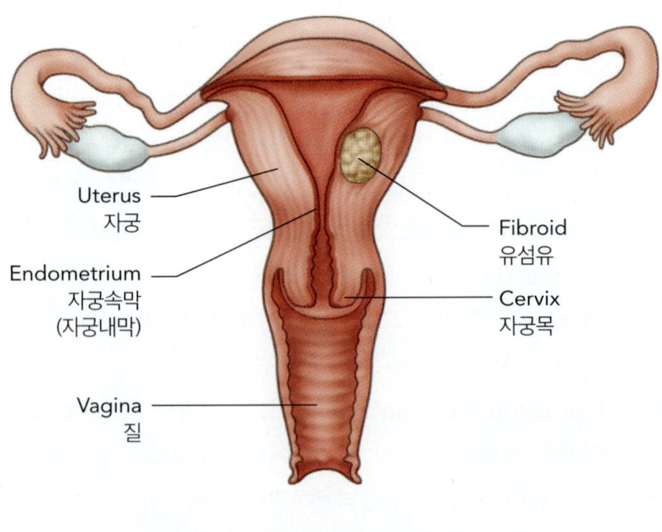

그림 14.12 **자궁섬유종**

인 위치에서 자궁주머니 일부나 전체가 질 내로 나와 있는 상태이다. 이런 상황은 감소된 호르몬 양으로 인대가 약해졌을 때인 폐경기 이후에 보통 발생한다. *Prolapse*는 내장기관이나 장기가 아래쪽으로 떨어지거나 쏠리는 것을 의미한다.

자궁목 The Cervix

- Cervical cancer (**자궁목암**[자궁경부암])은 천천히 자라는 편평세포암이다(12장 참조). HPV는 인간 유두종 바이러스(HPV)에 의해 발생한다. 이제는 예방 접종을 통해 예방할 수 있다. 자궁목암은 일반적으로 Pap smear에 의해서 초기에 발견된다.
- Cervical dysplasia (SER–vih–kal dis–PLAY–see–ah; 자궁목이형성)은 precancerous lesions(전암성 병변)이라고도 하며, 자궁목 세포의 비정상적인 증식으로 Pap smear에 의해 발견된다. 치료되지 않으면, 이 세포들은 악성으로 변한다.
- Cervicitis (ser–vih–SIGH–tis; 자궁목염)은 자궁목의 염증으로 보통 감염에 의해 발생한다(cervic은 자궁목을, –itis는 염증을 뜻한다).
- Endocervicitis (en–doh–ser–vih–SIGH–tis; 자궁목점막염[자궁경관내막염])은 자궁목 안 점막의 염증이다(endo–는 ~안에를, cervic은 목을, –itis는 염증을 뜻한다).

질 The Vagina

- Colporrhexis (kol–poh–RECK–sis; 질파열)은 질벽의 찢어짐을 의미한다(colp/o는 질을, –rrhexis는 찢어지다를 뜻한다). *Laceration* (열상)은 찢어진, 거친 상처 또는 우발적인 상처이다.
- Dyspareunia (dis–pah–ROO–nee–ah; 성교통)은 성교 중 통증이다(dys는 고통스러움을, –pareunia는 성교를 뜻한다).
- Leukorrhea (loo–koh–REE–ah; 백색질분비물[백대하])은 자궁과 질에서 많은 양의 흰 점액의 유출이다(leuk/o는 하얀색을, –rrhea는 유출이나 분비물을 뜻한다). 여성들은 보통 질 분비물이 있을 수 있다. 그러나 leukorrhea는 감염, 악성 종양 또는 호르몬 변화로 인하여 분미물이 증가하는 것을 의미한다.
- Vaginal atrophy (**질 위축**)은 호르몬 변화로 인한 질의 탄성과 윤활력의 감소이다. 그것은 모든 폐경기 여성의 약 절반에 영향을 미친다. 보습제 또는 에스트로겐 요법으로 치료할 수 있다.
- Vaginal candidiasis (kan–dih–DYE–ah–sis; 질칸디다증)은 vaginal thrush (질아구창) 또는 *yeast infection* (효모감염)이라고도 한다. 이런 상황은 효모곰팡이 *Candida albicans*에 의해 유발되며(6장 참조), 이 곰팡이균의 성장은 보통 질에 존재하는 박테리아에 의해 조절된다. 증상들로는 작열감, 가려움 그리고 연하고 흰 치즈와 같은 질분비물 등이 있다.
- Vaginismus (VAJ–ih–nihz–mis; 질경련)은 질 주위를 싸고 있는 골반 근육의 불수의적 경련이다(vagin은 질을, –ismus는 경련 또는 수축을 뜻한다). 이 경련은 성교통을 일으키고 자궁목 세포검사 시에 검경(speculum) 삽입을 견딜 수 없게 한다.
- Vaginitis (vaj–ih–NIGH–tis; 질염)은 *colpitis*라고도 하며, 질 내 점막의 염증이다(vagin과 colp는 질을, –itis는 염증을 뜻한다). 질 염증의 가장 흔한 원인은 bacterial vaginosis (세균성 질증), trichomoniasis (트리코모나스증), vaginal candidiasis (질 칸디다증)이다(“성병” 참조).

외부생식기 The External Genitalia

- Pruritus vulvae (proo–RYE–tus VUL–vee; 외음소양증)은 여성 외부생식기의 극심한 가려움증이 있는 상태이다. *Pruritus*는 가려움을 의미한다.
- Vulvodynia (vul–voh–DIN–ee–ah; 외음통)은 원인불명의 통증으로 외음부의 만성적인 작열감, 성교동통, 가려움증, 따끔거림을 특징으로 한다(vulv/o는 외음을, –dynia는 통증을 뜻한다).
- Vulvitis (vul–VYE–tis; 외음염)은 외음의 염증이다(vulv는 외음을, –itis는 염증을 뜻한다). 발병 가능한 원인은 곰팡이나 세균 감염, 피부쓸림, 피부상태 또는 비누나 목욕용품과 같은 제품에 대한 알레르기 등이다.

유방 질환 Breasts Diseases

- **Breast cancer (유방암)**의 진단과 치료는 6장에서 언급하였다.
- **Fibroadenoma** (figh–broh–**ad**–eh–**NOH**–mah; 섬유샘종[섬유선종])은 유방에서 샘이나 결합조직의 과도한 성장으로 인해 발생하는 둥글고 단단하고, 고무 같은 덩어리이다(그림 14.13). 작은 매실의 크기로 자랄 수 있는 이 덩어리는 양성이며 보통 통증이 없다. Fibroadenoma는 종종 임신 중에 확대하고 폐경기 동안 수축한다.
- **Fibrocystic breast diseases** (figh–broh–**SIS**–tick; 섬유낭성 유방질환)은 보통 양성으로 유방에 하나나 여러 개 낭종의 존재이다. *Cyst*는 반고체물질이나 액체를 가지는 폐쇄된 주머니이다.
- **Galactorrhea** (gah–**lack**–toh–**REE**–ah; 젖흐름증[젖분비과다증, 유루증])은 수유하지 않는 여성의 유방에서 젖의 분비로, 갑상샘이나 뇌하수체의 잘못된 기능이 원인이다(galact/o는 젖을, -rrhea는 분비나 배출을 뜻한다).
- **Mastalgia** (mass–**TAL**–jee–ah; 유방통증[유선통])은 *mastodynia*라고도 하며, 유방의 통증을 의미한다(mast는 유방을, -algia는 통증을 뜻한다).
- **Mastitis** (mas–**TYE**–tis; 유방염[유선염])은 유방 조직에 들어가는 세균에 의해 발생되며, 모유 수유 중 자주 발생한다(mast는 유방을, -itis는 염증을 뜻한다).

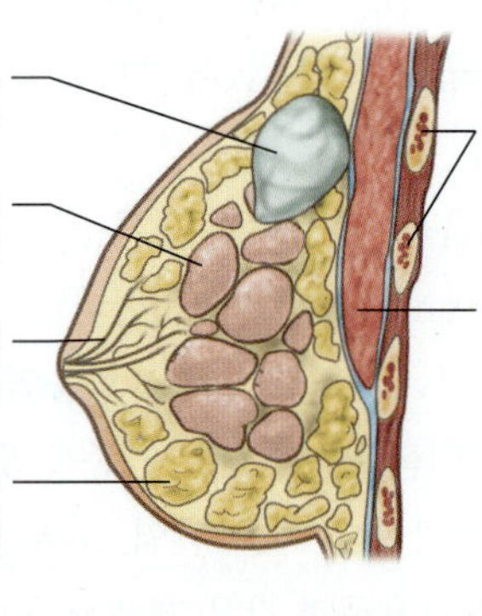

그림 14.13 **젖샘의 섬유샘종**

월경 장애 Menstrual Disorders

- **Amenorrhea** (ah–**men**–oh–**REE**–ah 또는 **ay**–men–oh–**REE**–ah; 무월경증)은 3개월 이상 생리 증상의 없음이다(a-는 ~이 없는을, men/o는 월경을, -rrhea는 분비 또는 배출을 뜻한다). 이 상태는 사춘기 이전에는 정상적이며, 임신 중, 모유 수유 및 폐경 후 스트레스, 호르몬 문제, 부적절한 영양 섭취 또는 과도한 운동으로 인해 발생할 수 있다.
- **Dysmenorrhea** (**dis**–men–oh–**REE**–ah; 월경통)은 월경 동안 자궁경련에 의한 복부통증이다(dys-는 통증을, men/o는 월경을, -rrhea는 분비 또는 배출을 뜻한다). 아랫배에서 발생하는 이 통증은 날카롭고, 간헐적이고, 둔하거나 예민해지게 된다.
- **Dysfunctional uterine bleeding** (DUB, 기능 장애 자궁 출혈)은 비정상적인 출혈로 특징지어지며 종종 호르몬 수치 변화의 불균형으로 인해 나타난다.
- **Hypermenorrhea** (**high**–per–men–oh–**REE**–ah; 과다월경)은 *menorrhagia* (월경과다증)이라고도 하며, 과도한 양의 월경이 7일 이상 지속된다(hyper-는 과잉을, men/o는 월경을, -rrhea는 흐름 또는 방출을 뜻한다).
- **Hypomenorrhea** (**high**–poh–men–oh–**REE**–ah; 과소월경)은 짧고 규칙적인 월경기 동안 월경양이 적은 것이다(hypo-는 결핍을, men/o는 월경을, -rrhea는 분비 또는 배출을 뜻한다).
- **Menometrorrhagia** (**men**–oh–**met**–roh–**RAY**–jee–ah; 불규칙월경과다증, 기능성 월경출혈)은 *intermenstrual bleeding*이라고도 하며, 월경 동안과 월경 주기 사이에 불규칙적 간격으로 일어나는 과잉의 자궁출혈이다(men/o는 월경을, metr/o는 자궁을, -rrhagia는 비정상적인 출혈을 뜻한다).
- **Menorrhagia** (**men**–oh–**RAJ**–ee–ah; 월경과다)는 *hypermonorrhea*라고도 하며, 과잉의 월경분비물이거나 7일 이상 동안의 분비이다(men/o는 월경을, -rrhagia는 비정상적인 출혈을 뜻한다).
- **Oligomenorrhea** (**ol**–ih–goh–**men**–oh–**REE**–ah; 희발성월경, 과소월경)은 소량 또는 불충분한 월경분비이다(olig/o는 부족한을, men/o는 월경을, -rrhea는

분비 또는 배출물을 뜻한다).

- Polymenorrhea (pol−ee−men−oh−REE−ah; 다발성 월경)은 비정상적으로 많은 월경이다(poly−는 많은을, men/o는 월경을, −rrhea는 분비 또는 배출물을 뜻한다).
- Premature menopause (**조기폐경**)은 40세 이전에 난소의 작용이 멈춘 상태로, 불임의 원인이며 홍조와 감정 변화와 같은 폐경기 증후군을 나타낸다.
- Premenstrual syndrome (PMS, 월경전 증후군)은 월경 전 2주간 여성이 경험하는 증상의 집합체로, 부종, 두통, 감정 변화, 불쾌감 등이다.
- Premenstrual dysphoric disorder (PMDD, 월경전 불쾌기분장애)는 월경주기와 관련된 심각한 감정적 신체적 문제점과 연관된 상태이다.

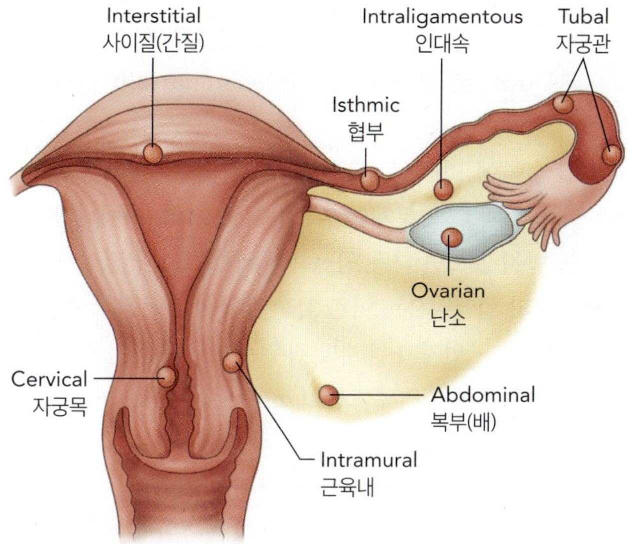

그림 14.14 **자궁외임신이 가능한 위치**

임신과 분만의 질환
PATHOLOGY OF PREGNANCY AND CHILDBIRTH

임신 Pregnancy

- Abortion (ah−BOR−shun; 유산)은 태아가 태어나기 전에 임신의 종결 또는 중단이다. *Spontaneous abortion* (자연유산)은 *miscarriage* (유산)이라고 하며, 보통 비정상 또는 유전적 장애로 임신 초기에 일어난다.
- *Induced abortion* (유도유산, 인공유산)은 인위적인 개입으로 유발되며, 흡입이나 약물사용에 의해 행해진다. 의료목적으로 시행될 때 *therapeutic abortion* (TAB, 치료유산)이라고 한다.
- Ectopic pregnancy (eck−TOP−ick; 자궁외임신)은 *extrauterine pregnancy* 라고 하며, 수정된 난자가 자궁 밖에 착상하여 발생하기 시작하는 위험한 상태이다. *Ectopic* 은 외부라는 의미이다. **그림 14.14**는 이러한 잠재적 위치 중 일부를 보여준다.
- 임신 중에 발생하는 당뇨병의 한 형태인 gestational diabetes mellitus (**임신성 당뇨병**)은 13장에서 논의된다.
- Infertility (**불임**)은 규칙적이고 피임없이 결혼생활 1년 이내에 임신이 불가능하거나 임신에서 출산까지 이어지지 않는 것이다.
- Preeclampsia (pree−ee−KLAMP−see−ah; 전자간증)은 *pregnancy−induced hypertension* (임신성 고혈압) 또는 toxemia (임신중독증)이라고도 하며, 고혈압, 부종 그리고 단백뇨를 특징으로 하는 임신 합병증이다.
- Eclampsia (eh−KLAMP−see−ah; 자간증)은 좀 더 심각한 형태의 전자간증으로, 경련과 혼수를 특징으로 한다. 이 상태를 위한 치료는 태아 분만을 포함한다.
- HELLP syndrome (**헬프증후군**)은 용혈(적혈구 파괴), 간 효소 증가 및 혈소판 수치 감소를 특징으로 하는 생명을 위협하는 임신 합병증이다. 심한 전자간증이나 자간증이 있는 임신부의 10~20%에서 발생하며 임신 3기 또는 분만 후 발생할 수 있다. 치료에는 출산 및 사망을 포함한 심각한 모계 합병증을 예방하기 위한 주의 깊은 모니터링과 태아의 분만이 포함된다.

Rh 인자 The Rh Factor

Rh 인자는 적혈구에서 Rh 항원의 존재 또는 부재를 정의한다(5장 참조). Rh인자는 모체의 혈액이 Rh negative (Rh−)일 때 Rh positive (Rh+) 아기를 임신했을 때 어려움을 일으킨다. 아기의 혈액이 소량 모체의 혈류에 들어가면 모체는 알레르기 반응으로 항체를 생성할 수 있다.

- Rh+인 사람은 Rh+ 또는 Rh−인 아기를 낳을 수 있다. 어머니가 Rh−인 경우 반응을 일으킬 수 있다(부모가 모두 Rh−인 경우, 비적합성(incompatibility)의 위험이 없다).
- 임신 중에 Rh−인 산모에게서 발생하는 항체는 아기에게 빈혈과 다른 문제를 일으킬 수 있으며, 어머니가 치료를 받지 않으면 다음 임신까지 위험 요소가 될 수 있다.
- 부모의 혈액검사는 이런 심각한 문제를 판정할 수 있다. 만약 Rh− 인자가 존재할 경우 어머니는 이런 항체의 발달을 억제하기 위해 *Rh immunoglobulin* (RhIg; Rh 면역글로빈)으로 예방접종을 하게 된다.
- 약어 Rh는 1940년에 Rh 인자의 발견을 유도하는 실험에서 루시 원숭이(rhesus monkeys)의 혈액 샘플을 사용한 것에서 유래되었다.

분만 Childbirth

- **Abruptio placentae** (ah−**BRUP**−shee−oh plah−**SEN**−tee; 태반조기박리) 또는 *placental abruption*는 태반이 태아 출생 전에 자궁벽으로부터 일찍 떨어지는 비정상적인 상태이다. *Abruption*은 파열을 의미한다. 이 상태는 태아 사망의 주요 원인이다.
- **Breech presentation** (**볼기태위**[둔위])는 태아의 엉덩이나 발이 머리 대신 먼저 산도로 들어가 위치한 것이다.
- **Placenta previa** (plah−**SEN**−tah **PREE**−vee−ah; 전치태반)은 태반이 자궁의 아래 부분에 있는 비정상적인 착상이다. *Previa*는 ~의 앞에 또는 전에 나타나는 이란 뜻이다. 증상에는 3/3분기 동안 통증이 없는 갑작스런 출혈이다.
- **Premature infant** (**미숙아**)는 *preemie*라고 하며, 임신 37주 이전에 태어난 신생아이다.
- **Stillbirth** (**사산**)은 분만 전에 또는 분만 동안에 사망한 아이의 출생이다.
- **Postpartum depression** (**산후 우울증**)은 분만 후에 정상적인 활동에서 슬픈 감정을 특징으로 하는 정서장애이다. 이러한 우울증의 원인 중 하나는 출산 후 나타나는 호르몬 수치의 급격한 변화이다. 우울증이 심할 때는 치료가 필요하다.

여성 생식기계통의 진단방법

DIAGNOSTIC PROCEDURES OF THE FEMALE REPRODUCTIVE SYSTEM

- **Colposcopy** (kol−**POS**−koh−pee; 질경검사법)은 *colposcope* (질경)이라는 양안 확대기를 사용하여 질과 자궁목 조직을 직접 육안으로 보는 검사법이다(**colp/o**는 질을, **−scopy**는 직접적인 육안검사법을 뜻한다).
- **Endometrial biopsy** (**자궁속막 생검법**)은 현미경 검사를 위해 떼어낸 자궁속막의 일부 조직을 가지고 실시하는 일종의 진단검사로서 보통, 비정상적인 질 출혈의 원인을 규명하기 위해 시행된다.
- **Endovaginal ultrasound** (en−doh−**VAJ**−ih−nal; 질내초음파)는 음파가 자궁과 난소의 이미지를 생성할 수 있도록 초음파변환기를 질 내에 위치시켜 비정상적인 질 출혈의 원인을 확인하기 위해 시행된다.
- **Hysterosalpingograpy** (HSG, hiss−ter−oh−sal−pin−**GOG**−rah−fee; 자궁자궁관조영술)은 방사성 불투과성 물질을 자궁 안이나 자궁관 안에 서서히 주입한 후 시행되는 자궁과 자궁관의 방사선 조영촬영이다(**hyster/o**는 자궁을, **salping/o**는 자궁관을, **−graphy**는 사진이나 문서기록을 생산하는 과정을 뜻한다). *Instillation*은 신체 일부나 체강 안으로 액체를 서서히 주입하는 것을 의미한다.
- **Hysteroscopy** (HYS, hiss−ter−**OSS**−koh−pee; 자궁경검사법)은 *hysteroscope* (자궁경)을 이용하여 자궁과 자궁관 내부의 직접 들여다보는 육안검사법이다(**hyster/o**는 자궁을, **−scopy**는 직접적인 육안검사법을 뜻한다).
- **Papanicolaou test** (pap−ah−nick−oh−LAY−ooh; 파파니콜로검사법)은 **Pap smear** 라고 하며, 자궁목암을 조기에 발견할 수 있는 검사법으로 자궁목의 상태를 탈락세포로 조사하는 검사이다(**그림 14.15**). 여기서 사용된 *exfoliative* (박리된)은 조직으로부터 긁어낸 세포를 현미경으로 검사하는 것을 의미한다. *Speculum* (검경)은 자궁 경부 및 질 검사 시에 질 입구를 확대하는 데 사용된다.
- *Ultrasound* 와 *laparoscopy* (초음파와 복강경검사법)은 생식기계통의 장애를 진단하기 위해 사용되며, 15장

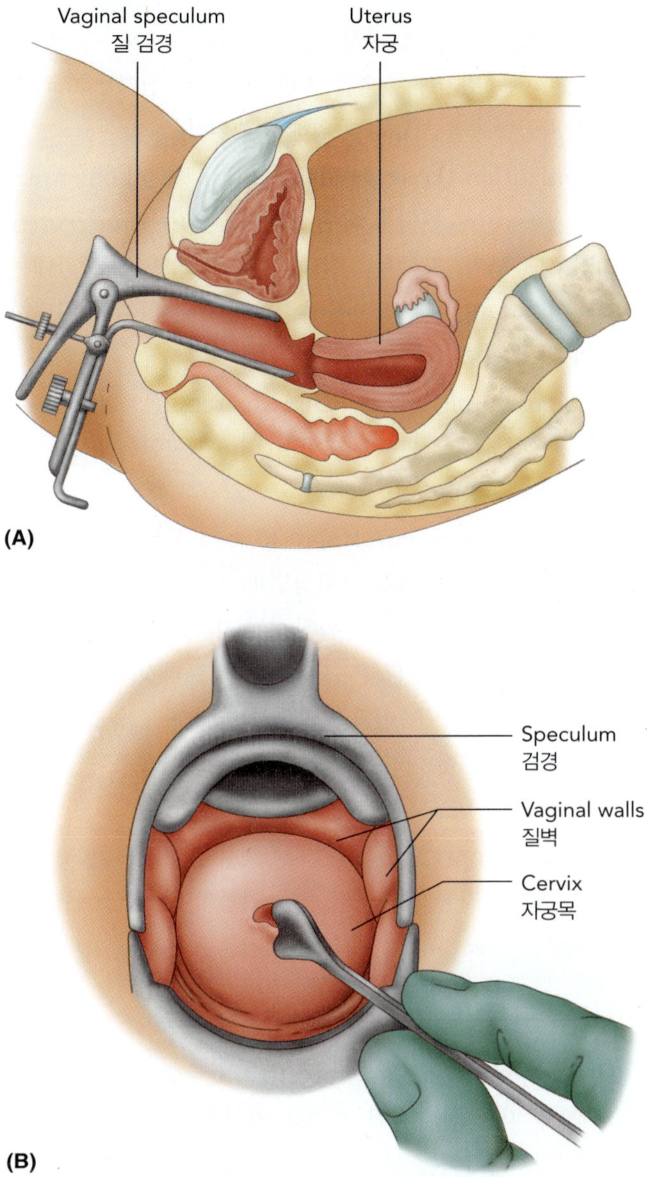

그림 14.15 **자궁 경부 세포진 검사에서는 질구를 확대하기 위해 검경을 사용하고(A) 현미경 검사를 위해 자궁 경부 세포를 적출한다(B).**

에서 내용을 추가 기술하였다.

임신 및 분만과 관련된 진단방법

Diagnostic Procedures Related to Pregnancy and Childbirth

- **Pregnancy test (임신검사)**는 요나 혈액 검체로 *human chorionic gonadotropin* (HCG, 사람융모막생식샘호르몬)의 양을 측정한다. 가정에서 시행하는 임신검사는 소변 표본을 사용하는 반면, 병원의 혈액 표본을 기반으로 한 임신검사는 보다 신뢰할만한 결과를 제공한다.
- **Fetal ultrasound (태아초음파)**는 태아의 발육상태를 평가하고 이미지화하기 위해 이용되는 비침습성 과정이다. Diagnostic ultrasound는 15장에서 기술하였다.
- **First trimester screening** (1/3분기 선별검사)는 *combined screening*이라고도 하며, 임신 초기 검진(First trimester screening, 처음 석달검사)은 임신 11주에서 13주 사이에 시행되며 초음파 검사와 혈액 검사를 포함한다. 이 두 측정 결과와 산모의 나이를 종합하여, 태아가 다운 증후군의 위험이 증가하는지 탐지한다(2장 참조). 이 상태에 대한 위험이 증가하면, 양수천자 또는 융모막 융모 샘플링과 같은 진단 검사가 권장된다.
- **Chorionic villus sampling** (CVS, **kor**–ee–**ON**–ick **VIL**–us; 융모막융모생검법)은 임신 8주와 10주 사이에 태반의 가장자리에서 얻은 융모세포의 검사이다. 이 세포들은 발생하고 있는 태아의 유전적 비정상을 검사하기 위해 사용된다.
- **Amniocentesis** (**AMN**, am–nee–oh–sen–**TEE**–sis; 양수천자법)은 양수를 채취하기 위해 임부의 앞배벽을 통해 양막공간까지 주사바늘을 꽂는 것이다(ami–no는 양막과 태아막을, –centesis는 액체를 제거하기 위해 구멍을 뚫는 처치를 뜻한다). 이 시료는 임신 14주 후에 채취할 수 있으며, 태아의 건강을 검사하고 특정한 유전적 결함을 진단하기 위해 사용된다.
- **Pelvimetry** (pel–**VIM**–eh–tree; 골반계측법)은 태아가 산도를 통과할 수 있을지를 검사하기 위해 골반의 지름을 측정하는 방사선 촬영법이다(pelvi는 골반을, –metry는 측정하다를 뜻한다).

여성 생식기계통의 치료방법

TREATMENT PROCEDURES OF THE FEMALE REPRODUCTIVE SYSTEM

약물치료 Medications

- **Contraceptive (피임법)**은 임신이나 수태의 가능성을 낮추기 위해 사용되는 기구나 방법이다.
- *Birth control pills* (피임정제)는 경구피임약으로 투여되는 호르몬의 일종이다. 호르몬 형태의 다른 피임 도구

로는 주사, 패치, 임플란트 및 링 삽입이 있다.

- Diaphragm **(피임용 격막)**은 정자가 난자에 도달하여 수정하는 것을 막는 장벽 피임법이다.
- Intrauterine device (IUD, **자궁내장치**)는 임신을 방지하기 위해 자궁목을 통하여 자궁 안에 삽입되는 플라스틱 피임기구이다(intra-는 ~의 안에, uterine은 자궁을 뜻한다).
- **콘돔(condom)**을 올바르게 사용하면 임신을 예방할 수 있다. 성병(STD)의 감염을 예방하는 유일한 피임 방법이다.
- Hormone replacement therapy (HRT, **호르몬대체요법**)은 폐경기나 폐경 후에 더 이상 생산되지 않는 에스트로겐이나 프로게스테론의 치환이 요구될 때 사용된다. 흔히 *Estradiol*과 *Progestin*은 에스트로겐과 프로게스테론의 합성 형태로 사용된다.

난소와 자궁관 The Ovaries and Fallopian Tubes

- Oophorectomy (oh-ahf-oh-RECK-toh-mee; 난소절제술)은 *ovariectomy*라고도 하며, 외과적 수술을 통한 난소의 제거이다(ovari와 oophor는 난소를, -ectomy는 수술적 제거를 뜻한다). 폐경 전 여성에서 두 개의 난소를 제거하면 환자는 *surgical menopause* (수술적 폐경)이 된다.
- Salpingectomy (sal-pin-JECK-toh-mee; 자궁관절제술)은 자궁관의 외과적 제거이다(salping은 자궁관을, -ectomy는 제거수술을 뜻한다).
- Salpingo-oophorectomy (SO, sal-ping-goh-oh-ahf-oh-RECK-toh-mee; 자궁관난소절제술)은 자궁관과 난소의 제거를 위한 수술이다(salping/o는 자궁관을, oophor는 난소를, -ectomy는 수술적 제거를 뜻한다). *Bilateral salpingo-oophorectomy*는 양쪽 자궁관과 양쪽 난소를 모두 제거하는 것이다.
- Tubal ligation **(자궁관결찰)**은 여성 불임을 목적으로 행해지는 수술과정이다. 각 자궁관은 정자가 난자에 도달하는 것을 방지하기 위해 제거하고 묶는다.

자궁, 자궁목 및 질 The Uterus, Cervix, and Vagina

- Colpopexy (KOL-poh-peck-see; 질고정술)은 질의 주변 구조물에 고정하는 수술이다(colp/o는 질을, -pexy는 위치에 수술을 통한 고정을 뜻한다). 이 과정은 자궁탈출을 치료하기 위해 시행된다.
- Conization (kon-ih-ZAY-shun 또는 koh-nih-ZAY-shun; 원뿔절제[원추조직절제])는 *cone biopsy*라고도 하며, 자궁목의 조직을 원뿔모양으로 잘라내는 것이다. 이것은 비정상적인 영역을 제거하거나 진단하기 위해 시행된다.
- Colporrhaphy (kol-POR-ah-fee; 질봉합술)은 질의 파열을 봉합하는 수술이다(colp/o는 질을, -rrhaphy는 봉합 수술을 뜻한다).
- Dilation and curettage (dye-LAY-shun and kyou-reh-TAHZH; 확장법과 소파술)은 *D&C*라고도 하며, 자궁목 구멍을 확장시켜 자궁표면의 물질을 제거하는 것이다. 이것은 진단이나 치료과정에서 시행된다. *Dilation*은 구멍의 확장을 의미한다. *Curettage*는 curette (큐렛)이라고 알려진 도구를 사용하여 긁어냄으로써 표면으로부터 물질을 제거하는 것이다.
- Myomectomy (my-oh-MECK-toh-mee; 근종절제술)은 자궁 근종의 수술적 제거이다(myom은 근육종양을, -ectomy는 수술적 제거를 뜻한다).

자궁절제술 Hysterectomies

Hysterectomy (hiss-teh-RECK-toh-mee; 자궁절제술)은 자궁의 수술적 제거로 자궁목의 제거를 포함할 수도 있다. 제거되는 부위에 따라 다음과 같이 세분화된다(hyster는 자궁을, -ectomy는 제거수술을 뜻한다) **(그림 14.16)**.

- Total hysterectomy **(전체자궁절제술)**은 *complete hysterectomy*라고도 하며, 자궁과 자궁목을 제거한다. 이 과정은 질을 통해 또는 복부를 통해 복강경으로 수행될 수 있다**(그림 14.16A)**.
- *Partial hysterectomy* (부분자궁절제술)은 *subtotal hysterectomy*라고도 하며, 자궁목 부분은 그대로 남겨두고, 자궁의 윗부분만 제거한다.
- Radical hysterectomy **(근치자궁절제술)**은 *bilateral hysterosalpingo-oophorectomy* (양측 자궁자궁관난소절제술)이라고도 하며, 자궁암 치료에 가장 일반적

으로 사용된다(그림 14.16B). 이 절차에는 난소 및 자궁관, 자궁 경부 및 인근 림프절의 외과적 제거가 포함된다. 이 수술이 자연 폐경 전에 수행되면 환자는 즉시 *surgical menopause* (수술적 폐경)을 경험한다.

유방성형술 Mammoplasty

Mammoplasty (MAM–oh–plas–tee; 유방성형술)은 *mammaplasty* 라고도 하며, 유방의 재건이나 성형수술이다(mamm/o는 유방을, –plasty는 성형술을 뜻한다).

- Breast augmentation (**유방확대**)는 유방 크기를 키우기 위해 시행되는 유방성형술이다. *Augmentation* 은 좀 더 크게 만들기 위해 삽입물을 첨가하는 것이다.
- Breast reduction (**유방축소**)는 지나치게 크고 무거운 유방을 새로운 모양으로 고쳐 만들거나 축소시키기 위해 시행되는 유방성형술이다. 허리, 목 통증을 완화하기 위해 가끔 유방축소술이 시행되며, 유방확대의 반대 개념이다.
- Mastopexy (MAS–toh–peck–see; **유방고정술**)은 처진 유방을 좀 더 높은 위치에 붙이기 위한 수술이다 (mast/o는 유방을, –pexy는 고정 수술을 뜻한다).
- 유방절제술에 따른 *breast reconstruction* (유방재건술)은 6장에서 논의한다.

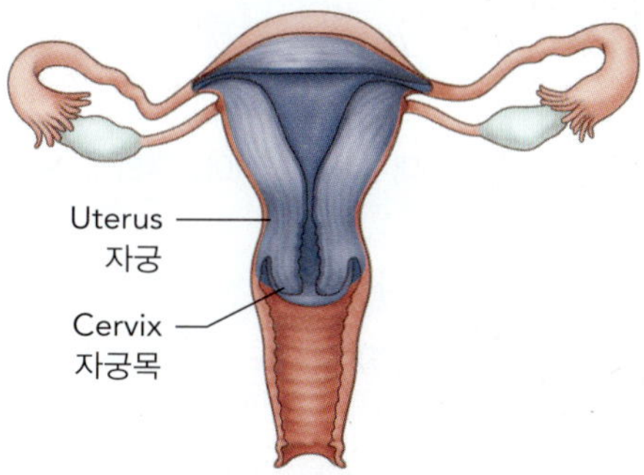

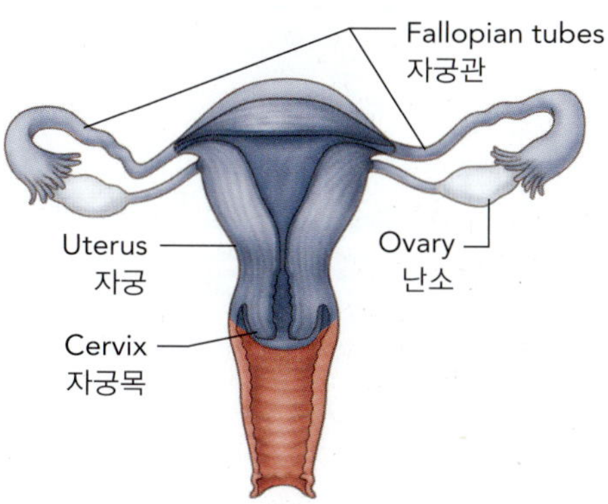

그림 14.16 자궁절제술의 종류. 제거된 부분이 파란색으로 보인다. (A) 질식자궁절제술은 단지 자궁과 자궁목만을 제거 (B) 양측 자궁자궁관난소절제술은 자궁목 및 자궁, 자궁관, 난소를 제거

임신 및 분만과 관련된 치료방법
Treatment Procedures Related to Pregnancy and Childbirth

- Cesarean section (seh–ZEHR–ee–un SECK–shun; **제왕절개**)는 *cesarean delivery* 또는 *C–section* 이라고도 하며, 모체의 배벽과 자궁벽을 절개하여 아기를 분만하는 것이다. 이것은 보통 질식 분만이 산모나 아기에서 안전하지 못할 경우에 시행된다.
- 제왕절개 후 질식분만을 *VBAC* (vaginal birth after a cesarean)이라고 한다.
- Episiotomy (eh–piz–ee–OT–oh–mee; 외음절개술)은 조직의 열상을 방지하고 분만을 촉진하기 위하여 질과 샅부위를 절개하는 수술이다(episi/o는 외음을, –tomy는 외과적 절개를 뜻한다).
- Episiorrhaphy (eh–piz–ee–OR–ah–fee; 외음봉합술)은 샅외측절개술을 복구하기 위해 꿰매는 수술이다 (episi/o는 외음을, –rrhaphy는 봉합수술을 뜻한다).
- Incubator (IN–kyou–bate–or; 인큐베이터)는 조산아 또는 아픈 신생아의 온도, 습도 및 산소 농도를 제어하는 환경을 유지하기 위한 장치이다(그림 14.17).

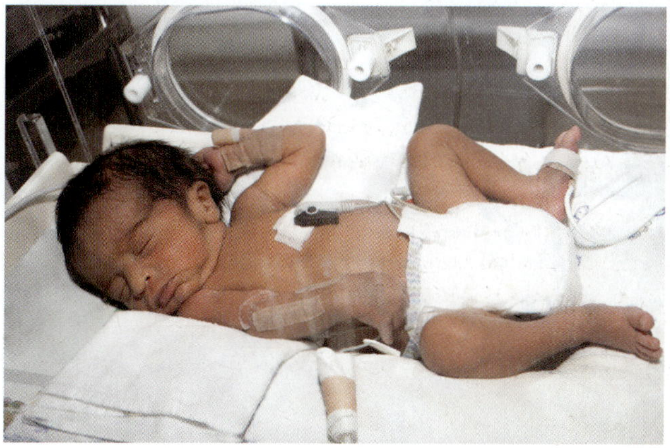

그림 14.17 인큐베이터는 신생아에게 온도, 습도, 산소가 제어된 환경을 제공한다.

생식보조 Assisted Reproduction

Assisted reproductive technology (ART, 생식보조 의료)라는 용어는 불임 부부의 임신을 돕는 데 사용되는 기술이다. 생식보조와 관련된 약어 및 용어는 **표 14-2**를 참조한다.

- Intrauterine insemination (IUI, 자궁 내 수정)이라고도 하는 인공정액주입(artificial insemination)은 여성의 월경주기의 배란기 동안 질 또는 자궁으로 여성의 파트너 또는 공여자의 정자를 주입하는 기술이다.
- In vitro fertilization (IVF, VEE-troh; 체외 수정)은 모체로부터 성숙한 난자를 얻어서 수정하는 과정이다. 형성된 배아는 자궁으로 옮겨져서 정상 임신으로 진행시킨다. *In vitro* 는 시험관과 같은 인공 환경을 의미한다.
- *Surrogate* (대리모)란 한 사람이나 부부를 대신하여 임신과 출산에 동의하는 여성이다. 생체외 수정란의 외과적 이식이나 인공수정이 이용된다.

생식기계통과 관련된 약어
ABBREVIATIONS RELATED TO THE REPRODUCTIVE SYSTEMS

표 14-3에는 이 장에서 소개된 용어와 관련된 약어를 정리하였다. **주의:** 실수 또는 혼동을 피하기 위하여 항상 약어를 사용할 때 주의하여야 한다.

표 14-2

생식보조와 관련된 용어와 약자

AMA	Advanced maternal age (임산부의 고령화)는 임신의 가능성을 감소시킨다. 이 용어는 30대 후반에서 40대 후반의 여성에게 적용된다.
AI	Artificial insemination (인공수정)은 여성 배우자의 질이나 자궁에 정자를 도입하는 기술이다.
ART	Assisted reproductive technology (보조 생식기계기술)은 불임부부가 생명력 있는 임신을 할 수 있도록 돕는 데 이용되는 기법을 말한다.
IVF	In vitro fertilization (시험관내 수정)은 성숙한 난자를 모체로부터 분리하여 수정시키는 과정이다. *In vitro* 는 시험관 같은 인공적 환경을 의미한다. 그 결과 형성된 배아는 정상적인 임신처럼 착상하여 계속적으로 발생하리라는 희망으로 자궁내로 옮겨진다.

표 14-3

생식기계통과 관련된 약어

amniocentesis = AMN	**AMN** = amniocentesis 양수천자법
bacterial vaginosis = BV	**BV** = bacterial vaginosis 세균성 질증
cesarean section = CS	**CS** = cesarean section 제왕절개
hormone replacement therapy = HRT	**HRT** = hormone replacement therapy 호르몬대체요법
human papilloma virus = HPV	**HPV** = human papilloma virus 사람 유두종 바이러스
hysterosalpingography = HSG	**HSG** = hysterosalpingography 자궁자궁관조영술
hysteroscopy = HYS	**HYS** = hysteroscopy 자궁경검사
intrauterine device = IUD	**IUD** = intrauterine device 자궁내장치
labor and delivery = L & D	**L & D** = labor and delivery 진통과 분만
neonatal intensive care unit = NICU	**NICU** = neonatal intensive care unit 신생아집중치료실
pelvic inflammatory disease = PID	**PID** = pelvic inflammatory disease 골반 염증성 질환
premenstrual syndrome = PMS	**PMS** = premenstrual syndrome 월경전증후군

연습문제

주요 단어 연결 1

밑줄 친 곳에 알맞은 답을 예에서 선택하여 쓰시오.

	정의	답	예
14.1.	cervix	______________	men/o
14.2.	female	______________	gynec/o
14.3.	menstruation	______________	-gravida
14.4.	pregnant	______________	colp/o
14.5.	vagina	______________	cervic/o

주요 단어 연결 2

밑줄 친 곳에 알맞은 답을 예에서 선택하여 쓰시오.

	정의	답	예
14.6.	egg	______________	vagin/o
14.7.	ovary	______________	test/i
14.8.	testicle	______________	ov/o
14.9.	uterus	______________	ovario
14.10.	vagina	______________	hyster/o

MATCHING TYPES OF PATHOGENS

밑줄 친 곳에 알맞은 답을 예에서 선택하여 쓰시오.

	정의	답	예
14.11.	breast	______________	salping/o
14.12.	none	______________	-pexy
14.13.	surgical fixation	______________	-para
14.14.	to give birth	______________	nulli-
14.15.	Fallopian tube	______________	mast/o

용어 정의

알맞은 답을 선택하여 밑줄 친 부분에 쓰시오.

14.16. 자궁의 가장 속막을 ______________ 라 한다.

corpus　endometrium　myometrium　perimetrium

14.17. 임신 후 곧바로 수정된 난자를 ______________라 한다.

embryo　fetus　gamete　zygote

14.18. 질의 윤활제 역할을 하는 점액은 ______________ 에 의해서 만들어진다.

Bartholin's glands　bulbourethral glands　Cowper's glands　hymen

14.19. 난자를 끌어들이는 자궁관의 손가락모양의 구조물은 ______________ 라 한다.

fimbriae　fundus　infundibulum　oviducts

14.20. ______________ 은 정기적인 월경기간과 월경이 없는 사이의 전환단계를 지정하는 데 사용된다.

menarche　menopause　perimenopause　puberty

14.21. 효소감염의 예는 ______________ 이다.

colporrhea　leukorrhea　pruritus vulvae　vaginal candidiasis

14.22. 정자는 각 고환의 ______________ 내에 형성된다.

ejaculatory ducts　epididymis　seminiferous tubules　urethra

14.23. ______________ 는 사춘기 동안 생리 기능의 시작을 설명하는 용어이다.

menarche　menopause　menses　menstruation

14.24. 질구멍과 항문 사이의 영역을 ______________ 라 한다.

clitoris　mons pubis　perineum　vulva

14.25. 난소에서 성숙한 난자가 배출되는 현상을 ______________라 한다.

coitus　fertilization　menstruation　ovulation

주요 구조 연결

밑줄 친 곳에 알맞은 답을 예에서 선택하여 쓰시오.

	정의	답	예
14.26.	carry milk from the mammary glands	______________	vulva
14.27.	surrounds the testicles	______________	scrotum
14.28.	external female genitalia	______________	lactiferous ducts
14.29.	protects the tip of the penis	______________	foreskin
14.30.	sensitive tissue near the vaginal opening	______________	clitoris

단어 선택

밑줄 친 곳에 알맞은 답을 선택하여 쓰시오.

14.31. 처음 임신한 여성을 ________________ 라 한다.

primigravida primipara

14.32. 분만 후 첫 하루 동안 유방에서 분비된 액체를 ________________ 라 한다.

colostrum meconium

14.33. 외음의 염증을 의미하는 것은 ________________ 이다.

cervicitis vulvitis

14.34. 착상부터 임신 8주까지 발달 중인 태아는 ________________ 로 알려져 있다.

embryo fetus

14.35. 생명체를 한 번도 출산하지 않은 여성을 ________________ 라 한다.

nulligravida nullipara

철자 연습

각각의 문장에서 잘못된 철자를 찾아서 밑줄 친 부분에 올바르게 쓰시오.

14.36. The prostrate gland secretes a thick fluid that aids the motility of the sperm. ________________

14.37. The normal periodic discharge from the uterus is known as menstration. ________________

14.38. The third stage of labor and delivery is the expulsion of the plasenta as the afterbirth.
____

14.39. The term hemataspermia is the presence of blood in the seminal fluid. ________________

14.40. The surgical removal of the foreskin of the penis is known as cercumsion. ________________

약어 정의

밑줄 친 부분에 약어를 풀어 쓰시오.

14.41. **AMA** ________________

14.42. **PID** ________________

14.43. **PMDD** ________________

14.44. **IUD** ________________

14.45. **STD** ________________

용어 선택

알맞은 답을 선택하여 밑줄 친 부분에 쓰시오.

14.46. 자궁관내 농의 축적을 ______________________ 라 한다.

oophoritis | pelvic inflammatory disease | pyosalpinx | salpingitis

14.47. 고환의 정맥류를 ______________________ 라 한다.

hydrocele | phimosis | priapism | varicocele

14.48. 특수 내시경을 이용하여 질과 자궁목 조직의 직접적인 육안검사법을 ______________________ 라 한다.

colposcopy | endovaginal ultrasound | hysteroscopy | laparoscopy

14.49. 현저하게 감소된 월경 배출량과 비정상적으로 드물게 일어나는 월경을 ______________________ 라 한다.

amenorrhea | hypomenorrhea | oligomenorrhea | metrorrhagia

14.50. 임신 8주와 10주 사이에 시행되는 진단검사는 ______________________ 이다.

amniocentesis | chorionic villus sampling | fetal monitoring | pelvimetry

문장 완성

밑줄 친 곳에 알맞은 용어를 쓰시오.

14.51. 젖꼭지를 둘러 싼 검은 부분을 ______________________ 라 한다.

14.52. 고환이나 고환에서 나오는 관이 액체로 차 있는 탈출증을 ______________________ 라 한다.

14.53. 가장 심각한 형태의 임신 중독증을 ______________________ 라 한다. 이 상태를 위한 치료는 태아의 분만이다.

14.54. 질을 봉합하는 수술을 ______________________ 라 한다.

14.55. ______________________ 은 혈액, 산소 및 영양분을 태반에서 발달 중인 태아에게 운반하는 관이다.

단어 조합

각각의 용어를 단어 요소들로 나누고, 밑줄 친 부분에 순서대로 쓰시오. 필요한 경우 결합 모음을 나타내기 위해 슬래시(/)를 사용하시오. 제시된 모든 선이 필요하지 않을 수도 있다.

14.56. **Endocervicitis** is an inflammation of the mucous membrane lining of the cervix.

________ ________ ________ ________

14.57. **Menometrorrhagia** is excessive uterine bleeding occurring both during the menses and at irregular intervals.

________ ________ ________ ________

14.58. **Hysterosalpingography** is a specialized radiographic examination of the uterus and fallopian tubes.

________ ________ ________ ________

14.59. **Galactorrhea** is the production of breast milk in a woman who is not breastfeeding.

________ ________ ________ ________

14.60. **Azoospermia** is the absence of sperm in the semen.

________ ________ ________ ________

진실/거짓

문장이 맞으면 T를 쓰고, 틀리면 F를 쓰시오.

14.61. ________ 페이로니병(Peyronie's disease)은 발기 중에 음경이 구부러지거나 휘어지는 성기능 장애를 일으킨다.

14.62. ________ 수축은 최초의 진정한 출산통증이다.

14.63. ________ Apgar 점수는 출생 후 1~5분 후 신생아의 육체적 상태를 검사하는 것이다.

14.64. ________ 유방확대술은 유방 크기를 줄이기 위해 수행되는 유방성형술이다.

14.65. ________ 자궁외 임신은 잠재적으로 위험한 상태이며, 수정란이 이식되어 자궁 밖에서 발생되기 시작할 수 있다.

임상 문제

밑줄 친 부분에 알맞은 답을 쓰시오.

14.66. 아기 Ortega는 cryptorchidism으로 태어났다. 이 고환이 9개월이 될 때까지 내려가지 않았으면 ________________ 이 수행되었다.

14.67. 그녀가 첫 아이를 분만할 때, 태아는 볼기태위였으며, 이 위험 때문에 산과 의사는 ________________ 을 수행하여 수술적으로 아기를 분만하였다.

14.68. Dawn Grossman은 전립샘으로 나오는 요 배출을 치료받고 있다. 이 상태에 해당하는 의학용어는 ________________ 이다.

14.69. 25세인 Rita Chen은 임신은 아닌데 월경이 3개월 동안 멈춰 걱정하고 있다. 그녀의 의사는 이런 상태를 ______________________ 라고 하였다.

14.70. Enrico Flores의 의사는 정관의 일부를 제거했다. 이 멸균 절차의 의학용어는 ______________________ 이다.

14.71. Tiffany Thomas는 얇고 거품이 많은 노란-초록색 냄새가 나는 질 분비물을 보였다. 그녀는 기생충 *Trichomonas vaginalis*에 기인한 ______________________ 을 가진 것으로 진단 받았다.

14.72. 65세인 Wolford는 나이든 남성에서 테스토스테론 감소에 대해 많이 읽었다. 그의 의사는 이 상태에 대한 의학용어가 ______________________ 이라고 말했다.

14.73. Barbara Klein의 분만 동안 조직의 결찰을 방지하기 위해 그녀의 의사는 ______________________ 를 시행하였다.

14.74. Jane Marsall의 임신은 자궁의 아래 부분에 태반의 비정상적인 착상으로 인한 합병증이 있다. 이런 상태를 ______________________ 라 한다.

14.75. 출생 즉시, Reicher 아기는 신생아 또는 ______________________ 라고 불린다.

의학용어 선택

밑줄 친 부분에 알맞은 답을 쓰시오.

14.76. 분만 후 첫 주나 2주 동안의 질 배출물을 ______________________ 라 한다.

colostrum　　involution　　lochia　　meconium

14.77. 월경기 동안 자궁경련에 의한 복부통증을 ______________________ 라 한다.

dysmenorrhea　　hypermenorrhea　　menometrorrhagia　　polymenorrhea

14.78. 음경 귀두의 염증을 기술하는 용어는 ______________________ 이다.

phimosis　　balanitis　　epididymitis　　testitis

14.79. 질 속막의 염증을 ______________________ 라 한다. 이 질환의 가장 흔한 원인은 세균성 질증, 트리코모나스증 및 질 칸디다증이다.

cervical dysplasia　　cervicitis　　colporrhexis　　vaginitis

14.80. 자궁과 질에서 나오는 많은 양의 흰색의 점액 배출물은 ______________________ 이다. 이러한 유형의 분비물 배출은 감염, 악성 종양 또는 호르몬 변화로 인한 것일 수 있다.

endocervicitis　　leukorrhea　　pruritus vulvae　　vaginitis

단어 조합 연습

다음은 이 장의 주요 용어가 아니다. 그러나 다음과 같은 익숙한 단어로 구성된다. 용어 작성에 도움이 필요하면 의학사전을 참조하시오.

endo-	**hyster/o**	**-cele**
	mast/o	**-dynia**
	metr/o	**-itis**
	oophor/o	**-pexy**
	orchid/o	**-plasty**
	vagin/o	**-rrhaphy**
	vulv/o	**-rrhexis**

14.81. 질로 빠져나온 탈장을 의미하는 용어는 ______________________ 이다.

14.82. 하나 또는 두 고환의 외과적 치료를 의미하는 용어는 ______________________ 이다.

14.83. 자궁속막의 염증을 의미하는 용어는 ______________________ 이다.

14.84. 난소를 재건하는 수술을 ______________________ 라 한다.

14.85. 질의 통증을 나타내는 용어는 ______________________ 이다.

14.86. 자궁을 봉합하는 수술을 나타내는 용어는 ______________________ 이다.

14.87. 특히 임신 동안에 일어나는 자궁의 탈출을 나타내는 용어는 ______________________ 이다.

14.88. 이탈된 난소의 고정술을 의미하는 용어는 ______________________ 이다.

14.89. 특히 임신동안 자궁의 파열을 의미하는 용어는 ______________________ 이다.

14.90. 외음과 질의 염증을 의미하는 용어는 ______________________ 이다.

명칭 표기

다음 그림에서 숫자로 표시된 부위의 알맞은 명칭을 쓰시오.

14.91. ______________________ bladder

14.92. ______________________ gland

14.93. ______________________

14.94. ______________________

14.95. ______________________

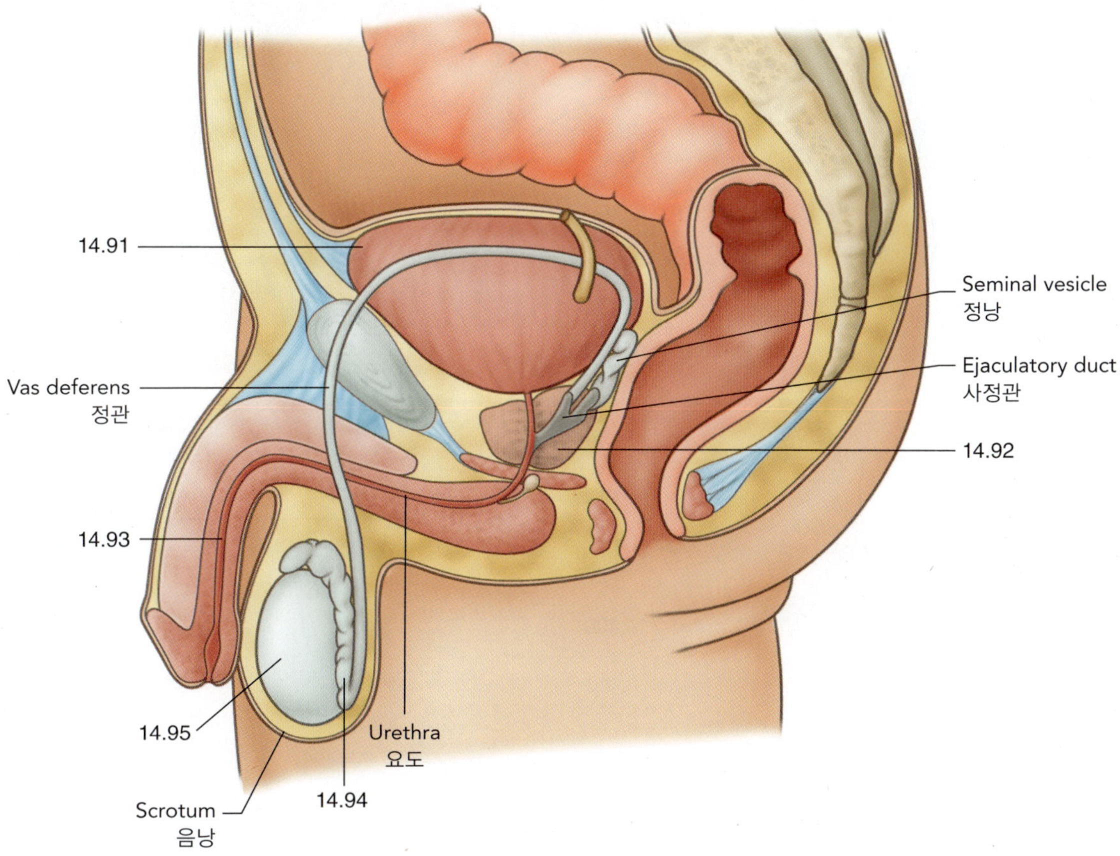

14.96. ______________________ or uterine tube

14.97. body of the ______________________

14.98. ______________________ bladder

14.99. ______________________

14.100. ______________________

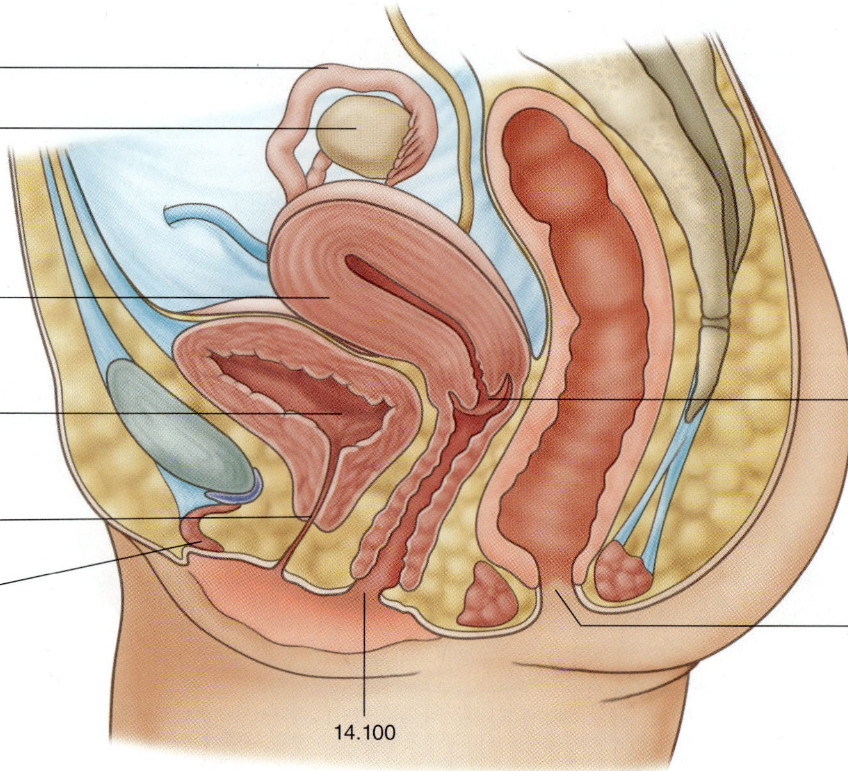

휴먼 터치

The Human Touch

비판적 사고력

다음의 사례와 질문은 토론이나 간단한 의견을 작성해 봄으로써 비판적 사고력을 키울 수 있도록 제시하였다. 토론 주제에 대한 정답은 없으니 자유롭게 의견을 제시하면 된다.

"하지만 Sam, 약속 했잖아!" Jamie Chu가 말했다.

"제발 그렇게 화내지 말아줘." 그녀의 남편이 그만하라고 했다. "내가 정관절제술에 동의한 것은 알지만, 할머니도 말씀도 일리가 있는 거야. 우리가 아들이 없어. 우리 가문을 고려해야 해. 이 문제를 더 생각해 봐야 할 것 같아."

"하지만 Sam, 우리는 이미 그것을 상의했고, 당신은 수술을 계획하고 있어." Jamie는 이미 그들이 원하는 아이의 수를 고려하여 다양한 피임법에 대해 이야기하는 데 많은 시간을 소비한 것처럼 보였다. Jamie는 피임약을 복용하는 데 문제가 있었고 Sam은 콘돔 사용을 좋아하지 않았다. 난관 결찰이 해답일 수 있었지만 Jamie는 마취에서 깨어나지 못할까 봐 두려웠다. 게다가, 그녀는 두 번의 임신과 출산을 겪었다. Sam은 마지못해 가족계획을 책임질 차례라는 것에 동의했다.

2세 된 Nanyn과 그녀의 언니인 Nadya가 있어 완벽한 가족을 구성했다고 Jamie는 생각했다. 그녀는 대가족에서 자랐다. 그녀의 어린 시절은 형제자매들을 돌보는 데 많은 시간을 보냈고, 그녀의 어머니는 자신을 위한 시간이 없었다. 그녀는 자신의 아이들을 위해 그것을 원하지 않았다.
Sam의 이야기는 달랐다. 그의 부모님은 미국으로 이민 오기 전에 그들은 4명의 딸을 낳았다. 그의 아버지는 Sam이 태어났을 때, 매우 자랑스러웠다. 가족의 대를 이어갈 아들이었다. 딸로만 구성된 가족이 완전하게 여겨질 수 있다고 Sam을 설득하는 데 오랜 시간이 걸렸다. 그리고 지금 할머니는 그 결정에 의문을 품고 계셨다.

토론 주제

1. 성관계에서 어느 파트너가 피임을 담당해야 하며, 그 이유는 무엇인가?
2. 가족계획이나 피임 방법에 대해 부부가 동의할 수 없는 경우, 이들이 선택할 수 있는 방법은 무엇인가?
3. 문화적 차이와 종교적 신념이 가족계획이나 피임과 같은 선택에 어떤 영향을 미치는지 토론하시오.
4. 일부 문화권에서는 여자아이보다 남자아이를 더 중요시 한다. 왜 그렇게 생각하는지, 그리고 변화하는 여성의 문화적 역할이 이러한 가치들에 어떻게 영향을 미칠지에 대해 토론하시오.

CHAPTER 15

진단적 과정, 핵의학과 약리학

DIAGNOSTIC PROCEDURES, NUCLEAR MEDICINE AND PHARMACOLOGY

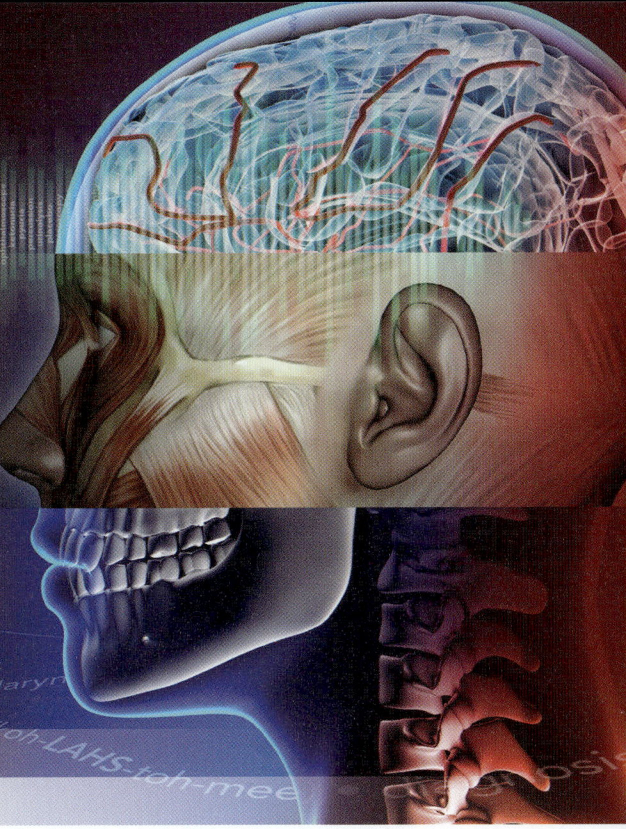

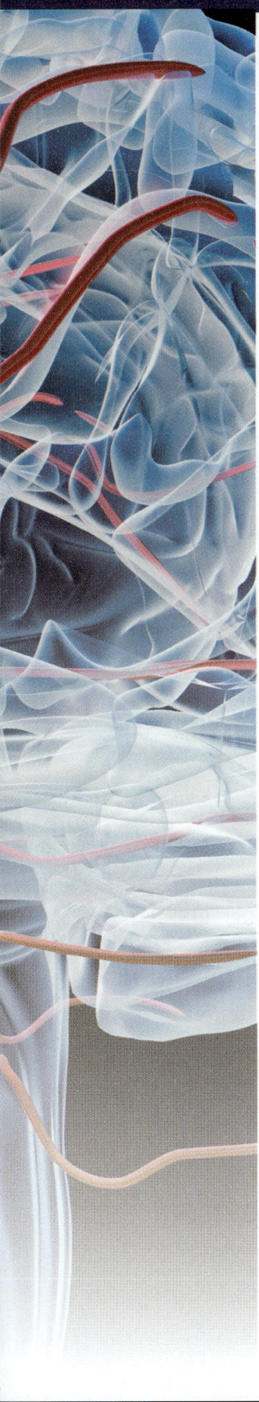

진단적 과정, 핵의학과 약리학의 개요

주요 절차	종류
Basic Diagnostic Procedures 기본적인 진단 절차	Vital signs 활력징후 Auscultation 청진 Palpation and percussion 촉진과 타진 Basic examination instruments 기본적인 검사 도구
Examination positions 검사 체위	Recumbent positions 누운 체위 Sims' position 심스 체위 Knee–chest position 무릎가슴 체위 Lithotomy position 결석제거술 체위
Laboratory Tests 검사실 검사	Blood tests 혈액검사 Urinalysis 요분석
Endoscopy 내시경 검사	Endoscopes 내시경
Centesis 천자	Diagnostic procedures involving the removal of body fluids 체액을 제거하는 진단절차
Imaging Techniques 영상진단	Radiography (X-ray) 단순방사선촬영 Computed Tomography(CT) 컴퓨터단층촬영 Magnetic resonance imaging (MRI) 자기공명영상 Fluoroscopy 투시검사 Ultrasonography 초음파검사
Nuclear Medicine 핵의학	Nuclear medicine 핵의학 검사
Pharmacology 약리학	Prescription and over-the-counter drugs 처방 및 일반 의약품 Generic and brand-name drugs 일반명과 상품명 Terms related to pharmacology 약리학과 관련된 용어 Medications for pain management 통증처치에 관한 처방약 Methods of drug administration 약물주입방법
Complementary and Alternative Therapies 보완 대체 요법	Alternative medicine 대체의학 Complementary medicine 보완의학

용어 진단적 과정, 핵의학과 약리학에 관련된 어휘

이 목록에 있는 항목들은 이 장에서 중요한 용어와 어근만을 분류하였다. 그리고 이 장에서 중요한 단어는 **굵은 글씨**로 표시하였다. 청록색 이탤릭체로 나타나는 이차 용어는 일차 용어의 의미를 명확히 한다.

주요단어

- ☐ **albumin/o** 알부민(단백질)
- ☐ **calc/i** 칼슘
- ☐ **-centesis** 천공, 천자
- ☐ **creatin/o** 크레아티닌
- ☐ **glycos/o** 당
- ☐ **-graphy** 기록하는 검사법
- ☐ **hemat/o** 혈액
- ☐ **lapar/o** 복부
- ☐ **phleb/o** 정맥
- ☐ **radi/o** 방사선
- ☐ **-scope** 시각적 검사도구
- ☐ **-scopy** 시각적 검사
- ☐ **son/o** 소리
- ☐ **-tomy** 절개(술)
- ☐ **-uria** 소변의 상태

의학용어

- ☐ **acetaminophen** (ah-**seet**-ah-**MIN**-oh-fen) 아세트아미노펜
- ☐ **acupuncture** (**AK**-you-**punk**-cher) 침술
- ☐ **albuminuria** (**al**-byou-mih-**NEW**-ree-ah) 알부민뇨
- ☐ **analgesic** (**an**-al-**JEE**-zick) 진통
- ☐ **antipyretic** (**an**-tih-pye-**RET**-ick) 해열제
- ☐ **arthrocentesis** (**ar**-throh-sen-**TEE**-sis) 관절천자
- ☐ **auscultation** (**aws**-kul-**TAY**-shun) 청진
- ☐ **bacteriuria** (back-**tee**-ree-**YOU**-ree-ah) 세균뇨
- ☐ **bruit** (**BREW**-ee) 잡음
- ☐ **calciuria** (**kal**-sih-**YOU**-ree-ah) 칼슘뇨
- ☐ **compliance** 순응도
- ☐ **computed tomography** (toh-**MOG**-rah-fee) 전산화단층촬영술
- ☐ **contraindication** [kántrəindəkéiʃən] 금기
- ☐ **creatinuria** (kree-**at**-ih-**NEW**-ree-ah) 크레아틴뇨
- ☐ **echocardiography** (**eck**-oh-**kar**-dee-**OG**-rah-fee) 심장초음파검사
- ☐ **endoscope** (**EN**-doh-**skope**) 내시경
- ☐ **fluoroscopy** (floo-or-**OS**-koh-pee) 투시검사
- ☐ **glycosuria** (**glye**-koh-**SOO**-ree-ah) 당뇨
- ☐ **hematocrit** (hee-**MAT**-oh-krit) 적혈구용적률
- ☐ **hematuria** (**hee**-mah-**TOO**-ree-ah) 혈뇨
- ☐ **hyperthermia** (**high**-per-**THER**-mee-ah) 고체온증
- ☐ **hypothermia** (**high**-poh-**THER**-mee-ah) 저체온증
- ☐ **idiosyncratic reaction** (**id**-ee-oh-sin-**KRAT**-ick) 특이체질반응
- ☐ **interventional radiology** 중재적 방사선학
- ☐ **intradermal injection** 피내주사
- ☐ **intramuscular injection** 근육내주사
- ☐ **intravenous injection** 정맥내주사
- ☐ **ketonuria** (**kee**-toh-**NEW**-ree-ah) 케톤뇨
- ☐ **laparoscopy** (**lap**-ah-**ROS**-koh-pee) 복강경검사
- ☐ **lithotomy position** (lih-**THOT**-oh-mee) 결석제거술 체위
- ☐ **magnetic resonance imaging** 자기공명영상
- ☐ **ophthalmoscope** (ahf-**THAL**-moh-skope) 검안경
- ☐ **otoscope** (**OH**-toh-skope) 이경
- ☐ **palliative** (**PAL**-ee-**ay**-tiv) 완화제
- ☐ **parenteral** (pah-**REN**-ter-al) 비경구적 투약
- ☐ **percussion** (per-**KUSH**-un) 타진
- ☐ **perfusion** (per-**FYOU**-zuhn) 관류
- ☐ **pericardiocentesis** (**pehr**-ih-**kar**-dee-oh-sen-**TEE**-sis) 심낭천자술
- ☐ **phlebotomy** (fleh-**BOT**-oh-mee) 정맥절개술
- ☐ **placebo** (plah-**SEE**-boh) 위약
- ☐ **positron emission tomography** 양전자단층촬영술
- ☐ **prone position** 엎드린 체위[복와위]
- ☐ **proteinuria** (**proh**-tee-in-**YOU**-ree-ah) 단백뇨
- ☐ **pyuria** (pye-**YOU**-ree-ah) 농뇨
- ☐ **radiolucent** (**ray**-dee-oh-**LOO**-sent) 방사선 투과성의
- ☐ **radiopaque** (**ray**-dee-oh-**PAYK**) 방사선 비투과성의
- ☐ **rales** (**RAHLZ**) 수포음[나음]
- ☐ **recumbent** (ree-**KUM**-bent) 누운
- ☐ **rhonchi** (**RONG**-kye) 건성수포음
- ☐ **Sim's position** 심스 체위
- ☐ **single photon emission computed tomography** 단일광전자방출 전산화단층촬영술
- ☐ **speculum** (**SPECK**-you-lum) 벌리개, 검경
- ☐ **sphygmomanometer** (**sfig**-moh-mah-**NOM**-eh-ter) 혈압계
- ☐ **stethoscope** (**STETH**-oh-skope) 청진기
- ☐ **stridor** (**STRYE**-dor) 협착음
- ☐ **subcutaneous injection** (**sub**-kyou-**TAY**-nee-us) 피하주사
- ☐ **transdermal** 피부통과[경피]
- ☐ **transesophageal echocardiography** (**trans**-eh-**sof**-ah-**JEE**-al **eck**-oh-**kar**-dee-**OG**-rah-fee) 경식도 심장초음파검사
- ☐ **ultrasonography** (**ul**-trah-son-**OG**-rah-fee) 초음파검사
- ☐ **urinalysis** (**you**-rih-**NAL**-ih-sis) 요분석(소변검사)

학습목표

이 장을 학습하고, 다음을 할 수 있어야 한다.

1. 모든 환자에게 기록된 활력징후를 설명할 수 있다.
2. 기본적인 검사 절차에 관한 용어를 인지하고, 정의하고, 철자를 쓰고, 읽을 수 있다.
3. 자주 수행하는 혈액과 소변의 검사에 관한 용어를 인지하고, 정의하고, 철자를 쓰고, 읽을 수 있다.
4. 방사선촬영술과 다른 영상기술에 관한 용어를 인지하고, 정의하고, 철자를 쓰고, 읽을 수 있다.
5. 투시법과 체위를 구분하고 기본적인 방사선촬영의 투시법을 설명할 수 있다.
6. 이 장에서 소개되는 약리학적 용어를 인지하고, 정의하고, 철자를 쓰고, 읽을 수 있다.
7. 보완의학과 대체의학의 가장 일반적인 형태를 알아야 한다.

진단 절차
DIAGNOSTIC PROCEDURES

환자의 일반적인 건강 상태를 파악하고 특정 의학적 상태를 찾는 데는 광범위한 진단 도구가 사용된다.

기본적인 검사 절차 Basic Examination Procedures

기본적인 검사 절차는 환자의 상태를 사정하는 동안 수행된다. 의학에서 사용하는 것처럼 assessment **(사정)**은 상태의 평가(evaluation) 또는 감정(appraisal)을 의미한다. 이 정보는 진단에 이르게 하여 환자의 간호계획을 계통적으로 조직화하는 데 이용된다.

관찰 Observation

신체적인 평가의 첫 번째 단계는 환자의 전체적인 외모, 정서적인 영향 및 보행을 관찰하는 것이다.

- *Overall appearance* (전반적인 외관)에는 환자의 옷차림, 체취 여부, 자기 관리에 어려움이 있을 수 있는 징후가 있는지 여부 등 여러 가지 요인이 포함된다.
- *Emotional affect* (감정적인 영향)은 환자의 표현, 목소리의 톤, 분위기 및 감정을 나타낸다. Affect는 감정의 외적 표현을 의미한다.
- *Ambulation* (보행)은 걸음걸이, 불안정성 또는 환자가 걷는 방법을 의미한다.

활력징후 Vital Signs

대부분의 환자를 위하여 4가지 **활력징후**가 기록된다: 활력징후는 체온*(temperature)*, 맥박*(pulse)*, 호흡*(respiration)*, 혈압*(blood pressure)*이다. 어떤 상황에서는 통증을 5번째 활력징후로 측정한다. 약자 *VSS*는 안정된 활력징후(vital signs stable)를 의미한다.

체온 Temperature

평균적인 정상 **체온(temperature)**은 37.0℃ (98.6℉)이다.

- 구강 체온이 37.8℃ (100℉) 이상이면 **열(fever)**이라 한다. 발열은 감염, 상해 또는 약물로 인해 가장 흔하게 발생한다.
- 체온측정은 측정하는 부위에 따라 명명된다: *oral* (입안), *aural* (귀), *axillary* (겨드랑), *rectal* (곧창자). 이마에 위치한 *temporal artery* (관자동맥)가 사용된다. **주의:** *oral*과 *aural*은 소리가 같다. 그러나 이들은 상이한 도구가 필요하며 상이한 위치에서 측정한다.
- 체온의 해석은 측정하는 부위에 따라 다르다.
- Hyperthermia (high–per–THER–mee–ah; 고체온)은 매우 높은 열이다(hyper–는 과도한을, therm은 열을, –ia는 비정상적인 상태를 뜻한다).
- Hypothermia (high–poh–THER–mee–ah; 저체온)은 비정상적으로 낮은 체온이다(hypo–는 결핍을, therm은 열을, –ia는 비정상적인 상태를 뜻한다).

맥박 Pulse

Pulse **(맥박)**은 심장의 박동에 의해 일어나는 동맥벽에 대한 리듬감 있는 압력이다. 맥박수는 매분 박동하는 심박수를 반영하며 *bpm* (박동/분)으로 기록한다. **그림 15.1**에서 보이는 바와 같이 맥박은 인체의 여러 부위에서 측정할 수 있다.

- 정상적인 휴식 시 맥박수는 연령에 따라 다르다. 성인의 경우 정상적인 휴식 심박수는 60~100 bpm이다. 일반적으로 어린이의 심박수는 더 높으며, 신생아의 심박수는 100~160 bpm이다. 그러나 운동선수들은 정상적인 휴식 심박수가 40~60 bpm이 될 수 있다.

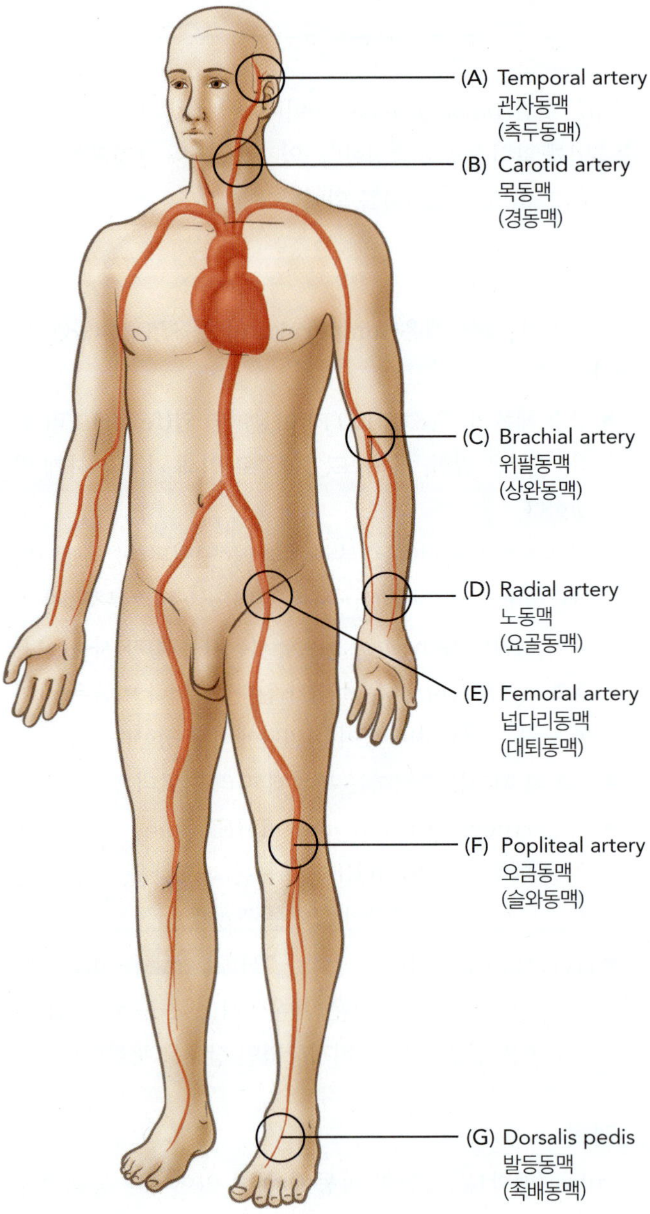

그림 15.1 **동맥의 맥박을 측정할 수 있는 주요 부위**

호흡 Respiration

Respiration (호흡)은 **respiratory rate** (호흡수)라고도 하며, 1분 동안의 완전한 호흡수이다. 한 번의 호흡은 한 번의 흡기(inspiration)와 한 번의 호기(expiration)이다(7장 참조). 성인의 정상적인 호흡수는 12~20회/분이다.

혈압 Blood Pressure

혈압(BP)은 동맥벽에 대한 혈액의 힘이다. **Sphygmomanometer** (sfig-moh-mah-NOM-eh-ter; 혈압계)와 청진기는 혈액의 소리를 듣고 blood pressure (혈압)을 측정하는 데 사용하는 기구이다(**그림 15.2**). 디지털 혈압계는 자동화되어 있으며 청진기를 사용할 필요가 없다.

혈압은 **systolic** (sis-TOL-ick; 수축기)와 **diastolic** (dye-ah-STOL-ick; 이완기)를 읽어 기록한다. 수축기는 처음 들리는 소리이다. 이완기는 마지막 소리이다. **기억 보조:** *SSSS*–수축기*(SSSS–systolic)*는 증기가 올라 오는 것과 같다. *DDDD*–이완기*(DDDD–diastolic)*는 아래로 가는 것과 같다(**그림 15.3**). 혈압 범위는 5장의 **표 5-3**에 설명되어 있다.

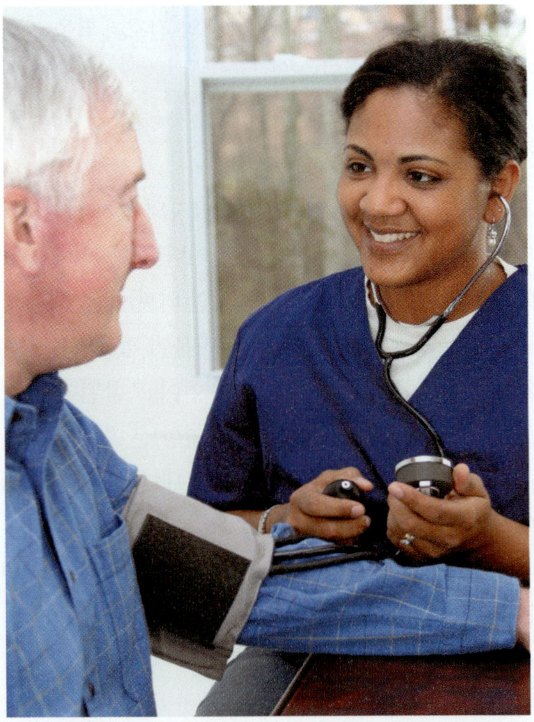

그림 15.2 **혈압을 측정하기 위하여 혈압계와 청진기를 사용하고 있다.**

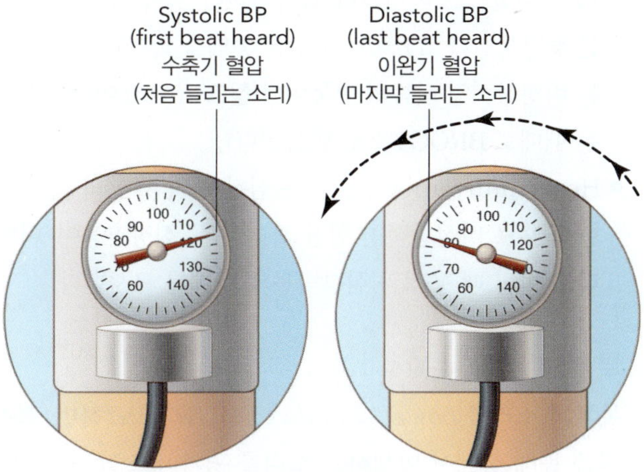

그림 15.3 수축기 혈압은 처음 소리가 들리는 시점이며, 이완기 혈압은 마지막으로 소리가 들리는 곳이다.

통증 Pain

Pain (통증)은 어떤 상황에서는 5번째 활력징후로 간주되는데, 통증은 주관적인 증상이며 객관적으로 측정할 수 없다. 그러므로 통증은 환자에 의해 보고된 대로 측정해야만 한다.

- *Pain rating scale*을 사용하여 환자에게 물어 1~10의 척도로 환자의 통증을 측정하는데, 10은 참을 수 없는 통증이고 1은 약하거나 통증이 없는 경우이다. 아이의 표정을 통하여 통증의 정도를 평가한다(그림 15.4).
- *Acute pain* (급성 통증)은 심각할 수 있으며 비교적 짧은 시간 동안만 지속된다. 그것은 질병, 염증 또는 조직 손상으로 인해 발생할 수 있다. 통증의 원인을 진단하고 치료하면 통증이 사라진다.
- *Chronic pain* (만성 통증)은 경증 또는 중증이 반복될 수 있으며, 급성 통증보다 오랜 기간 지속된다. 대부분의 의학적 치료에 내성이 있어 종종 환자에게 심각한 문제를 일으킨다.

청진 Auscultation

Auscultation (aws-kul-TAY-shun; 청진)이란 용어는 인체 내의 비정상적인 호흡음, 심음, 복부음을 청진기를 통하여 듣는 것을 의미한다(auscult/a는 듣는다를, -tion은 ~의 과정을 뜻한다) (그림 15.5).

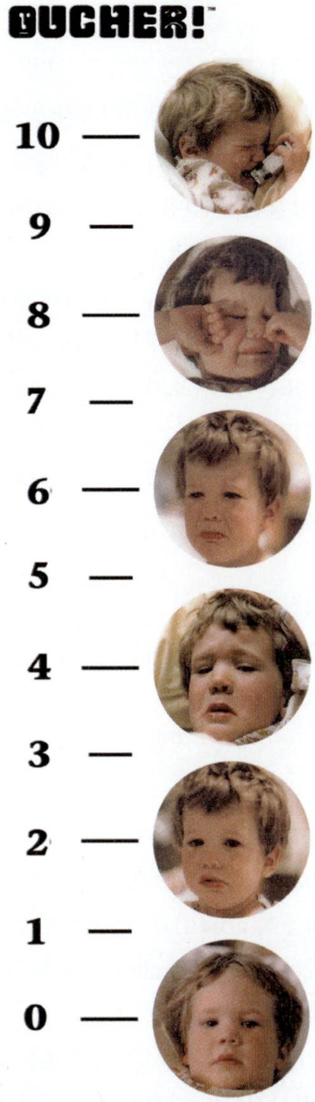

그림 15.4 Oucher Pain Assessment Tool과 같은 소아 통증 척도는 숫자 대신 얼굴 표정을 사용한다.
(The Caucasian version of the Oucher, developed and copyrighted by Judith E. Beyer, RN, Ph.D., 1983. Used with permission.)

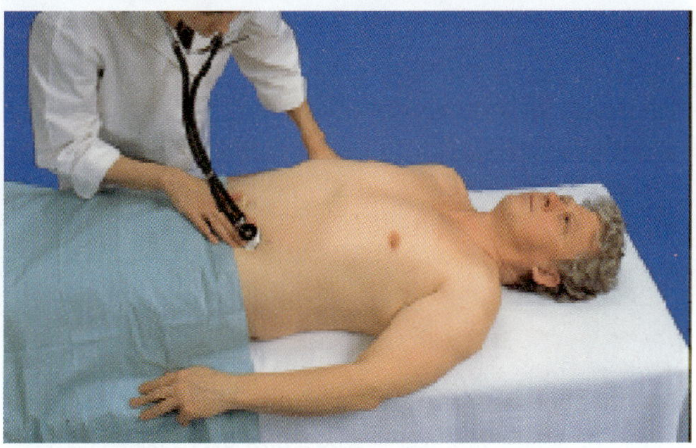

그림 15.5 청진은 인체 내의 소리를 청진기를 통하여 듣는 것이다.

호흡음 Respiratory sound

청진기를 통하여 들리는 호흡음은 허파[폐]와 가슴막[흉막]의 상태에 대한 정보를 제공한다(7장 참조).

- Rales (RAHLZ; 수포음[나음])은 *crackles* 이라고도 하며, 비정상적인 들숨[흡기] 시에 들리는 비정상적인 그르렁 거리는 호흡음이다.
- Rhonchi (RONG–kye; 건성수포음)은 wheezing (천명음)이라고도 하며, 부분적으로 기도가 막힘으로써 들숨[흡기] 또는 날숨[호기] 시에 들리는 소리이다.
- Stridor (STRYE–dor; 협착음)은 흡기 시 들리는 비정상적인 높은 음조의 거친 닭 우는 소리로, 인두, 후두, 기관이 부분적인 협착으로 생긴다.

심음 Heart Sounds

청진기를 통하여 들리는 심박동은 "뚝–딱(lubb dupp)"의 2가지 별개의 소리로 들린다.

- *Lubb sound* (뚝)은 처음 들리는 소리로, 심실과 심방 사이에 있는 삼첨판(tricuspid valve)과 승모판(mitral valve)이 닫히는 소리이다.
- *Dupp sound* (딱)은 뒤이어 들리는 더 짧고 더 높은 소리이며, 대동맥(aorta)과 허파동맥(pulmonary artery)에 있는 반달판(semilunar valve; 반월판)이 닫히는 소리이다.
- Bruit (BREW–ee; 잡음)은 정맥 또는 동맥의 청진에서 들리는 비정상적이며 간헐적인 소리이다. 이 소리는 대개 부분적으로 막히거나 좁아지거나 병이 있는 동맥 때문에 발생한다. *Thrill* (떨림)은 동맥을 촉지할 때 느껴지는 비정상적인 리듬의 진동이다(**참고 :** *bruit*이라는 용어는 때때로 BROOT으로 발음된다).
- Heart murmur (심잡음)은 심장 판막 결함의 가장 흔한 징후로 비정상적인 심장 소리이다. 심장잡음이 '머머'라고 들릴 때 용적과 심장박동의 단계를 묘사한다.

복부음 Abdominal Sounds

복부의 소리를 *bowel sounds* (장음)이라고도 하며, 복부 청진을 통해 장에서 발생하는 소리를 평가하고 잡음을 가려내기 위하여 수행한다. 예를 들어, 장의 소리가 증가하면 장의 막힘을 의미한다. 이 소리가 없으면 장폐색이 나타날 수 있는데, 이는 장 연동의 중지이다(8장 참조).

촉진과 타진 Palpation and Percussion

- Palpation (pal–PAY–shun; 촉진)은 인체의 어떤 부위의 감촉, 느낌, 크기, 경도, 위치를 느끼기 위하여 검사자의 손을 사용하는 검사 기법이다(그림 15.6).
- Percussion (per–KUSH–un; 타진)은 손가락 또는 기구를 가지고 표면을 두드려서 생성되는 소리를 이용하여 인체 부위의 밀도를 측정하는 진단 과정이다. 그림 15.7에서 볼 수 있듯이, 이것은 폐에서 정상적인 공기 함량의 존재를 결정하기 위해 등 뒤에서 수행된다.

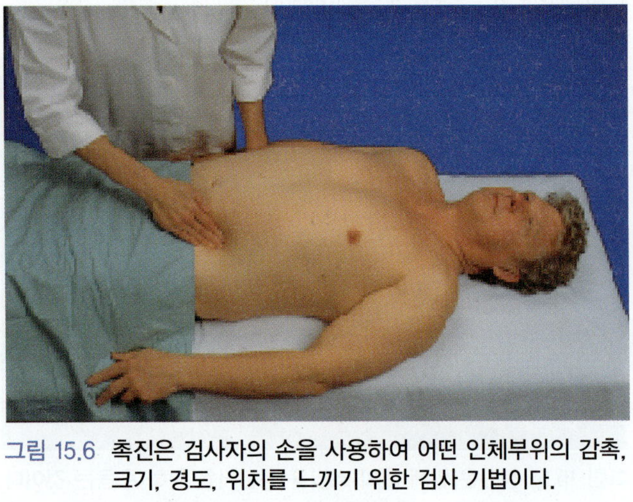

그림 15.6 촉진은 검사자의 손을 사용하여 어떤 인체부위의 감촉, 크기, 경도, 위치를 느끼기 위한 검사 기법이다.

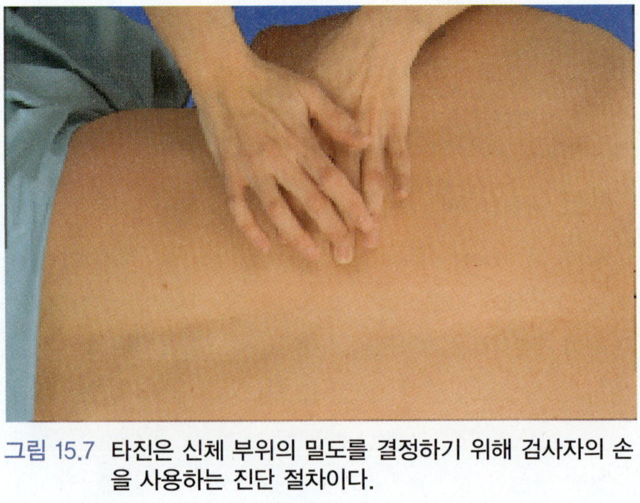

그림 15.7 타진은 신체 부위의 밀도를 결정하기 위해 검사자의 손을 사용하는 진단 절차이다.

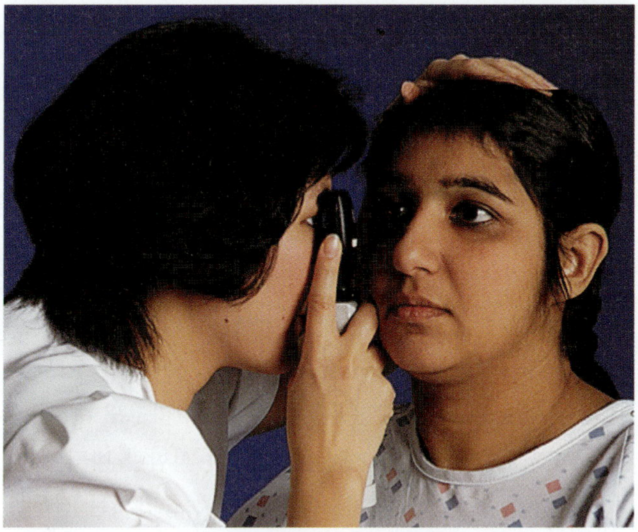

그림 15.8 **검안경은 눈의 내부를 검사하기 위한 기구이다.**

기본적인 검사 기구 Basic Examination Instruments

- **Ophthalmoscope** (ahf-THAL-moh-skope; 검안경)은 눈의 내부를 검사하는 데 사용된다(ophthalm/o는 눈을, -scope는 시각적 검사 기구를 뜻한다) (그림 15.8).
- **Otoscope** (OH-toh-skope; 귀보개[이경])는 바깥귀와 고막이 시각적 검사에 사용된다(ot/o는 귀를, -scope는 눈에 보이는 검사 기구를 뜻한다) (11장, 그림 11.15 참조).
- **Speculum** (SPECK-you-lum; 확대경[검경])은 안쪽을 용이하게 검사하기 위하여 도관(canal) 또는 공동(cavity), 특히 질을 넓히는 데 사용한다(14장, 그림 14.15A 참조).
- **Stethoscope** (STETH-oh-skope; 청진기)는 인체 내의 소리를 듣는 기구이다(steth/o는 가슴을, -scope는 시각적 검사 기구를 뜻한다) (그림 15.2, 그림 15.5).

누운 검사 체위
RECUMBENT EXAMINATION POSITIONS

특별한 검사 체위들이 인체의 여러 다른 부위를 검사하는 데 사용된다. **Recumbent** (ree-KUM-bent)라는 용어는 환자가 눕거나, 엎드리거나, 옆으로 누운 어떤 체위를 기술할 때도 사용할 수 있다. 방사선 촬영에서 *decubitus*라는 용어는 환자가 누운 체위[와위]를 의미한다.

이들은 환자가 얼굴을 위로 향하게 하는 자세이다.

- **Horizontal recumbent position** (**수평으로 누운 체위**)은 *supine position* (SUE-pine; 바로 누운 체위[앙와위])라고도 하며, 환자는 얼굴을 위로 하고(face up) 등으로 누운 자세이다. 이 체위는 인체의 앞면을 검사하거나 치료할 때와 방사선 촬영을 위해서 사용된다.
- **Dorsal recumbent position** (등을 대고 누운 체위[**배횡와**])에서 환자가 무릎을 구부리고 바로 누운 자세이다. 이 체위는 복부의 검사와 치료 또는 질이나 곧창자검사 시 사용된다.
- **Lithotomy position** (lih-THOT-oh-mee; 결석제거술 체위[쇄석위])는 환자가 발과 다리를 올리고 등자에 지지하여 바로 누운 자세이다. 이 체위는 질과 직장에 사용된다. Lithotomy의 다른 의미는 1장을 참고한다.

환자가 얼굴을 아래로 향하게 하거나 환자 옆으로 향하게 하는 체위이다.

- **Prone position** (**엎드린 체위**[복와위])는 환자가 얼굴을 아래로 하고(face down) 배로 누운 자세이다. 팔은 편안하게 머리 밑에 위치해도 좋다. 이 체위는 등과 엉덩이를 검사하거나 치료하기 위하여 사용된다.
- **Sims' Position** (**심스 체위**[반복위])는 환자가 오른쪽 무릎과 넓적다리를 들어 올리고 왼쪽 팔은 등과 나란히 하여 압박을 피하고 왼쪽으로 누운 자세이다. 이 체위는 곧창자 부위를 검사하고 치료하는 데 사용된다.
- **Knee-chest position** (**무릎가슴 체위**[슬흉위])는 환자가 엉덩이를 구부리고 얼굴을 아래로 내려서 무릎과 가슴이 시술대 바닥에 닿게 누운 자세이다. 이 체위는 곧창자 검사와 치료에 사용된다.

검사실 검사
LABORATORY TESTS

검사실 검사가 stat로 의뢰되었을 때는 결과는 즉시 요구되며, 검사는 검사실에서 최우선적으로 시행된다. Stat는 즉시(immediately)를 의미하는 라틴어에서 유래되었다.

혈액 검사 Blood Tests

검사실 검사에 관하여 사용하는 **profile**이라는 용어는 자동화된 다중의(multi-channel; 여러 가지 검사종목을 동시 처리하는) 검사실 검사 장비에 묶음으로 수행되는 검사들을 의미한다.

검체 채취 Obtaining Specimens

- **Phlebotomist** (fleh-**BOT**-oh-mist; 채혈사)는 다양한 검사와 다른 절차를 위한 혈액을 채취하는 정맥(vein)천자 훈련을 받아 기술을 가지고 있는 사람이다 **(그림 15.9)**.
- **Phlebotomy** (fleh-**BOT**-oh-mee; 정맥절개술)은 ***venipuncture***라고도 하는데, 혈액 채취가 목적이다(**phleb/o**는 정맥을, **-tomy**는 수술적 절개를 뜻한다).
- 동맥 스틱은 주로 동맥혈을 얻기 위해 손목 안쪽의 동맥을 천자하는 것이다. 동맥혈은 주로 정맥혈과는 달리 용해된 가스의 농도를 포함한다.
- Capillary puncture (모세혈관 천자)는 혈액검사를 위해 소량의 검체를 필요로 할 때만 사용되는 기법이다. 모세혈관 천자는 수행하는 장소에 따라 손가락끝에서 *(finger stick)*, 발뒤꿈치에서 *(heel stick)*, 귓불에서 *(earlobe stick)* 할 수 있다.

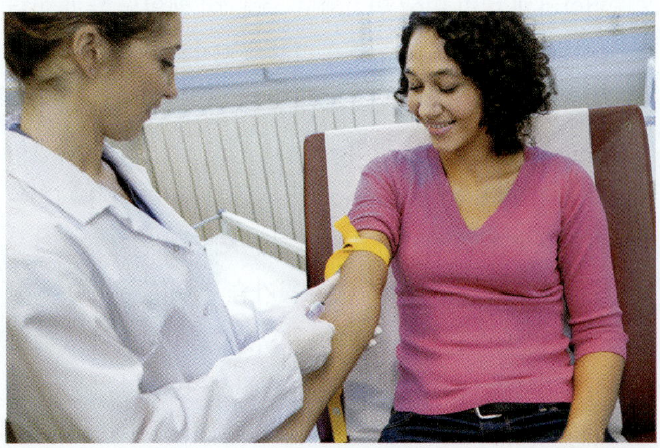

그림 15.9 **정맥절개사는 테스트를 위해 환자로부터 혈액 샘플을 가져온다.**

전혈구세포계산 Complete Blood Cell Counts

Complete blood cell count (CBC, 전혈구세포계산)은 몇 가지 혈액 상태를 평가하기 위하여 묶음으로 수행하는 일련의 검사이다. 혈액 질환은 5장에서 살펴보았다.

- **Erythrocyte sedimentation rate** (ESR, eh-**RITH**-roh-site; 적혈구침강계수)는 ***sed rate***라고도 하며, 적혈구가 혈장(plasma)에서 분리되어 시험관 바닥에 가라앉는 속도를 측정하는 이 검사치가 증가되는 경우는 체내에 염증이 있음을 의미한다. 정상 범위는 50세 미만 성인의 경우 <15~20 mm/hr (시간당 밀리미터)이고, 50세 이상인 성인의 ≤20~30 mm/hr이다. < 및 기타 기호의 의미는 **표 15-3**을 참조한다.
- **Hematocrit test** (Hct, hee-**MAT**-oh-krit; 적혈구용적률 검사)는 전혈검체(whole blood sample) 내의 다져진 적혈구(packed red blood cells)의 용량을 %로 측정한다(**hemat/o**는 혈액을, **-crit**는 ~분리하다를 뜻한다). 이 검사는 비정상적인 ***hydration*** (수분화: 인체의 체액 수준), ***polycythemia*** (적혈구증가증: 과도한 적혈구), ***anemia*** (빈혈: 적혈구 부족) 상태를 진단하기 위하여 사용된다.
- **Platelet count (혈소판계산)**은 단위 혈액 내의 혈소판 수를 측정하는 것으로 혈소판 기능을 평가하기 위한 선별검사(screening test)이다. 이는 또한 혈소판증가증(thrombocytosis)과 혈소판감소증(thrombocytopenia)을 감시하기 위하여 사용된다. ***Thrombocytosis*** (혈소판증가증)는 순환혈액 내에 혈소판의 비정상적인 증가이다. ***Thrombocytopenia*** (혈소판감소증)은 순환혈액 내에 혈소판의 비정상적인 감소이다.
- **Red blood cell count** (RBC, 적혈구계산)은 혈액내의 적혈구수의 측정이다. 적혈구수의 감소는 빈혈이나 24시간 이상 지속되는 출혈을 나타낸다.
- **Total hemoglobin test** (Hb, 총혈색소검사)는 전혈내의 혈색소 양을 측정하는 것이다(**hem/o**는 혈액을, **-globin**은 단백질을 뜻한다). 이 검사는 빈혈 또는 적

혈구증가증의 심한 정도를 측정하거나 치료에 대한 반응을 감시하기 위하여 사용된다. Anemia (빈혈)은 혈액 내의 적혈구 수가 정상 이하이다. Polycythemia (적혈구증가증) 또는 dehydratio (탈수)는 혈액 내의 적혈구 수가 정상 이상이다.

- White blood cell count (WBC, **백혈구계산**)은 혈액 내의 백혈구 수를 검사하는 것이다. 수치가 올라가면 감염이나 염증을 나타낸다.
- White blood cell differential count **(백혈구 감별계산)**은 다섯 종류의 백혈구로 구성되는 백혈구 총수에 대한 각각의 %로 계산된다. 이 검사는 환자의 면역계에 대한 정보를 제공하고, 백혈병의 종류를 알아내며, 감염의 심한 정도를 알 수 있다.

부가적인 혈액 검사 Additional Blood Tests

- Basic metabolic panel (BMP 또는 Profile 8, **기본 대사 패널**)은 환자의 신장, 전해질 균형, 혈당 및 칼슘 수준의 현재 상태에 대한 중요한 정보를 제공하는 8가지 특정 혈액 검사 그룹이다. 이 검사 결과의 중대한 변화는 콩팥기능상실, 당뇨병 관련 합병증 또는 호흡기 질환과 같은 심각한 문제를 나타낼 수 있다.
- Blood urea nitrogen **(혈중요소질소)**는 BUN이라고도 하며, 혈액 내에 존재하는 질소의 양을 측정한다. 이 검사는 기능을 확인하기 위한 표지자이다. Urea (you-REE-ah; 요소)는 소변과 혈액에서 발견되는 단백질대사의 주된 최종 산물이다(9장 참조).
- 수혈 전에 혈액 기증자와 수혜자의 적합성을 결정하기 위해 Crossmatch tests (교차 검사)를 실시한다. 응집은 기증자 단위가 적절한 일치가 아니라는 것을 나타내는 양성 반응이다. 응집은 적혈구가 함께 응집하는 것이다.
- C-reactive protein (CRP, C 반응성 단백질)은 체내의 염증을 나타내는 지표이다. 이 검사에서 제공하는 정보는 C 반응성 단백질의 존재에 의해 얻어지며, 이것은 급성 염증의 발작 동안에 간에서 생산된다. 이 검사는 염증의 원인을 밝히지는 않지만 상승된 수치는 심장마비, 관상동맥 질환 또는 자가면역 장애를 나타낼 수 있다.
- Lipid panel은 *lipid profile*이라고도 하며 혈액 검체 내의 총콜레스테롤(total cholesterol), 고밀도지단백(high-density lipoprotein, HDL), 저밀도지단백(low-density lipoprotein, LDL), 중성지방(triglycerides)의 양을 측정하는 것이다(5장 참조).
- Prothrombin time (PT, proh-THROM-bin; 프로트롬빈시간)은 *pro time*이라고도 하며, 비정상적인 출혈에 따르는 상태를 진단하거나 항응고제 치료를 감시하기 위하여 사용하는 검사이다. 심각한 간 질환, 출혈 장애, 혈액 희석제 또는 비타민 K의 부족 등으로 프로트롬빈 시간이 길어질 수 있다.
- Serum bilirubin test **(혈청빌리루빈검사)**는 적혈구 파괴의 정도나 간담도의 기능을 측정한다. 빌리루빈의 증가는 황달(jaundice)을 일으키며, 간의 문제나 담석(gallstone)을 초래하기도 한다.
- Thyroid-stimulating hormone assay **(갑상선자극호르몬분석)**은 갑상선자극호르몬(TSH)의 혈중 수준을 측정하며, 비정상적인 갑상샘 기능을 확인한다(13장 참조).
- Arterial blood gas analysis (ABGA, **동맥혈 가스 분석**)는 동맥혈의 pH, 산소 및 이산화탄소 수준 등을 측정한다. 이 검사는 폐 및 콩팥 기능 및 전반적인 신진 대사를 평가하는 데 사용된다.

뇨분석 Urinalysis

Urinalysis (you-rih-NAL-ih-sis; 뇨분석)은 소변의 비정상적 성분의 존재를 검출하기 위한 물리적 · 화학적 검사이다.

- *Routine urinalysis* (기본적인 뇨분석)은 요로와 전신 질환을 선별하기 위하여 수행된다. 이 검사는 dipstick을 사용하는데, 이는 비정상이 있을 때 소변의 물질과 반응하여 색깔이 변하는 화학물질이 함유된 길고 가느다란 플라스틱 시험지봉이다**(그림 15.10)**.
- 검체의 *microscopic examination* (현미경적 검사)는 검체의 더욱 자세한 검사가 필요할 때 수행된다. 예를 들어 casts (원주)를 확인하기 위함이다. Casts는 콩팥질환에서 소변으로 떨어져 나온 농(pus)과 지방(fats)과 같은 섬유성 또는 단백 물질이다.

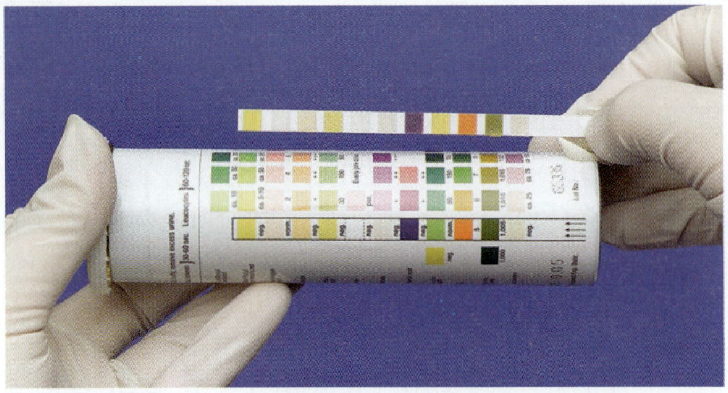

그림 15.10 Dipstick (시험지봉)은 소변검사에 사용한다.

소변의 pH pH Values of Urine

소변의 평균적인 정상 pH는 4.5~8.0이다(pH는 물질의 산도나 알칼리도를 나타내는 약어이다. pH 7은 중성이며, 산성도 알칼리도 아니다. 최대의 산도는 pH 0이며, 최고의 알칼리도는 14이다).

- pH 7 이하는 산성뇨를 나타내며, 산증을 나타낸다. **Acidosis** (ass-eh-DOH-sis; 산증)은 체액에 과도한 산이 있다. 산증의 반대는 *alkalosis* (알칼리증)이다(**주의 :** 알칼리증에는 상승을 의미하는 elevated의 철자 "l"이 있고, 산증에는 하강을 의미하는 down의 철자 "d"가 있음을 기억하면 된다).
- pH 7 이상은 알칼리뇨를 나타내며, 요로감염의 상태를 나타낸다.

비중 Specific Gravity

소변의 specific gravity (비중)은 소변에 존재하는 노폐물, 미네랄, 고형물질의 양을 반영한다.

- *Low specific gravity* (저비중)은 희석된 뇨이며, 요붕증(diabetes insipidus)의 특징이다.
- *High specific gravity* (고비중)은 농축된 뇨이며, 탈수(dehydration), 간부전(liver failure), 쇼크(shock)와 같은 상태에서 볼 수 있다.

소변검사를 통하여 확인되는 상태 Conditions and Drug Use Identified through Urinalysis

- **Albuminuria** (al-byou-mih-NEW-ree-ah; 알부민뇨)는 소변 내에 알부민이 존재하는 것으로 콩팥 기능의 장애를 나타내는 징후이다(**albumin**은 알부민 또는 단백질을, **-uria**는 소변을 뜻한다). *Albumin* (알부민)은 거의 모든 인체조직에서 발견되는 단백질이다.
- **Bacteriuria** (back-tee-ree-YOU-ree-ah; 세균뇨)는 소변 내에 세균이 존재하는 경우이다(**bacteri**는 세균을, **-uria**는 소변을 뜻한다).
- **Calciuria** (kal-sih-YOU-ree-ah; 칼슘뇨)는 소변 내에 칼슘이 존재하는 것이다(**calci**는 칼슘을, **-uria**는 소변을 뜻한다). 비정상적으로 높은 수준은 13장에서 기술되었던 바와 같이 부갑상선기능항진증(hyperparathyroidism)을 진단할 수 있다. 정상 이하의 수준은 3장에서 기술되었던 바와 같이 골연화증(osteomalacia)을 나타낸다.
- **Creatinuria** (kree-at-ih-NEW-ree-ah; 크레아티닌뇨)는 소변 내에 크레아티닌 농도의 증가이다(**creatin**은 크레아틴을, **-uria**는 소변을 뜻한다). *Creatinine* (크레아티닌)은 콩팥에 의해서 정상적으로 제거되는 근육대사의 노폐물이다. 과량의 크레아티닌이 존재하면 근육파괴 증가 또는 콩팥 기능의 붕괴를 나타낸다.
- 소변의 **drug-screening urine test (약물선별 소변검사)**는 코카인, 헤로인, 마리화나와 같은 남용약물이 한 가지 또는 그 이상 체내에 존재하는지 알아내는 신속한 방법이다.
- **Glycosuria** (glye-koh-SOO-ree-ah; 당뇨)는 소변 내에 포도당이 존재하는 경우로 대부분의 경우 당뇨병에 의한다(**glycos**는 포도당을, **-uria**는 소변을 뜻한다).
- **Hematuria** (hee-mah-TOO-ree-ah; 혈뇨)는 소변 내에 혈액의 존재이다(**hemat**는 혈액을, **-uria**는 소변을 뜻한다). 이 상태는 콩팥돌, 감염, 콩팥손상 또는 방광암으로 인해 올 수 있다.
- **Ketonuria** (kee-toh-NEW-ree-ah; 케톤뇨)는 소변 내에 케톤이 존재한다(**keton**은 케톤을, **-uria**는 소변을 뜻한다). *Ketones* (케톤)은 인체가 지방을 분해할 때 형성된다. 소변에 이것이 존재하면 기아(starvation)나 조절되지 않는 당뇨병을 의미한다.
- **Proteinuria** (proh-tee-in-YOU-ree-ah; 단백뇨)는 소변 내에 비정상적인 양의 단백질이 존재하는 것으로, 콩팥질환의 징후이다(**protein**은 단백질을, **-uria**는 소변을 뜻한다).

■ **Pyuria** (pye–YOU–ree–ah; 농뇨)는 소변 내에 고름이 존재하는 것이다(py는 고름을, -uria는 소변을 뜻한다). 고름이 있을 때, 소변은 탁해진다. *Turbid*는 흐리거나 연기가 나는 모양을 의미한다.

■ **Urine culture and sensitivity (소변배양검사와 감수성 검사)**는 *urine C & S*라고도 하는데, 요로감염(urinary tract infection)의 원인을 알아내기 위하여, 또한 치료에 가장 효과적인 항생제(antibiotics)는 어느 것인지 결정하기 위하여 부가적으로 시행하는 검사실 검사이다.

내시경검사
ENDOSCOPY

Endoscopy (en–DOS–koh–pee; 내시경검사)는 인체 내부의 비어 있는 공간을 시각적으로 검사하는 것이다(endo–는 ~안에를, -scopy는 시각적 검사를 뜻한다). 이들 과정은 대개 관련되는 기관에 따라 명명한다.

Endoscopic surgery (내시경적 수술)이라는 용어는 매우 작은 절개를 통하여 내시경(endoscope)을 사용하여 수행되는 수술 절차를 말한다. 이들 과정은 관련되는 신체 부위에 따라서 명명된다. 예를 들면, 3장에서 논의되었던 관절경 수술(arthroscopic surgery) 등이다.

내시경 Endoscopes

Endoscope (EN–doh–skope; 내시경)은 끝 부분에 빛과 렌즈가 있는 작고 유연한 튜브이다(endo는 내부를, -scope는 육안 검사를 위한 도구를 뜻한다). 내시경은 굴곡되는 광학기구로서, 관련되는 신체부위에 따라 명명한다. 예를 들면 자궁내시경(hysteroscope)은 자궁 내부를 검사하는 데 사용하는 반면, 복강경(laparoscope)은 복부 내부를 검사하는 데 사용된다(그림 15.11).

복강경 검사 과정 Laparoscopic Procedures

Laparoscopy (lab–ah–ROS–koh–pee; 복강경검사)

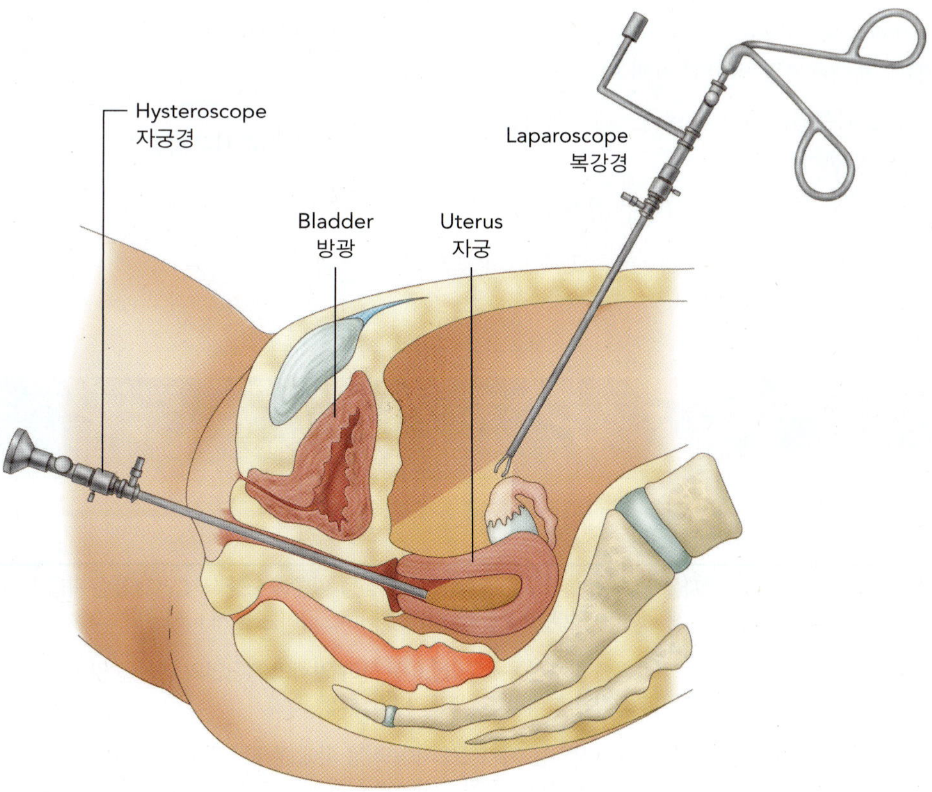

그림 15.11 배의 안쪽을 검사하기 위하여 복강경을 사용한다. 자궁의 안쪽을 검사하기 위하여 자궁경을 사용하고 있다.

는 복벽을 통과하여 복강경(laparoscope)을 사용하여 배 안쪽을 시각적으로 검사하는 것이다(lapar/o는 배를, -scopy는 시각적 검사를 뜻한다).

Laparoscopic surgery (복강경 수술)은 작은 절개부를 통하여 배안에 삽입된 특수기구를 사용하여 시행하는 수술이다(그림 15.11). 복강경 수술은 다음 목적으로 시행한다:

- 배안을 살펴보고 검사한다.
- 생검조직검체(biopsy specimen)를 얻는다.
- 질환이 있는 담낭의 내시경적 제거와 같은 수술 절차를 수행한다(8장 참조).

천자
CENTESIS

Centesis (sen-TEE-sis; 천자)는 진단 목적 또는 과량의 체액을 제거하기 위하여 외과적으로 뾰족한 기구로 뚫는 것(surgical puncture)이다. **참고:** centesis는 단독으로 명사 또는 접미사로 사용되며, 결합된 형태는 치료받는 신체 부위를 묘사한다.

- **Abdominocentesis** (ab-**dom**-ih-noh-sen-**TEE**-sis; 복강천자)는 체액제거를 위한 배안의 외과적 천자이다(abdomin/o는 복부를, -centesis는 체액제거를 위한 외과적 천자를 뜻한다).
- 임신 중 진단 검사인 *amniocentesis* (양수 천자)는 14장에서 논의하였다.
- **Arthrocentesis** (ar-throh-sen-**TEE**-sis; 관절천자)는 관절강(joint space)의 외과적 천자로서 활액(synovial fluid)을 채취, 분석하여 관절의 통증(pain) 또는 부종(swelling)의 원인을 알아낸다(arthr/o는 관절을, -centesis는 체액제거를 위한 외과적 천자를 뜻한다).
- **Cardiocentesis** (**kar**-dee-oh-sen-**TEE**-sis; 심장천자)는 *cardiopuncture*라고도 하며, 진단 또는 치료를 위한 심장의 방에 시행하는 천자이다(cardi/o는 심장을, -centesis는 체액제거를 위한 외과적 천자를 뜻한다).
- **Pericardiocentesis** (**pehr**-ih-**kar**-dee-oh-sen-**TEE**-sis; 심낭천자)는 진단 목적 또는 심장에 가해지는 압력을 덜어주기 위하여 심낭으로부터 체액을 빼내는 것이다(peri-는 ~주변의를, cardi/o는 심장을, -centesis는 체액제거를 위한 외과적 천자를 뜻한다). 이 절차는 심낭염을 치료하기 위해 시행된다(5장 참조).

영상기법
IMAGING TECHNIQUES

영상기법은 인체 내부의 구조를 보고 검사하기 위하여 사용된다. 가장 흔히 사용하는 3가지의 기법이 **표 15-1**에 비교되어 있다.

표 15-1

영상체계 비교

방법	촬영 원리
Radiography (X-ray) 단순방사선촬영	환자를 통과하여 지나는 방사선(X-rays)을 필름에 노출시켜 인체의 윤곽을 보여준다. 단단한 조직은 밝게 보이며, 연부조직은 회색의 그림자로, 공기는 검게 나타난다.
Computerized tomography (CT) 전산화단층촬영술	컴퓨터와 함께 방사선(X-rays)을 이용하여 인체의 횡단면의 영상을 많이 얻는다. 단단한 조직은 밝게, 연부조직은 회색의 그림자로 나타난다.
Magnetic resonance imaging (MRI) 자기공명영상	자석에 의해 발생하는 자기장과 사람의 몸 속에 풍부한 물분자를 이용하여 생체를 여러 방향에서 영상을 얻으며, 자장과 비전리 방사선인 전자기파, 즉 라디오파를 이용하여 영상화하는 첨단 진단용 촬영장치다.

조영제 Contrast Medium

Contrast medium (조영제)는 삼키거나 관장기를 통하거나, 정맥 내로 투여하여 특정 신체 구조를 볼 수 있게 한다. 특별한 조영제는 영상 시스템 및 신체 부위에 따라 사용된다. 이러한 조영제는 방사선 불투과성이거나 방사선 투과성이다.

- Radiopaque (ray–dee–oh–PAYK; 방사선 비투과성 조영제)는 바륨(barium)과 같이 X–선을 투과시키지 않아서 필름상에 희거나 밝은 회색으로 나타난다.
- Radiolucent (ray–dee–oh–LOO–sent; 방사선 투과성 조영제)는 공기 또는 질소가스와 같이 X–선을 투과시켜서 필름상에 검거나 어두운 회색으로 나타난다.
- Intravenous contrast medium (**정맥내조영제**)는 정맥 내로 주사하여 혈류를 통하여 혈관과 기관들을 볼 수 있도록 한다(intra–는 안에를, ven은 정맥을, –ous는 ~에 관련된을 뜻한다).

바륨 Barium

Barium (**바륨**, 화학기호 Ba)은 소화관을 보기 위하여 일차적으로 사용되는 방사선비투과성 조영제이다(그림 15.12). 상부소화관촬영(upper GI study)을 위하여 *barium swallow* (바륨삼킴)으로 투여한다. 하부소화관촬영(lower GI study)을 위하여 *barium enema* (바륨관장)으로서 곧창자(rectally)로 투여한다. 방사선촬영(X–rays)과 투시검사(fluoroscopy)는 바륨의 흐름을 추적하기 위하여 사용된다.

방사선학
RADIOLOGY

기존 radiology (방사선학)은 X–ray 또는 radiography (방사선촬영술)로 알려져 있는데, 감광 필름을 X–선에 노출시킴으로써 단단한 내부 구조의 영상을 생성한다(radi/o는 방사선을, –graphy는 기록과정을 뜻한다). 결과적인 필름

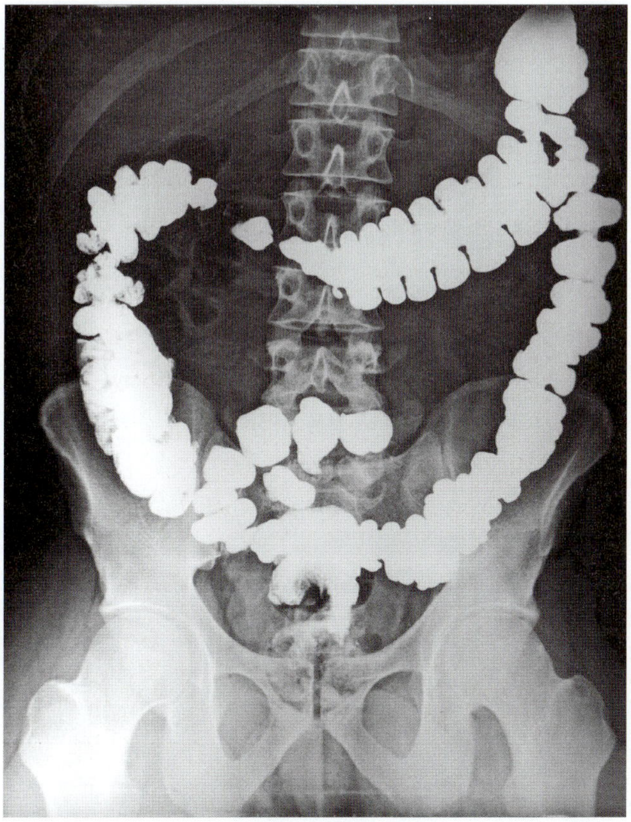

그림 15.12 **방사선 조영제인 바륨을 삼킨 후의 방사선(X–선) 사진**
위와 소장의 일부를 볼 수 있다.

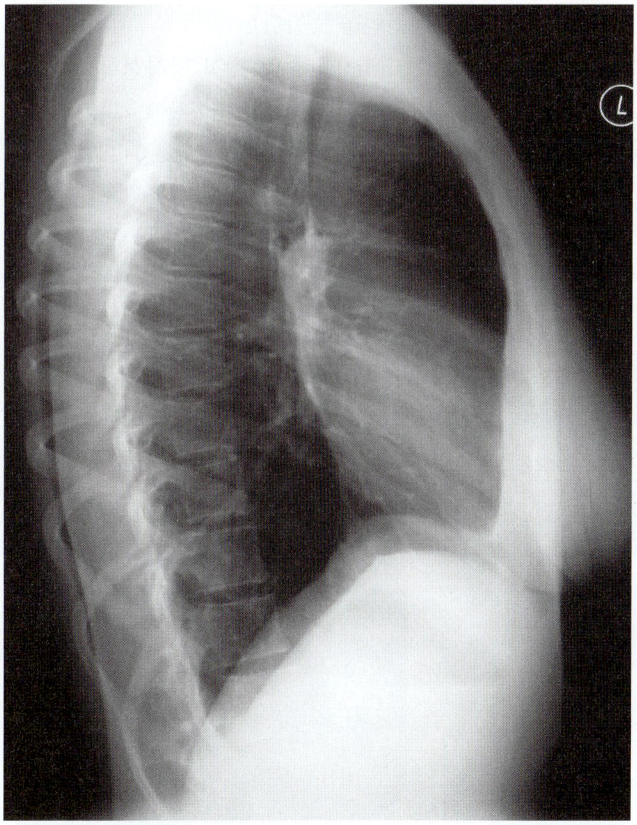

그림 15.13 **측면 흉부방사선 사진**
척주의 뼈는 하얗게 보이며 연부조직들은 회색의 음영으로 나타난다.

은 *X-ray* 또는 *radiogram* 이라 한다.

- *Ionizing radiation* (전리방사선)이라고도 하는 X-선은 진단 영상을 생성하고 암을 치료하는 데 유용하다. 그러나 이러한 방사선에 대한 과도한 노출은 위험하며 그 영향은 누적된다. X-선은 눈에 보이지 않고, 냄새도 나지 않으며 느낄 수 없기 때문에 항상 방사선사와 환자를 보호하기 위해 적절한 주의를 기울여야 한다. 방사선 노출을 측정하는 과학을 *dosimetry* (선량측정법)이라고 한다.
- 뼈와 치아 에나멜과 같은 *radiopaque hard tissues* (방사선 불투과성 단단한 조직)은 방사선 사진에 흰색 또는 연회색으로 보인다.
- 근육과 피부와 같은 *radiolucent soft tissues* (방사선 투과성 연부조직)은 방사선 사진에서 회색에서 검은색으로 나타난다(그림 15.13).
- Radiologist (ray-dee-OL-oh-jist; 방사선과전문의)는 X-선과 다른 형태의 방사성 에너지로 질병과 질환을 진단하고 치료하는 전문의사이다(radi/o는 방사선을, -logist는 전문인을 뜻한다).
- Interventional radiology **(중재적 방사선학)**은 생검과 같은 절차를 위하여 방사선 촬영 영상을 사용하는 것이다. 또한 스텐트 또는 공급 튜브와 같은 삽입된 물체의 위치를 확인하는 데도 사용된다.

방사선촬영자세 Radiographic Positioning

Radiographic positioning **(방사선촬영자세)**라는 용어는 인체의 자세와 방사선필름에 가장 가까이 닿는 신체의 일부를 나타낸다. 예를 들어, *left lateral position* 에서는 인체의 왼쪽이 필름에 가깝게 위치하게 된다.

방사선촬영투시법 Radiographic Projections

Radiographic projection **(방사선촬영투시법)**은 X-선 광선이 인체를 통과해서 들어가서 나오는 경로를 나타낸다. Radiographic positioning (방사선촬영자세)와 비교한다.

- 두 개의 용어가 합쳐져 하나의 단어로 된 투시법의 이름은 앞에 있는 용어가 X-선이 처음 관통하는 곳이다.
- 다음 절에서 설명하는 기본 투시법은 대부분의 신체 부위에 사용할 수 있다. 이 투시법은 환자가 서 있거나 앉은 자세로 시행될 수 있다.

치과방사선촬영술 Dental Radiography

치과방사선 사진을 얻는 데는 특수화된 기법들과 장비들이 사용된다.

- Extraoral radiography **(구강외방사선촬영술)**은 치의학에서 사용하며, 필름이 입의 바깥쪽에 위치한다. Panoramic radiograph **(파노라마 방사선필름)**이며 이는 또한 *Panorex*라고도 한다. 이 필름은 두 개의 치아 아치의 구조를 한 장의 필름으로 전부 보여준다.
- Intraoral radiography **(구강내방사선촬영술)**은 치의학에서 사용하며, 필름이 입의 안쪽에 위치하고 볼의 외부 옆에 위치한 카메라에 의해 노출되는 것을 의미한다 (그림 15.14).

전산화 단층촬영 Computerized Tomography

- Tomography (toh-MOG-rah-fee; 단층촬영)은 신체의 횡단면을 생성하기 위해 X-선 또는 초음파를 사용하는 것이다(tom/o는 ~자르다를, -graphy는 사진 또는 기록을 기록하는 과정을 뜻한다).

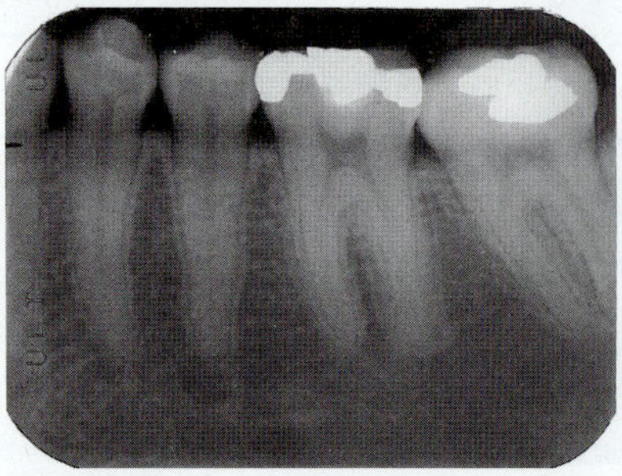
(A)

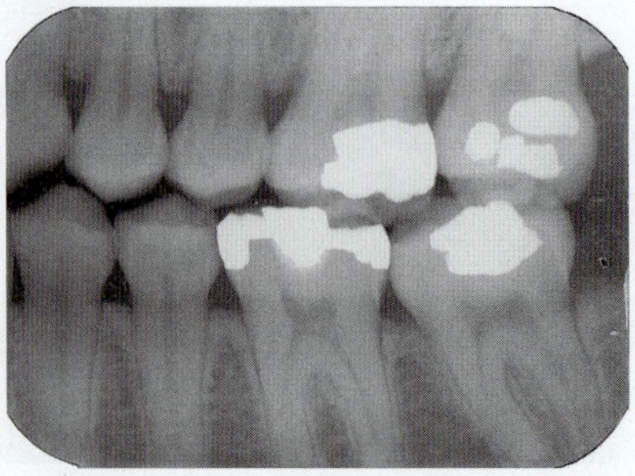
(B)

그림 15.14 구강내 치과방사선사진.
(A) 치근단주위사진으로 전체 길이의 치아와 치근주위조직을 보여준다.
(B) 교익방사선사진으로 턱의 한쪽 부분에 있는 위, 아래 치아의 치관을 보여준다. 이에서 흰 부분은 아말감이다.

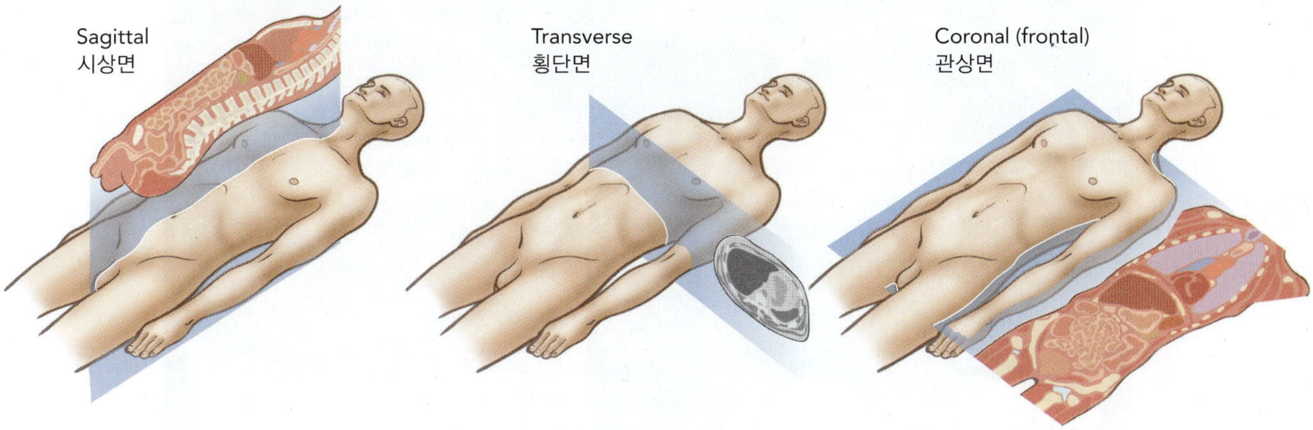

그림 15.15 컴퓨터단층촬영(CT)은 상이한 인체면의 단면영상을 보여준다.

- Computerized tomography (CT, toh–MOG–rah–fee; 전산화 단층촬영)은 *computerized axial tomography* (CAT)라고도 하는데, 환자의 주위를 회전하는 얇은 날개 모양의 X–선을 사용하여 여러 개의 인체횡단면을 만들어낸다(그림 15.15).
- 방사선 검출기(radiation detectors)에 의하여 모아진 정보는 컴퓨터로 다운로드하여 분석되고 인체의 해부학적 절편에 해당하는 회색의 단계적 영상으로 변환된다(그림 15.16). 이들 영상은 모니터화면 또는 인쇄출력 필름으로 볼 수 있다.
- 전산화 단층촬영(computed tomography)은 치밀뼈를 영상화할 때 MRI보다 효과적이며 머리 손상이나 뇌졸중 환자에게 선호된다.

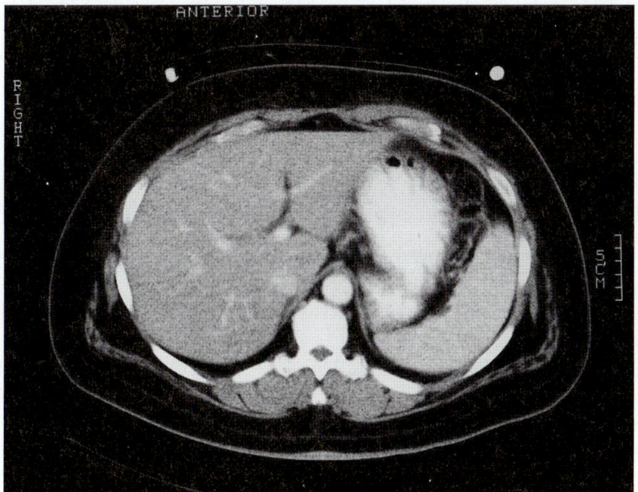

그림 15.16 복부 CT scan으로 왼쪽 위로 간이 선명하며, 오른쪽에 위와 비장을 관찰할 수 있다.

- 전산화 단층촬영 스캔(computed tomography scans)은 조영제를 사용하거나 사용하지 않고 수행할 수 있다. 조영제에는 요오드 성분을 함유하고 있어 요오드 민감성 환자에서 민감반응을 일으킬 수 있다.
- 암 치료 방법에서의 *tomotherapy* (단층촬영)의 사용은 6장에서 논의된다.

자기공명영상 Magnetic Resonance Imaging

Magnetic resonance imaging (MRI, 자기공명영상)은 방사선파장과 강력한 자기장의 결합을 사용하여 신호를 만들고, 이는 컴퓨터로 보내져 인체 단면의 영상으로 변환된다. MRI는 심장, 혈관, 뇌, 척수, 관절, 근육, 내부장기 검사에 이용된다. 이들 영상에서 단단한 조작은 어둡게 보이고 연부조직은 밝게 보인다(그림 15.17).

- MRI 영상은 관상, 시상 또는 경사 평면에서 생성될 수 있으며(2장 참조), X–방사선을 사용하지 않고 생성된다.
- 강력한 자석을 사용하기 때문에 무릎 보철물, 인공 심장 박동기 또는 금속 스텐트 또는 동맥류 클립과 같은 금속 임플란트가 있으면 환자의 MRI 사용에 금기 사항이 될 수 있다.
- *Closed MRI*는 환자가 기계에 의해 발생하는 소음과 폐쇄감을 느끼기 때문에 불편할 수 있다. 또한 일부 환자는 밀폐된 MRI 장비의 좁은 튜브에 맞지 않을 수 있다.

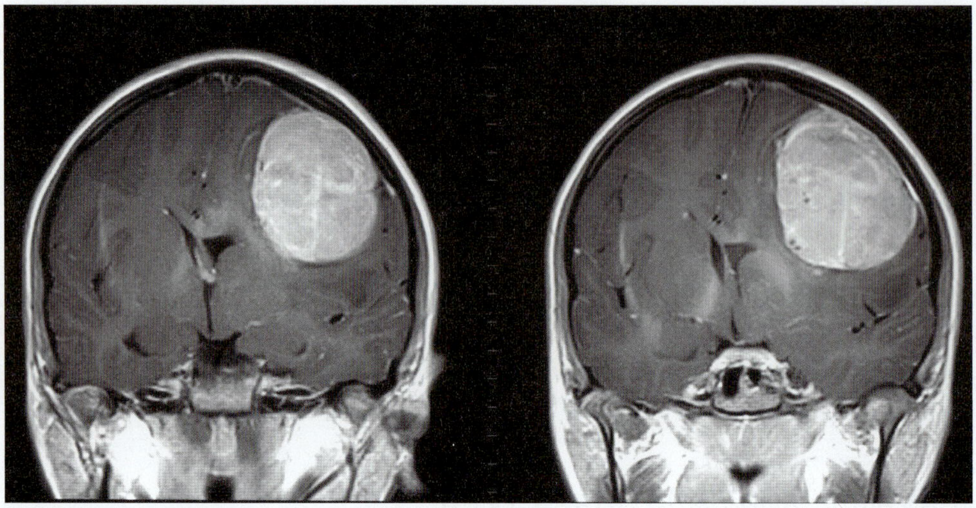

그림 15.17 **뇌의 MRI로 왼쪽 위로 종양을 볼 수 있다.**

- 대안으로, 개방형 자기공명영상*(open MRI)*은 일부 환자, 특히 대규모 환자 및 폐쇄 공포증으로 고통받는 환자(10장 참조)에게는 덜 제한적이고 편안하도록 고안되었다. 그러나 개방형 자기공명영상(MRI)은 자기장 강도가 낮아 특정 상황에서의 사용이 제한된다.
- 일부 MRI 검사에서는 gadolinium 조영제를 사용한다. 컴퓨터 단층촬영 스캔 조영제와 달리 요오드를 사용하지 않으므로 요오드 민감성 환자에게 알레르기 위험을 예방할 수 있다. *Gadolinium* (가돌리늄)은 천연 화학원소이다.
- Magnetic Resonance Angiography (MRA, **자기공명동맥촬영술**)은 *magnetic resonance angio*라고도 하는데, 이는 MRI에 조영제를 사용하여 인체의 문제 있는 혈관의 위치를 알아낸다. MRA는 5장에서 기술한 고식적인 동맥촬영술 대신 자주 이용된다.

투시검사 Fluoroscopy

Fluoroscopy (floo–ROS–koh–pee; **투시검사**)는 X–선을 투사함으로써 밝은 빛이 나는 형광성 화면의 영상으로 움직이는 신체 부위를 보는 것이다(fluor/o는 형광을, –scopy는 시각적 검사를 뜻한다). *Luminous* (빛을 내는)는 glowing을 의미한다.

- Cineradiography (sin–eh–ray–dee–OG–rah–fee; 영화방사선촬영술)은 형광화면상에 움직이는 영상을 기록하는 것이다(cine–는 움직임과 관계를, radi/o는 방사선을, –graphy는 기록하는 과정을 뜻한다).
- 투시검사(fluoroscopy)는 또한 검사의 특정 부분에 대한 X–선 영상을 캡처하기 위해 일반적인 X–선 기법과 함께 사용될 수 있다.

초음파촬영술 Ultrasonography

Ultrasonography (ul–trah–son–OG–rah–fee; 초음파촬영술)은 *ultrasound* 또는 *diagnostic ultrasound*라고도 하는데, 이는 인간이 들을 수 있는 범위 이상의 음파의 반향을 기록함으로써 인체의 심부구조의 영상을 보는 것이다(ultra–는 넘어서는을, son/o는 소리를, –graphy는 그림이나 기록을 녹음하는 과정을 뜻한다). CT나 X–선과 달리 초음파는 방사선을 포함하지 않는다.

Sonogram (SOH–noh–gram; 초음파영상)은 초음파(son/o는 소리를, –gram은 그림 또는 기록을 뜻한다)에 의해 생성된 영상이다. 이러한 영상은 이 기술을 전문적으로 훈련받은 기술자인 *sonographer* (초음파 그래퍼)가 만든다.

- 일반적으로 ultrasound라고 부르는 이 기법은 복부의 고형 장기들과 연부조직을 보는 데 가장 효과적이다. 초음파검사를 일반적으로 사용하는 경우는 태아발달의 평가, 담석의 존재 검출, 또는 유방촬영에서 발견된 종괴의 존재 확인을 포함한다.
- 초음파는 또한 항염증제 주입, 체액 제거 및 생검을 위

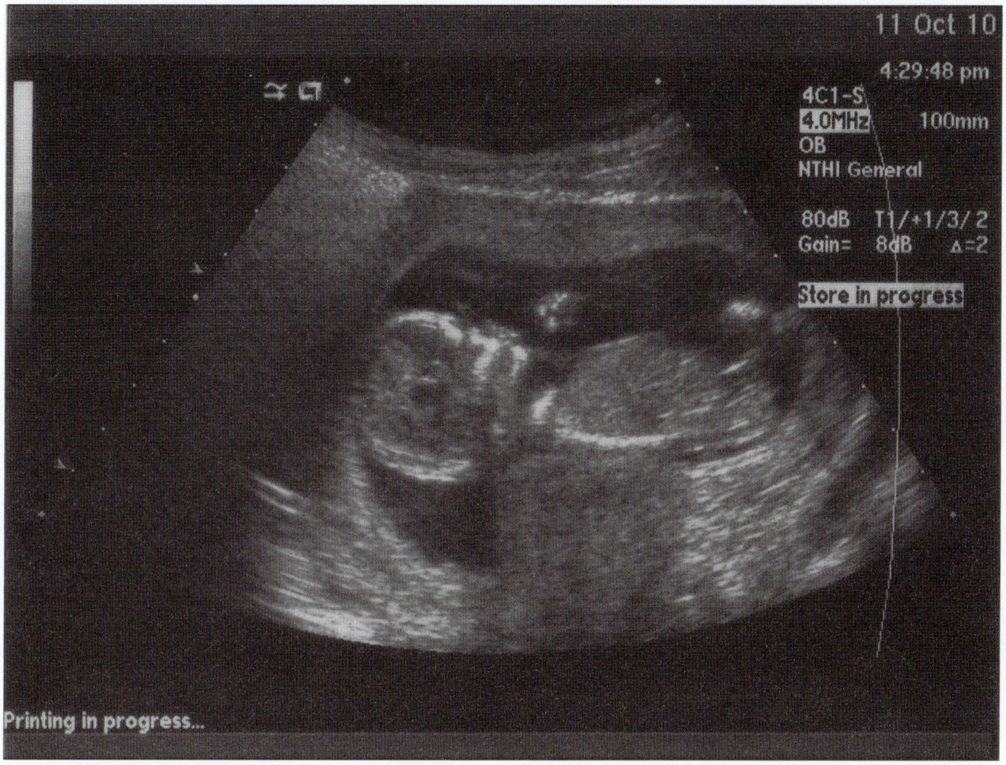

그림 15.18 **15주 된 태아의 초음파 사진**

한 바늘의 위치 확인과 같은 중재적 절차를 안내하는 데 사용할 수 있다

- *Carotid ultrasonography* (목동맥 초음파촬영술)은 초음파를 사용하여 목동맥(carotid artery)의 영상을 보고 10장에서 설명한 허혈성 뇌졸중(ischemic stroke)을 일으킬 수 있는 협착을 찾아낸다.
- Echocardiography (eck–oh–**kar**–dee–**OG**–rah–fee; 심장초음파촬영술)은 심장의 구조와 움직임을 평가하기 위하여 사용되는 초음파를 이용한 진단과정이다(**ech/o**는 메아리 또는 소리를, **cardi/o**는 심장을, **–graphy**는 기록하는 과정을 뜻한다). 결과의 기록은 *echocardiogram*이라 한다. **참고:** 5장에서 논의된 심전도(EKG)와 혼동하면 안 된다.
- Doppler echocardiogram (**도플러 심장초음파사진**)은 심장초음파와 동일한 방법으로 수행된다. 그러나 이 과정을 심장 내의 혈류의 속도와 방향을 측정한다.
- Fetal ultrasound (**태아 초음파**)는 임신 중에 태아 발달을 영상화하고 평가하는 데 사용되는 비 침습적 절차이다(**그림 15.18, 그림 15.19**). *3D/4D ultrasound* (3D/4D 초음파)는 특수 장비를 사용하여 발달 중인 아동의 사진과 같은 영상을 만드는 기술이다.

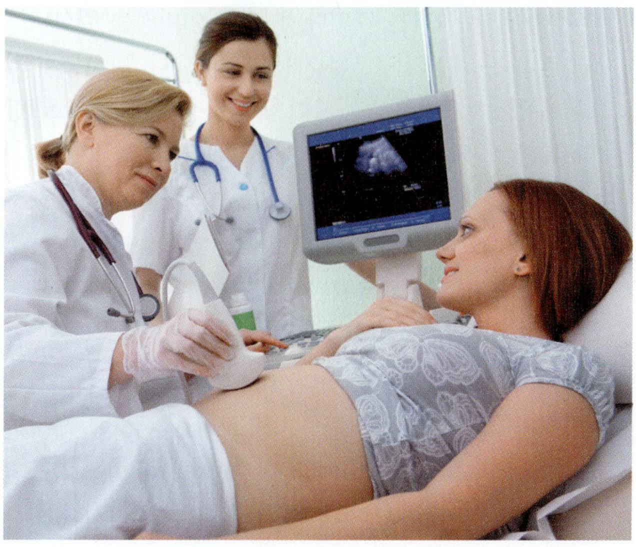

그림 15.19 **태아 초음파는 출생 전에 태아 발달을 영상화하고 평가하는 데 사용되는 비 침습적 절차이다.**

- Transesophageal echocardiography (TEE, trans-eh-**sof**-ah-**JEE**-al **eck**-oh-**kar**-dee-**OG**-rah-fee; 경식도심장초음파촬영술)은 심장 구조를 평가하기 위하여 사용되는 초음파 영상기법이며, 식도 안쪽에서 수행된다. 식도는 심장과 매우 가깝기 때문에 이 기법은 심장초음파로 얻어진 영상보다 더 선명한 영상을 나타낸다.

핵의학
NUCLEAR MEDICINE

Nuclear medicine (NM; **핵의학**)은 진단과 치료 목적으로 **radiopharmaceuticals (방사성 의약품)**으로 알려진 방사능 물질을 사용한다. 방사성 의약품(Radiopharmaceuticals)에는 방사선이라고 하는 강력한 형태의 에너지를 생성하는 *radioisotopes* (방사성 동위 원소)라고 하는 방사성 물질이 들어 있다. 그들은 정맥에 삽입하거나, 입으로 가져갈 수도 있고, 또는 몸 속에 넣을 수도 있다. 핵의학이 암 및 갑상선 질환의 치료에 사용되는 *radiation therapy* (방사선 요법)의 예는 6장 및 13장을 참조한다.

- Nuclear medicine technologist **(핵의학 기술자)**는 방사성 의약품의 준비와 관리를 전문으로 한다.
- Nuclear imaging **(핵 영상)**은 진단 목적으로 방사성 의약품을 사용하는 것이다. 이러한 이미지는 검사되는 기관 또는 기관의 구조와 기능을 나타낸다. 방사능이 외부에 있는 X-선 기술과 달리 핵 이미징은 내부적으로 방사되는 방사성 의약품의 낮은 복용량을 수반한다.
- 각 방사성 의약품은 *radionuclide tracer* (방사성 핵종 추적기)라고도 알려진 *radioactive tracer* (방사성 추적기)를 포함하고 있는데, 이는 검사하는 인체계통에 특이성을 가진다. 수명이 짧은 추적기는 경구로 투여되거나 정맥으로 삽입될 수 있다.
- 방사성 의약품은 감마선을 방출하여 컴퓨터에 부착된 gamma-ray camera (감마선 카메라)에 의해 검출된다. 이 자료는 병리적 병변을 나타내는 흡수양상을 영상으로 생성하기 위해 사용된다.

핵주사 Nuclear Scans

Nuclear scan **(핵주사)**는 *scintigram* (SIN-tih-gram; 신티그램)이라고도 하며, 기존의 방사선촬영에서는 볼 수 없는 기관 또는 계통의 구조와 기능에 대한 정보를 모으기 위한 핵의학 기법을 이용하는 진단과정이다.

뼈주사 Bone Scans

Bone scan **(뼈주사)**는 새로운 영역의 뼈 성장 또는 붕괴를 확인하는 핵 검사이다. 결과는 방사성 핵종 추적기(radionuclide tracer)가 혈류에 주입된 후 얻어지며 환자가 신체 조직을 통과하는 동안 기다린다(그림 15.20).

이 검사는 뼈의 손상을 평가하고, 뼈에 전이된 암을 탐지하고, 뼈에 영향을 줄 수있는 상태를 모니터링하기 위해 수행할 수 있다. 뼈 스캔은 종종 일반 X-선보다 며칠에서 몇 달 전에 문제를 발견할 수 있다.

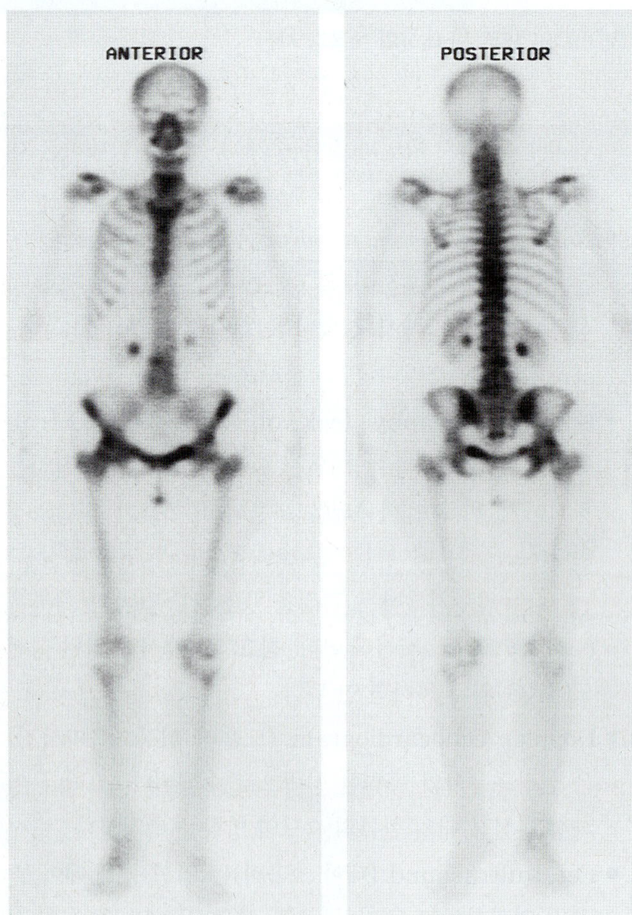

그림 15.20 전신의 뼈 스캔으로 앞쪽과 뒤쪽을 볼 수 있다.

뼈의 병리적 병변만이 방사선핵종을 흡수하여 스캔상에 어두운 부분으로 보인다.

갑상선 스캔 Thyroid Scans

Thyroid scan (**갑상선 스캔**)을 위해 방사성 요오드(radioactive iodine)를 포함하는 방사성 의약품을 투여한다. 갑상샘에 의한 요오드의 흡수율은 갑상샘 기능의 표지자이다. 갑상선 스캔은 갑상선의 다른 부분의 크기, 모양, 위치 및 상대 활동에 대한 정보를 제공한다.

단일 광전자방출 전산화 단층촬영술 Single Photon Emission Computerized Tomography

Single photon emission computerized tomography (SPECT, **단일광전자방출 전산화 단층촬영술**)은 조직 및 기관을 통해 재관류를 보여주는 3D 컴퓨터 재구성 영상을 생성하는 핵 영상 검사 유형이다. Perfusion (per-FYOU-zuhn; 관류)는 기관을 통하는 혈류이다.

- SPECT 스캔은 주로 뇌의 동맥과 정맥을 통해 혈액의 흐름을 보는 데 사용된다.
- 또한 뇌졸중과 종양이 발생한 후 뇌의 혈액이 부족한 부분을 진단하는 데 유용한다.

양전자방출단층촬영술 Positron Emission Tomography

Positron emission tomography (PET, **양전자방출단층촬영술**)은 *PET imaging*이라고도 하며, 방사성 핵종 추적기를 사용한 단층촬영술로 선택된 인체기관 또는 부위의 증강된 영상을 만든다.

- 전신의 PET 스캔은 종종 암을 발견하고 암 치료의 효과를 검사한다.
- 심장의 PET 스캔은 심장 근육으로 가는 혈류를 확인하는 데 사용된다. 이 절차는 관상동맥 질환의 징후를 평가하는 데 도움이 되거나 혈관성형술이나 관상동맥우회로 수술과 같은 시술로 적출된 비 기능적 심장 근육을 판독하는 데 도움을 준다.
- 뇌의 PET 스캔은 원인 불명의 기억 장애, 의심되거나 확인된 뇌종양 또는 의학적 치료에 반응하지 않아서 수술이 요구되는 발작장애 환자를 평가하는 데 사용한다.

약리학 PHARMACOLOGY

Pharmacology (**약리학**)은 의학적 목적으로 약물의 성분, 용도, 효과를 연구하는 학문이다(pharmac/o는 약을, -logy는 학문을 뜻한다).

- Pharmacist (**약사**)는 처방된 약을 조제하는 면허를 가진 전문인이다.

자주 사용되는 약물 관리 약어 및 기호 Frequently Used Drug Administration Abbreviations and Symbols

처방전 및 약물 투여에 사용되는 많은 약어는 라틴어 용어에서 비롯된다. 원래 단어를 보고 의미와 일반적인 약어를 기억하는 것이 도움이 될 수 있다. **표 15-2**를 참조한다.

표 15-2
자주 사용하는 투약 약어

약어	의미	라틴어 어원
ac	before meals 식사 전	*ante cibum*
ad lib	as desired 원하는 대로	*ad libitum*
amt	amount 양	
bid	twice a day 하루에 두 번	*bis in die*
NPO	nothing by mouth 금식	*nil per os*
pc	after meals 식사 후	*post cibum*
po	by mouth 구강으로	*per os*
prn	as needed 필요한 때	*pro re nata*
qh	every hour 매시간	*quaque plus h for hour*
qid	four times a day 하루에 네 번	*quater in die*
Rx	prescription 처방대로	*recipe (to take)*
sig	to be labeled accordingly 설명서에 따라	*signa (to write)*
tid	three times a day 하루에 세 번	*ter in die*

표 15-3

자주 사용하는 투약 기호

기호	의미
@	at
c̄	with
↑	increase 증가
↓	decrease 감소
>	greater than ~보다 많다
≥	greater than or equal to ~보다 많거나 같다
<	less than ~보다 적다
≤	less than or equal to ~보다 적거나 같다
♀	female 여자
♂	male 남자

공동위원회(Joint Commission)는 흔히 혼동되는 약어를 제거함으로써 투약 오류를 줄이기 위해 제작된 "사용하지 마십시오"라는 약어 목록을 발표했다(1장 참조).

처방전에 사용된 많은 기호는 수학에서 사용된 기호와 유사한다(**표 15–3** 참조).

처방약과 일반의약품

Prescription and Over-the-Counter Drugs

- Prescription drug (**처방약, 전문의약품**)은 의사와 치과의사와 같이 적합하게 면허를 가진 전문인으로부터의 처방에 따라서만 조제할 수 있는 약이다.
- Over-the-counter drug (**일반의약품**)은 *OTC* 라고도 하며, 처방전 없이 투약하는 약이다.

약의 일반명과 상품명 Generic and Brand Name Drugs

- Generic drug (약의 **일반명**)은 일반적으로 화학적 구조에 대한 이름이며 상품명이나 상표에 의해 보호되지 않는다. 예를 들어, *diazepam*은 흔히 근이완제로 사용되는 약의 일반명이다.
- Brand name (**약의 상품명**)은 제조회사에 의하여 약에 주어진 이름으로 팔린다. 상품명은 항상 대문자로 쓴다. 예를 들어, *Valium*®은 diazepam의 상품명이다.
- Formulary (FOR–myoo–lah–ree; 의약품 목록)은 특정 건강 관리 계획이 적용되는 처방약 목록이다. 용어는 원래 약을 제조하기 위한 재료 및 공식을 목록으로 나열한 책을 말한다.
- Physicians' Desk Reference (PDR, **의사의 데스크 레퍼런스**)는 가장 일반적으로 사용되는 약물 정보 가이드이다. 매년 개정한다.

약리학과 관련된 용어

Terminology Related to Pharmacology

- Addiction (**중독**)은 약물, 알코올 또는 기타 물질에 대한 강박적이고, 통제할 수 없는 의존으로 심한 정서적 · 정신적 · 생리적 반응을 일으키는 멈출 수 없는 습관이나 관행이다.
- Controlled substances (**규제 물질**)은 중독성 처방 의약품과 정부가 제조, 소유 및 사용을 규제하는 불법 약물이다.
- Drug tolerance (**약물 내성**)은 몸이 오랫동안 약물에 익숙해진 상태이며, 원하는 효과를 얻으려면 더 많은 용량이 필요하다.
- Adverse drug reaction (ADR, **유해약물반응**)은 *side effect* (부작용) 또는 adverse drug event (유해약물사건)이라고도 하며, 약물 투여 후 주요 반응을 수반하는 바람직하지 않은 약물반응이다.
- Compliance (**순응도**)란 의사 또는 기타 건강관리 전문가가 규정한 처방에 따르는 환자의 일관성과 정확성이다. *Regimen* (REJ–ih–men)은 지시 또는 규칙을 의미한다.
- Contraindication (**금기**)는 실질적인 환자의 치료를 위해 불가능하거나 위험한 것을 알려주는 것이다.
- Drug interaction (**약물 상호작용**)은 서로 다른 약이 동시에 투여될 때 약물효과의 변화이다. 이러한 상호작용은 약물 치료가 약초 요법(herbal remedies)과 함께 취해지거나 동시에 두 가지 이상의 처방약이 복용될 때 발생할 수 있다.
- Synergism (SIN–er–jizm; 상승작용)은 두 약물의 상호작용으로 두 약물의 효과를 향상시킨다. 이 용어는

함께 일한다는 그리스어에서 유래한다.

- Idiosyncratic reaction (id–ee–oh–sin–KRAT–ick; 특이체질반응)이란 약에 대한 예기치 않은 반응이다.
- Palliative (PAL–ee–ay–tiv; 완화제)란 질병을 완치하지는 못하나 통증 또는 질병의 심한 정도를 감소시키는 물질이다. *Palliative care* (완화 치료)는 통증 완화와 증상 완화에 중점을 둔 치료이다.
- Paradoxical drug reaction **(불합리한 약물반응)**은 치료 의도와는 정반대의 유도효과이다. *Paradoxical*은 정상 또는 통상의 성질이 아닌 것을 의미한다.
- Placebo (plah–SEE–boh; 위약)은 설탕 약이나 액체와 같이 그 암시적인 효과에 대해서만 투여되는 비활성 물질이다. 의학 연구에서 위약은 때때로 대조군에 투여되는 반면, 연구되는 약물은 때로는 다른 그룹에 투여된다.
- Antipyretic (an–tih–pye–RET–ick; 해열제)는 열을 예방하거나 줄이기 위해 투여되는 약물이다(anti–는 반대를, pyret는 열을, –ic은 ~에 관련된을 뜻한다). 아스피린과 아세트아미노펜과 같은 이러한 약물은 체온을 낮추는 작용을 한다. 그러나 열이 없으면 정상 체온에 영향을 미치지 않는다.
- Anti–inflammatory **(항염증제)**는 의식에 영향을 주지 않으면서 염증과 통증을 경감시킨다.

통증관리를 위한 약물

Medications for Pain Management

진통제 Analgesics

Analgesic (an–al–JEE–zick; 진통제)라는 용어는 의식에 영향을 미치지 않고 통증을 경감시키는 약물 종류를 의미한다. 여기에는 아스피린, 아세트아미노펜 및 이부프로펜과 같은 약물이 포함된다.

아스피린과 같은 *non–narcotic analgesics* (비마약성 진통제)가 경증부터 중등도의 통증을 위해 판매되고 있다. 의사의 처방에 따라 약국을 통해 판매되는 통증 완화제는 중등도에서 심각한 통증에 사용된다.

모르핀, 데메롤, 코데인과 같은 *narcotic analgesics* (마약성 진통제)는 심한 통증을 완화하기 위해 처방을 통하여 제공된다. 이 약들은 또한 진정 작용을 가지며 육체적 의존이나 중독을 일으킬 수 있다. 진정제는 10장에서 살펴보았다.

- Acetaminophen (ah–seet–ah–MIN–oh–fen; 아세트아미노펜)은 통증과 발열을 줄이지만 염증을 완화시키지 않는 진통제이다. 그러나 NSAIDS와 같은 부작용은 없다. 이 물질은 Tylenol (타이레놀)이라는 상품명으로 판매된다.
- Nonsteroidal anti–inflammatory drugs (NSAIDs, 비스테로이드성 항염증제)는 염증과 부종을 줄임으로써 통증을 조절하기 위해 투여되는 비마약성 진통제이다. 아스피린 및 이부프로펜 같은 NSAIDs는 약국에서 구입할 수 있다. 더 강력한 NSAID는 처방전으로 제공된다. 이 그룹의 약물은 위 점막을 공격하고 혈액을 묽게 하는 것과 같은 부작용을 일으킬 수 있다.
- Ibuprofen (eye–byoo–PRO–fen; 이부프로펜)은 비스테로이드성 항염증제로서 Advil (애드빌)과 Motrin (모트린)이라는 상품명으로 판매되는 일반의약품이다. 이 약물은 진통제 및 해열제 역할을 한다.
- 통증관리가 주요 역할은 아니지만 **항경련제** 및 **항우울제**는 일부 만성 통증의 일부에 효과적이라는 것이 밝혀졌다. *Anticonvulsants* (항경련제)는 전통적으로 간질과 관련 있는 경련을 예방하기 위해 투여된다. *Antidepressants* (항우울제)는 주로 우울증을 예방하거나 완화시키기 위해 투여한다.

추가적인 통증 조절 방법

Additional Pain Control Methods

- Pain–relieving creams **(통증 완화 크림)**은 골관절염 및 류마티스 관절염과 같은 증상으로 인한 통증을 완화하기 위해 국소적으로 도포된다. 이 연고의 주성분은 칠리 페퍼에서 발견되는 *capsaicin* (캡사이신)이다.
- Transcutaneous electronic nerve stimulation (TENS, **경피 전기적 신경자극**)은 필요에 따라 작은 전기 자극을 전달하는 장치를 착용하여 피부를 통하여 신경 종말의 통증을 조절하는 방법이다(trans–는 가로지르는을, cutane는 피부를, –ous는 ~에 관련된을 뜻한다). 이러한 전기 자극은 마비나 수축과 같은 근육의 변화를 일으켜 일시적인 통증 완화를 유발한다.

Transcutaneous (경피적)이라는 말은 피부를 파괴하지 않고 통과하여 수행된 것을 의미한다.

약물투여 방법 Methods of Drug Administration

- Inhalation administration **(흡입 투약)**이란 증기와 기체를 코와 입을 통하여 투여하여 허파를 통하여 혈류 내로 흡수되는 것을 말한다. 일례로 천식(7장 참조) 또는 전신 마취에 사용되는 가스(10장 참조)를 치료하기 위한 정량 흡입기(metered-dose inhaler)의 사용이 있다.
- Oral administration **(구강 투약)**은 약을 입으로 투여하여 위나 작은창자에서 흡수되게 하는 것이다. 이들 약물은 액체, 알약, 또는 캡슐 형태일 수 있다. *Enteric coating* (장용캡슐)은 작은창자에 도달할 때까지 내용물의 방출과 흡수를 방지하기 위한 형태의 알약 또는 캡슐을 말한다.
- Rectal administration **(곧창자 투약)**은 좌약 또는 액체 용액을 사용하여 곧창자 내에 약을 삽입하는 것이다. *Suppository* (좌약)은 반고형 형태의 약으로 곧창자 내로 삽입한다. 좌약은 체온에서 녹아 주변 조직을 통하여 흡수된다.
- Sublingual administration **(설하 투약)**은 혀 밑에 약을 투여하여 서서히 분해되도록 한다(sub-는 ~의 아래를, lingu는 혀를, -al은 ~에 관련된을 뜻한다). 혀 밑 조직은 혈관이 풍부하기 때문에 약물은 혈류로 곧바로 흡수된다. *Highly vascular*는 많은 혈관을 포함한다는 것을 의미한다.
- Topical application **(국소 도포)**는 치료할 부위의 피부에 문지르는 액체 또는 연고이다. 예를 들어, 가려움증을 완화하고 치유 속도를 높이기 위해 *cortisone ointment* (코르티손 연고)를 국소적으로 도포한다. *antibiotic ointments* (항생제 연고)는 감염을 예방하기 위해 작은 상처에 적용된다.
- Transdermal medication **(경피 약물)**은 손상받지 않은 피부에 적용되는 패치에 의해 투여된다(trans-는 가로지른다를, derm은 피부를, -al은 ~에 관련된을 뜻한다). 패치에 의해 지속적으로 방출되는 약물은 피부를 통해 흡수되어 혈류로 전달된 후 전신 효과를 일으킬 수 있다. 이러한 다층 패치는 협심증치료에 관계되는 니트로글리세린, 호르몬 대체요법을 위한 호르몬 또는 금연을 위한 니코틴 패치 등에 사용된다.

비경구적 투여 Parenteral Administration

Parenteral administration (pah-REN-ter-al; **비경구 투여**)는 신체 내로 섭취되거나 소화관을 통하지 않고 투여되는 것을 의미한다. 비경구 투여의 가장 보편적 인 사용은 *hypodermic syringe* (피하 주사기)를 통한 주사에 의한다(그림 15.21).

- Subcutaneous injection (SC, **피하주사**)는 피부 바로 아래의 지방층 내로 주사하는 것이다.
- Intradermal injection **(피내주사)**는 피부의 중간층 내로 주사하는 것이다.
- Intramuscular injection (IM, **근육내 주사**)는 직접 근육 내로 주사하는 것이다(intra-는 안을, muscul은 근육을, -ar는 ~에 관련된을 뜻한다).
- Intravenous injection (IV, **정맥내 주사**)는 직접 정맥 내로 주사하는 것이다(intra-는 안을, ven은 정맥

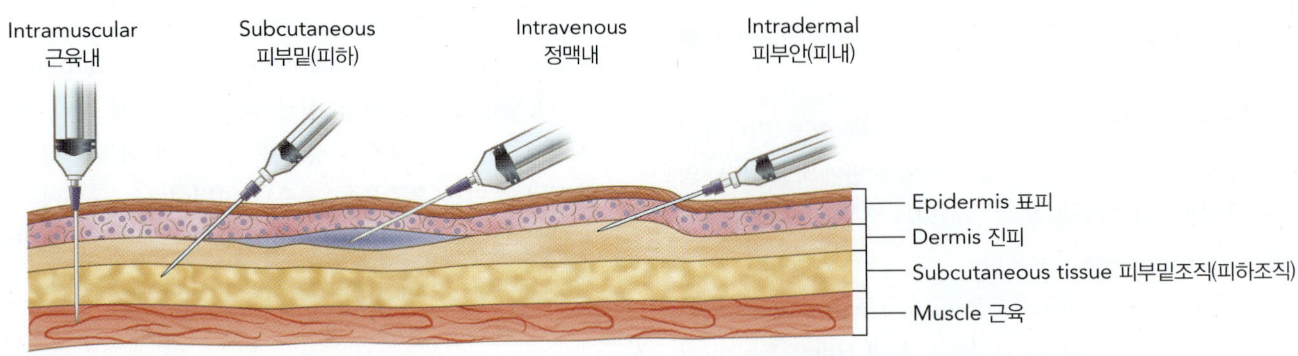

그림 15.21 주사의 종류

을, -ous는 ~에 관련된을 뜻한다). IV 주입은 일정 기간 동안 시행된다.

- *Peripherally inserted central catheter* (말초 삽입형 중심정맥관)의 약어인 PICC **라인**은 7일 이상 IV 요법을 필요로 하는 환자에게 자주 사용된다.
- Bolus (BOH-lus; 급속 일시주사)는 *bolus infusion* 이라고도 하며, 짧은 시간에 걸쳐 혈관 내로 약물을 한 번에 주사하는 것이다. *Bolus*라는 용어는 8장에서 소화기계통과 관련해서도 사용되었다.

보완대체 의학

COMPLEMENTARY AND ALTERNATIVE MEDICINE

오늘날 환자에게 **보완대체 의학**(complementary and alternative medicine, CAM)이 광범위하게 제공된다. 일부는 연구되고 효과가 입증된 반면, 다른 것은 효과를 입증할 연구가 거의 없다. 이러한 치료법은 이종요법의학을 보충하거나 대체하는 데 사용할 수 있다.

- Allopathic medicine (ah-low-PAH-thick; **이종요법 의학**)은 전통적 또는 서양 의학 치료 및 건강관리 시스템의 또 다른 용어이다.
- Alternative medicine **(대체 의학)**은 이러한 치료법 대신에 사용된 건강관리의 시스템에 대한 일반적인 용어이다.
- Complementary medicine **(보완 의학)**은 이러한 치료법을 보완하는 데 사용되는 이종요법 이외의 건강관리 시스템에 대한 일반적인 용어이다.
- Integrative medicine **(통합 의학)**은 동종요법 및 대체의학을 기반으로 한 건강관리 모델이다.
- Holistic (hoe-LISS-tick; **전체론적 의학**)이라는 용어는 마음과 몸과 정신을 포함하여 전신과 그 환경을 고려한 치료 접근법을 의미한다.
- Wellness **(웰니스)**이란 신체적 · 정신적 건강상태에 적극적으로 임하는 일반적인 용어이다. 웰빙에 기여하는 요소로는 건강한 식단, 운동, 스트레스 감소, 흡연 또는 안전띠 착용 금지와 같은 위험한 행동의 회피 등이 있다.

대체의학 Alternative Medicine

대체의학의 일부 형태는 전통적인 시스템에 뿌리를 두고 있으며, 여기에는 아유르베다 의학(Ayurvedic medicine)과 전통적 중국의학(traditional chinese medicine)이 있으며, 그 외에도 동종 요법과 같이 최근에 개발된 것도 있다. 일부 약물은 다른 약물과 부정적으로 상호작용하거나 잠재적으로 위험한 부작용을 가질 수 있기 때문에 환자가 복용하는 허브 보충제나 구제 수단을 알고 있어야 한다.

- Ayurvedic medicine (ay-uhr-VEH-dick; **아유르베다 의학**)은 전통적인 힌두교의 의학체계이며, 위생, 운동, 허브 보충 및 요가를 통한 예방 치료에 대한 전체론적 접근법과 한약, 물리요법 및 식이요법으로 질병을 치료하는 것을 강조한다.
- Traditional chinese medicine **(전통적 중국의학)**은 침술, 식이요법, 한방요법, 명상, 신체 운동, 질병 예방, 진단 및 치료를 위한 고대 중국의 의약 치료 체계이다. 침술과 같은 한의학의 일부는 또한 보완 의학으로 사용된다.
- Kinesiology (kih-NEES-ee-ol-oh-jee; **운동요법**)은 신체 움직임과 신체 활동을 연구한다. 이러한 과학은 근육 운동 모니터링과 전통적 중국의학을 결합시킨 대체요법인 *applied kinesiology* (응용운동요법)과 혼동해서는 안 된다.
- Naturopathy (nay-cher-AH-pah-thee; **자연치료의학**)은 *naturopathic medicine*이라고도 하며, 영양요법, 약용 보충제와 허브, 수분 치료요법, 동종요법 및 라이프스타일 수정을 혼합하여 수술과 약물치료 대신에 증상과 질병의 근본 원인을 치료한다. 그것은 신체의 타고난 치료 능력과 자연의 치유력을 지원하는 것을 강조한다.
- Homeopathy (hoh-mee-OP-ah-thee; **동종요법**)은 물 또는 알코올에 천 배 정도로 희석한 식물 또는 광물을 사용하는 것과 관련이 있다. 동종요법사들은 적당한 양의 자극제의 복용으로 신체가 치료되는 질병과 유사한 증상을 나타내면서 신체가 자체 치유된다고 믿는다.

보완의학 Complementary Medicine

보완의학의 유형은 정신–신체 치료, 손을 통한 치료 및 에너지 요법의 세 가지 범주로 나눌 수 있다.

정신–신체 치료 Mind Body Therapies

Mind–body therapies (정신–신체 치료)는 긴장을 감소시키고 신체에 부정적인 효력을 방지하는 것이다. 이러한 치료는 스트레스 감소, 통증 관리, 생활 습관 변화 등에 사용될 수 있다. 이러한 치료법은 스트레스와 같은 감정이 생리적 반응을 유발한다는 믿음에 근거한다. 스트레스 감정과 생각을 줄임으로써 육체적인 긴장과 부정적인 효력을 감소시키는 것이다.

- **Biofeedback (생체 자기 제어)**는 이완, 시각화 및 기타 인지조절 기술을 통해 근육 긴장, 통증, 체온, 뇌파 및 기타 신체 기능을 제어하게 가르치는 환자 유도 치료법이다.
- **Guided imagery (유도 영상)** 또는 *visualization* (시각화)는 환자가 현재 경험하고 있는 통증이나 스트레스로부터 벗어나도록 구체적이고 평화로운 위치를 자세히 구상하기 위해 구두 지시를 따르는 치료 유형이다.
- **Hypnosis (최면)** 치료를 통하여 환자는 집중력이 증가되고 주의력이 협소한 상태에 놓이게 되므로 환자는 더 쉽게 적응할 수 있거나 환자의 치료 목표에 대한 제안을 받아들이게 된다.
- **Mindfulness meditation (마음챙김명상)**은 사고와 감정과 생리적인 반응을 인식하고, 받아들이며 유지하는 데 중점을 두어 평온하고 지속적인 인식을 유지시킨다.

에너지 요법 Energy Therapies

Energy therapies (에너지 요법)은 신체의 에너지 흐름 또는 기를 조작하여 건강을 개선하거나 유지하려고 시도하는 것이다. 기(*qi*, 氣)는 건강과 활력을 책임지는 근본적인 생명 에너지로 여겨지고 있다. 이러한 요법은 질병이 막히거나 부족한 에너지 수준과 관련이 있다는 믿음에 근거한다.

- **Acupressure** (AK–que–**presh**–ur; 지압)은 손가락 압력을 포함하는 전통적인 중국식 접촉치료법이다. 기의 흐름을 복원하기 위해 신체의 특정 영역에 적용된다.
- **Acupuncture** (AK–you–**punk**–cher; 침술)은 매우 얇은 침술 바늘을 사용하는 중국의 전통적인 의료행위이며, 기의 흐름을 복원하기 위해 신체의 특정 지점에 삽입된다(그림 15.22).
- **Qi Gong** (CHEE–gong; 기공)은 움직임, 호흡 기술 및 명상을 통하여 기의 흐름을 개선하고 향상시키기 위해 고안된 중국의 운동체계이다.
- **Reiki** (RAY–kee; 레이키)는 의사가 시각화 또는 부드러운 촉감으로 치료 에너지를 환자에게 전하는 일본식 기술이다.

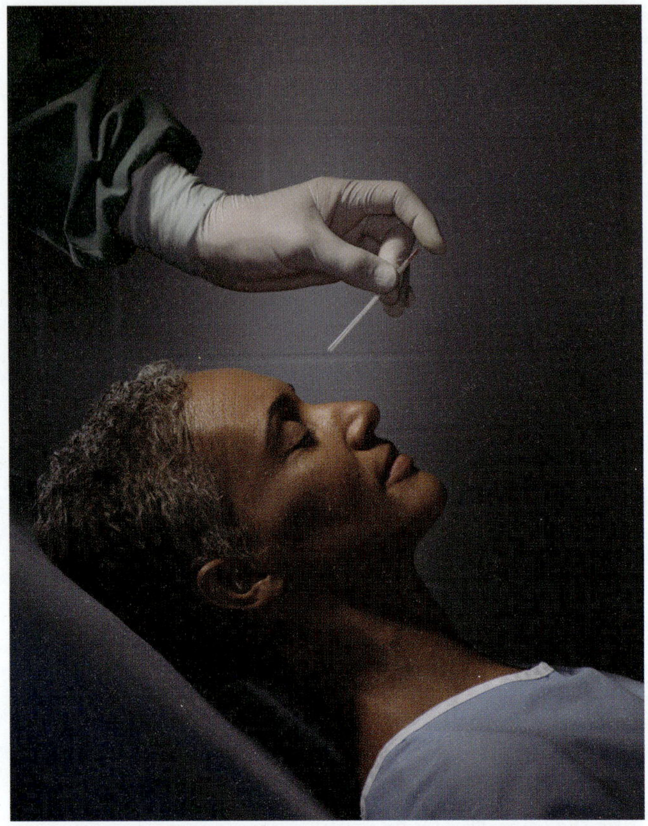

그림 15.22 **침은 특정 신체 부위에 삽입된 얇은 바늘을 사용한다.**

손을 통한 치료 Hands-on Therapies

Hands–on therapies (손을 통한 치료법)은 신체를 물리적으로 조작하거나 마사지하여 신체 기능을 개선하려고 시도한다. 목 또는 허리 통증, 이완 및 증가된 운동 범위에 사용할 수 있다. 이 요법은 몸이 적절하게 정렬되어 있을 때 신체가 보다 효율적으로 기능하고 나쁜 움직임과 자세 습관을 확인하고 교정하는 것이 가능하다는 믿음에 근거한다.

- Chiropractic manipulative therapy (**카이로 프랙틱 수기 치료법**)는 카이로 프랙틱 의사가 골격의 생체 역학 문제를 교정하기 위해 기계적으로 척추를 조정하는 체계이다(3장 참조).
- Osteopathic manipulative therapy (**정골의학적 수기 치료법**)는 접골사(osteopath)에 의한 통상적인 의학 요법과 함께 사용되는 기계적 척추 조정이다(3장 참조).
- Craniosacral therapy (kray–nee–oh–SAK–ral; **두개천골요법**)은 신체의 긴장, 스트레스 및 외상을 부드러운 촉감을 사용하여 풀어줌으로써 중추신경계에 대한 스트레스로 인한 제한을 교정시켜준다(crani/o는 머리뼈를, sacral은 엉치뼈를 뜻한다).
- Myofascial release (my–oh–FASH–ee–ahl; **근막이완술**)은 섬유근육통, 근막통증 증후군, 운동 제한, 악관절 관절장애(temporomandibular joint disorders, TMJ), 손목관절증후군과 같은 상태의 통증을 완화시키는 데 사용되는 특수한 연부조직 조작기술이다(my/o는 근육을, fascial은 근막을 뜻한다) (4장 참조).
- Neuromuscular therapy (NMT)는 부상을 치료하고 통증을 완화하기 위해 압력을 가하는 것에 초점을 둔 부드러운 조직 조작을 사용하는 마사지의 한 형태이다. *Trigger point* (트리거 포인트)는 만지면 민감한 부드러운 근육 띠이다.

진단적 과정과 약리학에 관련된 약어

ABBREVIATIONS RELATED TO THE DIAGNOSTIC PROCEDURES AND PHARMACOLOGY

표 15–4에는 이 장에서 소개된 용어와 관련된 약어를 정리하였다. **주의:** 실수 또는 혼동을 피하기 위하여 항상 약어를 사용할 때 주의하여야 한다.

표 15–4

진단적 과정과 약리학에 관련된 약어

adverse drug reaction = ADR	**ADR =** adverse drug reaction 해로운 약물 반응
beats per minute = bpm	**bpm =** beats per minute 박동/분
blood pressure = BP	**BP =** blood pressure 혈압
blood urea nitrogen = BUN	**BUN =** blood urea nitrogen 혈중요소질소
complete blood count = CBC	**CBC =** complete blood count 전체 혈구계산
computed tomography = CT	**CT =** computed tomography 컴퓨터단층촬영
endoscopy = endo	**endo =** endoscopy 내시경검사
erythrocyte sedimentation rate = ESR	**ESR =** erythrocyte sedimentation rate 적혈구 침강계수
hematocrit = Hct	**Hct =** hematocrit 적혈구 용적률
magnetic resonance imaging = MRI	**MRI =** magnetic resonance imaging 자기공명영상
red blood cell = RBC	**RBC =** red blood cell 적혈구
respiratory rate = RR	**RR =** respiratory rate 호흡수
temperature, pulse, respiration = TPR	**TPR =** temperature, pulse, respiration 체온, 맥박, 호흡(활력징후)
white blood cell = WBC	**WBC =** white blood cell 백혈구

연습문제

주요 단어 연결 1

밑줄 친 곳에 알맞은 답을 예에서 선택하여 쓰시오.

	정의	답	예
15.1.	abdomen	______________	lapar/o
15.2.	albumin, protein	______________	glycos/o
15.3.	calcium	______________	creatin/o
15.4.	creatine	______________	calc/i
15.5.	sugar	______________	albumin/o

주요 단어 연결 2

밑줄 친 곳에 알맞은 답을 예에서 선택하여 쓰시오.

	정의	답	예
15.6.	surgical puncture to remove fluid	______________	son/o
15.7.	blood	______________	-tomy
15.8.	surgical incision	______________	hemat/o
15.9.	the process of producing a picture or record	______________	-graphy
15.10.	sound	______________	-centesis

병원균 유형 연결

밑줄 친 곳에 알맞은 답을 예에서 선택하여 쓰시오.

	정의	답	예
15.11.	direct visual examination	______________	-uria
15.12.	radiation	______________	-scopy
15.13.	urine	______________	-scope
15.14.	vein	______________	radi/o
15.15.	visual examination instrument	______________	phleb/o

용어 정의

알맞은 답을 선택하여 밑줄 친 부분에 쓰시오.

15.16. 환자가 집중화된 처치 상태에 있고 제안된 치료에 좀 더 순응할 수 있게 치료 방법을 결정할 수 있도록 하는 치료 유형을 ________________ 이라고 한다.

mindfulness meditation | hypnosis | biofeedback | guided imagery

15.17. ________________ 은 안쪽을 용이하게 검사하기 위하여 도관(canal) 또는 공동(cavity)의 구멍을 넓히는 데 사용된다.

endoscope | otoscope | speculum | sphygmomanometer

15.18. X-선을 사용하여 여러 개의 인체횡단면 영상을 만들어내는 영상기법은 ________________ 이다.

computerized tomography | fluoroscopy | magnetic resonance imaging | radiography

15.19. 약물 ________________ 은 몸이 오랫동안 약물에 익숙해진 후에 약물에 익숙해지고 원하는 효과를 얻기 위해 더 많은 용량이 필요한다.

tolerance | compliance | side effect | paradoxical reaction

15.20. 음파의 반향을 이용하여 인체의 심부구조의 영상을 보는 진단적 기법은 ________________ 이다.

cineradiography | extraoral radiography | fluoroscopy | ultrasonography

15.21. ________________ 라는 용어는 소변 내에 칼슘의 존재를 나타낸다.

albuminuria | calciuria | creatinuria | glycosuria

15.22. ________________ 검사는 신체 내에서 높은 수준의 염증을 확인하는 데 사용된다.

blood urea nitrogen | C-reactive protein | erythrocyte sedimentation | serum bilirubin

15.23. ________________ 위치에서 환자는 무릎을 구부린 자세로 등 뒤에 누워 있다.

dorsal recumbent | horizontal recumbent | knee-chest | supine

15.24. ________________ 은 동맥의 청진 중에 들리는 비정상적인 소리이다.

bruit | rales | rhonchi | stridor

15.25. 소변에서 색이 흐려 보이거나 연기가 나게 하는 소변의 존재 여부는 ________________ 라고 한다.

glycosuria | ketonuria | hematuria | pyuria

주요 구조 연결

밑줄 친 곳에 알맞은 답을 예에서 선택하여 쓰시오.

	정의	답	예
15.26.	produces cross-sectional views	________________	X-rays
15.27.	produces views in only one direction	________________	MRI
15.28.	the removal of fluid for diagnostic purposes	________________	fluoroscopy

15.29.	uses a luminous fluorescent screen	______________	centesis
15.30.	uses radio waves and a magnetic field	______________	CT

단어 선택

밑줄 친 곳에 알맞은 답을 선택하여 쓰시오.

15.31. 약에 대한 예기치 않은 반응을 의미하는 용어는 ______________ 이다.

idiosyncratic adverse drug

15.32. ______________ 단층 촬영(tomography)은 단층 촬영과 방사성 핵종 표지자를 결합하여 선택한 신체 기관 또는 부위의 강화된 이미지를 생성한다.

Positron emission Single photon emission computed

15.33. X-선을 통과시키지 않는 물질을 ______________ 이라고 한다.

radiolucent radiopaque

15.34. 치근단주위방사선필름(periapical film)은 ______________ 치과방사선사진의 예이다.

extraoral intraoral

15.35. ______________ 의약품은 제조자가 지정한 이름으로 판매된다. 이 약들은 대문자로 표기된다.

brand name generic

철자 연습

각각의 문장에서 잘못된 철자를 찾아서 밑줄 친 부분에 올바르게 쓰시오.

15.36. Listening through a stethoscope for sounds within the body to determine the condition of the lungs, pleura, heart, and abdomen is known as asultation. ______________

15.37. A sphygnomanometer is used to measure blood pressure. ______________

15.38. Fluroscopy is the visualization of body parts in motion by projecting X-ray images on a luminous fluorescent screen. ______________

15.39. A conterindication is a factor in the patient's condition that makes the use of a medication or specific treatment dangerous or ill advised. ______________

15.40. An opthalmoscope is used to examine the interior of the eye. ______________

약어 정의

밑줄 친 부분에 약어를 풀어 쓰시오.

15.41. **ESR** ______________________

15.42. **NPO** ______________________

15.43. **prn** ______________________

15.44. **TPR** ______________________

15.45. **WBC** ______________________

용어 선택

알맞은 답을 선택하여 밑줄 친 부분에 쓰시오.

15.46. 심장을 둘러싸는 주머니로부터 액체를 빼내는 것을 의미하는 용어는 ______________________ 이다.

abdominocentesis cardiocentesis pericardiocentesis arthrocentesis

15.47. 소변 내에 혈액의 비정상적 존재를 의미하는 용어는 ______________________ 이다.

albuminuria creatinuria hematuria ketonuria

15.48. ______________________ 은 영양, 약용 보충제 및 약초, 물 요법, 동종 요법, 그리고 증상 및 질병의 근본 원인을 확인하고 치료하는 데 사용되는 생활 습관 개선의 조합이다.

Naturopathy Homeopathy Qi Gong Biofeedback

15.49. ______________________ 은 의식에 영향을 주지 않고 염증과 통증을 경감시킨다.

acetaminophen analgesic anti-inflammatory palliative

15.50. 용어 ______________________ 은 소화기관을 통하는 것 이외의 방식으로(더 일반적으로 주사를 통해) 약물 투여를 의미한다.

hypodermic parenteral transcutaneous transdermal

문장 완성

밑줄 친 곳에 알맞은 용어를 쓰시오.

15.51. 인체를 통과하여 들어가고 나가는 X-선의 경로는 ______________________ 이라고 한다.

15.52. ______________________ 은 흡기 시 들리는 비정상적인 고음의 음악적 호흡 소리를 나타낸다.

15.53. ______________________ 은 실험실 검사 및 기타 절차를 위해 환자의 혈액을 채취하도록 훈련된 의료 전문가이다.

15.54. 바깥귀와 고막의 시각적 검사를 위하여 사용하는 기구는 ______________________ 이다.

15.55. ______________________ 는 기(Qi)의 흐름을 복원하기 위해 신체의 특정 부위에 손가락 압력을 가하는 전통적인 중국식 터치 치료법이다.

단어 조합

각각의 용어를 단어 요소들로 나누고, 밑줄 친 부분에 순서대로 쓰시오. 필요한 경우 결합 모음을 나타내기 위해 슬래시(/)를 사용하시오. 제시된 모든 선이 필요하지 않을 수도 있다.

15.56. **Arthrocentesis** is a surgical puncture of the joint space to remove synovial fluid for analysis to determine the cause of pain or swelling in a joint.

__________ __________ __________ __________

15.57. **Cineradiography** is the recording of fluoroscopy images.

__________ __________ __________ __________

15.58. **Echocardiography** is an ultrasonic diagnostic procedure used to evaluate the structures and motion of the heart.

__________ __________ __________ __________

15.59. **Bacteriuria** is the presence of bacteria in the urine.

__________ __________ __________ __________

15.60. **Pharmacology** is the study of the nature, uses, and effects of drugs for medical purposes.

__________ __________ __________ __________

진실/거짓

문장이 맞으면 T를 쓰고, 틀리면 F를 쓰시오.

15.61. __________ 신경근 치료(neuromuscular therapy)는 트리거포인트 지점에 압력을 가하는 것에 초점을 둔 마사지의 한 형태이다.

15.62. __________ 원주(casts)는 신장질환에서 소변 내로 떨어져 나온 농과 지방 같은 섬유성 또는 단백물질이다.

15.63. __________ 위약(placebo)은 질병 치료에 가능하다.

15.64. __________ MRI는 고주파의 초음파 파장과 강력한 자석이 합쳐짐으로써 영상을 만들어 낸다.

15.65. __________ 순응도(compliance)는 환자가 정확하게 지시에 따르는 것을 의미한다.

임상 문제

밑줄 친 부분에 알맞은 답을 쓰시오.

15.66. Sophia O'Keefe의 소변 검사에서 케톤의 존재가 확인되었다. 이런 상태의 의학적 용어는 ____________________ 이다.

15.67. Dr. Jamison은 환자가 감염된 것으로 의심한다. 환자의 ____________________ 세포 수 검사에서 증가된 수는 진단을 확증한다.

15.68. Kelly Harrison은 눈보라 속에 서 있은 후에 극도로 추웠다. 구조되었을 때 의사는 그녀가 ______________________ 로 고통당하고 있다고 말했다.

15.69. 그 여자 환자를 검사하면서 Dr. Wong은 어떤 인체부위의 감촉, 크기, 경도, 위치를 느끼기 위하여 ______________________ 을 사용했다.

15.70. Dr. McDowell은 이 검사가 그의 환자의 대략적인 신장기능을 알려주기 때문에 혈액 ______________________ (BUN) 검사를 의뢰했다.

15.71. 그의 상부위장관촬영을 위한 준비로 Dwight Oshone은 조영제인 ______________________ 을 포함하는 액체를 삼켰다.

15.72. Maria Martinez는 그녀의 심장구조를 평가하기 위하여 ______________________ echocardiography (TEE)를 요구했다.

15.73. 전통적인 또는 서양 의학 관행에 대한 또 다른 용어는 ______________________ 이다.

15.74. Kathleen McCaffee의 소변검사에서 소변 내에 포도당이 존재함을 보였다. 이런 상태를 위한 의학적 용어는 ______________________ 이다.

15.75. 검사하는 동안 Dr. Roberts는 ______________________ 을 사용하였다. 이는 손가락 또는 기구로 인체의 표면을 두드리는 것이다.

의학용어 선택

밑줄 친 부분에 알맞은 답을 쓰시오.

15.76. 원치 않는 약물반응을 의미하는 용어는 ______________________ 약물반응이다.

adverse　　idiosyncratic　　placebo　　synergism

15.77. 소변 검사에서 ______________________ 이 나타났다. 이것은 소변에서 증가된 크레아티닌 농도이다.

creatinuria　　glycosuria　　ketonuria　　proteinuria

15.78. 손가락 압력이 신체의 특정 영역에 적용되는 에너지요법을 ______________________ 이라고 한다.

Qi Gong　　acupuncture　　acupressure　　hypnosis

15.79. ______________________ 검사를 하는 동안 몇몇 환자는 기계에서 발생하는 소음과 폐쇄되는 느낌 때문에 불편함을 느낀다.

CT　　MRI　　PET　　X-ray

15.80. 환자가 발과 다리를 등자에 지지하여 바로 누운 검사자세는 ______________________ 체위이다.

dorsal recumbent　　lithotomy　　prone　　Sims'

단어 조합 연습

다음은 이 장의 주요 용어가 아니다. 그러나 다음과 같은 익숙한 단어로 구성된다. 용어 작성에 도움이 필요하면 의학사전을 참조하시오.

hyper-	**albumin/o**	**-centesis**
hypo-	**calc/i**	**-emia**
	cyst/o	**-gram**
	glycos/o	**-scope**
	protein/o	**-uria**
	pleur/o	
	py/o	

15.81. 혈액 내 비정상적으로 낮은 농도의 단백질의 존재를 의미하는 용어는 ______________________ 이다.

15.82. 혈액 내의 비정상적으로 높은 알부민 수준을 의미하는 용어는 ______________________ 이다.

15.83. 소변 내에 과도한 당의 존재를 의미하는 용어는 ______________________ 이다.

15.84. 방광 내부의 시각적 검사에 사용되는 기구는 ______________________ 이다.

15.85. 흉강에서 액체를 얻기 위해 바늘로 가슴벽을 수술로 뚫는 것을 의미하는 용어는 ______________________ 이다. 이 절차는 흉부 천자라고도 한다.

15.86. 방광의 X-선 검사를 ______________________ 이라고 한다.

15.87. 순환혈액 내의 비정상적으로 낮은 칼슘수준을 의미하는 용어는 ______________________ 이다.

15.88. 소변에서 비정상적으로 많은 양의 칼슘을 의미하는 용어는 ______________________ 이다.

15.89. 혈액 내의 농을 형성하는 유기체를 의미하는 용어는 ______________________ 이다.

15.90. 소변 내의 과도한 단백질의 존재를 의미하는 용어는 ______________________ 이다.

명칭 표기

다음 그림에서 숫자로 표시된 부위의 알맞은 명칭을 쓰시오.

15.91. ______________________ 체위

15.92. ______________________ 누운 체위

15.93. ______________________ 체위

15.94. ______________________ 누운 체위

15.95. ______________________ 체위

15.96. ______________________ 체위

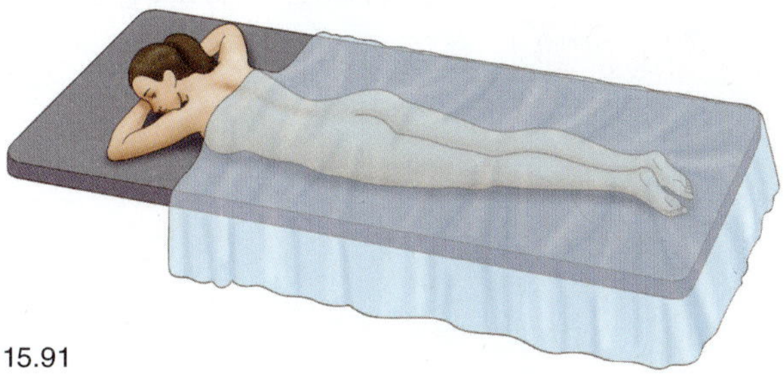

15.91

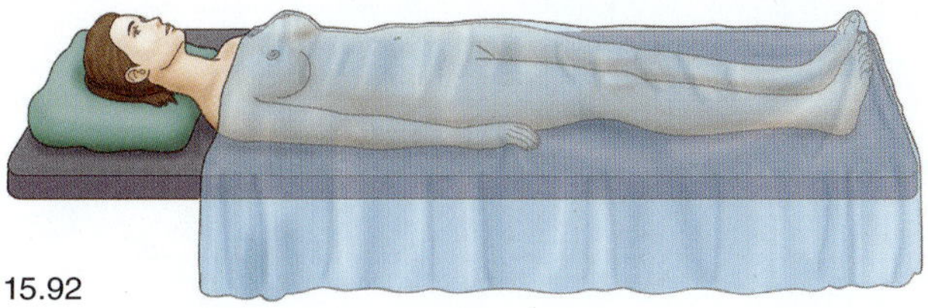

15.92

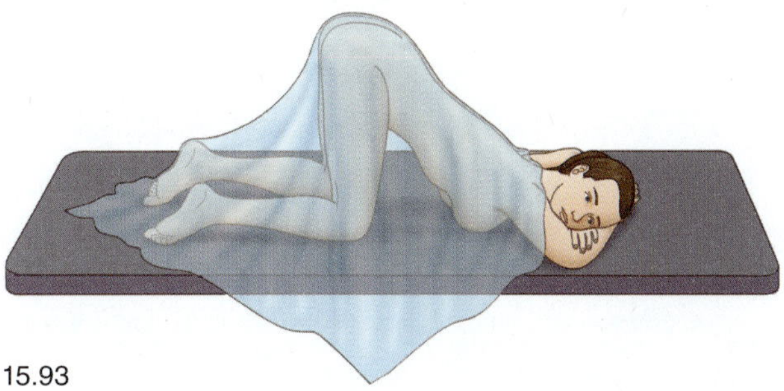

15.93

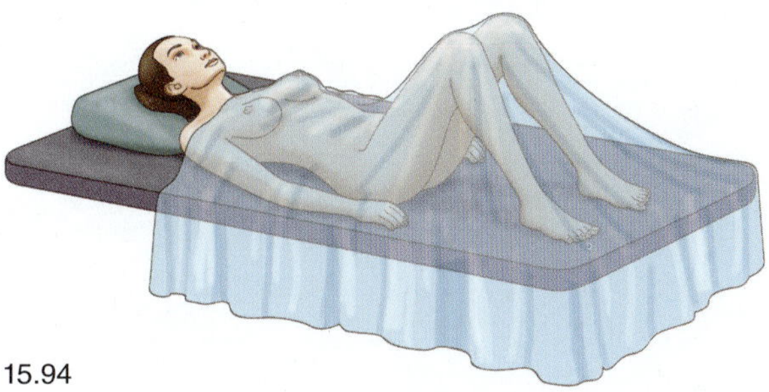

15.94

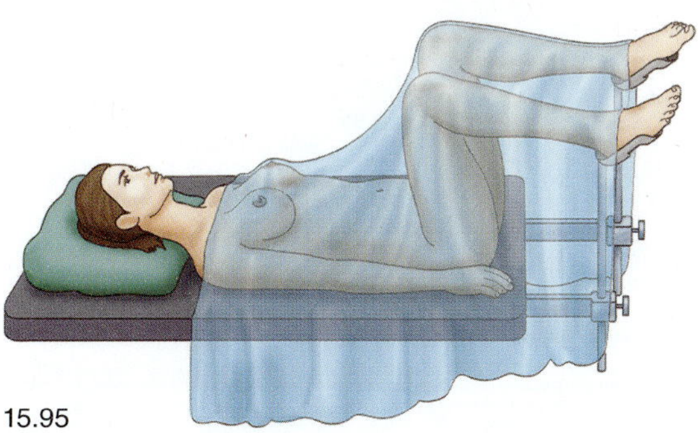

15.95

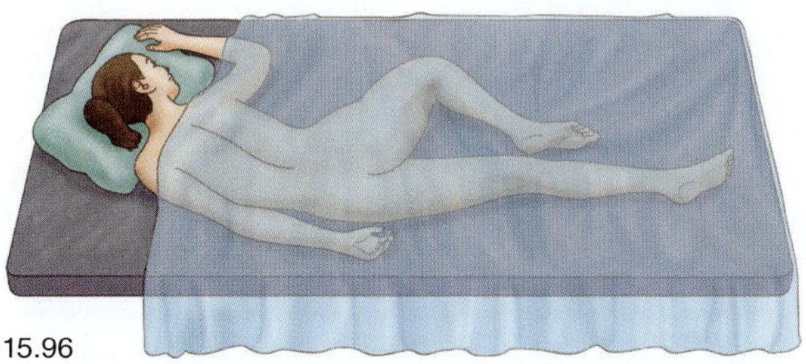

15.96

15.97. ______________________________ 주사

15.98. ______________________________ 주사

15.99. ______________________________ 주사

15.100. ______________________________ 주사

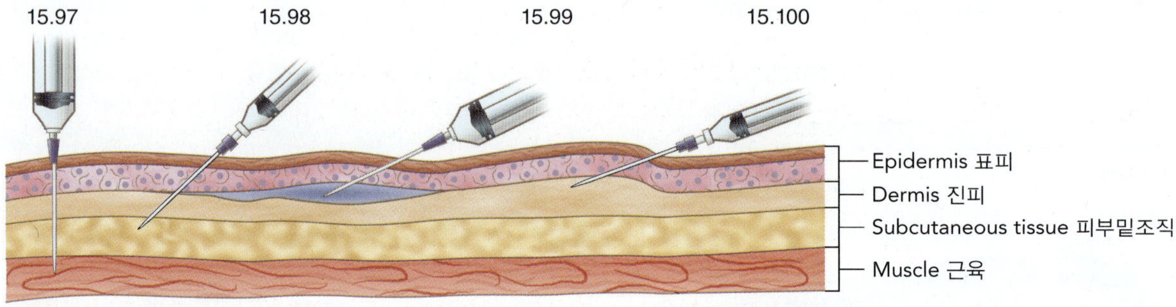

휴먼 터치

The Human Touch

비판적 사고력

다음의 사례와 질문은 토론이나 간단한 의견을 작성해 봄으로써 비판적 사고력을 키울 수 있도록 제시하였다. 토론 주제에 대한 정답은 없으니 자유롭게 의견을 제시하면 된다.

Terrance Ortega가 마침내 해냈다. Super Drug의 약국 계산대 뒤에 서서 그는 약학대학교에서 보낸 몇 년을 회상했다. 그는 열심히 공부했고, 이 직업을 얻어 결실을 보았다.

한 청년이 계산대에 다가와 "나는 James Tirendale이고, 나의 어머니 Ginny의 MS Contin 처방전을 받으러 왔어요."라고 말했다. 그는 James의 어머니가 손으로 휘갈겨 쓴 메모가 떠올랐다. "물론이야, James, 내가 널 위해 그걸 찾을게."

Terrance는 처방전이 채워진 계산대로 향했고, "Ginny Tirendale"이라고 표시된 것을 찾아냈다. 물론, MS Contin에 대한 처방전이 있었는데, 흔한 통증에 대한 완화용 처방이었다. 그는 James에게 이 약이 가질 수 있는 부작용, 경구 투여를 해야 하며, 분쇄하거나 절단하지 말아야 한다고 설명했다. James는 현금을 지불하고 서둘러 약국을 나섰다.

그날 늦게, 목발을 짚은 여자가 약국 계산대로 다가왔다. 그녀는 이름이 Ginny Tirendale이고 무릎 수술을 막 받았기 때문에 약간의 진통제를 복용해야 한다고 설명했다. Terrance의 혼란스러운 얼굴 표정이 지었다. "아드님이 이미 약을 받아갔어요. Tirendale 씨." 그가 설명했다. "오, 안 돼!"라고 Ginny가 대답했다. "오늘 오후에 여기 온다고 아들에게 말하지 말았어야 했는데. 걔는 내가 어떤 약을 처방받았는지 알고서 여기까지 온 게 틀림없어."

Terrance는 갑자기 그 메모를 좀 더 자세히 들여다보고 나서야 '시가'가 높은 약을 처방해 주어야 한다는 사실을 깨달았다. MS Contin이 알코올을 복용하면 약물에 대한 부작용이 발생할 수 있으며, 남용하면 심리적, 육체적 의존으로 쉽게 이어질 수 있다는 생각이 들었다. 만약 그녀의 아들이 그 사실을 모르고 죽거나, 아니면 그것을 남용할 다른 사람에게 팔았다면?

토론 주제

1. 약사가 질문할 경우에 James는 어떤 예방조치를 취했는가?
2. Terrance는 James가 처방전을 받아가도록 허락한 것에 대해 의심했다고 가정해 보자. Terrance가 그의 상사와 함께 취했을 수도 있는 조치들을 토론하시오.
3. Terrance는 MS Contin 처방전으로 일어난 일을 자책하는 것 같다. 약국에 누가 근무를 하든지 항상 적절한 사람에게 약을 주도록 하기 위한 방법이 무엇인가?
4. Tirendale 씨는 처방과 관련한 아들의 행동을 의심하는 게 분명하다. 만약 그가 마약을 남용하고 있다고 생각한다면 그녀가 그를 돕기 위해 취할 수 있는 조치에 대해 토론하시오.

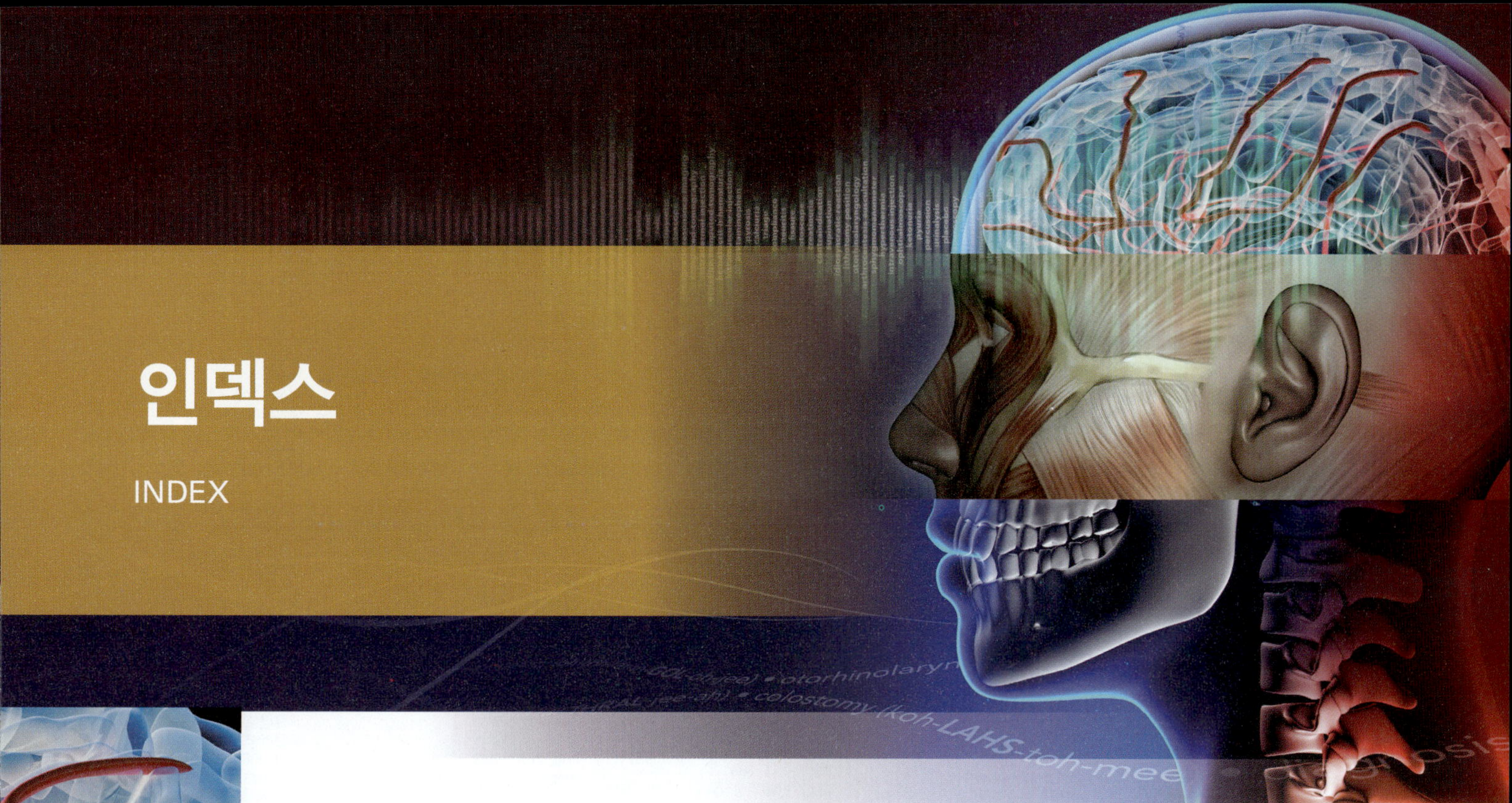

인덱스

INDEX

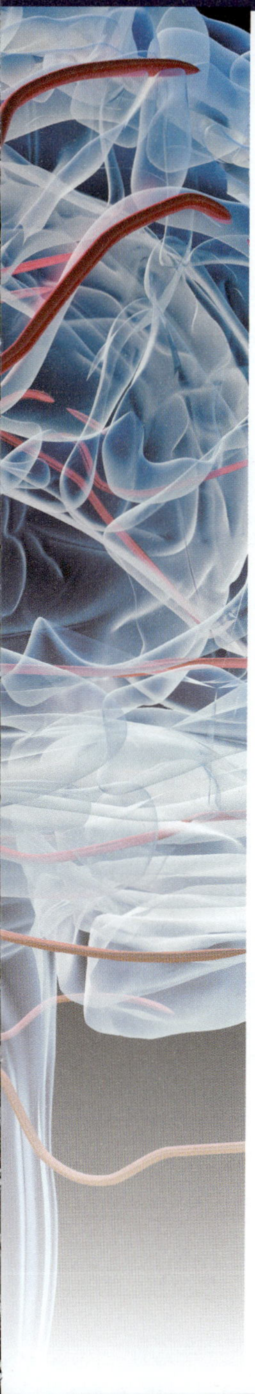

ㅈ

B

C

D

E

Q

R

S